消渴病
古今证治荟萃

北京医院瑞东糖尿病中西医结合研治中心
国家临床重点专科建设项目　中医科

主　编　李文瑞　李秋贵

副主编　李　怡　张根腾

编　委（按姓氏笔画为序）

王　宝　王　凌　王秀芝　方传明
石　杨　乔琳琳　闫小光　李　怡
李　晔　李文瑞　李守然　李秋贵
吴翥堂　张　军　张根腾　范　婷
赵展荣　黄　飞　常婧舒　蒋国彦

人民卫生出版社

图书在版编目（CIP）数据

消渴病古今证治荟萃/李文瑞，李秋贵主编．—北京：人民卫生出版社，2015

ISBN 978-7-117-21169-7

Ⅰ.①消…　Ⅱ.①李…　②李…　Ⅲ.①消渴—辨证论治　Ⅳ.①R255.4

中国版本图书馆 CIP 数据核字（2015）第 203645 号

消渴病古今证治荟萃

主　　编：李文瑞　李秋贵
出版发行：人民卫生出版社（中继线 010-59780011）
地　　址：北京市朝阳区潘家园南里 19 号
邮　　编：100021
E - mail：pmph @ pmph.com
购书热线：010-59787592　010-59787584　010-65264830
印　　刷：三河市宏达印刷有限公司（胜利）
经　　销：新华书店
开　　本：850×1168　1/32　**印张：**26　**插页：**4
字　　数：651 千字
版　　次：2015 年 8 月第 1 版　2017 年 6 月第 1 版第 2 次印刷
标准书号：ISBN 978-7-117-21169-7/R・21170
定　　价：88.00 元

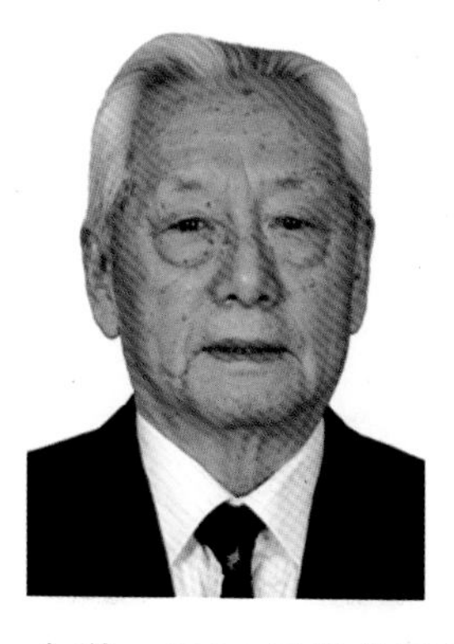

主编简介

李文瑞，主任医师，教授，男，1927年11月29日出生，黑龙江省呼兰县人。1950年8月毕业于中国医科大学，1964年毕业于北京中医学院（现北京中医药大学）。现为北京医院瑞东糖尿病中西医结合研治中心主任、北京医院东方日语培训中心副校长、中国医科大学兼职教授、中日友好协会理事、中日医药学会理事。1991年国家中医药管理局公布的首批500名名老中医药专家，1992年被国务院授予首批终生医疗卫生事业特殊津贴、有突出贡献的高级知识分子。

主要业绩：从医60余载，德才兼备，重视人才培养，勤求古训，博采众方，精研医理，勇于创新，精通中西医系统理论，医术精湛，具有较高的学术水平和科研能力。在临证实践中，思路开阔，中西医互参，病证结合，方小药精，证治贴切，疗效卓著，擅长内科，尤其对糖尿病、甲状腺功能减退症、男科病、肾脏疾病、消化系统疾病、心脑血管病及老年病有较深的研究和独特的治疗方法，是当代颇具众望的中医、中西医结合专家。曾承担和参加部院部级课题8项，其中“参地降糖颗粒”经国家药品审评中心批准，获得Ⅱ期临床研究的批准文号；“糖肾胶囊”经北京市新药审批中心批准，继续进行临床研究；国内首次建立胰岛素抵抗动物模型。

主要著作：主编《伤寒论汤证论治》《金匮要略汤证论治》

《中药别名辞典》《实用针灸学》《医方化裁》《经方化裁》《伤寒论方证治疗による现代中医治疗法》《临床应用汉方处方解说》《日本汉方腹诊选编》《伤寒派腹诊》《难经派腹诊》《中医学在日本》《ガンは不治の病か—中西医结合のガンは最前线》《艾滋病——当代特殊癌症》《男子病证治》《糖尿病的自我管理》《怎样判断医院临床检验结果》，参加编写《老年医学》《传统老年医学》《中医症状鉴别诊断学》《中医内科临床治疗学》等20余部医学专著与科普书籍；在国内外医学杂志和国际会议上发表论文、评述及治验40余篇。

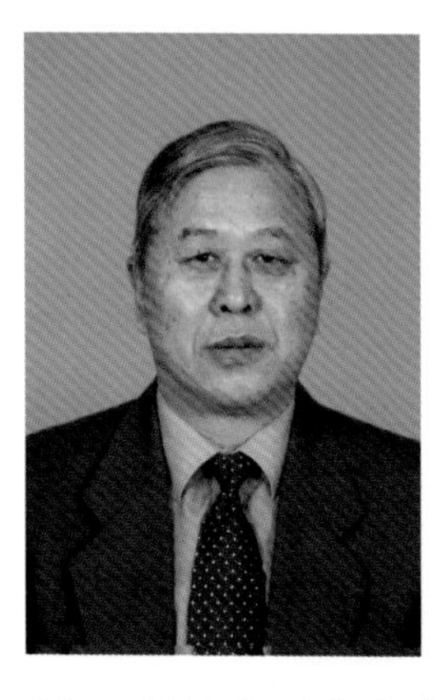

主编简介

李秋贵，主任医师，男，1949年11月22日出生，山西省太原市人。1968年毕业于太原市第二中学，1976年12月毕业于北京中医学院（现北京中医药大学），1977年分配北京医院工作至今。曾在本院进修现代医学3年，赴日本讲授中医与诊治疾病1年。从师于全国首批名老中医药专家李文瑞教授，并获全国首届中医药传承高徒奖。2011年8月被北京市国家中医药管理局聘为北京市第四批老中医药专家学术经验继承工作指导老师。

主要业绩：从医近40载，医德高尚，平易近人，精于医术，深研中医经典著作，尤对《伤寒论》和《金匮要略》深得要旨，精通中医专业基础理论，勇于实践，临床经验丰富，对技术精益求精。在临床诊治中，坚持辨证论治，倡导以通为法，注重寒温并用，提倡中西医结合，处方用药，方小药精，证治贴切，擅用经方，又不拘泥之。临证采用中医辨证论治及中西医结合的方法能够解决较复杂的疑难病证，擅长糖尿病、男子不育症、男子性功能障碍、前列腺增生症、肾系疾病、消化系统疾病、甲状腺功能减退症、皮肤病等病证的临床治疗与研究。特别是协助李文瑞教授开发治疗糖尿病及其并发症的系列中药复方制剂。其中“参地降糖颗粒”经国家药品审评中心批准，获得Ⅱ期临床研究的批准文号。曾承担和参加部院部级

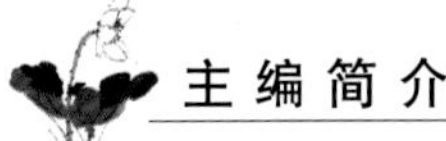

课题5项。

主要著作：与李文瑞教授主编《伤寒论汤证论治》《金匮要略汤证论治》《中药别名辞典》《伤寒派腹诊》《难经派腹诊》，参加编写《实用经方集成》《医方考（古籍整理）》《实用针灸学》《临床应用汉方处方解说》《日本汉方腹诊选编》等医学专著10部；主编《糖尿病的自我管理》《常见病症医疗护理指南》《怎样判断医院临床检验结果》《皮肤美容常识》等科普书籍4部；在国内外医学杂志发表论文30余篇。

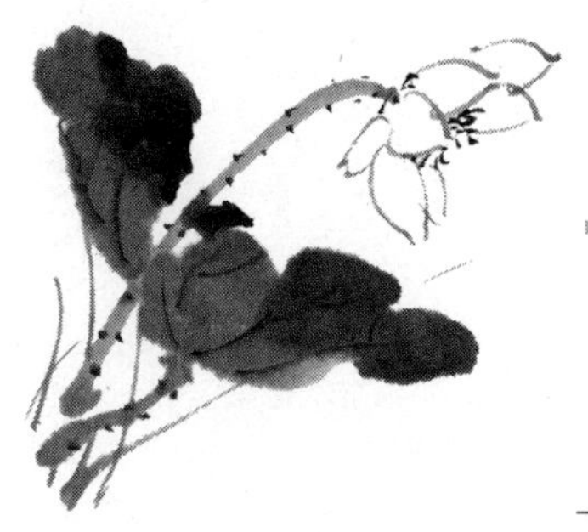

编写说明

一、本书汇集自《黄帝内经》以降至明清时代医家与当代医者对消渴病的论述。本书各章节述及的消渴病，即为糖尿病；糖尿病，即为消渴病。内容从消渴病源流考，消渴病之病因病机、方证论治、饮食治疗、针灸治疗、导引和禁忌，以及现代药理研究、临床治疗研究和动物实验研究等方面进行了详细论述。

二、本书引用历代医籍，对原书部分格式做了适当调整，以使全书体例统一；各原书中序号与部分标题系编纂者所加，以使主题层次更加明晰。

三、本书引用现代医学文献，在编写过程中，结合 30 余年治疗糖尿病及其并发症的临床实践，再作相应的编辑分类加工，裒辑而成，并加入相应之标题，使之纲举目张。

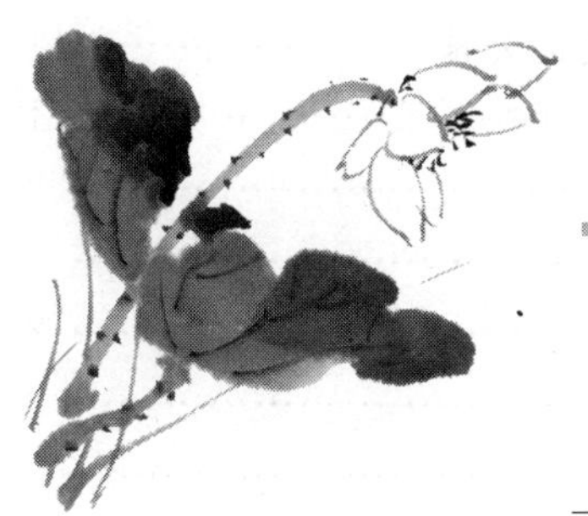

目录

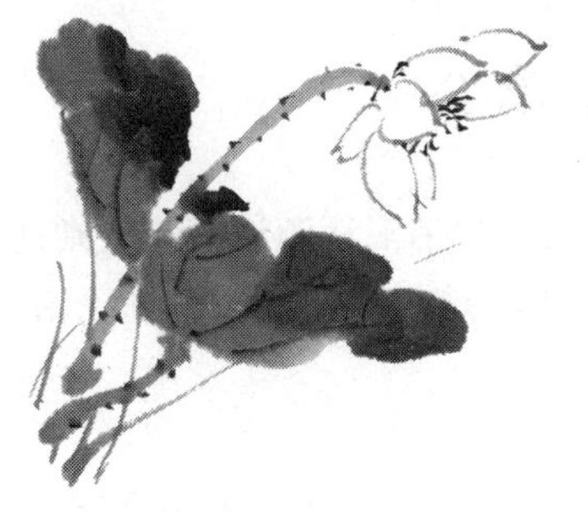

导论

目前，糖尿病（消渴病）是临床常见病、多发病，仅次于心血管病和肿瘤之后，为三大非感染性疾病之一。我国近 30 年来，糖尿病发病率呈逐年上升趋势，据杨文英等在《新英格兰杂志》2010 年第 362 卷 1090～1101 页报道，中国 20 岁以上的成人糖尿病患病率已达 9.7%，而糖尿病前期（空腹血糖受损和糖耐量减低）的患病率已经达 15.5%。照此推算，我国现有糖尿病患病人数达 1 亿之多，加之糖尿病致残、致死率较高，已严重威胁其生存质量，甚则危及生命。因此，如何防治糖尿病及其并发症的发生发展，已成为中医学与西医学防治和科学研究的重要课题。中医药防治糖尿病及其并发症有自身的优势和特点，为此，我们编纂《消渴病古今证治荟萃》一书，为同道者提供有益的参考。

本书论述消渴病范围，经考证自《黄帝内经》以降至明清时代，中医学书籍记载之“消渴”，相当于现代医学的糖尿病、尿崩症、精神性多饮多尿症、甲状腺功能亢进症、醛固酮增多症等病症。然而早在隋唐时代，糖尿病已从“消渴”范畴中独立出来，称之谓消渴病。因此，本书各章节述及的消渴病，即为糖尿病；糖尿病，即为消渴病。二者基本一致，且交叉于章节之中，皆指糖尿病之谓也。本书共分前后两部分。

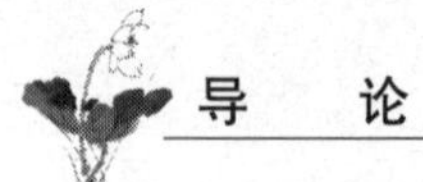

一、前半部分

第一章至第七章。概括而论，首述“消渴病源流考”，次则逐章逐节分别论述历代先贤医家对消渴病的病因病机、方证论治、饮食治疗、针灸治疗、导引和禁忌等。

(一)消渴病源流考

汇总中国古医籍及当代 122 篇文献，分别从概述、糖尿病病名的来源和定义、糖尿病的诊断和尿甜、糖尿病的发病原因、糖尿病的症状、糖尿病的并发症、糖尿病的治疗、糖尿病的病案摘要、糖尿病的预后预防和患者教育等方面的记载进行阐述。文中指出，中国是世界上最早认识消渴病(糖尿病)的国家。隋唐时代名医甄权在《古今录验方·消渴论》中记载消渴病患者的尿甜现象(约在 600 年)，并给消渴病下了明确的诊断，即“渴而饮水多，小便数，有脂，似麸片甜者，皆是消渴病也”。

(二)病因病机

《黄帝内经》首载消渴之名，如“消中”、“消瘅”、“鬲消”等不同之称。《素问·奇病论》:“肥者令人内热，甘者令人中满，故其气上溢转为消渴。”不仅如此，尚有上消、中消和下消之区别。上消属肺，即《素问·气厥论》:“心移热于肺，传为鬲消。”中消属胃，即《素问·脉要精微论》:“瘅成为消中。”下消属肾，即《素问·刺热论》:“肾热病者，先腰痛骱酸，若渴数身热。”后世消论，殆本于此是也。

汉·张仲景在《金匮要略·消渴小便利淋病脉证并治》中论述消渴的概念，“趺阳脉浮而数，浮即为气，数即消谷而大坚，气盛则溲数，溲数即坚，坚数相搏，即为消渴”，并提出消渴病的病因病机、脉证和治疗，且对消渴病的发生突出了胃热、脾胃阴伤、肾虚三个方面，首次提出了消渴病的治疗方法，为后世治疗上中下三消提出明鉴。

隋·巢元方《诸病源候论》为消渴证候分类起始者。如消渴候、内消候、消利候、大渴后虚乏候、渴利后发痉候等。其中强调“其病多发痈疽”、“皮肤生疮”等。

隋唐甄权《古今录验方》记载:“消渴病有三,一渴而饮水多,小便数,有脂,似麸片甜者,皆是消渴病也;二吃食多,不甚渴,小便少,似有油而数者,此是中消病也;三渴饮水不够多,但腿肿,脚先瘦小,阴痿弱,数小便者,此是肾消病也,特忌房劳。若消渴者,倍黄连;消中者,倍栝楼;肾消者,加芒硝粉六分,服前件铅丹丸,得小便咸苦如常。后恐虚备者,并宜服花苁蓉丸方。”由此,消渴病得以从“消渴”中独立出来,成为一个独立病名,此之消渴病已相当于现代医学之糖尿病。

(三)方证论治

据上所述,隋唐时代已经形成消渴病较为完整的理论体系,治疗方法亦为多样化。宋金元时代,医家进一步由养阴清热阐发消渴机理;明清两代,又从肾、肝、湿、痰方面进行补充和发挥,特别是从命门水火阴阳探讨消渴病的机理认识升华到新的高度,对当今防治消渴病理论和实践仍具有指导意义。

历代医家对消渴病的治疗,也极为丰富,唐·孙思邈《千金方》、唐·王焘《外台秘要》分别收载了治疗消渴病的方剂 150 余首,药物 200 余种,多以滋阴清热、生津止渴为主。代表方如玉泉丸、玉壶丸、千金黄连丸等。药物利用率较高者如天花粉、麦冬、地黄、黄连等。

清·陈梦雷《古今图书集成医部全录·诸疾·渴门》载有治疗消渴病复方 95 首,其中如黄连猪肚丸、芍药甘草散、人参葛根散、梅花汤等;单味药如人参、天花粉、葛根粉、乌梅、黄连粉、蚕蛹、蚕茧、枸杞子、苦瓜、白僵蚕、香石榴、仙人掌、蟋蟀、荔枝核、地骨皮、蜗牛、田螺等。上述方剂与单味药,迄今仍广泛应用于临床且治疗有效。近年来,一些中药新药治糖尿病者,其中多为这些方剂、单味药的仿生品。

历代医家治疗消渴病之兼病，即所谓糖尿病并发症，亦甚丰富且多样。如治疗消渴病兼水肿之紫苏汤、赤茯苓汤、防己丸、瞿麦丸、葶苈丸、猪苓散、五皮饮、济生肾气丸等；治疗消渴病泄泻之白术芍药散；治疗消渴病痈疮之干地黄丸、加减八味地黄丸；治疗消渴病皮肤瘙痒之秦艽丸、栝楼根散；治疗消渴病眼疾之石斛夜光丸；治疗消渴病阳痿之左归丸、右归饮；治疗消渴病强中之知柏地黄丸等。

（四）饮食治疗、针灸治疗、导引和禁忌

消渴病的饮食治疗、针灸治疗、导引和禁忌，各自以单章形式分别阐述历代先贤医家的论述与治疗。

饮食治疗如《千金方》治大渴秘方：以青粱米煮取汁饮之，水三升和煮之，渴即渐次服之，极治热燥并除。针灸治疗如《针灸甲乙经》：消渴身热，面黄赤，意舍主之。消渴嗜饮，承浆主之。消渴，腕骨主之。导引如《保生秘要》消渴导引法：舌托上腭，从肾处想水升至背洗，出心头复两眼看两脚底，浑身想水洗之。禁忌如《备预百要方》：此病饮酒吃咸酸过度所致，克慎酒味房室、咸酸面食，不慎此者，不可理也。

综上所述，中医药学对消渴病的认识历史悠久，源远流长。消渴病机理渊源于《黄帝内经》，辨证论治出自《伤寒杂病论》，证候分类起始于《诸病源候论》，体系形成于唐宋。唐宋以后医家又从不同的角度对消渴病理论和证治等作了补充和发挥，内容极为丰富，为当代中医药防治和研究糖尿病提供了宝贵的文献资料。

二、后半部分

第八章至十五章。选自 1964 年至 2011 年《中医文摘》刊登的防治糖尿病及其并发症文摘，以及《实用糖尿病学》（第 3 版）书中由李怡、乔琳琳编写的“糖尿病的中医药治疗研究”全文，共计 2000 余篇文章。在编写过程中，再作相应的编辑分类加工，裒辑成册，分八章各自论述当代医者对糖尿病的病因病机、证治和方药、临证经验与验案、中医药治疗研究、中医药治疗实验研究、中西医结合治疗、中医药治疗老年糖尿病，以及中医药治疗糖尿病并发症与相关疾病等。其具体综合归纳如下，以使读者知晓各章之概貌。

(一)病因病机

1. 病因 文献表明，目前关于糖尿病的发病原因为先天禀赋不足，过食肥甘，五志过极，房室不节，热病火燥等；痰浊内生，瘀血内停为继发原因；外感六淫，内伤七情，饮食不节，劳逸失度，过服温燥或长期服用壮阳之味等为诱发因素。

2. 病机 综合文献，有阴虚燥热论，气虚论，气阴两虚论，瘀血论，痰湿论，肝郁肝火旺论等。其中以气阴两虚为多见，也有人认为瘀血贯穿糖尿病始终，为糖尿病的重要病机，广为重视。

(1)病机演变：以气阴两虚为贯穿糖尿病的基本病程，燥热内结、瘀血内停、痰浊中阻等可分别或因个体差异出现在不同病程中；病变脏腑主要在肺、脾、肾，且与肝失疏泄有密切关系。

(2)证类病机：燥热伤肺，肺胃燥热，湿热中阻，肝郁气滞，肝胆湿热，肠燥津伤，中焦气虚，气阴两虚，肝肾阴虚，阴阳两虚，瘀血内停等。

(二)证治和方药

1. 证治 中医药学认为，消渴病是一种全身性的疾病，故在临证治疗过程中，宜从整体观念出发，进行辨证论治。当代中医学家和中西医结合医家，在历代医家治疗三消分治的基础上，将消渴病的证治体现在 2000 余份文章中，充实了阴阳气血、病因病机和八纲辨证、六经辨证、脏腑辨证之内涵，使当代中医学和中西医结合医学对糖尿病的辨证论治日趋丰富与完善。综合分析大致有主症分证论治、阴阳气血盛衰分证论治、病因病机分

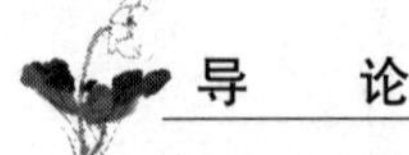

证论治、脏腑分证论治等。

2. **方药**　当代医者大多以不同的立法而自拟方剂或仿经方、时方治之，但其中亦不乏有古方常用药物而成者；不少用古方原方或其加减治者；亦有用蒙医药、维医药者。应用古方或其加减治者，如六味地黄丸、金匮肾气丸、玉女煎、玉泉散、玉液汤、滋膵饮、白虎加人参汤、百合固金汤、黄连阿胶汤、参苓白术散、逍遥散、补阳还五汤、茵陈蒿汤、龙胆泻肝汤、瓜蒌牡蛎散、黄连温胆汤、增液汤、增液承气汤等。文献进一步阐发，中医药治疗糖尿病，在调节血糖、纠正代谢紊乱方面疗效确切；同时能调节血脂，改善微循环，增强机体免疫功能，有利于防治并发症的发生发展；进而提高患者生存质量，延长生命。

（三）临证经验和验案

本章25篇文献，汇集当代名老中医祝谌予、朱良春、吴德兴、刘仲生、刘仕昌、张发荣、施今墨、赵锡武、岳美中、魏长春、刘惠民、章真如、陈树森、任继学、郭士魁、张继有、朱则如等治疗糖尿病的方法与临证经验，以及当代医者治疗糖尿病的有效临证医案等。

（四）中医药治疗研究

本章汇总在国内外医学杂志发表的129篇论文，结合个人的临证治疗实践与实验研究，分别以概述、中医药防治糖尿病及其并发症的优势与特色、中医病因病机认识、单味中药对血糖的影响及作用机制、治疗糖尿病的中成药、中医药的副作用及其禁忌证等进行了论述。

（五）中医药治疗实验研究

本章汇总28篇当代医者中医药治疗与中西医结合治疗糖尿病及其并发症的动物实验研究文献。其中，复方制剂的研究有之，如降糖宁、降糖煎、加味白虎人参汤、加味承气汤、六味地黄软胶囊、银杏叶片、金芪降糖片、复方黄鹰降糖颗粒、消渴降糖片等；中医治法研究有之，如益气养阴活血化瘀法、益气健脾法、补肾活血法、益气补肾活血法等；涉及有对血糖、胰岛β细胞功能、C-肽、血脂、血液流变学、微血管病变、血管内皮生长因子、细胞膜等影响的，以及血浆胰岛素、血脂、穴温与中医辨证关系的研究等。动物实验研究证实，中医药对防治糖尿病及其并发症从微观与宏观两方面均获满意疗效，说明中医药治疗和研究糖尿病大有前途。

（六）中西医结合治疗

本章汇总46篇中西医结合治疗糖尿病及其并发症的文献。当代医者大多是在应用原降糖西药的基础上加用中药，有的设对照组，有的不设对照组，均于治疗前后进行疗效对比观察；仅有少数采用单纯中药与达美康（格列齐特）或优降糖（格列本脲）等分设治疗组与对照组，治疗后进行两组疗效对比观察。为此，以明确中药的降糖效果。其中医药治疗，大多采用辨证分型治疗，或在自拟基本方的基础上进行加减治疗，少数以自拟固定方或中成药治疗。

（七）中医药治疗老年糖尿病

本章汇总29篇文献。当代医者根据老年糖尿病的病因病机、发病特点、临床表现等，临证各自采用相应的治疗方法。如辨证论治、从脾肾两虚论治、益气养阴活血清热法、活血化瘀法、补肾益气活血法、益气养阴法、固本活血法、中西医结合方法等；亦有老年糖尿病并腹泻、便秘、泌尿系感染、带状疱疹、骨质疏松症等的中医药或中西医结合治疗方法。

（八）中医药治疗糖尿病并发症与相关疾病

本章综合汇总，分别介绍了当代医者对周围神经病变、视网膜病变及其他眼疾、肾病变、糖尿病足、心血管病变、高血压及低血压、脑血管病变及相关脑病、胃肠病变、肝胆病变、泌尿系病变、性功能病变、皮肤病变及泌汗异常、糖尿病合并肺结核、糖尿病伴耳聋、糖尿病伴骨病变、糖尿病伴不宁肢综合征、糖尿病伴甲亢症、糖尿病伴高尿酸血症、糖尿病合并血脂异常、糖尿病酮症、口服降糖药失效、糖尿病黎明现象、糖耐量异常及代谢综合征等糖尿病并发症与相关疾病的治疗与研究。

综上所述，后半部之八章，汇总了当代医者在继承和发扬历代医家先贤丰富防治消渴病硕果的基础上，感悟其内蕴而发挥个人的智慧，在临证实践中总结出防治糖尿病及其并发症的经验文章。文献证明，新中国成立后，特别是20世纪80年代以来，广大中医药工作者和中西医结合工作者，遵循中医药学理论体系，在历代文献资料基础上“古为今用”，采用现代科学技术手段与方法，对糖尿病及其并发症做了大量研究工作，从而使中医药学对糖尿病病因病机，乃至辨证论治逐步深入和完善，进而突显了中医药学、中西医结合医学对糖尿病及其并发症防治的优势和特色。防治糖尿病任重道远，只要中医和中西医结合医团结协作，攻克糖尿病大有希望。

凡前后两大部分计十五章，久试既效耳，拾集之而成此书云。

李文瑞　李秋贵

二〇一四年七月三十日

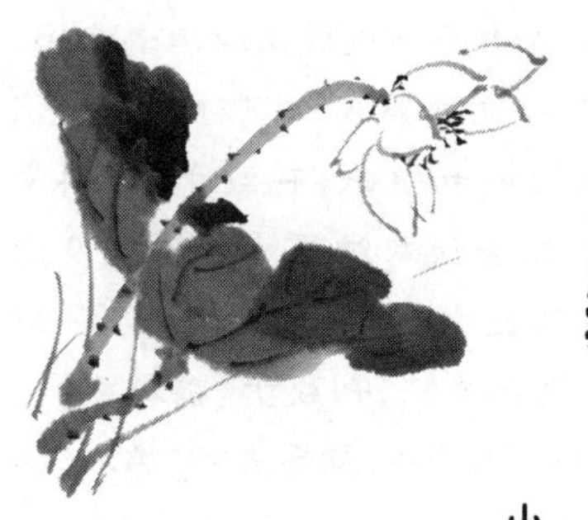

第一章 消渴病源流考

小 引

蒋国彦教授(1924—1996),作古已19年余。他是我同道相济的诚挚之友,为人敦厚实在,又是一位慎小谨微的知识分子,一生勤奋读书孜孜不息,有"书痴"之称,其家从床头到走廊堆满书籍。他平时生活虽有些"拉杂",又不讲穿戴,但为病人诊治和书写病历则一丝不苟。病历诊断准确,内容完整,精炼而言简意赅,字迹工整,语句通顺;医学术语运用恰当;重点突出,主次分明,条理井然,逻辑思维符合病情本质,堪称楷模。

国彦教授的种种形象,时不时地显现在我的脑海里;有时在梦乡里还相互琢磨中西医结合种种课题,醒来南柯一梦,久久沉思,不能再入寐,怀念他甚至轸恸而储铭伤情,悲戚不已。

我俩是在中西医结合研讨糖尿病防治中,同气相求,又戮力同心般的执着一对。我俩内定的约束,每月甚或隔两三周必在一起交换糖尿病中西医治疗经验,或探讨各种报刊杂志文献发表的新动向,以求充填新知识。我俩也曾为龚子明老前辈因糖尿病失明而内疚不已。

他离开人间之后,我的失落感和缠绵悱恻之情,在心房中久久不散。他走后的翌年,蒋葆生院长推荐邱文升主任与我合作,继国彦教授的遗愿进行中西医结合研治糖尿病努力不息。邱文升主任为北京医院瑞东糖尿病中西医结合研治中心作出重大贡献。

国彦教授自1950年即潜心搜集中国历代医家对消渴病因、病机、证治等的诸多记载。曾先后成文四篇大作：《糖尿病知识发展现状及中国历代对糖尿病的记载和贡献》刊载于《内科学报》1952年第10期第695页；《中国古代对糖尿病的记载及治疗糖尿病的重要药品》刊载于《中华医学杂志》1953年第12期第898页；《中国历代对糖尿病记载和贡献》刊载于《糖尿病》一书的附录，上海出版社1958年出版；《中国糖尿病史略》编入《实用糖尿病学》第1版和第2版，人民卫生出版社分别于1992年、2002年出版。

自从这四篇论文发表之后，陆续接到读者来信，其中褒多贬少，尚有几名读者，提出质疑，大有问难之势。质疑的人，有不可等闲之辈，其中有我的相识，有的是我中医学院读书时的同学。国彦教授有针对性地答复过几篇，对质疑部分始终未答复之。最后，我俩协商达成共识，不作正面回答，等待《实用糖尿病学》再版修订时，对质疑的几个问题，正面而有论有据地阐述之，并委托我为之拟稿。我几经易稿后，于1995年夏我俩交换意见达成一致而定稿，一式两份，我俩各保存一份，留待《实用糖尿病学》再版编入之。

后来，由张惠芬主任担任主编，《实用糖尿病学》第2版于2002年问世，《糖尿病史略》仍按第1版原文照搬；2009年又出第3版，《糖尿病史略》已被删除。国彦教授病故后，我未主动及时与张主任沟通《糖尿病史略》修改增补之事，同时，第2版出版之前我也不知何时策划的，故修改增补后的《糖尿病史略》未编入第2、3版，是我之过。

今次借《消渴病古今证治荟萃》付梓之际，将《糖尿病史略》一文改为《消渴病源流考》之称并编在第一章。此文在与国彦教授共同修补《糖尿病史略》的基础上，我又进行多处增补和部分修正。此次修改补充乃笔者个人的见解，无法与国彦教授冥求，只能“独断专行”了。在修补此文时，心情起伏，不断怀念国彦教

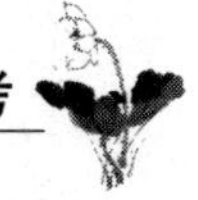

授，以此文祈祷而祭祀！祈国彦教授在冥漠之乡安息吧！

李文瑞

2013年7月

一、概 述

糖尿病属于中医学“三消”、“消渴”、“脾瘅”等病证的范畴。糖尿病虽属于消渴范畴，但不等同于消渴，两者不能混淆，必须辨证与辨病相结合。

糖尿病是一种常见的内分泌-代谢病，其发病遍于全世界，并呈逐渐增多的趋势。我国糖尿病患病率虽然低于发达国家，但由于人口众多，患病的绝对人数却居世界各国之首。同时，糖尿病又是一个古老的病，其详细情况曾为我国医者所先知，它的记载历见于各朝代，可以说，我国对糖尿病认识之早，也居世界之先。

对糖尿病，人类首先观察到并记录下来的是它的一些外部现象（症状、并发症），以后经过更仔细的观察研究，又进一步认识到了它的一些内在的性质，并且逐渐将此二者贯通起来，于是就找到了它的一些规律性，从而便产生了一些治疗的方法。

我们曾带着现代糖尿病学的科学指针，遨游于浩瀚的中医学大海，深感在漫长的医学汇海中，有着中医学家们大量的智慧巨流。在人类认识糖尿病的历史过程中，更蕴藏着许多宝贵的中医学的科学思想。

由于我国历代医书众多，卷帙浩繁，可谓汗牛充栋。其中有关糖尿病的资料极为丰富，有的系一代的总结性巨著，集当时医学学术之大成。如《黄帝内经》集上古之大成，《金匮要略》集汉以前之大成，《诸病源候论》和《古今录验方》集隋之前大成，《千金方》集唐以前之大成，《圣济总录》集宋之大成，《普济方》集明之大成，《医宗金鉴》集清之大成。有的是对消渴病的病因、病机

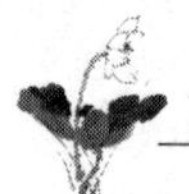

和症状记载,有的阐明了尿甜的机理,有的则是较详尽地叙述治疗方法。无论是病因、病机和症状或治疗方法的记载,都是研究糖尿病的珍贵资料。

二、关于糖尿病病名的来源和定义

古代关于糖尿病的记载,最先见于世界文明古国——中国、印度、埃及、希腊及罗马,约有一千余年至数千年的历史。在这些古代文献中,以中国古代对于糖尿病病因、病机和论治的记载最为丰富。

印度关于糖尿病的记载始见于其梵文古医书 *THE SUSRUTA SAMHITA*(约公元前 500—公元 400 年),其英译本的第 13 章中开始即写明:"现在让我们讨论 Diabetes(梵文音为 Madhu-Meha,梵文有蜜尿之意)的治疗……"

阿拉伯关于糖尿病的记载,见于阿拉伯的两位大医生 Rhazes(850—892)及 Avicenna(980—1037)的著作中。根据他们的记载,说明中亚、西亚的阿拉伯人中,也早有此病。后者还指明下肢坏疽和糖尿病的密切关系。同时还记述了糖尿病患者尿甜现象。

朝鲜、日本关于糖尿病的记载则来自中国(中国医学书籍在 414 年经朝鲜传至日本;562 年,大批中国医书直接传入日本)。因此,这两个国家关于糖尿病的记载与中国相同,病名也相同,都是以消渴病论述。越南"东医"书中(按:朝鲜和越南均称中国中医为东医)关于此病的记载也和中国相同。

在西方国家,关于糖尿病症状的记载,始自罗马帝国时的 Aulus Cornelius(公元前 30—公元 50 年),他对"Diabetes"的症状第一个作了描写。Aretaeus(30—90)是西方国家中描写"Diabetes"症状的第二人,他最先将此病命名为"Diabetes"。根据他描述的症状,此字可谓之为"尿病"。Claudius Galenus(131—201),是西方记载"Diabetes"的第三人,但由于他的不正确见解和他的虚

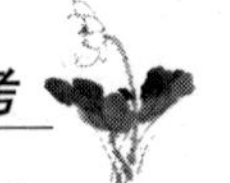

名，在很长时间内影响和延迟了此病知识的进步。直到1647年，英国人 Thomas Willis（1621—1675）才发现了糖尿病患者的尿“甜如蜜”。接着 William Cullen（1709—1790）在“Diabetes”一字的后面加了一个形容词“Mellitus”（甜的意思），从此之后，此病即名“Diabetes Mellitus”（糖尿病）。

中国远在公元前1122—前770年的商周时期的甲骨文字中，所记载的16种疾病中即有“尿病”，但其是否类似糖尿病的症状，尚有待考证。

在中国，数千年来一直把糖尿病叫作消渴病（也称为消瀫、渴病、肺消、消瘅）。《说文解字病疏下》解释说：消，欲饮也；《古代疾病名候疏义》解释说：消瀫：瀫，渴也……津液消渴，故欲得水也。《古汉语词典》解释说：同渴。《说文·欠部》：瀫，欲饮歠也（编者注：歠 chuò，饮、吃之意）。Frederick. M. Allen 在写糖尿病的历史中，曾经引据了我国汉代张仲景所著《金匮要略》一书中关于消渴病的记载，说：“据 Iwai 称，东方最早关于糖尿病的记载，出自张仲景，他可能就是中国最伟大的医生。他曾经描述过一种疾病，名之为消渴病，多尿为其特征：其人一日饮水一斗，小便亦一斗。”其实，消渴病的记载并非起源于汉代张仲景的《金匮要略》，而实起源于中国更早之古典医书——《黄帝内经》。以后经汉、隋、唐，直至宋、元、明、清，历代重要医学著作，无不有消渴病的记载。虽然早在隋代（581—618），甄权已经发现了消渴病的尿甜现象（约在600年），而且在以后的千余年中对其记载不断，但是在中国的中医药工作者中，消渴病的病名则不像西方称之为糖尿病而改变。

从隋、唐时代（581—907）起，消渴病的病因、病机和证治更清楚地被认识和描述了，关于这方面的著作也非常丰富。甄权在《古今录验方》中给消渴病下了一个定义：“渴而饮水多，小便数……甜者，皆是消渴病也。”这个定义，到现在说来还是正确的。

我国中医药界所说的消渴病名已如上述；至于西医药界所说的“糖尿病”名究竟自何时开始，尚不能确切回答。作者以为，中西交通、文化交流、西药东传、东学西渐，“糖尿病”一词，或为自立，或为舶来，大约均系在 1674 年 Thomas Willis 重复说明尿甜之后的事。

三、关于糖尿病诊断和尿甜的记载

当今医生之诊断糖尿病，主要看其血糖是否增高，糖化血红蛋白的变化和尿中有无糖质。古代中医之诊断消渴病要尝其尿中有无甜味。

印度的梵文古典医籍 *THE SUSRUTA SAMHITA*（约公元前 500—公元 400 年）称糖尿病为 Madhu-Meha（梵文蜜尿），但英国的 Oakley 和 Pyke 在其《糖尿病及其治疗》（1972 年）一书中曾经写道：“虽然在古代已经了解到类似糖尿病的临床表现，但是观察到关键性的糖尿病病人尿甜现象还是在 17 世纪。”英国的 Thomas Willis 于 1674 年报告了尿甜，Willis 曾说过：“人有谓其饮料于排出时并无改变者，此说殊为不确。就余所知，其排出之尿不特与所进之饮料大有不同，且与他种液体有异，其味至甜，似有蜜和糖在内者。”他又说：“何以糖尿病病人的尿如糖似蜜？这是值得解答的问题。”101 年后，Dodson 于 1775 年报告尿甜是由于尿中有糖。Bonchardat 于 1829 年发现尿中排出糖的数量和摄入碳水化合物的多少有关。Claude Bernard 于 1859 年指出高血糖是糖尿病的主要特点。

中国古代对于糖尿病的正确诊断，则除了依靠糖尿病的典型症状以外，还须知道尿是甜的。因此，为了明确病人的诊断及预后，亲尝病人的大小便是常有的事。尝便有时系医生为之，有时系臣属为之（如越王勾践尝吴王夫差之大便），有时则系子女为之，如《南史·庾易传》记载，当庾黔娄父亲庾易病时，医生告诉称“欲知瘥剧，但尝粪甜苦”，易泄利，黔娄辄取尝之，“味转甜滑”。此后，在 692 年（唐长寿元年），郭霸曾亲尝魏元忠之粪，说：“甘，则可忧；苦，便无伤。”

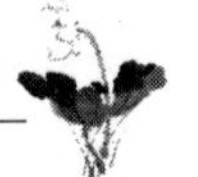

但此系粪甜，暂不将其认为关于消渴病确诊的最早记载。

对于糖尿病的诊断，中国古代医生曾作出了卓越的贡献(表1-1)。

表 1-1　中国历代记载消渴尿甜的重要医书

隋(581—618)

甄权(540—643)《古今录验方》，约撰于 600 年

唐(618—907)

李郎中(生殁年不详)《消渴方论》

王焘(约 670—755)《外台秘要》卷十一

宋(960—1279)

许叔微(1079—1154)《类证普济本事方》(又称《普济本事方》)

朱端章(生殁年不详)《卫生宝鉴》，又名《卫生家宝》，淳熙十一年(1184)刊。

元(1206—1368)

危亦林(1277—1347)《世医得效方》卷七

朱震亨(1281—1358)《丹溪心法》《平治荟萃》

明(1368—1644)

楼英(1320—1389)《医学纲目》卷二十一

戴思恭(约 1324—1405)《秘传证治要诀》(又称《证治要诀》)卷八

孙一奎(1522—1619)《赤水玄珠》卷十一消渴，明万历十二年(1584)刊

赵献可(生于 16 世纪下半期)《医贯》，明万历四十五年(1617)刊

朱橚(？—1425)《普济方》卷一七六至一八〇

清(1616—1911)

沈金鳌(1717—1762)《沈氏尊生书》三消源流

蔡宗玉(1738—?)《医书汇参辑成》

张璐(1617—1700)《张氏医通》卷九消瘅

孙德润(生于嘉庆年间，1796—1820 前后)《医学汇海》道光六年(1826)刊

林佩琴(1772—1839)《类证治裁》卷之四三消

注：甄权、甄立言为亲兄弟，甄权原撰《古今录验方》，权亡故后，立言又增补，故后人又将此书作者书为甄立言。

中国在世界范围内不但早期认识了本病的症状、并发症，而且还早期认识了尿甜。我们在对我国历代医书进行大量、系统、逐代研究后，得出结论：到目前为止，对于糖尿病尿甜现象记载最早的医生是隋唐时代的甄权[实际上他在隋代开始时，即隋文帝开皇元年(581)之前大约已经生活了31年]，最早的医书是他的《古今录验方》。因此，甄权著书立说的年代就是中国记载尿甜的时代，是否更早，留以待考。关于甄权和其弟甄立言在《旧唐书》一九一卷和《新唐书》二〇四卷都有他们的传记。前者还记载，甄权逝世那年，唐太宗李世民还亲自到甄权家去看望。《旧唐书》记载："贞观十七年，权年一百三岁，太宗幸其家，询其饮食，访以药性，授朝散大夫……其年卒。"故史书虽无甄立言的生卒年代，但有其兄甄权的生卒年代，为540—643年。由于史书记载他们兄弟在隋代即一起"究习方书"，并同为隋唐时代"高医"，可知兄弟年龄相距非远。假定其弟兄生年相差9岁，则甄立言的生年应该是549年。史书又载其在628年(贞观二年)曾为唐宰相杜如晦的叔父杜淹诊病，可知当时还在世(《旧唐书》卷二〇四记载："立言仕为太常丞，杜淹苦流肿，帝遣视……")，故其卒年应当在628年之后。再假定甄权是50岁时著书立说，撰《古今录验方》，那么他记述消渴病尿甜的年代就是600年。但其书未见于《隋书·艺文志》，而见于《旧唐书》(此书记载"弟立言……撰《本草音义》七卷、《古今录验方》五十卷")。因此，他可能写书于隋代而出书于唐代，所以中国医生认识糖尿病尿甜的时代大致在600年之前，此时代要比Thomas Willis早逾千年。

此后，历代之言消渴病病人尿甜者，大都溯源于隋唐，甄权之《古今录验方》"渴而饮水多，小便数，有脂，似麸片甜者，皆是消渴病也。"

关于《古今录验方》的作者，是甄立言，还是甄权？根据1996年中国医药科技出版社所刊行的《古今录验方》(谢盘根辑校)，原作者为甄权撰著。如该书余序："《古今录验方》之撰著年

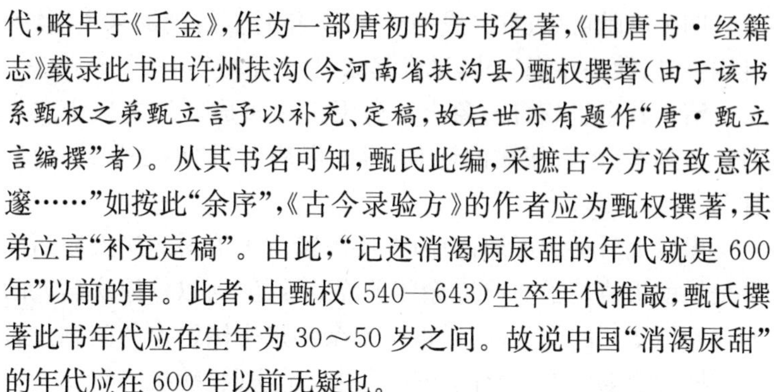

代，略早于《千金》，作为一部唐初的方书名著，《旧唐书·经籍志》载录此书由许州扶沟（今河南省扶沟县）甄权撰著（由于该书系甄权之弟甄立言予以补充、定稿，故后世亦有题作“唐·甄立言编撰”者）。从其书名可知，甄氏此编，采摭古今方治致意深邃……”如按此“余序”，《古今录验方》的作者应为甄权撰著，其弟立言“补充定稿”。由此，“记述消渴病尿甜的年代就是600年”以前的事。此者，由甄权（540—643）生卒年代推敲，甄氏撰著此书年代应在生年为30～50岁之间。故说中国“消渴尿甜”的年代应在600年以前无疑也。

甄权《古今录验方》已佚，但其论述消渴病之要点，可见于唐初王焘的《外台秘要》中。王焘曾受甄立言的启发，对于其父亲王玉敬的尿闻之有水果气，尝之有甜味而诊断为消渴病（《中华医史杂志》1985年第15卷第1期；《中国卫生画刊》1984年第2期）。

唐·王焘（670—755）《外台秘要》中转载甄立言所著《古今录验方》（约撰于600年）关于消渴病尿甜的论述，还记载唐祠部李郎中的话说：“夫消渴者……每发即小便甜，医者多不知其疾。”以后，各书都有或重复以前关于尿甜的记载。兹举数例如下。

宋·朱端章（12世纪，南宋医家）《卫生家宝》[刊于淳熙十一年（1184）]记载：“夫消渴者，日夜饮水百盏，尚恐不足……小便频数，其色如浓油，上有浮膜，味甘甜如蜜，淹浸久之，诸虫聚食，是恶候也，此名消渴。愚医不识医理，呼为劳疾或下冷。”明代巨著《普济方》也有相同的记载。

明·孙一奎（1522—1619）《赤水玄珠》记载：“消渴病人，小便数而甜。”

明·戴思恭（约1324—1405）《秘传证治要诀》记载：“三消久而小便不臭，反作甜气，在溺桶中滚涌，其病为重，更有浮在溺面如猪脂，溅在桶边如柏烛泪。”

明·赵献可《医贯》(成书于1617年)记载:消渴病人"饮一升溺一升,饮一斗溺一斗,试尝其味,甘而不咸"。

清·蔡宗玉(茗庄、象贞)《医书汇参辑成》[清嘉庆十二年(1807)刻本]也有尿甜的记载:得消渴病以后"小便本咸,而反甘"。

由以上所举例可知,中国古代医家对于消渴病病人尿甜一事是早就很清楚了的,300余年前Willis的"何以糖尿病病人的尿如糖似蜜?"的问题,同样也是千余年来中国医家的问题。唐代初期的李郎中曾对此问题作了中医学病因、病机的解释。李郎中原名李暄(唐代医家,号青溪子,著《青溪子消渴论》),在其《消渴方论》中解释消渴病尿甜的机理时说:"消渴者,原其发动,此则肾虚所致。每发即小便至甜,医者多不知其疾,古方论亦阙而不言,今略陈其要,按《洪范》'稼穑作甘'以物理推之,淋饧醋酒作脯法,须臾即皆能甜也,足明人食之后,滋味皆甜,流在膀胱。若腰肾气盛,则上蒸精气,气则下入骨髓,其次以为脂膏,其次为血肉也,上其余别为小便,故小便色黄,血之余也……腰肾既虚冷,则不能蒸于上,谷气则尽下为小便者也,故甘味不变,其色清冷,则肌肤枯槁也,犹如乳母,谷气上泄,皆为乳汁。消渴疾者,下泄为小便,此皆精气不实于内,则便羸瘦也。"以后历代医书都重复了这种说法,一再说明"人食之后,滋味皆甜,流在膀胱……尽下为小便……故甘味不变"。

在中国古代社会和科学条件限制下,医学家能从中医学基础理论阐明正常人体物质代谢及消渴病病人物质代谢紊乱,真乃难能可贵也。

四、关于糖尿病发病原因的记载

根据历代医书的记载,糖尿病的发生、发展及复发均和很多因素有关。这些因素是:精神神经因素、生活环境和肥胖、饮食

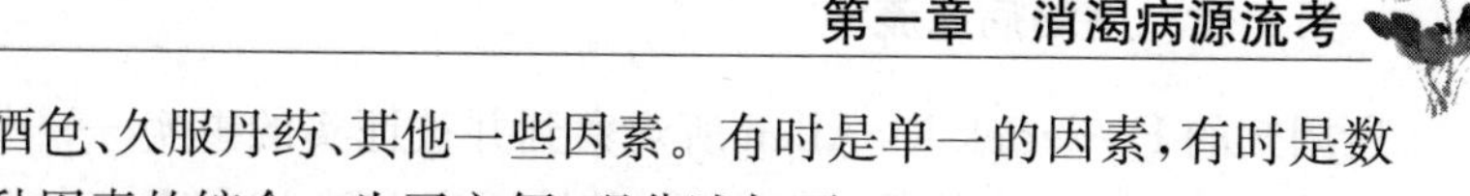

酒色、久服丹药、其他一些因素。有时是单一的因素,有时是数种因素的综合。为了方便,现分述如下。

(一)精神神经因素与糖尿病的关系

在糖尿病的发生、发展及复发过程中,精神神经因素所起的重要作用是近数十年来中外学者所公认的。因为伴随精神的紧张、情绪的激动、心理的压力以及突然临之的创伤等,会引起某些应激激素分泌大量增加,这些应激激素是:脑垂体分泌的生长激素、神经末端分泌的去甲肾上腺素、胰岛α细胞分泌的胰高血糖素以及肾上腺分泌的肾上腺素和肾上腺皮质激素。这些激素,都是升高血糖的激素,也是与胰岛素对抗的激素。

在我国,自古就有关于精神因素和消渴病关系的记载。如《灵枢·五变》:“人之善病消瘅者……五脏皆柔弱者,善病消瘅……夫柔弱者,必有刚强,刚强多怒,柔者易伤也。”(张景岳注:性气刚暴而肌肉弱者,易于伤,故善病消瘅)“此人……目坚固以深者,长冲直扬,其心刚。”(张景岳注:目坚固而视直扬者,其心必刚。冲者,目光突露之谓)“刚则多怒,怒则气上逆,胸中蓄积,血气逆留,腹皮充肌,血脉不行,转而为热,热则消肌肤,故为消瘅。”(张景岳注:怒则气逆,气留则血留,故郁而为热,而成消瘅)。编者按:此段经旨,为阐述消渴病发病因素——精神神经受刺激。其病因病机,人受外界刺激而发怒,怒则出现目直视,怒气上冲,胸中积热,气血郁滞而发热,热则消肌肤而为消瘅。以后,唐·王焘所著《外台秘要》中记载消渴病人“悲哀憔悴,伤也”。金代刘完素所著的《三消论》(消渴病专门著作)曾经记载:“况消渴者,本因饮食服饵失宜……或耗乱精神,过违其度。”隋唐以降的医书,也曾经反复说明“消渴病人……不节喜怒,病虽愈而可以复作”。我国历代书籍,类似这样的记载,并不鲜见。

(二)生活环境和肥胖与糖尿病的关系

目前已被公认,肥胖是糖尿病的一个重要诱发因素。如众

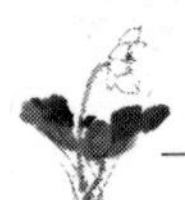

所周知的 Frederick M. Allen 所观察到并被证实的事实——当肥胖的糖尿病患者体重减轻以后，其糖尿病也随之减轻。Garfield G. Duncan 称 70%～80%的糖尿病患者都是超体重的。Joslin 的统计是 77%；Henry J. John 的统计则为 62%～69%。而且这些人都是生活比较优裕的人。近些年来，大量国外国内调查材料都一致认为：当经济发展了，生活富裕了，饮食增多了，体力活动减少了，人体肥胖了……糖尿病也就随之增多了。基础研究材料进一步说明，随着年龄的增加，体力活动逐渐减少时，人体的组成——肌肉和脂肪的比例也在改变。大体上从 25 岁到 75 岁，肌肉组织逐渐减少，由占人体体重的 47%减少到 36%，而脂肪组织则逐渐增多，由 20%增加到 36%。此点即系老年人，特别是肥胖多脂肪的老年人中糖尿病明显增多的主要原因之一。总之，当营养相对增加，活动相对减少时，脂肪成分随之增多，靶细胞膜上的胰岛素受体减少，靶细胞内也有受体后缺陷，对胰岛素的不敏感或胰岛素抗拒（insulin resistance）也就形成，糖尿病则随之发生，这就是当代举世公认的解释，也是国内外一致认同的——生活越富裕、人体越丰满、糖尿病越增多的新概念。

最新的学说和最老的记载却燃烧着同样的智慧火焰。

《素问·奇病论》在解释消渴病"何以得之"时曾说："此肥美之所发也，此人必数食甘美而多肥也，肥者令人内热，甘者令人中满，故其气上溢，转为消渴。"《素问·通评虚实论》更明确记载："凡治消瘅……偏枯……甘肥贵人则高梁之疾也。"（消瘅即消渴，偏枯系半身不遂）这些记载，为历代重要医籍所重复，如宋代的《圣济总录》、明代的《景岳全书》等。《景岳全书·杂证谟·三消干渴·古述》转载明隆庆辛未（1571）名医徐东皋曰："消渴虽有数者之不同，其为病之肇端，则皆膏粱肥甘之变，酒色劳伤之过，皆富贵人病之，而贫贱者鲜有也。"

由此可知，糖尿病与生活环境及肥胖等有重要关系，是我国

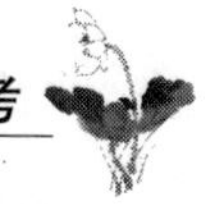

自古以来就认识到的。

(三)酒色与糖尿病的关系

这一点在上节中已有提到，唯仅着重于生活富裕的人营养过剩，安逸过度，积久发胖而得消渴病。此节则着重于好酒贪色及与之有关的饮食问题。饮酒为什么对糖尿病有害？现代研究证明，饮酒能导致肥胖增加，肝糖原合成降低，急性、慢性或复发性胰腺炎，动脉硬化，神经炎等，因而都可以成为糖尿病及其并发症的危险因素。还有，长期饮酒能引起铬和锌的缺乏，这对糖尿病的发生也是重要的。

中国历代医籍，对于饮酒和糖尿病的关系极为重视。如唐·孙思邈所著《千金方》记载："凡积久饮酒，未有不成消渴，然则大寒凝海而酒不冻，明其酒性酷热，物无以加，脯炙盐咸，此味酒客耽嗜，不离其口，三觞之后，制不由己，饮啖无度，咀嚼鲊酱，不择酸咸，积年长夜，酣兴不解，遂使三焦猛热，五脏干燥。木石犹且焦枯，在人何能不渴？"

关于房事(色)，《千金方》论之亦最详，如曰："凡人生放恣者众，盛壮之时，不自慎惜，快情纵欲，极意房中，稍至年长，肾气虚竭，百病滋生……惟有虚耗……或渴而且利，日夜一石，或渴而不利，或不渴而利，所食之物，皆作小便。此皆由房室不节之所致也。"

明·孙一奎(东宿)曾治疗过一位病人："年过五十，糟酒纵欲无惮，忽患下消症，一日夜小便二十余度，清白而长，味且甜，少顷凝结如脂，色有油光。"(《赤水玄珠·孙氏医案》)

(四)久服丹药与糖尿病的关系

在现代医药学中，有一系列药物能导致糖尿病，如苯妥英钠、噻嗪类利尿药、口服类固醇避孕药、β肾上腺素能兴奋药及肾上腺皮质激素等，均能导致糖尿病。还可能由于食含氰化物的一些植物等。在中国古代，自隋、唐以降，常有人为了壮阳、养生和延寿，经常服用矿石药或植物药作成的丸散，久而中毒成为

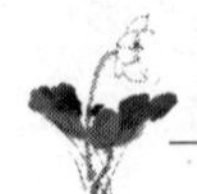

消渴病。

元·朱震亨(1281—1358)在《丹溪医论》中记载说明了这段事实。他说:“自唐时太平日久,膏粱之家,惑于方士服石长生说,多服丹石,迨宋至今犹未已也。”

隋大业年间(605—617),太医博士巢元方在《诸病源候论》中记载消渴病是因为“由少服五石诸丸散,积经年岁”而成的。唐代的《外台秘要》和《千金方》重复了此种说法。

我国历代古书曾经记载了不少这样的病例,如《隋书》记载隋炀帝的消渴是因为服壮阳丹药引起的。又如唐代服食丹药的就有太宗、高宗、宪宗、宣宗等,他们的病状据史家记述为“燥甚”,“病渴且中燥”,“肤泽日消枯”,“疽发背”而终等(根据严菱舟《从消渴症谈到中医对糖尿病的认识和处理》,《中医杂志》1955 年 2 月号)。唐代帝王患类似消渴病者如此之多,除服丹药因素外,遗传因素也是应该考虑的。

唐·孙思邈《千金方》曾记载:“夫内消之为病……小便多于所饮,令人虚极短气。夫内消者,食物消作小便也……贞观十年,梓州刺史李文博,先服白石英久,忽然房道强盛,经月余,渐患渴,经数日小便大利,日夜百行以来,百方治之,渐以增剧,四体羸惙,不能起止,精神惚恍,口舌焦干而卒。此病虽稀,甚可畏也!”

我国古代医籍虽有如此记载,但滥服某些矿物药与植物药究竟能否得糖尿病,应该是今后科学研究所应证明的问题。

以上几点是中国历代医籍所常记载的与糖尿病有关的因素。前已提过,这些原因,往往不是单一的因素,而是多种因素的综合作用。

总之,临床上自然发生的糖尿病直到现在还不很清楚,但由糖尿病的罹病情况看来,糖尿病的病因恐怕是多种的。中国古代记载的糖尿病的发病原因是有中医学理论为据的。

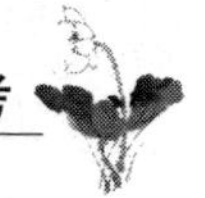

五、关于糖尿病症状的记载

Joslin曾说："虚弱无力，多尿，多饮与多食是最普通的症状。"又说："多尿最为常见，73％的糖尿病病人有之；多饮占67％；虚弱无力64％；多食40％；皮肤症状31％；外阴瘙痒与体重减轻都常见；视力不清亦非罕有；四肢疼痛则占20％。"

今人王叔咸在分析347例(1921—1935)中国糖尿病患者的症状时写道：最普通的症状是按以下的顺序：多尿(51.3％)，多饮(50.8％)，消瘦(40.6％)，多食(36.9％)，衰弱(24.8％)，四肢疼痛及麻木感(12.4％)，瘙痒(4.9％)，嗜睡(4.9％)；此外，约30％的糖尿病病人无明显的临床症状。

由以上中外现代文献可以看出，"三多"(多尿、多饮、多食)乃系糖尿病病人最常见的症状。中国历代医家对于消渴病症状的记载由简及繁，在汉以降已经包括了这些主要的症状。兹举数例如下。

汉・张仲景《金匮要略》一书曾记载："男子消渴，小便反多，以饮一斗，小便一斗"；"渴欲饮水不止"；"渴欲饮水，口干舌燥"。又说："消谷饮食，大便必坚，小便必数。"

晋・王叔和《脉经》曾记载消渴病人"日就羸瘦……舌焦燥"；"所食之物皆化作小便"；"小便昼夜二十余行，至三四升，极瘥不减二升也"。

唐・王焘《外台秘要》载："肾气不足，虚损消渴，小便数，腰痛。"

宋・赵佶《圣济总录》说："消渴饮水不辍，多至数斗，饮食过人而不觉饱"，并说明贪食之故系因"饮谷自救"。此外，还有"四肢疼痛"，"心胸燥"，"健忘怔忪"的记载。又说："久病消渴之人，筋骨羸劣，肌肉瘦瘁。"

宋・苏轼、沈括《苏沈内翰良方》曾记载：有人"……忽得渴

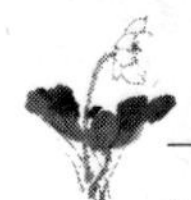

疾，日饮数斗，食倍常，而数溺”。

金·刘完素《三消论》曾说消渴病人“饮水百杯，尚犹未足”。

金·李杲《兰室秘藏》说消渴病人“口干舌燥，小便频数，大便闭涩，干燥硬结。”又说：“能食而瘦。”

元·危亦林《世医得效方》记载消渴病人可以小便“昼夜百十行”。

明·戴思恭《秘传证治要诀》说：“三消，小便既多，大便必秘。”

明·朱橚《普济方》记载消渴病人“睡眠不安，四肢倦怠”。

明·秦景明《症因脉治·三消总论》明确记载了消渴病的三大主要症状：“其症，随饮而随渴，随食而随饥，随溺而随便。”

清·陈士铎《辨证冰鉴》记载：“消渴症大渴恣饮，一饮数十碗，始觉稍快，易饮得食则渴减，饥则渴尤甚。”

中国历代对于消渴病症状的记载，并不止此，但从上已可看出，凡中外现代所叙述的糖尿病症状，在中国古代多已有记载。同样，在此许多症状中特别着重于多尿、多饮及多食的三大常见症状。但此三大症状在一病人身上不必兼而有之；有的病人多饮明显，而其他二者不著；有的病人以多食为主，而其他二者为次；有的病人则以多尿为重，而其他二者为轻。我国医书自唐以降，即视此三大症状之孰为轻重，从而区别成3种不同类型的消渴病——上消、中消与下消。症状重在多饮者，名为上消；重在多食者，名为中消；重在多尿者，名为下消。中国医书并且说明消渴病之所以分为三消，并非三种病而是“其基本为一，推其标有三”（前述之宋·赵佶《圣济总录》）。上述症状，作者相信绝大部分属于糖尿病的症状，但也难完全排除其一小部分系来自尿崩症或甲状腺功能亢进症等。

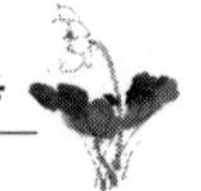

六、关于糖尿病并发症的记载

糖尿病患者如未经治疗，易于发生各种急性和慢性并发症。在急性并发症中，急性感染如痈、疖、呼吸道感染等是常见的。在慢性并发症中，有大血管病变、微血管病变(眼、肾等)、神经病变等。在生化并发症中有糖尿病酮症酸中毒昏迷等。糖尿病的各主要并发症在中国历代文献中都有其记载。

关于这些并发症发生的总的原因，隋・巢元方说都是因为排尿多，他说："小便利，利多不能调养五脏，脏衰则生诸病。"兹将中国历代医家记载的并发症分述如下。

(一)皮肤并发症(皮肤感染)

在中国糖尿病患者的并发症中，皮肤感染是很显著的。根据近代统计，王叔咸的病例皮肤感染占24.2%，其中痈占16%；曾宪九统计北京协和医院1948—1953年住院糖尿病患者182名中，并发痈的占4.4%。

中国历代医书对于糖尿病并发皮肤感染，特别是痈的记载是很多的。《黄帝内经》说："消瘅……偏枯……甘肥贵人则高梁之疾也"；"高梁之变，足生大丁"。

隋・巢元方《诸病源候论》[成书于隋大业六年(610)]卷五曾记载消渴病有八候，包括消渴候、渴病候、大渴后虚乏候、渴利候、渴利后损候、渴利后发疮候、内消候、强中候等。其中，他强调说明了"其病多发痈疽"及"皮肤生疮"等。

唐・王焘《外台秘要》记载消渴病"其病变者，多发痈疽"。

唐・孙思邈《千金方》反复着重说明糖尿病的一个重要并发症"痈"。孙思邈说："消渴之人，愈与未愈，常须思虑有大痈，何者？消渴之人必于大骨节间发痈疽而卒，所以戒之在大痈也。"

宋・赵佶《圣济总录》记载："能食而渴者必发脑疽、背痈。"

宋・许叔微《类证普济本事方》也提到痈确是消渴病可怕并

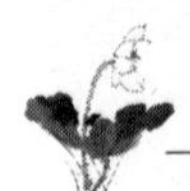

发症之一。他加重地说:"……余亲见友人邵任道患渴疾数年,果以痈疽而死。"以后历代医书言消渴者多提到"消渴之人常患痈疾"。

金·刘完素《三消论》提到消渴病较多的皮肤并发症:"夫消渴者,多变聋盲疮癣痤疿之类。"

明·赵献可《医贯》载:"其肾消而亦有脑疽背痈者……甚则或黑或紫,火极似水之象,乃肾水已竭,不治。"

清代《古今医案》记载:"消渴多传疮痈,以成不救之疾。"

关于消渴病人并发痈疽的原因,《外台秘要》曾经说明:消渴"其病变多发痈疽,以其内热而小便利故也。小便利,则津液竭,津液竭则经络涩,经络涩则营卫不行,营卫不行则热气留滞,故成痈脓也"。对于这些皮肤感染,历代医书都记载过一些药物治疗。特别是对于痈,唐·孙思邈即提醒消渴病人应该小心预防痈疽,并须常备防痈之药。

(二)呼吸系并发症(肺结核)

糖尿病患者的并发症中,结核病也是不少数。按照今人王叔咸统计的 347 例糖尿病患者,并发肺结核者占 19.3%;按施、张二氏报告上海医科大学两个附属医院 288 例糖尿病患者,并发肺结核者有 54 人,约占 5%。

中国历代很多医书都曾有消渴病并发肺结核的记载。如,汉·张仲景《金匮要略》载:"肺痿之病,从何得之?……或从汗出,或从呕吐,或从消渴,小便利数……重亡津液,故得之。"又如,金·刘完素曾谓消渴病由"虚劳蒸汗"转变为"肺痿痨嗽"。萧叔轩认为,中国古代所称肺痿即肺结核(见萧叔轩《肺结核病在中国医学史上的发现》,《医史杂志》第 3 卷第 1 期,1951 年 3 月)。

(三)眼科并发症

中国糖尿病患者的眼科并发症也是不少的。在罗宗贤的报告中,曾经提到白内障、糖尿病性视网膜病变等十几种并发症。

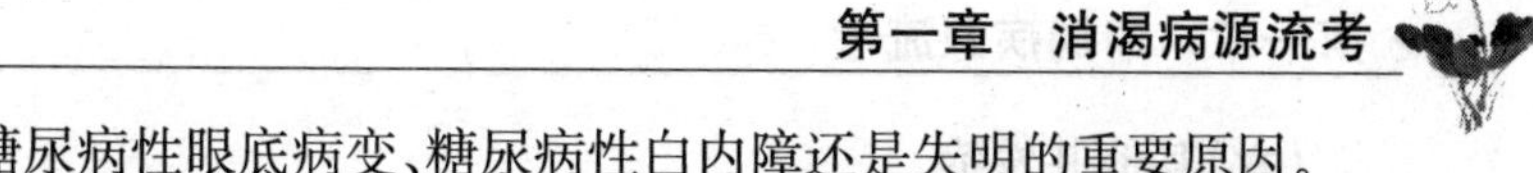

糖尿病性眼底病变、糖尿病性白内障还是失明的重要原因。

中国历代医书对于眼科并发症的记载也是很多的。例如，金·刘完素在《三消论》中曾提到“夫消渴者，多变聋盲疮癣痤痱之类”；其另一著作《宣明论方》曾记载消渴病人可以“变为雀目，或内障”。明·戴思恭《秘传证治要诀》曾记载：“三消久之……或目无见，或手足偏废。”《医方类聚》记有：“消渴久病或成水病，或双目永失明。”

(四)泌尿系并发症

糖尿病性肾病变和糖尿病性眼底病变一样，都是非常重要的糖尿病性微血管并发症。

值得注意的是，中国历代关于消渴病的记载中，把水肿与痈并列，同样视为糖尿病患者最严重的并发症。如《圣济总录》曾记载：“消渴病病多转变，宜知慎忌”，“此(病)久不愈，能为水肿痈疽之病”；该书对于水肿的表面解释为“消渴饮水过多，则泛溢妄行皮肤肌肉之间而成水也”。《丹溪心法》载：“下消者，肾也，小便浊淋如膏之状，面黑而瘦。”《证治要诀》载：“三消久而小便不臭，反作甜气，在溺桶中滚涌……更有浮在溺面如猪脂……此精不禁，真元竭矣。”上述几论，其病机为消渴病久，肾气受损。肾者主水，肾气虚衰，气化失责，开阖不利，水液聚于体内不能正常排出，从而出现水肿。因此，消渴病日久，出现水肿、尿浊淋等，而发生下消肾病。

(五)糖尿病性下肢坏疽

坏疽常由微血管病变、大血管病变和神经病变等综合因素造成，在我国古代医书早有记载。如，宋·朱端章《卫生宝鉴》(又名《卫生家宝》)曾经记载消渴病人可以“足膝发恶疮，至死不救”。又如，清·魏之琇《续名医类案》记载：“一男，因服药后作渴，左足大指患疽，色紫不痛，若黑若紫即不治”；又载一消渴病人“腰膝以下软弱，载身不起”；“薛廉夫子强中下消，饮一溲二……精滑不收，背曲肩垂，足膝痿弱，寸步艰难”。

（六）其他并发症

隋·巢元方《诸病源候论》记载类似糖尿病昏睡前期的症状："消渴重，心中痛，饥而不欲食，甚则欲吐蛔。"

金·刘完素《三消论》曾提到一些消渴病急性感染及慢性感染的症状："身热头痛，积热黄瘦，发热恶寒，蓄热寒战，或隔痰呕吐，烦热烦渴，或燥湿泻痢，或目疾口疮，或咽喉疼痛，或风火昏眩，或蒸热虚汗，或肺痿痨嗽。"他又说，三消病的转变可以"上为咳嗽喘，下为痔痢"。

金·李杲《兰室秘藏》曾记载消渴病人有时"上下齿皆麻，舌根强硬，肿痛，四肢痿弱，前阴如冰，喜怒健忘"。

明·缪希雍的《先醒斋医学广笔记》曾载消渴病人可以有"牙痛牙落"。

清·张璐《张氏医通》曾提到消渴病人重时"昏昏嗜卧"。

从历代医书中，我们还可以看出其反复说明者有三：一为痈，二为水肿，三为强中。前二者已如前述，后者则为外国医书所未载。他们在论及糖尿病的并发症时，每屡次提到阳痿或生殖力减退，而中国医书也曾提到这些（中医名为阴痿）。但中国医书相反地还不断提到"强中"的并发症，按照巢元方在《诸病源候论》中所说，强中系"茎长兴盛不萎，精液自出"。而历代也一向把痈疽、腹胀与强中视为消渴的三大可怕的并发症，称"至于痈疽、腹胀，亦与强中等症皆为转变而不易治矣"。此记载则是与国外文献不同的。

七、关于糖尿病证治的记载

在消渴病的证治中，中国历代医书除有关于消渴病的一般治疗（如限制面食、米、水果，以及药物、体力活动等）外，还有人依其 3 种范畴规定不同的药物治疗。中国古代医生既知消渴病的症状，又知其尿甜，因此，中国古代对此病的诊断是正确的。

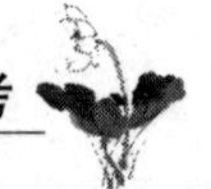

正是由于对此病的认识有其科学根据，所以关于它的证治就更应引起我们重视和学习，以兹运用于临证。

(一)精神疗法

主要是教育病人不要“耗乱精神，过违其度”，不要“不节喜怒”。这些已在本文发病原因中说明，此处不赘。

(二)饮食疗法

在西方国家中，糖尿病的饮食管制始自 John Rollo(1796年)，直到现代，虽其原则和内容比以前有了很大的进展，和原始的饮食治疗已经有很大的差别，但饮食治疗仍为糖尿病最基本的治疗方法之一。在 John Rollo 之前约千年，中国已经记载限制面食、米、水果等以治疗糖尿病。中国古代医家不仅知道对消渴病人要限制碳水化合物，而且还知道避免食之过饱及饮酒的重要性，他们把这些看做是治疗糖尿病的最重要措施。

唐·孙思邈(581—682)的杰作是他 70 岁时所编纂的《千金方》(成书于 7 世纪，距今已近 1400 年)。他非常重视各种疾病的饮食疗法，尤其是消渴病的饮食疗法。他说：“安身之本，必资于食；救疾之速，必凭于药。不知食宜者，不足以存生也”；“食能排邪而安脏腑，悦神爽志，以资血气”；“夫为医者，当须先洞晓病源，知其所犯，以食治之，食疗不愈，然后命药”。他还强调说：“若能用食平疴、释情、遣疾者，可谓良工。”

孙思邈是世界范围内最早提出糖尿病应着重饮食疗法的先驱。他认为消渴病人饮食疗法的中心内容是应限制碳水化合物食品等绝非偶然，而是基于他对消渴病和饮食关系的深刻认识。这些认识包括前人和他本人的见解：消渴病是“肥美之所发也，此人必数食甘美而多肥也”；“消瘅……甘肥贵人则高梁之疾也”；“内消者，食物消作小便也”；“凡积久饮酒，未有不成消渴……三觞之后，制不由己，饮啖无度……在人何能不渴？”故孙思邈提出消渴病人“其所慎者有三：一饮酒，二房室，三咸食及面。能慎此者，虽不服药而自可无他；不知此者，纵有金丹亦不可救，深思慎之！”由此可知，他在消渴病治疗中是将饮食疗法置于首要地位的。后世医学家如张子和等发扬了这些治疗原则，以为“不减滋味、不戒嗜欲、不节喜怒，病已而可复作；能从此者，消渴亦不足忧矣”。

除了限制面食以外，我国医书很早还提出了限制米食、肉食及水果等以治疗消渴病，如唐·王焘《外台秘要》还记载：“此病特忌房室、热面并干脯一切热肉、粳米饭、李子等。”

唐代以后千余年来，许多医书都重复了上述记载，并将此视为比药物更为重要的最基本治疗之一。

关于消渴病饮食疗法中的水果等问题，历代医书中也知道应加以限制。宋·苏东坡即认识到多食水果能致消渴并称之谓“果木消”，故对于消渴病人限制水果问题也必须加以重视。这一点，在消渴病人明白饮食疗法的原则情况下，也是能够注意的。宋·欧阳修也曾患消渴病，他写有“病渴偏思蔗”的词句，寥寥五个字却表达了他患消渴病，医生嘱咐他，他自也明白不宜吃甘蔗却偏偏想吃甘蔗的矛盾心情。这说明到唐宋时代，我国对于消渴病饮食疗法的认识已达到相当高的科学水平。

(三)体育疗法

体育疗法对于防治糖尿病及其并发症有许多益处，已是举世公认、众所周知的治疗方法。

18世纪的Joho Brown(1735—1788)曾说过：“糖尿病乃一虚弱之症，应以体力活动治疗之，但体力活动既不应太少，也不可以太过分。”Joslin更是主张糖尿病患者应做体力活动，并视体育疗法、饮食疗法、胰岛素疗法为治疗糖尿病的三大法宝。Joslin还强调：“体力活动应当视为糖尿病的治疗工具，应当安排到每日生活日程中去。”如无禁忌，他还主张糖尿病患者“每日应行1小时的健身体操或4英里(相当于12华里)的散步。”日本近代文献，也特别注意“肌肉运动”疗法。

然而中国古代对体力活动早就给予很大的注意。华佗曾经

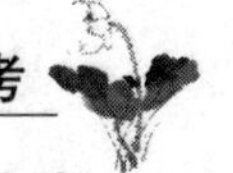

说过:“人体欲得劳动,但不当使其极耳。动摇则谷气全消,血脉流动,病不得生。”并强调气功导引,以保健强身,防病治病,并创编“五禽戏”,即虎戏、鸟戏、鹿戏、熊戏和猿戏,借以疏通筋骨气血,锻炼身体。

隋·巢元方《诸病源候论》在消渴病的治疗中曾称消渴病人应该“先行一百二十步,多者千步,然后食之。”

唐·王焘也注意到体力活动,他在《外台秘要》“消渴病”一章中说:消渴病人“不欲饱食便卧,终日久坐……人欲小劳,但莫久劳疲极,亦不可强所不能堪耳”。他又说:消渴病人应当“食毕即行步,稍畅而坐”。

唐·孙思邈也很重视体育疗法。他说:“流水不腐,户枢不蠹,以其运动故也。”如不运动,气机就要壅滞。他主张每餐食毕,出庭散步五六十至一二百步,或根据情况出门行二三百步或二三里。

这些已足够说明中国古代已经注意了体力活动来治疗糖尿病。

除以上所述者外,良好的生活习惯也是我国早就提倡的。如孔子曾经说过:“人有三死,而非其命也,行己自取也;夫寝处不时,饮食不节,逸劳过度者,疾共杀之。”睡眠定时,饮食有节,劳逸结合,这三项重要的事,也是消渴病人应该注意的。

(四)针灸疗法

《千金方》记载:“凡消渴病经百日以上者,不得灸刺,灸刺则于疮上漏脓水不歇,遂致痈疽羸瘦而死。亦忌有所误伤。”但古书记载消渴病“百日以内”者是主张可以针灸的。针灸学家的著作中一般都将其列为治疗糖尿病的辅助方法之一(不得灸刺,指消渴伴有痈疮者而言——编者注)。

(五)药物疗法

两千余年以来,中医学在临证实践中,积累了极为丰富的治疗消渴的理法方药,其中属于方剂者,不下千余首;中草药则有百种计之。治疗消渴的药物，最早见于《素问·奇病论》，如曰“治之以兰，除陈气也”。此之经旨，叶天士阐述最为中肯且具体，如曰：“脾瘅症，经言因食数甘肥所致，盖甘性缓，肥性腻，使脾气遏郁，致有口甘内热中满之患，故云‘治之以兰，除陈气也’。陈气者，即甘肥酿成陈腐之气，夫兰草即佩兰，俗称为省头草，妇人插于髻中，以辟发中油秽之气，其形似马兰而高硕，其气香，其味辛，其性凉，亦与马兰相类，用以醒脾气，涤甘肥也。”（《临证指南医案·脾瘅》）

汉·张仲景在《黄帝内经》治疗消渴的基础上，发挥了治疗消渴的奥蕴，立三消辨证论治方法，辨明肺胃津伤、胃热、肾虚的病因病机，用白虎加人参汤清泄肺胃、生津止渴以治上消，肾气丸补肾气、助气化以治下消。张仲景的辨证思维，已成为后世医家治疗消渴病立法选方用药的典范，从而为消渴病辨证论治奠定了基础。

后世医家遵《黄帝内经》和张仲景的辨证原则，领悟了治疗消渴病大法，不断衍生并有所发挥。

晋·王叔和从候脉的角度论消渴轻重虚实的治疗；隋·巢元方《诸病源候论》治疗消渴归纳为“消渴候”、“渴病候”、“大渴后气虚候”、“渴利候”、“渴利后损候”、“渴利后发疮候”、“内消候”、“强中候”等八候论治；唐·谢南郡《疗消渴众方》、孙思邈《千金方》、王焘《外台秘要》等治疗消渴“清热泻火、生津止渴”等大法；金元时期刘河间《河间六书·消渴》论消渴病机从“燥热论治”，李东垣《东垣十书·消渴论》以“津液不足，结而不润，皆燥热为病”论治，朱震亨《丹溪心法·消渴证治》主张“养阴”论治，张洁古《治法机要·消渴论》治消渴以“养血以肃清”为法。

上述唐宋金元诸医家，从孙思邈“清热泻火”至刘河间的“三消”论和朱震亨的“清热养阴”等学说，奠定了治疗消渴“清热养阴”大法，为后世所遵之治疗消渴法则之一。

明·楼英《医学纲目》主张以“甘温之药为主，以苦寒之药为

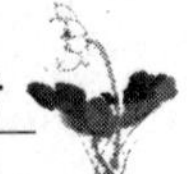

之使，以酸味为之臣佐。以心苦缓，急食酸以收之，心火旺则肺金受邪，金虚则以酸补之。次以甘温及甘寒之剂，于脾胃中泻心火之亢盛，是治其本也”，由此提出“甘酸养阴法”治疗消渴；李梴《医学入门》提出“热在上焦，心肺烦热”、“热在中焦，脾胃消谷善饥”、“热在下焦，肾气精竭”等养阴降火的治疗消渴法则；赵献可《医贯·消渴论》主张治则“无分上中下，以治肾为急，惟六味、八味及加减八味丸，随证而服，降其心火，滋其肾水，而渴自止矣”；薛己《薛己医案》用加味八味丸治消渴（去附子加五味子）；戴思恭《秘传证治要诀及类方》用八味丸治疗消渴并发痈疽；张介宾《景岳全书·消渴》对消渴辨证强调不能一概以火证论治，实有阴阳虚实之别，“此三消者，古人悉认为火证，然有实火者，以邪热有余也；有虚火者，以真阴不足也。使治消证而不辨虚实，则未有不误者矣”，主张上中二焦以清为主，下焦以补肾为主的治则。

清·陈士铎《石室秘录·消渴证治》主张“消渴之证，虽分上中下，而肾虚以致渴，则无不同也。故治消渴之法，以治肾为主，不必问其上中下三消也”；喻昌《医门法律·消渴论》虽指出“消渴之患，常始于微而成于著，始于胃而极于肺肾。始如以水沃焦，水入犹能消之，既而以水投石，水去而石自若”，但其归宿仍着于肾，故治消渴以肾为本；陈修园《医学实在易·三消病》中说消渴病应“以燥脾之药治之”；费伯雄《医醇賸义》提出化痰利湿治消渴；王旭高《王旭高医案》记载理气活血治疗消渴。

综上所述，亘古以来，乃至清代，历代医家一句消渴病病因病机而衍生出各种各样的治则：补肾治本、滋阴清热、益气生津、理气化痰、活血化瘀等；辨病为主，一方统治，三消分治，三消同治，三消兼顾等灵活辨证论治。由此而创造了数以千计的方剂，以及百计的中草药。下面分述方剂和中草药。

1. **方剂** 摘引《古今图书集成医部全录·渴门》50余首方剂借以示范。

五苓散：治小便不利而渴。《金匮》，下同

茯苓　猪苓去皮　白术各七钱半　桂心半两　泽泻一两二钱七分

上五味为末。以白饮和服方寸匕，日三服。多饮暖水，汗出愈。

猪苓汤：治发热渴欲饮水，小便不利。

猪苓去皮　茯苓　阿胶　滑石　泽泻各一两

上五味，以水四升，先煮四味，取二升，去滓。内胶烊消，温服七合，日三服。

文蛤散：治渴欲饮水不止。

文蛤四两

杵为散，以沸汤五合，和服方寸匕。

人参石膏汤：治膈消上焦，烦渴不欲多食。河间

人参五钱　石膏一两　知母七钱　甘草四钱

每服五钱，水煎，食后温服。《良方》有黄芩、杏仁。

加减地骨皮散：治上消。钱氏

知母　柴胡　甘草炙　半夏　地骨皮　黄芪　赤茯苓　白芍药　石膏　黄芩　桔梗各等分

上为细末。每服三钱，姜五片，水煎，食远温服。

竹叶石膏汤：治消渴。仲景

石膏一斤　麦门冬去心，一升　半夏半升，汤洗　粳米半升　甘草二两，炙　人参三两　竹叶二把

上七味，以水一斗，煮取六升，去滓，内粳米煮，米熟汤成，去米。温服一升，日三服。

竹叶黄芪汤：治气血虚，胃火盛而作渴。

淡竹叶　生地黄各二钱　黄芪　麦冬　当归　川芎　黄芩炒　甘草　芍药　人参　半夏　石膏煅，各一钱

上，水煎服。

黄芪汤：治心移寒于肺，为肺消，饮少溲多，当补肺平心。河间，下同

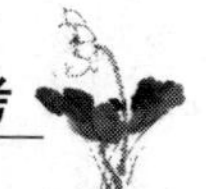

黄芪三两　五味　人参　桑皮　麦冬各二两　枸杞子　熟地黄各一两半

上剉，每服五钱，水二盏，煎至一盏，去滓温服，无时。

麦门冬饮子：治心移热于肺，传为膈消，胸闷心烦，精神短少。

人参　茯神　麦冬　五味子　生地黄　知母　炙甘草　葛根　瓜蒌根各等分

上㕮咀，每服五钱，加竹叶十四片，煎至七分，温服无时。

门冬饮子：治老弱虚人大渴。易老

人参　枸杞子　白茯苓　甘草各七钱半　五味子　麦门冬各半两

上，姜水煎服。一本有地骨皮，无枸杞子。

加减三黄丸：治丹石毒及热渴，以意测度，须大实者方用。子和

黄芩春四两，夏秋六两，冬三两　大黄春三两，夏一两，秋二两，冬四两　黄连春四两，夏七两，秋三两，冬二两

上为末，炼蜜丸如梧子大。每服十丸，服一月，病愈。

猪肚丸：治强中消渴。《三因方》

黄连　粟米　瓜蒌根　茯神各四两　知母　麦门冬各二两

上为细末，将大猪肚一个，洗净入药末于内，以麻线缝合口，置甑中炊极烂，取出，药别研，以猪肚为膏，再入炼蜜，搜和前药杵匀，丸如梧子大。每服五十丸，参汤下。又方加人参、熟地黄、干葛。又方除知母、粟米，用小麦。

丹化水：治手足少阴渴饮不止或心痛者，《本事》治饮冷水多者。洁古

川乌脐大者四枚，炮去皮　蛤粉用厚者，炮，六两　甘草炙，一两　牡蛎生，三两

上为细末，酢浸蒸饼为丸。每服十五丸，新汲水下。心痛者，酢汤下，立愈。饮水一石者，一服愈。海藏云：药能化停水。

神仙减水法：一名斩龙刽子手。治三焦虚热消渴，饮水

无度。

人参　花粉　知母　黄连　苦参　麦门冬　浮萍　白扁豆　黄芪各一两　黄丹少许

上为细末。每服一钱，新汲水调下。

生津甘露饮子：治消渴膈消，大渴饮水无度，上下齿皆麻，舌根强硬，肿痛，食不下，腹时胀满疼痛，浑身色黄，目白睛黄，甚则四肢痿弱无力，面尘脱色，胁下急痛，善嚏善怒，健忘，臀肉腰背疼痛。

石膏二钱半　桔梗三钱　人参　姜黄　升麻　甘草炙　山栀　知母酒洗，各二钱　白豆蔻　白芷　连翘　甘草生　荜澄茄各一钱　黄连　白葵花　兰香各五分　黄蘖酒炒　杏仁去皮　木香　柴胡各三分　藿香二分　麦冬　归身一钱半　全蝎一枚，去毒

上为末，汤浸，蒸饼和匀成剂，捏作饼子晒干，杵碎如黄米大。每服二钱，抄在掌中，以舌舐之，随津咽下，或白汤少许送，亦得。此治制之缓也，不惟不成中满，已不传疮疡下消矣。一方石膏一两二钱，姜黄、山栀各一钱。

黄连膏：治证同前。

黄连一斤，研细为末　牛乳汁　白莲藕汁　生地黄汁各一斤

上将汁熬膏，搓黄连末为丸如小豆大。每服二十丸，少呷汤下，日进十服。

生地黄膏：治证同前。

生地黄碗大一握　冬蜜一碗　白茯苓一两　人参半两

上先将地黄洗捣烂，以新汲水调开，同蜜煎至一半，入参苓末拌和，以瓷器密收，匙挑服。

顺利散：治中热在胃而能食，小便赤黄微利，至不欲食为效，不可多利。洁古

厚朴　枳实各一两　大黄煨，四两

每服五钱，水煎，食远服。

参蒲丸：治食㑊，胃中结热，消谷善食，不生肌肉。

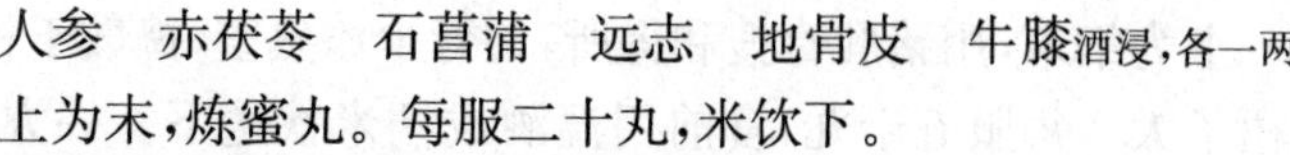

人参 赤茯苓 石菖蒲 远志 地骨皮 牛膝酒浸，各一两

上为末，炼蜜丸。每服二十丸，米饮下。

加味钱氏白术散：治消中消谷善饥。

人参 茯苓 白术各二钱 柴胡 枳壳麸炒 藿香 干葛 五味子 木香 甘草炙，各一钱

水煎，食远服

清凉饮子：治消中能食而瘦，口舌干，自汗，大便结，小便数。

羌活梢 柴胡梢 黄芪根炙 生甘草梢 酒黄芩 酒知母 甘草炙，各一钱 防风梢 酒生地黄 防己各五分 桃仁 杏仁各五粒 当归六分 红花少许 升麻梢四分 酒黄蘗 龙胆草 石膏各一钱半

上，水二盏，酒一小盏，煎服。

甘露膏：一名兰香饮子。治消渴饮水极多，善食而瘦，自汗，大便结燥，小便频数。

石膏二钱 知母一钱半 甘草生一钱，炙五分 防风根一钱 人参 制半夏 兰香 白豆蔻 连翘 桔梗 升麻各五分

上为末，水浸蒸饼丸，或捏剂作薄饼子，晒干碎如米大，每用淡姜汤调下二钱。

烂金丸：治热中消渴止后，补精益血，益诸虚，解劳倦，去骨节间热，宁心强志，安神定魄，固脏腑，进饮食，免生疮疡。

大猪肚一具 黄连三两 生姜研 白蜜各二两

先将猪肚洗净控干，复以葱椒酢面等同药，以水酒入银石器内煮半日，沥出黄连，洗去蜜酒令尽，挫研为细末，再用水调为膏，入猪肚内，以线缝定，仍入银石器内，水煮烂，研如泥，搜和下项药：

人参 五味子 杜仲去皮，姜汁炒，去丝 山药 石斛 山茱萸去核 车前子 新莲肉去皮心 鳖甲酢炙 熟地黄 当归各二两 磁石煅 白茯苓 槐角子炒 川芎各一两 黄芪四两 菟丝子酒浸蒸，研，五两 麝香一钱，别研入 沉香半两

上为细末，用猪肚膏搜和得所，如膏少添熟蜜，捣数千杵，丸如梧子大。每服五十丸，食前用温酒或糯米饮送下。一方有白术二两，阳起石一两。

天门冬丸：治初得消中，食已如饥，手足烦热，背膊疼闷，小便白浊。

天门冬去心　土瓜根干者　栝楼根　熟地黄　知母焙　肉苁蓉酒浸一宿，切，焙　鹿茸酒炙　五味　赤石脂　泽泻各一两半　牡蛎煅，二两　鸡内金三具，微炙　桑螵蛸十枚，炙　苦参一两

上为细末，炼蜜丸如梧子大。每服二十丸，用粟米饮送下，食前。

猪肾荠苨汤：治消中，日饮水八九升者。

猪肾一具　大豆一升　荠苨　石膏各三两　人参　茯苓　知母　葛根　黄芩　磁石绵裹　栝楼根　甘草各二两

上㕮咀，用水一斗五升，先煮猪肾大豆，取一斗，去滓下药，煮取三升，分作三服，渴急饮之。下焦热者，夜辄服一剂，渴止勿服。一方茯苓作茯神。

肾沥散：治消肾，肾气虚损发渴，小便数，腰膝痛。

鸡膍胵微炙　远志　人参　桑螵蛸炒　黄芪　泽泻　熟地　茯苓　龙骨　桂　当归各一两　麦门冬　川芎各二两　五味子　炙甘草　元参各半两　磁石三两，研碎，水淘去赤汁

上剉碎，每服用羊肾一对，切去脂膜，先以水一盏半，煮肾至一盏，去水上浮脂及肾，次入药五钱，生姜半分，煎至五分，去滓。空心服，晚食前再服。

金银箔丸：治消肾口干，眼涩阴痿，手足烦疼，小便多。

金箔　银箔各一百片，俱细研　丹砂细研　栝楼根各二两　巴戟去心　山药　五味子　泽泻各一两半　肉苁蓉酒浸一宿，切，焙干　天冬各二两半　黄连四两　白茯苓　生地焙　葛根各三两　麦冬焙，三两半

上除别研药外为细末，再研匀，炼蜜和丸如梧桐子大。每服

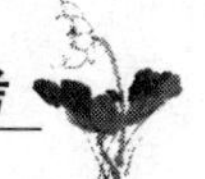

二十丸，加至三十丸，不拘时，粟米饮送下。

白茯苓丸：治消肾因消中之后，胃热入肾，消烁肾脂，令肾枯燥，遂致此疾，两腿渐细，腰脚无力。

白茯苓　覆盆子　黄连　花粉　萆薢　人参　熟地　元参各一两　石斛　蛇床子各七钱半　鸡膍胵三十具，微炒

上为细末，炼蜜和捣三五百杵，丸如梧桐子大。每服三十丸，食前煎磁石汤送下。

龙凤丸：一名龙肝凤髓丸。治肾消。

鹿茸一两，酒炙　菟丝子酒浸　山药各二两

上为细末，炼蜜丸如梧桐子大。每服三十丸，食前米饮下，浓煎人参汤亦可。一方用面糊为丸，盐酒盐汤任下。

参芪汤：治前证。

人参　桔梗　天花粉　甘草各一两　白芍药　黄芪盐汤浸，炙，各二两　白茯苓　五味各一两半

上剉，每服四钱，水一盏半，煎八分，日进四服，留滓合煎。一方，有干葛、木瓜、乌梅。

加减八味丸：治肾水枯竭，不能上润，心火上炎，不能既济，心烦燥渴，小便频数，白浊阴痿，饮食不多，肌肤渐削，或腿肿脚先瘦小。

白茯苓去皮　牡丹皮　泽泻酒润蒸，各八钱　五味子微炒，一两半　肉桂去粗皮，不见火　山茱萸肉焙　熟地蒸七次，焙　山药微炒，各二两

上各研末，杵和匀，炼蜜丸梧子大。五更初，温酒盐汤任下三五十丸，午前、晚间、空腹再服。此药不惟止渴，亦免生痈疽，久服永除渴疾，气血加壮。

忍冬丸：治渴疾愈，须预防发痈疽。

忍冬草不以多少，根茎花叶皆可用之，一名老公须，一名蜜啜花，一名金银花，一名左缠藤，水洗净用。

上用米曲酒于瓶内浸，以糠火煨一宿，取出晒干，入甘草少许为末，即以所浸酒煮糊为丸如梧桐子大。每服五十丸至百丸，

酒饮任下。一方用忍冬草煎服。此藤凌冬不凋，三月开花五出，黄白相间，微香，蒂带红。《外科精要》又以酒煮窨服，取时不犯铁气，服至大小肠通利，此药到得力。用干者，不及生者效速。仍治五种飞尸。酒研敷疮亦好，但留一口泄毒气，真经效奇药也。此药不特治痈，亦能止渴，并五痔诸漏。

蓝叶散：治渴利口干烦热，背生痈疽，赤焮疼痛。

蓝叶　升麻　元参　麦门冬　黄芪　葛根　沉香　赤芍药　犀角屑　甘草生用，各一两　大黄二两，微炒

上㕮咀。每服四钱，水一中盏，煎至六分，去滓，不拘时温服。

荠苨丸：治强中为病，茎长兴盛，不交精溢自出。消渴之后，多作痈疽，皆由过服丹石所致。

荠苨　大豆去皮　茯神去木　磁石煅，研极细　元参　石斛去根　栝蒌根　地骨皮去木　鹿茸各一两　沉香不见火　人参各半两　熟地黄酒蒸，一两

上为细末，用猪肾一具，如食法烂煮，杵为丸，如梧桐子大。如难丸，入少许酒糊，或炼蜜亦可。每服七十丸，空心盐汤下。

瞿麦汤：治消渴欲成水气，面目并足膝胫浮肿，小便不利。

瞿麦穗　泽泻　滑石各半两　防己七钱半　黄芩　大黄各二钱半　桑螵蛸炒，十四枚

上㕮咀。每服三钱，用水一盏，煎至七分，去滓，空心温服，良久再服。

葶苈丸：治消渴后，成水病浮肿。

甜葶苈隔纸炒　杏仁去皮尖及双仁，麸炒黄　瓜蒌仁　汉防己各一两

上为细末，炼蜜和捣一二百杵，丸如梧桐子大。每服三十丸，食前赤茯苓煎汤下，日三四服。

天花散：一名玉泉散。治消渴之圣药。《直指方》

天花粉　生干地黄各二钱　干葛　麦门冬　五味子各一钱

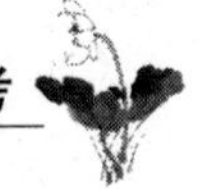

甘草五分

上㕮咀，作一帖，粳米百粒，煎服。

生地黄饮子：治消渴咽干，面赤烦躁。《简易方》

人参　生地黄　熟地黄　黄芪蜜炙　天冬　麦冬　泽泻　枳壳麸炒　石斛炒　甘草炙　枇杷叶去毛炒，各等分

上㕮咀散。每服三钱，水一盏，煎至六分，去滓，食后临卧服。此方乃全用二黄丸、甘露饮料，生精补血，润燥止渴，佐以泽泻、枳壳，疏导二腑，使心火下行则小腑清利，肺经润泽则大腑流畅，宿热既消，其渴自止。造化精深，妙无逾此。

黄芪汤：治诸渴疾。

黄芪蜜炙　茯苓　栝楼根　麦门冬　生地黄　五味子　炙甘草各一钱半

水二钟，煎至一钟，食远服。

梅苏丸：治消渴，膈热烦躁，生津液。

白梅肉　苏叶　乌梅肉各半两　百叶煎，三两　麦门冬去心，七钱半　诃黎勒　人参各二钱半　甘草炙，一两半

上为细末，炼黄蜡汁和丸如鸡头实大。每服一丸，不拘时含化咽津。行路解渴。

苦楝汤：治消渴有虫。《夷坚志》

苦楝根皮取新白皮一握，切，焙　麝香少许

右水二碗，煎至一碗，空心饮之，虽困顿不妨。自后下虫四百条类蛔虫而色红，其渴顿止。乃知消渴一证，有虫耗其津液。

猪脊汤：治三消渴疾。《三因方》

猪脊骨一尺二寸　大枣四十九枚　木香一钱　新莲肉四十九粒　炙甘草三两

上，用水五碗，同煎取汁，渴则饮之。

水蛇丸：治消渴，四肢烦热，口干心燥。《圣惠方》

活水蛇一条，剥皮，炙黄为末　天花粉末，煎稠　麝香一分　蜗牛五十个，水浸五日取涎

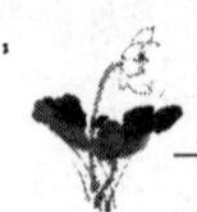

上用粟饭和丸芦豆大。每服十丸，姜汤下。

降心汤：治心火上炎，肾水不济，烦渴引饮，气血日消。《得效方》

天花粉二钱　人参　远志　当归　熟地黄　白茯苓　黄芪蜜炒　五味子　甘草各一钱

上作一帖，枣二枚，水煎服。《良方》有川芎一钱。

清心莲子饮：治心火上炎，口干烦渴，小便赤色。《局方》

莲子二钱　赤茯苓　人参　黄芪蜜炙，各一钱　黄芩　车前子炒　麦冬　地骨皮　甘草各七分

上剉，作一贴，水煎服。一本有柴胡。

生津养血汤：治上消。《医鉴》

当归　白芍药　生地黄　麦冬各一钱　川芎　黄连各八分　花粉七分　知母　黄蘖并蜜炒　莲肉　乌梅　薄荷　甘草各五分

上剉，作一贴，水煎服。

黄芩汤：治上消。《回春》

片芩　栀子　桔梗　麦门冬　当归　生地黄　天花粉　干葛　人参　白芍药各一钱

上剉，作一贴，入乌梅一个，水煎服。

生津甘露汤：一名清凉饮子。治消中能食而瘦，大便燥，小便数。

石膏　草龙胆　黄蘖各一钱　柴胡　羌活　黄芪制　酒知母　酒黄芩　炙甘草各八分　当归身六分　升麻四分　防风　防己　生地　甘草各三分　杏仁十个　桃仁五个　红花少许

上剉，作一帖，水二盏，煎至一盏，加酒一匙，稍热服，不拘时。

人参散：治消中。子和

滑石二两　寒水石　甘草各一两　石膏五钱　人参二钱半

上为末。每服二钱，温水调下。

黄连猪肚丸：治消渴消中，亦治强中证。

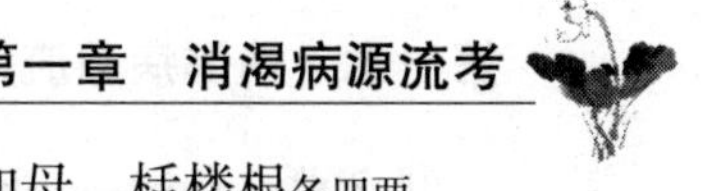

雄猪肚一个　黄连五两　麦门冬　知母　栝楼根各四两

上四味为末，入猪肚内，以线封口，置甑中蒸烂，于石臼中捣令烂，入蜜少许，作丸梧子大。米饮下百丸。按《千金》有粱米五两，栝楼、茯神各四两，知母三两，麦冬二两，猪肚、黄连同。

藕汁膏：治胃热消中。丹溪

白藕汁　生地黄汁　牛乳汁　黄连末　姜汁　天花粉末

上以各汁调二末，入白蜜为膏。以匙抄取，徐徐留舌上，以白汤送下，日三四次。

2. **中草药**　中国历代医书中，有大量治疗消渴病的中药，这些中药有的系治疗糖尿病本身，有的系用于治疗糖尿病的各种并发症。药物繁多，不胜枚举。下面所列治疗消渴病的常用药品中，仅系摘要。

①人参　Radix ginseng

土高丽参　Talium crassifolium

②玄参　Radix scropharine hirustae

③葛根　Radix puerariae hirustae

④桑白皮　Cortex mori radicis

桑叶　Folium mori

桑椹　Fructus mori

⑤蚕丝　Sericum

⑥地黄　Rhizoma rehmannia

生地黄　Rhizoma rehmannia glutinosa

熟地黄　Rhizoma rehmannia glutinosa viporata

⑦栝楼　Trichosanthes

栝楼仁　Semen Trichosanthis

栝楼根　Radix Trichosanthis

⑧枸杞子　Fructus lycii chinensis

⑨麦门冬　Liriopes

⑩天门冬　Radix asparagi lucidi

⑪黄蘗　Cortex phellodendri
⑫黄连　Rhizoma coptidis chinensis
⑬黄精　Rhizoma polygonati falcati
⑭旋覆花　Herba calystegiae
⑮苍术　Rhizoma atractylidis
白术　Rhizoma atractylidis albae
⑯玉竹(葳蕤)　Rhizoma polygonati officinalis
⑰泽泻　Rhizoma alismatis
⑱山药　Radix dioscoreae
⑲吴茱萸　Fructus evodiae rutaecarpae
山茱萸　Fructus corni officinalis
⑳菟丝子　Semen cuscutae chinensis
㉑枳椇　Hovenia dulcis
㉒麝香　Moschus
㉓楤木　Cortex Araliae
㉔何首乌　Radix polygoni multiflori
㉕覆盆子　Fructus ruri idaei
㉖玉米须　Stigmata zea mags
㉗淡竹叶　Laphatherum gracile
㉘白芍　Radix paeoniae albiflore
㉙蔷薇　Rosa multiflora
㉚茜草　Rubia cardifolia
㉛芭蕉根　Radix musae basjoo
㉜白芷　Radix angelicae glabrac
㉝南五味子　Fructus kadsurae
北五味子　Fructus schizandrae chinensis
㉞山栀子　Gardenia florida
㉟牛膝　Radix achyranthis

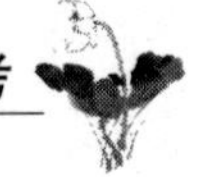

㊱柴胡　Radix bupleuri falcati
㊲薏苡仁　Semen coicis
㊳枇杷叶　Foliun eriobotryae
㊴肉桂　Cortex cinamomi loureirii
㊵香附子　Rhizoma cyperi rotundi
㊶牡荆　Fructus viticis cannabifoliae
㊷冬葵根　Radix malvae verticillatae
㊸葶苈　Semen prubae nemorosa
㊹茅根　Rhizoma imperatae arundinaceae
㊺芦根　Rhizoma pharagmitis
㊻猪苓　Chuling(Polyporus umbellatus)
㊼茯苓　Poria cocos
㊽汉防已　Radix sinomenii
木防已　Lignum cocculi trilobi
㊾虎杖　Radix polygoni reyaoutrine
㊿甘遂　Rhizoma luphorbiae
(51)半夏　Pinellia ternata
(52)王瓜　Radix trichosanthis cucumerodis
(53)车前子　Semen plantaginis
(54)紫苏　Folium perillae
(55)当归根　Radix ligustici
(56)五倍子　Galla
(57)连翘　Fructus forsythiae
(58)菠薐　Spinacia oleracea
(59)恶实　Fructus bardanae
(60)马齿苋　Partulaca oleracea
(61)柳树根　Radix salicis babylonicae
(62)黄芪　Radix huantechy

⑥木瓜　Fructus lagenariae

⑥浮萍　Lemna minor

紫背浮萍　Lemna polyrrhiza

⑥胡桃　Juglans regia

⑥升麻(黑升麻)　Rhizoma cimicifugae foetidae

⑥麻仁　Connabis sativa

⑥知母　Rnizoma anemarrhenae

⑥贝母　Fritillaria verticillata

⑦乌梅肉　Fructus mume

⑦皂荚　Fructus gledistschiac

⑦莱菔子　Raphanus sativus

⑦菝葜　Smilacioideae chinensis

⑦大豆　Glycine max(Niger)

⑦黑绿豆　Phaseolus mungo

⑦绿豆　Phaseolus aureus

⑦红豆杉　Taxus celebica Li

⑦刺五加　Radix acanthopanacis senticosl

⑦萝芙木　Raawofia verticillata baillon

⑧夏枯草　*Prunella vulgaris* L.

以上所列常用药品中,人参、葛根、玄参、地黄、栝楼、泽泻、麦门冬、黄连等为治疗消渴病最常提到的药,如人参、地黄、栝楼与葛根有称之为治疗消渴病之圣药者,有不少书提到缫丝汤治消渴病大验如神者(如《本草纲目》《景岳全书》等)。这些药在不同的古书中,或在不同的情况下,均列为治疗消渴病的主药。所谓不同情况,乃指病人之消渴病属于上消、中消,抑或下消,并发症有无及其情况。譬如病人症状以烦渴多饮为主,则诊之为上消,而投以止渴润燥之剂(如栝楼根、生葛根、白芍、冬葵根、菠稜根、五倍子、牡蛎等);又如病人症状以淋沥多尿为主,则诊之为

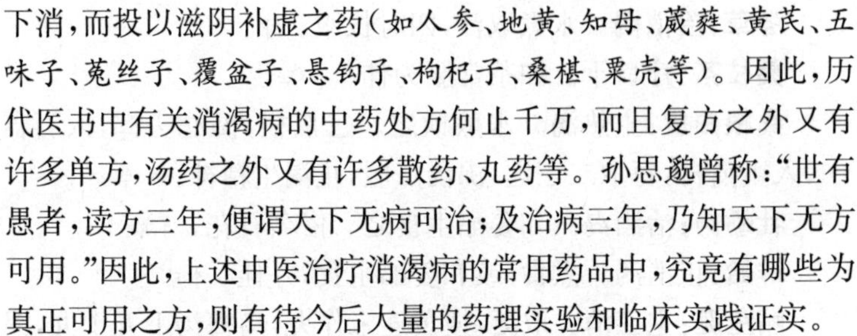

下消，而投以滋阴补虚之药(如人参、地黄、知母、葳蕤、黄芪、五味子、菟丝子、覆盆子、悬钩子、枸杞子、桑椹、粟壳等)。因此，历代医书中有关消渴病的中药处方何止千万，而且复方之外又有许多单方，汤药之外又有许多散药、丸药等。孙思邈曾称："世有愚者，读方三年，便谓天下无病可治；及治病三年，乃知天下无方可用。"因此，上述中医治疗消渴病的常用药品中，究竟有哪些为真正可用之方，则有待今后大量的药理实验和临床实践证实。

兹再录《东医宝鉴·消渴》40味中药治疗消渴。

石膏：主消渴。捣末，取五钱，和粳米煮取汁饮。本草

叶：止消渴。取青叶煮汁饮。本草

滑石：治消渴。为末，取三钱，井水或蜜水调下。即益元散也。一名，神白散。医鉴

地浆：治热渴心闷。取一盏饮之，妙。本草

竹沥：治消渴。不拘时，恣饮之，妙。雷公云：久渴心烦，宜投竹沥。本草

麦门冬：治消渴及口干燥渴。去心，煮汤饮之。本草

黄柏：主消渴。水煎服，或作末，水丸服之。本草

黄连：治消渴要药。酒浸蒸，晒干为末，蜜丸，白汤下五七十丸。纲目

黄芪：治消渴。凡消渴而欲发疮，或病痈疽而后渴，宜多取黄芪煮汤服之，妙。纲目

葛根：主消渴。取五钱，水煎饮之。又取生者，捣汁饮，亦好。本草

栝楼根：即天花粉也，治消渴之圣药也。水煮取汁，随意饮之，甚佳。本草

渍苎汁：主消渴。取生苎，水渍，取汁饮之。本草

地骨皮：治消渴。水煎服之。又，取叶作饮啜之。本草

蚊蛤：即五倍子也。最能回津止渴。为末，沸汤调下二钱，最妙。入门

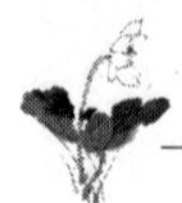

冬草:治消渴。水煮取汁,四时长服。丹心

桑枝茶:疗口干。如茶常服为佳。本草

桑根白皮:主热渴。水煎饮之。〇黑椹,捣滤去滓,入石器中,入蜜熬膏,每取二三匙,沸汤点服,止渴生精神。本草

牡蛎肉:治酒渴。和姜醋生食之。俗名石花。本草

蚌蛤:止消渴。煮食,或和姜醋生食,并佳。本草

鲇鱼涎:主三消。取涎,搜黄连末作丸,乌梅汤下五十丸,渴顿减。本草

田螺:治消渴小便数。取螺五升,水一斗,浸经宿,取水饮之,每日易水,螺煮汁饮,食肉,良。本草

生藕:取汁一盏,入蜜一合,分三服,止渴最好。纲目

红柿:止渴。取啖之。本草

乌梅:疗口干,止消渴。作汤和少蜜,常啜。本草

梨:止消渴。取消梨常常啖之,最治心热渴。本草

猕猴桃:止消渴。取霜后熟者,常啖之。又和蜜作正果,尤佳。俗方

五味子:止消渴最良,作饮常啜之。又作丸久服,生津止渴。本草

麻仁:止消渴。麻仁一升,捣碎之,水三升煮取汁,温凉任服。本草

粟米泔:酸者,止消渴甚良,常取饮之。泔久留则酸。本草

绿豆:治消渴。煮汁饮之,或研取汁服,并佳。本草

青粱米:主热中消渴。煮取汁饮之,或煮粥,或作饭常食,佳。本草

糯米:主消渴。淘取泔饮之。又,水研取白汁恣饮之,以差为度。〇糯稻秆灰淋汁饮之,甚妙。一人病渴殆死,有人教以糯稻秆斩去穗及根,取中心,净器中烧作灰,每取一合,汤水一碗,沃浸良久,澄去滓,取清顿饮之,即取效如神。澹寮

冬瓜:主三消渴。捣绞取汁饮之。又,作羹作齑常食,佳。

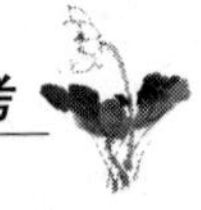

本草

莼：主消渴。作羹作齑常食佳。本草

菘菜：治消渴。常食最佳，或取汁饮亦可。本草

雄鸡汤：治三消渴疾。退雄鸡汤，澄清饮之，神效。医鉴　○白雄鸡尤佳。本草

白鹅：主消渴。煮取汁饮之。本草

黄雄鸡：主消渴。煮熟取汁饮之，肉亦可食。本草

牛乳：主消渴。取生乳，渴则饮之。又，作酪粥常食，亦佳。本草

猪肚：止渴利，烂蒸，和姜醋食之。本草

八、中国历代用中药治疗糖尿病病案摘要

兹根据我国历代医书及医案摘录一些中国古代用中药治疗消渴病的病案如下。（处方所用剂量皆古代剂量；历代医案所记载之治愈，可能系症状消除?!）

（一）唐·孙思邈《千金方》记载

"有人病渴利，始发于春，经一夏服栝楼豉汁，得其力，渴渐瘥，然小便犹数甚，昼夜二十余行，常至三四升，极瘥不减二升也，转久便止。渐食肥腻，日就羸瘦，喉咽唇口焦燥，吸吸少气，不得多语。"

此病案说明：消渴病人，服栝蒌渐好，又因吃肥食而变坏的过程。

（二）宋·苏东坡《苏东坡文集》记载

用麝香等治疗消渴病，该书载："眉山揭颖臣者，病消渴，日饮水数斗，食亦倍常，服消渴药逾年，疾日甚，自度必死。予令延蜀医张肱诊之，笑曰，君几误死，乃取麝香当头子以酒濡湿，作十余丸，以棘枸子煎汤吞之，遂愈。"

（三）宋·朱端章《卫生家宝》记载

夫消渴者，饮水百盏，尚恐不足，若饮酒则愈渴……小便频数……味甘甜如蜜……是恶候也……疾之久，或变为水肿，或发为背疮，或足膝发恶疮，至死不救。但服此药，三日便见……口中津润，小便顿减，五日后小便赤色……或令人吐，或背脚腰膝疼痛，或呕逆恶心，精神昏困，此乃药之灵验，患者服八九剂，有病除矣。忌酒色热面鱼咸一百日，永除根本。其药如后：牡蛎（生，碾细）、苦参（生，为末）、栝蒌（生，捣）、知母（生，为末）、密陀僧（生用），以上各一两，黄丹半两研入。白蜡八钱，熔研为末，如梧桐子大，空心日服三服，每服三十丸，忌热面、白蒜、炙煿物及酒色一百日，永不发。

（四）元·罗天益《卫生宝鉴》记载

古台韩子玉父，年逾六旬有三，病消渴，至冬添燥热，须裸袒，以冰水喷胸腋乃快，日食肉面数盂，顷时即饥，如此月余，命予治疗。诊得脉沉细而疾，予以死决之。子玉及弟泣跪予前曰：病固危笃，君尽心救治，则死而无悔。予答曰：夫消之为病，其名不一，曰食㑊、曰消中、曰宣疾，此膏粱之所致也。阳明化燥火，津液不能停，自汗。小便数，故饮一溲二。胃热则消谷，善饥能食而瘦。叔和云：多食亦肌虚，是也。此病仲景所谓春夏剧、秋冬瘥，时制故也。令尊今当差时反剧，乃肾水干涸，不能制其心火旺于不胜之时，经曰：当所胜之时而不能制，名曰真强，乃孤阳绝阴者也。且人之身为主，天令为客，此天令大寒，尚不能制其热，何药能及？经曰：主胜逆，客胜从，正以此也。治疗徒劳而已，固辞而归。遂易医与灸，不数日卒。

张安抚芸夫，年四十五岁，病消渴，舌上赤裂，饮水无度，小便数多，先师以生津甘露饮子治之，良愈。消渴多传疮疡为不救，既效亦不成疮疡，享年七十五。

（五）元·朱震亨《丹溪心法》记载

徐兄年四十岁，口干小便数，春末得之，夏来求治。诊得两手，左涩右略数而不弦，重取似大而稍有力；左稍沉，略弱而不弦，然涩却多于右；喜两尺皆不甚起。此由饮食味厚生热，谓之

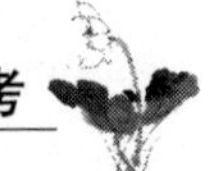

痰热。禁其厚味,宜降火以清金,抑肝以补脾,用三消丸十粒,左金、阿魏丸各五粒,以姜汤吞下,一日六次;又以四物汤加参、术、陈皮、生甘草、五味子、麦门冬煎服,一日三次,与丸药间服。一二日自觉清快,小便减三之二,口亦不干,止渴未除,头晕眼花,久坐则腰疼,遂以摩腰膏治腰疼,仍以四物汤用参、芪减川芎,加牛膝、五味子、炒黄蘖、麦门冬煎饮,调六一散服;及觉便多,遂去六一散,仍服丸药而安。

(六)明·楼英《医学纲目》记载

壬戌年,一卒病渴,日饮水三斗,不食者三月,心中烦闷,时已十月。予谓心中有伏热,与火府丹数服,每服五十丸,温水下。越二日,来谢云:当日,三服渴止,又次日三服,饮食如故。此方本治淋,用以治渴,效。信乎药要变通用之。

(七)明·薛己《薛己医案》记载

一男子每劳役则食少胸痞,发热头痛,吐痰作渴,脉浮大,此脾胃血虚病。盖脾属土为至阴而生血也。彼不信,服二陈、黄连、枳实、厚朴,病益甚;服四物加知、蘖、麦冬,更腹痛作呕,脉洪数而无伦次。余先用六君加炮姜,痛呕渐愈,用补中益气痊愈。

大尹沈用之不时发热,日饮冰水数碗,寒药二剂,热渴益甚,形体日瘦,尺脉洪大而数,时或无力。王太僕曰:热之不热,责其无火;寒之不寒,责其无水。又云:倏热往来,是无火也;时作时止,是无水也。法当补肾,用加减八味丸,不月而愈。

州同韩用之年四十有六,时仲夏,色欲过度,烦热作渴,饮水不绝,小便淋沥,大便秘结,唾痰如涌,面目俱赤,满舌生刺,两唇燥裂,遍身发热,或时如芒刺而无定处,两足心如烙,以冰折之作痛,脉洪而无伦,此肾阴虚,阳无所附而发于外,非火也。盖大热而甚,寒之不寒,是无水也,当峻补其阴。遂以加减八味丸料一斤,内肉桂一两,以水顿煎六碗,冰冷与饮,半晌已用大半,睡觉而食温粥一碗,复睡至晚,乃以前药温饮一碗,乃睡至晓,食热粥二碗,诸证悉退。翌日畏寒,足冷至膝,诸证仍至,或以为伤寒。

余曰：非也，大寒而甚，热之不热，是无火也，阳气亦虚矣。急以八味丸一剂服之稍缓，四剂诸证复退。大便至十三日不通，以猪胆导之，诸证复作，急用十全大补汤数剂，方应。

（八）明·江瓘《名医类案》记载

以人参为主治疗消渴病。其中记载李东垣治“顺德安抚张耘夫，年四十五，病消渴，饮水无度，小便数多”。李东垣给以治疗如下：“人参、石膏各二钱半，甘草生炙各一钱为君；以黄连三分，酒黄檗、知母、山栀各二钱为臣；以当归、麦冬、白葵、兰香各五分，连翘、杏仁、白芷各一钱，全蝎一个为佐；另给升麻二钱，柴胡三钱，藿香二钱，桔梗三钱为使。此名之曰生津甘露饮子，为末，汤浸蒸饼和成剂，捻作饼子，晒半干，筛如米大，食后每服二钱，治之旬日良愈。”

（九）明·孙一奎《赤水玄珠》记载

以地黄为主药治疗消渴病。谓有：“一书办，年过五十，糟酒纵欲无惮，忽患下消症，一日夜小便二十余度……味且甜，少顷凝结如脂，色有油光。他医治半年不验，腰膝以下皆瘦弱，载身不起，饮食减半，神色大瘁。”孙文垣诊之，开药如下：“以熟地黄六两为君；鹿角霜、山茱萸各四两，桑螵蛸、鹿角胶、人参、茯苓、枸杞、远志、菟丝子、山药各三两为臣；益智仁一两为佐；大附子、桂心各七钱为使。蜜丸，早晚盐汤送四五钱，不终剂而愈。”

（十）明·李时珍《本草纲目》记载

一人病渴逮死，有人教以糯稻秆斩去穗及根，取中心，净器中烧作灰，每服一合，汤水一碗，沃浸良久，澄去滓，取清顿饮之，即取效如神。

（十一）明·张景岳《景岳全书》记载

省中周公者山左人也，年逾四旬，因案牍积劳，致成羸疾，神困食减，时多恐惧，自冬春达夏，通宵不寐者，半年余矣。而上焦无渴，不嗜汤水，或有少饮则沃而不行，然每夜必去溺二三升，莫知其所从来。且半皆如膏，尫羸至极，自分必死。予诊之，脉犹

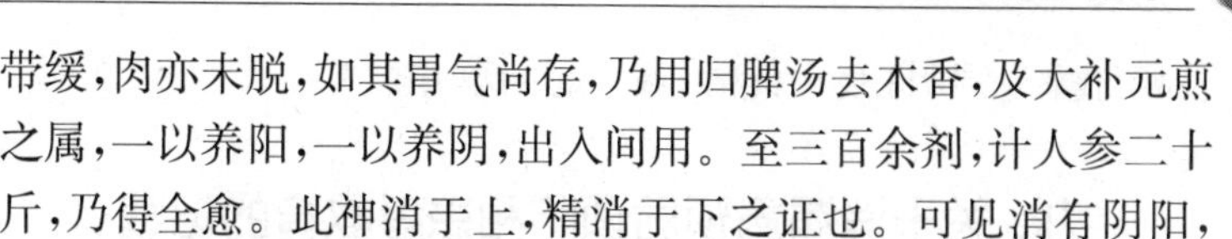

带缓，肉亦未脱，如其胃气尚存，乃用归脾汤去木香，及大补元煎之属，一以养阳，一以养阴，出入间用。至三百余剂，计人参二十斤，乃得全愈。此神消于上，精消于下之证也。可见消有阴阳，不得尽言为火也。

（十二）八味丸治消渴

自汉·张仲景用八味丸治消渴以来，历代医案均有用此药治疗消渴病的有效记载。例如，明·江瓘《名医类案》曾记载："方勺治提点铸钱朝奉郎黄沔，久病渴极疲瘁。方每见必劝服八味丸，初不甚信，后累治不瘥，谩服数两，遂安。"又如，清·魏之琇《续名医类案》记载："薛立斋治一贵人，病疽疾未安而渴作，日饮水数升，教服加减八味丸方，诸医大笑曰，此药能止渴，吾辈当不复业医矣。另服药而渴愈甚。不得已用前方服三剂渴止。"薛氏家藏此方，屡用有效。宋·陈自明《外科精要》记载："一士大夫病渴，治疗累岁不安，一名医使服八味丸，不半载痊愈。"

（十三）缫丝汤治消渴

古医书称之有效（如李时珍《本草纲目》）；有的医书且称其治消渴如神（如日·中川成章《证治摘要》）。如明·王瓘医案曾经记载一人病消渴"用丹溪法缫丝汤饮之而愈"。

（十四）治消渴病秘方

摘自1986年《台港及海外中文报刊资料专辑·中医中药与临床研究》。

昔汉武帝患消渴。曾服六味地黄汤无效，群医束手，匈奴王献塞外治消渴病秘方。帝令御医调配，摄治半载有余，大验。（此例汉武帝病卷见《藏经》二卷14～17页）。清慈禧太后服此药也验（见鲁南著《清宫廷医集续篇》）。侯明邦公开其中滋肾紫蚧胶之药物组成如下。

巴戟天七钱半　紫河车五钱半　大蛤蚧六对　海龙一两二钱　甘杞一两三钱　金钱板二两五钱　血茸一两五钱　熟地一两二钱　粉光参五钱半　晋耆一两六钱　当归七钱半　覆盆子一两二钱　女贞子

一两二钱半　锁阳七钱　黄精七钱　起阳草七钱

九、关于消渴病预后预防和患者教育的记载

(一)预后

古代医书中关于消渴病的预后主要由以下数点决定。

1. **看症状是否严重**　如果小便多于所饮，则视为病情严重。《素问·气厥论》称："心移寒于肺，肺消。肺消者，饮一溲二，死不治。"又如身体羸瘦者，体重骤减者，预后也不好，如宋·崔嘉彦记载消渴病人"形脱可惊"。

2. **看并发症是否严重**　认为最严重的并发症是痈，其次为水病，都可以导致死亡。(详见并发症)

3. **看医生诊断是否正确**　我国古代医书中关于消渴病的记载并非很有系统，即如尿甜一事也非每一医书均有记载，因此糖尿病在我国古代并非是每一个医生都知道的，如隋唐时代的甄权在他所著的《古今录验方》一书中所说的"夫消渴者……每发即小便甜，医者多不知其疾"。而且也并非一般人都听说过的，如王世懋《二酉委谭》云："闵参政王德懋，自延平归，忽瘦甚，须发皆枯，百药罔效，延平一乡官，潜谓人曰：王公病，曾有尝其溺否？有此患者，其溺甚甜……王初闻之，初试微甜，已而渐浓，愈益甜……乃曰消渴病。闻之，溺甜则未之闻也。"

对疾病的正确诊断，是治疗成败和决定疾病预后的关键，是我国医家早就注意的。如距今2400余年前，我国春秋末、战国初哲学家墨子曾经说过："譬如医者之攻人之疾者然，必知疾之所自起，焉(乃)能攻之，不知疾之所自起，则弗能攻。"这是很自然的。

4. **看医生是否对病人进行教育和看病人是否遵守医嘱**

(二)预防

1. **预防为主**　我国古代医书中，对于疾病早就有以预防为

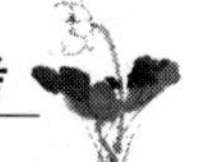

主的记载。最早的医书《黄帝内经》曾经记载“是故圣人不治已病治未病，夫病已成而后药之，乱已成而后治之……不亦晚乎？”

《淮南子》一书也曾记载：“良医者，常治无病之病，故无病也；圣人者，常治无患之患，故无患也。”

在防治问题上，唐·孙思邈还继承和发扬《黄帝内经》中的思想，强调“至人消未起之患，治未病之疾，医之于无事之前，不追之于既逝之后”(《千金方》)。他提出医生和病人都要“安不忘危，预防诸病”。

宋·邵雍诗云：“爽口物多终作疾，快心事过反作殃；与其病后才加药，孰若事先能自防。”

这些预防疾病的道理，对消渴病也不例外。

2. **合理生活**　我国古代医书中很重视正常的生活规律，以为此系预防疾病最重要的措施，如《素问·上古天真论》中所说的“法于阴阳，和于术数，食饮有节，起居有常，不妄作劳，故能形与神俱，而尽终其天年，度百岁乃去”。

如果已经发生了消渴病，就要预防消渴病的加重，首先要注意精神，不要悲哀憔悴，以后还应该注意避免饮酒、房室、咸食及面，前面已经说过了。

总之，这些预防，应该进行得越早越好。如《景岳全书》曾转载：明·徐东皋之论，凡消渴病人“初觉燥渴，便当清心寡欲，薄滋味，减思虑，则治可瘳；若有一毫不谨，纵有名医良剂，必不能有生矣”。

明·王肯堂(宇泰)《证治准绳》记载：“不减滋味，不戒嗜欲，不节喜怒，则病愈而可复作；能从此三者，消渴亦不足忧矣。”

3. **预防并发症**　消渴病最常见的并发症为痈。《千金方》载：“消渴之人，愈与未愈，常须思虑有大痈，何者？消渴之人，必于大骨节间发痈疽而卒，所以戒之在大痈也，当预备痈药以防之。”

宋《圣济总录》(又名《政和圣济总录》)记载：“此(病)久不

愈，能为水肿痈疽之病，慎此者，服药之外，当以绝嗜欲，薄滋味为本。”预防痈疾，首先是要注意皮肤清洁，防止损伤与感染。如《千金方》记载：“消渴病经百日以上者，不得灸刺”，并“忌有所误伤”。已在并发症一节内论述，在此不加重复。

(三)患者教育

对于糖尿病的症状、并发症、诊断、治疗及预防都应使患者详知。孙思邈认为“凡医治病……须使有病者知之为要”，并提出病人应懂一些医药知识，重视自己的疾病；他写《千金方》就是为了让病人“家家自学，人人自晓”。他还说：消渴病人，“治之愈否，属在病者，若能如方节慎，旬日而瘳；不自爱惜，死不旋踵”。孙思邈强调病人应该遵守一些生活规律，“其所慎者有三：一饮酒，二房室，三咸食及面”。但他又称：“能慎此者，虽不服药而自可无他；不知此者，纵有金丹亦不可救，深思慎之。”

十、其他文献中有关消渴病的记载

如前所述，中国对于糖尿病的认识之早，居于世界前列，且其记载并不限于内科医书，外科医书同样有其记载。大凡内科书中言消渴者，必言痈疽；而外科书中之言痈疽者，也必称消渴之症状。此外儿科书(如《幼幼集成》)、药学书(如《神农本草经》《唐宋本草》，以及李时珍的《本草纲目》)无不有消渴病的记载。同时，其他如文学、史书、诗歌中也有消渴病的记载，如远在公元前1122—前770年商周时期的甲骨文字中，记载的16种疾病内即有“尿病”。古代文学书如《释名》(3世纪时刘熙作)将消渴病称之为“消渴”；又《广雅》(3世纪时张揖作)将消渴病写作“痟渴”；而其他史书如《史记》《汉书》中也和医学书一样而名为消渴。我国古史书《魏略》记载：“卞兰得消渴疾，明帝信咒水，使人持水赐兰，兰曰，治病当以方药，何信于此。”

《史记》和《汉书》又曾记载司马相如有消渴病。(《前汉书》

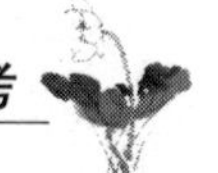

卷五十七记载:"司马相如……口吃而善著书,常有消渴病。")

《后汉书》中也记载宰相李通"素有消疾,自为宰相,谢病不视事"。

《南史》"张昭传"中称"文熯"常患消渴。

《旧唐书》(八传 2619 页)记载唐太宗时宰相马周患病之事,"周病消渴,弥年不瘳"。

《旧唐书》(五传 5007 页)记载"郑玄挺又患消渴之疾"。

总之,历代见于经传的患消渴病者是不胜枚举的,他们中有汉武帝、隋炀帝、唐太宗、司马相如、杜甫、韩愈、欧阳修等(见宋·张杲《医说》卷五,明·赵献可《医贯》,清·陈士铎《辨证冰鉴》《辨证录》等)。至于不见之于经传的广大人民患消渴病的人数自然多得多,故消渴病是我国自古到今普遍存在的重要慢性病。

因为司马相如(字长卿)是汉代有名的文学家,故他的病便引起了当时和后世许多文人的吟咏。如张正见诗"长卿病消渴,壁立还成都",李商隐诗"相如未是真消渴,犹放沱江过锦城",温庭筠诗"子虚何处堪消渴,试向文园问长卿"。

唐代诗人杜甫在他的诗中也多次提及他得了司马相如一样的病,如"我多长卿病"及"肺枯渴太甚"等诗句。宋代的欧阳修也曾有"病渴偏思蔗"的词句。

关于痈疽,《史记》《三国志》《汉书》《南史》中记载有不少名人因生大痈疽而死亡,如刘焉、曹休、刘表、朱穆、盖勖等。又如《史记》记载"亚父(即范增)行至彭城,疽发背而死",由于范增是我国古代有名的将军,所以后人得了痈,常说是得了和范增一样的病。如《南史》记载郑伟的墓志铭上说,这位将军"消渴连年,屡有相如之患;至于大渐,遂如范增之疾"(《南史》庾信周大将军襄城公墓志铭),意思是说这位将军得了和司马相如一样的消渴病很多年,最后又同范增一样患痈而亡。

总之,有关糖尿病的记载,散在我国历代千百部书籍文献中，其材料极为丰富。本文所综合分析其中仅仅很少一部分材料，比之我国历代所累计的医学经典宝库只能说是沧海一粟。但这些历史遗产在中华人民共和国成立前却不被重视，历代对于糖尿病的记载和贡献亦并不为我国医生所全知悉。如周振禹《糖尿病近世疗法》一书第一页即这样写道："糖尿病之为病，吾医界同人固知之甚详，而此病之患者往往不知其为何种病症也。盖因此病之发现为时较迟，在科学未昌明之国家，古书既乏记载，而不明科学医理之医生又多不知之。考我国古书，亦未论及此病……"

所以类似这样的论点，自然都是应该纠正的。

十一、结　语

本节扼要地叙述了中国历代对于糖尿病的记载和贡献（总结基本起于《黄帝内经》乃至清末；清以后成果，未包括在内，将另论述），并且指明在世界范围内，以下几个里程碑可标明我国对人类医学的重要贡献。

——中国医书最早详细记载了糖尿病的症状及并发症。

——公元前500—前400年的《黄帝内经》最先说明糖尿病的罹病与营养丰美、生活富裕的密切关系。

——600年，中国古代医生甄权已经记载了糖尿病患者尿甜的现象，比之Thomas Willis（1621—1675）于1674年报告了一位患者尿甜现象约早千余年。

——610年，隋代太医博士巢元方已经记载了糖尿病病人须做适当的体力活动，比之Joho Brown（1735—1788）曾说过的"糖尿病乃一虚弱之症，应以体力活动治疗之"也早千余年。

——650年，唐代孙思邈已经发明了用饮食疗法（明确提出此病要忌面、米及一些水果等）以治疗糖尿病，比之1796年倡用饮食管制办法以治疗糖尿病的John Rollo约早千余年。

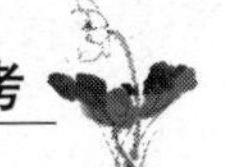

由于我国历代医家对糖尿病的认识是正确的，因此历代医籍记载治疗糖尿病的药品，就值得我们学习和继承。

总结历代医家对消渴病证治丰硕的过去，是为了要开拓光明的未来。

中国医家历代对于糖尿病的记载和贡献，在世界医学界中终究将被公认，无论就医史意义讲，或就实际临床意义讲，希望它终会显出灿烂的光辉。

（蒋国彦　原作　李文瑞　增补）

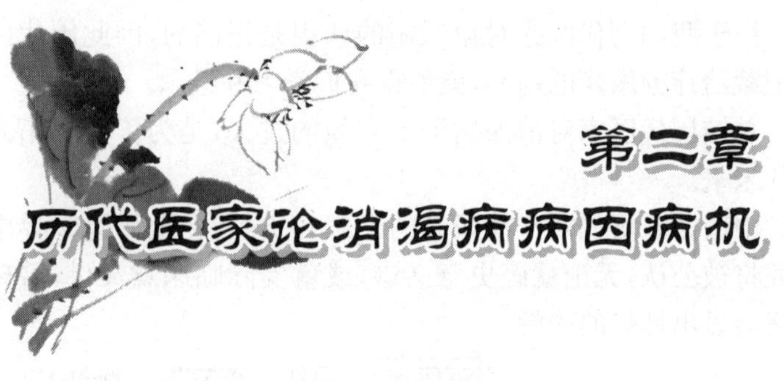

第二章 历代医家论消渴病病因病机

一、《素问》

(一)通评虚实论

消瘅,脉实大,病久可治;脉悬小坚,病久不可治。

注:五脏之精气皆虚,转而为热,热则消肌肉,故为消瘅也。脉实大者,精血尚盛,故可治;脉悬小者,精气渐衰,故难治。

凡治消瘅仆击,偏枯痿厥,气满发逆,甘肥贵人则高梁之疾也。

(二)气厥论

心移寒于肺,肺消。肺消者,饮一溲二,死不治。

注:肺为金水之源,寒随心火消烁肺精,是以饮一溲二者,肺液并消,故为不治之死证。

心移热于肺,传为鬲消。

注:心肺居于膈上,火热移于肺金,则金水之液涸,是以膈上之津液耗竭而为消渴也。

(三)刺热

肾热病者,先腰痛骱酸,苦渴,数饮,身热。

注:腰者肾之府,故先腰痛。肾主骨,故骱酸。肾为水脏,津液不能上资,故苦渴数饮也。

(四)阴阳别论

二阳结谓之消。

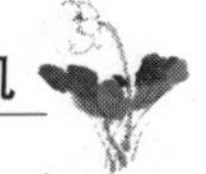

注：二阳，阳明胃也。阳明气结，则水谷之津液不生，以致消渴为病。

(五)风论

饮酒中风，则为漏风……漏风之状，或多汗，常不可单衣，食则汗出，甚则身汗，喘息恶风，衣常濡，口干善渴，不能劳事。

注：津液内竭，故口干善渴。

(六)奇病论

帝曰：有病口甘者，病名为何？何以得之？岐伯曰：此五气之溢也，名曰脾瘅。夫五味入口，藏于胃，脾为之行其精气，津液在脾，故令人口甘也，此肥美之所发也。此人必数食甘美而多肥也。肥者令人内热，甘者令人中满，故其气上溢，转为消渴。治之以兰，除陈气也。

注：厚味令人内热，甘者主于留中，津液不能输布于五脏，而独留在脾，脾气上溢，发为口甘，内热不清，转为消渴。

(七)至真要大论

少阳之复……嗌络焦槁，渴饮水浆。

注：嗌络焦槁，肺金伤也。渴饮水浆，阳明胃金燥也。

太阳司天……善噫嗌干，甚则色炲，渴而欲饮。

注：此寒凌心火，逼其火气上炎也。

(八)气交变大论

岁水太过，寒气流行，邪害心火，民病……渴而妄冒。

注：脾气不能转输其津液，故渴。

二、《灵枢》

(一)五变

黄帝曰：人之善病消瘅者，何以候之？少俞答曰：五脏皆柔弱者，善病消瘅。黄帝曰：何以知五脏之柔弱也？少俞答曰：夫柔弱者，必有刚强。刚强多怒，柔者易伤也。黄帝曰：何以候柔

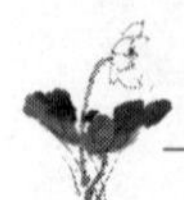

弱之与刚强？少俞答曰：此人薄皮肤，而目坚固以深者，长冲直扬，其心刚。刚则多怒，怒则气上逆，胸中蓄积，血气逆留，𦛗皮充肌，血脉不行，转而为热，热则消肌肤，故为消瘅。

注：按本经有五脏之消瘅，有肌肉之消瘅。五脏之消瘅，津液内消而消渴也。肌肉之消瘅，肌肉外消而消瘦也。精血少则逆气反上奔，故曰柔弱者必有刚强，谓五脏之精质柔弱，而气反刚强。是柔者愈弱，而刚者愈强，刚柔之不和也。

（二）本脏

心脆则善病消瘅热中……肺脆则苦病消瘅易伤……肝脆则善病消瘅易伤……脾脆则善病消瘅易伤……肾脆则善病消瘅易伤。

注：五脏主藏精者也，脆弱则津液微薄，故成消瘅。

（三）师传

中热消瘅则便寒，寒中之属则便热。

注：便者，更人之逆也。热者更之寒，寒者更之热耳。

（四）邪气脏腑病形

心脉……微小为消瘅，滑甚为善渴。

注：消瘅者，三消之证。心肺主上消，脾胃主中消，肝肾主下消。滑则阳气盛而有热，盛于上则善渴。

肺脉……微小为消瘅。

注：肺主精水之生原也。

肝脉……小甚为多饮，微小为消瘅。

注：小者血气皆少，少则木火盛也。

脾脉……微小为消瘅。

注：脾虚而不能为胃行其津液也。

肾脉……微小为消瘅。

注：精血不足也。

（五）五味论

黄帝曰：咸走血，多食之令人渴，何也？少俞曰：咸入于胃，

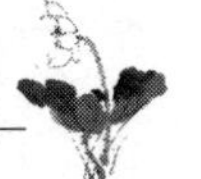

其气上走中焦，注于脉，则血气走之。血与咸相得则凝，凝则胃中汁注之，注之则胃中竭，竭则咽路焦，故舌本干而善渴。血脉者，中焦之道也，故咸入而走血矣。

注：咸入于胃，其气上走中焦，注于脉者，咸性之上涌也，注于脉则走于血气矣。血者中焦之汁，奉心神而化赤，咸乃寒水之味，故血与咸相得则凝，凝则燥结，而胃中之汁以滋之。胃中汁竭，则咽路焦枯，故舌本干而善渴也。

三、《金匮要略》汉·张仲景

（一）消渴篇

厥阴之为病，消渴，气上冲心，心中疼热，饥而不欲食，食即吐蛔，下之不肯止。寸口脉浮而迟，浮即为虚，迟即为劳；虚则卫气不足，劳则荣气竭。趺阳脉浮而数，浮即为气，数即消谷而大坚一作紧。气盛则溲数，溲数即坚，坚数相搏，即为消渴。

（二）血痺篇

男子面色薄者，主渴及亡血，卒喘悸，脉浮者，里虚也。

（三）肺痿篇

问曰：热在上焦者，因咳而为肺痿。肺痿之病，从何得之？师曰：或从汗出，或从呕吐，或从消渴，小便利数，或从便难，又被快药下利，重亡津液，故得之。

肺痿吐涎沫而不咳者，其人不渴，必遗尿、小便数。所以然者，以上虚不能制下故也。此为肺中冷，必眩、多涎唾，甘草干姜汤以温之。若服汤已，渴者，属消渴。

（四）痰饮篇

胸中有留饮，其人短气而渴，四肢历节痛，脉沉者有留饮。

先渴后呕，为水停心下，此属饮家，小半夏茯苓汤主之。

（五）水气篇

太阳病脉浮而紧……恶寒者，此为极虚发汗得之。渴而不

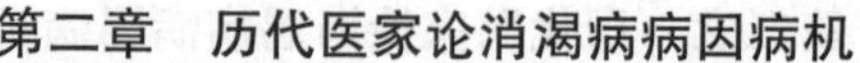

恶寒者，此为皮水……然诸病此者，渴而下利，小便数者，不可发汗。

里水者，一身面目黄肿，其脉沉，小便不利，故令病水。假如小便自利，此亡津液，故令渴也，越婢加术汤主之。

夫水病人，目下有卧蚕，面目鲜泽，脉伏，其人消渴，病水腹大，小便不利，其脉沉绝者，有水，可下之。

问曰：病下利后，渴饮水，小便不利，腹满因肿者，何也？答曰：此法当病水，若小便自利及汗出者，自当愈。

问曰：黄汗之为病，身体肿，发热汗出而渴，状如风水，汗沾衣，色正黄如蘗汁，脉自沉，何从得之？师曰：以汗出入水中浴，水从汗孔入得之，宜芪芍桂酒汤主之。

（六）黄疸篇

脉沉，渴欲饮水，小便不利者，皆发黄。

疸而渴者，其疸难治。疸而不渴者，其疸可治。发于阴部，其人必呕；阳部，其人振寒而发热也。

（七）惊悸篇

病者如热状，烦满，口干燥而渴，其脉反无热，此为阴伏，是瘀血也，当下之。

（八）呕吐篇

先呕却渴者，此为欲解。先渴却呕者，为水停心下，此属饮家。呕家本渴，今反不渴者，以心下有支饮故也，此属支饮。

胃反，吐而渴欲饮水者，茯苓泽泻汤主之。

吐后渴欲得水而贪饮者，文蛤汤主之，兼主微风、脉紧、头痛。

下利，有微热而渴，脉弱者，今自愈。

下利，脉数而渴者，今自愈。设不差者，必清脓血，以有热故也。

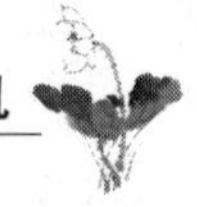

四、《脉诀·脉忌》晋·王叔和

脾脉歌曰：脾脉实兼浮，消中脾胃虚；口干饶饮水，多食亦肌虚。

杂病歌曰：消渴脉数大者活，虚小病深厄难脱。

五、《小品方》晋·陈延之

内消之为病，皆热中所作也，小便多于所饮，令人虚极，短气。内消者，食物皆消作小便去，而不渴也。

六、《诸病源候论·消渴病诸候》隋·巢元方

（一）渴利后损候

夫渴利病后，荣卫虚损，脏腑之气未和，故须各宣畅也。

（二）内消候

内消病者，不渴而小便多是也。由少服五石，石热结于肾，内热之所作也。所以服石之人，小便利者，石性归肾，肾得石则实，实则消水浆，故利；利多不得润养五脏，脏衰则生诸病。由肾盛之时，不惜其气，恣意快情，致使虚耗，石热孤盛，则作消利，故不渴而小便多也。

（三）强中候

强中病者，茎长兴盛不痿，精液自出是也。由少服五石，五石热住于肾中，下焦虚热，少壮之时，血气尚丰，能制于五石，及至年衰，血气减少，肾虚不复能制精液。若精液竭，则诸病生矣。

七、《古今录验方·消渴论》隋唐·甄权

论曰：消渴者，原其发动，此则肾虚所致。每发即小便至甜，

医者多不知其疾，所以古方论亦阙而不言，今略陈其要。按《洪范》“稼穑作甘”以物理推之，淋饧、醋、酒作脯法，须臾即皆能甜也，足明人食之后，滋味皆甜，流在膀胱。若腰肾气盛，则上蒸精气，气则下入骨髓，其次以为脂膏，其次为血肉也，上其余别为小便，故小便色黄，血之余也。臊气者，五脏之气。咸润者，则下味也。腰肾既虚冷，则不能蒸于上，谷气则尽下为小便者也。故甘味不变，其色清冷，则肌肤枯槁也。犹如乳母，谷气上泄，皆为乳汁。消渴疾者，下泄为小便，此皆精气不实于内，则便羸瘦也。

注：此段原文为谢盘根辑校《古今录验方》（中国医药科技出版社 1986 年 8 月版）引用《外台秘要・卷十一・近效祠部李郎中消渴方一首》。经查阅文献，李郎中，原名李暄，曾撰《近效方》。此段原文应为《近效方・祠部消渴论方》一部分。故此段之文是否为《古今录验方》原文？留以待考。

又肺为五脏之华盖，若下有暖气，蒸即肺润；若下冷极，即阳气不能升，故肺干则热。故《周易》有否卦，乾上坤下，阳阻阴而不降，阴无阳而不升，上下不交，故成否也。譬如釜中有水，以火暖之，其釜若以板盖之，则暖气上腾，故板能润也；若无火力，水气则不上，此板终不可得润也。火力者，则为腰肾强盛也，常须暖将息。其水气即为食气，食气若得暖气，即润上而易消下，亦免干渴也。是故张仲景云：宜服此八味肾气丸，并不食冷物及饮冷水。今亦不复渴，比频得效，故录正方于后耳。

凡此疾与脚气，虽同为肾虚所致，其脚气始发于二、三月，盛于五、六月，衰于七、八月；凡消渴始发于七、八月，盛于十一月、十二月，衰于二月、三月，其故何也？夫脚气者，拥疾也；消渴者，宣疾也。春夏阳气上，故拥疾发，即宣疾愈也。秋冬阳气下，故宣疾发，即拥疾愈也。审此二者，疾可理也。又宜食者，每间五六日空腹一食饼，以精羊肉及黄雌鸡为臛，此可温也。故取下气不食肉、菜，食者宜煮牛膝、韭、蔓菁，又宜食鸡子、马肉，此物微拥，亦可疗宣疾也。拥之过度，便发脚气。犹如善为政者，宽以

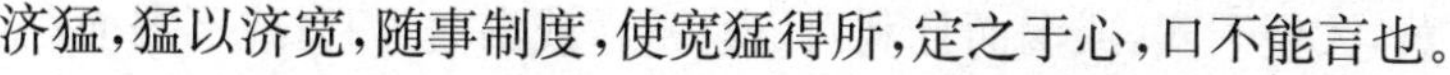

济猛，猛以济宽，随事制度，使宽猛得所，定之于心，口不能言也。

论消渴病有三：一渴而饮水多，小便数，有脂，似麸片甜者，皆是消渴病也；二吃食多，不甚渴，小便少，似有油而数者，此是消中病也；三渴饮水不能多，但腿肿，脚先瘦小，阴痿弱，数小便者，此是肾消病也，特忌房劳。

八、《千金方·消渴》唐·孙思邈

凡积久饮酒，未有不成消渴，然则大寒凝海而酒不冻，明其酒性酷热，物无以加，脯炙盐咸，此味酒客耽嗜，不离其口，三觞之后，制不由己，饮啖无度，咀嚼鲊酱，不择酸咸，积年长夜，酣兴不解，遂使三焦猛热，五脏干燥，木石犹且焦枯，在人何能不渴？治之愈否，属在病者。若能如方节慎，旬月而瘳。不自爱惜，死不旋踵。方书医药，实多有效，其如不慎者何？其所慎者有三：一饮酒，二房室，三咸食及面。能慎此者，虽不服药而自可无他；不知此者，纵有金丹，亦不可救，深思慎之！

又曰：消渴之人，愈与未愈，常须思虑有大痈，何者？消渴之人，必于大骨节间发痈疽而卒，所以戒之在大痈也，当预备痈药以防之。

有人病渴利，始发于春，经一夏，服栝楼豉汁，得其力，渴渐瘥，然小便犹数甚，昼夜二十余行，常至三四升，极瘥不减二升也；转久便止，渐食肥腻，日就羸瘦，喉咽唇口焦燥，吸吸少气，不得多语，心烦热，两脚酸，食乃兼倍于常，故不为气力者。然此病皆由虚热所为耳。治法：栝楼汁可长将服以除热，牛乳杏酪善于补，此法最有益。

……

凡人生放恣者众，盛壮之时，不自慎惜，快情纵欲，极意房中，稍至年长，肾气虚竭，百病滋生；又年少惧不能房，多服石散，真气既尽，石气孤立，惟有虚耗，唇口干焦，精液自泄，或小便赤黄，大便干实，或渴而且利，日夜一石，或渴而不利，或不渴而利，所食之物，皆作小便，此皆由房室不节之所致也。

凡平人夏月喜渴者，由心旺也。心旺便汗，汗则肾中虚燥，故渴而小便少也。冬月不汗，故小便多而数也。此为平人之证也。名为消渴，但小便利而不饮水者，肾实也。《经》云：肾实则消。消者，不渴而利是也。所以服石之人于小便利者，石性归肾，肾得石则实，实则能消水浆，故利；利多则不得润养五脏，脏衰则生诸病。张仲景云：热结中焦则为坚，热结下焦则为溺血，亦令人淋闭不通，明知不必悉患小便利，信矣。内有热者则喜渴，除热则止；渴兼虚者，须除热补虚则瘥矣。

九、《食医心鉴》唐·昝殷

凡消渴有三，一曰消渴，二曰消中，三曰消肾。渴而饮水，小便多者，名曰消渴。吃食多，不甚渴，小便数，渐消瘦者，名曰消中。渴而饮水不绝，腿膝瘦弱，小便浊有脂液者，名曰消肾。此盖由积久嗜食咸酸，饮酒过度，无有不成消渴。然本草云：大寒凝海，惟酒则不冰。明其酒性酷热，物无以喻此之二味，酒徒耽嗜不离其口，酣醉之后，制不由己，饮啖无度，加以酢酱不择咸酸，积长夜，酣饮不懈，遂使三焦猛热，五脏干燥，木石犹且焦枯，在人何能不渴？治之愈不愈，属在病者，若能如方节慎，旬月而瘳，不自爱惜，死不旋踵，方虽有效，其如不慎者何？其所慎者有三：一酒、二房事、三咸酸面食。能慎此者，虽不服自可无他。不防此者，纵金丹不救，良可悲夫，宜深思之。

十、《太平圣惠方·三消论》宋·王怀隐

三消者，本起肾虚，或食肥美之所发也。肾为少阴，膀胱为太阳。膀胱者，津液之腑，宣行阳气，上蒸入肺，流化水液，液连

五脏，调养骨髓，其次为脂肤，为血肉，上余为涕泪，经循五脏百脉，下余为小便，黄者血之余也，臊者五脏之气，咸者润下之味也。腰肾冷者，阳气已衰，不能蒸上谷气，尽下而为小便，阴阳阻隔，气不相荣，故阳阻阴而不降，阴无阳而不升，上下不交，故成病矣。夫三消者，一名消渴，二名消中，三名消肾。此盖由少年服乳石热药，耽嗜酒肉荤辛、热面炙煿，荒淫色欲，不能将理，致使津液耗竭，元气衰虚，热毒积聚于心肺，腥膻并伤于胃府，脾中受热，水脏干枯，四体尪羸，精神恍惚，口苦舌干，日加躁渴。一则饮水多而小便少者，消渴也；二则吃食多而饮水少，小便少而赤黄者，消中也；三则饮水随饮便下，小便味甘而白浊，腰腿消瘦者，消肾也。斯皆五脏精液枯竭，经络血涩，荣卫不行，热气留滞，遂成斯疾也。

十一、《神巧万全方·三消方论》宋·刘元宾

夫消渴者，有三般，一者消渴，二者消中，三者消肾。若饮水多者，小便又少，名曰消渴；若吃食多，不甚渴，小便数，消瘦，名曰消中；若渴饮水不绝，甚者腿膝瘦弱，小便浊，有脂液，名曰消肾。此盖由积久嗜食咸物炙肉，饮酒过度，皆成消渴。然大寒凝海，唯酒不冰，明其酒性酷热，物无以喻，如此之味，酒徒耽嗜不离其口，酣醉已后，制不由已，饮啖无度，加以醋酱不择酸咸，积年长夜，酣饮不休，遂使三焦猛热，五脏干燥，木石犹且焦枯，在人何能不渴？治之愈不愈，属在病者，若能如方节慎，旬日而瘳，不自保惜，死不旋踵。方虽效验，其如不慎者何？其所慎者有三：一酒、二房、三咸食热面，能慎此者，虽不服药，自可无他，不知此者，纵使金丹玉粒，亦不可救矣。

诊其脉数大者生，细小浮者死，又沉小者生，实大者死。病有口甘者，名之为何？何以得之？此五气之溢也，名曰脾瘅。夫五味入于口，藏于胃，脾之所为行其气液，在脾令人口甘，此肥美

之所发，此人必数食甘美，上溢为消渴也。

又平人夏月喜渴者，由心王也。心王便汗，汗则肾中虚燥，故渴而小便少也；冬月不汗，故小便多而数也，此为平人之证也。名为消而不饮者，肾实也。《经》云：肾实则消而利是也。所以服石之人，于小便利者，石性归肾，肾得石则实，实则消水浆，故利；利多则不得润养，五脏衰则生诸病。张仲景云：热结上焦，则为坚；热结下焦，则为溺血，亦淋闭不通。明不必悉患小便利信矣。内有热者，则喜渴，除热止渴，补虚则差也。

十二、《活人书·伤寒渴证》宋·朱肱

问渴曰：脉浮而渴，属太阳；有汗而渴，属阳明；伤风寒热，或发热恶风而渴，属少阳；自利而渴，属少阴。

切戒太阳证无汗而渴者，不可与白虎汤；阳明证汗多而渴者，不可与五苓散。曰：然则太阳病渴，终不可与白虎耶？曰：太阳证得汗后，脉洪大而渴者，方可与之也。曰：阳明病渴，终不可与五苓耶？曰：阳明证小便不利，汗少脉浮而渴者，方可与之。此皆仲景之妙法也。

凡病非大渴不可与水。若小渴咽干者，只小呷滋润之，令胃中和。若大渴烦躁甚，能饮一斗者，与五升饮之。若全不与，则干燥无由作汗，发喘而死。常人见因渴饮水得汗小渴，遂剧饮之，致停饮心下满结喘死者甚众，当以五苓散或陷胸丸与之。

若阳毒倍常躁盛大渴者，黑奴丸主之。

中暑伏热深，累取不差，其人发渴不已，酒蒸黄连丸主之。

十三、《圣济总录·三消统论》宋徽宗赵佶　敕编

消瘅者，膏粱之疾也。肥美之过，积为脾瘅，瘅病既成，乃为消中，皆单阳无阴，邪热偏盛故也。养生之士，全真炼气，济其水

火，底于适平。若乃以欲竭其精，以耗散其真，所受乎天一者，既已微矣。复饫肥甘，或醉醇醴，贪饵金石以补益，引温热以自救，使热气熏蒸，虚阳暴悍，肾水燥涸，无以上润于心肺，故内外消铄，饮食不能滋荣。原其本则一，推其标有三。一曰消渴，以渴而不利，引饮过甚言之；二曰消中，以不渴而利，热气内消言之；三曰肾消，以渴而复利，肾燥不能制约言之。此久不愈，能为水肿痈疽之病，慎此者，服药之外，当以绝嗜欲，薄滋味为本。

十四、《三因极一病证方论》宋・陈言

（一）消渴叙论

夫消渴，皆由精血走耗，津液枯乏，引饮既多，小便必利，寖衰微，肌肉脱剥，指脉不荣，精髓内竭。推其所因，涉内外与不内外，古方不原病本，但出禁忌，似属不内外因，药中乃用麻黄、远志，得非内外兼并，况心虚烦闷，最能发渴，风寒暑湿，病冷作热，入于肾经，引水自救，皆明文也。不知其因，施治错谬，医之大患，不可不知。

（二）三消脉证

渴病有三，曰消渴、消中、消肾。消渴属心，故烦心，致心火散蔓，渴而引饮。《经》云：脉软散者，当病消渴。诸脉软散，皆气实血虚也。消中属脾，瘅热成，则为消中。消中复有三，有寒中、热中、强中。寒中，阴胜阳郁，久必为热中。《经》云：脉洪大，阴不足，阳有余，则为热中；多食数溲，为消中；阴狂兴盛，不交精泄，则为强中。三消病至强中，不亦危矣。消肾属肾，盛壮之时，不自谨惜，快情纵欲，极意房中，年长肾衰，多服丹石，真气既丧，石气孤立，唇口干焦，精溢自泄，不饮而利。《经》云：肾实则消不渴，而小便自利，名曰消肾，亦曰内消。

（三）料简

或云：渴无外所因，且伤寒脉浮而渴，属太阳；有汗而渴，属

阳明；自利而渴，属少阴；及阳毒伤寒，倍重燥盛而渴甚者；有中暑伏热，累取不差而渴者；有瘴毒气染寒热而渴者，得非外因。治法如伤寒论中，不复繁引。酒煮黄连丸，治中暑热渴，最妙。又有妇人产蓐，去血过多而渴者，名曰血渴，非三消类，不可不审。

十五、《简易方论·消渴》宋·黎民寿

渴疾有三，曰消渴，曰消中，曰消肾，分上中下焦而言之。夫三焦为无形之火，热内烁致精液枯乏，脏腑焦腐，饮有形之水，以浇沃欲其润泽也。若热气上腾，心虚受之，火气散漫而不收敛，胸中烦躁，舌赤如血，唇红如坯，渴饮水浆，小便频数，名曰消渴，属于上焦，病在标也。若热蓄于中，脾虚受之，伏阳蒸内，消谷喜饥，食饮倍常，不生肌肉，好饮冷水，小便频数，色白如泔，味甜如蜜，名曰消中，又曰脾消，属于中焦，病在水谷之海也。若热伏于下焦，肾虚受之，致精髓枯竭，饮水自救而不能消，饮水一斗，小便反倍，味甘而气不臊，阴强而精自走，腿膝枯细，渐渐无力，名曰消肾，又曰急消，属于下焦，病在本也。无形之火热日炽，有形之水饮日加，五脏乃伤，气血俱败，水气内胜溢于皮肤，则传为跗肿。火热内胜，流于分肉之间，必为痈肿疮疡，此皆病之深而多致不疗，良可悯哉！

十六、《仁斋直指方·消渴论》宋·杨士瀛

水包天地，前辈尝有是说矣。然则中天地而为人，水亦可以包润五脏乎？曰天一生水，肾实主之，膀胱为津液之腑，所以宣行肾水，上润于肺，故识者以肺为津液之脏，自上而下，三焦脏腑皆囿乎天一真水之中。《素问》以水之本在肾、末在肺者，此也。真水不竭，安有所谓渴哉！人惟淫欲恣情，酒面无节，酷嗜炙煿

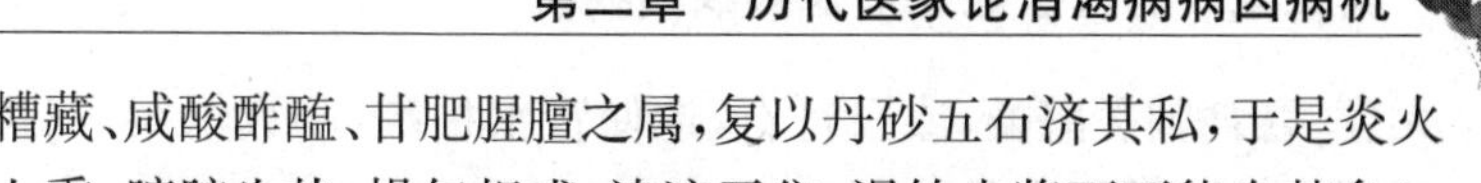

糟藏、咸酸酢醢、甘肥腥膻之属，复以丹砂五石济其私，于是炎火上熏，腑脏生热，燥气炽盛，津液干焦，渴饮水浆而不能自禁矣！

渴之为病有三：曰消渴，曰消中，曰消肾，分上中下三焦而应焉。热气上腾，心虚受之，心火散漫，不能收敛，胸中烦躁，舌赤唇红，此渴引饮常多，小便数而少，病属上焦，谓之消渴。热蓄于中，脾虚受之，伏阳蒸胃，消谷善饥，饮食倍常，不生肌肉，此渴亦不甚烦，但欲饮冷，小便数而甜，病属中焦，谓之消中。热伏于下，肾虚受之，腿膝枯细，骨节酸疼，精走髓虚，引水自救，此渴水饮不多，随即溺下，小便多而浊，病属下焦，谓之消肾。自消肾而析之，又有五石过度之人，真气既尽，石气独留，而肾为之实，阳道兴强，不交精泄，谓之强中。消渴轻也，消中甚焉，消肾又甚焉，若强中则其毙可立待也。虽然，真水不充，日从事于杯勺之水，其间小便或油腻，或赤黄，或泔白，或渴而且利，或不渴而利，但所食之物，皆从小便出焉。甚而水气浸渍，溢于肌肤，则胀为肿满；猛火自炎，留于肌肉，则发为痈疽，此又病之深而证之变者也。

总前数者，其何以为执剂乎？吁！此虚阳炎上之热也。叔和有言：虚热不可大攻，热去则寒起，请援此以为治法。又曰：消渴证候，人皆知其心火上炎，肾水下泄，小便愈多，津液愈涸，饮食滋味，皆从小便消焉，是水火不交济然尔，孰知脾土不能制肾水，而心肾二者皆取气于胃乎？治法总要当服真料参苓白术散，可以养脾，自生津液，兼用好粳米煮粥，以膂肉碎细，入盐醋油酒、葱椒茴香调和，少顷粥熟，而后入，以此养肾，则水有所司。又用净黄连湿锉，入雄猪肚中密扎，于斗米上蒸烂，添些蒸饭，臼中杵粘，丸如桐子。每服百粒，食后米饮下，可以清心止渴。

十七、《严氏济生方·消渴论治》宋·严用和

消渴之疾，皆起于肾，盛壮之时，不自保养，快情纵欲，饮酒

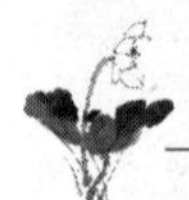

无度，喜食脯炙醯醢，或服丹石，遂使肾水枯竭，心火燔炽，三焦猛烈，五脏干燥，由是消利生焉。医经所载有消渴、内消、强中三证。消渴者多渴而利；内消者由热中所作，小便多，于所饮食物，皆消作小便，而反不渴，令人虚极短气；强中者茎长兴盛，不交精液自出，皆当审处，施以治法。大抵消渴之人，愈与未愈，常防患痈疾；其所慎者有三：一饮酒、二房室、三咸食及面，能慎此者，虽不服药而自可，不如此者，纵有金丹，亦不可救，深思慎之！

十八、《伤寒明理论·伤寒渴证》金·成无己

伤寒渴者，何以明之？渴者，里有热也。伤寒之邪，自表传至里，则必有名证随其邪浅深而见焉。虽曰一日在皮，二日在肤，三日在肌，四日在胸，五日在腹，六日入胃，其传经者，又有证形焉。太阳主气而先受邪，当一二日发头项痛而腰脊强者是矣。太阳传阳明，则二三日发身热，目疼鼻干，不得卧也。阳明传少阳，则三四日发胸胁痛而耳聋。此三阳皆受病，为邪在表而犹未作热，故不言渴。至四五日，少阳传太阴经，邪气渐入里，寒邪渐成热，当是时也，津液耗少，故腹满而嗌干。至五六日，太阴传少阴，是里热又渐深也，当此之时，则津液为热所搏，渐耗而干，故口燥舌干而渴。及至六七日，则少阴之邪，传于厥阴，厥阴之为病消渴，为里热已极矣。所谓消渴者，饮水多而小便少者是矣，谓其热能消水也。所以伤寒病至六七日而渴欲饮水，为欲愈之候，以其传经尽故也。是以厥阴病云：渴欲饮水，少少与之愈者是也。邪气初传入里，热气散漫，未收敛成热，熏蒸焦膈，搏耗津液，遂成渴也。病人虽渴欲得饮水，又不可多与之。若饮水过多，热少不能消，故复为停饮诸疾。

《经》曰：凡得时气病，至五六日而渴欲饮水，饮不能多，勿多与也。何者？以腹中热尚少，不能消之，便更与人作病也。若大渴欲饮水，犹当依证与之，与之常令不足，勿极意也。言能饮一

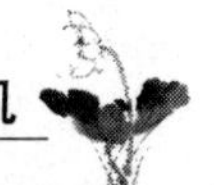

斗，与五升。又曰：渴欲饮水，少少与之，但以法救之。渴者宜五苓散；至于大渴欲饮水数升者，白虎加人参汤主之，皆欲润其燥而生津液也。凡得病反能饮水，此为欲愈之病，其不晓病者，但闻病饮水自瘥，小渴者，乃强与饮之，因成大祸，不可复救。然则悸动也，支结也，喘咳噎哕，干呕肿满，下利小便不利，数者皆是饮水过伤，而诊病之工，当须识此，勿令误也。

十九、《河间六书》金·刘完素

（一）消渴

消渴之疾，三焦受病也，有上消、中消、肾消。上消者，上焦受病，又谓之膈消病也，多饮水而少食，大便如常，或小便清利，知其燥在上焦也，治宜流湿润燥。中消者，胃也，渴而饮食多，小便黄。《经》曰：热能消谷，知热在中，法云宜在下，至不欲饮食则愈。肾消者，病在下焦，初发为膏淋，下如膏油之状，至病成而面色黧黑，形瘦而耳焦，小便浊而有脂。治法宜养血以肃清，分其清浊而自愈也。法曰：燥而上渴，辛甘而祛用润肺，故可用蜜煎生姜汤，大器顿之，时时呷之。法云：心肺之病，莫厌频而少饮。《内经》曰：补上治上宜以缓。又曰：辛以润之。开腠理，致津液通，则肺气下流，故气下火降而燥衰，其渴乃止。又《经》曰：二阳结为消。王注曰：二阳结，于胃及大肠俱热也。肠胃藏热则善消水谷，可用甘辛降火之剂。黄连末一斤，生地黄自然汁、白莲花藕自然汁、牛乳汁各一斤，熬成膏子剂，黄连末为丸如梧桐子大。每服三十丸，少呷温水送下，日进。十服，渴病立止。

治上焦膈消而不欲多食，小便清利，宜小柴胡汤或加白虎汤，或钱氏方中地骨皮散内加芍药、黄芪、石膏、黄芩、桔梗之类是也。

又如胃膈瘅热烦渴满，饥不欲食，或瘅成消中，善食而瘦，或燥热郁甚而成消渴，多饮而数小便，狂阳心火燥，其三焦肠胃燥

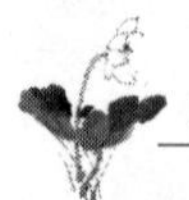

涩怫郁，而水液不能宣行，则周身不得润泽，故瘦悴黄黑而燥热消渴。然虽多饮，其水液亦不能浸润于肠胃之外，渴不能止，而便注为小便多出。俗未明，妄为下焦虚冷，误人多矣。

心移寒于肺，肺消，饮少溲多，当补肺平心，死而可治，乃心肺为贼也。

心移热于肺，名曰膈消，二者心膈有热，久则引饮为消渴耳，麦门冬饮子主之。

饮酒中风，或汗多，不可单衣，食则汗出，多如液漏，久不治为消渴疾，白术散主之。

（二）三消论

《易》言天地，自太虚至黄泉，有六位；《内经》言人之身，自头至足，亦有六位；今余又言人胸腹之间，自肺至肾，又有六位。人与天地造化五行，同一炉鞴，知彼则知此矣。故立天之气曰金与火，立地之气曰土与水，立人之气曰风与火，故金火合则热而清，水土合则湿而寒，风火合则温而炎，人胸腹之间，亦犹是也。肺最在上，为金主燥清；心次，为君火主热；肝又次之，为风木主温；胆又次之，为相火主极热；脾又次之，为湿土主凉；肾又次之，黄泉为寒水主寒。故心肺象天，脾肾象地，肝胆象人，不知此者，不可与论人之病矣。夫土为万物之本，水为万物之元，水土合德，以阴居阴，同处乎下，以立地为气，万物根于地，是故水土湿寒，若燥热阳实，则地之气不立，万物之根索泽，而枝叶枯矣。

《五常政大论》曰：根于中者，命曰神机，是为动物根本在于中也。根本者，脾胃肾也。食入胃，则脾为布化气味，荣养五脏百骸，故酸入肝而养筋膜，苦入心而养血脉，甘入脾而养肌肉，辛入肺而养皮毛，咸入肾而养骨髓，五气亦然。故清养肺，热养心，温养肝，湿养脾，寒养肾也。凡此五味五气，太过则病，不及亦病，惟平则安矣。故《六节藏象论》曰：五味入口，藏于肠胃，味有所藏，以养五气，气和而生，津液相成，神乃自生，是其理也。

又《太阴阳明论》云：脾病而四肢不用者，何也？岐伯曰：四

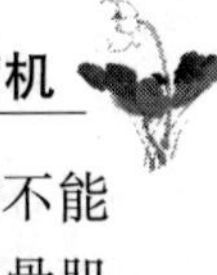

肢禀气于胃，而不得至经，必因于脾，脾乃得禀也。今脾病不能为胃行其津液，四肢不得禀水谷气，气日以衰，脉道不利，筋骨肌肉皆无气以生，故不用焉。帝曰：脾不主时何也？岐伯曰：脾者，土也，治中央，常以四时长四脏，各十八日寄治，不得独主于时也。脾脏者，常著胃土之精也。土者生万物，而法天地，故上下至头足，不得独主于时也。帝曰：脾与胃，以膜相连尔，而能行其津液，何也？岐伯曰：足太阴者，三阴也，其脉贯胃，属脾络嗌，故太阴为之行气于三阴。足阳明者，表也，五脏六腑之海也，亦为之行气于三阳。脏腑各因其经而受气于阳明，故为胃行其津液。四肢不得禀水谷气，日以衰，阴道不利，筋骨肌肉，皆无气以生，故不用焉。不用者，谓不能为之运用也。

由是观之，则五脏六腑，四肢百骸，皆禀受于脾胃，行其津液，相与濡润滋养矣。后之医者，欲以燥热之剂，以养脾胃，湿土之气，不亦舛乎！况消渴之病者，本湿寒之阴气极衰，燥热之阳气太甚，更服燥热之药，则脾胃之气竭矣。叔世不分五运六气之虚实，而一概言热为实，而虚为寒，彼但知心火阳热一气之虚实，而非脏腑六气之虚实也。盖肺本清，虚则温；心本热，虚则寒；肝本温，虚则清；脾本湿，虚则燥；肾本寒，虚则热。

假若胃冷为虚者，乃胃中阴水寒气实甚，而阳火热气衰虚也，非胃土湿气之本衰，故当温补胃中阳火之衰，退其阴水寒气之甚。又如，胃热为实者，乃胃中阳火实而阴水虚也，故当以寒药，泻胃中之实火，而养其水虚。然此皆补泻胃中虚热，水火所乘之邪，非胃为湿者之本。其余例同法。夫补泻脾胃湿土之本气者，润其湿者是补湿，燥其湿者是泻湿，土本湿故也。

凡脏腑诸气，不必肾水独当寒，心火独当热，要知每脏每腑，诸气和同，宣而平之可也。故余尝谓五行之道，阴中有阳，阳中有阴，孤阴不长，独阳不成，但有一物皆备，五行递相济养，是谓和平，交互克伐，是谓衰兴，变乱失常，患害由行。故水少火多，为阳实阴虚而病热也；水多火少，为阴实阳虚而病寒也。其为治

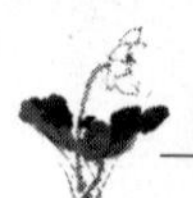

者，泻实补虚，以平为期而已矣。故治消渴者，补肾水阴寒之虚，而泻心火阳热之实，除肠胃燥热之甚，济身津液之衰，使道路散而不结，津液生而不枯，气血利而不涩，则病日已矣。况消渴者，本因饮食服饵失宜，肠胃干涸，而气液不得宣平，或耗乱精神，过违其度，或因大病，阴气损而血液衰虚，阳气悍而燥热郁甚之所成也。故《济众》云：三消渴者，皆由久嗜咸物，恣食炙煿，饮酒过度；亦有年少服金石丸散，积久食热，结于胸中，下焦虚热，血气不能制石热，燥甚于胃，故渴而引饮。若饮水多而小便多者，名曰消渴。若饮食多而不甚饥，小便数而渐瘦者，名曰消中。若渴而饮水不绝，腿消瘦而小便有脂液者，名曰肾消。如此三消者，其燥热一也，但有微甚耳。

余闻世之方，多一方而通治三消渴者，以其善消水谷而喜渴也。然叔世论消渴者，多不知本，其言消渴者，上实热而下虚冷，上热故烦渴多饮，下寒故小便多出，本因下部肾水虚，而不能制其上焦心火，故上实热而下虚冷。又曰：水数一，为物之本，五行之先，故肾水者，人之本，命之元，不可使之衰弱，根本不坚则枝叶不茂，元气不固则形体不荣。消渴病者，下部肾水极冷，若更服寒药，则元气转虚，而下部肾水转衰，则上焦心火亢甚而难治也。但以暖药补养元气，若下部肾水得实，而胜退上焦心火，则自然渴止，小便如常，而病愈也。若此之言，正与仲景相反，所以巧言似是，于理实违者也，非徒今日之误，亦已久哉！

又如《蒋氏药证病源》中，论消渴、消中、消肾病曰：三焦五脏俱虚热，惟有膀胱冷似冰。又曰：腰肾虚冷日增重。又曰：膀胱肾脏冷如泉。始言三焦五脏俱虚热，惟有膀胱冷似冰，复言五脏亦冷，且肾脏水冷言为虚，其余热者，又皆言其虚。夫阴阳兴衰，安有此理？且其言自不相副，其失犹小，至于寒热差殊，用药相反，过莫大焉。或又谓肾与膀胱属水，虚则既不能制火，虚既不能制火，故小便多者，愈失之远矣。

彼谓水气实者，必能制火，虚则不能制火，故阳实阴虚，而热

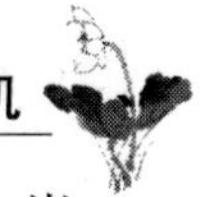

燥其液，小便淋而常少；阴实阳虚，不能制水，小便利而常多，岂知消渴小便多者，非此谓也，何哉？盖燥热太甚，而三焦肠胃之腠理，怫郁结滞，致密壅塞，而水液不能渗泄浸润于外，荣养百骸，故肠胃之外，燥热太甚，虽复多饮于中，终不能浸润于外，故渴不止，小便多出者。如其多饮，不能渗泄于肠胃之外，故数溲也。故余尽言《原病式》曰，皮肤之汗孔者，谓泄汗之孔窍也。一名气门者，谓泄气之门户也；一名腠理者，谓气液之隧道纹理也；一名鬼门者，谓幽冥之门也；一名玄府者，谓玄微之府也。然玄府者，无物不有，人之脏腑皮毛，肌肉筋膜，骨髓爪牙，至于万物，悉皆有之，乃出入升降道路门户也。故《经》曰：出入废则神机化灭，升降息则气立孤危。故非出入则无以生长壮老已，非升降则无以生长化收藏。是知出入升降，无器不有，故知人之眼耳鼻舌、身意神识，能为用者，皆由升降出入之通利也；有所闭塞，则不能为用也。若目无所见，耳无所闻，鼻不闻香，舌不知味，筋痿骨痹，爪退齿腐，毛发堕落，皮肤不仁，肠胃不能渗泄者，悉由热气怫郁，玄府闭塞，而致津液血脉、营卫清气不能升降出入故也；各随郁结微甚，而为病之大小焉。病在表则怫郁，腠理闭密，阳气不能散越，故燥而无汗，而气液不能出矣。叔世不知其然，故见消渴数溲，妄言为下部寒尔，岂知肠胃燥热怫郁使之然也？予之所以举此，世为消渴之证，乃肠胃之外燥热痞闭其渗泄之道路，水虽入肠胃之内，不能渗泄于外，故小便数而复渴。此数句，足以尽其理也。

试取《内经》凡言渴者，尽明之矣。有言心肺气厥而渴者，有言肝痹而渴者，有言脾热而渴者，有言肾热而渴者，有言胃与大肠热结而渴者，有言脾痺而渴者，有言小肠痺热而渴者，有因病疟而渴者，有因肥甘石药而渴者，有因醉饱入房而渴者，有因远行劳倦遇大热而渴者，有因伤害胃干而渴者，有因肾热而渴者，有因病风而渴者。虽五脏之部分不同，而病之所遇各异，其归燥一也。

所谓心肺气厥而渴，《厥论》曰：心移热于肺，传为膈消。注曰：心热入肺，久而传化，内为膈热消渴多饮也。

所谓肝痹而渴者，《痹论》曰：肝痹者，夜卧则惊，多饮数小便。

如脾热而渴者，《痿论》曰：脾气热则胃干而渴，肌肉不仁，发为肉痿。

所谓肾热而渴者，《刺热论》曰：热病者，先腰痛骱酸，苦渴数饮，身热。《热论》曰：少阴脉贯肾，络于肺，系舌本，故口燥舌干而渴。叔世惟言肾虚不能制心火，为上实热而下虚冷，以热药温补肾水，欲令胜退心火者，未明阴阳虚实之道也。夫肾水属阴而本寒，虚则为热；心火属阳而本热，虚则为寒。若肾水阴虚，则心火阳实，是谓阳实阴虚，而上下俱热明矣。故《气厥论》曰：肾气衰，阳气独胜。《宣明五气论》曰：肾恶燥，由燥肾枯水涸。《脏气法时论》曰：肾苦燥，急食辛以润之。夫寒物属阴，能养水而泻心；热物属阳，能养火而耗水。今肾水既不胜心火，则上下俱热，奈何以热药养肾水，欲令胜心火，岂不谬哉！

又如胃与大肠热结而渴者，《阴阳别论》曰：二阳结谓之消。注曰：二阳结，胃及大肠俱热结也。肠胃藏热，善消水谷。又《气厥论》曰：大肠移热于胃，善食而瘦。《脉要精微论》曰：瘅成为中消，善食而瘦。如肠痹而渴者，数饮而不得中，气喘而争，时发飧泄。夫数饮而不得中，其大便必不停留，然则消渴数饮而小便多者，止是三焦燥热怫郁，而气衰也明矣。岂可以燥热毒药，助其强，以伐衰阴乎？此真实实虚虚之罪也。夫消渴者，多变聋盲疮癣痤疿之类，皆肠胃燥热怫郁，不能渗泄，水液妄行，而面上肿也。

如小肠瘅热而渴者，《举痛论》曰：热气留于小肠，肠中痛，瘅热唯渴，则便坚不得出矣。注曰：热渗津液而大便坚矣。

如言病疟而渴者，《疟论》曰：阳实则外热，阴虚则内热，内外皆热，则喘而渴，故欲饮冷也。然阳实阴虚而为病热，法当用寒

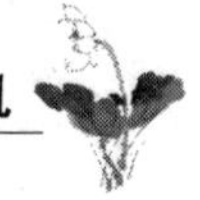

药养阴泻阳，是为泻实补衰之道也。

如因肥甘石药而渴者，《奇病论》曰：有口甘者，病名为何？岐伯曰：此五气之所溢也，病名脾瘅。瘅为热也，脾热则四脏不禀，故五气上溢也；先因脾热，故曰脾瘅。又《经》曰：五味入口，藏于胃，脾为之行其精气，津液在脾，故令人口甘也，此肥美之所发也。此人必数食甘美而多肥也。肥者令人内热，甘者令人中满，故其气上溢，转而为消渴。《通评虚实论》曰：消瘅仆击，偏枯痿厥，气满发逆，肥实之人，膏粱之疾也。或言人惟胃气为本，脾胃合为表里，脾胃中州，当受温补，以调饮食。今消渴者，脾胃极虚，益宜温补，若服寒药，耗损脾胃，本气虚乏而难治也。此言乃不明阴阳寒热补泻之道，故妄言而无畏也。岂知《腹中论》云：帝曰，夫子数言热中消中，不可服芳草石药，石药发癫，芳草发狂。注言：多饮数溲，谓之热中；多食数溲，谓之消中；多喜曰癫；多怒曰狂。芳，美味也；石，谓英乳，乃发热之药也。

《经》又曰：热中、消中，皆富贵人也。今禁膏粱，是不合其心，禁芳草石药，是病不愈，愿闻其说。岐伯曰：芳草之味美，石药之气悍，二者之气，急疾坚劲，故非缓心和人，不可服此二者。帝曰：何以然？岐伯曰：夫热气慓悍，药气亦然。所谓饮一溲二者，当肺气从水而出也，其水谷之海竭矣。凡见消渴，便用热药，误人多矣。故《内经》应言渴者皆如是，岂不昭晰欤？然而犹有惑者，诸气过极反胜也者，是以人多误也，如阳极反似阴者是也。若不明标本，认似为是，始终乖矣。故凡见下部觉冷，两膝如冰，此皆心火不降，状类寒水，宜加寒药，下之三五次，则火降水升，寒化自退。

然而举世皆同执迷，至如《易》《素》二书，弃如朽坏，良可悲夫！故处其方，必明病之标本，达药之所能，通气之所宜，而无加害者，可以制其方也已。所谓标本者，先病而为本，后病而为标。此为病之本末也。标本相传，先当救其急也。又云：六气为本，三阴三阳为标。盖为病，脏病最急也。又云：六气为胃之本。假

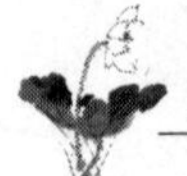

若胃热者，胃为标，热为本也。处其方者，当除胃中之热，是治其本也。故六气乃以甚者为邪，衰者为正，法当泻甚补衰，以平为期。养正除邪，乃天之道也，为政之理，捕贼之义也。大凡治病，明知标本，按法治之，何必谋于众。《阴阳别论》曰：谨熟阴阳，无与众谋。《标本病传论》曰：知标知本，万举万当，不知标本，是谓妄行。《至真要大论》曰：知标知本，用之不殆，明知逆顺，正行无问，不知是者，不足以言诊，适足以乱经。故《大要》曰：粗工嘻嘻，以为可知，言热未已，寒病复起，同气异形，迷诊乱经，此之谓也。夫标本之道，要而博，小而大，可以言一而知百，言标与本，易而弗损，察本与标，气可令调，明知胜复，为万民式，天之道毕矣。《天元纪大论》曰：至数极而道不惑，可谓明矣。

所谓药之功能者，温凉不同，寒热相反，燥湿本异云云，前已言之矣，斯言气也。至于味之功能，如酸能收，甘能缓，辛能散，苦能坚，咸能软。酸属木也，燥金主于散落而木反之，土湿主于缓而木胜之，故能然也。若能燥湿而坚火者，苦也。《易》曰：燥万物者，莫熯乎火。凡物燥则坚也。甘能缓苦急而散结，甘者土也，燥能急结，故缓则急散也；辛能散抑，散结润燥，辛者金也，金主散落，金生水故也。况抑结散，则气液宣行而津液生也。《脏气法时论》曰：肾苦燥，急食辛以润之，开腠理，致津液通气也。咸能软坚，咸者水也，水润而柔，故胜火之坚矣。此五脏之味也。其为五味之本者，淡也。淡，胃土之味也。胃土者，地也。地为万物之本，胃为一身之本。

《天元纪大论》曰：在地为化，化生五味，故五味之本淡也，以配胃土；淡能渗泄利窍。夫燥能急结，而甘能缓之，淡为刚土，极能润燥，缓其急结，令气通行，而致津液渗泄也。故消渴之人，其药与食，皆宜淡剂。《至真要大论》曰：辛甘发散为阳，酸苦涌泄为阴，咸味涌泄为阴，淡味渗泄为阳。六者，或散、或收、或缓、或急、或燥、或润、或坚、或软，所以利而行之，调其气也。

《本草》云：药有三品，上品为君，主养命小毒以应天；中品为

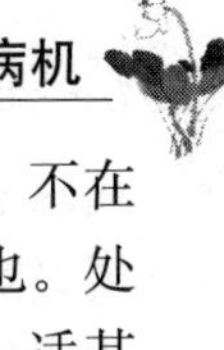

臣，主养性常毒以应人；下品为佐使，主治病大毒以应地。不在三品者，气毒之物也。凡此君臣佐使者，所以明药之善恶也。处方之道，主治病者为君，佐君者为臣，应臣之用者为佐使。适其病之所根，有君臣佐使、奇偶小大之制，明其岁政君臣脉位，而有逆顺反正主疗之方，随病所宜以施用，其治法多端，能备所用者，良工也。寒者热之，热者寒之，温者清之，清者温之，结者散之，散者收之，微者逆而制之，甚者从而去之，燥者润之，湿者燥之，坚者软之，软者坚之，急者缓之，客者除之，留者却之，劳者温之，逸者行之，惊者平之，衰者补之，甚者泻之，吐之下之，摩之益之，薄之劫之，开之发之，灸之制之，适是为用，各安其气，必清必净，而病气衰去，脏腑和平，归其所宗，此治之大体也。《阴阳应象大论》曰：治不法天之纪，不明地之理，则灾害至矣。又《六节藏象论》曰：不知年之所加，气之盛衰，虚实之所起，不可以为工矣。今集诸经验方，附于篇末。

二十、《宣明论方·燥门消渴论》金·刘完素

燥干者，金肺之本，燥金受热化以成燥涩也。兼火热致金衰耗液而损血。郁而成燥者，由风能胜湿，热能耗液，故《经》云：风热火同阳也，寒湿燥同阴也。又燥湿小异也，金燥虽属秋阴，而其性异于寒湿，而反同于风热火也，又加大便干涩，乃大肠受热，化成燥涩。《经》云：诸涩枯涸。又如瘫痪中风，皆因火热耗损血液，玄腑闭塞，不能浸润，金受火郁，不能发声。《经》云肺主声。肢痛緛戾者，风热湿相致而遂以偏枯、语音涩、手足不遂也。然中寒吐泻，亡液而成燥，亦以鲜矣。亦有寒湿相郁，营卫不能开发贯注，多成偏枯。《经》曰：诸涩枯涸，干劲皴揭，属于燥也。

又如胃膈瘅热，烦满，饥不欲食，或瘅成消中，善食而瘦，或燥热郁甚而成消渴，多饮而数小便。或因热病，或恣酒欲，误服热药，以致脾胃真阴阳损虚，肝心衰弱也。狂阳心火，燥其三焦，肠胃燥湿怫郁，

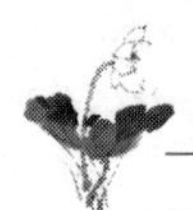

而水液不能宣行也，则周身不得润泽，故瘦悴黄黑也。而燥热消渴，然虽多饮，亦其水液不能浸润于肠胃之外，汤不能止，而便注为小便多出，俗未明，妄为下焦虚冷，误人多矣。

又夫周身热燥郁，故变为雀目，或内障、痈疽、疮疡，上为咳嗽喘，下为痔痢，或停积而湿热内甚，不能传化者，变为水肿、腹胀也。世传消渴病及消瘦弱，或小便有脂液者，为肾消也。此为三消病也。

二十一、《儒门事亲·三消之说当从火断》金·张从正

八卦之中，离能烜物；五行之中，惟火能焚物；六气之中，惟火能消物。故火之为用，燔木则消而为炭，焚土则消而为伏龙肝，炼金则消而为汁，煅石则消而为灰，煮水则消而为汤，煎海则消而为盐，干汞则消而为粉，熬锡则消而为丹。故泽中之潦，涸于炎晖；鼎中之水，干于壮火。

盖五脏，心为君火正化，肾为君火对化；三焦为相火正化，胆为相火对化。得其平，则烹炼饮食，糟粕去焉；不得其平，则燔灼脏腑，而津液竭焉。故入水之物，无物不长；入火之物，无物不消。

夫一身之心火，甚于上，为膈膜之消；甚于中，则为肠胃之消；甚于下，则为膏液之消；甚于外，为肌肉之消。上甚不已，则消及于肺；中甚不已，则消及于脾；下甚不已，则消及于肝肾；外甚不已，则消及于筋骨。四脏皆消尽，则心始自焚而死矣！

故《素问》有消瘅、消中、消渴、风消、膈消、肺消之说。消之证不同，归之火则一也。故消瘅者，众消之总名；消中者，善饥之通称；消渴者，善饮之同谓。惟风消、膈消、肺消，此三说不可不分。

风消者，二阳之病。二阳者，阳明也。阳明者，胃与大肠也。心受之，则血不流，故女子不月；脾受之，则味不化，故男子少精，

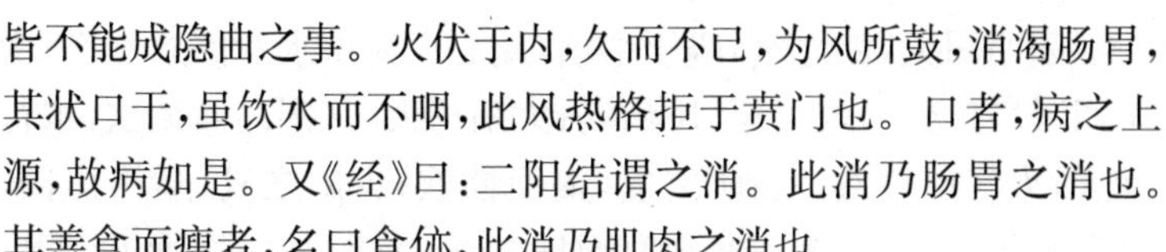

皆不能成隐曲之事。火伏于内，久而不已，为风所鼓，消渴肠胃，其状口干，虽饮水而不咽，此风热格拒于贲门也。口者，病之上源，故病如是。又《经》曰：二阳结谓之消。此消乃肠胃之消也。其善食而瘦者，名曰食㑊，此消乃肌肉之消也。

膈消者，心移热于肺，传为膈消。王太仆云：心肺两间，中有斜膈膜，下际内连横膈膜。故心移热于肺，久久传化，内为膈热。消渴多而饮者，此虽肺金受心火之邪，然止是膈消，未及于肺也，故饮水至斗亦不能止。其渴也，其状多饮而数溲，或不数溲变为水肿者，皆是也。此消乃膈膜之消也。

肺消者，心移寒于肺，肺主气。《经》曰：饮食入胃，游溢精气，上输于脾，脾之精气，上归于肺，通调水道，下输膀胱，水经四布，五经并行，以为常也。《灵枢》亦曰：上焦如雾，中焦如沤，下焦如渎。今心为阳火，先受阳邪，阳火内郁，火郁内传，肺金受制，火与寒邪皆来乘肺，肺外为寒所薄，气不得施，内为火所燥，亢极水复，故皮肤索泽而辟著，溲溺积湿而频并，上饮半升，下行十合，故曰饮一溲二者死。

鬲消不为寒所薄，阳气得宣散于外，故可治；肺消为寒所薄，阳气自溃于中，故不可治。此消乃消及于肺脏者也。又若脾风传之肾，名曰疝瘕，少腹冤热而痛，出白液，名曰蛊。王太仆云：消烁脂肉，如虫之蚀，日渐损削。此消乃膏液之消也。故后人论三消，指以为肾消，此犹可治。久则变瘈，不救必死。此消乃消及于肾脏者也。

夫消者必渴，渴亦有三，有甘之渴，有石之渴，有火燥之渴。

肥者令人内热，甘者令人中满，其气上溢，转为消渴。《经》又曰：味厚者发热。《灵枢》亦曰：咸走血，多食之人渴，咸入于胃中，其气上走中焦，注于肺则血气走之。血与咸相得，则凝干而善渴。血脉者，中焦之道也，此皆肥甘之渴。

夫石药之气悍，适足滋热，与热气相遇，必内伤脾，此药石之渴也。

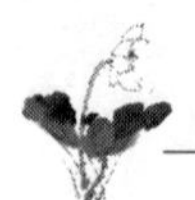

阳明司天，四之气，嗌干引饮，此心火为寒水所郁故然焉；少阳司天，三之气，炎暑至，民病渴；太阳司天，甚则渴而欲饮，水行凌火，火气郁故然。少阴之复，渴而欲饮；少阳之复，嗌络焦槁，渴引水浆，色变黄赤。又伤寒五日，少阴受之，故口燥舌干而渴。肾热病者，苦渴数饮。此皆燥热之渴也。

故膏粱之人，多肥甘之渴、石药之渴；藜藿奔走之人，多燥热之渴。二者虽殊，其实一也。故火在上者，善渴；火在中者，消谷善饥；火在上中者，善渴多饮而数溲；火在中下者，不渴而溲白液；火遍上中下者，饮多而数溲。此其别也。

后人断消渴为肾虚，水不胜火则是也。其药则非也，何哉？以八味丸治渴，水未能生而火反助也。此等本不知书，妄引王太仆之注：益火之源，以消阴翳；壮水之主，以制阳光。但益心之阳，寒热通行；强肾之阴，热之犹可。岂知王太仆之意，以寒热而行之也。肾本恶燥，又益之以火可乎？

今代刘河间自制神芎丸，以黄芩味苦入心，牵牛、大黄驱火气而下，以滑石引入肾经。此方以牵牛、滑石为君，以大黄、黄芩为臣，以芎、连、薄荷为使，将离入坎，真得《黄庭》之秘旨也。而又以人参白术汤、消痞丸、大人参散、碧玉鸡苏散，数法以调之，故治消渴，最为得体。

昔有消渴者，日饮数升，先生以生姜自然汁一盆，置之密室中，具罂杓于其间，使其人入室，从而锁其门，病人渴甚，不得已而饮汁尽，渴减。《内经》辛以润之之旨。《内经》治渴，以兰除其陈气，亦辛平之剂也。先生之汤剂，虽用此一味，亦必有旁药助之。初虞世曰：凡渴疾，未发疮疡，便用大黄寒药利其势，使大困大虚自胜；如发疮疡，脓血流漓而飧，此真俗言也。故巴郡太守奏三黄丸能治消渴。余尝以治数年不愈者，减去朴硝，加黄连一升，大作剂，以长流千里水煎五七沸，放冷，日呷之数百次，以桂苓甘露散、白虎汤、生藕节汁、淡竹沥、生地黄汁相间服之，大作剂料，以代饮水，不日而痊。

故消渴一证，调之而不下，则小润小濡，固不能杀炎上之势；下之而不调，亦旋饮旋消，终不能沃膈膜之干；下之调之，而不减滋味，不戒嗜欲，不节喜怒，病已而复作。能从此三者，消渴亦不足忧矣。

况《灵枢》又说：心脉滑为善渴。《经》又曰：滑者阳气胜。又言：五脏脉，心脉微小为消瘅。又言：五脏脆为消瘅。又言：消瘅之人，薄皮肤而目坚固以深，长冲直扬，其心刚，刚者多怒，怒则气逆上，胸中蓄积，血气逆留，臗皮充肌，血脉不行，转而为热，热则消肌肤，故为消瘅。又言：五脏皆柔弱者，善病消瘅。夫柔弱者，必有刚强，刚强者多怒，柔弱者易伤也。

余以是遂悟，气逆之人非徒病消渴。若寒薄其外，亦为痈肿、少气、狂、膈中、肺消、涌水者；热客其脏，则亦为惊、衄、膈消、柔痓、虚肠澼；若客其腑，则为癃、溺血、口糜、伏瘕为沉、食㑊、辛頞、鼻渊、衄、衊、瞑目。盖此二十一证，皆在《气厥论》中。《经》曰：诸逆冲上，皆属于火。一言可了，善读书者，以是求之。

二十二、《治病百法·消渴》金·邵氏刊本(邵柏崖)

夫三消渴，《内经》曰：三消渴者，肺消、膈消、风消也。上以缫丝煮茧汤，澄清顿服之则愈，或取生藕汁顿服之亦愈。

二十三、《活法机要·消渴证》金·张洁古

消渴之疾，三焦受病也，有上消、有消中、有消肾。上消者肺也，多饮水而少食，大便如常，小便清利，知其燥在上焦也，治宜流湿以润其燥。消中者胃也，渴而饮食多，小便赤黄，热能消谷，知其热在中焦也，宜下之。消肾者，初发为膏淋，谓淋下如膏油之状，至病成而面目黧黑，形瘦而耳焦，小便浊而有脂液，治法宜养血以肃清，分其清浊而自愈也。

二十四、《东垣十书》金·李杲　原撰　元·罗天益　编

（一）消渴论

《阴阳别论》云：二阳结谓之消。《脉要精微论》云：瘅成为消中。夫二阳者，阳明也。手阳明大肠主津，病消则目黄口干，是津不足也。足阳明胃主血，热则消谷善饥，血中伏火，乃血不足也。结者，津液不足，结而不润，皆燥热为病也。此因数食甘美而多肥，故其气上溢，转为消渴。治之以兰，除陈气也。不可服膏粱芳草石药，其气剽悍，能助燥热也。越人云：邪在六腑，则阳脉不和；阳脉不和，则气留之；气留之，则阳脉盛矣；阳脉大盛，则阴气不得营也，故皮肤肌肉消削是也。《经》云：凡治消瘅、仆击、偏枯、痿厥、气满发逆，肥贵人则膏粱之疾也。岐伯曰：脉实病久可治，脉弦小病久不可治。后分为三消。高消者，舌上赤裂，大渴引饮，《逆调论》云心移热于肺，传于膈消者是也，以白虎加人参汤治之；中消者，善食而瘦，自汗，大便硬，小便数，叔和云口干饶饮水、多食肌虚，瘅成消中者是也，以调胃承气、三黄丸治之；下消者，烦躁引饮，耳轮焦干，小便如膏，叔和云焦烦水易亏，此肾消也，以六味地黄丸治之。

《总录》所谓末传能食者，必发脑疽、背疮；不能食者，必传中满、鼓胀，皆谓不治之证。洁古老人分而治之，能食而渴者，白虎加人参汤；不能食而渴者，钱氏方白术散倍加葛根治之。上中既平，不复传下消矣。前人用药，决有旨哉！或曰末传疮疽者，何也？此火邪胜也，其疮痛甚而不溃，或赤水者是也。《经》云：有形而不痛，阳之类也，急攻其阳，无攻其阴，治在下焦，元气得强者生，失强者死。末传中满者，何也？以寒治热，虽方士不能废其绳墨而更其道也。然脏腑有远近，心肺位近，宜制小其服，肾肝位远，宜制大其服，皆适其至所为故。如过于不及，皆诛伐无过之地也。如高消、中消，制之太急速，过病所，久而成中满之

病，正谓上热未除，中寒复生者也。非药之罪，失其缓急之制也。处方之制，宜加意焉。

（二）辨内外伤

外感风寒之邪，三日已外，谷消水去，邪气传里，始有渴也。内伤饮食失节，劳役久病者必不渴，是邪气在血脉中有余故也。初劳役形质，饮食失节，伤之重者必有渴，以其心火炽上，克于肺金，故渴也。又当以此辨之，虽渴欲饮冷水者，当徐徐少与之，不可纵意而饮，恐水多峻下，则胃气愈弱，轻则为胀，重则传变诸疾，必反复闷乱，百脉不安，夜加增剧，不得安卧，不可不预度也。

（三）治法

发热恶热而渴，但目赤者，病脏也。手太阴肺不足，不能管领阳气也。宜以枸杞、生地黄、熟地黄之类主之。

脉洪大，甚则呕血，先有形也。

上焦渴，小便自利，白虎汤。

中焦渴，大小便不利，调胃承气汤。

下焦渴，小便赤涩，大便不利，大承气汤。

有六经发渴，各随经药治之。

表热恶热而渴者，白虎汤。

二十五、《卫生宝鉴》元·罗天益

（一）辨六经渴

太阳渴，脉浮无汗者，五苓、滑石之类。阳明渴，脉长有汗者，白虎、凉膈之类。少阳渴，脉弦而呕者，小柴胡加栝蒌根也。太阴渴，脉细，不欲饮水，纵饮唯思汤不思水，四君子、理中汤之类。少阴渴，脉沉自利者，猪苓汤、三黄汤之类。厥阴渴，脉微引饮者，当少少与之滑石。

滑石治渴，本为窍不利而用之，以其燥而能亡津液也。天令湿气太过当用之，若无湿而用之，是为犯禁。假令小便不利，或渴或不渴，知内有湿热也。小便自利而渴，知内有燥也。湿宜渗泄之，燥宜润之，则可矣。杂证有汗而渴者，以辛润之；无汗而渴者，以苦坚之。

伤寒食少而渴者，当以和胃药止之。不可用凉药，恐损胃气，愈不能食。白术、茯苓是也。太阳无汗而渴者，不宜白虎。汗后脉洪大而渴者，方可与之矣。阳明有汗而渴者，不宜五苓。若小便不利，汗少脉浮而渴者，宜与之。

若人病心肺热而不渴者，知不在太阴少阴之本，只在标也。在标则不渴矣，若渴者是在本也。

（二）主胜客则逆

古廉韩子玉父，年逾六旬有三，病消渴，至冬添燥热，须裸袒，以冰水喷胸腋乃快，日食肉面数回，顷时即饥，如此月余，命予治疗。诊得脉沉细而疾．予以死决之。子玉及弟泣跪予前曰：病固危笃，君尽心救治，则死而无悔。予答曰：夫消之为病，其名不一，曰食㑊、曰消中、曰宣疾，此膏粱之所致也。阳明化燥火，津液不能停，自汗小便数，故饮一溲二，胃热则消谷，善饥能食而瘦。王叔和云：多食亦肌虚，是也。此病仲景所谓春夏剧，秋冬瘥，时制故也。令尊今当差时反剧，乃肾水干涸，不能制其心火，而独旺于不胜之时，《经》曰：当所胜之时而不能制，名曰真强，乃孤阳绝阴者也。且人之身为主，天令为客，此天令大寒，尚不能制其热，何药能及。《经》曰：主胜逆，客胜从，正以此也。设从君治疗，徒劳而已，固辞而归。遂易医与灸，不数日卒。其后子玉感予之诚，相好愈厚。

二十六、《丹溪心法·消渴证治》元·朱震亨

消渴，养肺、降火、生血为主，分上中下治。三消皆禁用半夏，血虚亦忌用。口干咽痛，肠燥大便难者，亦不宜用。汗多者不可用，不得已，必用姜监制。消渴若泄泻，先用白术、白芍药炒

为末调服，后却服前药即诸汁膏。又天花粉乃消渴神药也。内伤病退后，燥渴不解，此热在肺经，可用参、芩、甘草少许，生姜汁调，冷服；或以茶匙挑姜汁与之，虚者可用人参汤。上消者，肺也，多饮水而少食，大小便如常。中消者，胃也，多饮水而小便赤黄。下消者，肾也，小便浊淋如膏之状，面黑而瘦。

水包天地，前辈尝有是说矣。然则中天地而为人，水亦可以包润五脏乎？曰天一生水，肾实主之。膀胱为津液之腑，所以宣行肾水，上润于肺。故识者以肺为津液之脏，自上而下，三焦脏腑，皆囿乎天一真水之中。《素问》以水之本在肾、末在肺者，此也。真水不竭，安有所谓渴哉？人惟淫欲恣情，酒面无节，酷嗜炙煿糟藏咸酸酢醢甘肥腥膻之属，复以丹砂玉石济其私，于是炎火上熏，脏腑生热，燥热炽盛，津液干焦，渴饮水浆而不能自禁。

其热气上腾，心虚受之，心火散漫，不能收敛，胸中烦躁，舌赤唇红，此渴引饮常多，小便数而少，病属上焦，谓之消渴。热蓄于中，脾虚受之，伏阳蒸胃，消谷善饥，饮食倍常，不生肌肉，此渴亦不甚烦，但欲饮冷，小便数而甜，病属中焦，谓之消中。热伏于下，肾虚受之，腿膝枯细，骨节酸疼，精走髓空，引水自救，此渴水饮不多，随即溺下，小便多而浊，病属下焦，谓之消肾。又若强中消渴，其毙可立待也。

治法总要，当以白术散养脾，自生津液；兼用好粳米煮粥，以膂肉碎切煮服以养肾，则水有所司；又用净黄连湿锉，入雄猪肚中密扎，于斗米上蒸烂，添些蒸饭，臼中杵粘，丸如桐子。服一百丸，食后米饮下，可以清心止渴。

二十七、《澹寮方·消渴》元·释继洪

夫渴证非一端，世以消渴、消中、消肾为最重，三因方议论之颇详。然而伤寒、瘴疾作大渴，亦未尝不重也。况痈疽科谓有先渴而后疮者，先疮而后渴者，或有二证俱发，其危尤甚焉。愚且

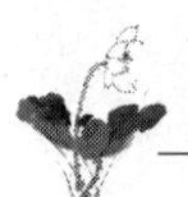

尝亲见有不幸而遭此者，故每疗渴为之防疮，疗疮为之防渴，不过用八味丸、忍冬丸之类。乃若三消之病源，《本事方》摘《千金》之说尽之矣，录于下方，学者详味之。

消渴有三种：一者渴而饮水多，小便数，脂似麸片甜者，消渴病也；二者吃食多，不甚渴，小便少，似有油而数者，消中病也；三者渴饮水不能多，腿肿，脚先瘦小，阴痿茎弱，小便数，此肾消病也，特忌房劳。《千金》云：消渴所慎者有三：一饮酒、二房室、三咸食及面，能慎此，虽不服药亦可。消渴之人，愈与未愈，常须虑患大痈，多于骨节间忽发痈疽而卒。亲见友人邵任道患渴数年，果以痈疽而死。唐祠部李郎中论消渴者，肾虚所致，每发则小便甜，医者多不知其疾，故古今亦阙而不言。《洪范》言稼穑作甘，以物理推之，淋饧醋酒作脯法，须臾即皆能甜也。是以人食之后，滋味皆甜，流在膀胱，若腰肾气盛，是为真火蒸脾胃，变化饮食，分流水谷，从二阴出，精气入骨髓，合荣卫，行血脉，荣养一身，其次以为脂膏，其次以为血肉也，其余则为小便，故小便色黄，血之余也。臊气者，五脏之气，咸润者，则下味也。腰肾既虚冷，则不能蒸于谷气，则尽下为小便者也，故甘味不变，其色清冷，则肤枯槁也，犹如乳母谷气上泄，皆为乳汁。消渴病者，下泄为小便，皆精气不实于内，则小便数而瘦弱也。又肺为五脏华盖，若下有暖气蒸则肺润，若下冷极，阳气不能升，故肺干则渴。《易》于否卦，乾上坤下，阳无阴而不降，阴无阳而不升，上下不交，故成否也。譬如釜中有水，以火暖之，其釜若以板覆之，暖气上腾，故板能润也。若不以火力，水气则不能上，此板则终不得润也。火力者，则是腰肾强盛也，常须暖补肾气，饮食得火力，则润上而易消，亦免干渴也。是故张仲景云：宜服此肾气八味丸。此疾与脚气，虽同为肾虚所致，其脚气始发于二、三月，盛于五、六月，衰于七、八月；凡消渴，始发于七、八月，盛于十一、十二月，衰于二月、三月，其故何也？夫脚气，壅疾也；消渴，宣疾也。春夏阳气上，故壅疾发则宣疾愈；秋冬阳气下，故宣疾发则壅疾愈

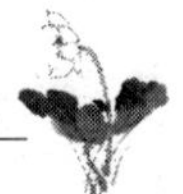

也。审此二者，疾可理也。犹如善为政者，宽以济猛，猛以济宽，随事制度尔。仲景云：足太阳者，膀胱之经也。膀胱者，肾之腑，小便数，此为气盛，气盛则消谷，大便硬，气衰则为消渴也。男子消渴，饮一斗，小便亦得一斗，宜八味肾气丸。《本事方》

眉山有揭颖臣者，长七尺，健饮啖，倜傥人也。忽得消渴疾，日饮水数斗，食倍常而数溺，消渴药服之逾年，疾日甚，自度必死，治棺衾，属其子于人。蜀有良医张肱隐之子，为之诊脉，笑曰：君几误死矣！取麝香当门子以酒濡之，作十许丸，取枳枸子为汤，饮之遂愈。问其故，张曰：消渴、消中，皆脾衰而肾败，土不能胜水，肾液不上溯，乃成此疾。今诊颖臣脾脉极巨，脉热而肾不衰，当由果实与酒过度，虚热在脾，故饮食兼人而多饮，饮水既多，不得不多溺也，非消渴也。麝香能败酒，瓜果近辄不结，而枳枸亦胜酒，屋外有此木，屋中酿酒不熟，以其木为屋，其下亦不可酿酒，故以二物为药，以去酒果之毒。宋玉云：枳枸来巢，以其实如鸟乳，故能来巢。今俗讹谓之鸡矩子，亦谓之懒汉指头，盖取其似也。嚼之如牛乳，小儿喜啖之。《大全集》

昔有仕宦患消渴，医官谓其不过三十日，弃官而归，半途遇一医人，令急遣人致北梨二担，食尽则差。仕宦如其言，得之才渴即食，未及五六十枚而病止。《医说》。后痈疽门，亦用梨，其说尤详。

二十八、《医方集成·消渴》元·孙允贤

人身之有肾，由树木之有根，根肾受病，先必形体憔悴，虽加以滋养，不能润泽。故患消渴者，皆是肾经受病，由壮盛之时，不自保养，快情恣欲，饮酒无度，食脯炙及丹石等药，遂使肾水枯竭，心火燔炽，三焦猛烈，五脏干燥，由是渴利生焉。医经所载，有消渴、内消、强中三证。消渴者，多渴而利；内消者，由热中所作，小便多于所进饮食，而反不渴，虚极短气；强中者，虚阳强大，

不交而精液自泄。大概消渴之疾，上盛下虚，心脉多浮，肾脉必弱，故《经》云：脉洪大，阴不足，阳有余，则为热中，即消中也。又云：肾实则消而不渴，小便自利，名曰消肾，即内消也。其治宜抑损心火，摄养肾水。消渴之人，津液枯竭，服刚剂过多，防发痈疽之疾，尤忌房事，并饮酒、咸食、实面之物，切不可用金石之药，临证慎之。

二十九、《永类钤方·杂病消渴》元·李仲南　李永贤

坎☵，乾水也，气也，即小而井，大而海也。兑☱，坤水也，形也，即微而露，大而雨也。一阳下陷于二阴为坎，坎以气潜行乎万物之中，为受命之根本，故润万物莫如水。一阴上彻于二阳为兑，兑以形普施于万物之上，为资生之利泽，故说万物者莫说乎泽。明此二水，以悟消渴、消中、消肾三消之义，治之而兼明导引之说。又有水火者焉，三焦为无形之火，内热铄而津液枯，以五行有形之水制之者，兑，泽也，权，可也。吾身自有上池真水，亦气也，亦无形也，天一之所生也。以无形之水，沃无形之火，又常而可久者，是为真水火，升降既济而自不渴矣。忌酒色、热面、咸物、豚鱼、葱蒜、炙煿。

心脉多浮，肾脉多弱。《经》云：阴不足，阳有余，则为热中，即消中。又云：脉实则消而不渴，小便自利。又云：脉软散，当消渴，气实血虚也。脉数大生，虚小死。又云：沉小生，实牢大者死。

消渴：热在上焦，病在标也。心虚烦躁，舌赤唇红，引饮，小便数，心火内胜，留于分肉为痈肿，清心莲子饮、简易天花丸、地黄饮子、蒌连丸、瓜连丸、《集成》朱砂黄连丸、《三因》真珠丸；发痈，黄芪六一汤加黄芪、附子，冷服。

消中：热蓄中焦，病在水谷之海。脾虚阳伏，消谷善饥，食饮倍常，饮冷小便数，色白味甜，脾土虚，肾水溢为胕肿，《仁斋集》

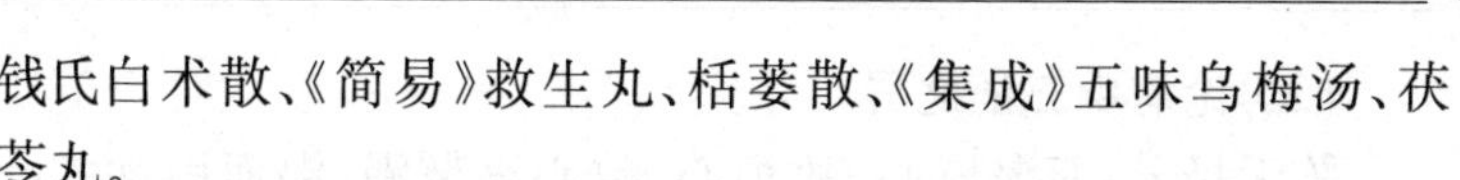

钱氏白术散、《简易》救生丸、栝蒌散、《集成》五味乌梅汤、茯苓丸。

消肾：热伏下焦，病在本也。肾虚精渴，饮水一斗，小便反倍，味甘而不臊，肾水不升，阴强失精，水火不交，熏蒸于肺，金燥水枯，玄菟丹、八味丸、黄芪六一汤下八味安肾丸、《三因》苁蓉丸、鹿茸丸、黄连猪肚丸、济生肾气丸、荠苨丸、《简易》救活丸。

膈消：暑入心，心旺不受邪，移于肺，肺叶焦，真液枯而饮水，五苓散、《三因》六神汤、冷参汤下玉壶丸、玉露丸。

寒暑之交，气壅鼻塞，声重咽干，烦渴，二腑癃闭，《简易》七宝洗心散。

饮食无度，啖热物多，热蓄胃，烦渴，三黄汤、《三因》真珠丸、独连汤、升麻汤加大黄干葛豆豉、《简易》龙脑饮子、枳枸子煎汤，调麝香当门子。

服丹石毒，三黄汤下之。荠苨，甜梗也，葛粉、黑豆主之。

产蓐，血虚所致，四物汤加人参、五味子、黄芪、麦门冬、甘草。

三十、《玉机微义·消渴》明·徐用诚　撰　刘纯　续增

（一）诸经论消渴脉证所因

《内经·阴阳别论》曰：二阳结谓之消。《脉要精微论》曰：瘅成为消中。

按：东垣曰：二阳者阳明也云云。其气剽悍，能助燥热也。

《逆调论》曰：心移热于肺，传为膈消也云云。高消者，舌上赤裂，大渴引饮。

《脉经》云：紧数相搏，则为消渴。脉软散者，当病消渴。

（二）论消渴为三焦受病

《病机》云：消渴之疾，三焦受病也云云。治法宜养血以肃清，分其清浊而自愈也。

(三)论消中三证之异

陈无择云:消渴属心,故烦心,致心火散漫,渴而引饮云云。肾实则消,不渴而小便自利,名曰肾消,亦曰内消。

(四)论三消之疾燥热胜阴

河间曰:三消之疾,本湿寒之阴气极衰,燥热之阳气太甚云云。虽五脏之部分不同,而病之所遇各异,其为燥热亡液一也。

谨按:先生三消之论,始言天地六气五味,以配养人身六位五脏,而究乎万物之源,终引《内经》论渴诸证,以辨乎世方热药之误,比物立象,反复详明,非深达阴阳造化之机者,孰能如是哉!夫治此疾者,补肾水阴寒之虚,而泻心火阳热之实,除肠胃燥热之甚,济身津液之衰,使道路散而不结,津液生而不枯,气血利而不涩,则病日已矣。岂不以滋润之剂,养阴以制燥,滋水而充液哉?何故世论消渴者,多不知其意,谓因下部肾水虚,不能制其上焦心火,使上实热而多烦渴,下虚冷而小便,若更服寒药,则元气转虚,而下部肾水转衰则上焦心火尤难治也。但以暖药,补养元气,若下部肾水得实,而胜退上焦心火,则自然渴止,小便如常而病愈也。吁!若此未明阴阳虚实之道也。夫肾水属阴而本寒,虚则为热;心火属阳而本热,虚则为寒。若肾水阴虚,则心火阳实,是谓阳实阴虚,而上下俱热矣。以彼之言,但见消渴数溲,妄言为下部寒尔,岂知肠胃燥热,怫郁使之然也。且夫寒物属阴,能养水而泻心;热物属阳,能养火而耗水。今肾水既不胜心火,则上下俱热,奈何以热药养肾水,欲令胜心火,岂不谬哉?彼不谓水气实者,必能制火,虚则不能制火,故阳实阴虚,而热燥其液,小便淋而常少;阴实阳虚不能制水,小便利而常多。此又不知消渴小便多者,盖燥热太甚,而三焦肠胃之腠理,怫郁结滞,致密壅塞,而水液不能渗泄浸润于外,以养乎百体,故肠胃之外,燥热太甚,虽多饮水,入于肠胃之内,终不能浸润于外,故渴不止而小便多。水液既不能渗泄浸润于外,则阴燥竭而无以自养,故久而多变于聋盲、疮疡、痤痱之类而危殆,其为燥热伤阴也明矣。

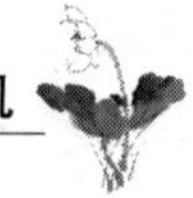

(五)论治消渴大法

东垣曰:膈消者,以白虎加人参汤治之云云。非药之罪,失其缓急之制也,处方之治,宜加意焉。

按:已上所论三消传变,可谓发病机之旨,比与陈氏《三因》论消中复有三证,皆病传所异。大抵末传发疮疽者为传外,发胀满强中为传内,亢极之甚也。但《三因》所出治强中一方,然未见其肯綮,今古存之以备其旨。且传胀满皆不治之证,况强中乎?

三十一、《证治要诀·消渴》明·戴思恭

三消得之气之实、血之虚也,久久不治,气极虚则无能为力矣。有一僧专用黄芪饮加减,其论盖详以益血为主。三消,小便去多。上消消心,心火炎上,大渴而小便多。中消消脾,脾气热燥,饮食倍常,皆消为小便。下消消肾,肾衰不能摄水,故小便虽多而不渴。然小便既多,津液必竭,久而未有不渴者,谓之全不渴,未为的论。诸消不宜用燥烈峻补之剂,惟当滋养。除消脾外,心肾二消宜用黄芪饮吞八味丸或元菟丹或小菟丝子丸。又竹龙散皆可用。又六神饮亦治肾消,惟脾消则加当归去黄芪。三消,小便既多,大便必秘,宜常服四物汤润其大肠,如加人参、木瓜、花粉在内,仍煮四皓粥食之,糯米、折二泔亦可冷进。

三消久而小便不臭,反作甜气,在溺桶中滚涌,其病为重,更有浮在溺面如猪脂,溅在桶边如柏烛泪,此精不禁,真元竭矣。

上消中消,心脾既如此热,小便涩少而反无禁,盖燥热在上,虚冷在下,阴阳不交,所以成消渴。

三消久之,精血既亏,或目无见,或手足偏废如风疾,非风也,此证消肾得之为多。消心之病,往往因欲饮食过多,及食啖辛热。引饮既多,小便亦多,当抑心火,使之下降,自然不渴,宜半夏泻心汤去干姜加栝蒌、干葛如其数,吞猪肚丸或酒连丸,仍佐独味黄连汤,多煎候冷,遇渴恣饮,久而自愈;或用糯米煮稀

粥，然同颖汤、梅花汤二药，于三消有渴者皆可用。若因用心过度，致心火炎上，渴而消者，宜黄芪饮加莲肉、远志各半钱，吞元菟丹；仍以大麦煎汤，间下灵砂丹。

消脾，缘脾经燥热，食物易化，皆为小便，转食转饥。然脾消又自有三：曰消中，曰寒中，曰热中，宜用莲茗饮加生地黄、干葛各半钱，或乌金散，或止用莲茗饮。

若因色欲过度，水火不交，肾水下泄，心火自焚，以致渴者，不宜备用凉心冷剂，宜坚肾水以济心火，当用黄芪饮加茯蓉、五味各半钱，吞八味丸及小菟丝子丸，元菟丹、鹿茸丸、加减安肾丸皆可选用，或灵砂丹。消肾为病，比诸消为重，古方谓之强中，又谓之内消，多因恣意色欲，或饵金石，肾气既衰，石气独在，精水无所养，故常发虚，阳不交精出，小便无度，唇口干焦，黄芪饮吞元菟丹，八味丸、鹿茸丸、加减肾气丸、小菟丝子丸、灵砂丹皆可选用。或未效，黄芪饮加茯蓉、北五味、山茱萸各四分，荠笼丸、茯蓉丸。

三消之外，又有果木渴，因多食果子所致，宜麝香之药。

诸病中有渴，已各见本证。今特举其无病自渴，与病瘥后渴者，参术散、四君子汤、缩脾汤，或七珍散加木瓜一钱，皆可选用。生料五苓散加人参一钱名春泽汤，以五苓散和四君子汤亦名春泽汤，尤是要药，更兼作四皓粥食之。

诸病久损，肾虚而渴，宜八味丸、黄芪饮、四物汤加人参、木瓜各半钱，或七珍饮、大补汤去术加木瓜如数。

诸失血及产妇蓐中渴者，名曰血渴，宜求益血之剂，已于本证中论之。

有无病忽然大渴，少顷又定，只宜蜜汤及缩脾汤之类，淅二泔冷进数口亦可。

酒渴者，干葛调五苓散。

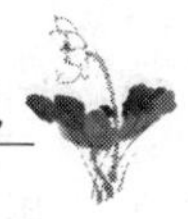

三十二、《医学纲目·消渴》明·楼英

上消者，《经》所谓之膈消。膈消者，渴而多饮是也。中消者，《经》谓之消中。消中者，渴而饮食俱多，或不渴而独饮是也。下消者，《经》谓之肾消。肾消者，饮一溲二，其溲如膏油，即膈消、消中之传变。王注谓：肺脏消铄，气无所持是也。盖肺脏气，肺无病则气能管摄津液，而津液之精微者，收养筋骨血脉，余者为溲。肺病则津液无气管摄，而精微者亦随溲下，故饮一溲二，而溲如膏油也。筋骨血脉，无津液以养之，故其病渐成形瘦焦干也。然肺病本于肾虚，肾虚则心寡于畏，妄行凌肺，而移寒与之，然后肺病消。故仲景治渴而小便反多，用肾气丸补肾救肺，后人因名之肾消及下消也。

或曰：《经》既云肺消死不治，仲景复用肾气丸治之，何也？曰：饮一溲二者，死不治。若饮一未至溲二者，病尚浅，犹或可治。故仲景肾气丸，治饮水一斗、小便亦一斗之证。若小便过于所饮者，亦无及矣。

饮食不节，劳倦所伤，以致脾胃虚弱，乃血所生病，主口中津液不行，故口干咽干，病人自以为渴，医以五苓散治之，反加渴燥，乃重竭津液以致危亡。《经》云：虚则补其母。当于心与小肠中补之。乃脾胃之根蒂也，以甘温之药为之主，以苦寒为之使，以酸为之臣佐。以心苦缓，急食酸以收之；心火旺则肺金受邪，金虚则以酸补之；次以甘温及甘寒之剂，于脾胃中泻心火之亢盛，是治其本也。

三十三、《医学入门·消渴》明·李梴

《经》曰：二阳结谓之消渴。二阳者，手阳明大肠主津液，足阳明胃主血，津血不足，发为消渴。又有燥结者，肺与大肠为表

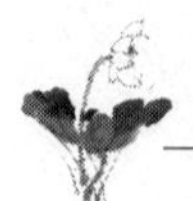

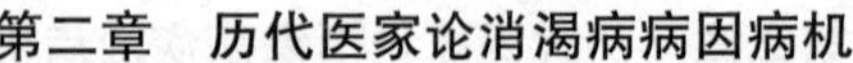

里也。有气分渴者，因外感传里，或服食僭燥，热耗津液，喜饮冷水，当与寒凉渗剂，以清利其热，热去则阴生而渴自止矣。有血分渴者，因内伤劳役，精神耗散，胃气不升，或病后胃虚亡津，或余热在肺，口干作渴，喜饮热汤，当与甘温酸剂，以滋益其阴，阴生则燥除而渴自止矣。

消者，烧也，如火烹烧，物之理也。三消上中既平，不复传下。上轻中重下危。总皆肺被火邪，熏蒸日久，气血凝滞。故能食者，末传痈疽，水自溢也；不能食者，末传胀满，火自炎也。皆危。

热在上焦，心肺烦躁，舌赤唇红，少食引饮，小便数者，四物汤合生脉散加天花粉、地黄汁、藕汁、乳汁，酒客加葛汁。能食者白虎加人参汤，不食者钱氏白术散、清心莲子饮。又膈满者谓之膈消，门冬饮子。火留肉分变为痈肿者，忍冬藤丸、黄芪六一汤、益元散。

热蓄中焦，脾胃消谷善饥，不甚渴，小便赤数，大便鞕者，四物汤加知母、黄蘗、石膏、黄芩、滑石以降火热，甚者调胃承气汤、三黄丸。初病寒中，阴胜阳郁，后变为热中者，升麻葛根汤、泻黄散。湿积毒者，消痞丸。虚者，钱氏白术散。便闭者，当归润燥汤。泄泻者，白术芍药汤。上中二消者，兰香饮子。心火乘脾者，黄连猪肚丸。肝侵气冲，肌热不食，食即吐蛔者，乌梅丸、铁粉丸。有虫耗其津液者，单苦楝汤。水停于下，变为胕肿者，三苓散，或去桂加人参尤妙。

热伏下焦，肾分精竭，引水自救，随即溺下，小便混浊如膏淋然，腿膝枯细，面黑耳焦形瘦者，四物汤加知母、黄柏、五味子、元参、人乳汁，善调水火；或补阴丸、肾气丸，或坎离丸、八味丸去附子加五味子、元菟丹、鹿茸丸、梦授天王补心丹、威喜丸、妙香散、单茧丝汤；或十全大补汤去桂倍地黄加知母、黄蘗。上热下冷者，清心莲子饮。

有五石过度之人，真气既尽，石气独留，阳道兴强，不交精泄

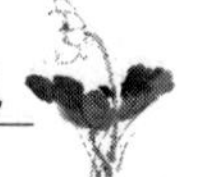

者，谓之强中。小便或如油腻、或赤黄、或泔白，或渴而且利、或渴而不利、或不渴而利，饮食滋味入腹，如汤浇雪，随小便而出，落于沟中，结如白脂，肌肤日瘦者，无治法。

治渴，初宜养肺降心，久则滋肾养脾。盖本在肾，标在肺，肾煖则气上升而肺润，肾冷则气不升而肺焦，故肾气丸为消渴良方也。然心肾皆通乎脾，养脾则津液自生，参苓白术散是也。三消通用单文蛤为末，水调服，回津止渴。单栝蒌根丸，消渴神药。大忌半夏燥剂。

水包天地，人身脏腑亦津液真水所包。然有形者，凡水也，兑也，坤也；无形者，天一所生之水，气也，坎也，乾也。能以无形之水，沃无形之火，是谓既济。杂病，渴多虚热，实热者少。凡渴后忌针灸，令疮口出水而死。

三十四、《医贯·消渴论》明·赵献可

上消者，舌上赤裂，大渴引饮；《逆调论》云：心移热于肺，传为膈消者是也；以白虎汤加人参治之。中消者，善食而瘦，自汗，大便硬，小便数；叔和云：口干饮水，多食肌虚，瘅成消中者是也；以调胃承气汤治之。下消者，烦躁引饮，耳轮焦干，小便如膏；叔和云：焦烦水易亏，此肾消也；六味丸治之。古人治三焦之法，详别如此，余又有一说焉。人之水火得其平，气血得其养，何消之有？其间摄养失宜，水火偏胜，津液枯槁，以致龙雷之火上炎，熬煎既久，肠胃合消，五脏干燥，令人四肢瘦削，精神倦怠。故治消之法，无分上中下，先治肾为急。惟六味、八味及加减八味丸，随证而服，降其心火，滋其肾水，而渴自止矣。白虎与承气，皆非所治也。

《总录》谓：不能食而渴者，末传中满；能食而渴者，必发脑疽背痈。盖不能食者脾之病，脾土浇溉四旁，与胃行其津液者也。脾胃既虚，则不能敷布其津液，故渴。其间纵有能食者，亦是胃

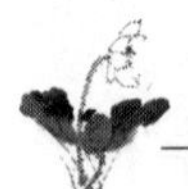

虚引谷自救。若概用寒凉泻火之药，如白虎、承气之类，则内热未除，中寒复生，能不末传鼓胀耶？惟七味白术散、人参生脉散之类，恣意多饮，复以八味地黄丸滋其化源，才是治法。及能食而渴，发疽者，乃肥贵人膏粱之疾也。数食甘美而肥多，故其上气转溢而为消渴。不可服膏粱芳草石药，其气慓悍，能助燥热。《经》曰：治之以兰，除陈气也。亦不用寒凉及发痈疽者，何也？《经》曰：膏粱之变，饶生大疔。此之谓也。其肾消而亦有脑疽背痈者，盖肾主骨，脑者肾之海，背者太阳经寒水所过之地，水涸海竭，阴火上炎，安得不发而为痈疽也？其疮甚而不溃，或赤水者是，甚则或黑或紫，火极似水之象，乃肾水已竭，不治。或峻补其阴，亦可救也。

或曰：人有服地黄汤而渴仍不止者，何也？曰：此方士不能废其绳墨而更其道也。盖心肺位近，宜制小其服；肾肝位远，宜制大其服。如高消中消，可以前丸缓而治之。若下消已极，大渴大燥，须加减八味丸料一升，内肉桂一两，水煎六七碗，恣意冰冷饮之，熟睡而渴病如失矣。处方之制，存乎人之通变耳。

或问曰：下消无水，用六味地黄丸，可以滋少阴之肾水矣，又加附子、肉桂者何？盖因命门火衰，不能蒸腐水谷，水谷之气，不能熏蒸上润乎肺，如釜底无薪，锅盖干燥，故渴。至于肺亦无所禀，不能四布水精，并行五经，其所饮之水，未经火化，直入膀胱，正谓饮一升溺一升，饮一斗溺一斗，试尝其味，甘而不咸可知矣。故用附子、肉桂之辛热，壮其少火，灶底加薪，枯笼蒸溽，槁禾得雨，生意维新，惟明者知之，昧者鲜不以为迂也。昔汉武帝病渴，张仲景为处此方，至圣元关，今犹可想。八味丸诚良方也。疮疽痊后，及将痊口渴甚者，舌黄坚硬者；及未患先渴，或心烦躁渴，小便频数，或白浊阴痿，饮食少思，肌肤消瘦，及腿肿脚瘦，口齿生疮，服之无不效。

一贵人病疽，疾未安而渴作，一日饮水数升，愚遂献加减地黄方。诸医大笑云：此药若能止渴，我辈当不复业医矣。皆用木

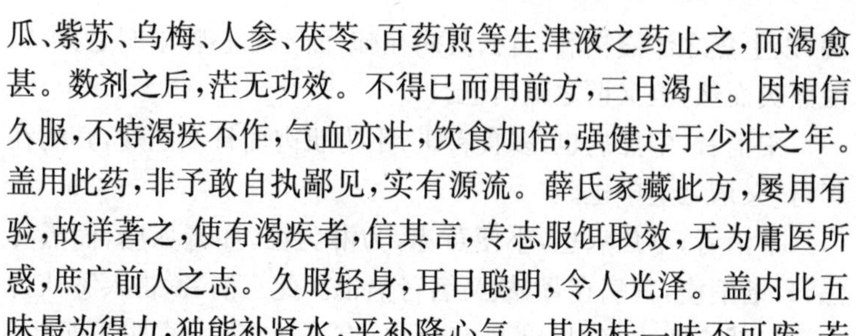

瓜、紫苏、乌梅、人参、茯苓、百药煎等生津液之药止之，而渴愈甚。数剂之后，茫无功效。不得已而用前方，三日渴止。因相信久服，不特渴疾不作，气血亦壮，饮食加倍，强健过于少壮之年。盖用此药，非予敢自执鄙见，实有源流。薛氏家藏此方，屡用有验，故详著之，使有渴疾者，信其言，专志服饵取效，无为庸医所惑，庶广前人之志。久服轻身，耳目聪明，令人光泽。盖内北五味最为得力，独能补肾水，平补降心气。其肉桂一味不可废，若去肉桂，服亦不应。

一男子患此，欲治以前丸，彼谓肉桂性热，乃易黄蘖、知母等药。渴不止，发背疽而殁。夫肉桂，肾经药也。前证乃肾经虚火炎上，无制为患，用桂导引诸药以补之，及引虚火归元，故效。成无已云：桂尤圭也，引导阳气，若执以使。

若夫上消者，谓心移热于肺；中消者，谓内虚胃热。皆认火热为害，故或以白虎，或以承气，卒致不救。总之是下焦命门，火不归元，游于肺则为上消，游于胃即为中消，以八味肾气丸引火归元，使火在釜底，水火既济，气上熏蒸，肺受湿气而渴疾愈矣。

有一等渴欲引饮，但饮水不过一二口即厌，少顷复渴，饮亦不过若此，但不若消渴者饮水无厌也。此是中气虚寒，寒水泛上，逼其浮游之火，于咽喉口舌之间，故上焦一段，欲得水救，若到中焦，以水见水，正其所恶也。治法：如面红烦躁者，理中汤送八味丸。

又有一等渴欲饮水，但饮下少顷即吐出，吐出少顷复求饮，药食毫不能下，此是阴盛格阳，肾经伤寒之证。仲景以白通加人尿、胆汁，热药冷探之法，一服即愈。女人多有此证。

三十五、《景岳全书》明·张介宾

(一)论证

三消之病，三焦受病也。上消者，渴证也，大渴引饮，随饮随渴，以上焦之津液枯涸，古云其病在肺，而不知心脾阳明之火，皆能熏炙而然，故又谓之膈消也。

中消者，中焦病也，多食善饥，不为肌肉而日加削瘦，其病在脾胃，又谓之消中也。

下消者，下焦病也，小便黄赤，为淋为浊，如膏如脂，面黑耳焦，日渐消瘦，其病在肾，故又名肾消也。此三消者，古人悉认为火证。然有实火者，以邪热有余也；有虚火者，以真阴不足也。使治消证而不辨虚实，则未有不误者矣。

消证有阴阳，尤不可不察。如多渴者曰消渴，善饥者曰消谷，小便淋浊如膏者曰肾消。凡此者，多由于火盛则阴虚，是皆阳消之证也。至于阴消之义，则未有知之者。盖消者，消烁也，亦消耗也。凡阴阳血气之属，日见消败者，皆谓之消，故不可尽以火证为言。何以见之？如《气厥论》曰：心移寒于肺为肺消，饮一溲二，死不治。此正以元气之衰，而金寒水冷，故水不化气，而气悉化水，岂非阳虚之阴证乎？又如《邪气脏腑病形篇》言：五脏之脉细小者皆为消瘅。岂以微小之脉而为有余之阳证乎？此《内经》阴消之义，固已显然言之，而但人所未审耳。故凡治三消证者，必当察其脉气病气形气，但见本元亏损，及假火等证，必当速救根本以资化源。若但知为火而专务清理，未有不阴阳俱败者矣。

(二)论治

凡治消之法，最当先辨虚实。若察其脉证，果为实火致耗津液者，但去其火，则津液自生而消渴自止。若由真水不足，则悉属阴虚，无论上中下，急宜治肾，必使阴气渐充，精血渐复，则病必自愈。若但知清火，则阴无以生，而日见消败，益以困矣。

上消善渴，中消善饥。虽曰上消属肺，中消属胃，然总之火在上中二焦者，亦无非胃火上炎而然，但当微为分别以治之。若二焦果由实火，则皆宜白虎汤主之。若渴多饥少，病多在肺者，宜人参白虎汤主之。若水亏于下，火炎于上，有不得不清者，宜

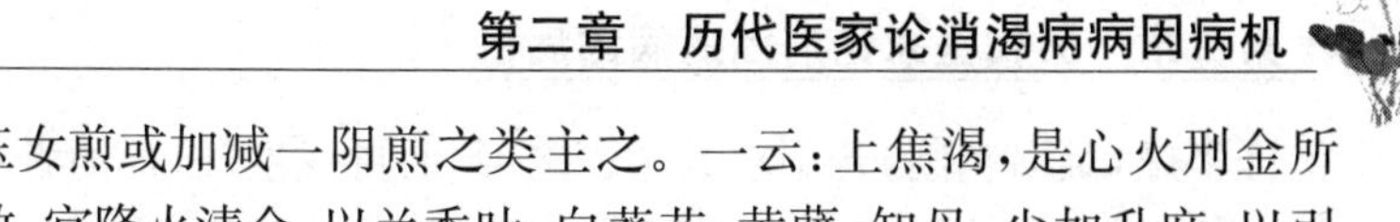

玉女煎或加减一阴煎之类主之。一云：上焦渴，是心火刑金所致，宜降火清金，以兰香叶、白葵花、黄蘖、知母，少加升麻，以引清气上升而渴自止，此说亦可酌用。

中消火证，以善饥而瘦，古法直以调胃承气汤及三黄丸之类主之。然既已善饥，其无停积可知。既无停积，则止宜清火，岂堪攻击？非有干结不通等证，而用此二剂，恐非所宜。若其果属胃火，别无虚证，宜三补丸、玉泉散、白虎汤及抽薪饮之类，皆可择而用也。

下消证，小便淋浊如膏如油，或加烦躁耳焦，此肾水亏竭之证。古法用六味地黄丸之类主之，固其宜矣。然以余观之，则亦当辨其寒热滑涩，分而治之，庶乎尽善。若淋浊如膏，兼热病而有火者，宜补而兼清，以加减一阴煎或补阴丸、大补阴丸，或六味地黄丸加黄蘖、知母之类主之。若下消而兼涩者，宜补宜利，以六味地黄丸之类主之。若下焦淋浊而全无火者，乃气不摄精而然，但宜壮水养气，以左归饮、大补元煎之类主之。若火衰不能化气，气虚不能化液者，犹当以右归饮、右归丸、八味地黄丸之类主之。若下焦无火而兼滑者，当以固肾补阴为主，宜秘元煎、固阴煎及苓术菟丝丸之类主之。

三消证，古人以上焦属肺，中焦属胃，下焦属肾，而多从火治，是固然矣。然以余论之，则三焦之火，多有病本于肾，而无不由乎命门者。夫命门为水火之腑，凡水亏证，固能为消为渴，而火亏证，亦能为消为渴者，何也？盖水不济火则火不归原，故有火游于肺而为上消者，有火游于胃而为中消者，有火烁阴精而为下消者，是皆真阴不足，水亏于下之消证也。

又有阳不化气则水精不布，水不得火则有降无升，所以直入膀胱而饮一溲二，以致泉源不滋，天壤枯涸者，是皆真阳不足，火亏于下之消证也。阴虚之消，治宜壮水，固有言之者矣。阳虚之消，谓宜补火，则人必不信。不知釜底加薪，氤氲彻顶，槁禾得雨，生意归巅，此无他，皆阳气之使然也，亦生杀之微权也。余因

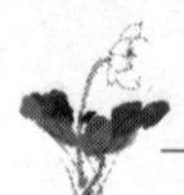

消证多虚，难堪剥削，若不求其斲丧之因，而再伐生气，则消者愈消，无从复矣。故再笔于此，用以告夫明者。

三十六、《医门法律》清·喻昌

（一）消渴论

消渴之患，常始于微而成于著，始于胃而极于肺肾。始如以水沃焦，水入犹能消之；既而以水投石，水去而石自若。至于饮一溲一，饮一溲二，则燥火劫其真阴，操立尽之术，而势成熇熇矣。《内经》有其论无其治，《金匮》有论有治矣。而集书者，采《伤寒论》厥阴经消渴之文凑入，后人不能抉择，斯亦不适于用也。盖伤寒传经，热邪至厥阴而尽，热势入深，故渴而消水，及热解则不渴且不消矣，岂杂证积渐为患之比乎？谨从《内经》拟议言之。《经》谓凡治消瘅、仆击、偏枯、痿厥、气满发逆，肥贵人则膏粱之疾也，此中消所由来也。肥而不贵，食弗给于鲜。贵而不肥，餐弗过于饔。肥而且贵，醇酒厚味，熟为限量哉？久之，食饮酿成内热，津液干涸，求济于水。然水入尚能消之也，愈消愈渴，其膏粱愈无已，而中消之病遂成矣。夫既瘅成为中消，随其或上或下，火热炽盛之区，以次传入矣。上消者，胃以其热，上输于肺，而子受母累。心复以其热，移之于肺，而金受火刑。金者，生水而出高源者也。饮入胃中，游溢精气而上，则肺通调水道而下，今火热入之，高源之水为暴虐所逼，合外饮之水，建瓴而下，饮一溲二，不但不能消外水，且并素蕴水精，竭绝而尽输于下，较大腑之暴注暴泄，尤为甚矣。故死不治也。所谓由心之肺谓之死阴，死阴之属，不过三日而死者，此之谓也。故饮一溲二，第一危候也。至于胃以其热由关门下传于肾，肾或以石药耗其真，女谒竭其精者，阳强用外，阴不内守，而小溲浑浊如膏，饮一溲一，肾消之证成矣。《经》谓石药之性悍，又谓脾风传之肾名曰疝瘕，少腹冤热而痛，出白液，名曰蛊。明指肾消为言。医和有云：女

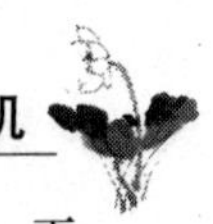

子阳物也，晦淫则生内热惑蛊之疾。此解冤热及蛊义甚明。王太仆谓：消烁肌肉，如蛊之蚀，日渐损削，乃从消字起见，浅矣浅矣。夫惑女色以丧志，精泄无度，以至水液浑浊，反从火化，亦最危候。《经》云：君火之下，阴精承之。故阴精有余，足以上承心火，则其人寿；阴精不足，心火直下肾中，阳精所降，其人夭矣。故肾者胃之关也，关门不开则水无输泄而为肿满，关门不闭则水无底止而为消渴。消渴属肾一证，《金匮》原文未脱，其曰饮一斗溲一斗者，肾气丸主之。于是蒸动精水，上承君火，而止其下入之阳光，此正通天手眼，张子和辄敢诋之。既诋仲景，复谀河间，谓其神芎丸以黄芩味苦入心，牵牛大黄驱火气而下，以滑石引入肾经，将离入坎，真得《黄庭》之秘。颠倒其说，阿私所好，识趣卑陋若此，又何足以入仲景之门哉？何柏斋《消渴论》中，已辨其非。昌观戴人吐下诸案中，从无有治消渴一案者，可见无其事即无其理矣。篇首论火一段，非不有其理也。然以承气治壮火之理施之，消渴又无其事矣。故下消之火，水中之火也，下之则愈燔。中消之火，竭泽之火也，下之则愈伤。上消之火，燎原之火也，水从天降可灭。徒攻肠胃，无益反损。夫地气上为云，然后天气下为雨，是故雨出地气。地气不上，天能雨乎？故亟升地气以慰三农，与亟升肾气以溉三焦，皆事理之必然者耳。不与昔贤一为分辨，后人亦安能行其所明哉？

(二)续论

昌著《消渴论》，聊会《内经》大意，谓始于胃而极于肺肾，定为中上下之三消。其他膈消、食㑊等证，要亦中上之消耳。然未得《金匮》之实据，心恒不慊。越二岁，忽忆《内经》云：有所劳倦，形气衰少，谷气不盛，上焦不行，胃气热，热气熏胸中，故内热。恍然悟胸中受病消息，唯是胃中水谷之气，与胸中天真灌注环周，乃得清明在躬。若有所劳倦，伤其大气宗气，则胸中之气衰少，胃中谷气因而不盛，谷气不盛，胸中所伤之气，愈益难复，而不能以充行，于是谷气留于胃中，胃中郁而为热，热气熏入胸中，

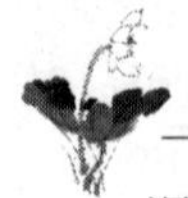

混合其衰少之气，变为内热，胸胃间不觉易其冲和之旧矣，求其不消不渴宁可得乎？透此一关，读《金匮》所不了了者，今始明之。其云：寸口脉浮而迟，浮即为虚，数即为劳，虚则卫气不足，劳则荣气竭；趺阳脉浮而数，浮则为气，数则消谷而大坚，气盛则溲数，溲数则坚，坚数相搏，即为消渴。举寸口以候胸中之气，举趺阳以候胃中之气，显然有脉之可循，显然有证之可察，然且难解其微焉。盖阴在内，为阳之守；阳在外，为阴之固。寸口脉浮，阴不内守，故外卫之阳浮即为虚也；寸口脉迟，阳不外固，故内守之阴迟即为劳也。总因劳伤荣卫，致寸口脉虚而迟也。然营者水谷之精气，卫者水谷之悍气，虚而且迟，水谷之气不上充而内郁，已见膈虚胃热之一斑矣。更参以趺阳脉之浮数，浮则为气，即《内经》热气熏胸中之变文，数则消谷而大坚。昌前论中既如以水投石，水去而石自若，偶合胃中大坚，消谷不消水之象，可见火热本足消水也，水入本足救渴也。胃中坚燥，全不受水之浸润，转从火热之势，急奔膀胱，故溲数。溲去其内愈燥，所以坚数相搏，即为消渴。直引《内经》味过于苦，久从火化，脾气不濡，胃气乃厚之意，为消渴之源，精矣微矣。晋唐以后，代不乏贤，随其聪敏，揣摩《内经》，各自名家，卒皆不入仲景堂奥，其所得于《内经》者浅耳。使深则能随证比类，各出脉证方治，以昭成法，而《金匮》遗编，家传户诵之矣。即如消渴证，相沿谓中消者宜下之，共守一语，更无别商，岂一下可了其局乎？抑陆续徐下之乎？夫胃已大坚，不受膏沐，辄投承气，坚者不受瑕者受之矣，膀胱不受大肠受之矣，岂不乘其药势，传为利下鹜溏中满肿胀之证乎？《总录》谓：末传能食者必发脑疽背疮，不能食者必传中满鼓胀，皆为不治之证。诸家不亟亟于始传中传，反于末传多方疗治，如忍冬、蓝叶、荠苨丸散，及紫苏、葶苈中满分消汤丸，欲何为耶？《金匮》于小溲微觉不利，早用文蛤一味治之，方书从不录用。讵知软坚之品，非劫阴即伤阴，独此一种，平善无过，兼可利水，诚足宝乎！洁古谓：能食而渴者，白虎加人参汤；不能食而渴者，钱

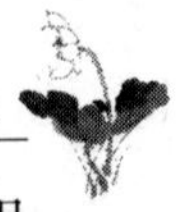

氏白术散加葛根；末传疮疽者，火邪盛也，急攻其阳，无攻其阴；下焦元气，得强者生，失强者死；末传中满者，高消中消制之太过，速过病所，上热未除，中寒复起，非药之罪，用药时失其缓急之制也。洁古老人可谓空谷足音矣。所云无攻其阴，得强者生，失强者死，皆虑泉竭之微言，令人耸然起敬。于是追步后尘，徐商一语曰：三消总为火病，岂待末传疮疽，始为火邪胜耶？然火之在阳在阴，分何脏腑，合何脏腑，宜升宜降，宜折宜伏，各各不同，从其性而治之，使不相扞格，乃为良法。若不治其火，但治其热，火无所归，热宁有止耶？如肾消，阴病用六味丸，阳病用八味丸，此亦一法。若谓下消只此一法，其去中消宜下之说能以寸哉！

《内经·阴阳别论》曰：二阳结谓之消。二阳者，阳明也。手阳明大肠主津，病消则目黄口干，是津不足也。足阳明胃主血，病热则消谷善饥，血中伏火、乃血不足也。结者津血不足，结而不行，皆燥之为病也。

《内经》曰：心移热于肺，传为膈消。张子和谓：膈消犹未及于肺，至心移寒于肺，乃为肺消。如此泥文害意，非能读《内经》者也。岂有心移热于肺，肺传其热于膈，犹未及肺之理？必变经文为心移热于膈，传为肺消，乃不泥乎？要识心肺同居膈上，肺为娇脏，移寒移热，总之易入，但寒邪入而外束，热邪入而外传，均一肺消，而治则有分矣。

刘河间论三消之疾，本湿寒之阴气极衰，燥热之阳气太甚，六气中已遗风火二气矣。且以消渴、消中、消肾，分名三消，岂中下二消，无渴可言耶？及引《经》言有心肺气厥而渴，有肝痹而渴，有痹热而渴，有胃与大肠结热而渴，有脾痹而渴，有肾热而渴，有小肠痹热而渴，愈推愈泛，其不合论消渴，但举渴之一端，为燥热亡液之验，诚不可解。《玉机微义》深取其说，发煖药补肾之误，吾不知煖药果为何药也。世岂有以煖药治消渴之理哉？其意盖在非《金匮》之主肾气丸耳。夫肾气丸蒸动肾水，为治消

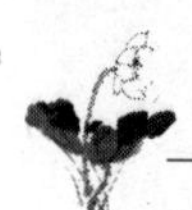

渴之圣药，后世咸知之，而何柏斋复辨之。昌恐后学偶阅子和、宗厚之说，反滋疑眩，故再陈之。

瘅成为消中，胃热极深，胃火极炽，以故能食易饥多渴，诸家咸谓宜用大承气汤下之矣。不知积渐之热，素蕴之火，无取急下，下之亦不去，徒伤肠胃，转增其困耳。故不得已而用大黄，当久蒸以和其性，更不可合枳实、厚朴同用，助其疾趋之势。洁古用本方更其名曰顺利散，隐然取顺利不取攻劫之意。方下云：治中消热在胃而能食，小便赤黄微利，至不欲食为效，不可多利。昌恐微利至不欲食，胃气已不存矣。承气非微利之法而可渎用乎？子和更其方为加减三黄丸，合大黄、芩、连用之，不用枳、朴矣。方下云：治丹石毒及热渴。以意测度，须大实者方用，曾不思消渴证真气为热火所耗，几见有大实之人耶？然则欲除胃中火热，必如之何而后可？昌谓久蒸大黄，与甘草合用则急缓互调，与人参合用则攻补兼施，如充国之屯田金城，坐困先零，庶几可图三年之艾。目前纵有乘机斗捷之著，在所不举，如之何欲取效眉睫耶？昔贤过矣。

（三）律五条

凡治初得消渴病，不急生津补水，降火彻热，用药无当，迁延误人，医之罪也。

凡治中消病成，不急救金水二脏，泉之竭矣，不云自中，医之罪也。

凡治肺消病，而以地黄丸治其血分，肾消病而以白虎汤治其气分，执一不通，病不能除，医之罪也。

凡消渴病少愈，不急回枯泽槁，听其土燥不生，致酿疮疽无救，医之罪也。

凡治消渴病，用寒凉太过，乃至水胜火湮，犹不知反，渐成肿满不救，医之罪也。

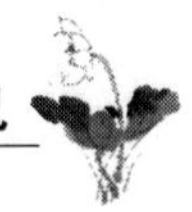

三十七、《石室秘录·消渴证治》清·陈士铎

消渴之证，虽分上中下，而肾虚以致渴，则无不同也。故治消渴之法，以治肾为主，不必问其上中下之消也。吾有一方最奇，名合治汤。熟地三两，山茱萸、麦冬各二两，车前子五钱，元参一两，水煎服，日日饮之，三消自愈。此方补肾而加清火之味，似乎有肾火者宜之，不知消证，非火不成也。我补水而少去火，以分清水湿之气，则火从膀胱而出，而真气仍存，所以消证易平也，又何必加桂附之多事哉！惟久消之后，下身寒冷之甚者，本方加肉桂二钱，亦响应异常。倘不遵吾分两，妄意增减，亦速之死而已，安望其有生哉？

消渴之证，虽有上中下之分，其实皆肾水之不足也。倘用泻火止渴之药，愈消其阴，必至更助其火，有渴甚而死者矣。治法必须补肾中之水，水足而火自消。然而此火，非实火也。实火可以寒消，虚火必须火引。又须补肾中之火，火温于命门，下热而上热自除矣。方名引火升阴汤，元参二两，肉桂、北五味各二钱，山茱萸四钱，熟地、麦冬各一两，巴戟天五钱，水煎服。此方大补肾中之水，兼温命门之火，引火归原而火气自消，正不必止渴而渴自除，不必止消而消自愈也。

大渴之证，必用石膏，往往有一昼夜而用至斤许者。盖热之极，药不得不用之重，此时倘守定不可多与之言，必杀之矣。但此等证，乃万人中一有之，不可执之以治凡有胃火之人也。

大渴之证，用石膏以平胃火，无人不知矣，尚有未知其故者。胃火飞腾奔越，不啻如火之燎原，必得倾盆之雨，始能滂沛而息灭之。原取其一时权宜之计，故可暂时用之，多能取效。必不可久用，久用则败亡也。尚有一方并传，以为临证之鉴。大渴不止，方用石膏数两，知母三钱，糯米一撮，麦冬三两，人参亦数两，与石膏同用，半夏三钱，甘草一钱，竹叶百片，元参二两，水煎服。

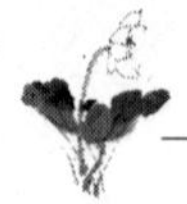

三十八、《拔萃方·消渴证》清·恬素氏

消渴疾，三焦受病，有上消，有中消，有消肾。上消者，上焦受病，又谓之高消，肺也，多饮水而少食，大便如常，或小便清利，知其燥在上焦也，治宜流湿以润燥；消中者，胃也，渴而饮食多，小便赤黄，《经》曰：热能消谷，知其热在中也，治法下至不欲食而愈；消肾者，病在下焦，初发为膏淋，谓淋下如膏油之状，至病成而面色黧黑，形瘦而耳焦，小便浊而有脂液，治法宜养血以肃清，分其浊而愈也。治上焦高消而不欲多食，小便清利，宜小柴胡汤，或小柴胡加白虎汤，或钱氏地骨皮散加芍药、黄耆、石膏、黄芩、桔梗之类是也。

消渴、消中，自古只治燥，只止渴，误矣。殊不知足阳明主血所生病，手阳明主津所生病，此治津不足，治在下焦，急攻其阳，无攻其阴。

（李文瑞）

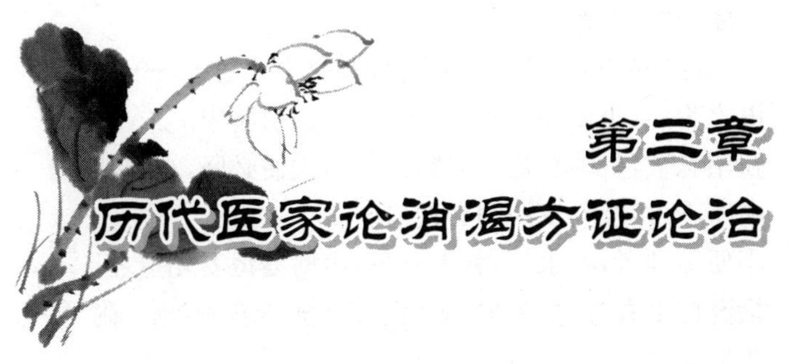

第三章 历代医家论消渴方证论治

一、《金匮要略·消渴小便利淋病脉证并治》汉·张仲景

厥阴之为病，消渴，气上冲心，心中疼热，饥而不欲食，食即吐蛔，下之不肯止。

寸口脉浮而迟，浮即为虚，迟即为劳；虚则卫气不足，劳则荣气竭。趺阳脉浮而数，浮即为气，数即消谷而大坚。气盛则溲数，溲数即坚，坚数相搏，即为消渴。

男子消渴，小便反多，以饮一斗，小便一斗，肾气丸主之。

肾气丸方：干地黄八两　山药四两　山萸肉四两　泽泻三两　牡丹皮三两　茯苓三两　桂枝一两　附子炮，一两

上八味末之，炼蜜和丸梧子大。酒下十五丸，加至二十五丸，日再服。

脉浮，小便不利，微热，消渴者，宜利小便，发汗，五苓散主之。

渴欲饮水，水入则吐者，名曰水逆，五苓散主之。

五苓散方：猪苓三分，去皮　泽泻一两一分　白术三分　茯苓三分　桂枝二分，去皮

上五味为末。白饮和服方寸匕，日三服。多饮暖水，汗出愈。

渴欲饮水不止者，文蛤散主之。

文蛤散方：文蛤五两

上一味，杵为散。以沸汤五合，和服方寸匕。

淋之为病，小便如粟状，小腹弦急，痛引脐中。

趺阳脉数，胃中有热，即消谷引食，大便必坚，小便即数。

淋家不可发汗，发汗则必便血。

小便不利者，有水气，其人若渴，用栝蒌瞿麦丸主之。

栝蒌瞿麦丸方：栝蒌根二两　茯苓三两　薯蓣三两　附子一枚，炮　瞿麦一两

上五味，末之，炼蜜丸梧子大。饮服三丸，日三服。不知，增至七八丸，以小便利，腹中温为知。

小便不利，蒲灰散主之；滑石白鱼散、茯苓戎盐汤并主之。

蒲灰散方：蒲灰七分　滑石三分

上二味，杵为散。饮服方寸匕，日三服。

滑石白鱼散方：滑石　乱发烧　白鱼各二分

上三味，杵为散。饮服方寸匕，日三服。

茯苓戎盐汤方：茯苓半斤　白术二两　戎盐弹丸大，一枚

上三味，先将茯苓、白术煎成，入戎盐，再煎，分温三服。

渴欲饮水，口干舌燥者，白虎加人参汤主之。

白虎加人参汤方：知母六两　石膏一斤，碎，绵裹　炙甘草二两　粳米六合　人参三两

上五味，以水一斗，煮米熟汤成，去滓。温服一升，日三服。

脉浮，发热，渴欲饮水，小便不利者，猪苓汤主之。

猪苓汤方：猪苓去皮　茯苓　阿胶　滑石　泽泻各一两

上五味，以水四升，先煮四味，取二升，去滓，内胶烊消。温服七合，日三服。

二、《肘后方·治消渴小便多太数方》晋·葛洪

治卒消渴小便多方：桑根白皮，新掘，入地三尺者佳，炙令黄

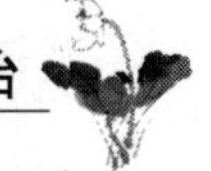

黑色，切，以水煮之，无问多少，但令浓。随意饮之无多少。亦可纳少粟米，勿与盐。

又方：浓煮竹根汁饮之，取差止。

又方：多作竹沥汁，饮之恣口，数日愈。忌面、炙肉。

又方：酒煎黄蘖汁，取性饮之。

又方：捣黄连，绢筛，蜜和。服三十丸，治渴延年。

又方：黄连末三斤；猪肚一枚，洗去脂末。取黄连末内猪肚中蒸之，一石米熟即出之，曝干，捣，丸如梧子。服三十丸，日再服。渐渐加之，以差为度。忌猪肉。

又方：黄连一斤，去毛；生地黄十斤。上二味捣，绞地黄取汁，渍黄连，出曝之燥，复内之，令汁尽，干捣之，下筛，蜜和，丸如梧子。服二十丸，日三服。亦可为散，以酒服方寸匕，日三服。尽更令作，即差止。忌猪肉、芜荑。

又方：黄连末一斤，生地黄汁二升，生栝蒌汁二升，生羊脂三升（牛脂亦得），好蜜四升。上五味捣合，银锅中熬，成煎，可丸如梧子。饮汁送丸，日三服，加之十丸。主面黄，咽中干燥，手足俱黄，短气，脉如连珠，除热，止渴利。若苦冷而渴，差，即令别服温药。忌猪肉、芜荑。

又方：黄连末不限多少，生地黄汁，生栝蒌汁，羊乳（无，即用牛乳及人乳亦得）。上四味，取三般汁乳和黄连末，任多少，众手捻为丸，如梧子大。麦饮服三十丸，渐加至四十丸、五十丸，日三服。主岭南山瘴气，兼风热毒气入肾中，变成寒热，脚弱虚满而渴。轻者三日愈，重者五日愈。若药苦难服，即煮麦饮汁下亦得。

又方：黄连六分，栝蒌六分，汉防己六分，铅丹六分，研。上四味，捣筛为散。每食后取醋一合，水二合，和服方寸匕，日三服。主消渴，肌肤羸瘦，或虚热转筋，不能自止，小便数。服药后，当强饮水，须臾恶水，不复饮矣。

又方：栝蒌根五两，薄切，炙。以水五升，煮取四升。随意饮之，良。

又方：栝蒌根、浮萍等分。上二味捣筛，以人乳汁和为丸如梧子。麦饮服二十丸，日三服。三年病，三日差。

又方：铅丹、胡粉各二分，栝蒌根、甘草各十分，泽泻、石膏、赤石脂、贝母各五分。上八味，冶，下筛。水服方寸匕，日三，壮人一匕半。

又方：栝蒌根一斤，知母六分，茯苓四分，铅丹一分，鸡膍胵中黄皮十四枚。上五味为散。饮服方寸匕，日三。忌酒、生菜、肉。差后去铅丹，以蜜和之，以麦饮，长服勿绝，良。忌醋物。

又方：栝蒌根八分；知母五分；麦门冬六分，去心；土瓜根四分；人参四分；苦参四分。上六味捣筛，以牛胆和为丸如小豆。服二十丸，日三服，麦粥汁下。未知，稍加至三十丸。咽干者加麦冬，舌干加知母，胁下满加人参，小便难加苦参，小便数加土瓜根。随患加之一分。

又方：破故屋瓦，煮之，多饮汁。

治消渴小便数：鹿角一具，炙令焦，捣筛。酒服方寸匕，日三，渐加至一匕半。

又方：贝齿六分　茯苓　栝蒌根各十分　铅丹一分　鸡膍胵中黄皮十四枚

上五味，治下筛，饮服方寸匕，日三。瘥后常服尤佳。禁酒、生菜、肉血，服药六日应。长服不绝，则去铅丹，以蜜丸之，用麦饮下。

治渴小便利复非淋方：小豆藿一把，捣取汁。顿服，日三。

又方：鸡肠草一把，熟捣，酒一升，渍一时，绞去滓，分再服。

又方：栝蒌根方：麦门冬一两　土菰根二两　小麦二两　竹叶一把

水七升，煮取三升半，再服。

又方：黄柏一斤，㕮咀，酒一斗，煮三沸，去滓，恣饮便愈。

大渴，日饮数斗，小便亦数者，栝蒌、汉防己、黄连、铅丹分等

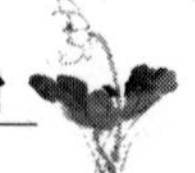

捣末。以苦酒水各一合，和服方寸匕，日三。服讫，当强饮水，须臾，恶之不复饮。

六物丸：又消渴内消，小便热中。

栝蒌六分　麦门冬六分　知母五分　人参　土瓜根　苦参各四分

捣下，以牛胆和为丸。服如小豆二十丸，溺下之，日三，不止，稍加之。咽干，加麦门冬；舌干，加知母；胁下满，加人参；小便难，加苦参；数者，加土瓜根，随病所在，倍一分加之。

又方：石膏半斤，捣碎，以水一斗，煮取五升，稍饮五合。

斗门方治渴疾。用晚蚕砂焙干为末，冷水下二钱，不过数服。

秦运副云：有人消渴，引饮无度，或令食韭苗，其渴遂止。法要日吃三五两，或炒或作羹，无入盐，极效，但吃得十斤即佳，过清明勿吃，入酱无妨。

经验方缩小便。以颗块雄黄一两半，研如粉，干姜半两，切碎，入盐四大钱，同炒令干姜色黄，同为末，干蒸饼，入水为丸，如绿豆大。每服十丸至二十丸，空心，盐汤下。

三、《小品方·疗消渴方》晋·陈延之

枸杞汤：内消之为病，皆热中所作也，小便多于所饮，令人虚极，短气。内消者，食物皆消作小便去，而不渴也。

枸杞枝叶一斤　栝蒌根三两　石膏三两　黄连三两　甘草三两

凡五物切，以水一斗，煮取三升。一服五合，日三。

又方：治小便多，昼夜数十起方。

小豆生藿一把

凡一物，捣绞取汁。顿饮三升便愈，亦治小儿利。

铅丹散：治消渴，止小便兼消中方。

铅丹二分　栝蒌根十分　泽泻五分　石膏五分　赤石脂五分

白石脂五分　胡粉二分　甘草十分

凡八物，治下葕。水服方寸匕，日三。不知稍增，年壮服一匕半。得病一年，服药一日愈，二年二日瘥。甚者夜二服，腹痛者减之。丸服亦佳，一服十丸。伤多令腹痛，勿用酒。

栝蒌丸：治日饮一石许方。

栝蒌根三两　铅丹二两　葛根三两　附子一两

凡四物，治下葕，蜜丸如梧子。饮服十丸，日三。

四、《古今录验方·消渴论及疗之方》隋唐·甄权

消渴方：庸医或令吃栝蒌粉，往往经服之都无一效。又每至椹熟之时，取烂美者水淘去浮者餐之，候心胸间气为度，此亦甚佳。生牛乳暖如人体，渴即细细呷之亦佳。

八味肾气丸：张仲景云：足太阳者，是膀胱之经也。膀胱者，是肾之府也。而小便数，此为气盛。气盛则消谷，大便硬；衰则为消渴也。男子消渴，饮一斗水，小便亦得一斗，宜八味肾气丸主之。消渴人宜常服之。

干地黄八两　薯蓣四两　茯苓三两　山茱萸五两　泽泻四两　牡丹皮三两　附子三两，炮　桂心三两

上药捣筛，蜜和丸，如梧子大。酒下十丸，少少加，以知为度。忌猪肉、冷水、芜荑、胡荽、酢物、生菜。

辑校者谢氏注：八味肾气丸：原方无汤头名，为便于检索据消渴论补之。按《金匮要略·血痹虚劳病脉证并治第六》“虚劳腰痛，少腹拘急，小便不利者，八味肾气丸主之”，时未治消渴，甄权氏根据自己的临床实践，扩大治疗消渴证，谓之神方。实甄氏对医学之一大贡献。十丸，少少加：《金匮要略》作“十五丸，加至二十丸，日再服。”

黄连知母丸：（辑校者谢氏注：黄连知母丸：原方无汤头名，当便于检索，据方义补）先服八味肾气丸讫，后服此药压之方。

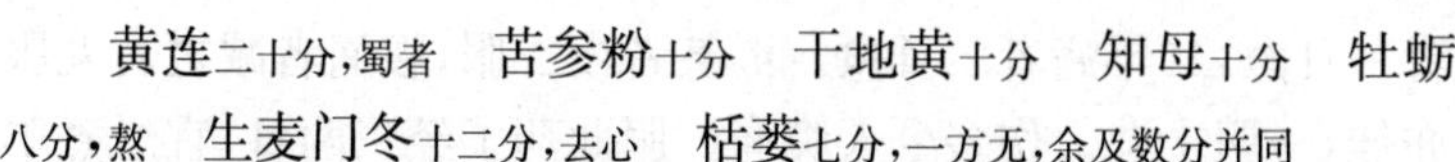

黄连二十分，蜀者　苦参粉十分　干地黄十分　知母十分　牡蛎八分，熬　生麦门冬十二分，去心　栝蒌七分，一方无，余及数分并同

上七味，捣筛，牛乳和为丸，如梧子大，并手作丸，曝干，油袋盛。用浆水或牛乳下，日再服二十丸，一方服十五丸。患重者，渴瘥后更服一年以来。此病特慎獐鹿肉，须慎酒、炙肉、咸物，吃素饼五日一顿，细切精羊肉勿著脂，饱食。吃羊肉须著桑根白皮食。一方云：瘥后须服此丸一载以上，即永绝根源。此病特忌房室、热面及干脯、一切热肉、粳米饭、李子等。若觉热渴，加至二十五丸亦得，定后还依前减。其方神效无比。余并准前方。忌猪肉、芜荑。《外台》卷十一

花苁蓉丸：论消渴病有三：一渴而饮水多，小便数，有脂，似麸片甜者，此是消渴病也；二吃食多，不甚渴，小便少，似有油而数者，此是消中病也；三渴饮水不能多，但腿肿，脚先瘦小，阴痿弱，数小便者，此是肾消病也。特忌房劳。若消渴者，倍黄连；消中者，倍栝蒌；肾消者，加芒硝六分，服前件铅丹丸，得小便咸苦如常，后恐虚备者，并宜服此花苁蓉丸方。

花苁蓉八分　泽泻四分　五味子四分　紫巴戟天四分去心　地骨白皮四分　磁石六分，研，水淘去赤汁，干之，研入　人参六分　赤石脂六分，研入　牡丹皮五分　韭子五分，煮　龙骨五分，研入　甘草五分，炙　干地黄十分　禹余粮三分，研入　桑螵蛸三十枚，炙　栝蒌四分

上十六味，捣筛，蜜和丸，如梧子。以牛乳空腹下二十丸，日再服。忌海藻、菘菜、胡荽、芜荑等物。《外台》卷十一

铅丹丸：主消渴，止小便数，兼消中方（《千金方》卷二十一第一作“铅丹散”，据上方“花苁蓉丸”论及山田业广校注及本方服法说明改）。

铅丹　胡粉各二分　栝蒌根　甘草各十分　泽泻　石膏　赤石脂　白石脂各五分　黄连□分（此分量空白，因《千金方》方中缺此黄连，据“花苁蓉丸”论及山田业广校注补。其分量当根据病人身体素质、症状参考自定）

上九味，治下筛。水服方寸匕，日三。壮人一匕半。一年病

者一日愈，二年病者二日愈。渴甚者夜二服，腹痛者减之。丸服亦佳，一服十丸。伤多令人腹痛。服此药了经三两日，宜烂煮羊肝肚，空腹服之，或作羹亦得，宜汤啖食之，候小便得咸，更即服苁蓉丸，兼煮散将息。《千金方》卷二十一

辑校者谢氏注：《外台》亦引录"铅丹散"，即"铅丹丸"。甄权氏曰："此方用之如神，已用经三十余载矣。"可见甄氏在治"消渴"病方面有其独到的经验。又方后收载文仲云："腹中痛者宜浆水(服)，饮汁下之亦得。"又《备急》云："不宜酒下，用麦汁下之亦得。凡服者，服十丸，日再服，合一剂。救数人得愈。"等前人用药经验。

桑皮煮散方(辑校者谢氏注：原方无汤头名，为便于检索，据方义补)：服前丸渴多者，不问食前后服。

桑根白皮六分　薏苡仁六分　通草四分　紫苏茎叶四分　五味子六分　覆盆子八分　枸杞子八分　干地黄九分　茯苓十二分　菝葜十二分　黄芪二分

上十一味，捣，以马尾罗筛之。分为五贴，每贴用水一升八合，煎取七合，去滓，温服。忌酢物、芜荑。《外台》卷十一

麦冬蒺藜汤(辑校者谢氏注：原方无汤头名，为便于检索，据方义补)：疗肾消，脚瘦细，小便数，赤色似血，虚冷者。又疗小便数多，不足日便一二斗，或如血色秘方。

麦门冬八两，去心　蒺藜子三两　甘草一两，炙　干姜四两，炮　桂心二两　干地黄八两　续断二两

上七味，切，以水一斗，煮取二升五合，分为三服。忌海藻、菘菜、生葱、芜荑。《外台》卷十一

小麦汤：治消渴，日饮六七斗。

小麦一升　栝蒌根切，一升　麦门冬一升

上三物，以水三斗，煮取一斗半，饮之。《医心方》卷十二

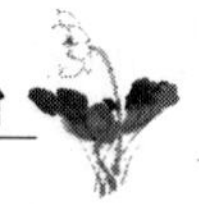

五、《千金方·消渴》唐·孙思邈

凡积久饮酒，未有不成消渴，然则大寒凝海而酒不冻，明其酒性酷热，物无以加，脯炙盐咸，此味酒客耽嗜，不离其口，三觞之后，制不由己，饮啖无度，咀嚼鲊酱，不择酸咸，积年长夜，酣兴不解，遂使三焦猛热，五脏干燥，木石犹且焦枯，在人何能不渴？治之愈否，属在病者。若能如方节慎，旬月可瘳。不自爱惜，死不旋踵。方书医药，实多有效，其如不慎者何？其所慎者有三：一饮酒，二房室，三咸食及面。能慎此者，虽不服药而自可无他；不知此者，纵有金丹，亦不可救，深思慎之。

又曰：消渴之人，愈与未愈，常须思虑有大痈，何者？消渴之人，必于大骨节间发痈疽而卒，所以戒之在大痈也，当预备痈药以防之。

有人病渴利，始发于春，经一夏服栝楼豉汁，得其力，渴渐瘥；然小便犹数甚，昼夜二十余行，常至三四升，极瘥不减二升也，转久便止。渐食肥腻，日就羸瘦，喉咽唇口焦燥，吸吸少气，不得多语，心烦热，两脚酸，食乃兼倍于常，故不为气力者。然此病皆由虚热所为耳。治法：栝楼汁可长将服以除热，牛乳杏酪善于补，此法最有益。

治消渴除肠胃热实方（《外台秘要》卷十一：宜服麦门冬丸，除肠胃热，实兼消渴方——编者注）：麦门冬　茯苓　黄连　石膏　葳蕤各八分　人参　龙胆　黄芩各六分　升麻四分　枳实五分　生姜屑　枸杞子　栝楼根各十分

上十三味为末，蜜丸如梧子大。以茆根、粟米汁服十丸，日二。若渴，则与此饮至足，大麻亦得。饮方如下。

茅根切，一升　粟米三合

上二味，以水六升煮取米熟，用下前药。

又方：栝楼根　生姜各五两　生麦门冬汁　芦根切，各二升　茅

根切，三升

上五味，㕮咀，以水一斗，煮取三升，分三服。

茯神汤：治胃腑实热，引饮常渴，泄热止渴方。

茯神二两　栝楼根　生麦冬各五两　葳蕤　知母各四两　生地黄六两　小麦二升　大枣二十枚　淡竹叶切，三升

上九味，㕮咀，以水三斗，煮小麦、竹叶，取九升，去滓，下药，煮取四升，分四服。服不问早晚，但渴即进。非但只治胃渴，通治渴患热者。

猪肚丸：治消渴方。

猪肚一具，治如食法　黄连　粱米各五两　栝楼根　茯神各四两　知母三两　麦门冬二两

上七味为末，纳猪肚中缝塞，安甑中蒸极烂，乘热入药木臼中捣可丸，若硬与蜜和，丸如梧子大。饮服三十丸，日二，加至五十丸，随渴即服之。

施圆端效方：治三消渴饮水无度。

红粱谷米一两　麦门冬去心　黄连　知母　茯苓各半两　栝楼根二两

上为细末，装在猪肚内蒸熟，出药细切，同捣，丸如桐子大。每服五十丸，米饮下，食后，日进三服。至夜煎益智水吃，以代水液。

又方：栝楼根　麦门冬　铅丹各八分　茯神一作茯苓　甘草各六分

上五味，治下筛。以浆水服方寸匕，日三。

又方：黄耆　茯神　栝楼根　甘草　麦冬各三两　干地黄五两

上六味，㕮咀，以水八升，煮取二升半，去滓。分三服，日进一剂，服十剂佳。

浮萍丸：治消渴方。

干浮萍　栝楼根各等分

上二味为末，以人乳汁和丸如梧子。空腹饮服二十丸，日

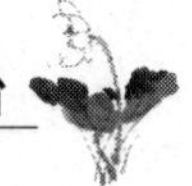

三。三年病者，三日愈。治虚热大佳。

治消渴，日饮水一石者方世医得效方治消渴虚热者大佳：铅丹二两 附子一两 葛根 栝楼根各三两

上四味为末，蜜丸如梧子。饮服十丸，日三。渴则服之。春夏减附子。

黄连丸：治渴方。

黄连 生地黄各一斤

上二味，绞地黄汁浸黄连，出曝燥，复纳汁中，令汁尽干，捣末，蜜丸如梧子。服二十丸，日三。食前后无拘。亦可为散，以酒服方寸匕。

栝楼粉：治大渴秘方。

深掘大栝楼根，厚削皮至白处止，寸切，水浸一日一夜，易水，经五日，取出，烂捣碎研之，以绢袋滤，如出粉法干之。水服方寸匕，日三四。亦可作粉粥乳酪中食之，不限多少，取瘥止。

又方：栝楼粉和鸡子曝干，更捣为末，水服方寸匕，日三。丸服亦得。

又方：水和栝楼散，服方寸匕。亦可蜜丸，如梧子大，服三十丸。

又方：取七家井索近桶口结，烧作灰，井华水服之，不过三服必瘥。

又方：浓煮竹根汁饮之，瘥止。

又方：渍豉汁，任性多少饮之。

夫内消之为病，当由热中所作也。小便多于所饮，令人虚极短气。夫内消者，食物消作小便也，而又不渴。贞观十年，梓州刺史李文博先服白石英久，忽然房道强盛，经月余渐患渴，经数日小便大利，日夜百行以来，百方治之，渐以增剧，四体羸惙，不能起止，精神恍惚，口舌焦干而卒。此病虽稀，甚可畏也。利时脉沉细微弱，服枸杞汤即效；但不能长愈，服铅丹散亦即减，其间将服除热宣补丸。

枸杞汤:治渴而利者方。

枸杞枝叶,一斤　黄连　栝楼根　甘草　石膏各三两

上五味,㕮咀,以水一斗,煮取三升。分五服,日三夜二。剧者多合,渴即饮之。

铅丹散:治消渴,止小便数,兼消中方。

铅丹　胡粉各二分　甘草　栝楼根各十分　白石脂　泽泻　石膏　赤石脂各五分

上八味,治下筛,水服方寸匕,日三,壮人服一匕半。一年病者一日愈,二年病者二日愈。渴甚者夜二服,腹痛者减之,丸服亦佳,每服十丸,伤多令人腹痛。

张文仲云:腹中痛者,宜浆水汁下之。《备急》云:不宜酒下,用麦汁下之亦得。《古今录验方》云:服此药了经三两日,宜烂煮羊肝肚,空腹服之,或作羹亦得,宜汤啖食之,候小便得咸,更即服苁蓉丸,兼煮散将息。《肘后方》云:八物捣下筛,酒服方寸匕,日三,加至一匕半。消病一年,服一日愈,二年二日愈。渴甚者,服勿用酒,一剂下愈,数用良。服令人腹痛者,宜浆及饮水服,亦可以蜜丸,十服,差。

茯神丸方《集验》名宣补丸:治肾消渴,小便不利者。

茯神　黄耆　人参　麦冬　甘草　黄连　知母　栝楼根各三两　菟丝子三合　苁蓉四两　石膏　干地黄各六两

上十二味为末,以牛胆汁三合和蜜为丸,如梧子大。以茆根汤服三十丸,日二服,渐加至五十丸。

酸枣丸:治口干燥内消方。

酸枣一升五合　酢安石榴子干,五合　覆盆子　葛根各三两　栝楼根　茯苓各三两半　麦门冬四两　石蜜四两半　桂心一两六铢　乌梅五十枚

上十味为末,蜜丸。口含化,不限昼夜,以口中有津液为度,尽复取含,无忌。

治消中,日夜尿七八升者方:鹿角炙令焦末,以酒服五分匕,

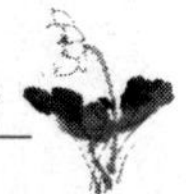

日三，渐加至方寸匕。《经验良方》同

又方：葵根如五升盆大两束，以水五斗，煮取三斗，宿不食，平旦一服三升。

又方：沤麻汁，服一升佳。

强中之病，茎长兴盛，不交精液自出也。消渴之后，即作痈疽，皆由石热。凡如此等，宜服猪肾荠苨汤，制肾中石热也。又宜服白鸭通汤。

白鸭通汤：白鸭通五升，沸汤二斗半淋之，澄清取汁二斗　豉三升　栀子仁二十枚　麻黄八两　冷石二两　甘草五两　石膏三两

上七味，五之味㕮咀，以鸭通汁煮取六升，去滓，内豉三沸，分服五合。

猪肾荠苨汤方：猪肾一具　大豆一升　荠苨　石膏各三两　人参　茯神一本作茯苓　磁石绵裹　知母　葛根　黄芩　甘草　栝楼根各二两

上十二味，㕮咀，以水一斗五升，先煮猪肾、大豆取一斗，去滓，下药，煮取三升。分三服，渴乃饮之。下焦热者，夜辄合一剂，病势渐歇即止。

增损肾沥汤：治肾气不足，消渴，小便多，腰痛方。

羊肾一具　远志　人参　泽泻　桂心　当归　茯苓　龙骨　干地黄　黄芩　甘草　芎䓖各二两　五味子五合　生姜六两　大枣二十枚　麦门冬一升

上十六味，㕮咀，以水一斗五升，先煮羊肾，取一斗二升，次下诸药散，取三升，分三服。

治下焦虚热注脾胃，从脾注肺，好渴利方：竹叶切，三升　甘草三两　栝楼根　生姜各五两　麦门冬　茯苓各四两　大枣三十枚　小麦　地骨皮各一升

上九味，㕮咀，先以水三斗，煮小麦取一斗，去滓澄清，取八升，去上沫，取七升煮药，取三升，分三服。

治渴利虚热，引饮不止，消热止渴方：竹叶切，二升　地骨皮

生地黄切，各一升　栝楼根　石膏各八两　茯神一作茯苓　葳蕤　知母　生姜各四两　生麦门冬一升半　大枣三十枚

上十一味，㕮咀，以水一斗二升，煮取四升，分四服。

地黄丸：治面黄手足黄，咽中干燥，短气，脉如连珠，除热止渴利，补养方。

生地黄汁　生栝楼根汁各二升　生羊脂三升　白蜜四升　黄连一斤，为末

上五味，合煎令可丸，如梧子大。饮服五丸，日二，加至二十丸。若苦冷而渴，渴瘥即宜别服温药。

治渴小便数方：贝母六分，一本作知母　茯苓　栝楼根各四分　铅丹一分　鸡膍胵中黄皮十四枚

上五味，治下筛，饮服方寸匕，日三。瘥后常服尤佳。长服不绝，则去铅丹，以蜜丸之，用麦饮下。

治渴利方：生栝楼根三十斤切，以水一石，煮取一斗半，去滓，以牛脂五合，煎取水尽，以温酒先食，服如鸡子大，日三。

治渴小便利，复非淋者方：榆白皮二斤，切，以水一斗，煮取五升。每服三合，日三。

又方：小豆藿一把，捣取汁，顿服三升。

又方：取蔷薇根，水煎服之佳。

又方：三年重鹊巢，烧末，以饮服之。

又方：桃胶如弹丸大，含之咽津。

又方：蜡如鸡子大，以酢一升煮二沸，适寒温顿服之。

凡人生放恣者众，盛壮之时，不自慎惜，快情纵欲，极意房中，稍至年长，肾气虚竭，百病滋生；又年少惧不能房，多服石散，真气既尽，石气孤立，惟有虚耗，唇口干焦，精液自泄。或小便赤黄，大便干实；或渴而且利，日夜一石；或渴而不利；或不渴而利；所食之物，皆作小便，此皆由房室不节之所致也。

凡平人夏月喜渴者，由心旺也。心旺便汗，汗则肾中虚燥，故渴而小便少也。冬月不汗，故小便多而数也。此为平人之证

也。名为肾渴，但小便利而不饮水者，肾实也。经云：肾实则消。消者，不渴而利是也。所以服石之人于小便利者，石性归肾，肾得石则实，实则能消水浆，故利；利多则不得润养五脏，脏衰则生诸病。张仲景云：热结中焦则为坚，热结下焦则为溺血，亦令人淋闭不通。明知不必悉患小便利，信矣。内有热者则喜渴，除热则止；渴兼虚者，须除热补虚则瘥矣。

治不渴而小便大利，遂至于死者方：牡蛎五两，以患人尿三升，煮取二升，分再服，神验。

治小便不禁，日便一二斗，或如血色方：麦门冬　干地黄各八两　干姜四两　蒺藜子　续断　桂心各三两　甘草一两

上七味，㕮咀，以水一斗，煮取二升五合，分三服。《古今录验方》云：治消肾，脚瘦细，小便数。

九房散：治小便多或不禁方。

菟丝子　黄连　蒲黄各三两　硝石一两　肉苁蓉二两

上五味，治下筛，并鸡膍胵中黄皮三两，同为散。饮服方寸匕，日三，如人行十里，更服之，日三。《千金翼方》有五味子三两，空腹服。

又方：鹿茸二寸　桂心一尺　附子大者三枚　泽泻三两　踯躅　韭子各一升

上六味，治下筛。以浆水服五分匕，日三，加至一钱匕。

黄耆汤：治消中，虚劳少气，小便数方。

黄芪　芍药　生姜　桂心　当归　甘草各二两　大枣三十枚　黄芩　干地黄　麦门冬各一两

上十味，㕮咀，以水一斗，煮取三升。分三服，日三。

棘刺丸：治男子百病，小便过多，失精方。

棘刺　石龙芮　巴戟天各二两　厚朴　麦门冬　菟丝子　萆薢　葳蕤　柏子仁　干地黄　小草　细辛　杜仲　牛膝　苁蓉　石斛　桂心　防葵各一两　乌头三两

上十九味为末，蜜和，更捣五六千杵，丸如梧子大。饮下十

丸，日三，加至三十丸，以知为度。

治消渴，阴脉绝，胃反而吐食者方：茯苓八两　泽泻四两　白术　生姜　桂心各三两　甘草一两

上六味，㕮咀，以水一斗，煮小麦三升，取汁三升，去麦下药，煮取二升半。每服八合，日再。

又方：取屋上瓦三十年者，碎如雀脑三升，东流水二石，煮取二斗，纳药如下方：

生白术　干地黄　生姜各八两　橘皮　人参　甘草　黄耆　远志各三两　桂心　当归　芍药各二两　大枣三十枚

上十二味，㕮咀，纳瓦汁中煮取三升。分四服，或单饮瓦汁亦佳。

治热病后虚热，渴，四肢烦疼方：葛根一斤　人参　甘草各一两　竹叶一把

上四味，㕮咀，以水一斗五升，煮取五升。渴即饮之，日三夜二。

骨填煎：治虚劳渴无不效方。

茯苓　菟丝子　当归　山茱萸　牛膝　五味子　附子　巴戟天　石膏　麦冬各三两　石韦　人参　苁蓉《外台》作远志　桂心各四两　大豆卷一升　天门冬五两

上十六味为末，次取生地黄、栝楼根各十斤，捣绞取汁，于微火上煎减半，便作数分纳药，并下白蜜二斤，牛髓一斤，微火煎令如糜。食如鸡子黄大，日三，亦可饮服之。

茯神散：治虚热，四肢羸乏，渴热不止，消渴补虚方。

茯神　苁蓉　葳蕤各四两　生石斛　黄连各八两　栝楼根　丹参各五两　甘草　五味子　知母　当归　人参各三两　麦蘖三升

上十三味，治下筛，以绢袋盛三方寸匕，水三升，煮取一升。日二服，一煮为一服。

枸杞汤：治虚劳，口中苦渴，骨节烦热，或寒者方。

枸杞根白皮切，五升　麦门冬三升　小麦二升

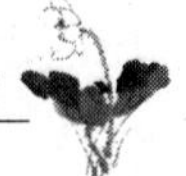

上三味，以水二斗，煮麦熟，药成去滓。每服一升，日再。

巴郡太守奏三黄丸：治男子五劳七伤，消渴，不生肌肉，妇人带下，手足寒热者方。

春三月黄芩四两　大黄三两　黄连四两

夏三月黄芩六两　大黄一两　黄连七两

秋三月黄芩六两　大黄二两　黄连三两

冬三月黄芩三两　大黄五两　黄连二两

上三味，随时加减，和捣，以蜜为丸如大豆。饮服五丸，日三。不知稍加至七丸，取下而已。服一月病愈。久服走逐奔马，常试有验。一本云：夏三月不服。

治热渴头痛壮热，及妇人血气上冲闷不堪者方。

茅根（切）二升，三捣，取汁令尽，渴即饮之。

治岭南山瘴，风热毒气入肾中，变寒热脚弱，虚满而渴方。

黄连不限多少　生栝楼根汁　生地黄汁　羊乳汁

上四味，以三汁和黄连末为丸，如梧子大。空腹饮服三十丸，渐加至四十丸，日三。重病五日瘥，小病三日瘥。无羊乳、牛乳，人乳亦得。若药苦难服，即煮小麦粥饮服之亦得，主虚热。张文仲云：黄连丸一名羊乳丸。

阿胶汤：治虚热小便利而多，或服石散人虚热，多由当风取冷患脚气，喜发动，兼消渴，肾脉细弱方。

阿胶二挺　麻子一升　附子一枚　干姜二两　远志四两

上五味㕮咀，以水七升，煮取二升半，去滓，纳胶令烊，分三服。说云：小便利多白，日夜数十行至一石，五日频服良。

六、《千金月令》唐·孙思邈

主消渴方：施州黄连一大两，节促有毛者　栝楼根一大两，曝干

上捣罗为末，取仓黍米一升，淘泔煮作饭饮，调上件药末方寸匕服之，重者不过两服即差。

又取浮萍草汁服之。《肘后方》与《寿域神方》同。《玉机微义》用紫背浮萍捣汁，每顿服半盏效。

（一至六：李文瑞）

七、《太平圣惠方》宋·王怀隐

（一）治消渴诸方

夫消渴者，为虽渴而不小便是也。由少年服五石诸丸，积经年岁，石势结于肾中，使人下焦虚热，及至年衰，血气减少，不复能制于石，石势独盛，则肾为之燥，故引水而小便少也。其病变者多发痈疽，此由滞于血气，留于经络，不能通行，血气壅涩，故成痈脓也。诊其脉数大者生，细小浮者死；又沉小者生，实大者死。病有口甘者，名之为何？何以得之？此五气之溢也，名曰脾瘅。夫五味入于口，藏于胃，脾之所为行，其气液在脾，令人口甘，此肥美之所发。此人必数食甘美，上溢为消渴也。

麦门冬散方：治消渴，体热烦闷，头痛不能食。

麦门冬二两，去心　茅根二两，锉　栝蒌根二两　芦根一两，锉　石膏二两　甘草一两，炙微赤，锉

上件药，捣粗罗为散。每服四钱，以水一中盏，入小麦一百粒，煎至六分，去滓，不计时候温服。

此方：治消渴不止，心神烦乱，宜服。

铁粉一两，细研　麦门冬二两，去心，焙　牡蛎一两，烧为粉　知母一两　黄连二两，去须　苦参二两，锉　栝蒌根二两　金箔百片，细研　银箔二百片，细研

上件药，捣细罗为散，入铁粉等，同研令匀。每服不计时候，以清粥饮调下一钱。

黄丹散方：治消渴，心神烦闷，头痛。

黄丹三分，炒令紫色　栝蒌根一两　胡粉一两　甘草一两，炙微赤，锉　泽泻半两　石膏一两，细研　赤石脂半两，细研　贝母半两，煨令微黄

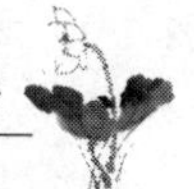

上件药，捣细罗为散，入研了药令匀。不计时候，以清粥饮调服一钱。

此方：治消渴不止，宜服。

黄丹一两，炒令紫色　栝蒌根一两　麦门冬二两，去心，焙　甘草二两，炙微赤，锉　赤茯苓一两

上件药，捣细罗为散，入黄丹研令匀。每服不计时候，以温水调下一钱。

又方：铅霜半两，细研　黄连半两，去须　栝蒌根半两　人参半两，去芦头　黄丹半两，炒令紫色

上件药，捣细罗为散，入研了药令匀。不计时候，以温水调下半钱。

治消渴，心烦躁方：栝蒌根一两　石膏二两　甘草一两，炙微赤，锉　柑子皮一两，汤浸，去白瓤

上件药，捣细罗为散。每服不计时候，煮大麦饮调下一钱。

赤茯苓煎方：治消渴，心神烦乱，唇口焦干，咽喉不利。

赤茯苓五两，为末　白蜜半斤　淡竹沥一小盏　生地黄汁一中盏

上件药，调搅令匀，以慢火煎成膏。每服不计时候，以清粥饮调下一茶匙。

此方：治消渴，吃水渐多，小便涩少，皮肤干燥，心神烦热，宜服。

密陀僧半两，细研　黄连半两，去须　滑石半两，细研　栝蒌根半两

上件药，捣细罗为散，入研了药令匀。不计时候，用清粥饮调下一钱。

黄连散方：治消渴，润肺心。

黄连二两，去须，捣罗为末　生地黄汁三合　生栝蒌汁三合　牛乳三合

上用三味汁相和，每服三合，不计时候，调下黄连末一钱。

又方：白羊肺一具，切，晒干　牡蛎二两，烧为粉　胡燕窠中草烧灰，一两

上件药，捣细罗为散。每于食后，以新汲水调下二钱。

黄连丸方：治消渴久不瘥，体瘦心烦。

黄连半两，去须 黄耆半两，锉 栀子仁一分 苦参半两，锉 人参一分，去芦头 葳蕤一分 知母一分 麦门冬一两，去心，焙 栝蒌根半两 甘草一分，炙微赤，锉 地骨皮一分 赤茯苓一分 生干地黄一分 铁粉半分，研入

上件药，捣罗为末，炼蜜和捣三二百杵，丸如梧桐子大。不计时候，以粥饮下三十丸。

铁粉丸方：治消渴，不问年月深浅，困笃者，宜服此。

铁粉二两，细研 鸡肶胵一两，微炙 栝蒌根三分 土瓜根一两 苦参三分，锉 黄连三分 麦门冬一两，去心，焙 牡蛎三分，烧为粉 桑螵蛸三分，微炒 金箔五十片，细研 银箔五十片，细研

上件药，捣罗为末，入研了药，更研令匀，炼蜜和捣三五百杵，丸如梧桐子大。每服不计时候，以清粥饮下三十丸。

栝蒌根丸方：治消渴，心神虚烦燥闷。

栝蒌根一两 麦门冬一两，去心，焙 甘草三分，炙微赤，锉 黄连三分，去须 赤石脂半两 泽泻半两 石膏一两

上件药，捣罗为末，炼蜜和捣三二百杵，丸如梧桐子大。不计时候，以清粥饮下三十丸。

黄连方：治消渴久不止，心神烦壅，眠卧不安，宜服。

黄连一两，去须 皂荚树鹅一两，微炙 苦参二两，锉 栝蒌根二两 赤茯苓二两 知母二两 白石英一两，细研 金箔五十片，细研 银箔五十片，细研

上件药，捣罗为末，入石英、金银箔相和，研令匀，以炼蜜和捣三五百杵，丸如梧桐子大。每服不计时候，煮小麦汤下三十丸，竹叶汤下亦得。

栝蒌丸：治消渴，四肢烦热，口干心燥，宜服。

栝蒌根二两 麦门冬二两，去心，焙 苦参三分，锉 人参三分，去芦头 知母三分

上件药，捣罗为末，用牛胆汁和丸如小豆大。不计时候，以

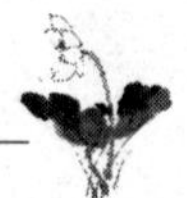

清粥饮下二十丸。

又方：水蛇一条，活者，剥皮，炙黄，捣末　蜗牛不限多少，水浸五日，取涎，入腻粉一分，煎令稠　麝香一分，细研

上件药，用粟米饭和丸，如绿豆大。每服，不计时候，以生姜汤下十丸。

此方：治消渴烦热闷乱，宜服。

苦参三两，锉　黄连一两，去须　麝香一钱，细研

上件药，捣罗为末，入麝香研令匀，炼蜜和丸如梧桐子大。每服不计时候，以清粥饮下二十丸。

此方：治消渴久不瘥，吃食少，心神烦乱，宜服。

黄连一斤，去须　生地黄五斤，烂研，布绞取汁

上捣黄连碎，入地黄汁内浸一宿，曝干，又浸又曝，令地黄汁尽为度，曝干，捣罗为末，炼蜜和捣三五百杵，丸如梧桐子大。不计时候，以清粥饮下二十丸。

治消渴，饮水绝多，身体黄瘦方：栝蒌根　黄连去须　铁粉细研，已上各等分

上件药，捣罗为末，入铁粉研令匀，炼蜜和丸如梧桐子大。不计时候，煎茅根汤下二十丸。

又方：黄连半两，去须　黄丹半两，炒令紫色　豆豉半两，炒干

上件药，捣罗为末，入黄丹研令匀，用软饭和丸，如梧桐子大。每于食后，以温水下十五丸。

又方：密陀僧三分，细研　黄连三分，去须

上件药，捣细罗为散，都研令细。每遇渴时，抄一字于舌上，以水下之。

又方：瓦窑突上黑煤，结干似铁屎者，半斤，捣取末，更以生姜四两同捣，绢袋盛，以水五升浸，取汁。不计时候，冷饮半合。

治消渴，小便不利方：宜多烧竹沥，食后时饮一合。

又方：黄柏半斤，细锉，以水一斗，煮三二十沸，去滓。恣意饮之便愈。

又方：故屋上古瓦两口，净洗，捶碎，以水煮取浓汁，食后，温频服一小盏。

又方：黄连三两，去须

上捣罗为末，炼蜜和丸如梧桐子大。每于食后，以温水下二十丸。

又方：桑根白皮三两，锉

上以水三大盏，煎至二盏，去滓，温温频服一小盏。

此方：治消渴热，或心神烦乱，宜服。

冬瓜一枚，近一头切断，去子，以黄连二两，去须，杵为末，纳瓜中，合定，用绳缚，蒸半日取出，候冷热得所。取瓜中水，不计时候饮一小盏。其冬瓜皮肉晒干，兼理骨蒸劳及黄酒多年者，为散。每于食后，以温水调下二钱，甚效。

又方：生栝蒌根五两，烂研，用水三大盏，浸一宿，绞取汁，每于食后，服一小盏。《肘后方》栝蒌根薄切，炙干五两，水五升，煮取四升，渴即随意饮之。

又方：秋麻子半升，以水三大盏，煎至二盏，去滓，时服一小盏。

又方：罂粟一合，细研，以温水一大盏，调令匀，分三服，食前服之。

又方：地骨皮一两，末

上以半天河水一中盏，井华水一大盏，同煎至一大盏，去滓。食后，分温二服。

又方：黄肥栝蒌一颗，以酒一中盏，洗取瓤，去皮子，煎成膏，入白矾末一两，和丸如梧桐子大。每服不计时候，以粥饮下十丸。

又方：黑铅锉为末，用水银同结如泥。取大豆许大，常含咽津。

又方：黄丹不限多少

上每服，以新汲水调下一钱，兼每日作荞麦仁粥，空腹食一

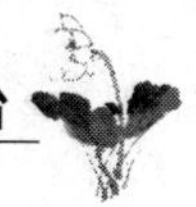

大盏。

又方：蚕蛹一两

上以无灰酒一中盏，水一大盏，同煮取一中盏，澄清，去蚕蛹，服之。

又方：黄瓜根三两 黄连三两，去须

上件药，捣罗为末，炼蜜和丸如梧桐子大。每于食后，以温水下二十丸。

(二)治消中诸方

夫消中病者，由渴少而饮食多是也。此由脾脏积热，故使消谷也。亦有服五石之药，热结于肾内，石性归肾，肾得石则实，实则生热，热则消水，故小便少也。又有脏腑虚冷，小便利多，津液枯竭，则不得润养五脏，而生诸疾。皆由劳伤过度，爱欲恣情，致使脾肾气虚，石势孤盛，则作消中，故渴少食多而小便赤黄也。

荠苨散方：治消中烦热，吃食旋消，四肢羸弱。

荠苨一两 人参一两，去芦头 茯神一两 葛根一两，锉 石膏二两 黄芩一两 栝蒌根一两 知母一两 甘草一两，炙微赤，锉

上件药，捣粗罗为散。每服四钱，以水一中盏，入大豆一百粒，煎至六分，去滓，不计时候温服。

地骨皮散方：治消中，虚羸，烦热口干，眠卧不安。

地骨皮二两 栝蒌根一两 石膏一两 黄连一两，去须 甘草一两，炙微赤，锉

上件药，捣粗罗为散。每服四钱，以水一中盏，煎至六分，去滓，不计时候温服。

黄耆散方：治消中烦闷，热渴不止。

黄耆一两，锉 麦门冬一两，去心 芦根一两，锉 栝蒌根一两 紫苏茎叶一两 生干地黄半两，锉 桑根白皮半两，锉 泽泻半两 甘草一分，炙微赤，锉

上件药，捣筛为散。每服四钱，以水一中盏，入生姜半分，竹叶二七片，煎至六分，去滓，不计时候温服。

牡蛎散方:治消中,心神烦热,肌肉干瘦,小便赤黄,脚膝无力,吃食不成肌肤。

牡蛎三分,烧为粉　朱砂半两,细研　龙齿三分　芦荟三分　黄连一两,去须　铁粉一两,细研　泽泻半两　甘草半两,炙微赤,锉　黄丹一分　栝蒌根一两　鸡膍胵三分,炙令黄色　桑螵蛸半两,微炒　胡粉一分　赤石脂二两

上件药,捣细罗为散,入研了药令匀。每服不计时候,煎大麦仁汤调下一钱。

铅霜散方:治消中久不瘥,令人干瘦少力,心神烦乱,眠卧不安。

铅霜三分,细研　金箔一百片,细研　银箔一百片,细研　麦门冬一两半,去心,焙　黄连半两,去须　子芩半两　犀角屑半两　人参半两,去芦头　鸡膍胵一两半,微炙　知母半两　土瓜根半两　苦参半两,锉

上件药,捣细罗为散,入前三味,同研令匀。每服不计时候,以清粥饮调下一钱。

黄耆丸方:治消中渴不止,小便赤黄,脚膝少力,纵食不生肌肤。

黄耆一两,锉　牡蛎二两,烧为粉　栝蒌根半两　甘草半两,炙微赤,锉　麦门冬一两半,去心,焙　地骨皮半两　白石脂半两　泽泻半两　知母半两　黄连半两,去须　薯蓣半两　熟干地黄半两

上件药,捣罗为末,炼蜜和捣三二百杵,丸如梧桐子大。每服不计时候,以清粥饮下二十丸。

铅霜丸方:治消中,渴饮水不多,心中烦乱,四肢燥热,卧不安席,宜服。

铅霜三分,细研　栝蒌根一两半　甘草半两,炙微赤,锉　石膏三分,细研　知母三分　子芩三分　铁粉半两,细研　黄连半两,去须　朱砂半两,细研

上件药,捣罗为末,入研了药令匀,炼蜜和捣三二百杵,丸如梧桐子大。每于食后,以清粥饮下二十丸。

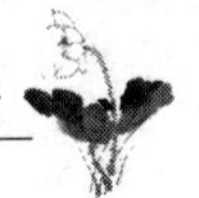

茯神丸方:治消中烦热,小便数。

茯神一两　地骨皮半两　黄耆半两,锉　知母半两　牡蛎一两,烧为粉　栝蒌根三分　黄连三分,去须　麦门冬二两,去心,焙　熟干地黄一两

上件药,捣罗为末,炼蜜和捣三二百杵,丸如梧桐子大。不计时候,以清粥饮下三十丸。

泽泻丸方:治消中渴不止,小便数,烦热,四肢无力。

泽泻一两　麦门冬二两,去心,焙　车前子半两　黄连三分,去须　牡蛎一两,烧为粉　桑螵蛸半两,微炒　鸡膍胵一两,微炒　金箔五十片,研入

上件药,捣罗为末,入研了药令匀,炼蜜和捣三二百杵,丸如梧桐子大。不计时候,以蚕蛹汤下三十丸。

神效方:治消中,渴不止,心神烦热,皮肤干燥,宜服此。

浮萍草三两,干者　土瓜根一两半

上件药,捣细罗为散。每服不计时候,以牛乳汁调下二钱。

(三)治消肾诸方

夫消肾者,是肾脏虚惫,膀胱冷损,脾胃气衰,客邪热毒转炽,纵然食物,不作肌肤,腿胫消细,骨节酸疼,小便滑数,故曰消肾也。凡人处生,放恣者众,盛壮之时,不自慎惜,极意房中,稍至年长,肾气虚竭,百病滋生。又年少惧不能房,多服石散,而取极情,遂至过度,真气既尽,石气孤立,惟有虚耗,唇口干焦,精液自泄,或小便白浊,大便干实,或渴而且利,或渴而不利,或不渴而利,所食之物,皆作小便,肾气消损,故名消肾也。

熟干地黄散方:治消肾,小便滑数,口干心烦,皮肤干燥,腿膝消细,渐至无力。

熟干地黄一两　鸡膍胵一两,微炙　黄耆一两,锉　白茯苓一两　麦门冬三分,去心　龙骨一两半　桑螵蛸三分,微炒　牡蛎粉一两　人参一两,去芦头　牛膝一两,去苗　枸杞子三分

上件药,捣筛为散。每服三钱,以水一中盏,煎至六分,去滓,不计时候温服。

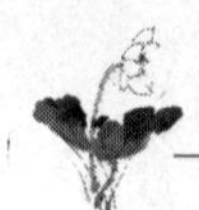

肾沥汤方：治消肾，肾气虚损，发渴，小便数，腰膝痛。

鸡膍胵一两，微炙　远志一两，去心　人参一两，去芦头　黄耆一两，锉　桑螵蛸一两，微炒　泽泻一两　熟干地黄一两　桂心一两　当归一两　龙骨一两　甘草半两，炙微赤，剉　麦门冬二两，去心　五味子半两　磁石三两，捣碎，水淘去赤汁　白茯苓一两　芎䓖二两　玄参半两

上件药，捣筛为散。每服，用羊肾一对，切去脂膜，先以水一大盏半，煮肾至一盏，去水上浮脂及肾，次入药五钱，生姜半分，煎至五分，去滓。空心温服，晚食前再服。

白茯苓丸方：治消肾，因消中之后，胃热入肾，消烁肾脂，令肾枯燥，遂致此疾，即两腿渐细，腰脚无力。

白茯苓一两　覆盆子一两　黄连一两，去须　人参一两，去芦头　栝蒌根一两　熟干地黄一两　鸡膍胵五十枚，微炙　萆薢一两，锉　玄参一两　石斛三分，去根，锉　蛇床子三两

上件药，捣罗为末，炼蜜和捣三五百杵，丸如梧桐子大。每于食前，煎磁石汤下三十丸。

肉苁蓉丸方：治消肾，小便滑数，四肢羸瘦，脚膝乏力。

肉苁蓉一两，酒浸一宿，刮去皱皮，炙干　熟干地黄一两半　麦门冬二两，去心，焙　泽泻半两　五味子半两　桂心半两　巴戟半两　地骨皮三分　当归半两　磁石一两，烧醋淬七遍，捣碎研如粉　黄耆一两，锉　人参一两，去芦头　鸡膍胵一两，微炙　赤石脂半两　韭子半两，微炒　白龙骨半两　甘草半两，炙微赤，锉　禹余粮三分，烧醋淬三遍，研如粉　牡丹半两　桑螵蛸一两半，微炒

上件药，捣罗为末，入研了药令匀，炼蜜和捣三五百杵，丸如梧桐子大。每于食前，以清粥饮下三十丸。

黄耆丸方：治消肾，心神虚烦，小便无度，四肢羸瘦，不思饮食，唇口干燥，脚膝乏力。

黄耆三分，锉　熟干地黄一两　麦门冬二两，去心，焙　鸡膍胵一两，微炙　山茱萸三分　人参三分，去芦头　五味子三分　肉苁蓉一两，酒浸一宿，刮去皱皮，炙干　地骨皮半两　白茯苓半两　玄参半两　牛膝

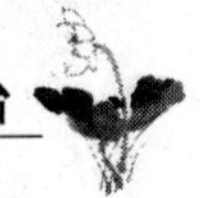

一两，去苗　补骨脂一两，微炒　鹿茸一两，去毛，涂酥炙令黄

上件药，捣罗为末，炼蜜和捣三五百杵，丸如梧桐子大。每于食前，以粥饮下三十丸。

干地黄丸方：治消肾烦渴，小便数多，味如饴糖，脚弱阴萎，唇干眼涩，身体乏力。

熟干地黄二两　五味子半两　黄耆三分，锉　枸杞子三分　肉苁蓉三分，酒浸一宿，刮去皱皮，炙干　麦门冬一两半，去心，焙　薯蓣三分　泽泻半两　远志半两，去心　菟丝子一两，酒浸一宿，曝干，别捣为末　牛膝半两，去苗　玄参半两　桑螵蛸半两，微炒　白石英一两，细研，水飞过　山茱萸半两　桂心半两　人参半两，去芦头　附子半两，炮裂，去皮脐　牡丹三分　甘草三分，炙微赤，锉　白茯苓三分

上件药，捣罗为末，入石英研令匀，炼蜜和捣五七百杵，丸如梧桐子大。每于食前，以温酒下三十丸，粥饮下亦得。

鹿茸丸方：治消肾，气虚羸瘦，四肢无力，小便色白，滑数不禁，不思饮食，心神虚烦。

鹿茸二两，去毛，涂酥炙微黄　人参三分，去芦头　泽泻三分　赤石脂三分　石斛三分，去根，锉　熟干地黄二两　麦门冬一两半，去心，焙　白茯苓三分　萆薢三分，锉　白芍药三分　甘草一分，炙微赤，锉　黄耆三分，锉　桑螵蛸半两，微炒　子芩半两　龙骨三分　桂心半两　牡蛎一两，烧为粉

上件药，捣罗为末，炼蜜和捣五七百杵，丸如梧桐子大。每日空心及晚食前，以清粥饮下二十丸。

此方：治消肾，肾虚，小便滑数，腿膝消细，无力渐瘦，宜服。

黄耆三分，锉　五味子半两　泽泻三分　生干地黄一两　菟丝子一两，酒浸三日，曝干，别捣为末　龙骨三分　肉苁蓉三分，酒浸一宿，刮去皱皮，炙令干　牡丹半两　桑螵蛸半两，微炒　枳壳半两，麸炒微黄，去瓤

上件药，捣罗为末，炼蜜和捣三二百杵，丸如梧桐子大。每于食前，以温酒下三十丸。

栝蒌根丸方：治消肾，小便数。

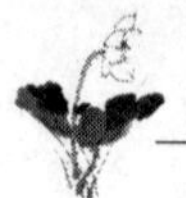

栝蒌根一两 甘草半两，炙微赤，锉 黄连一两，去须 泽泻一两 赤石脂半两 熟干地黄一两 石膏半两，细研 黄耆三分，锉 黄丹三分 桑螵蛸二七枚，微炒 子芩一两 龙骨三分 牡蛎一两，烧为粉 菟丝子一两，酒浸三日，曝干，别杵为末

上件药，捣罗为末，入研了药令匀，炼蜜和捣五七百杵，丸如梧桐子大。每服不计时候，以清粥饮下三十丸。

牡蛎丸方：治消肾，小便滑数，虚极羸瘦。

牡蛎一两，烧为粉 鹿茸二两，去毛，涂酥炙令微黄 黄耆一两半，锉 土瓜根一两 人参一两，去芦头 桂心半两 白茯苓一两半 熟干地黄一两 龙骨一两 甘草半两，炙微赤，锉

上件药，捣罗为末，炼蜜和捣三二百杵，丸如梧桐子大。每日空心及晚食前，以清粥饮下三十丸。

枸杞子丸方：治消肾，久渴不瘥，困乏，小便滑数，心神虚烦。

枸杞子一两 白茯苓一两 黄耆一两，锉 鸡膍胵一两半，微炙 栝蒌根三分 泽泻半两 牡丹半两 山茱萸半两 麦门冬一两半，去心，焙 牡蛎一两，烧为粉 桑螵蛸三分，微炒 车前子三分

上件药，捣罗为末，炼蜜和捣三二百杵，丸如梧桐子大。每于食前，以粥饮下三十丸。

薯蓣丸方：治消肾，小便滑数，四肢少力，羸瘦困乏，全不思食。

薯蓣一两 鸡膍胵一两，微炙 牡丹半两 黄耆半两，锉 栝蒌根半两 白龙骨半两 白茯苓半两 山茱萸半两 麦门冬二两，去心，焙 熟干地黄一两 桂心半两 泽泻半两 附子半两，炮裂，去皮脐 枸杞子半两

上件药，捣罗为末，炼蜜和捣三五百杵，丸如梧桐子大。每于食前，以清粥饮下三十丸。

治消肾，下元虚损，发渴不止方：牛膝一斤，去苗 生地黄汁五升

上件药，将牛膝夜间入地黄汁中，浸至晓，即将出曝干，逐日

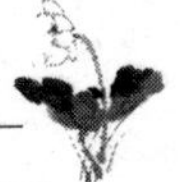

如此，候汁尽为度，如天阴，即焙干，捣罗为末，炼蜜和捣三五百杵，丸如梧桐子大。每日空心，以粥饮下三十丸，晚食前再服。

(四)治消肾小便白浊诸方

夫消肾，小便白浊如脂者，此由劳伤于肾，肾气虚冷故也。肾主水，而开窍在阴，阴为小便之道，脬冷肾损，故小便白而如脂，或如麸片也。

黄耆散方：治消肾，心神烦闷，小便白浊。

黄耆一两，锉　麦门冬一两，去心　茯神一两　龙骨一两　栝蒌根一两　熟干地黄一两　泽泻一两　白石脂一两　桑螵蛸一两，微炒　甘草三分，炙微赤，锉

上件药，捣筛为散。每服四钱，以水一中盏，入生姜半分，枣三枚，煎至六分，去滓，每于食前温服。

菟丝子散方：治消肾，小便多白浊，或不禁。

菟丝子一两，酒浸三日，曝干，别捣为末　蒲黄一两半，微炒　磁石半两，烧醋淬七遍，细研，水飞过　黄连一两，去须　肉苁蓉一两，酒浸一宿，刮去皱皮，炙干　五味子一两　鸡膍胵中黄皮一两半，微炙

上件药，捣细罗为散，入研了药令匀。每于食前，以清粥饮调下二钱。

铁粉丸方：治消肾，心肺热极，羸瘦乏力，口干心烦，小便如脂。

铁粉一两，细研　生干地黄三两　鸡膍胵二两，微炙　牡蛎二两，烧为粉　黄连一两，去须

上件药，捣罗为末，入研了药令匀，炼蜜和捣三二百杵，丸如梧桐子大。不计时候，以粥饮下三十丸。

鹿茸丸方：治消肾，小便滑数白浊，将欲沉困，宜服。

鹿茸一两半，去毛，涂酥炙微黄　黄芩三分　人参三分，去芦头　土瓜根三分　肉苁蓉一两半，酒浸一宿，刮去皱皮，炙干　鸡膍胵十枚，微炙　菟丝子三两，酒浸三日，曝干，别捣为末

上件药，捣罗为末，炼蜜和捣三五百杵，丸如梧桐子大。每

于食前，以清粥饮下三十丸。

桑螵蛸丸方：治消肾，小便白浊，久不瘥。

桑螵蛸一两，微炒　菟丝子半两，汤浸三日，曝干，别捣为末　熟干地黄二两　山茱萸三分　黄连一两，去须

上件药，捣罗为末，炼蜜和捣三二百杵，丸如梧桐子大。每于食前，煎大麦饮下三十丸。

黄耆丸方：治消肾，小便白浊，四肢羸瘦，渐至困乏，宜服。

黄耆一两，锉　白茯苓三分　黄连一两，去须　土瓜根三分　熟干地黄一两　麦门冬二两，去心，焙　玄参三两　地骨皮三分　牡蛎一两，烧为粉　龙骨三分　栝蒌半两，锉　人参三分，去芦头　桑螵蛸三分，微炒　五味子三分　鹿茸一两，去毛，涂酥炙微黄

上件药，捣罗为末，炼蜜和捣五七百杵，丸如梧桐子大。每于食前，以清粥饮下三十丸。

黄连丸方：治消肾，小便滑数白浊，心神烦躁。

黄连一两，去须　栝蒌根一两　白龙骨一两　苦参一两，锉　牡蛎一两，烧为粉　山茱萸一两　葳蕤一两　土瓜根一两

上件药，捣罗为末，炼蜜和捣三二百杵，丸如梧桐子大。每服不计时候，煎大麦汤下三十丸。

又方：天雄半两，炮裂，去皮脐　白石脂三分　露蜂窠半两，微炒

上件药，粗捣，都以水二大盏半，入枣五枚，煎至一盏半，去滓。食前分温三服。

此方：治消肾，小便滑数白浊，令人羸瘦，宜服。

黄耆半两，锉　鸡膍胵一两，微炙　五味子半两

上件药，粗捣，都以水三大盏，煎至一盏半，去滓。食前分温三服。

治消肾，小便滑数，白浊不止方。

鹿角屑二两，炒令黄

上件药，捣细罗为散。每于食前，以粥饮调下二钱。

(五)治消渴烦躁诸方

夫消渴烦躁者，由肾气虚弱，心脏极热所致也。肾主于水，

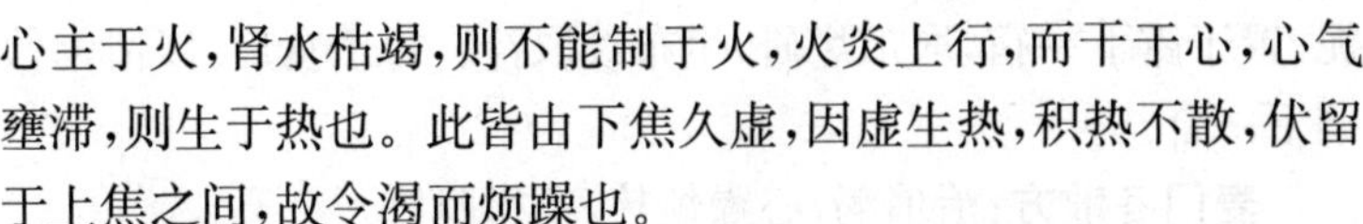

心主于火，肾水枯竭，则不能制于火，火炎上行，而干于心，心气壅滞，则生于热也。此皆由下焦久虚，因虚生热，积热不散，伏留于上焦之间，故令渴而烦躁也。

黄耆散方：治消渴发热，心神烦躁，饮水不足。

黄耆一两，锉　人参半两，去芦头　麦门冬一两，去心　桑根白皮一两，锉　知母三分　栝蒌根三分　黄连一两，去须　石膏二两　葛根半两，锉　赤茯苓半两　地骨皮半两　川升麻半两　甘草半两，炙微赤，锉

上件药，捣筛为散。每服四钱，以水一中盏，入生姜半分，淡竹叶二七片，煎至六分，去滓，不计时候温服。

芦根散方：治消渴烦躁，体热不能食。

芦根一两，锉　赤茯苓一两　麦门冬一两，去心　人参半两，去芦头　黄芩三分　桑根白皮三分，锉　甘草半两，炙微赤，锉

上件药，捣筛为散。每服四钱，以水一中盏，入生姜半分，淡竹叶二七片，煎至六分，去滓，不计时候温服。

此方：治消渴，体热烦躁，宜服。

地骨皮一两　栝蒌根一两　芦根一两，锉　人参半两，去芦头　麦门冬一两半，去心　赤茯苓三分　生干地黄一两　黄芩三分

上件药，捣筛为散。每服四钱，以水一中盏，入生姜半分，小麦一百粒，淡竹叶二七片，煎至六分，去滓，不计时候温服。

黄连散方：治消渴烦躁，饮水不止。

黄连一两，去须　栝蒌根一两半　麦门冬一两，去心　知母三分　人参半两，去芦头　地骨皮三分　黄芩三分　川升麻三分

上件药，捣筛为散。每服四钱，以水一中盏，入生姜半分，淡竹叶二七片，煎至六分，去滓，不计时候温服。

此方：治消渴烦躁，饮水不止，或成骨蒸之状，宜服。

大冬瓜一枚，割开头，去子　黄连一斤，去须　甘草三两，炙微赤，锉　童子小便一升　地黄汁五合　蜜五合

上件药，捣甘草、黄连，罗为末，都入冬瓜内，即以头却盖之，又以黄土泥封裹，可厚一寸，候干，即以糠火烧之一日，待冷，去

泥，置于露下一宿，取瓜烂研，生布绞取汁。每于食后，以清粥饮调下一合。

麦门冬散方：治消渴，心躁烦热，不得睡卧。

麦门冬二两，去心　川升麻一两　黄连一两，去须　柴胡一两，去苗　赤茯苓二两　黄芩一两　生干地黄一两　人参半两，去芦头　栝蒌根一两　甘草半两，炙微赤，锉

上件药，捣筛为散。每服四钱，以水一中盏，入生姜半分，淡竹叶六七片，煎至六分，去滓，不计时候温服。

治消渴烦躁，不得眠卧方：麦门冬半两，去心　土瓜根一两　小麦一合　黄芩半两

上件药，都细锉和匀。每服半两，以水一大盏，入竹叶二七片，生姜半分，煎至五分，去滓，不计时候温服。

治消渴，除烦躁方：秦艽二两，去苗　甘草三分，炙微赤，锉

上件药，捣筛为散。每服四钱，以水一中盏，入生姜半分，煎至六分，去滓，不计时候温服。

知母散方：治消渴，心热烦躁，口干颊赤。

知母一两　麦门冬一两，去心　黄芩三分　川升麻三分　犀角屑三分　葛根三分，锉　甘草三分，炙微赤，锉　马牙硝一两半

上件药，捣粗罗为散。每服四钱，以水一中盏，入生姜半分，淡竹叶二七片，煎至六分，去滓，不计时候温服。

此方：治消渴，烦躁，羸瘦乏力，不思饮食，宜服。

麦门冬一两半，去心，焙　栝蒌根一两　黄芩三分　牡蛎一两，烧为粉　黄连一两，去须　金箔五十片，细研　银箔五十片，细研

上件药，捣细罗为散，入研了药令匀。每服不计时候，煎淡竹叶汤调下一钱。

栝蒌丸方：治消渴烦躁，小便不利。

栝蒌根二两　麦门冬二两，去心，焙　知母一两　人参三分，去芦头　黄芩半两　苦参半两，锉　土瓜根半两　赤茯苓一两

上件药，捣罗为末，炼蜜和捣三二百杵，丸如梧桐子大。每

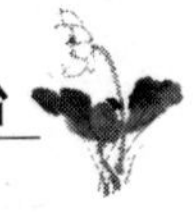

服不计时候，以温粥饮下三十丸。

此方：治消渴，烦躁狂乱，皮肤干燥，宜服。

生葛根切去皮，木臼内捣取汁一大盏，入蜜二大匙，搅令匀。不计时候，分为三服。

治消渴烦躁，饮水无度方：上用七家井索，近灌口结处，烧为灰，细研。不计时候，以新汲水调服二钱，不过三五服效。

治消渴，心神烦躁，小便不利方：葵大束，令净洗，炸过，煮米饮，浇作齑，候葵黄色，取汁，渴即饮之，以瘥为度。

（六）治消渴口舌干燥诸方

夫消渴之病，常饮水而小便少也。若因虚而生热者，则津液少，故渴也。是以心气通于舌，脾气通于口，热气在内，乘于心脾，津液枯竭，故令口舌干燥也。

麦门冬散方：治消渴，口舌焦干，心神烦热。

麦门冬一两，去心　地骨皮三分　栝蒌根三分　人参半两，去芦头　芦根一两，锉　黄耆三分，锉　甘草半两，炙微赤，锉　黄芩三分　茅根一两，锉　石膏三两

上件药，捣筛为散。每服五钱，以水一大盏，入生姜半分，竹茹半分，小麦半合，煎至五分，去滓，不计时候温服。

人参散方：治消渴，口舌干燥，烦热。

人参三分，去芦头　地骨皮一两　赤茯苓三分　麦门冬二两，去心　甘草三分，炙微赤，锉　芦根二两，锉　葛根三分，锉　黄耆三分，锉　川升麻一两　黄芩半两

上件药，捣筛为散。每服四钱，以水一中盏，入生姜半分，淡竹叶二十片，煎至六分，去滓，不计时候温服。

地骨皮散方：治消渴，口舌干燥，精神恍惚，烦躁不安。

地骨皮一两　茯神三分　栝蒌根一两　黄连一两，去须　石膏二两　甘草半两，炙微赤，锉　麦门冬一两，去心　黄芩一两　远志三分，去心

上件药，捣筛为散。每服四钱，以水一中盏，煎至六分，去

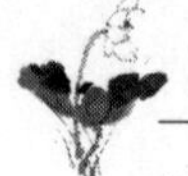

滓，每于食前温服。

此方：治消渴，止虚烦，除口舌干燥，宜服。

麦门冬一两，去心　人参半两，去芦头　黄耆三分，锉　赤茯苓三分　甘草半两，炙微赤，锉　葛根半两，锉　枇杷叶三分，拭去毛，炙微黄

上件药，捣筛为散。每服四钱，以水一中盏，入生姜半分，淡竹叶二七片，煎至六分，去滓，不计时候温服。

黄连散方：治消渴，口舌干燥，烦热，不能饮食，宜服。

黄连二两，去须　葛根二两，锉　麦门冬一两，去心　枇杷叶一两，拭去毛，炙微黄

上件药，捣筛为散。每服四钱，以水一中盏，入生姜半分，淡竹叶二七片，煎至六分，去滓，不计时候温服。

麦门冬丸方：治消渴，口舌干燥，烦热狂乱。

麦门冬三两，去心，焙　栝蒌根三分　知母三分　黄芩三分　甘草半两，炙微赤，锉　黄连一两，去须　铁粉一两半，细研

上件药，捣罗为末，入铁粉，研令匀，炼蜜和捣三二百杵，丸如梧桐子大。每于食后，以清粥饮下二十丸。

犀角丸方：治消渴，口舌干燥，烦热，心神如狂。

犀角屑三分　铅霜半两，细研　麦门冬二两，去心，焙　铁粉一两，细研　甘草半两，炙微赤，锉　郁金半两　地骨皮半两　栝蒌根三分　子芩半两　茯神半两　玄参半两　胡黄连三分

上件药，捣罗为末，入研了药令匀，炼蜜和捣三五百杵，丸如梧桐子大。每于食后，煎竹叶汤下二十丸。

治消渴，口舌干燥，骨节烦热方：地骨皮一两　小麦半两　生麦门冬一两，去心

上件药，细锉和匀。每服半两，以水一大盏，煎至五分，去滓，每于食后温服。

天竺黄散方：治消渴，心神烦躁，口干舌涩。

天竺黄一两，细研　黄连半两，去须　栀子仁半两　川大黄半两，锉碎，微炒　马牙硝半两，细研　甘草一分，炙微赤，锉

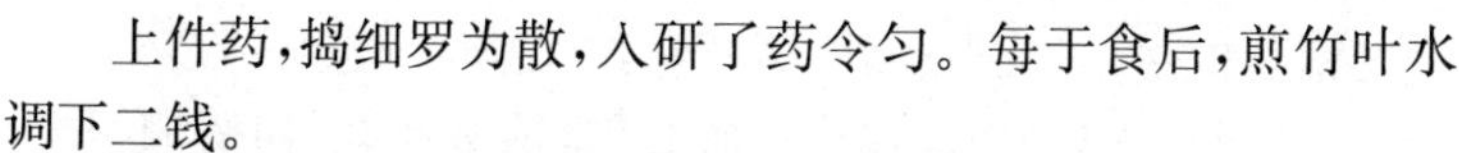

上件药，捣细罗为散，入研了药令匀。每于食后，煎竹叶水调下二钱。

此方：治消渴，口舌干燥，烦热，宜服。

羊髓二合　甘草一两，炙微赤，锉　白蜜二合

上件药，先以水一大盏，煮甘草至七分，去滓，后下髓蜜，更煎五七沸。每于食后，温服一合。

治消渴，口舌干燥，骨节烦热方：生芭蕉根捣绞取汁，时饮一二合。

（七）治消渴饮水过度诸方

夫消渴，饮水过度者，由肾虚心热，三焦不和，上热下冷故也。凡人好食热酒炙肉，或服乳石壅滞之药，热毒在内，不得宣通，关腠闭塞，血脉不行，热气蒸于脏腑，津液枯竭，则令心肺烦热，咽喉干燥，故令渴不止，而饮水过度也。

羚羊角散方：治消渴，饮水过多不止，心神恍惚，卧不安稳。

羚羊角屑三分　知母三分　黄耆三分，锉　栝蒌根三分　麦门冬三分，去心　茯神三分　地骨皮三分　人参三分，去芦头　防风三分，去芦头　甘草半两，炙微赤，锉　石膏一两半　酸枣仁三分，微炒　黄芩半两

上件药，捣筛为散。每服五钱，以水一大盏，入生姜半分，淡竹叶二七片，小麦半合，煎至五分，去滓，每于食后温服。

黄丹散方：治消渴，饮水过多，烦热不解。

黄丹一两　胡粉一两　栝蒌根一两　甘草半两，炙微赤，锉　泽泻三分　石膏一两半　麦门冬半两，去心，焙　白石脂三分

上件药，捣细罗为散。每服不计时候，以清粥饮调下一钱。

黄耆散方：治消渴，饮水过多，烦渴不止。

黄耆一两，锉　栝蒌根一两　麦门冬二两，去心，焙　赤茯苓半两　甘草半两，炙微赤，锉

上件药，捣细罗为散。每于食后，煎竹叶水调下二钱。

栝蒌根丸方：治消渴，饮水过多，不知足限。

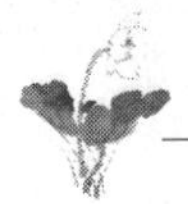

栝蒌根三分　黄丹半两　葛根半两　黄连一两，去须

上件药，捣罗为末，入黄丹研令匀，炼蜜和丸，如梧桐子大。每服，以温水下十丸，遇渴吃水，即便服之。

又方：黄丹一分　栝蒌根半两　槟榔一分，末　绿豆粉一两

上件药，都研令匀，用白面三两相和，作馎饦（馎饦：汤饼——编者注），用生姜葱薤白豉汁煮熟，和汁温食之。

又方：密陀僧半两，细研　蜡面茶半两　黄连半两，去须　滑石半两　栝蒌根半两

上件药，捣细罗为散。每服不计时候，以清粥饮调下一钱。

又方：铅一斤　水银二两，先熔铅旋投入水银，候铅面上有花晕上，便以铁匙掠取于乳钵内研之　皂荚一挺，不蛀者，涂酥炙令黄，去皮子，入麝香一钱，同碾为末

上件药，每服，炒皂荚散一钱，以水一中盏，煎至六分，去滓，令温，每于食后，调下铅黄散半钱。

又方：黄连半两，去须　栝蒌根半两　密陀僧半两，细研　人参半两，去芦头

上件药，捣细罗为散，入密陀僧研令匀。每于食后，以温浆水调下一钱。

又方：栝蒌一两　黄连二两，去须　甘草一两，炙微赤，锉

上件药，捣筛为散。每服三钱，以水一中盏，煎至六分，去滓，每于食后温服。

又方：地骨皮一两　甘草三分，炙微赤，锉　桑根白皮三两，锉

上件药，捣筛为散。每服四钱，以水一中盏，入生姜半分，煎至六分，去滓，每于食后温服。

又方：栝蒌根半两　汉防己半两　黄连半两，去须　黄丹半两

上件药，捣细罗为散，入黄丹研令匀。每于食后，以温水调下一钱。

麦门冬散方：治消渴，日夜饮水过多不足，口干燥，小便数。

麦门冬一两，去心　栝蒌根一两　知母一两　黄耆一两，锉　甘草半两，炙微赤，锉　牡蛎一两半，烧为粉

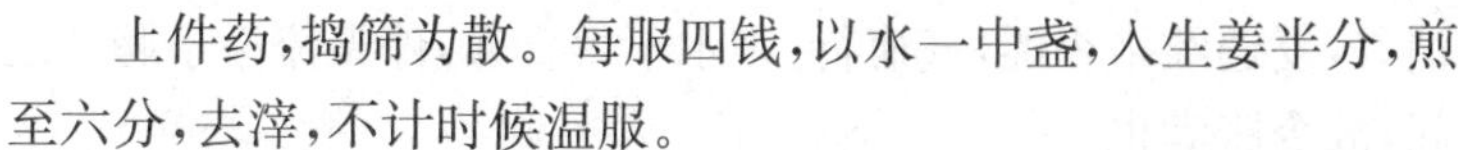

上件药，捣筛为散。每服四钱，以水一中盏，入生姜半分，煎至六分，去滓，不计时候温服。

土瓜根丸方：治消渴，饮水过度，烦热不解，心神恍惚，眠卧不安。

土瓜根三分　栝蒌根一两　麦门冬一两，去心　知母三分　苦参一两，锉　石膏一两，细研　鸡膍胵七枚，微炙　子芩三分　铁粉一两，细研　川大黄一两，锉碎，微炒　龙齿三分　大麻仁一两，研如膏　金箔五十片，细研　银箔五十片，细研　泽泻三分

上件药，捣罗为末，入研了药令匀，炼蜜和捣三五百杵，丸如梧桐子大。每于食后，煎竹叶小麦汤下三十丸。

铁粉丸方：治消渴，饮水过度，渴尚不止，口舌干燥，心神烦乱，坐卧不安，镇心止渴。

铁粉一两，细研　黄连二两，去须　苦参一两，锉　麦门冬二两，去心，焙　土瓜根一两　牡蛎粉一两　金箔五十片，细研　银箔五十片，细研　栝蒌根二两

上件药，捣罗为末，入研了药，都研令匀，炼蜜和捣三五百杵，丸如梧桐子大。不计时候，以清粥饮下三十丸。

治消渴，饮水过多，小便不利方：葵根茎叶五两，切

上件药，以水三大盏，入生姜一分，豉一合，煮取二盏，去滓。食后，分温三服。

治消渴，饮水过多不瘥方：凌霄花一两，捣碎，以水一大盏半，煎至一盏，去滓，分温三服。

又方：人参一两，去芦头，捣细罗为散

上用鸡子清调下一钱，日四五服。

治消渴，饮水过甚，并小儿渴疾方：黄狗胆一枚　豮猪胆一枚

上件狗胆，并入猪胆内，阴干，候堪丸即丸，如梧桐子大。每服，以麝香汤下二丸，小儿半丸。

（八）治消渴饮水腹胀诸方

夫消渴，饮水腹胀者，由水气流行在于脾胃，脾得湿气，不能

消谷，复遇经络否涩，气血行，则水不得宣通，停聚流溢于膀胱之间，故令胀满也。

人参散方：治消渴，饮水过多，心腹胀满，不能下食。

人参一两，去芦头　桑根白皮半两，锉　陈橘皮一两，汤浸，去白瓤，焙　半夏半两，汤浸七遍，去滑　黄耆三分，锉　木香半两　赤芍药半两　草豆蔻半两，去皮　桂心半两　槟榔半两　枇杷叶半两，拭去毛，炙微黄

上件药，捣筛为散。每服三钱，以水一中盏，入生姜半分，煎至六分，去滓，不计时候，温服。

陈橘皮散方：治消渴，饮水过多，心腹胀满，或胁肋间痛，腰腿沉重。

陈橘皮一两，汤浸，去白瓤，焙　诃黎勒皮半两　赤茯苓半两　桂心半两　大腹皮半两，锉　芎䓖半两　枳壳半两，麸炒微黄，去瓤　赤芍药半两　甘草一分，炙微赤，锉

上件药，捣筛为散。每服四钱，以水一中盏，入生姜半分，煎至六分，去滓，每于食前温服。

桂心散方：治消渴，饮水伤冷太过，致脾气虚，腹胁胀满，不思饮食。

桂心半两　人参半两，去芦头　白茯苓半两　诃黎勒皮半两　大腹皮半两，锉　甘草半两，炙微赤，锉　枳壳半两，麸炒微黄，去瓤　厚朴一两，去粗皮，涂生姜汁，炙令香熟　白术半两　前胡半两，去芦头

上件药，捣筛为散。每服四钱，以水一中盏，入生姜半分，枣二枚，煎至六分，去滓，每于食前温服。

此方：治消渴，饮水太过，胃气不和，腹胀，不思饮食，宜服。

赤茯苓半两　人参半两，去芦头　赤芍药半两　白术三分　前胡三分，去芦头　枳壳半两，麸炒微黄，去瓤　槟榔三分　厚朴三分，去粗皮，涂生姜汁，炙令香熟　桂心三分　甘草半两，炙微赤，锉

上件药，捣筛为散。每服四钱，以水一中盏，入生姜半分，枣三枚，煎至六分，去滓，每于食前温服。

半夏散方：治消渴，饮水腹胀，烦热呕吐，不思食。

半夏半两，汤洗七遍，去滑 赤茯苓一两 人参一两，去芦头 白术三分 木香半两 甘草半两，炙微赤，锉 陈橘皮一两，汤浸，去白瓤，焙

上件药，捣粗罗为散。每服三钱，以水一中盏，入生姜半分，竹茹一分，枣二枚，煎至六分，去滓，不计时候温服。

槟榔散方：治消渴，饮水不止，小便复涩，心腹连膀胱胀闷，胸膈烦热。

槟榔一两 桑根白皮一两，锉 赤茯苓一两 紫苏茎叶一两 木通一两，锉 麦门冬一两，去心

上件药，捣筛为散。每服四钱，以水一中盏，入生姜半分，葱白七寸，煎至六分，去滓，不计时候温服。

大黄丸方：治消渴腹胀，利大小肠。

川大黄三两，锉碎，微炒 栝蒌根一两 芎䓖三分 枳壳一两，麸炒微黄，去瓤 槟榔一两 桂心三分

上件药，捣罗为末，炼蜜和丸如梧桐子大。不计时候，以温水下三十丸。

（九）治热渴诸方

夫五脏六腑，皆有津液也。若五脏因虚而生热者，热气在内，则津液竭少，故为渴也。夫渴者，数饮水，其人必头目眩，背寒而呕，皆因利虚故也。诊其心脉滑甚，为喜渴也。

赤茯苓散方：治脾胃中热，引饮水浆，渴即不止。

赤茯苓一两 栝蒌根一两 黄芩一两 麦门冬一两，去心 生干地黄一两 知母一两

上件药，捣筛为散。每服五钱，以水一大盏，入生姜半分，小麦半合，淡竹叶二七片，煎至五分，去滓，不计时候温服。

天竺黄散方：治热渴。

天竺黄一两，细研 黄连一两，去须 茯神一两 甘草一两，炙微赤，锉 川芒硝一两 犀角屑一两 栝蒌根一两 川升麻一两

上件药，捣细罗为散，入研了药令匀。每于食后，煎淡竹叶汤调下一钱。

黄耆散方：治脾胃中热，烦渴不止。

黄耆一两，锉　茯神一两　地骨皮一两　栝蒌根一两　麦门冬一两，去心　黄芩一两　生干地黄一两　甘草半两，炙微赤，锉

上件药，捣筛为散。每服四钱，以水一中盏，入生姜半分，淡竹叶二七片，煎至六分，去滓，不计时候温服。

此方：治心脾热，渴不止，小便难，宜服。

赤茯苓一两　芦根一两，锉　黄芩一两　知母一两　栝蒌根一两　瞿麦穗一两　麦门冬一两，去心　甘草一两，炙微赤，锉　木通一两，锉

上件药，捣筛为散。每服四钱，以水一中盏，入生姜半分，煎至六分，去滓，不计时候温服。

知母散方：治心脾实热，烦渴不止。

知母一两　芦根一两半，锉　栝蒌根一两　麦门冬一两，去心　黄芩三分　川大黄一两，锉碎，微炒　甘草半两，炙微赤，锉

上件药，捣筛为散。每服四钱，以水一中盏，煎至六分，去滓，不计时候温服。

此方：治脾胃中热，烦渴，身渐消瘦，宜服。

黄连一两，去须　川升麻一两　麦门冬一两，去心　黄芩一两　栝蒌根一两　知母一两　茯神半两　栀子仁一两　甘草一两，炙微赤，锉　石膏二两

上件药，捣筛为散。每服四钱，以水一中盏，煎至六分，去滓，不计时候温服。

猪肚黄连丸方：治脾胃热，渴不止，羸瘦困乏。

猪肚一枚，洗令净　黄连三两，去须，别捣为末　栝蒌根一两　白粱米一合，淘净　柴胡一两，去苗　茯神一两　知母一两　麦门冬二两，去心，焙

上件药，捣罗为末，先将黄连末及米入肚内缝合，蒸令烂熟，砂盆内研如膏，入药末，和令熟，丸如梧桐子大。不计时候，以清粥饮下三十丸。

此方：治心脾壅热，烦渴口干，宜服。

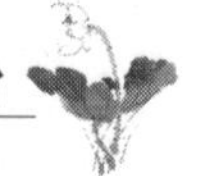

知母一两　栝蒌根一两　麦门冬一两，去心，焙　黄连一两，去须　茯神一两

上件药，捣罗为末，炼蜜和捣三二百杵，丸如梧桐子大。不计时候，以粥饮下三十丸。

又方：豉一合　黄连一两，去须

上件药，捣罗为散。每服半两，以水一大盏，煎至五分，去滓，每于食后温服。

又方：黄连半两，去须　麦门冬一两，去心

上件药，捣罗为散。每服半两，以水一大盏，煎至五分，去滓，每于食后温服。

此方：治心肺热渴，面赤口干，宜服。

马牙硝半斤　川芒硝四两　寒水石四两　石膏三两

上件药，以水五升，浸三日，用银器中煎至水尽，后入寒水石，及石膏，候凝硬，阴干，别入龙脑半两，朱砂一两，同研为末。不计时候，以蜜水调下一钱。兼治喉痹肿痛，甚妙。

治热极，渴不止方：麦门冬一两，去心　石膏二两　芦根一两，锉

上件药，捣筛为散。每服半两，以水一大盏，煎至五分，去滓，不计时候温服。

此方：治热渴不止，心神烦躁，宜服。

黄连五两，去须，捣为末　地黄汁二升　蜜五合

上件药，于银器内，以慢火煎成膏，收于瓷器中。每于食后，煎竹叶麦门冬汤，调弹子大服之。

又方：黄连去须　栝蒌根各等分

上件药，捣罗为末，以麦门冬去心，煮熟烂研，和丸如梧桐子大。每于食后，煎小麦汤下三十丸。

又方：上取水中萍，洗，曝干为末，以牛乳汁和丸如梧桐子大。每服不计时候，以粥饮下三十丸。

（十）治暴渴诸方

夫暴渴者，由心热也。心主于便汗，便汗出多，则肾中虚燥，

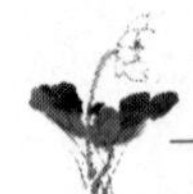

故令渴也。凡夏月渴而汗出多，则小便少，冬月不汗，故小便多，此皆是平人之候，名曰暴渴也。

麦门冬散方：治暴渴，烦热不退，少得睡眠。

麦门冬一两，去心　白茅根二两，锉　栝蒌根一两　黄芩三分　甘草半两，炙微赤，锉　芦根一两半，锉　人参二分，去芦头　地骨皮一两　石膏二两

上件药，捣筛为散。每服五钱，以水一大盏，入生姜半分，小麦半合，淡竹叶二七片，煎至五分，去滓，每于食后温服。

芦根散方：治暴渴，饮水多，或干呕。

芦根一两半，锉　人参半两，去芦头　百合三分　麦门冬一两，去心　桑根白皮三分，锉　黄芪三分，锉　赤茯苓三分　黄芩三分　葛根三分，锉　甘草三分，炙微赤，锉

上件药，捣筛为散。每服四钱，以水一中盏，入生姜半分，淡竹叶二十片，煎至六分，去滓，不计时候温服。

栝蒌根散方：治暴渴，心神烦闷，体热食少。

栝蒌根一两　芦根一两，锉　麦门冬一两，去心　知母一两　人参一两，去芦头　地骨皮一两　黄芩一两　甘草一两，炙微赤，锉

上件药，捣筛为散。每服五钱，以水一大盏，入生姜半分，小麦半合，竹叶二七片，煎至五分，去滓，不计时候温服。

柴胡散方：治暴渴，心神烦闷，口舌干焦。

柴胡二两，去苗　乌梅肉二两，微炒　甘草一两，炙微赤，锉　麦门冬一两半，去心

上件药，捣筛为散。每服四钱，以水一中盏，煎至七分，去滓，不计时候温服。

又方：乌梅肉七枚，微炒　生姜一分，捶碎　白砂糖三分

上件药，以水二大盏，煎至一盏二分，去滓，分温三服，食后服之。

又方：枇杷叶一两，拭去毛，炙微黄　芦根二两，锉　甘草三分，炙微赤，锉　黄连一两，去须

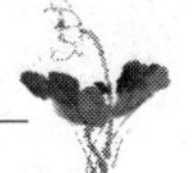

上件药，捣筛为散。每服四钱，以水一中盏，煎至六分，去滓，每于食后温服。

酥蜜煎方：治暴渴，除烦热。

酥五合　白蜜五两　川芒硝二两

上件药，于银器中，以慢火熬成膏，收瓷器中。不计时候，服半匙咽津。

赤茯苓散方：治胸膈气壅滞，暴渴不止。

赤茯苓一两　诃黎勒皮三分　龙脑一钱，细研　人参三分，去芦头

上件药，捣细罗为散，入龙脑研令匀。不计时候，以粥饮调下一钱。

又方：上取萝卜二枚大者，捣烂取汁，入蜜二合，生姜半两取汁，酥一两，调令匀，渴即旋少饮之。

（十一）治渴利成痈疽诸方

夫渴利者，为随饮即小便也。由少时服乳石，乳石热盛，房室过度，致令肾气虚耗，下焦生热，热则肾燥，则渴也。今肾气已虚，又不得制于水液，故随饮即小便也。以其病变，但发痈疽。以其内热，故小便利；小便利，则津液竭；津液竭，则经络涩；经络涩，则荣卫不行；荣卫不行，则热气留滞，故成痈疽也。

玄参散方：治渴利烦热，发痈疽，发背，焮肿疼痛。

玄参一两　犀角屑一两　川芒硝一两　川大黄二两，锉碎，微炒　黄耆一两，锉　沉香一两　木香一两　羚羊角屑二两　甘草三分，生，锉

上件药，捣细罗为散。每服不计时候，以温水调下二钱。

蓝叶散方：治渴利，口干烦热，背生痈疽，赤焮疼痛。

蓝叶一两　川升麻一两　麦门冬一两，去心　赤芍药一两　玄参一两　黄耆一两，锉　甘草一两，生，锉　川大黄二两，锉碎，微炒　犀角屑一两　沉香一分　葛根一两，锉

上件药，捣筛为散。每服四钱，以水一中盏，煎至六分，去滓，不计时候温服。

射干散方：治渴利热盛，背生痈疽，烦热，肢节疼痛。

射干一两　川升麻一两　犀角屑一两　蓝叶一两　黄芩一两　栝蒌根三两　沉香一两　地榆一两，锉　川大黄二两，锉碎，微炒　川朴硝二两

上件药，捣粗罗为散。每服五钱，以水一大盏，煎至五分，去滓，不计时候温服。

白茅根饮子方：治因服硫黄及诸丹石，热发，关节毒气，不得宣通，心肺燥热，渴利不止，及发痈疽发背。

白茅根一握，锉　桑根白皮二两，锉　麦门冬二两，去心　赤茯苓一两　露蜂房一两，炙黄　红雪二两

上件药，细锉。每服半两，以水一大盏，入淡竹叶三七片，煎至五分，去滓，不计时候温服。

此方：治渴利烦热，背生痈疽，赤焮疼痛，心烦不得眠卧，宜服。

水银一两，入黄丹，点少水，研令星尽　栝蒌根一两　黄芩一两半，锉　知母一两半　密陀僧一两，细研　牡蛎一两，烧为粉　黄丹半两　黄连一两，去须

上件药，捣细罗为散，入研了药令匀。每服，温水调下一钱。

又方：铅霜一分　腻粉一分　柳絮矾一分　川朴硝一分

上件药，细研为散。每服，以冷水调下半钱，日夜可四五服。

（十二）治渴利后发疮诸方

夫渴利之病，随饮即小便也。谓服石药之人，房室过度，肾气虚耗故也。下焦既虚，虚则生热，热则肾燥，肾燥则渴，渴则饮水，肾气既虚，又不能制水，故小便利也。其渴利虽瘥，热尤未尽，发于皮肤，皮肤先有风湿，湿热相搏，所以生疮也。

升麻散方：治渴利后，皮肤生疮，肢节疼痛。

川升麻一两　玄参一两　知母一两　赤茯苓一两　赤芍药三分　漏芦一两　枳壳一两，麸炒微黄，去瓤　拔葜一两　黄连一两半，去须　甘草一两，炙微赤，锉

上件药，捣细罗为散。不计时候，以温浆水调下二钱，以瘥

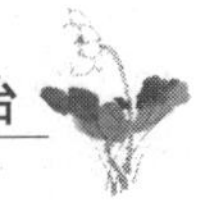

为度。

栝蒌根散方：治渴利后，心烦体热，皮肤生疮，瘙痒。

栝蒌根二两　赤茯苓二两　玄参一两　枳壳一两，麸炒微黄，去瓤　苦参三分，锉　甘草三分，炙微赤，锉

上件药，捣细罗为散。不计时候，以温浆水调下一钱。

玄参散方：治渴利后，头面身上遍生热毒疮。

玄参一两　栀子仁三分　黄芩一两　白蔹半两　川升麻一两　连翘一两　犀角屑半两　葳蕤一两　木香半两

上件药，捣粗罗为散。每服四钱，以水一中盏，煎至六分，去滓，温服，日三四服。

黄耆散方：治渴利后，皮肤生热毒疮，疼痛，寒热，口干心烦。

黄耆一两，锉　甘草一两，炙微赤，锉　川升麻一两　黄芩一两　前胡一两，去芦头　栝蒌根一两　知母一两　麦门冬一两，去心　赤芍药一两　生干地黄二两

上件药，捣筛为散。每服四钱，以水一中盏，入竹叶二七片，小麦一百粒，煎至六分，去滓，温服，日三四服。

秦艽丸方：治渴利后，肺脏风毒，外攻皮肤，生疮瘙痒，心烦。

秦艽一两，去苗　乌蛇三两，酒浸，去皮骨，炙微黄　牛蒡子三分，微炒　防风半两，去芦头　枳壳一两，麸炒微黄，去瓤　栀子仁三分　犀角屑三分　赤茯苓一两　苦参一两，锉

上件药，捣罗为末，炼蜜和捣三二百杵，丸如梧桐子大。每于食后，煎竹叶汤下三十丸。

皂荚煎丸方：治渴利后，热毒未解，心神烦热，皮肤瘙痒成疮。

皂荚十挺，不蚛者，捶碎，用水三升浸一宿，挼令浓，滤去滓，以慢火熬成膏　天门冬一两半，去心，焙　枳壳一两，麸炒微黄，去瓤　乌蛇三两，酒浸，去皮骨，炙令微黄　白蒺藜一两，微炒，去瓤　防风一两，去芦头　杏仁一两，汤浸，去皮尖双仁，麸炒微黄　川大黄一两，锉碎，微炒　苦参一两，锉　川升麻一两

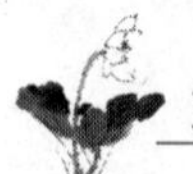

上件药，捣罗为末，入皂荚膏和捣三二百杵，丸如梧桐子大。每于食后，入温浆水下三十丸。

(十三)治消渴后成水病诸方

夫五脏六腑皆有津液，若腑脏因虚，而生热气，则津液竭，故渴也。夫渴数饮水，其人必眩，背寒而呕者，因利虚故也。诊其脉滑甚，为喜渴，其病变成痈疽，或为水病也。

紫苏散方：治消渴后，遍身浮肿，心膈不利。

紫苏茎叶一两　桑根白皮一两，锉　赤茯苓一两　羚羊角屑三分　槟榔三分　木香半两　桂心半两　独活半两　枳壳半两，麸炒微黄，去瓤　郁李仁二两，汤浸，去皮，微炒

上件药，捣粗罗为散。每服四钱，以水一中盏，入生姜半分，煎至六分，去滓，不计时候温服。

赤茯苓散方：治消渴后，头面脚膝浮肿，胃虚不能下食，心胸不利，或时吐逆。

赤茯苓一两　紫苏子一两　白术一两　前胡一两，去芦头　人参一两，去芦头　陈橘皮三分，汤浸，去白瓤，焙　桂心三分　木香三分　槟榔三分　甘草半两，炙微赤，锉

上件药，捣筛为散。每服三钱，以水一中盏，入生姜半分，枣三枚，煎至六分，去滓，不计时候温服。

升麻散方：治消渴后成水病，面目身体浮肿。

川升麻一两　栝蒌根一两半　赤茯苓一两　麦门冬二两，去心，焙　桑根白皮二两，锉　青橘皮三分，汤浸，去白瓤，焙

上件药，捣细罗为散。每服，以温水调下一钱，日三四服。

人参散方：治消渴后，四肢虚肿，小便不利。

人参三分，去芦头　猪苓三分，去黑皮　木通一两，锉　黄连一两，去须　麦门冬二两，去心，焙　栝蒌根二两

上件药，捣细罗为散。每服，以温水调下一钱，日三四服。

汉防己丸方：治消渴已，觉津液耗竭，身体浮气如水病者。

汉防己三分　猪苓三分，去黑皮　栝蒌根一两　赤茯苓一两　桑

根白皮一两半，锉　白术半两　杏仁一两，汤浸，去皮尖双仁，麸炒微黄　郁李仁一两半，汤浸，去皮，微炒　甜葶苈一两，隔纸炒令紫色

上件药，捣罗为末，炼蜜和捣三二百杵，丸如梧桐子大。每于食前，以温水下三十丸。

治消渴后，成水病浮肿方：甜葶苈一两，隔纸炒令紫色　杏仁一两，汤浸，去皮尖双仁，麸炒微黄　栝蒌子一两　汉防己一两

上件药，捣罗为末，炼蜜和捣一二百杵，丸如梧桐子大。每服，煎赤茯苓汤下三十丸，日三四服。

治消渴后，变成水气，令作小便出方：萝卜子三两，炒令黄　紫苏子二两，微炒

上件药，捣细罗为散。每服，煎桑根白皮汤，调下二钱，日三四服。

（十四）治大渴后虚乏诸方

夫渴病者，皆由腑脏不和，经络虚竭所为故也。病虽新瘥，血气未复，仍虚乏也。

肉苁蓉散方：治大渴后，下元虚乏，日渐羸瘦，四肢无力，不思饮食。

肉苁蓉一两，酒浸一宿，刮去皱皮，炙令干　熟干地黄一两　白茯苓三分　白芍药半两　桂心半两　牛膝三分，去苗　麦门冬一两，去心　白石英一两，细研　附子三分，炮裂，去皮脐　黄耆一两，锉　牡蛎一两，烧为粉　磁石一两，捣碎，水洗去赤汁　五味子三分　人参三分，去芦头　续断三分　萆薢半两，锉　地骨皮半两

上件药，捣粗罗为散。每服用猜猪（猜猪：去势的猪——编者注）肾一对，切去脂膜，先以水一大盏半，煎至一盏，去滓，入药五钱，生姜一分，薤白三茎，煎至五分，去滓，每于食前温服。

石斛散方：治大渴后，虚乏脚弱，小便数。

石斛一两，去根，锉　肉苁蓉一两，酒浸一宿，刮去皱皮，炙干　麦门冬二两，去心，焙　白蒺藜半两，微炒，去刺　甘草半两，炙微赤，锉　干姜三分，炮裂，锉　桂心半两　熟干地黄二两　续断一两　黄耆三分，锉

上件药，捣筛为散。每服四钱，以水一中盏，煎至六分，去滓，每于食前温服。

黄耆丸方：治大渴后，上焦烦热不退，下元虚乏，羸瘦无力，小便白浊，饮食渐少。

黄耆一两，锉　肉苁蓉一两，酒浸一宿，刮去皱皮，炙令干　鹿茸一两，去毛，涂酥炙微黄　熟干地黄三两　人参三分，去芦头　枸杞子三分　白茯苓三分　甘草半两，炙微赤，锉　地骨皮半两　泽泻三分　附子三分，炮裂，去皮脐　巴戟三分　禹余粮三分，烧赤醋淬三遍，细研　桂心三分　牡丹三分　五味子三分　龙骨三分　磁石一两半，烧赤，醋淬七遍，细研　赤石脂三分　麦门冬二两，去心，焙　牡蛎三分，烧为粉

上件药，捣罗为末，入研了药令匀，炼蜜和捣五七百杵，丸如梧桐子大。每于食前，以清粥饮下三十丸。

磁石散方：治大渴后，虚乏羸瘦，小便白浊，口舌干燥，不思饮食。

磁石二两半，捣碎，水淘去赤汁　熟干地黄二两　麦门冬一两，去心　桑螵蛸三分，微炒　黄耆三分，锉　人参三分，去芦头　桂心三分　白茯苓三分　五味子三分　甘草一分，炙微赤，锉　龙骨三分　萆薢半两，锉

上件药，捣粗罗为散。每服，用猜猪肾一对，切去脂膜，以水二大盏，煎至一盏，去滓，入药五钱，生姜半分，煎至五分，去滓，空心温服，晚食前再服。

鹿茸丸方：治大渴后虚乏，小便滑数，腿胫无力，日渐羸瘦。

鹿茸二两，去毛，涂醋炙令黄　肉苁蓉一两，酒浸一宿，刮去皱皮，炙干　附子一两，爆裂，去皮脐　黄耆一两半，锉　石斛一两半，去根，锉　五味子一两　菟丝子一两半，酒浸三日，曝干，别捣为末　白龙骨一两　桑螵蛸一两，微炒　白蒺藜一两，微炒，去刺

上件药，捣罗为末，炼蜜和捣二三百杵，丸如梧桐子大。每日空心及晚食前，以清粥饮下三十丸。

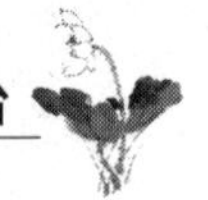

八、《琐碎录·消渴》宋·温革

治消渴，菟丝子不拘多少，用酒浸，晒于日中，三两日一次换酒，用时洗去酒，浓煎汤饮。

又方：用黄连四两，洗净去须，捶碎，烂研冬瓜，不拘多少，拌匀盦之，夏一宿，秋冬三宿，取出晒干为末，再用冬瓜汁煮面糊丸，如梧桐子大。每服三十丸，浮萍煎汤吞下。

又方：一味莼菜生食之，用盐醋亦可，渴定则止。向有一卒，在途中一饮凡数斗，遇道人于邸中，道中有市莼菜者，道人曰：汝以是啖之。未及半盏许，已减三分之二，其卒尽啖，诘朝则差，固尝试之累验。

止渴方：远行带白梅则无渴患。

治渴疾，北五味子煎浓汤饮之。

又方：用桑椹子五斤，取汁，入白沙蜜四两，银石銚内熬成膏子，以汤点任意服，试之甚验。

又北五味子烂研作饼含化，生津止渴。

九、《神巧万全方》宋·刘元宾

治消渴不止方：虢丹　麦门冬去心　牡蛎　知母各一两　黄连　干栝蒌根　苦参各二大两　金一百箔　银二百箔　生栝蒌根二大两，杵如泥，入药中

上捣罗为散，用生栝楼根汁和丸。每日食后服四十丸，以饮下，日再服，夜又进一服，当日渴止；十日已来渐觉减，即一日两服，服三十五丸；一月外，每日一服，服三十丸。夏月即用蜜为丸。

服药之次腹中忽冷痛，即取厚朴二小两炙，橘皮三分，生姜二小两。以水二大升，煎取半升，去滓。分温两服，服讫良久，即

以饭压之。如腹中不痛，即不吃。此方前后相传数人，无不神验。元和中权侍郎遇此疾，至于舌上皴裂，杜司徒与孕丹令依方服，顿愈。令狐章勒石三方，此篇居首，频试皆效。

黄连丸：治消肾，小便多白浊，或不禁。

黄连去须　菟丝子酒浸三日，晒干，别研末　五味子　肉苁蓉酒浸一宿，刮去皱皮，炙　龙骨　山茱萸各一两　磁石半两，烧赤醋淬七遍，研，水飞过　鸡膍胵中黄皮一两半，微炙

上件捣罗为末，入研了药和匀，炼蜜丸如梧桐子大。每服二十丸，食前，以粥饮咽下。

十、《圣济总录》宋徽宗赵佶　敕编

（一）消渴

消渴者，渴而引饮，乃复溲少是也。得之五石之气，内燥津液，肾气不化，故渴甚而溲少也，久不治，则经络壅涩，留于肌肉，变为痈疽。

硝石散方：治三消渴疾。

硝石　茜根　铅霜各一两

上三味，捣罗为散。每服一钱匕，冷水调下。

桃红散方：治三消渴疾。

赤石脂　石膏各研　栝蒌根锉　白石脂　铅丹各一两　甘草炙，半两

上六味，捣罗为散。冷水调下二钱匕。

铅黄丸方：治三消渴疾。

铅丹　黄连去须，各半两　干葛粉　栝蒌根各三分

上四味，捣罗为末，炼蜜丸，梧桐子大。冷水下二十丸。

香墨散方：治消渴。

墨一两　栝蒌根三两　铅丹半两

上三味，捣罗为散、拌匀。第一日服药末二钱匕，新水一盏

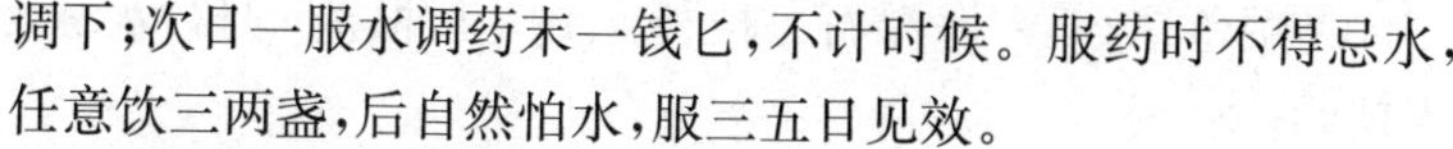

调下；次日一服水调药末一钱匕，不计时候。服药时不得忌水，任意饮三两盏，后自然怕水，服三五日见效。

沃焦散方：治消渴，饮水无度。

泥鳝鱼一十头，阴干，去头尾，烧灰，碾细为末　干荷叶碾细为末

上二味末，等分。每服各二钱匕，新汲水调下，遇渴时服，日三。候不思水，即止。

葛根丸方：治消渴，日饮水数斗不止。

葛根锉　栝蒌根锉　附子炮裂，去皮脐　铅丹炒令紫，研，各一两

上四味，先将三味捣罗为散，入铅丹同研令匀，炼蜜和丸，如梧桐子大。每服二十丸，煎茅根汤下，日三。

菝葜饮方：治消渴，饮水无休。

菝葜锉，炒　汤瓶内碱各一两　乌梅二两，并核椎碎，焙干

上三味，粗捣筛。每服二钱匕，水一盏，于石器中，煎至七分，去滓，稍热细呷。

神应散方：治消渴，饮水不休。

滑石研　寒水石研，各半两

上二味，碎研为散，用生鸡子一枚，凿破，去黄留清，调和药末，令如稠膏，却纳在鸡壳内，以纸封口，用盐泥固济，曝干，炭火内烧令通赤，放冷去土并壳，取药研令绝细为度。大人每服二钱匕，小儿半钱匕，米饮调下。

银宝丸方：治消渴。

水银一两，用铅结为沙子　栝蒌根一两半　苦参　牡蛎煅为粉　知母焙　密陀僧各一两　铅丹半两

上七味，捣罗为末，若阳人患用未曾生长雌猪肚一枚，若阴人患用雄猪肚一枚，贮药在内，以线缝合，用索子十字系在一新砖上，不令走转；又别用栝蒌根半斤，细切，入在水中，一处同煮，自平旦煮至午时，取出候冷，细切肚子及药，同捣为膏，丸如梧桐子大，阴干。每服五丸，温水下。

殊胜散方：治消渴。

乌贼鱼骨去甲　海浮石　桔梗锉，炒　葛根锉　丹砂研，水飞　虎杖烧过，各一分

上六味，捣罗为散。渴时煎麦门冬汤调下二钱匕，空心，日午夜卧各一服。

栝蒌根丸方：治消渴，饮水不止。

栝蒌根锉　黄连去须　知母焙　麦门冬去心，各五两

上四味，捣罗为末，炼蜜为丸，如梧桐子大。每服三十丸，米饮下。

生津丸方：治消渴，饮水日夜不止。

青蛤粉　白滑石各一两

上二味，研为细末，用黄颡鱼涎，和为丸，如梧桐子大。每服三十丸，煎陈粟米饮下，不拘时候。

莎草根散方：治消渴，累年不愈者。

莎草根去毛，一两　白茯苓去黑皮，半两

上二味，捣罗为散。每服三钱匕，陈粟米饮调下，不计时候。

楮叶丸方：治消渴，减食饮水不休。

干楮叶炒　桑根白皮锉，炒　人参　白茯苓去黑皮　定粉各一两

上五味，为细末，取楮汁和丸，如梧桐子大。每服二十丸，煎人参汤下，不计时候。

楮叶散方：治消渴疾，久不愈。

蜗牛焙干，半两　蛤粉　龙胆去土　桑根白皮锉，炒，各一分

上四味，捣罗为散。每服一钱匕，煎楮叶汤调下，不拘时候。

澄水饮方：治渴疾。

银汤瓶内碱　水萍焙干　葛根锉

上三味，各等分，粗捣筛。每服五钱匕，水一盏半，同煎至一盏，去滓，温服。

亥骨饮方：治消渴。

猪脊骨五寸　枣二十枚，擘碎　甘草微炙，锉　干姜炮，各半分

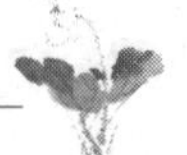

上四味，㕮咀，以水三升，同煎至二升。发时量意加熟水服。

竹龙散方：治消渴。

五灵脂　黑豆生去皮，各半两

上二味，捣罗为散。每服二钱匕，前冬瓜汤调下，无冬瓜即用冬瓜苗叶子煎俱可，一日三服。小可渴，只一服差。渴定后，不可服热药，唯服八味丸，仍更定用五味子代附子。

八味丸方：治消渴。

熟干地黄焙，四两　桂枝去粗皮　牡丹皮　山芋　白茯苓去黑皮　山茱萸各一两　泽泻　五味子各一两

上八味，捣罗为散，炼蜜和丸，如梧桐子大。每服三十丸，薄盐汤下。

金英丸方：治消渴。

铅丹　麦门冬去心，焙　牡蛎煅，研如粉　知母焙，各一两　黄连去须　栝蒌根　苦参各二两　金箔一百片　银箔一百片　生栝蒌根二两，研如膏

上十味，捣罗为末，用生栝蒌根和为丸，如梧桐子大。每服四十丸，食后米饮下，日再夜一。当日渴止，十日已来渐觉轻，即一日两服，服三十五丸。一月外，每日一服，服三十丸。夏月即用蜜为丸。服药次之，腹中忽冷痛，即取厚朴二两，去粗皮，姜汁炙；陈皮三分，去白，焙；生姜二两，切。以水二升，煎取半升，去滓，分温二服。服讫良久以饭压之，如腹中不痛，即止。

冬瓜饮方：治消渴，及诸渴不止。

大冬瓜一枚　黄连去须，半斤

上二味，先捣黄连为末，将冬瓜三停中截去一停，取二停，净去瓤子，内黄连末于冬瓜中，却取截下一头，盖却，搜白面厚裹冬瓜令遍，即更以黄土硬泥裹一重，候微干，坐瓜在灰火中，四面簇炭火烧令泥赤即止，候冷打去泥土，并剥去面，揭开瓜头，里面有黄连汁，不限多少滤过。每服一盏，渴即饮之，立瘥，未瘥更作一服。

栝蒌饮方：治因好食热面炙肉，及服补治壅热药并乳石，三焦气隔，心肺干热，口干舌焦，饮水无度，小便日夜不知斗数，心欲狂乱，服此救急止渴。

栝蒌一枚，黄熟者，去皮，用瓤并子　冬瓜一枚，中样者，割破头边，内栝蒌瓤子在冬瓜心内

上二味，用黄土泥裹冬瓜令匀，可半指厚，候干，簇炭火烧令泥通赤即止，去泥取瓜，就热碎切，烂研，布绞取汁，约七八合，更入白蜜两匙头，搅令调匀，候稍冷，即分三度服。脏腑热歇，即不思水，自无小便。如不是栝蒌熟时节，即独烧冬瓜服之。

人参煎方：治消渴疾。

人参一两　葛根锉，二两

上二味，捣罗为末，每发时须得炆猪汤一升已来，入药末三钱匕，又入蜜二两，都一处于铛子内，慢火熬之，至三合已来，似稠黑饧，便取出于新瓷器内。每夜饭后，取一匙头，含化咽津，重者不过三服。

铅霜丸方：治消渴，口干烦躁，饮水无度。

铅霜半两　青黛　栝蒌根末各一两　龙脑少许

上四味，细研令匀，炼蜜和丸，如梧桐子大。每服二十丸，微嚼，煎竹叶汤下，新汲水下亦得，食后日三。

竹叶汤方：治积年消渴，好食冷物。

青竹叶锉，碎　白茯苓去黑皮　地骨皮锉　栝蒌根各一两　桂去粗皮　甘草炙，锉，各半两　麦门冬去心，焙，二两

上七味，粗捣筛。每服五钱匕，水一盏半，入小麦一撮，煎至八分，去滓，食后温服，日二。

梅苏丸方：治消渴，膈热烦躁，生津液。

白梅肉　紫苏叶　乌梅肉各半两　人参一分　麦门冬去心，三分　百药煎三两　甘草炙，锉，一两半　诃黎勒炮，去核，一分

上八味，捣罗为末，炼黄蜡汁拌和为丸，如鸡头实大。每服一丸，含化咽津，不计时候，路行解渴。

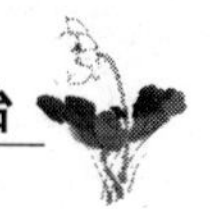

牛膝方:治消渴不止,下元虚损。

牛膝酒浸切,焙,五两　生地黄汁五升

上二味,先细捣罗牛膝为散,入生地黄汁浸,夜浸昼曝,复浸汁尽为度,炼蜜和丸如梧桐子大。空心服,酒下三十丸。久服壮筋骨,驻颜黑发。

铅黄散方:治消渴不止。

铅一斤　水银二两,先镕铅旋入水银候铅面上有花汇,上便以铁匙掠取于乳钵内研细　皂荚一挺,不蚛者涂酥炙令黄,去皮子,入麝香一钱为末

上三味为散,每炒皂荚末一钱匕,以水一中盏,煎至六分,去滓方温,食后,调下铅黄散半钱匕,服之。

水骨丸方:治消渴,饮水不止。

汤瓶内水碱一两

上一味,研为细末,烧粟米饭和丸,如梧桐子大。每服十五丸,人参汤下,不拘时候。

人参汤方:治消渴发作有时,心脾有热,饮水无度。

人参　桑根白皮锉,炒,各二两　麦门冬去心,焙　知母　枇杷叶拭去毛,炙　黄连去须,微炒　葛根锉　白茯苓去黑皮　地骨皮　淡竹根各一两

上一十味,细锉如麻豆。每服五钱匕,用水一盏半,煎取八分,去滓,温服。

桑白皮汤方:治消渴,饮水过多,心腹胀满。

桑根白皮锉,炒　人参　黄耆锉,炒　草豆蔻去皮,各一两　枳壳去瓤,麸炒　青木香　芍药　半夏汤洗,去滑　槟榔锉,各半两　桂去粗皮,三分　枇杷叶拭去毛,蜜涂炙,半两

上一十一味,粗捣筛。每服五钱匕,用水一盏半,入生姜五片,煎取八分,去滓,温服。

膍胵散方:治久渴,旬日见效。

鸡膍胵黄皮　鸡肠各五具,炙干　鹿角胶炙燥　白龙骨　白石脂　漏芦去芦头,炙,各一两　土瓜根三两　黄连去须　苦参　牡蛎

粉各二两半　桑螵蛸二七个，炙

上一十一味，为散。每服一钱匕，至二钱匕，米饮调下，日三夜一。

麦门冬丸方：治消渴，饮水过多。

麦门冬去心，焙　栝蒌根　火麻仁研　大黄蒸二度，切，炒　苦参粉　铁粉各三两　鸡膍胵黄皮炙，七枚　黄芩去黑心　泽泻各一两半　龙齿研　土瓜根　知母焙　石膏研各二两　银箔二百片，和龙齿石膏研入

上一十四味，捣研为末，炼蜜丸如梧桐子大。每食后，煎生地黄汤下二十五丸，日二服。

黄连牛乳丸方：治消渴。

黄连去须，一斤为末　麦门冬去心，二两，烂研　牛乳　地黄汁　葛汁并一合

上五味，合研，众手丸如梧桐子大。每服二十丸，空心粥饮下，日再，渐加至四十丸。

黄耆丸方：治消渴，小便数少，虚极羸瘦。

黄耆锉　鹿茸去毛，酥炙，各二两　牡蛎煅，一复时　土瓜根　黄连去须　白茯苓去黑皮，各一两　人参一两半

上七味，捣罗为末，研令细，炼蜜为丸，如梧桐子大。每服三十丸，用何首乌汤下。

麦门冬丸方：治消渴，饮水不止。

麦门冬去心，焙　升麻　黄连去须　黄柏去粗皮　黄芩去黑心，各五两　生干地黄焙　人参各三两　栝蒌根七两　苦参八两

上九味，捣罗为末，以牛乳和，众手丸如梧桐子大。每服三十丸，食前，米饮下。

竹叶汤方：治消渴，饮水不辍，多至数斗。

甘竹叶切　火麻仁炒　赤秫米各一升，淘净　鹿脚四只，汤浸去皮毛骨，细研肉　白茯苓去黑皮，一两　薤白二两，切

上六味，锉如麻豆，分作八服。每服先以水三盏，煎麻仁竹

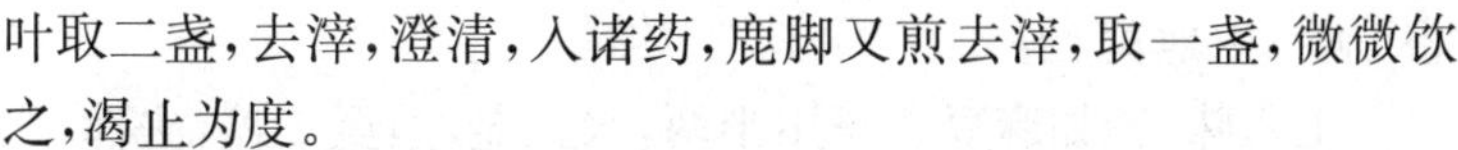

叶取二盏，去滓，澄清，入诸药，鹿脚又煎去滓，取一盏，微微饮之，渴止为度。

菝葜饮方：治消渴，小便数少。

菝葜　土瓜根各二两半　黄耆锉，焙　地骨皮　五味子各二两　人参　牡蛎熬粉，各一两半　石膏碎，四两

上八味，粗捣筛。每服五钱匕，水一盏半，煎至八分，去滓，空腹温服。

铅丹散方：治消渴，及小便无度。

铅丹　白石脂研　赤石脂研　胡粉各半两　石膏碎　甘草如手指大者，生　泽泻各一两一分　栝蒌根二两半

上八味，捣研为散。每服三钱匕，新汲水调下，日三。更量虚实加减，若渴甚夜二服，勿用酒，一剂可救数人。铅丹久服肠痛，则宜减之。小儿每服一二钱匕，亦疗酒渴。

人参汤方：治消渴，初因酒得。

人参　甘草半生半炙，各一两

上二味，粗捣筛，以焊猪水，去滓澄清，取五升，同煎至二升半，去滓。渴即饮之，永瘥。

黄连丸方：治消渴。

黄连去须，一两　苦参一斤　麝香一钱

上三味，捣罗为末，炼蜜丸如梧桐子大。每服六十丸，空腹茶下，日再，任意吃茶，不限多少。

止渴备急方：上以大豆芽，嫩者三五茎，涂酥炙令黄熟，捣罗为散。每服二钱匕，煎人参汤调下。

(二)消渴烦躁

消渴烦躁者，阳气不藏，津液内燥，故令烦渴而引饮且躁也。《内经》谓：诸躁狂越，皆属于火。盖以心肾气衰，水火不相济故也。

麦门冬饮方：治消渴热盛，烦躁恍惚。

生麦门冬去心，三两　甘竹沥三合　小麦二合　知母一两半　芦

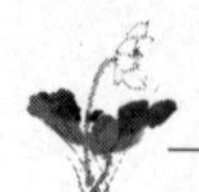

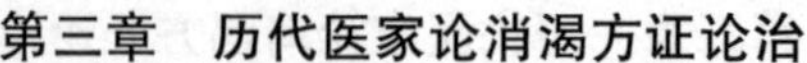

根二两　生地黄三两

上六味，锉如麻豆。每用半两，水三盏，煎至二盏，去滓，入竹沥少许，分二服，食后。

芦根汤方：治消渴，心脾中热，烦躁不止，下焦虚冷，小便多，羸瘦。

芦根一斤　黄耆锉　栝蒌根　牡蛎煅，各二两　知母三两　生麦门冬去心，六两

上六味，㕮咀。每服三钱匕，水一盏，煎取七分，去滓，食后乘渴细服。

翠碧丸方：治烦渴不止，咽干躁热昏闷。

青黛研　麦门冬去心，焙　葛根锉，各一两　半夏汤洗，去滑七遍，切，焙，二两　人参　知母焙，各半两　栝蒌根三分　天南星牛胆横者，半两　寒水石火煅，三两

上九味，捣研为末，面糊和丸，如梧桐子大，金箔为衣。每服十五丸，人参竹叶汤下，食后临卧服。

知母饮方：治消渴，心脾实，躁热多渴，化为小便。

知母切，焙　生芦根各三两　土瓜根二两　黄芩去黑心　甘草炙，各一两半　龙齿三两　大黄二两半

上七味，㕮咀。每服五钱匕，水三盏，煎取二盏，去滓，下生麦门冬汁二合，食后，分温三服。

桑白皮汤方：治消渴及心脏躁热，饮水无度。

桑根白皮锉　人参　知母切，焙　麦门冬去心，焙　枇杷叶刷去毛，微炙　黄连去须，锉，炒　葛根锉　地骨皮去土　淡竹根洗去土，曝干，锉，各半两

上九味，粗捣筛。每服四钱匕，水一盏半，煎至一盏，去滓，食前服，日再。

黄耆汤方：治消渴，心中烦躁。

黄耆锉　白茅根锉　麦门冬去心，微炒　白茯苓去黑皮，各三两　石膏八两　车前子去土，五两，生　甘草二两半，炙，锉

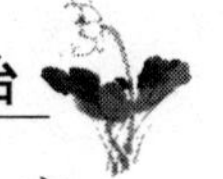

上七味，粗捣筛。每服五钱匕，水二盏，煎至一盏，去滓，空腹温服。

麦门冬汤方：治消渴发热，心神烦躁引饮。

麦门冬去心，焙　黄耆锉　黄连去须　桑根白皮锉，各一两　石膏二两　知母焙　栝蒌根各三分　人参　甘草炙，锉　葛根锉　赤茯苓去黑皮　地骨皮　升麻各三两

上一十三味，粗捣筛。每服四钱匕，水一盏，入生姜半分切，淡竹叶二七片，煎至六分，去滓，不计时候温服。

天门冬煎方：治消渴烦躁，惊悸不安。

生天门冬去心，半斤　白蜜炼五合

上二味，先以水五盏，煎天门冬至三盏，新汲水淘四五过，漉出，别以熟水一盏，下蜜搅匀，瓷瓶贮，浸天门冬五日，密封。每食后，食一两。

茅根饮方：治丹石发，关节毒气不宣，心肺躁热，烦渴不止，饮水旋作小便，久即为痈疽发背。

白茅根锉，一两半　桑根白皮锉，二两　麦门冬去心，焙，一两半　白茯苓去黑皮，三两　露蜂房炙黑色，一两

上五味，捣筛如黍米粒大。每服四钱匕，水一盏半，入竹叶十余片，细锉，枣二枚劈，同煎至八分，去滓，食后服。

人参饮方：治消渴，胸膈烦闷，燥渴饮水无度。

人参一两　白茯苓去黑皮　甘草炙，各半两　麦门冬去心，一分

上四味，㕮咀如麻豆大。以水五盏，煎取二盏，去滓，温顿服之。

铅白霜丸方：治消渴，口干烦躁，饮水无度。

铅白霜半两　青黛一两　栝蒌根末一两　龙脑一钱

上四味，细研匀，炼蜜和丸，梧桐子大。每服二十丸，煎竹叶汤嚼下，食后日三。

白矾丸方：治消渴烦热。

白矾烧令汁尽　铅白霜各一分

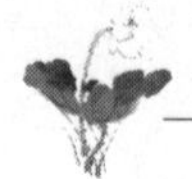

上二味，细研令匀，炼蜜和丸，如鸡头大，绵裹，含化咽津。

葛根汁方：治消渴烦热，心中狂乱。

生葛根去皮，五斤，细切，木杵臼中烂捣研如泥，净布捩取汁一瓷碗　白蜜两匙

上二味，同搅匀。不限早晚，渴即饮一盏，量力饮之，频服亦不损人。

黄连丸方：治消渴，心胸烦躁。

黄连去须　栝蒌根　甘草炙，锉　栀子仁微炒，各一两半　香豉炒黄，二两半

上五味，捣罗为末，炼蜜和剂，更于铁臼内，涂酥杵匀熟，丸如梧桐子大。午食后，温浆水下三十丸。

（三）消渴口舌干燥

脾主口，心主舌，消渴口舌干燥者，邪热积于心脾，津液枯耗，不能上凑故也。其证饮食无味，善渴而口苦，治法当涤去心脾积热，使脏真濡于脾则愈。

茯苓汤方：治消渴，口干唇焦，心脾脏热，唯欲饮水。

白茯苓去黑皮　麦门冬去心，焙，各四两　石膏五两　茅根锉，一升

上四味，粗捣筛。每服四钱匕，水一盏半，入冬瓜一片，同煎至七分，去滓，温服，不拘时。

升麻丸方：治消渴，口舌干燥，四肢酸疼，日晡颊赤烦闷。

升麻　黄连去须　龙胆　黄芩去黑心，锉　犀角镑　葳蕤　知母焙，各一分　前胡去芦头　鳖甲醋炙，去裙襕，各半两　朴硝研，一分

上十味，捣研为末，炼蜜和丸，如梧桐子大。每服二十丸，不拘时，温浆水下。

枸杞汤方：治消渴，唇干舌燥。

枸杞根锉，二两　石膏碎，一两　小麦一两半

上三味，粗捣筛。每服三钱匕，水一盏，煎至七分，去滓温服，不拘时候。

麦门冬丸方：治消渴，口舌干燥。

麦门冬去心，焙　生干地黄焙　升麻　黄芩去黑心　黄连去须

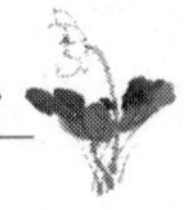

黄柏去粗皮　人参　栝蒌实　苦参各二两

上九味，捣罗为末，以牛乳和众手丸如梧桐子大。每服二十丸至三十丸，米饮下。

地黄煎方：治消渴，口干舌燥。

生地黄细切，三斤　生姜细切，半斤　生麦门冬去心，二斤

上三味，一处于石臼内，捣烂，生布绞取自然汁，用银石器盛，慢火熬，稀稠得所，以瓷合贮。每服一匙，用温汤化下，不拘时。

酸枣仁丸：治消渴，口舌干燥。

酸枣一升　酢安石榴子干，五合　覆盆子二两，去茎　葛根　栝蒌根　茯苓各三两　麦门冬三两，去心，焙　石蜜四两，别研　桂心二两　乌梅五十枚，去核，炒

上一十味，九味捣罗为末，与石蜜和令匀，更入炼蜜和丸，如酸枣大。每服一丸，不拘时含化咽津。

麦门冬丸方：治消渴，口干喜饮水，小便数，心烦闷、健忘怔忪。

麦门冬去心，焙　土瓜根锉　山茱萸　鹿茸酒浸，炙去毛　牛膝去苗，锉　狗脊碎，锉，去毛　茯神去木　人参各一两　黄连去须　菟丝子酒浸一宿，曝干，别捣为末，各一两半　龙骨烧　牡蛎煅，各三分

上一十二味，捣罗为末，炼蜜丸如梧桐子大。每服二十丸，不拘时，煮小麦饮下，加至三十丸。

冬瓜饮方：治消渴，口干，日夜饮水无度，浑身壮热。

冬瓜一枚，重三斤，去皮瓤，分作十二片　麦门冬去心，二两　黄连去须，一两半

上三味，以二味粗捣筛，作十二服，每服水三盏，入冬瓜一片劈碎，同煎至一盏。去滓温服，日三夜二。

栝蒌丸方：治消渴，饮水不止，小便中如脂，舌干燥渴喜饮。

栝蒌根五两　黄连去须，一两　浮萍草二两

上三味，捣罗为末，用生地黄汁半盏，于石臼内，木杵捣令

匀，再入面糊丸如梧桐子大。每服三十丸，食后临卧，牛乳汤中下，日三，煎菖蒲汤下亦得。

乌梅汤方：治消渴，膈热咽干，止烦渴，生津液。

乌梅肉炒，二两　茜根锉，一两　黄芩去黑心，一分　葛根锉　人参　白茯苓去黑皮　甘草炙，各半两

上七味，粗捣筛。每服三钱匕，水一盏，煎至八分，去滓，不拘时温服。

地黄煎丸方：治消渴，口舌干燥。

生地黄取汁，二升半　生栝蒌根取汁，二升半　羊脂碎切，半升　白蜜一斤　黄连去须，一斤，别捣为末

上五味，先取地黄汁等四味，入银石器内，慢火煎令脂消熟，倾出，将黄连末同捣，令得所，众手丸如梧桐子大。每服二十丸，粟米饮下，日三五服。

地骨皮饮方：治消渴，日夜饮水不止，小便利。

地骨皮锉　土瓜根锉　栝蒌根锉　芦根锉，各一两半　麦门冬去心，焙，二两　枣七枚，去核

上六味，锉如麻豆。每服四钱匕，水一盏，煎取八分，去滓温服，不拘时。

栝蒌根汤方：治消渴，口舌焦干，精神恍惚。

栝蒌根切　黄连去须　石膏碎，各三两　枸杞叶切，半斤　甘草炙，二两

上五味，粗捣筛。每服四钱匕，水一盏，煎至七分，去滓，不拘时温服。

茅根汤方：治消渴，口干小便数。

茅根锉　芦根锉　菝葜细锉，各二两　石膏碎，一两半　乌梅去核，炒，半两　淡竹根锉，一两

上六味，粗捣筛。每服四钱匕，水一盏半，煎取一盏，去滓温服，不拘时。

磁石汤方：治消渴，肾脏虚损，腰脚无力，口舌干燥。

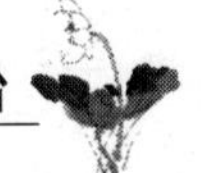

磁石一两半，捣如麻粒大，先以水淘去赤汁，候干，分为五帖，每帖用绵裹，入药内煎　黄耆锉　地骨皮锉　生干地黄焙　五味子　桂去粗皮　枳壳去瓤，麸炒　槟榔锉，各半两

上八味，七味粗捣筛，分为五帖，每帖先用水三盏，与磁石一帖，同煎至一盏半，去滓，分二服。

麦门冬汤方：治消渴，舌干引饮。

生麦门冬去心，一两半　栝蒌根三两　茅根　竹茹各五两　小麦三合　乌梅去核，七枚

上六味，粗捣筛。每服五钱匕，水一盏半，煎至一盏，去滓温服，不拘时。

舌干体瘦方：治消渴。

枸杞根白皮　小麦　生麦门冬去心，各一升

上三味，以水一斗，煮取五升，去滓，渴即饮之。

猪胆煎方：治口中干燥，无津液而渴。

雄猪胆五枚　定粉一两

上二味，以酒煮胆，候皮烂，即入粉研细，同煎成煎，丸如鸡头大。每服二丸，含化咽津。

（四）消渴腹胀

脾土制水，通调水道，下输于膀胱，消渴饮水过度，内溃脾土，土不制水，故胃胀，则为腹满之疾也。《内经》谓水为阴，腹者至阴之所居，是以水饮之证，先见于腹满。

赤茯苓丸方：治久患消渴，小便数，服止小便药，多渴犹不止，小便复涩，两肋连膀胱胀满闷急妨，心胸烦热。

赤茯苓去黑皮　桑根白皮锉　防己　麦门冬去心，焙，各一两半　木香　郁李仁汤浸，去皮，焙干，各一两

上六味，先捣前五味，细罗为末，与郁李仁研令匀，炼蜜和为剂，更于铁臼内酥杵令匀熟，丸如梧桐子大。每日空腹，煎木通枣汤下三十丸，至晚再服，渐加至五十丸。

旋覆花汤方：治消渴，腹胁虚胀，心下满闷。

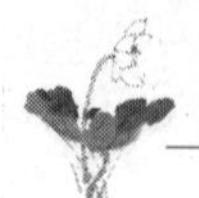

旋覆花净择，去茎叶，微炒　桑根白皮锉，各一两半　紫苏并嫩茎，干者　犀角镑，各半两　赤茯苓去黑皮，三两　陈橘皮汤浸去白，微炒，一两半

上六味，粗捣筛。每服七钱匕，水三盏，入枣二枚劈，生姜半分拍破，盐豉半匙，同煎至一盏半，去滓，分温三服，每食后一服，如人行十五里已来，更一服。

人参汤方：治消渴，饮水过多，心腹胀满，或胁肋间痛，腰腿沉重。

人参　芍药各一两　大腹子两枚，慢灰火内煨，锉　葛根锉　赤茯苓去黑皮　黄芩去黑心　桑根白皮锉　知母焙，各一两半　葳蕤一两一分　枳壳去瓤，麸炒，三分

上一十味，粗捣筛。每服三钱匕，水一盏，入生姜如枣大，拍破，煎至七分，去滓，空心温服，食后夜卧再服。

木香汤方：治消渴，饮水过多，心腹胀满。

木香　枳壳去瓤，麸炒令黄色　半夏汤洗七遍，去滑，焙干　芍药　槟榔灰火内煨过，锉，各半两　人参　桑根白皮锉　黄耆锉　草豆蔻去皮，各一两　桂去粗皮，三分　枇杷叶去毛，涂蜜，慢火炙，一两

上一十一味，粗捣筛。每服四钱匕，水一盏半，入生姜如枣大，拍破，同煎至八分，去滓，食前服，日三。

麦门冬汤方：治消渴，喉干不可忍，饮水不止，腹满急胀。

麦门冬去心，焙　乌梅去核取肉，炒，各二两

上二味，粗捣筛。每服三钱匕，水一盏，煎至半盏，去滓，食后温服。日三。

槟榔汤方：治消渴，渴饮不止，小便复涩，心腹连膀胱胀闷，胸膈烦热。

槟榔剉　桑白皮剉　赤茯苓去黑皮　紫苏茎叶　木通剉　麦门冬去心，焙，各一两

上六味，粗捣筛。每服四钱匕，水一盏，入生姜半分切；葱白七寸，煎至六分，去滓，不计时候，温服。

人参汤方：治消渴，饮水过多，心腹胀满，不能食。

人参一两　桑根白皮剉，半两　陈橘皮一两，汤浸去白，焙　半夏汤洗七遍，去骨，半两　黄芪剉，三分　木香　赤芍药　草豆蔻去皮　桂去粗皮　槟榔剉　枇杷叶去毛，炙，各半两

上一十一味，粗捣筛。每服三钱匕，水一盏，入生姜半分，煎至六分，去滓，不计时候，温服。

(五)消渴后虚乏

久病消渴之人，营卫不足，筋骨羸劣，肌肤瘦瘁，故病虽瘥而气血未复，乃为虚乏；又有缘少服乳石而消渴者，病后津液虚竭，经络否涩，亦令虚乏，须防痈疽之变，救治之法，所不可忽。

地黄生姜煎丸方：治消渴后，四肢羸弱，气虚乏。

生姜汁一升　生地黄汁五升　蜜二斤，绵滤过　生麦门冬汁三升　牛胫骨内髓一升　茯神去木　甘草炙　石斛去根　黄连去须，各四两　栝蒌根五两　五味子微炒　知母焙　人参　当归切，焙　丹参各二两　肉苁蓉酒浸，切，焙，三两，除前五味外，茯神等一十一味，捣罗为末　地骨皮锉，二升　胡麻仁二升　葳蕤锉，五两　生竹根锉，三升

上二十味，先以水一斗五升，煮地骨皮等四味，至水四升，绞去滓，下麦门冬地黄汁，再煎五六沸，却下蜜、髓、姜汁，再煎至七升为膏，稀稠得所，入前件药末，和为丸如梧桐子大。不拘时候，竹叶汤下三十丸。

阿胶汤方：治虚热，小便利而多，服石散人，虚热当风取冷，患脚气发动，兼消渴后虚乏，肾脉细弱。

阿胶二挺　干姜二两　麻子一升　远志四两　附子一枚

上五味，除阿胶捣筛粗散，以水七升，煮取二升半，去滓，内胶令烊。分三服，一说云小便利多，白日夜数十行，频服良。

苁蓉丸方：治消渴后，气乏体羸，腿胫细瘦。

肉苁蓉酒浸，切，焙　黄耆锉　牛膝去苗，酒浸，切，焙　车前子　萆薢　白茯苓去黑皮　地骨皮　黄连去须　槟榔煨，各一两半　山芋　菟丝子酒浸，别捣　蒺藜子炒，去角　人参　白芍药各一两一分　泽泻　桑螵蛸炒，各一两　枳壳去瓤，麸炒，三分　生干地黄焙，二两

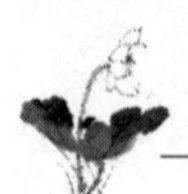

上一十八味，捣罗为末，炼蜜丸如梧桐子大。每服空心，粟米饮下三十丸。

钟乳丸方：治消渴后虚乏。

炼成钟乳粉　续断　熟干地黄焙　石韦去毛，各一两　杜仲去粗皮，锉，炒，三两三分　天雄炮裂，去皮脐，半两　山茱萸　蛇床子各一两　远志去心　肉苁蓉酒浸，切，焙，各一两三分　防风去叉　山芋　石斛去根　赤石脂各一两三分　甘草炙，锉　牛膝酒浸，切，焙，各一两

上一十六味，捣罗为末，炼蜜丸如梧桐子大。每服三十丸，温酒下。

填骨煎方：治消渴后虚乏。

白茯苓去黑皮　菟丝子酒浸，焙，别捣　山茱萸　当归切，焙，各二两半　肉苁蓉三两，酒浸，切，焙　大豆炒，去皮，三合　石韦去毛，一两三分　牛膝酒浸，切，焙　巴戟天去心　麦门冬去心，各二两半　天门冬去心，三两三分　五味子　人参　远志去心，各二两半　桂去粗皮，一两三分　附子炮裂，去皮脐　石斛去根，各二两半

上一十七味，捣罗为末，用生地黄、生栝蒌根各三斤，捣绞取汁，以银石器，慢水煎减半，然后内药，并下白蜜十两，牛髓五两，再煎令如糜食，如鸡子黄大，米饮下，日三，药末不必尽入，惟看稀稠得所，佳。

茯神煮散方：治虚热，四肢羸乏，渴热不止，消渴补虚。

茯神　肉苁蓉去鳞，切细，酒浸三日取出，焙干秤　葳蕤各四两　生石斛去苗　黄连去须，各五两　栝蒌根　丹参各一两　甘草炙　五味子　知母　人参　当归切，焙，各三分　麦蘖炒，七合半

上一十三味，粗捣筛，每服五钱匕，水一盏半，煎至一盏，去滓，食前温服。

铅丹散方：治消渴羸瘦，小便不禁。

铅丹研，一两　栝蒌根三两　黄连去须　白石脂各一两半

上四味，捣罗为散。每服二钱匕，食后，以浆水调下。

栝蒌根散方：治消渴，肌肤羸瘦，或转筋，小便利甚。

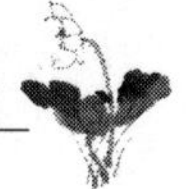

栝蒌根 黄连去须 防己 铅丹研，各一两半

上四味，捣罗前三味，入研铅丹和匀。每食后良久，煎醋一合，水二合，调三钱匕，日二服。

（六）消渴小便白浊

消渴饮水过多，久则渗漏脂膏，脱耗精液，下流胞中，与水液混浊，随小便利下膏凝，故谓之消渴小便白浊也。

肾沥汤方：治消渴，小便白浊如脂。

白羊肾一具，去脂膜，切 黄芪锉 杜仲锉，炒 五味子 生姜切，各一两半 生干地黄焙，一两 人参半两 枣五枚，去核 磁石三两，椎碎绵裹

上九味，除羊肾磁石外，锉碎，分为二剂，先以水四升，煎肾与磁石及二升，去肾，然后下诸药，再煎取八合，去滓，分二服，食前。

铁粉丸方：治消渴，腑脏枯燥，口干引饮，小便如脂。

铁粉研，水飞过，干秤三两，再研 鸡膍胵阴干，五枚，炙熟 黄连去须，三两 牡蛎炒，研如面，二两

上四味，先捣二味，细罗为末，再与铁粉牡蛎研匀，炼蜜和剂，以酥涂杵熟捣，丸如梧桐子大。每服三十丸，食前，煎粟米饮下，渐加至四十丸。

金牙石汤方：治消渴，小便浓浊如面汁，此为肾冷。

金牙石捣碎，研 厚朴去粗皮，涂生姜汁，炙熟 石菖蒲各一两半 贝母煨，去心，一两 乌梅去核，麸炒 葶苈子炒，别捣如膏，各三分 桂去粗皮 高良姜 菟丝子酒浸两宿，曝干，微炒，别捣，各半两

上九味，先捣八味，为粗末，次入金牙石，再研匀。每服三钱匕，水一盏，入枣二枚去核，煎七分，去滓，早晚食前温服。

黄连丸方：治消渴，饮水不知休，小便中如脂，舌干口渴。

黄连去须 栝蒌根各五两

上二味，捣罗为末，生地黄汁和剂，石臼内用木杵涂酥捣匀熟，丸如梧桐子大。每服三十丸，食后牛乳下，日二。

葶苈丸方：治消渴下冷，小便浓白如泔，呕逆不下食。

葶苈子慢火炒，别捣如膏，一两半　枳壳去瓤，麸炒　桂去粗皮　羚羊角镑　白茯苓去黑皮　柴胡去苗　鳖甲去裙襕，醋浸炙　防风去叉　菟丝子酒浸两宿，焙干，炒，别捣　牛膝去苗　安息香各三分　陈橘皮酒浸，去白，焙，一两

上一十二味，捣罗为末，炼蜜和剂，酥涂杵捣匀熟，丸如梧桐子大。每服三十丸，空腹酒下。

山茱萸丸方：治消渴，饮水极多，肢体羸弱，小便如米泔，腰膝冷痛，诸方不能治者。

山茱萸　栝蒌根锉　土瓜根锉　苦参　龙骨细研，各一两半　黄连去须，三两半

上六味，先捣罗五味，次入龙骨，再研匀，用生栝蒌汁和剂，酥涂杵捣匀熟，丸如梧桐子大。每服三十丸，食后，煎白茅根饮下，日三。

肉苁蓉丸方：治消渴，尿脂，小便如泔。

肉苁蓉去皱皮，酒浸，切，焙　泽泻　五味子　巴戟天去心　当归切，焙　地骨皮各一两　磁石煅，醋淬七遍　人参　赤石脂各一两半　韭子炒　白龙骨　甘草炙，锉　牡丹皮各一两　熟干地黄焙，一两　禹余粮煅，三分　桑蛸螵炙，四十枚

上一十六味，捣罗为末，炼蜜丸如梧桐子大。每服二十丸，以牛乳下，日三。

十一、《三因极一病证方论·三消治法》宋·陈言

真珠丸：治心虚烦闷，或外伤暑热，内积愁烦，酣饮过多，皆致烦渴，口干舌燥，引饮无度，小便或利或不利。

知母一法一两一分　川连去毛，一法一两　苦参一法一两　玄参一法无　铁胤粉一两一分，研　牡蛎煅，一两一分　朱砂别研，二两　麦门冬去心　天花粉各半两　金箔　银箔各二百片，一法白扁豆煮，去皮，一两

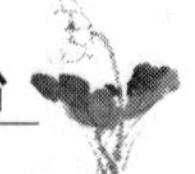

上为末，炼蜜入生栝蒌根汁少许，丸如梧桐子大，用金银箔为衣。每服二十丸至三十丸，先用栝蒌根汁下一服，次用麦门冬熟水下，病退日二服。忌炙爆酒色，次投苁蓉丸补。

苁蓉丸：医方大成止消渴，补心肾

苁蓉酒浸　磁石煅碎　熟地黄　山茱萸　桂心　山药炒　牛膝酒浸　茯苓　黄耆盐汤浸　泽泻　鹿茸去毛，切，醋炙　远志去心，炒　石斛　覆盆子　五味子　萆薢　破故纸炒　巴戟酒浸　菟丝子酒浸　龙骨　杜仲去皮，锉，姜汁制炒丝断，各半两　附子炮，去脐，一个重六钱

上为末，蜜丸如梧子大。每服五十丸，空腹米饮下。

姜粉散：治消中。多因外伤瘴热，内积忧思，喜啖咸食及面，致脾胃干燥，饮食倍常，不为肌肤，大便反坚，小便无度。

生姜研汁，控粉　轻粉

上搜匀。每服二钱匕，长流水调下，齿浮是效，次投猪肚丸补。

附子猪肚丸：附子炮，去皮脐　槟榔不焙，各一两　鳖甲醋煮，各两半　当归　知母　木香炮　川楝锉炒　秦艽去苗土　大黄酒蒸　龙胆草　白芍药　破故纸酒浸，炒　枳壳麸炒，去瓤，各半两

上为末，分作三分，将二分入猪肚内，缝定，令蜜酒三升，童子小便五升，同入砂钵内熬干烂，研细，入一分末同搜捣为丸，如梧子大。每服五十丸，温酒米汤下。

乌金散：治热中。多因外伤燥热，内用意伤脾，饮啖肥腻，热积胸中，致多食数溲，小便过于所饮；亦有不渴而饮食自消为小便者。

黄丹炒　细墨烧，各一两

上研匀。每服三钱，食后，先用水一两碗嗽口，待心中热索水，便以冷水调下。

烂金丸：治热中消渴止后，将补精血，益诸虚，解劳倦，去骨节间热，宁心强志，安神定魄，固脏腑，进饮食，免生疮疡。

大猪肚一个　黄连三两　蜜　生姜各二两，研

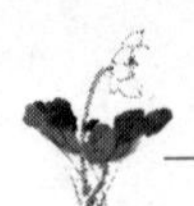

先将猪肚净洗，复以葱面醋椒等洗，控干，用药同水酒入银石器内，煮半日，漉出黄连，洗去蜜酒令尽，锉研为细末，再用酒调成膏，入先洗猪肚内，缝定，入银石器内，水熬烂，研为膏，搜下项药。

人参二两　黄耆四两　五味子　山药　杜仲去皮，锉，姜汁淹炒丝断　山茱萸　石斛　车前子　鳖甲醋炙　熟地黄　新莲肉去皮　当归各二两　槐角子炒　白茯苓　磁石煅碎，各一两　川芎一两　沉香半两，不焙　麝香一钱，别研入　菟丝子酒浸，湿研，五两

上为末，用猪肚膏搜和得所，膏少则添熟蜜，杵数千下，丸如梧子大。食前，温酒糯米汤任下五十丸。一法有白术二两、阳起石一两。

石子荠苨汤：治强中。多因耽嗜色欲，及快意饮食，或服丹，真气既脱，药气阴发，致烦渴引水，饮食倍常，阴器常兴，不交精出，故中焦虚热，注于下焦，三焦之中，最为难治。

荠苨　石膏各三两　人参　茯神　栝蒌根　磁石煅碎　知母　干葛　黄芩　甘草各二两

上为锉散。每用水三盏，腰子一个，去脂膜，黑豆一合，煮至盏半，去腰子、大豆，入药四钱，煎至七分，去滓，食后服；下焦热，则夜间服。渴止勿服，次投补药。

胡桃丸：治消肾，亦云内消。多因快情纵欲，极意房中，年少惧不能房，多服丹石，及失志伤肾，遂致唇口干焦，精溢自出，或小便赤黄，五色浮浊，大便燥实，小便大利而不甚渴。

白茯苓　胡桃肉汤去薄皮，别研　附子大者，一枚，去皮脐，切作片，生姜汁一盏，蛤粉一分，同煮干，焙

上等分为末，蜜丸如梧子大。米饮下三五十丸；或为散，以米饮调下，食前服。

古瓦汤：治消肾消中，饮水无度，小便频数。

干葛　天花粉　人参　鸡膍胵净洗，焙干，各等分

上为末。每服二大钱，用多年古瓦碓碎，煎汤调下，不以时

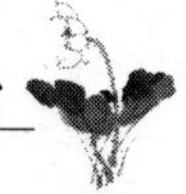

候服。

鹿茸丸：治失志伤肾，肾虚消渴，小便无度。

鹿茸去毛，切，炙，三分　麦门冬去心，二两　熟地黄　黄耆　鸡膍胵麸炒　苁蓉酒浸　山茱萸　破故纸炒　牛膝酒浸　五味子各三分　茯苓　玄参　地骨皮各半两　人参三分

上为末，蜜丸如梧子大。每服三十丸至五十丸，糯米汤下。

远志丸：治心肾虚，烦渴引饮，胸间短气，小便自利，白浊泄遗。

人参　白茯苓　川姜炮，各半两　牡蛎煅，取粉　远志去心，姜汁制炒，各一两

上为末，用苁蓉一两，酒熬成膏，丸如梧子大。每服五十丸，糯米汤下。

六神汤：治三消渴疾。

莲房　干葛　枇杷叶去毛　甘草炙　栝蒌根　黄耆各等分

上为锉散。每服四钱，水一盏，煎七分，去滓，温服。小便不利，加茯苓。

子童桑白皮汤：治三消渴病，或饮多利少，或不饮自利，肌肤瘦削，四肢倦怠。常服补虚止渴利。

童根桑白皮即未移栽者，去粗皮，日干，不焙　茯苓　人参　麦门冬去心　干葛　干山药　桂心各一两　甘草半两，生用

上锉散，水一盏半，煎至七分，去滓，温服。

玄菟丹：治三消渴利神药。常服，禁精，止白浊，延年。

菟丝子酒浸通软，乘湿研，焙干，别取末十两　白茯苓　干莲肉各三两　五味子酒浸，别为末，秤七两

上为末，别碾干山药末六两，将所浸酒余者，添酒煮糊，搜和得所，捣数千杵，丸如梧子大。每服五十丸，米汤下，空心食前服。

梅花汤：治三消渴利，神。

糯谷旋炒作爆蓬　桑根白皮厚者，切细，等分

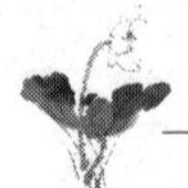
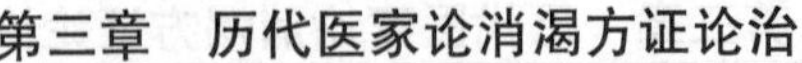

上每用秤一两许，水一大碗，煮取半碗，渴则饮，不拘时。

猪脊汤：治三消渴疾。

大枣四十九枚，去皮核　新莲肉四十九粒，去心　西木香一钱半　甘草二两，炙

上用雄猪脊骨一尺二寸同煎药，用水五碗，于银石器煮，去肉骨，滤滓取汁一碗。空服任意呷服，忌生冷盐藏等物。以滓减去甘草一半，焙干为末，米汤调服，不以时。

八味丸：治消渴小便多，以饮水一斗，利小便反倍。

泽泻　茯苓　牡丹皮各三两　桂心　附子炮，去皮脐，各一两　山茱萸　山药各四两　熟地黄八两

上为末，蜜丸梧子大。每服五十丸，米汤下，食前服。

乌梅木瓜汤：治酒食过度，中焦蕴热，烦渴枯燥，小便并多，遂成消中。兼治瘴渴。所谓瘴渴者，北人往南方瘴地，多有此疾。

木瓜干　乌梅打破，不去仁　麦糵炒　甘草　草果去皮，各半两

上锉散。每服四大钱，水盏半，姜五片，煎七分，去滓，不以时候。

渴疾，有人依山谷方，单用菟丝子酒浸透，直尔抄服，甚效。亦有将黄耆六两，甘草一两，作六一汤服之尤效。

忍冬丸：渴人病愈，须预防发痈疽，宜服。

忍冬草不以多少，根茎花朵皆可用，一名老翁须，一名蜜啜花，一名金银花，以洗净用之

上以米曲酒于瓶内浸，以糠火煨一宿，取出晒干，入甘草少许为末，即以所浸酒为糊丸，如梧子大。每服五十丸至百丸，酒饮任下，不以时。此药不特治痈，亦能止渴，并五痔诸漏。

麦门冬煎：治诸渴。

麦门冬去心　人参　黄耆各二两　白茯苓　山茱萸　山药　桂心各一两半　黑豆三合，煮，去皮，别研

上为末，地黄自然汁二碗，牛乳二盏，熬为膏，丸如梧子。大

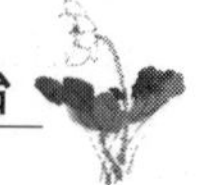

麦煮饮下五十丸。

竹龙散:治消渴。

五灵脂半两 黑豆半两,生,去皮

上为末。煎冬瓜子汤,调下二钱。

澄源丹:治三消渴疾,神妙。

牡蛎粉 苦参 密陀僧 知母 水银以白蜡半分结砂,五味各一两 栝蒌根一两半 黄丹一两,与水银砂同研

上为末,男子用雌猪肚一个,女人用雄猪肚一个,入药在内,以线缝定,用绳缚在新砖上;别用生栝蒌根半斤,切碎同煮,早辰至午时,取药出,不用栝蒌根,只烂研猪肚和药为丸如梧子大。每服三十粒,食前米汤下,日三服,十日可去病根。

十二、《是斋百一选方·消渴》宋·王璆

伏深铃辖方:治消渴。沈德和尚书传。

密陀僧二两,别研极细 川黄连一两

上二味用蒸饼为丸,如梧桐子大。每服五丸,煎茧空茄根汤下,临卧服,次日加至十丸,以后每日加五丸至三十丸止。服药之后,以见水恶心为度,即不须服,不过五六服必效。若觉恶心,但每日食干物以压之,旬日后自定。奇甚奇甚!茧空是出蚕蛾了茧壳。

钱有文知府方:治消渴。

牛鼻木二个,洗净,细锉,男患用雌,女患用雄 甘草 人参各半两 白梅十个,大者

上用水四碗,煎至二碗,滤去滓,热服为妙。

郭都巡方:治消渴。

以汤瓶内碱,不拘多少,研如粉,每服二钱,沸汤或井花水调下,不拘时候。

又方:《简易方》名蒌连丸。

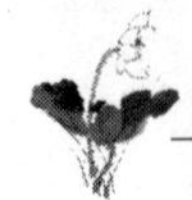

栝蒌根　黄连

上等分为细末，研麦门冬取自然汁，和药丸如绿豆大。每服十五丸至二十丸，熟水下。

玉壶丸：消暑毒，止烦渴。

舶上硫磺　焰硝　滑石　白矾各一两

上四味捣罗为细末，入上等白面六两，伴和令匀，用新汲水为丸，如梧桐子大。每服五十丸，用人参煎汤放冷吞下。

十三、《简易方》宋·王硕

予今于诸方中撰择通治效著者，萃为一门。夏月暑每入心，心旺不受邪，移热于肺，肺叶焦，真液干，好饮水，名曰膈消，宜以冷参汤进玉壶丸之类；寒暑之交，气壅不调，鼻塞声重，咽干烦渴，二腑癃闭，法当洗其心，涤其热，热去而肺经清润，渴自止矣，宜用洗心散之类；饮酒无度，食啖热物过多，邪热蓄积于胃腑，多令烦渴，当用龙脑饮之类，制其脾，化其滞，导其热也；色欲无节，耗损肾元，水火不交，火必炎上，熏蒸于肺金，为火燥渴生饮冷，当先固其本，宜肾气八味丸之类，若不先固其本，又将何以御其渴哉！数方验者，并集于斯。

清心莲子饮：治心中蓄热，时常烦躁，因而思虑劳力，忧愁抑郁，是致小便白浊，或有沙膜，夜梦走泄，遗沥涩痛，便赤如血。或因酒色过度，上盛下虚，心火炎上，肺金受克，口舌干燥，渐成消渴，睡卧不安，四肢倦怠。男子五淋，妇人带下赤白，及病后气不收敛，阳浮于外，五心烦热。药性温平，不冷不热。常服清心养神，秘精补虚，滋润肠胃，调顺血气。

麦门冬去心　甘草炙　黄芩　地骨皮　车前子各半两　石莲肉去心　黄耆蜜炙　人参　白茯苓各七钱半

上锉散。每三钱，麦门冬十粒，水一盏半，煎八分，去滓，水中沉冷，空心食前服。发热加柴胡、薄荷煎。

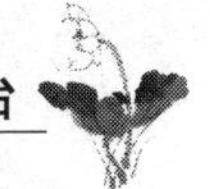

《卫生方》天花散：治消渴等疾。歌曰：消渴消中消肾病，三焦五脏生虚热；惟有膀胱冷如水，意中饮水无休歇；小便昼夜不流通，骨冷皮焦心肺裂；本因饮酒炙煿多，酒余色欲劳无节；饮水吃食日加增，肌骨精髓转枯竭；漩甜如蜜滑如油，口苦咽干舌如血；三消病状最为危，有此仙方真妙诀。

黄连去须，三两，童子小便浸三宿，焙　白扁豆炒，二两　辰砂别研　铁艳粉别研，各一两　牡蛎煅　知母　苦参　天花粉各半两　芦荟一分　金箔　银箔各二十片

上末，取生栝蒌根自然汁和生蜜为丸，如梧子大。每三十丸，麦门冬汤下，无不应验。

《家宝方》地黄饮子：消渴咽干，面赤烦躁。

人参去芦　生干地黄洗　熟干地黄洗　黄耆蜜炙　天门冬去心　麦门冬去心　枳壳去瓤，麸炒　石斛去根，炒　枇杷叶去毛，炒　泽泻　甘草炙，各等分

上粗末。每三钱，水一盏，煎至六分，去滓，食后临卧温服。此方乃全用二黄丸、甘露饮料生料，补血润燥止渴，佐以泽泻、枳壳疏导二腑，使心火下行则小腑清利，肺经润泽则大腑流畅，宿热既消，其渴自止，造化精深，妙无逾此。

桃溪方栝蒌根散：解烦止渴。

栝蒌根新掘者，不以多少，切研，水滤取汁，澄作粉

上研细，每服一钱，米饮调服。

《家宝方》大救生丸：理三消渴疾，日夜饮水，百杯不歇，若饮酒则渴愈甚者，专心服饵之。数日后，见酒与水若仇雠，顿尔，口中浸润，小便缩减，五日后，小便赤色，是病毒归于下也。或令人吐，或腰背脚膝疼痛，或呕逆恶心，精神昏困，此乃药验，使病毒消散也。或有不传于下者，主生子母疮，或生于背，或生髭鬓间，为五漏疮，并能致命，但服此药至八九服，其病自除。大忌酒色，热面，咸物，豚、鱼、葱、蒜、炙煿等物一百日，病根永除。

牡蛎生用　苦参生，为末　栝蒌生，捣　知母生，为末　密陀僧生

用，各一两　白蜡熔，研　水银研，各八钱　黄丹半两，研

上末，男子患、用未生子牝猪肚一个，女人患、用豮猪肚一个，贮药以线缝合，用绳子系在新砖上，不令走转，更用栝蒌根半斤，细切，入在水中一处，和砖煮早晨至午，取猪肚细切，与诸药末杵，丸梧子大，阴干。空心，米饮下三十丸，日三服。

《卫生方》瓜连丸：治消渴。

大冬瓜一枚，去瓤，入黄连末实冬瓜内浸十余日，觉冬瓜肉消尽为度

上同捣烂为丸，梧子大，每服不拘多少，冬瓜煎汤下。

七宝洗心散：治寒壅不调，鼻塞声重，咽干多渴，五心烦热，小便赤涩，大便秘滞；风壅壮热，头目昏痛，肩背拘急，肢节烦疼，热气上冲，口苦唇焦，咽喉肿痛，痰涎壅塞，涕唾稠粘，心神烦躁，眼涩睛疼。

大黄面裹煨，去面，焙　当归　芍药　甘草爁　麻黄不去节　荆芥穗各六两　白术一两半

上细末。每二钱，水一盏，姜二片，薄荷三叶，同煎七分，温服。小儿麸豆疮疹欲发，先狂语多渴，及惊风积热，可服一钱，并临卧服。大人五脏壅实，欲要溏，加至四五钱，热服。

龙脑饮子：治邪热蕴积，咽干多渴，喉中肿痛，赤眼口疮，心烦鼻衄，睡卧不宁，痰热咳嗽，中暑烦躁，一切风壅。

甘草半斤，蜜爁　山栀仁六两，炒　石膏二两　瓜根　缩砂仁各一两半　藿香叶七钱重

上末。每服一钱至二钱，新汲水入蜜调下。伤寒余毒，潮热作渴，用药二钱，水一盏，竹叶五六片，煎七分，食后服。

八味肾气丸：治下元虚惫，小便频数，水火不能既济，心火炎上，熏炙肺金，金为火燥，是致渴生，饮水无度，宜先固本。可愈其渴也。

上每服三四十丸，温酒吞下。忌猪肉、冷水、芜荑、胡荽等。究原方去附子，加五味子。

姜连丸《卫生方》：治消渴，小便频数，如油。

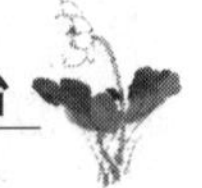

黄连去须　栝蒌连瓤

等分为细末，以生地黄自然汁为丸，梧子大。每服五十丸，食后，用牛乳汁下，一日只两服，不可太多，其妙如神。忌冷水猪肉。亦名蒌连丸。

十四、《仁斋直指方·消渴证治》宋·杨士瀛

凡病人兼有燥渴之证，用乌梅、栝蒌根、干葛、甘草数辈，皆不作效，遂致引饮过多，两脚浮肿，此证不可以为里热。盖肾水不上升，心火不下降故也。须用交感丹为主，却以乌梅、浓蜜、生姜、甘草煎汤咽之。肾水一升，心火一降，其渴自止，脚亦不复肿矣。

降心汤：治心火上炎，肾水不济，烦渴引饮，气血日消。

人参　远志姜腌，取肉，焙　当归　川芎　熟地黄　白茯苓　黄耆蜜炙　北五味子　甘草微炙，各半两　天花粉一两

上锉细。每三钱，枣煎，食前服。

生地黄膏：渴证通用。

生地黄束如常碗大，二把　冬蜜一碗　人参半两　白茯苓一两

上将地黄洗切研细，以新水一碗调开，同蜜煎至半，次入参、苓末拌和，磁器密收，匙挑服。

黄耆汤：治诸渴疾。

黄耆　伏神　栝蒌根　麦门冬去心，各一两　北五味子　甘草炙，各半两　生干地黄一两半

上锉细。每四钱，新水煎服。

猪肚丸：治诸渴疾。

川黄连五两　净白干葛　知母　伏神　麦门冬去心　大熟地黄洗，焙，各二两　栝蒌根　粟米各三两　人参一两

上木臼中同捣为散，入净猪肚内缝密，置甑内蒸极烂，乘热再杵细，若硬加蜜，丸桐子大。蒸汁下五十丸，或粥饮下。

又方：一味黄连末，入猪肚内缝密，满甑粳米上蒸熟，晒过，杵丸如前法。

川黄连丸：治诸渴。

川黄连净，五两　白天花粉　麦门冬去心，各二钱半

上末，以生地黄汁并牛乳汁夹和捣，丸桐子大。每三十丸，粳米饮下。

玉泉丸：治烦渴口干。

麦门冬去心，晒　人参　茯苓　黄耆半生半蜜炙　乌梅肉焙　甘草各一两　栝蒌根　干葛各一两半

上末，炼蜜丸，弹子大。每一丸，温汤嚼下。

止渴锉散：枇杷叶新布拭去毛，炙　白干葛　生姜切片，焙，各一两　大乌梅七个　大草果二个，去皮　淡竹叶　甘草生，各半两

上锉。每四钱，新水煎服。

蜡苓丸：补虚治浊止渴。

黄蜡　雪白茯苓各四两

上茯苓为末，熔蜡和丸，弹子大。每一丸，不饥饱细嚼下。

茧丝汤：治渴神效。煮茧搔丝，汤任意饮之，顿效。如非时，以丝或绵煎汤服。

天花粉丸：治消渴，饮水多，身体瘦。

天花粉　黄连去须，各一两　茯苓　当归各半两

上末，炼蜜丸，桐子大。每三十丸，茅根煎汤下。

瓜连丸：治消渴骨蒸。

黄连净锉，用冬瓜汁浸一宿，晒干，凡七次

上末，冬瓜汁丸，桐子大。每三四十丸，半饥饱熟水下，或五十丸米饮下。

玉壶丸：治消渴引饮无度。

人参　栝蒌根等分

上末，炼蜜丸，桐子大。每三十丸，麦门冬煎汤下。

天花散：治消渴。

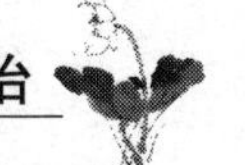

天花粉 生干地黄洗,各一两 干葛 麦门冬去心 北五味子各半两 甘草一分

上粗末。每服三钱,粳米百粒,同煎服。

钱氏白术散:治消中,消谷善饥。

人参 白术 白茯苓 甘草炙 藿香叶一两 白干葛二两 木香半两 加北五味子 柴胡 枳壳制,各半两

上粗末。每三钱,新水煎服。

茯神丸:治消中,烦渴消谷,小便数。

人参 茯神 生干地黄 黄连净 麦门冬去心,焙 枳壳制 牡蛎粉各一两 石莲肉 黄耆炙 知母各半两 栝蒌根三分

上末,炼蜜同捣三百杵,丸桐子大。每五十丸,清粥饮下。

小菟丝子丸:治消肾。

菟丝子五两,洗,酒浸三宿,研,捏饼,焙 石莲肉二两 白茯苓一两 山药一两,留一半打糊

上为末,山药糊丸,桐子大。每服五十丸,以天花粉、北五味子煎汤下。

枸杞子丸:治消肾,久渴困乏,小便滑数。

枸杞 菟丝子酒浸,研,焙 白茯苓 黄耆炙 牡蛎粉 牛膝 熟地黄洗 麦门冬去心,各一两 鸡内金微炙,一两半 桑螵蛸 栝蒌根各三分 山茱萸 牡丹皮各半两

上末,炼蜜和捣三百杵,丸桐子大。每五十丸,食前粥饮下。

平补丸:治消肾不渴,肌肉瘦削,小便涩数而沥,如欲渗之状。

菟丝子酒浸,研,焙 山茱萸酒浸,焙 当归 益智仁各半两 川楝肉 牛膝 胡芦巴炒 厚杜仲姜制炒 巴戟去心 苁蓉酒浸,焙,各三钱半 乳香二钱

上末,糯米糊丸,桐子大。每五十丸,枣汤或盐汤食前服。

双补丸:治肾虚水涸,燥渴劳倦。

鹿角胶二两 沉香半两 泽泻截块再蒸,半两 覆盆子 白茯苓

人参　宣木瓜　薏苡仁炒　黄耆炙　熟地黄洗，再蒸　苁蓉酒浸，焙　菟丝子酒浸，蒸，碾，焙　北五味子　石斛炒　当归酒浸，焙，各一两　麝一钱

上末，炼蜜丸桐子大，朱砂衣。每五十丸，空心枣汤下。

煞虫方：治消渴有虫。

苦楝根取新白皮一握，切，焙，入麝少许，水二碗，煎至一碗，空心饮之。虽困顿不妨，自后下虫三四条，状如蛔虫，其色真红，而渴顿止，乃知消渴一证，有虫耗其津液。

十五、《朱氏集验方·消渴》宋·朱佐

鹿茸丸：治渴疾。

鹿茸二两　菟丝子一两，酒浸蒸　天花粉半两

上炼蜜为丸。每服五十丸，空心，北五味子汤服。

治渴疾：五味子汤、黄耆六乙汤。

棘钩子散：治伤酒多，或成渴证。

棘钩子　当门子五粒

上用棘钩子煎汤，吞下当门子，其渴立止。盖棘钩子最能胜酒。大凡人家，若酒坊畔有此木不宜。

冬瓜饮子：治渴疾。

大冬瓜去皮捣烂，取自然汁五大碗，下五苓散一两，去桂，调成饮子。时时吃一盏，吃药时不得与水，不过二料立愈。

白术散：治胃虚发渴。

白术一两　人参　茯苓　甘草各半两

上为末。每服七钱，水盏半，煎七分服。凡吐渴之后，多有肿疾，仍预服复元丹数服。

加味四君子汤：治消渴。

人参　白茯苓　白术　甘草　桔梗

上等分细末，白汤调下。

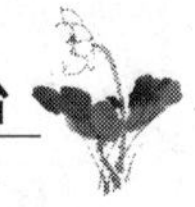

神功散:治消渴。

北白芍药一两半　甘草一两

上㕮咀。每服三钱,水盏半,煎六七分,无时服。

麦门冬丸:治诸渴。

麦门冬去心,烂研成膏　栝蒌根　黄连去须

上三味为末,入麦门冬内捣匀为丸。每服三十丸,每晚饭食后,煎麦门冬汤下。

参耆汤:治消渴。

人参　桔梗　天花粉　甘草各一两　白芍药　绵耆盐汤浸,各二两　白茯苓　北五味各一两半

上㕮咀。每服四大钱,水盏半,煎八分,日进四服,留滓合煎。一方有木瓜、干葛、乌梅三味。

鸡苏丸:治病后虚羸发渴。

生干地黄末六两,后入膏　麦门冬四两,汤浸去心,焙　黄耆去芦,剉,一两　鸡苏即龙脑薄荷,净叶,一斤　真蒲黄微炒　阿胶微炒令燥　人参去芦　木通剉,各二两　甘草炙,剉,两半　真银州柴胡二两,剉,同木通以沸汤大半升浸一二宿,绞取汁后取膏

上除别研后入外,捣罗为细末,将西路蜜二斤,先炼一二沸,和为丸如蚕头大。每服二十丸,用五味子煎汤吞下。仍服安肾丸。

治消渴:八味丸去附子,加五味子,用茧空及茄空煎汤下。

十六、《严氏济生方·消渴》宋·严用和

加减肾气丸:治劳伤肾经,肾水不足,心火自用,口舌焦干,多渴而利,精神恍惚,面赤心烦,腰痛脚弱,肢体羸瘦,不能起止。

山茱萸取肉　白茯苓去皮　牡丹皮去木　熟地黄酒蒸　五味子　泽泻　鹿角镑　山药锉,炒,各一两　沉香不见火　官桂不见火,各半两

上为细末,炼蜜为丸如梧桐子大。每服七十丸,用盐汤米饮

任下。弱甚者，加附子一两，兼进黄耆汤。

黄耆汤：治喜怒惊恐，房室虚劳，致阴阳偏虚，或发厥自汗，或盗汗不止，悉宜服之。

黄耆去芦，蜜水炙，一两半　白茯苓去皮　熟地黄酒蒸　肉桂不见火　天麦冬去心　麻黄根　龙骨各一两　五味子　小麦炒　防风去芦　当归去芦，酒浸　甘草炙，各半两

上㕮咀。每服四钱，水一盏半，生姜五片，煎至七分，去滓，温服，不拘时候。发厥自汗，加熟附子；发热自汗，加石斛。

荠苨丸：治强中为病，茎长兴盛，不交精液自出，消渴之后，多作痈疽，多由过服丹石所致。

荠苨　大豆去皮　茯神去木　磁石煅，研极细　玄参　栝楼根　石斛去根　地骨皮去木　熟地黄酒蒸　鹿角各一两　沉香不见火　人参各半两

上为细末，用猪肾一具，煮如食法，令烂，杵和为丸如梧桐子大。每服七十丸，空心，用盐汤送下。如不可丸，入少酒糊亦可。

猪肚丸：治消渴。

猪肚一枚，治如食法　黄连去芦　小麦炒，各五两　天花粉　茯苓去木，各四两　麦门冬去心，二两

上五味为末，纳猪肚内缝，塞安甑中，蒸之极烂，木臼中拌和丸，如桐子大。每服七十丸，米饮下，随意服之。如不能服丸，入少炼蜜。

十七、《管见大全良方·消渴证治》宋·陈自明

消渴者，空心可与八味丸，食后临卧，以人参煎汤吞酒蒸黄连丸。

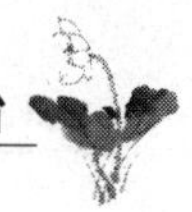

十八、《宣明论方·消渴》金·刘完素

人参白术汤：治胃膈瘅热烦满，饥不欲食，瘅成为消中，善食而瘦，燥热郁甚而成消渴，多饮而数小便；兼疗一切阳实阴虚，风热燥郁，头目昏眩，风中偏枯，酒过积毒，一切肠胃燥涩，倦闷壅塞，疮疥痿痹，并伤寒杂病，产后烦渴，气液不得宣通。

人参　白术　当归　芍药　大黄　山栀子　荆芥穗　薄荷　桔梗　知母　泽泻已上各半两　茯苓去皮　连翘　栝蒌根　干葛已上各一两　官桂　青木香　藿香叶各一分　甘草三两　石膏四两　寒水石二两　滑石半斤　《袖珍方》加盆硝五钱

上为细末。每服抄五钱，水一茶盏，生姜三片，煎至半盏，绞汁温服，渐加至十余钱，得脏腑流利取效。如常服，以意加减兼服。消痞丸以散肠胃结滞，湿热内甚自利者，去了大黄、芒硝。《袖珍方》上㕮咀，每服一两，水二盏，生姜三片，煎至一盏，去滓，通口服，无时。

绛雪散：治消渴，饮水无度，小便数者，大有神验。

黄芩　黄丹　汉防己　栝楼实各等分

上为细末。每服二钱，汤浆水调下，临卧并进三二服，即少止。

人参散：治消肾善饮，而食后数小便溺者。

人参三钱　白术　泽泻　栝蒌　桔梗　栀子　连翘各半两　葛根　黄芩　大黄　薄荷　白茯苓已上各一两　甘草一两半　石膏二两　滑石　寒水石各三两

上为末，入缩砂仁三钱。每服五钱，水一盏，煎至七分，入蜜少许，再煎三二沸，去滓，食前、食后服消痞丸。《袖珍方》上㕮咀，水二盏，蜜少许，煎至一盏，去滓，通口服，不拘时候。

大黄甘草饮子：治男子妇人，一切消渴不能止者。

大豆五升，先煮三沸出，淘苦水再煮　甘草大粗者，四两，长四指，打碎

大黄一两半

上三味，用井水一桶，将前药同煮三五时，如稠强，水少更添，豆软盛于盆中放冷。令病人食豆，渴食汤汁，无时候。食尽如止渴燥罢，不止，再煮前药，不三次病悉矣。

十九、《儒门事亲·刘河间先生三消论》金·张从正

神白散：治真阴素被损虚，多服金石热药，或嗜炙煿咸物，遂成消渴。

桂府滑石六两　甘草一两，生用

上为细末。每服三钱，温水调下。或大渴欲饮冷者，新汲水尤妙。

猪肚丸：治消渴，消中。

猪肚一枚　黄连五两　栝楼四两　麦门冬四两，去心　知母四两，如无，以茯神代之

上四味为细末，内猪肚中，线缝，安置甑中，蒸极烂熟，就热于木臼中捣可丸，如硬少加蜜，丸如梧桐子大。每服三十丸，渐加至四五十丸，渴则服之。如无木臼，以沙盆中用木杵研亦可，以烂为妙。

葛根丸：治消渴，消肾。

葛根三两　栝楼三两　铅丹二两　附子一两者，炮，去皮脐

上四味，捣罗为细末，炼蜜为丸如梧桐子大。每服十丸，日进三服，治日饮硕水者。春夏去附子。

胡粉散：治大渴，百方疗不瘥者，亦治消肾。

铅丹　胡粉各半两　栝楼一两　甘草二两半，炙秤　泽泻　石膏　赤石脂　白石脂各半两

上八味为细末。水服方寸匕，日二服，壮者一匕半。一年病一日愈，二年病二日愈。渴甚者二服，腹痛者减之。如丸服亦妙，每服十丸，多则腹痛也。

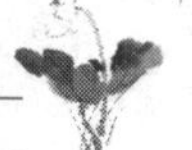

人参白术汤：治胃鬲痺热，烦满不欲食，或痺成为消中，善食而瘦；或燥郁甚而消渴，多饮而数小便；或热病，或恣酒色。误服热药者，致脾胃真阴血液损虚。肝心相搏，风热燥甚，三焦肠胃燥热怫郁，而水液不能宣行，则周身不得润泽，故瘦瘁黄黑而燥热消渴。虽多饮而水液终不能浸润于肠胃之外，渴不止而便注为小便多也。叔世俗流，不明乎此，妄为下焦虚冷，误死多矣。又如周身风热燥郁，或为目瘴、痈疽、疮疡，上为喘嗽，下为痿痹，或停积而湿热内甚，不能传化者，变水肿腹胀也。

凡多饮数溲为渴，多食数溲为消中，肌肉消瘦、小便有脂液者为消肾，此世之所传三消病也。虽经无所不载，以《内经》考之，但燥热之微甚者也。此药兼疗一切阳实阴虚，风热燥郁，头目昏眩，风中偏枯，酒过积毒，一切肠胃涩滞壅塞，疮疥痿痹，并伤寒杂病烦渴，气液不得宣通，并宜服之。

人参　白术　当归　芍药　大黄　芒硝　山栀子　泽泻已上各半两　连翘　栝蒌根　干葛　茯苓已上各一两　官桂　木香　藿香各一分　寒水石二两　甘草二两　石膏四两　滑石　盆硝各半两

上为粗末。每服五钱，水一盏，生姜三片，同煎至半盏，绞汁，入蜜少许温服，渐加十余钱，无时，日三服。或得脏腑疏利，亦不妨，取效更妙，后却常服之，或兼服消痞丸，似觉肠胃结滞，或湿热内甚自利者，去大黄、芒硝。

人参散：治身热头痛，或积热黄瘦，或发热恶寒，蓄热寒战，或鬲痰呕吐。燥热烦燥，或燥湿泻痢，或目疾口疮，或咽喉肿痛，或风昏眩，或蒸热虚汗，肺痿劳嗽，一切邪热变化，真阴损虚，并宜服之。

石膏一两　寒水石二两　滑石四两　甘草二两　人参半两

上为细末。每服二钱，温水调下，或冷水亦得。

三消之论，刘河间之所作也。因麻征君寓汴梁，暇日访先生后裔或举教医学者，即其人矣。征君亲诣其家，求先生平昔所著

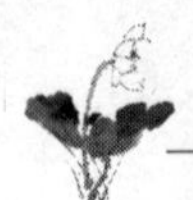

遗书，乃出《三消论》《气宜》《病机》三书未传于世者，文多不全，止取《三消论》，于卷首增写六位、藏象二图，其余未遑润色，即付友人穆子昭。子昭乃河间门人，穆大黄之后也。时觅官于京师，方且告困，征君欲因是而惠之。由是余从子昭授得一本，后置兵火，遂失其传。偶于乡人霍司承君祥处，复见其文，然传写甚误，但依仿而录之，以待后之学者详为刊正云。时甲辰冬至日，锦溪野老，书续方柏亭东，久亭寺僧悟大师传经验方：

治饮水百杯，尚犹未足，小便如油，或如杏色，服此药三五日，小便大出，毒归于下，十日永除根本。

此方令子和辨过，云是重剂可用，悟公师亲验过矣。

水银四钱　锡二钱，用水银研成砂子　牡砺一两　密陀僧一两　知母一两　紫花苦参一两　贝母一两　黄丹半两　栝蒌根半斤

上为细末，男子用不生儿猪肚一个内药，妇人用豮猪肚一个，麻线缝之，新瓦一合，绳系一两遭，米一升，更用栝蒌根末半斤，却于新水煮熟，取出放冷，用砂盆纳研烂，就和为丸，如猪肚丸法用之。

二十、《东垣试效方·消渴》金·李杲

生津甘露饮子：治高消大渴，饮水无度，舌上赤涩，上下齿皆麻，舌根强硬肿痛，食不下，腹时胀痛，浑身色黄，目白睛黄，甚则四肢痿弱无力，面尘脱色，胁下急痛，善嚏，善怒健忘，臀腰背寒，两丸冷甚。

石膏一钱二分，一方用一两一钱　人参二钱　生甘草一钱　炙甘草二钱　山栀子一钱　荜澄茄一钱　白豆蔻一钱　白葵半钱　黄柏酒拌，一钱半　香白芷一钱　连翘一钱　杏仁去皮，一钱半　麦门冬半钱　黄连三分　木香三分　桔梗三钱　升麻二钱　姜黄一钱　知母二钱，酒制　当归身半钱　全蝎二个　藿香二分　柴胡三分　兰香半钱

消之为病，燥热之气胜也。《内经》曰：热淫所胜，佐以甘苦，

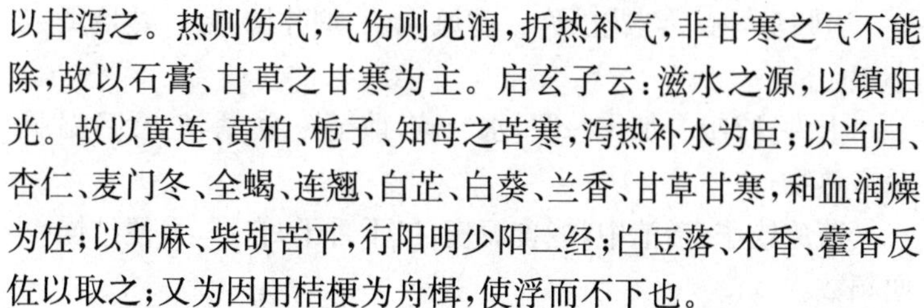

以甘泻之。热则伤气，气伤则无润，折热补气，非甘寒之气不能除，故以石膏、甘草之甘寒为主。启玄子云：滋水之源，以镇阳光。故以黄连、黄柏、栀子、知母之苦寒，泻热补水为臣；以当归、杏仁、麦门冬、全蝎、连翘、白芷、白葵、兰香、甘草甘寒，和血润燥为佐；以升麻、柴胡苦平，行阳明少阳二经；白豆蔻、木香、藿香反佐以取之；又为因用桔梗为舟楫，使浮而不下也。

上件为细末，如法汤浸，蒸饼和匀成剂，捻作饼子，晒半干，杵碎，筛如黄米大。食后，每服二钱，抄于掌中，以舌舐之，随津唾下，或送以白汤少许亦可。此制之缓也，不惟不成中满，亦不传下消矣。戊申正月七日，叶律千户服此大效。

兰香饮子：治渴饮水极甚，善食而瘦，自汗，大便结燥，小便频数。

石膏三钱　酒知母一钱半　生甘草一钱　炙甘草半钱　人参半钱　防风一钱　半夏二分，汤洗　兰香半钱　白豆蔻仁　连翘　桔梗　升麻各半钱

上同为细末，汤浸蒸饼和匀成剂，捻作薄片子，日中晒半干，碎如米。每服二钱，食后，淡生姜汤送下。

地黄饮子：治口干舌干，小便数，舌上赤脉。此药生津液，长肌肉。

杏仁六个　生甘草三分　石膏一钱　黄连酒制，八分　桃仁六个　生地黄酒制，七分　黄柏酒制，一钱　当归酒制，四分　柴胡三分　炙甘草三分　升麻一钱　红花少许　知母酒制，半钱　麻黄根三分　汉防己酒制，五分　羌活半钱

上件，剉如麻豆大。都作一服，水二盏，煎至一盏，去渣，温服，食后。忌湿面、房事、盐血。戊申仲冬，张安抚服此大效。

当归润燥汤：治消渴，舌上白干燥，唇干口干，眼涩，黑处见浮云，大便闭涩，干燥结硬，喜湿饮，阴头短缩。

升麻一钱半　柴胡七分　甘草六分，半生半熟　细辛一分　黄柏一钱　知母一钱　石膏一钱　杏仁六个　桃仁泥子一钱　麻仁泥子一

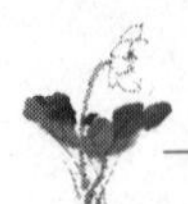

钱　当归身一钱　红花少许　防风一钱　荆芥穗一钱　熟地黄三分　小椒三个

上件，㕮咀。都作一服，水二碗，煎至一盏，去渣，食后温服。忌辛热物。

清凉饮子：治消中，能食而瘦，口干舌干，自汗，大便结燥，小便频数。

羌活一钱　柴胡一钱　升麻四分　防风五分　当归身六分　生甘草半钱　炙甘草一钱　石膏一钱半　酒知母一钱　汉防己半钱　草龙胆酒制，一钱半　黄柏一钱半　红花少许　桃仁五个　杏仁十个　生地黄酒制，半钱　黄耆一钱　黄芩酒制，一钱

上件，㕮咀麻豆大。都作一服，水二盏，酒一匙，煎至一盏，去渣，稍热服，食后。

清神补气汤：前消渴证皆愈，止有口干，腹不能𦙶起。

升麻一钱半　柴胡七分　生甘草五分　黄柏酒制，半钱　黄连酒制，半钱　知母酒制，半钱　石膏四分　杏仁六个　桃仁一钱　当归身一钱　红花少许　防风一钱　荆芥穗一钱　熟地黄三分　小椒二个　细辛一分　生地黄一分

上件，剉如麻豆大。都作一服，水二盏，煎至一盏，去渣，稍热食后服。

甘草石膏汤：消病痊愈，再添舌白滑微肿，咽喉咽唾觉痛，嗌肿，时有渴，白沫如胶，饮冷则稍缓。

升麻一钱半　柴胡七分　甘草五分　黄柏一钱　知母一钱　石膏六分　杏仁六个　桃仁一钱　当归身一钱　熟地黄三分　小椒二个　细辛一分　黄连三分　红花少许　防风一钱　荆芥穗一钱　生地黄一分

上件，剉如麻豆大。都作一服，水二盏，煎至一盏，去渣，稍热食后服。

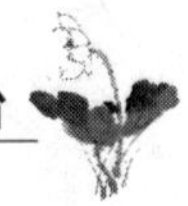

二十一、《兰室秘藏·消渴》金·李杲

和血益气汤：治口干舌干，小便数，舌上赤脉。此药生津液，除干燥，生肌肉。

柴胡　炙甘草　生甘草此末治口干舌干也　麻黄根已上各三分　酒当归梢四分　酒知母　酒汉防己　羌活已上各五分　石膏六分，治小便赤也　酒生地黄七分　酒黄连八分，治舌上赤脉也　酒黄柏　升麻已上各一钱　杏仁　桃仁已上各六个　红花少许

上㕮咀。都作一服，水二大盏，煎至一盏，去渣，温服。忌热湿面酒醋等物。

生津甘露汤：治消中，能食而瘦，口干舌干，自汗，大便结燥，小便频数。

羌活一钱　柴胡一钱　升麻四分　防风五分　当归身六分　生甘草半钱　炙甘草一钱　石膏一钱半　酒知母一钱　汉防己半钱　草龙胆酒制，一钱半　黄柏一钱半　红花少许　桃仁五个　杏仁十个　生地黄酒制，半钱　黄耆一钱　黄芩酒制，一钱

上件，㕮咀麻豆大，都作一服，水二盏，酒一匙，煎至一盏，去渣，稍热服，食远。

辛润缓肌汤：前消渴证皆愈，止有口干，腹不能脋起。

升麻一钱半　柴胡七分　生甘草五分　黄柏酒制，半钱　黄连酒制，半钱　知母酒制，半钱　石膏四分　杏仁六个　桃仁一钱　当归身一钱　红花少许　防风一钱　荆芥穗一钱　熟地黄三分　小椒二个　细辛一分　生地黄一分

上件，剉如麻豆大。都作一服，水二盏，煎至一盏，去渣，稍热食远服。

（七至二十一：李秋贵）

二十二、《卫生宝鉴》元·罗天益

(一)消渴治法

酒蒸黄连丸:治消渴。

黄连半斤　酒一升

汤内重蒸伏时,取出,晒干为末,滴水为丸如梧子大。每服五十丸,温水下。

参苓饮子:治口干燥,生津液,思饮食。

麦门冬去心　五味子　白芍药　熟地黄　黄耆各三两　白茯苓二钱半　天门冬　人参　甘草各五钱

上为粗末。每服三钱,水一盏半,生姜三片,枣子二个,乌梅一个,煎至一盏,去渣,温服,食后。

麦门冬饮子:治膈消,胸满烦心,津液燥少,短气,多为消渴。

人参　茯神　麦门冬　知母　五味子　生地黄　甘草炒　栝蒌根　葛根各等分

上㕮咀。每服五钱,水二盏,竹叶十四片,煎至七分,去渣,温服,无时。

麦门冬汤:治消渴,日夜饮水不止,饮下小便即利。

麦门冬　黄连　五味子　冬瓜干各二两

上为粗末。每服五钱,水一盏,煎至七分,去渣,温服。如无干者,用新冬瓜一枚,重三斤,去皮穰子,分作十二片,为十二服。

又方:冬瓜一斤,擘破,水三盏,煎至七分,去渣,温服,日三。

冬瓜饮子:治消渴,能食而饮水多,小便如脂麸片,日夜无度。

冬瓜一个　黄连十两,为末

上先取冬瓜,割开去穰净,糁黄连在冬瓜内,再将顶盖,热灰火中煨熟,去皮细切,烂研,用布取汁。每服一盏至二盏,食前日三服,夜二服。

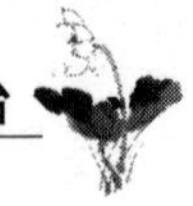

(二)辨六经渴并治法

太阳渴,脉浮无汗者,五苓、滑石之类。

阳明渴,脉长有汗者,白虎、凉膈之类。

少阳渴,脉弦而呕者,小柴胡加栝蒌根也。

太阴渴,脉细不欲饮水,纵饮微思汤不思水,四君子、理中汤之类。

少阴渴,脉沉自利者,猪苓汤、三黄汤之类。

厥阴渴,脉微引饮者,当少少与之滑石。

滑石治渴,本为窍不利而用之,以其燥而能亡津液也。天令湿气太过当用之。若无湿而用之,是为犯禁。假令小便不利,或渴或不渴,知内有湿热也;小便自利而渴,知内有燥屎也。湿宜渗泄之,燥宜润之,则可矣。

杂证有汗而渴者,以辛润之;无汗而渴者,以苦坚之。

伤寒食少而渴者,当以和胃药止之,不可用凉药,恐损胃气,愈不能食,白术、茯苓是也。

太阳无汗而渴者,不宜白虎;汗后脉洪大而渴者,方可与之矣。

阳明有汗而渴者,不宜五苓;若小便不利,汗少脉浮而渴者,宜与之。

若病人心肺热而不渴者,知不在太阴、少阴之本,只在标也,在标则不渴矣;若渴者,是在本也。

(三)胆瘅治验

《内经》云:有病口苦,名曰胆瘅。乃肝主谋虑,胆主决断,盛汁三合,为洁净之腑,肝取决于胆,或不决为之恚怒,怒则气逆,胆汁上溢,故口苦,或热盛使然也。此以龙胆泻肝汤。

龙胆泻肝汤:黄芩七分　柴胡一钱　甘草生　人参　天门冬　黄连　知母　龙胆草　山栀子　麦门冬各五分　五味子十个

上十一味,㕮咀。作一服,水二盏,煎至一盏,去渣,温服,食远。忌辛热物。此方因焦秀才病口苦,予制此方,治之得效。

二十三、《金匮钩玄·消渴》元·朱震亨

养肺降火生血为主，分上中下治。

治法：黄连末　天花粉末　人乳　生地黄汁　生藕汁

以二汁为膏，入上药，搜和，再入姜汁并蜜，调成膏，频频放舌上，以少许白汤送下，能食者内加软石膏，即寒水石。

栝蒌根：治消渴之神药。泻者先用白术、白芍药，炒为末，调服，后却服前膏。

二十四、《澹寮方·消渴》元·释继洪

鹿兔煎：治三消渴利，神药。常服，禁遗精，止白浊，延年。

菟丝子　北五味各五两　白茯苓二两半，并如玄兔丹法制度　鹿茸一两半，盐酒浸，炙

上为末，生地黄汁搜和为丸，梧子大。每服五十丸，空心，盐酒下。

渴消方：浮石　舶上青黛各等分　麝香少许

上细末。每服一钱，温汤调下。

黄耆六一汤：大治渴疾，免患痈疽。

绵黄耆去叉股者，用箭簳者，六两，一半细剉，焙干，生用，一半用盐水润湿，磁器盛，饭上蒸三次，焙干，细剉用　粉草一两，一半生，细锉，一半炙细剉

上为细末。每服二钱，早晨日午，以白汤点服。患痈疽者，亦可用酒调。

加减八味丸：治肾虚津走，心烦燥渴，服此不惟止渴，亦免生痈疽。或先患痈疽，才觉作渴，即当服此；或有痈疽而无渴证，亦宜以预防。盖患痈之人，多于欲愈未愈之际，作渴而不可救。患渴之人，多由患痈而命终，故不可不服此药也。久服永不生渴疾，气血加壮。

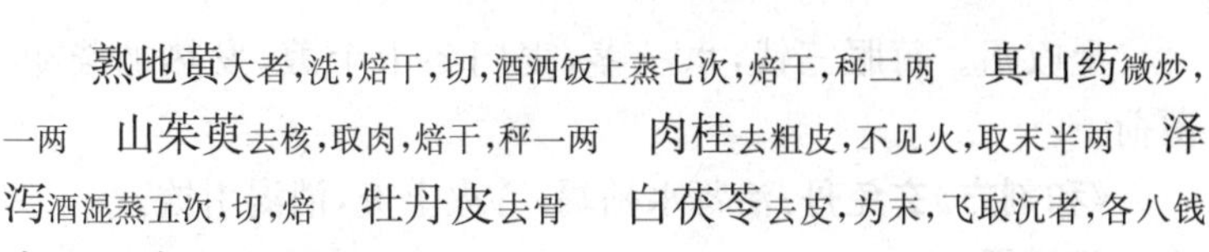

熟地黄大者，洗，焙干，切，酒洒饭上蒸七次，焙干，秤二两　真山药微炒，一两　山茱萸去核，取肉，焙干，秤一两　肉桂去粗皮，不见火，取末半两　泽泻酒湿蒸五次，切，焙　牡丹皮去骨　白茯苓去皮，为末，飞取沉者，各八钱　真北五味去枝梗，两半

上为末，炼蜜丸，梧桐子大。五更初未言语时，温酒盐汤下三五十丸，午前及晚间空腹再服。此方用真北五味子最为得力，服此不惟止渴，亦免生痈疽。久服永除渴疾，气血加壮。

陈良甫（自明）《外科精要》亦云：有一贵人，病疽疾未安而渴作，诸医尽用木瓜、紫苏、乌梅、人参、茯苓、百药煎等生津止渴之药，服多而渴愈甚，数日后，茫无功效。陈用此方，三日渴止。又云：一士大夫病渴，治疗累岁不安，一名医使服此八味丸，不半载而疾痊。因《巢氏病源》云：今医多用醒脾生津止渴之药误矣！其疾本起于肾水枯竭，不能上润，是以心火上炎，不能既济，煎熬而生渴，今服此药降其心火，生其肾水，则渴自止矣。复云：八味丸用真北五味最为得力，此一味独能生肾水，平补降心气，大有功效。

神效散：治渴疾，饮水不止。

白浮石　蛤粉　蝉壳各一两

上为末，用鲫鱼胆七个，调三钱服，不拘时候，神效。

二十五、《医方大成·消渴》元·孙允贤

《和剂方》五苓散：治伏暑发渴，引饮无度。

泽泻二两半　桂心一两　猪苓去皮　赤茯苓去皮　白术各一两半

上为末。每服二钱，沸汤下，不以时服，讫，多饮热汤，汗出即愈。

《和剂方》清心莲子饮：治心经蕴热，作渴饮水，小便赤涩。

黄芩半两　黄耆蜜炙　石莲肉去心　白茯苓　人参各七钱半　麦门冬去心　甘草炙　地骨皮　车前子各半两

上㕮咀。每服三钱，水一盏，麦门冬十个煎，发热加柴胡、薄荷。

《和剂方》玄兔丹：治肾水枯竭，心火上炎，消渴引饮。

菟丝子酒浸通软，乘湿研，焙干，别取末十两　五味子酒浸，别为末，秤七两　白茯苓三两　干莲肉三两

上为末，别碾干山药末六两，将所浸酒余者，添酒煮糊，搜和得所，捣数千杵，丸如梧桐子大。每服五十丸，米汤下，空心食前服。

《三因方》八味丸：治消渴小便多，以饮水一斗，利小便反倍。

泽泻　茯苓　牡丹皮各三两　桂心　附子炮，去皮脐，各一两　山茱萸　山药各四两　熟地黄八两

上为末，蜜丸梧子大。每服五十丸，米汤下，食前服。

秘方乌梅五味子汤：专治消渴，生津液。

五味子　巴戟酒浸，去心　百药煎　乌梅　甘草各等分

上㕮咀。每服四钱，水一盏，空心煎服。

秘方茯苓丸：治三消渴疾，累有效。

五倍子去瓤，四两　莲肉一两　龙骨煅，两半　左顾牡蛎二两

上用茯苓二两，为末，煮糊丸如梧桐子。每服五十丸，空心盐汤下，仍兼服灵砂、黑锡。

黄耆六一汤：治男子妇人，诸虚不足，胸中烦悸，时常消渴，或先渴而欲发疮，或病痈疽而后渴者，并宜服之。

绵黄耆去芦，蜜涂炙，六两　粉草炙，一两

上㕮咀，每服三钱，水一盏，枣一枚，煎七分，温服，不拘时。

二十六、《永类钤方·杂病消渴》元·李仲南　李永贤

下虚上热而渴：菝葜根，每服一两，水二盏半，煎减半，日一二服，渴减，只二服。又缲丝汤，放冷，服一二碗良。秆灰汁亦佳，食时勿令病人知之。五月蚕沙煎汤，放冷一服，尤效。

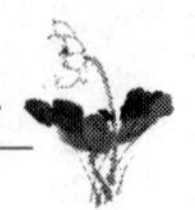

脾约小便数而渴，脉浮涩而大便难，属麻仁丸。

竹叶石膏汤：治大病后，表里俱虚，内无津液，烦渴心躁，及诸虚烦热，与伤寒相似，但不恶寒，身不疼痛，不可汗下，并宜服。

竹叶二把　石膏一斤　半夏半升，洗　麦门冬一升，去心　人参三两　甘草二两，炙　粳米半升

上七味，以水一斗，煮取六升，去滓，内粳米，煮米熟，汤成去米。温服一升，日三服。

《本事》火府丹：治心经热，小便涩，及治五淋。许学士治一卒，日饮斗水，病渴不食三月，心下烦闷，时已十月以心经伏热，用此方数服而愈。

生地黄二两　木通　黄芩各一两

上细末，蜜丸，梧子大。每三十丸，木通煎汤下。

《医说》治消渴，每日食北梨，以安为度。

食果实与酒过度，虽能食而多饮水，渴而数溺，以麝香、当门子，以酒濡之，作十许丸，取枳枸子煎汤下。麝香败酒坏果实，枳枸子亦败酒。

二十七、《世医得效方·消渴》元·危亦林

(一)肺消

肺消：澄源丹、真珠丸、荭蓉丸、生地黄膏。

澄源丹：牡蛎粉　苦参　密陀僧　知母　水银以白蜡半分，结砂，五味各一两　栝蒌根一两　黄丹一两，与水银砂同研

上为末，男子用雌猪肚一个，女人用雄猪肚一个，入药在内，以线缝定，用绳缚在新砖上；别用生栝蒌根半斤，切碎同煮，早辰至午时，取药出，不用栝蒌根，只烂研猪肚和药为丸，如梧子大。每服三十粒，食前米汤下，日三服，十日可去病根。

真珠丸：知母一法一两一分　川连去毛，一法一两　苦参一法一两　玄参一两　铁胤粉一两一分，研　牡蛎一两一分　朱砂别研，二两　麦

门冬去心　天花粉各半两　金箔　银箔各二百片

上为末，炼蜜入生栝蒌根汁少许，丸如梧桐子大，用金银箔为衣。每服二十丸至三十丸，先用栝蒌根汁下一服，次用麦门冬熟水下，病退日二服。忌炙爆酒色，次投苁蓉丸补。

苁蓉丸：苁蓉酒浸　磁石煅碎　熟地黄洗　山茱萸去核　黄耆盐汤浸　泽泻　鹿茸去毛，切，醋炙　远志姜汁炒　石斛　覆盆子　五味子去梗　草薢　破故纸炒　巴戟酒浸　菟丝子酒浸　龙骨　杜仲去皮，锉，姜汁制炒丝断，各半两　附子炮，去脐，一个重八钱

上为末，蜜丸如梧子大。每服五十丸，空腹米饮下。

生地黄膏：生地黄束如常碗大，二把　冬蜜一碗　人参半两　白茯苓一两，去皮

上将地黄洗切，研细，以新水一碗调开，同蜜煎至半，次入参、苓末拌和，磁器密收，匙挑服。

(二)脾消

脾消之证，饮食入腹，如汤浇雪，随小便而出，落于溷僻沟渠中，皆旋结如白脂，肌肤日益消瘦，用热药则热愈甚，用凉药则愈见虚羸，不能起止，精神恍惚，口舌焦干，或阳强兴盛，不交而泄，其毙不久，无治法，姑录一二方，聊为备用。

姜粉散：治消中。多因外伤瘅热，内积忧思，喜啖咸食及面，致脾胃干燥，饮食倍常，不为肌肤，大便反坚，小便无度。

生姜研汁，控粉　轻粉

上搜匀。每服二钱匕，长流水调下，齿浮是效，次投猪肚丸补。

附子猪肚丸：附子炮，去皮脐　槟榔不焙，各一两　鳖甲七钱半　当归　知母　木香炮　川楝去核　秦艽去苗土　大黄酒蒸　龙胆草　白芍药　破故纸酒浸，炒　枳壳麸炒，去瓤，各半两

上为末，分作三分，将二分入猪肚内，缝定，令蜜酒三升、童子小便五升，同入砂钵内熬干烂，研细，入一分末同搜捣为丸，如梧子大。每服五十丸，温酒、米汤下。

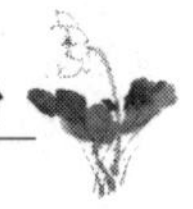

白术散：治消中，消谷善饥。

人参去芦　白术去芦　白茯苓　甘草炙　藿香叶去土，各一两　白干葛二两　木香半两　加北五味去梗　柴胡去毛　枳壳去穰，各半两

上㕮散。每服三钱，新水煎，去滓，不拘时候。

茯神丸：治消中，烦渴消谷，小便数。

人参去芦　茯神去木　生干地黄去土　黄连净　麦门冬去心，焙　枳壳制　牡蛎粉各一两　石莲肉去心　黄耆去芦，炙　知母去毛，各半两　栝蒌根三分

上末，炼蜜同捣三百杵，丸桐子大。每五十丸，清粥饮下。

(三)肾消

加减八味丸：治肾水枯竭，不能上润，心火上炎，不能既济，煎熬而生，心烦燥渴，小便频数，白浊，阴痿弱，饮食不多，肌肤渐渐如削，或腿肿脚先瘦小，宜降心火，生肾水，其烦渴顿止。

熟地黄大者，洗，焙干，切，酒洒蒸七次，焙干，秤二两　真山药微炒，一两　山茱萸去核，取肉，焙干，秤一两　肉桂去粗皮，不见火，取末半两　泽泻水洗，切，酒润蒸一次　牡丹皮去骨　白茯苓去皮，为末，飞取沉者，各八钱　真北五味略炒，别为末，两半

上为末，炼蜜丸，梧桐子大。五更初未言语时，温酒盐汤下三五十丸，午前及晚间空腹再服。此方用真北五味子最为得力，服此不惟止渴，亦免生痈疽。久服永除渴疾，气血加壮。

天王补心丹：宁心保神，益血固精，壮力强志，令人不忘，清三焦，化痰涎，祛烦热，除惊悸，疗咽干口燥，育养心气。

熟地黄洗　人参去芦　白茯苓去皮　远志去心　石菖蒲去毛　黑参　柏子仁　桔梗去芦　天门冬去心　丹参洗　酸枣仁去骨，炒　甘草炙　麦门冬去心　百部洗　杜仲姜汁炒断丝　茯神去木　当归去尾　五味子去枝梗，各等分

上为末，炼蜜丸，每一两作十丸，金箔为衣。每服一丸，灯心枣汤化下，食后临卧服。作梧子大丸吞服亦可。

鹿茸丸：治失志伤肾，肾虚消渴，小便无度。

鹿茸酒浸，炙，三分　麦门冬去心，二两　熟地黄洗蒸　黄耆去芦　鸡膍胵麸炒　苁蓉酒浸　山茱萸去核　破故纸炒　牛膝去芦　五味子各三分　白茯苓去皮　地骨皮去骨，各半两　人参去芦，三分

上为末，蜜丸如梧子大。每服三十丸至五十丸，糯米汤下。

丹石毒栝蒌散：治盛壮之时，不自谨惜，恣情纵欲，年长肾气虚弱，惟不能房，多服丹石，真气既尽，石气孤立，唇口干焦，精液自泄，小便赤黄，大便干实，小便昼夜百十行，须当除热补虚。

白茯苓去皮　天花粉　宣连　白扁豆　人参去芦　石膏　甘草节　寒水石　白术去芦　猪苓各等分

上为末。每服二钱，热汤调服，立效。

石子荠苨汤：治强中。多因耽嗜色欲，及快意饮食，或服丹，真气既脱，药气阴发，致烦渴引水，饮食倍常，阴器常兴，不交精出，故中焦虚热，注于下焦，三焦之中，最为难治。

荠苨　石膏各三两　人参　茯神　栝蒌根　磁石煅碎　知母　干葛　黄芩　甘草各二两

上为锉散。每用水三盏，腰子一个，去脂膜，黑豆一合，煮至盏半，去腰子、大豆，入药四钱，煎至七分，去滓，食后服；下焦热，则夜间服。渴止勿服，次投补药。

黄连猪肚丸：治强中消渴。服栝蒌散、荠苨汤后，便可服此，亦能补养。

猪肚一枚，治如食法　黄连去芦　小麦炒，各五两　天花粉　茯神去木，各四两　麦门冬去心，二两

上五味为末，内猪肚中缝塞，安甑中蒸之极烂，木臼小杵，可丸如梧桐子大。每服七十丸，米饮送，随意服之。如不能丸，入少炼蜜。

罂粟汤：治肾渴，解五石毒。

罂粟子

上煮稀粥，入蜜饮之。

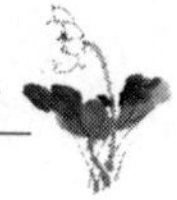

(四)其他消渴

加减三黄丸:治丹石毒及热渴,以意测度,须大实者方。

春三月黄芩四两　大黄三两　黄连四两

夏三月黄芩六两　大黄一两　黄连七两

秋三月黄芩六两　大黄二两　黄连三两

冬三月黄芩三两　大黄四两　黄连二两

上为末,炼蜜丸梧桐子大。每服十丸,服一月病愈。

乌梅木瓜汤:治饮酒多,发积为酷热,熏蒸五脏,津液枯燥,血泣,小便并多,肌肉消铄,专嗜冷物寒浆。

木瓜干　乌梅打破,不去仁　麦蘖炒　甘草　草果去皮,各半两

上锉散。每服四大钱,水盏半,姜五片,煎七分,去滓,不以时候。

枳椇子丸:治同上。

枳椇子二两　麝香一钱

上为末,面糊丸,梧桐子大。每服三十丸,空心,盐汤吞下。

三神汤:治同上。

乌梅肉　远志去心,甘草水煮过,却以姜汁拌炒,各一两　枳实去穰,一两　夏加黄连五钱,春秋冬不用

上剉散。每服四钱,水两盏,糯禾根一握,煎七分,去滓,不拘时温服。若无糯禾根,白茅根亦可。如无白茅根,禾秆绳代之亦可。

龙凤丸:治同上。

鹿茸火燎去毛,一两,酒浸,炙　山药　菟丝子酒浸,炒,各二两

上为末,炼蜜丸,梧桐子大。每服三十丸,食前米饮下。浓煎人参汤亦可。

姜连丸:栝蒌根　黄连

上等分为细末,研麦门冬取自然汁,和药丸如绿豆大。每服十五丸至二十丸,熟水下,或研麦门冬自然汁为丸,熟水吞下。一日只两服,不可太多,其妙如神。忌冷水猪肉。亦名蒌连丸。

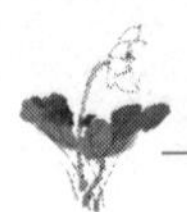

朱砂黄连丸：治心虚蕴热，或因饮酒过多，发为消渴。

朱砂一两，另研　宣连三两　生地黄二两

上为末，炼蜜丸，如梧子大。每服五十丸，灯心枣汤吞下。

酒蒸黄连丸：治隔热，解酒毒，止渴，厚肠胃。

黄连一斤，去须　好酒二斤半

上用酒浸，瓦器盛，置甑上，蒸致烂，取出晒干，研为末，用面糊为丸如梧子大。每服三十丸，熟水吞下；又疗伤酒过多，脏毒下血，大便泄泻，用温米饮下，食前，一日两服。

通治：玄菟丹、清心莲子饮、六神汤、梅花汤、文蛤散、羊乳丸。

玄菟丹：菟丝子酒浸通软，乘湿研，焙干，别取末十两　白茯苓去皮　干莲肉各三两　五味子去梗，酒浸，别为末，秤七两

上为末，别碾干山药末六两，将所浸酒余者，添酒煮糊，搜和得所，捣数千杵，丸如梧子大。每服五十丸，天花粉、五味子煎汤下，温酒盐汤亦可。脚弱无力，木瓜汤下。

清心莲子饮：麦门冬去心　甘草炙　黄芩去心　地骨皮去骨　车前子去沙土，各半两　石莲肉去心　黄芪蜜炙　人参去芦　白茯苓去皮，各七钱

上锉散。每三钱，麦门冬十粒去心，水一盏半，煎八分，去滓，水中沉冷，空心食前服。发热加柴胡、薄荷煎。

六神汤：莲房　干葛　枇杷叶去毛　甘草炙　栝蒌根　黄耆去芦，蜜炙，各等分

上为锉散。每服四钱，水一盏，煎七分，去滓，温服。小便不利，加赤茯苓。

梅花汤：糯谷旋炒作爆蓬　桑根白皮厚者，切细，等分

上每用秤一两许，水一大碗，煮取半碗，渴则饮，不拘时。

文蛤散：文蛤五两

上一味为末，以水饮仍调方寸匕，不以时。

羊乳丸：治岭南山瘴，风热毒气入肾中，变寒热，脚弱虚满而渴。

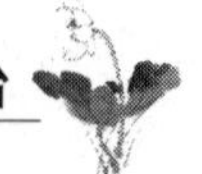

黄连不限多少，为末　生栝蒌根汁　生地黄汁　羊乳汁

上四味，以三汁和黄连末为丸，如梧子大。空腹每服三五十丸，日三。重病五日瘥，小病三日瘥。无羊乳、牛乳，人乳亦得。若药苦难服，即煮小麦粥饮服之，主虚热。

益元散、白虎汤、去桂五苓散合和，大治消渴。

益元散：白滑石六两　甘草一两，炙

上为极细末。每服三钱，蜜少许，温水调下，日三服。

白虎汤：知母六两　石膏碎，半斤　甘草二两　粳米六合

上四味㕮咀，如麻豆大，每服五钱匕，水一盏半，煎米熟汤成，去渣温服，日三。

去桂五苓散：五苓散去桂枝。

生地黄饮子：消渴咽干，面赤烦躁。

人参去芦　生干地黄洗　熟干地黄洗　黄耆蜜炙　天门冬去心　麦门冬去心　枳壳去瓤，麸炒　石斛去根，炒　枇杷叶去毛，炒　泽泻　甘草炙，各等分

上粗末。每三钱，水一盏，煎至六分，去滓，食后临卧温服。

栝蒌粉：大渴秘方。

深掘大栝蒌根，厚削去皮至白处止，寸切，水浸一日一夜，易水，经五日，取出，烂捣碎研之，以绢袋滤，如出粉法干之。水服方寸匕，日三四，入牛乳一合尤好。亦可作粉粥奶酪中食之，不限多少，取瘥止。

降心汤：治心火上炎，肾水不济，烦渴引饮，气血日消。

人参去芦　远志去骨，以甘草水煮过，去甘草，姜汁拌炒干　当归去尾　熟地黄洗去土　白茯苓去皮　黄耆去芦　北五味子去梗　甘草微炙，各半两　天花粉一两

上锉细。每三钱，水一盏半，枣一枚，煎，食前服。

蜡苓丸：补虚治浊止渴，润肠，妇人血海冷，白带、白淫、白浊。

黄蜡　雪白茯苓，各四两

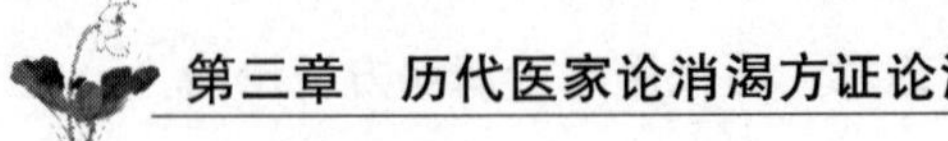

上茯苓为末，熔蜡和丸，弹子大。每一丸，不饥饱细嚼下。枣汤亦可。

辰砂妙香散：治渴证，小便涩数而沥，兼有油浊。

茯苓　茯神去木　山药炮　远志水浸，去心，麸炒　黄耆炙，各一两　人参　甘草炙　北梗各半两　木香　辰砂别研，各三钱　麝香一钱重

上细末。每服二钱，加辰砂少许，用灯心草、茯苓煎汤下。

神效散：治渴疾，饮水不止。

白浮石　蛤粉　蝉壳

上为末，用鲫鱼胆七个，调七钱服，不拘时候，神效。

三消丸：治消渴，骨蒸。

宣连去须为末，不以多少，锉，冬瓜肉研捩自然汁，和成饼子，阴干，再为末，再用汁浸和，如是七次，即用冬瓜汁为丸，如梧桐子大。每服三四十丸，以冬瓜汁煎大麦仁汤送下，寻常渴，止一服。

浮萍丸：治消渴方。

干浮萍　栝蒌根各等分

上二味为末，以人乳汁和丸如梧子。空腹饮服二十丸，日三。三年病者，三日愈。又白芷末水调服止，治虚热大佳。

白术散：治胃虚发渴。

白术一两　人参去芦　白茯苓　甘草各半两

上为末。每服七钱，水盏半，煎七分服。凡吐渴之后，多有肿疾，仍预服复元丹数服。

参耆汤：治消渴。

人参去芦　桔梗去芦　天花粉　甘草各一两　白芍药　绵耆盐汤浸，各二两　白茯苓去皮　五味子各一两半

上㕮咀。每服四大钱，水盏半，煎八分，日进四服，留滓合煎。一方有木瓜、干葛、乌梅三味。

鸡苏丸：治病后虚羸发渴。

生干地黄末六两，后人膏　麦门冬四两，汤浸去心，焙　黄耆去芦，

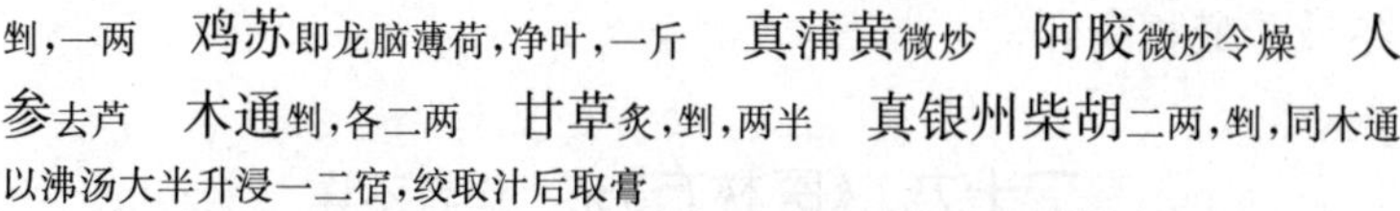

剉，一两　鸡苏即龙脑薄荷，净叶，一斤　真蒲黄微炒　阿胶微炒令燥　人参去芦　木通剉，各二两　甘草炙，剉，两半　真银州柴胡二两，剉，同木通以沸汤大半升浸一二宿，绞取汁后取膏

上除别研后入外，捣罗为细末，将西路蜜二斤，先炼一二沸，和为丸如蚕头大。每服二十丸，用五味子煎汤吞下。仍服安肾丸。

面饼丸：治消渴。

密陀僧二两，别研极细　川黄连一两，为细末

上二味，用蒸饼为丸如梧桐子大。每服五丸，煎茧空茄根汤下，临卧服，次日加至十丸，以后每日加五丸，至三十丸止。服药之后，以见水恶心为度，即不须服，不过五六服必效。若觉恶心，但每日食干物以压之，旬日后自定。奇甚奇甚！茧空是出蚕蛾了茧壳。

忍冬丸：渴人病愈，须预防发痈疽，宜服。

忍冬草不以多少，根茎花朵皆可用，一名老翁须，一名蜜啜花，一名金银花，以洗净用之

上以米曲酒于瓶内浸，以糠火煨一宿，取出晒干，入甘草少许为末，即以所浸酒为糊丸，如梧子大。每服五十丸至百丸，酒饮任下，不以时。此药不特治痈，亦能止渴，并五痔诸漏。

牡蛎散：治不渴而小便大利。以牡蛎末，取患人小便煎服。

单方：治渴。糯稻秆灰，取中一尺烧淋汁饮。或不烧，便煎服亦妙。生牛乳细呷，或生萝卜捣取汁，时饮少一许。

煞虫方：治消渴有虫。

苦楝根取新白皮一握，切焙，入麝少许，水二碗，煎至一碗，空心饮之。虽困顿不妨，自后下虫三四条，状如蛔虫，其色真红，而渴顿止，乃知消渴一证，有虫耗其津液。

二十八、《澹轩方·消渴》元·作者不详

细辛、绿豆、五灵脂等分，先将豆去皮，治渴将何作汤使，煎

冬瓜子最相宜。

二十九、《医林方》元·作者不详

治焦渴：出子萝卜根，晒干为末。每服一二两，用水熬，渴时饮之，三服即愈。

又治焦渴：黄连为细末，不以多少，用冬瓜汁浸黄连末，浸晒九遍，用黑豆汤调下三钱。《宣明论》中降雪散亦可服之。

三十、《袖珍方·消渴》明·王永辅

补肾地黄丸：降心火，益肾水，治消渴，降骨蒸，壮筋骨，明眼目。

生地黄半斤，酒浸二日，蒸烂研膏，与柏拌，晒干　黄柏一斤，剉，同地黄拌，晒干　麦门冬去心，一两　枳壳二两　拣参二两　鼠芩三两　当归二两，酒洗　熟地黄酒漫，二两　天门冬二两　甘菊二两　生耆一两　白茯苓四两

上为末，滴水丸如桐子大。每服七十丸，空心，盐酒下。和剂石臼杵千下。

止渴散：治霍乱烦渴。

甘草　人参　麦门冬去心　茯苓　桔梗　天花粉　葛根　泽泻等分

上为末。每服二钱，蜜汤下，不拘时候。

人参散：经验止渴，及泻后除烦渴，常服调中和气。

茯苓　人参各五钱　干葛一两　藿香　木香　甘草各一钱半

上㕮咀。每服一两，水二盏，煎至一盏，去渣，通口服，加滑石亦可。

五豆汤：能解酒毒，止消渴，能发小儿痘疹不出，并解发渴之证。

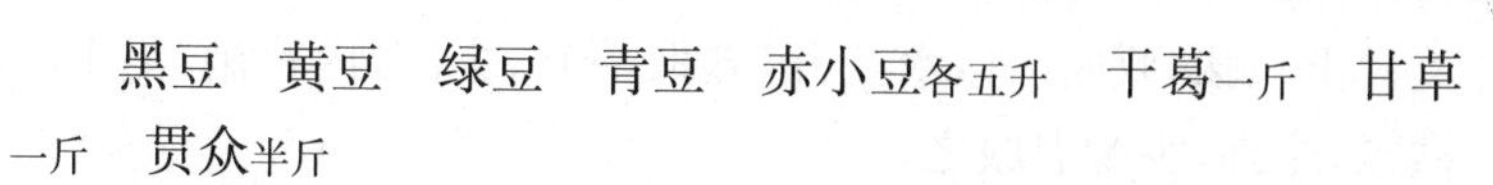

黑豆　黄豆　绿豆　青豆　赤小豆各五升　干葛一斤　甘草一斤　贯众半斤

上前药俱不剉，用水五斗，腊八日，用大锅熬至熟，滤出豆汁，冷，以磁瓮盛之，箬叶纸重封，春夏月开用。酒后渴随意饮，大人渴后生成疮疡，小儿豆疮不出，皆可饮，妙。

人参散：治消肾善饮，而食后数小便溺者。

人参三钱　白术　泽泻　栝蒌　桔梗　栀子　连翘各半两　葛根　黄芩　大黄　薄荷　白茯苓已上各一两　甘草一两半，生　石膏二两　滑石　寒水石各三两　砂仁三钱

上㕮咀。水二盏，蜜少许，煎至一盏，去渣，通口服，不拘时候。

人参石膏汤：治膈消，上焦燥渴，不欲多食。

人参半两　石膏一两二钱　知母七钱　甘草四钱

上㕮咀。每服一两，水二盏，粳米一撮，煎至一盏，去渣，通口服，无时。

顺气散：消中者热在胃，而能饮食，小便黄赤，以此下之，不可多利，微微利至不欲食而愈。

朴硝制，一两　大黄四两，切　枳实二钱

上㕮咀。水二盏，煎至一盏，去渣，通口服，无时。

三十一、《玉机微义·消渴》明·徐用诚　撰　刘纯　续增

（一）治热之剂

《局方》清心莲子饮：麦门冬去心　甘草炙　黄芩　地骨皮　车前子各半两　石莲肉去心　黄芪蜜炙　人参　白茯苓各七钱半

上锉散。每三钱，麦门冬十粒，水一盏半，煎八分，去滓，水中沉冷，空心食前服。发热加柴胡、薄荷煎。

调胃承气汤：治消中热在胃，而能饮食，小便赤黄。

大黄四钱，去皮，清酒浸　甘草二两，炙　芒硝半两

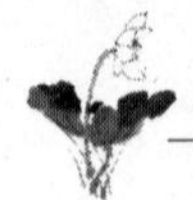

上三味，吹咀。以水三升，煮取一升，去滓，内芒硝，更上火微煮，令沸，少少温服之。

《三因》真珠丸：治心虚烦闷，或外伤暑热，内积愁烦，酣饮过多，皆致烦渴，口干舌燥，引饮无度，小便或利或不利。

知母一法一两一分　川连去毛，一法一两　苦参一法一两　玄参　铁胤粉研　牡蛎煅，已上三味各一两　朱砂别研，二两　麦门冬去心　天花粉各半两　金箔　银箔各二百片，一法白扁豆煮，去皮，一两

上为末，炼蜜入生栝蒌根汁少许，丸如梧桐子大，用金银箔为衣。每服二十丸至三十丸，先用栝蒌根汁下一服，次用麦门冬熟水下，病退日二服。

按：此心胃经药也，已上三方，有轻重之殊，宜选使。

(二)治燥之剂

东垣当归润燥汤：治消渴，舌上白干燥，唇干口干，眼涩，黑处见浮云，大便闭涩，干燥结硬，喜湿饮，阴头短缩。

升麻一钱半　柴胡七分　甘草六分，半生半熟　细辛一分　黄柏一钱　知母一钱　石膏一钱　杏仁六个　桃仁泥子一钱　麻仁泥子一钱　当归身一钱　红花少许　防风一钱　荆芥穗一钱　熟地黄三分，小椒三个

上件，吹咀。都作一服，水二碗，煎至一盏，去渣，食后温服。忌辛热物。

清凉饮子：治消中，能食而瘦，口干舌干，自汗，大便结燥，小便频数。

羌活一钱　柴胡一钱　升麻四分　防风五分　当归身六分　生甘草半钱　炙甘草一钱　石膏一钱半　酒知母一钱　汉防己半钱　草龙胆酒制，一钱半　黄柏一钱半　红花少许　桃仁五个　杏仁十个　生地黄酒制，半钱　黄耆一钱　黄芩酒制，一钱

上件，吹咀麻豆大。都作一服，水二盏，酒一匙，煎至一盏，去渣，稍热服，食后。

按：已上脾心肝肾药也。

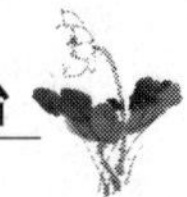

(三)清气之剂

《局方》人参白虎汤:治高消,上焦燥渴,不欲多食。

人参一钱半　知母二钱　石膏半两　甘草一钱

上㕮咀,入粳米一合,水煎。《宝鉴》此下云:东垣先生尝谓予曰:洁古老人有云,能食而渴者,白虎倍加人参,大作汤剂多服之;不能食而渴者,钱氏白术散倍加葛根,大作汤剂广服之。

东垣兰香饮子:治渴饮水极甚,善食而瘦,自汗,大便结燥,小便频数。

石膏三钱　酒知母一钱半　生甘草一钱　炙甘草半钱　人参半钱　防风一钱　半夏二分,汤洗　兰香半钱　白豆蔻仁　连翘　桔梗　升麻各半钱

上同为细末,汤浸蒸饼和匀成剂,捻作薄片子,日中晒半干,碎如米。每服二钱,食后,淡生姜汤送下。

按:已上二方,主上中二消之剂,肺胃经药也。

(四)滋阴之剂

丹溪大补丸:治肾经阴亏。降阴火,补肾水。

熟地黄酒浸　败龟板酥炙黄,为末,各六两　黄柏炒褐色　知母酒浸,炒,各四两

上为末,猪脊髓和,炼蜜丸如桐子大。每七十丸,空心,淡盐汤送下。

《局方》加减八味丸:治肾虚消渴引饮。

金匮肾气丸减附子加五味。

上服如本方法,要略治男子消渴,小便反多,仍用本方。

《简易》地黄饮子:消渴咽干,面赤烦躁。

人参去芦　生干地黄洗　熟干地黄洗　黄耆蜜炙　天门冬去心　麦门冬去心　枳壳去瓤,麸炒　石斛去根,炒　枇杷叶去毛,炒　泽泻　甘草炙,各等分

上粗末,每三钱,水一盏,煎至六分,去滓,食后临卧温服。

按:此心肾脾肺药也。已上三方,主下消之剂。

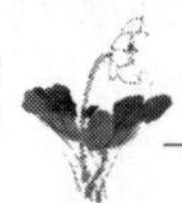

朱砂黄连丸:治心虚蕴热,或因饮酒过多,发为消渴。

朱砂一两,另研　宣连三两　生地黄二两

上为末,炼蜜丸,如梧子大。每服五十丸,灯心枣汤吞下。

按:此心脾药也,上消之例。

(五)清气滋阴之剂

《局方》黄耆六一汤:大治渴疾,免患痈疽。

绵黄耆去叉股者,用箭簳者,六两,一半细剉,焙干,生用,一半用盐水润湿,磁器盛饭上蒸三次,焙干,细剉用　粉草一两,一半生,细锉,一半炙,细剉

上为细末。每服二钱,早晨日午,以白汤点服。患痈疽者,亦可用酒调。

按:此肺、肾、脾、三焦、命门之剂也。

东垣生津甘露饮子:治高消大渴,饮水无度,舌上赤涩,上下齿皆麻,舌根强硬肿痛,食不下,腹时胀痛,浑身色黄,目白睛黄,甚则四肢痿弱无力,面尘脱色,胁下急痛,善嚏,善怒健忘,臀腰背寒,两丸冷甚。

石膏一钱二分　人参二钱　生甘草一钱　炙甘草二钱　山栀子一钱　荜澄茄一钱　白豆蔻一钱　白葵半钱　黄柏酒拌,一钱半　香白芷一钱　连翘一钱　杏仁去皮,一钱半　麦门冬半钱　黄连三分　木香三分　桔梗三钱　升麻二钱　姜黄一钱　知母二钱,酒制　当归身半钱　全蝎二个　藿香二分　柴胡三分　兰香半钱

上件为细末,如法汤浸,蒸饼和匀成剂,捻作饼子,晒半干,杵碎,筛如黄米大。食后,每服二钱,抄于掌中,以舌舐之,随津唾下,或送以白汤少许亦可。

按:此肺胃心肾药也。东垣曰:此制之缓也,不惟不成中满,亦不传下消之症,三消皆可用。

《宣明》麦门冬饮子:治膈消,胸中烦渴,短气。

人参　茯神　麦门冬去心　知母　五味子　生地黄　甘草炒　栝蒌根　葛根各等分

上㕮咀。每服五钱,水二盏,竹叶十四片,煎至七分,去渣,

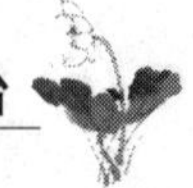

温服，无时。

按：此肺肾脾胃药也。

(六)杂方

丹溪方：黄连末　天花粉末　生地黄汁　生藕汁

上二物汁为膏，入上药搜和，入牛乳，佐以姜汁，和蜜汤为膏。徐徐留于舌上，以白汤少许送下。《机要方》无天花粉，有牛乳汁，二汁熬膏，和末为丸，桐子大。每二十丸，少呷，温水卜，日进十服。

三十二、《卫生易简方·消渴》明·胡濙

治消渴，用霜降后葵根皮一握，水一斗，煮取三升，服之。但酒渴、伤寒渴皆治。

又方：用栝蒌根大尺围者，生取汁，服之，或煮水服。

又方：用白药为末。每服方寸匕，冷水调下。亦可蜜丸如桐子大。每服二十丸，日二服。

又方：用黄丹砂、胡粉、炒赤石脂、白石脂、石膏、泽泻各五分，另研，甘草(炙)、栝蒌根各十分，为末，共再研匀。水调方寸匕，日三服。少壮服匕半，渴甚者，夜间二服。

又方：用生牛乳顿饮，渴时再饮，自便不渴，大患不过十次。

治渴若远行无水：用水花，即水沫，和苦栝蒌为丸。早朝预服二十丸，永无渴。

治消渴小便多：用栝蒌五两，水五升，煮取四升，随意饮之良。

治心热，或酒多消渴：用朱砂一两，别研，黄连三两，生地黄二两，为末，炼蜜丸如桐子大。每服五十丸，灯心枣子煎汤送下。

救活丸：治肾虚消渴难治者。

天花粉　大黑豆炒

上等分为末，面糊丸，梧子大，黑豆汤下百粒。

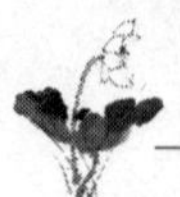
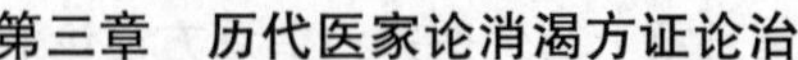

姜连丸:治消渴,小便频数,如油。

栝蒌根　黄连去须

等分为细末,以生地黄自然汁为丸,梧子大。每服五七丸,食后,用牛乳汁下,一日只两服,不可太多,其妙如神。忌冷水猪肉。亦名蒌连丸。

(二十二至三十二:李怡)

三十三、《普济方·消渴门》明·朱棣等

编纂者按:《普济方》由明太祖五子(周定王)朱棣与教授滕硕、长史刘醇所撰,明永乐四年(1406)刻版问世。清乾隆年间《四库全书》收录其全。1959 年人民卫生出版社以《四库全书》为主体,参考永乐刻本残卷、明抄本残卷校勘排印,使《普济方》再度面世。

1996 年 5 月由李冀、李笑然主编,黑龙江科学出版社以《普济方注录》出版。书中有关每张方剂的药味分量问题,二位李氏提出:原本《普济方》中之"方剂来源年湮代久,药物名称混乱……药量所用衡制不一,即或在一方中亦可见到从汉到明多种衡制单位,出入甚大……使之规范实用,简言之,大抵有六"。其中"四、衡定药量,对方中药物用量,均按法定量单位,进行换算"。即每张方剂中的药物分量,均以现行法定衡制之"克"、"毫升"换算之。

我们在摘《普济方注录·消渴门》诸种方剂时,对于每味药物用量,亦均按该书换算法定衡制之"克"、"毫升"照录之。但该书中在方剂的药物后,有的只用"30"、"50"……标之,我们则在"30"、"50"……之后加上"克"或"毫升",以示使读者更加明确药物之量使然。

(一)辨六经渴病并治

烂金圆:治热中消渴止后,神疲体倦,骨节间热。

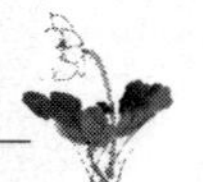

猪肚1个　黄连90克　蜂蜜　生姜各60克　先将黄连、蜂蜜、姜、葱、醋、椒等酒煮后调滤出黄连，洗为膏，入洗净猪肚内，水熬烂研膏，入下药：人参60克　黄芪120克　五味子　山药　山茱萸　杜仲炒　菟丝子研　石斛　车前子　鳖甲炙　熟地黄　莲子　当归各150克　槐角炒　茯苓　磁石锻　川芎各30克　沉香15克　麝香研，3克　为细末，入猪肚膏为丸。每服10克，酒与糯米汤下。

苁蓉丸：治心虚烦闷或外伤暑热致烦渴，口干舌燥，饮水量多，小便利或不利。

肉苁蓉　磁石煅　熟地黄　肉桂　山茱萸　山药　怀牛膝　茯苓　黄芪　泽泻　鹿茸炙　远志焙　石斛　覆盆子　五味子　荜茇　补骨脂炒　巴戟天　菟丝子　龙骨　杜仲炒，各15克　附子炮，18克　蜜丸。每服10克，米汤下。

丹破散：治三消病，小便频数，食多，消瘦，燥渴。

朱砂研　黄连　铁粉研　瓜蒌各38克　赤石脂　芦荟研　龙齿　泽泻各23克　铅粉研，各15克　牡蛎煅，8克　桑螵蛸炙，10克　鸡内金蜜炙，5克　甘草炙，30克　为散。每服6克，小麦汤下。

白术散：治消渴，胃反而吐食。

白术　生地黄　生姜　陈皮　人参　甘草　黄芪　远志　肉桂　当归　白芍各9克　大枣3枚　入屋上瓦45克　水煎服。

真珠丸：治心虚烦闷或外伤暑热致烦渴，口干，饮多，小便利或不利。

知母　铁粉研　玄参　牡蛎煅，各38克　黄连　苦参各30克　朱砂研，60克　麦门冬　天花粉各120克　金箔　银箔各200片　蜜与少许天花粉汁为丸，金、银箔为衣。每服4至6克，先天花粉汁下一服，再麦门冬汤下。

天花丸：治消渴。

黄连焙，90克　扁豆炒，60克　朱砂　茯苓　牡蛎　知母　苦参　天花粉　铁粉各15克　芦荟8克　金箔　银箔各20片　天花粉汁和蜂蜜为丸。每服6克，麦门冬汤下。

铁粉丸：治消渴日久。

铁粉60克　鸡内金炒　麦门冬　王瓜根各30克　苦参　黄连　牡蛎烧　桑螵蛸炒　天花粉各23克　金箔　银箔各50片　蜜丸。每服6克，清粥下。

降心汤：治心火上炎，肾水不济，烦渴引饮。

人参　远志姜汁炒　当归　川芎　熟地黄　茯苓　黄芪蜜炙　五味子　甘草炙，各15克　天花粉30克　为末。每服9克，大枣4枚，水煎服。

金英丸：治消渴。

铅丹　麦门冬焙　牡蛎研　知母各30克　黄连　天花粉　瓜蒌　苦参各60克　金箔　银箔各100片　天花粉汁和丸。每服8克，米饮下。

梅花取香汤：又名斩龙刽子手，治消渴。

天花粉　乌梅　人参　葛根　枇杷叶　黄芪　瓜蒌仁　麦门冬　五味子各30克　檀香15克　为细末，随意水调服。

猪肚丸：治诸渴疾。

黄连15克　葛根　知母　茯神　麦门冬　熟地黄焙，各6克　天花粉　粟米各3克　人参1.5克　为细末，入猪肚内，蒸熟，为末，蜜丸。每服10克，粥饮下。

麦门冬散：治消渴，身热，头痛，心烦，不下饮食。

麦门冬　白茅根　瓜蒌　芦荟　石膏各60克　甘草炙，30克　为散。每服12克；小麦30克，水煎服。

铁粉散：治消渴不止，烦乱。

麦门冬　黄连　苦参　天花粉各60克　铁粉研　牡蛎　知母各30克　金箔研　银箔研，各200片　为散。每服3克，清粥饮下。

铅丹散：又名胡粉散。治消渴不止，小便数，心烦，头痛。

铅丹　铅粉各60克　甘草　天花粉各75克　泽泻　石膏

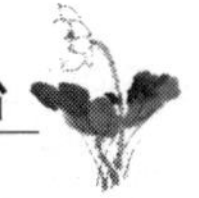

白石脂　赤石脂各38克　为细末。每服3克,米汤下。

童根桑白皮汤:治消渴病,消瘦,四肢倦怠,烦渴。

桑白皮　茯苓　人参　麦门冬　葛根　山药　肉桂各3克　甘草1.5克　为散,水煎服。

麦门冬煎:治诸渴病。

麦门冬　人参　黄芪各60克　茯苓　山茱萸　山药　肉桂各45克　黑大豆23克　为末,入生地黄汁、牛乳各100毫升,熬膏为丸。每服10克,大麦汤下。

缩冰丸:治消渴。

甘遂15克,麸炒　黄连30克　蒸饼为丸。每服0.1克,薄荷汤下。

八味肾气丸:又名八味丸。治消渴,小便多,以饮水一斗,利小便反倍,亦治转胞。

熟地黄240克　茯苓　附子　牡丹皮　肉桂各90克　山药　泽泻各120克　山茱萸150克　蜜丸。每服4至6克,酒下。

治消丸:治消渴。

黄连150克　苦参粉　生地黄　知母各75克　牡蛎煅60克　麦门冬90克　瓜蒌15克　牛乳为丸。每服4克,浆水或牛乳下。

《家宝方》大救生丸:又名猪肚丸。治三消渴病,饮多,小便频数,消瘦。

牡蛎　苦参　瓜蒌　知母　密陀僧各30克　白蜡研,60克　水银研,2.4克　铅丹研,15克　为末,入猪肚内,入天花粉240克,同煮,取猪肚与药末为丸。每服6克,米饮下。

参芪汤:治消渴。

人参　桔梗　天花粉　甘草各30克　黄芪炙　茯苓　五味子各45克　为散。每服12克,水煎服。

猪肚儿丸:又名黄连猪肚丸。治消渴。

猪肚1具　黄连　青粱米各150克　天花粉　茯苓各120克　知母　麦门冬各60克　为细末。入猪肚内,蒸熟,蜜丸,每服

6克。

黄芪汤:治消渴。

黄芪　茯神　天花粉　麦门冬各30克　五味子　甘草炙,各15克　生地黄45克　为末。每服12克,水煎服。

澄源丹:又名银宝丸。治气实血虚,热在上焦,心烦,燥渴,饮多,小便数,消瘦,咽干,乏力。

牡蛎粉　苦参　密陀僧　知母　铅丹　水银各30克　天花粉45克　为末。入猪肚内,天花粉240克,同煮。待猪肚烂后,和药为丸。每服6克,米汤下。

麦门冬汤:治消渴。

麦门冬　苎麻根　小麦各300克　芦荟　瓜蒌　生姜各15克　石膏45克　水煎服。

茯苓汤:治消渴,胃反吐食。

茯苓24克　泽泻　白术　生姜　肉桂各9克　甘草3克　为粗末。煮小麦450克,去麦下药,煮取250毫升,每服20毫升。

六神汤:治三消渴疾。

莲房　葛根　花粉　枇杷叶　甘草炙　天花粉　黄芪各等分　为散。每服12克,水煎服。

天花散:治消渴。

天花粉　生地黄各30克　葛根　麦门冬　五味子　甘草各15克　为粗末。每服9克,入粳米10克,水煎服。

殊胜散:又名朱砂散。治消渴。

海浮石　乌贼骨　朱砂研　虎杖各30克　为散。每服6克,麦门冬汤下。

桃红散:治消渴。

赤石脂　石膏　天花粉　白石脂　铅丹各30克　甘草炙,15克　为散,每服6克。

黄连丸:治消渴,中焦热渴。

苦参480克　黄连53克　瓜蒌　知母　牡蛎　麦门冬各150克

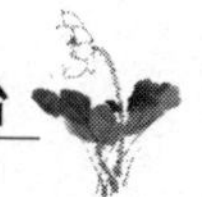

牛乳为丸。每服4克，浆水下。

六物丸：治消渴。

天花粉60克　麦门冬45克　知母38克　人参　苦参　王瓜根各30克　牛胆和丸。每服4克，麦粥汤下。

易老门冬饮子：治虚人大渴。

人参　枸杞子　茯苓　甘草各90克　五味子　麦门冬各15克　每服33克，生姜少许，水煎服。

瓜蒌散：治口渴，小便赤黄，频数，大便干实。

茯苓　天花粉　黄连　扁豆　人参　石膏　甘草　寒水石　白术　猪苓各等分　为末，每服6克。

瓜蒌根散：治消渴。

天花粉　麦门冬　铅丹各6克　茯苓　甘草各4.5克　为细末。每服3克，浆水下。

乌梅木瓜汤：治食伤，中焦蕴热，烦渴，小便多。

木瓜　乌梅　麦芽炒　甘草　草果各36克　为散。每服12克，生姜少许，水煎服。

乌梅五味汤：治消渴。

五味子　巴戟天　乌梅　百药煎　甘草各等分　每服12克，水煎服。

茯苓丸：治三消渴疾。

五倍子120克　莲子30克　冰片煅，45克　牡蛎60克　茯苓60克　为末，煮糊丸。每服10克，盐汤下。

黄连牛乳丸：治消渴。

黄连480克　麦门冬60克　牛乳　生地黄汁　葛根汁各10毫升　为丸。每服4克，粥饮下。

麦门冬散：治消渴不止。

黄连炒　天花粉　麦门冬焙　甘草炙　赤茯苓各30克　为散，入铅丹少许，研匀，每服3克。

人参散：治消渴。

铅霜　黄连　天花粉　人参　铅丹各15克　为散，每服2克。

瓜蒌丸：治消渴，四肢烦热，口干，心烦。

天花粉　苦参焙，各90克　麦门冬焙，60克　人参　知母各23克　牛胆汁为丸。每服1克，清粥饮下。

银宝丸：又名澄源丹。治消渴。

牡蛎粉　苦参　密陀僧　知母　铅丹　水银各30克　天花粉45克　为末。入猪肚内，天花粉240克，同煮。待猪肚烂后，和药为丸。每服6克，米汤下。

猪脊汤：治三消渴疾。

大枣40枚　莲肉12克　木香4.5克　甘草60克，炙　猪脊骨100克　水煎服。

人参散：又名参梅散。治消渴。

牛鼻木2个　甘草　人参各15克　白梅20克　水煎服。

化水丹：治渴饮不止，心疼痛及水饮。

川乌炮，20克　甘草炙　牡蛎各90克　海蛤壳炮，180克　醋浸，蒸饼为丸。每服2至3克，醋汤下。

黄连膏：治消渴病。

黄连研末　生地黄汁　莲花藕汁　牛乳各480克　汁熬膏，捣黄连末为丸，每服4克。

元骨饮：治消渴。

猪脊骨50克　大枣20枚　甘草炙　干姜炮，各15克　水煎服。

生地黄膏：治渴。

生地黄　蜂蜜各60克　人参15克　茯苓30克　生地黄切细，入蜂蜜煎成膏，再入人参，茯苓末混匀，瓷器密封，每服5克。

清脾汤：治烦渴饮水，小便赤。

黄芪　白芷　升麻　人参　甘草炙　半夏各等分　每服12克，生姜少许，大枣2枚，水煎服。

猪苓散：又名五苓散。治消渴脉浮，小便不利，微热，欲饮

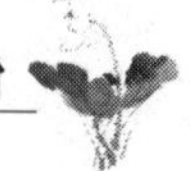

水，水入即吐之水逆症。

猪苓　白术　茯苓各23克　泽泻38克　肉桂15克　为散，每服3克。

滑石散：治消渴，饮水多，小便少，心烦热。

密陀僧　黄连　滑石研　天花粉各15克　为散。每服3克，清粥饮下。

黄连散：治渴。

黄连90克，为末　生地黄汁　瓜蒌汁　牛乳各30毫升　每服黄连末3克，三汁相合30毫升下。

三黄丸：治男子五劳七伤，消渴，消瘦，妇人带下，手足寒热及丹石毒。

春三月黄芩12克　大黄9克　黄连12克

夏三月黄芩18克　大黄3克　黄连21克

秋三月黄芩18克　大黄6克　黄连9克

冬三月黄芩9克　大黄15克　黄连6克

蜜丸。每服0.5克，米饮下。

大黄甘草饮子：治一切消渴不止者。

大豆750克　大黄45克　甘草120克　同煮至豆软。令病人吃豆，渴喝汤汁，无时服尽。

黄连丸：又名麦门冬丸。治诸渴。

黄连150克　天花粉　麦门冬各10克　入生地黄汁、牛乳汁少许，和丸。每服6克，粳米汤饮下。

硝石散：治三消渴疾。

芒硝　葛根　铅霜各30克　为细末。每服3克，冷水下。

澄水饮：治消渴。

银瓶内汤碱　浮萍焙　葛根各等分　为粗末。每服15克，水煎服。

铅黄散：治消渴不止。

水银90克　皂荚5克，酥炙入麝香3克研末　铅480克　为散。每

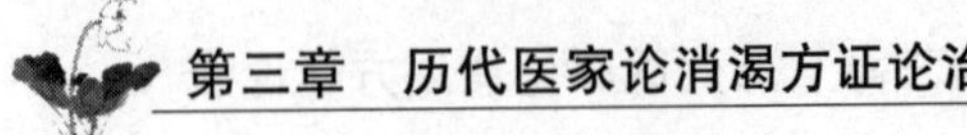

服 1.5 克，皂荚末 3 克，煎汤下。

浮石散：治消渴。

海浮石　青黛各等分　麝香少许　为细末，每服 3 克。

枳椇子丸：治嗜酒积热，熏蒸五脏，津枯，小便多，肌肉消瘦，嗜冷物。

枳椇子 60 克　麝香 3 克　糊丸。每服 6 克，盐汤下。

三神汤：治消渴。

乌梅　远志炒　枳实各 30 克　黄连 15 克　为散。每服 12 克，入糯禾根少许，水煎服。

龙凤丸：治消渴。

鹿茸 30 克，酒炙　山药　菟丝子各 60 克　蜜丸。每服 6 克，米汤下；浓煎人参汤亦可。

牡蛎散：治消渴。

羊肝 1 具　牡蛎末 90 克　胡燕窝中草烧灰，30 克　为散，每服 9 克。

浮萍丸：治消渴。

浮萍　天花粉各等分　入乳汁为丸，每服 6 克。

百日还丹：治消渴。

佛茄子　檀柳根各等分　枸杞子汁为丸，每服 3 克。

乌金散：治热中，多食数溲，小便过于所饮。

铅丹炒　细墨烧，各 30 克　为末。每服 9 克，冷水下。

止渴丸：治消渴。

黄连 60 克　无名异 30 克　蒸饼为丸。每服 5 克，茄根煎汤下，生姜汤亦可。

竹龙散：治消渴。

五灵脂　黑豆各 15 克　每服 6 克，冬瓜汤下。

冬瓜饮：又名黄瓜汤。治消渴热盛，烦乱，饮水量多，小便如脂，日夜无度。

冬瓜 480 克，去瓤子　黄连 240 克，为末　纳黄连末于冬瓜中，分

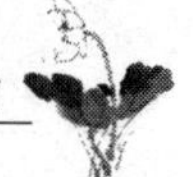

别用白面,黄土裹冬瓜,烧令泥赤,取黄连汁,每服30毫升。

瓜蒌根:治心肺干热,口干,饮水量多,小便多,心欲狂乱。

瓜蒌70克,去皮用瓤子 冬瓜480克 纳瓜蒌瓤子于冬瓜中,黄土泥裹冬瓜,烧令赤,去泥,绞取汁。入蜂蜜10毫升,每服适量。

人参煎:治消渴。

人参30克 葛根60克 为末。猪汤100毫升,入药末9克,蜂蜜60克,熬似黑饧,器贮。每夜饮后服5克,含化咽滓。

朱砂黄连丸:治心虚蕴热或饮酒过多,发为消渴。

朱砂研,30克 黄连60克 生地黄90克 蜜丸。每服10克,灯心草,大枣汤下。

神白散:治真阴素虚,多服金石燥热之药致消渴。

滑石180克 甘草30克 为散,每服9克。

双补丸:治渴。

五味子 菟丝子酒炒,各等分 蜜丸。每服6克,米饮下。

茯神汤:又名黄芪汤。治消渴。

茯神6克 天花粉 麦门冬各15克 知母 黄精各12克 生地黄18克 小麦30克 大枣30枚 淡竹叶45克 先水煎小麦、竹叶,后下诸药,分四服。

人参汤:治消渴。

人参 甘草半生半炙,各3克 为粗末,水煎服。

面饼丸:又名神效丸、神授丸。治消渴。

密陀僧 黄连末各30克 蒸饼为丸。每服1克,茄根汤下。

内金散:治消渴,日饮水一斗,小便不禁。

鸡内金 菠薐根各等分 为末。每服6克,米饮下。

黄连丸:又名热消丸。治热消渴。

黄连90克 淡豆豉60克 蜜丸。每服5克,乌梅汤下。

榆白皮止痢汤:治渴,小便利者。

榆白皮960克 水煎,每服30毫升。

蔷薇根汤:治睡中遗尿。

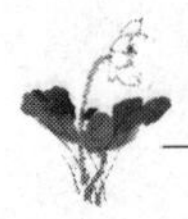

蔷薇根少许 水煎服。

鹊巢散:治睡中遗尿。

鹊巢烧为末 每服适量,饮服之。

桃胶消渴丸:治渴小便利者。

桃胶 为丸。每服9克,含服。

蜡方:治消渴。

蜡9克 醋100毫升 煎,顿服。

赤小豆汁方:治渴小便利者。

赤小豆叶 捣汁,顿服300毫升。

黍米泔饮:治消渴热,烦乱。

黍米泔 每服50毫升。

水火既济丸:治上盛下虚,心火上炎,肾水枯,不能交济致渴。

黄连 茯苓各480克 天花粉水作面糊为丸,每服10克。

黄瓜根丸:治消渴热,心神烦乱。

黄瓜根 黄连各90克 蜜丸,每服4克。

棘枸子散:治消渴。

麝香 酒浸作丸,枳椇子汤下。

(二)消渴

治消渴丸:又名麦门冬丸。治消渴。

麦门冬60克 黄连30克 苦瓜汁浸麦门冬,捣烂,入黄连末和丸,每服10克。

白扁豆丸:治消渴。

白扁豆煮烂,30克 为末,蜂蜜和天花粉汁为丸,金箔、银箔为衣。每服4克,先天花粉汁送服,次用麦门冬汤送服。

香墨散:又名瓜蒌散。治消渴。

墨30克 天花粉60克 铅丹15克 为末,每服6克。

罂粟水调散:治消渴热或心神烦乱。

罂粟15克 细研,水调服。

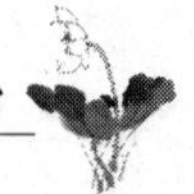

瓜连丸:治消渴,骨蒸。

大冬瓜1个　入黄连末于冬瓜内,漫至瓜肉消尽,研丸。每服适量,冬瓜汤下。

鸡子瓜蒌丸:治消渴及小便多。

瓜蒌粉　鸡子和,晒干为末,水丸,每服10克。

瓜蒌粉:治消渴。

天花粉适量　水浸,研,晒干,每服3克。

牡蛎煎:治不渴而小便大利,垂死者。

牡蛎150克　入患人尿300毫升,煎取200毫升,每服100毫升。

水和瓜蒌散:又名瓜蒌散。治不渴而小便大利。

水和瓜蒌散　每服3克,或为蜜丸。

青粱米饮:治不渴而小便大利。

青粱米　适量煮汁饮服。

白茅根汁:治消渴,头痛,壮热,五淋。

白茅根450克　捣取汁饮之。

黄连独居汤:治消渴。

黄连　水煎服。

浮萍除渴散:治日夜发渴,饮水量多,黄肿。

浮萍为末　每服3克,酒下。

糯稻秆灰:治渴。

糯稻秆灰　烧淋汁,饮少许。

膝黄丸:治消渴不止,下元虚损。

牛膝150克,为末　生地黄汁500毫升　蜜丸。每服6克,酒下。

桑根白皮汤:治消渴,小便多。

桑白皮30克,炙　水煎,取浓汁,随意饮服。

燕牛汤:治消渴。

石燕　水牛鼻各等分　煮饮汁。

麻鞋底汤:治消渴。

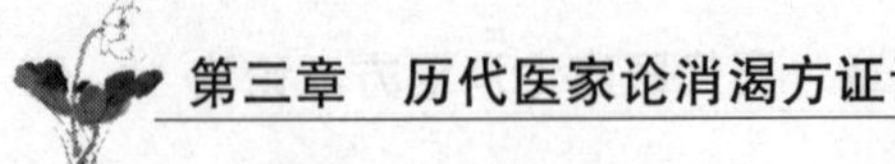

麻鞋底　煮汁服。

独胜散：治消渴。

莱菔480克　晒干为末。每服6克，猪肉清下。

知母珍珠散：治烦热消渴。

珍珠　知母各等分　为散。每服3克，水调服。

乌梅豉汤：治消渴，烦闷。

乌梅肉为末，6克　先煎乌梅，后入淡豆豉60克，水煎服。

麻仁消渴汤：治渴甚，日饮数斗，小便赤。

火麻仁15克　捣，水煎服。

竹沥一味饮：治卒消渴，小便多。

竹沥　每服10毫升。

麦冬消渴汤：治烦热，消渴。

麦门冬适量　煮汁饮服。

黄柏消渴汤：治卒消渴，小便多。

黄柏48克　水煎服，渴即饮。

牛胆豆：治消渴。

黑豆　入牛胆中，阴干百日吞服。

猪肚丸：治消渴。

猪肚1枚　黄连150克　瓜蒌　麦门冬　知母各120克　为细末，入猪肚内，蒸熟，蜜丸。每服6克，渴时服。

酒蒸黄连丸：又名独连丸。治消渴，饮水量多，小便频数，发热，口干，消瘦，多食易饥。

黄连240克，酒蒸，曝干　水丸。每服10克，水送服。

淡豆豉汁：治消渴。

淡豆豉汁　随意饮之。

神效散：治消渴。

白芍　甘草各等分　每服3克，水调服。

屋瓦汤：治消渴。

屋瓦碎　水煮浓汁，每服30毫升。

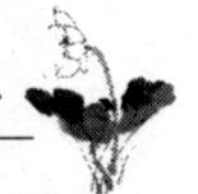

人参白术汤:治胃膈瘅热,烦满不欲食或多食易饥,多饮而小便数及阳盛阴虚、疮疥痿痹。

人参　白术　当归　白芍　大黄　栀子　泽泻各15克　连翘　天花粉　葛根　茯苓　肉桂　木香　藿香　寒水石各30克　甘草90克　石膏120克　滑石　芒硝各240克　为粗末。每服15克,生姜少许,水煎,入蜂蜜少许,温服。

无比散:治消渴。

王瓜根180克　苦参粉　鹿茸炙　瓜蒌　白石脂研　甘草炙　黄芪各90克　黄连　牡蛎煅　南蛇藤研,各15克　鸡肠3具　桑螵蛸炙3克　鸡内金30克　为散。每服3克,用后药下之。

竹根300克　麦门冬　石膏各120克　李根皮90克　为末,水煎下前散药。

黄连丸:治消渴,肠胃热实。

麦门冬　茯苓　黄连　石膏　玉竹各60克　人参　龙胆草　黄芪各45克　升麻30克　枳实38克　生姜　枸杞子　天花粉各75克　蜜丸。每服2克,白茅根粟米汁下。

土瓜丸:又名麦门冬丸。治脾胃中热,消渴,小便数,渐消瘦。

黄连　麦门冬各75克　苦参　瓜蒌　知母　茯神　王瓜根　人参炙　甘草炙,各45克　蜜丸。每服4克,芦根、大麦汤下。

黄连丸:治消渴。

黄连150克　麦门冬15克　为末,入生地黄汁、牛乳各30毫升,天花粉和丸,每服5克。

地骨皮消渴汤:治消渴小便多,烦乱。

地骨皮45克　水煎服。

瓜蒌膏:治消渴。

瓜蒌70克,取瓤　酒煎成膏,入明矾末30克,和丸。每服2克,粥饮下。

铅丸:治消渴。

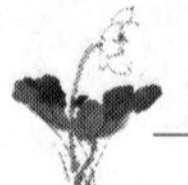

铅　为末,同水银结如泥,每用0.05克,频含咽津。

铅丹一味散:治消渴。

铅丹　为末,每服3克,水调服。

蚕蛹汤:治消渴。

蚕蛹6克　酒水同煎服。

蒌连丸:又名黄连丸。治消渴。

黄连　天花粉各150克　生地黄汁为丸。每服6克,牛乳下。

黑芝麻方:治消渴。

黑芝麻45克　为末,频服。

茯神丸:又名宣补丸。治消渴,小便频数。

黄芪　天花粉　麦门冬焙　人参　甘草炙　茯苓　黄连　知母焙,各90克　石膏　熟地黄各180克　肉苁蓉120克　菟丝子30克　为末,牛膝汁30毫升,蜜丸。每服6克,葛根汤下。

鹿茸丸:治消渴。

鹿茸60克　菟丝子30克,酒浸,蒸　天花粉15克　蜜丸。每服10克,五味子汤下。

加味四君子汤:治消渴。

人参　茯苓　白术　甘草　桔梗各等分　为细末,每服10克。

栀草消中散:治中焦渴。

甘草蜜炙,240克　石膏60克　栀子炒,180克　人参30克　砂仁　天花粉各45克　藿芦21克　为末。每服6克,蜂蜜水下。

参苓消中饮:治中焦消渴。

熟地黄　鸡内金　黄芪蜜炙　茯苓　茯神　人参　牛膝　麦门冬　枸杞子各30克　为散,加灯心草、麦门冬各少许,水煎服。

三才消中汤:治中焦消渴。

人参　茯苓　黄芪各30克　甘草　生地黄　熟地黄　天门冬　麦门冬　枳壳　石斛炒　枇杷叶炒,各15克　每服6克,灯

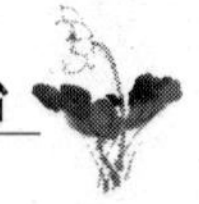

心草少许，水煎服。

参茸消中丸：治中焦消渴。

菟丝子酒炙，240克　鹿茸酒炙　肉苁蓉　黄芪　五味子　茯苓　人参　小茴香炒各30克　蜜丸。每服6克，米汤送服。

通淋止消汤：治下焦渴及淋。

人参　茯苓　黄芪　大黄　车前子　瞿麦　滑石　栀子炒　甘草炙，各30克　木通15克　每服6克，灯心草少许，水煎服。

麦冬消渴散：治下焦渴。

鸡内金　远志　人参　黄芪蜜炙　泽泻　肉桂　桑螵蛸蜜炙　当归　熟地黄　龙骨各45克　麦门冬150克　磁石90克　茯苓　川芎　五味子各30克　玄参15克　为末。每服6克，酒下。

茯苓丸：治下焦，口渴及淋。

茯苓　赤藤各30克　苎麻根　车前子　冬瓜汁各15克　为细末，糊丸。每服4克，盐汤下。

白龙散：治消渴。

寒水石　甘草　葛粉各等分　为末。每服6克，麦门冬苗汤下。

治渴三神汤：治消渴。

乌梅　茯苓　枳壳　白术各30克　为细末。每服6克，入糯蒿头少许，水煎服。

三神散：治消渴。

荆芥穗　桔梗各45克　甘草15克　为粗末，生姜少许，水煎服。

沉香散：治三消，上盛下虚者。

扁豆炒　茯苓　山药　人参　甘草炙　莲子　砂仁　桔梗　薏苡仁炒，各60克　葛根　沉香各240克　为末。每服3克，生姜汤下。

六合汤：治酒后频渴，或吐，或泄。

砂仁　半夏　杏仁炙　木瓜　人参　甘草　赤茯苓　藿香

白扁豆炒，各 6 克　香薷　厚朴各 12 克　大枣　葛根　生姜各少许　水煎服。

铅参散：治消渴。

铅丹研　蚌粉研，各 30 克　人参　天花粉各 23 克　为末。每服 3 克，麦门冬汤下。

苍硫丸：治渴。

苍术 60 克　石硫黄 30 克　泛丸，蒲黄为衣。每服 1 克，陈皮汤下。

苁蓉丸：治消渴。

肉苁蓉　磁石　生地黄　山茱萸　黄芪　泽泻　鹿茸　远志炒　石斛　覆盆子　五味子　萆茇酥　补骨脂　巴戟天　菟丝子　龙骨　杜仲炒，各 15 克　附子炮，24 克　蜜丸，每服 10 克。

断渴汤：治消渴不止。

乌梅肉 60 克　麦门冬　人参　甘草　茯苓　干姜各 30 克　为粗末。每服 9 克，水煎服。

消渴丸：治渴不问远年近日。

远志　山药　木香　牡丹皮　鹿茸　龙骨　黄芪　茯神　茯苓　人参　五味子各 30 克　沉香　麦门冬　菟丝子各 120 克　蜜丸。每服 12 克，盐汤下。

解渴百杯丸：治消渴。

木瓜研，500 克　乌梅 480 克　甘草炙，225 克　葛根 60 克　川芎　庵摩勒　紫苏各 15 克　百药煎研，30 克盐炒 300 克　木瓜为丸。每服 3 克，含化。

柴芍止渴汤：治消渴。

柴胡　赤芍各 6 克　木通　枳壳各 3 克　甘草　黄芩各 1.5 克　为末，水煎服。

清热消渴汤：治消渴。

苍术炒　地骨皮　厚朴炒，各 30 克　陈皮 9 克　甘草 7.5 克　赤茯苓　猪苓　白术　黄芩　木通各 15 克　泽泻 21 克　柴胡 24

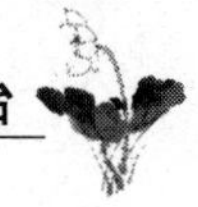

克　生姜少许　大枣1枚　水煎服。

苍朴消渴汤:治消渴。

半夏　茯苓　人参　草果　陈皮各15克　苍术　厚朴　藿香各30克　甘草7.5克　草豆蔻6克　乌梅2克　水煎服。

菟丝子神龙丸:治消渴。

龙齿　远志　菟丝子各60克　楝参　茯苓　茯神　天门冬焙　肉桂　麦门冬　酸枣仁炒　五味子　车前子研　熟地黄　朱砂各30克　蜜丸。每服8至12克,灯心草、菖蒲汤下。

益智消渴丸:治消渴。

附子炙　茯苓　牡蛎煅,各30克　艾叶　益智仁　龙骨各60克　酒糊丸。每服10克,盐汤下。

连花茯神汤:治水火交战,面赤,身热,心烦而渴。

黄连附子煮　天花粉茯苓皮煮　茯神葛根、灯心草煮,各15克　入禾根、麦门冬少许,水煎服。

沉香散:治渴。

人参　沉香　木香　白术　葛根　茯苓　藿香各30克　蛤粉炙,15克　每服9克,水煎服。

知母方:治口渴,失眠。

知母枝叶,炙黄　适量食之。

枸骨枝叶方:治渴,烦躁、膈上有热。

枸骨枝叶　煎如饴,食之。

皋芦根叶汤:治消渴,烦躁。

皋芦根叶　水煮饮之。

凫茨粉:治渴。

凫茨粉　适量食之。

斑龙脑珠丹:治消渴。

鹿角霜末　鹿角酒浸　菟丝子酒浸,焙　柏子仁　熟地黄酒浸,焙,各300克　为末,鹿角酒煮糊为丸。每服10至20克,盐汤或酒下。

水葫芦丸:治烦渴,咽干。

紫苏　人参　葛根各9克　木瓜　甘草　乌梅炙,各30克　蜜丸。每服1克,含化咽津,或水化服。

梅苏丸:治渴。

乌梅　木瓜　紫苏各45克　甘草炙,15克　白檀香9克　麝香研,3克　入糖240克、蜂蜜30克为丸,每服1.5克,含服咽津。

白术散:治诸病烦渴。

白术　人参　茯苓　甘草炙　藿香　木香各30克　干姜60克　为末。每服9克,水煎服。

祖寿二味散:治消渴。

干姜　石决明各等分　为末,每服3克。

黄连花粉汤:治消渴。

黄连　天花粉各0.3克　冬瓜3克　水煎服。

乌梅汤:治消渴。

乌梅肉　甘草各120克　草豆蔻　肉桂　木香　生姜各15克　盐炒,180克　为细末。每服6克,沸汤点服。

冬瓜饮子:治消渴。

冬瓜汁250克　五苓散去桂枝,30克　用冬瓜汁调成饮子,每服50毫升。

治消渴第一方:治消渴。

大黄焙　当归　白芍　甘草炙　麻黄　荆芥穗各180克　白术45克　罗参　茯苓　五味子　天花粉　黄连各30克　每服6克,生姜薄荷少许,水煎服。

消汤第二方:治消渴。

冬瓜1个,去瓤　黄连45克　麦门冬　天花粉各30克　为末,纳诸药于冬瓜中浸7日,焙干,蜜丸,每服6克。

消渴第三方:治消渴。

黄连　白扁豆炒,各60克　朱砂　牡蛎煅　人参　黄芪　茯苓　五味子　铁铧粉研,各30克　知母　苦参　天花粉　芦荟各

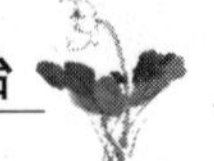

15克　蜜丸，金银箔20片为衣。每服9克，麦门冬汤下。

消渴第四方：治消渴。

青黛　人参　冰片　五味子　天花粉各30克　铅霜　黄连各15克　蜜丸。每服6克，盐汤下。

治渴三神汤：治消渴。

羚羊角屑　犀角屑　葛粉　天花粉　茯苓　白茅根各等分　为末。每服9克，人参汤下。

聚瑶丹：治消渴。

朱砂60克　铁铧粉煅，68克　人参15克　珍珠300克　金箔研，200片　天花粉　黄连　苦参　白扁豆各30克　牡蛎煅　知母各38克　为末，入天花粉汁30毫升、蜂蜜60毫升，为丸。每服6克，麦门冬汤下。

参桂散：治消中。

甘草　人参各60克　肉桂30克　为末。每服6克，枇杷叶汤下。

珍珠龙脑丸：治消渴，心神不安。

人参　朱砂　珍珠各15克　银箔50片　天花粉30克　冰片3克　黄连15克　蜜丸。每服0.5克，麦门冬汤下。

龙胆丸：治消渴。

人参30克　甘草60克，猪胆汁浸，炙　入冰片1.5克，蜜丸，每服0.4克。

白苏子方：治口渴。

生食白苏子　适量。

含玉方：治肺渴。

含玉　咽津。

菟丝子丸：治消渴。

菟丝子　五味子　茯苓　肉苁蓉　八角茴香炒　鹿茸炙，各30克　蜜丸，每服6克，饭汤饮下。

补骨脂丸：治消渴。

补骨脂　八角茴香炒　丁公藤各30克　鹿茸炙，15克　茯苓　香附各30克　为末　酒糊丸。每服6克，盐汤下。

玉真丹：治消渴。

黄柏9克　滑石18克　知母3克　为细末，滴水，空心下。

瓜蒌一味丸：治渴。

瓜蒌70克　水丸，每服4克。

苎麻根汁方：治消渴。

苎麻根　浸汁食适量。

蒟蒻饼：治消渴。

蒟蒻　捣用炭汁煮成饼，食之适量。

橘络汤：治口渴及呕吐。

橘络　煎汤饮之。

木通实方：治渴。

木通实　适量食。

水麻叶饮：治渴。

水麻叶　煮汁，每服10毫升。

君迁子方：治渴，心神不安。

君迁子　适量食。

皋芦叶茶：治烦热口渴，头痛。

皋芦叶少许　代茶饮。

李根汁：治消渴。

李根适量　煮汁饮之。

诸泉消渴汁：治消渴较重者。

众人尿坑中水　每服30毫升。

莸草汁：治消渴。

莸草绞汁　适量服之。

麻皮汁：治消渴。

麻皮汁　适量服之。

都咸子汤：治渴，痰热蕴肺。

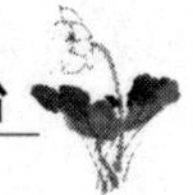

都咸子皮叶　水煮，作饮适量服。

木天蓼汁：治渴。

木天蓼茎中水　饮服。

朱砂花粉丸：治消渴。

朱砂　天花粉各等分　为末，糊丸。每服 20 克，黑豆汤下。

枇杷叶汤方：治消渴。

煮枇杷叶　饮服。

三消停：治三消。

生鲏鱼涎　黄连各等分　为丸。每服 7 克，乌梅汤下。

豆花羹：治消渴。

赤小豆花　淡豆豉各等分　五味同煮，作羹食。

黄连冬瓜丸：治一切消渴。

黄连　量不拘，入冬瓜汁中浸，晒干，为细末，冬瓜汁为丸，每服 12 克。

（三）消中

肉苁蓉丸：治消中虚极，小便无度。

肉从蓉焙，60 克　泽泻　熟地黄焙　五味子　巴戟天　地骨皮　人参　天花粉　韭子　甘草炙　牡丹皮　桑螵蛸炙，各 30 克　赤石脂　龙骨　磁石　禹余粮各 45 克　蜜丸。每服 6 克，牛乳下。

牡蛎散：治消中，心神烦热，小便赤黄，消瘦，脚膝无力。

牡蛎烧　天花粉　鸡内金　龙齿　芦荟各 23 克　黄连　赤石脂各 60 克　铁粉研，30 克　泽泻　朱砂研　甘草炙，各 15 克　桑螵蛸　铅丹　铅粉各 8 克　为散。每服 3 克，煎大麦仁汤下。

天门冬丸：治初得消中，易饥，手足烦热，背痛，小便稠浊。

天门冬焙，75 克　鸡内金炒，3 克　桑螵蛸 10 克　王瓜皮　肉苁蓉焙　天花粉　知母焙　泽泻　鹿茸炙　五味子　牡蛎煅，各 60 克　赤石脂 45 克　苦参 30 克　蜜丸。每服 4 克，粟米汤下。

牡蛎丸：治消中，易饮，手足烦热，肩背闷痛，小便稠浊。

牡蛎　肉苁蓉焙　赤石脂研　天花粉各30克　黄连　王瓜根　黄芩　知母焙　泽泻　天门冬焙　鹿茸　五味子　桑螵蛸炒,各90克　生地黄焙,45克　蜜丸。每服6克,粟米汤下。

附子猪肚丸:治消中,多食,消瘦,小便无度,大便反坚。

附子炮　槟榔各30克　鳖甲醋炙,45克　当归　知母　木香炮　川楝子炒　秦艽　大黄　龙胆草　白芍　补骨脂炒　枳壳各15克　为末。分作三份,两份入猪肚内,与酒300毫升,童子小便500毫升同熬干,研末入余一份药末,为丸。每服10克,温酒米汤下。

猪肾荠苨汤:治消中,小便量多。

猪肾1具　大豆18克　荠苨　石膏　人参　茯神　磁石　知母　葛根　黄芩　甘草　瓜蒌各6克　为粗散,先煮猪肾、大豆,取汁,入余药,水煎服。

铅霜散:治消中,久不差,消瘦,少力,心烦,眠卧不安。

铅霜研,23克　金箔研　银箔研　鸡内金炒　麦门冬焙,各45克　黄连　黄芩　犀角　人参　知母　王瓜根　苦参各15克　为散。每服3克,清粥饮下。

黄芪丸:治消中,烦渴,小便赤黄,消瘦,乏力。

黄芪　麦门冬焙,各30克　牡蛎烧,90克　地骨皮　天花粉　甘草炙　白石脂　泽泻　知母　黄连　山药　熟地黄各15克　蜜丸。每服6克,清粥饮下。

荠苨丸:治强中,遗精,消渴,痈疽。

荠苨　大豆　茯神　磁石煅　玄参　地骨皮　石斛　熟地黄　鹿角各30克　沉香　人参各15克　煮猪肾1具,与药末共丸。每服14克,盐汤下。

荠苨汤:治小便量多,强中。

荠苨　大豆　人参　茯苓　磁石　葛根　石膏　黄芩　天花粉　甘草炙　知母焙,各60克　每服15克,水煎服。

茯神丸:治消中,烦热,消谷善饥,小便数。

人参　茯神　生地黄　黄连　麦门冬　枳壳　牡蛎粉各30克　莲子　黄芪炙　知母各15克　天花粉22.5克　蜜丸。每服10克，清粥饮下。

肉苁蓉散：治烦渴多饮，不思食。

桑白皮　薏苡仁　五味子各180克　通草　紫苏各30克　覆盆子　枸杞子各60克　生地黄68克　茯苓　菝葜各120克　黄芪15克　分为五份，每用一份，水煎服。

石子荠苊汤：治强中，烦渴饮水，食多，泄精。

荠苊　石膏各90克　人参　茯神　天花粉　磁石煅　知母　葛根　黄芩　甘草各60克　为散，每服12克，先煎猪肾1个、黑大豆15克，取汁入药煎服。

黄芪汤：治消中，虚劳少气，小便数。

黄芪　白芍　生姜　肉桂　当归　甘草　黄芩　生地黄　麦门冬各6克　大枣20枚　水煎服。

水银丸：治消中，饮食无度，小便频数，渐羸瘦。

水银30克　银箔200片　铁粉研　牡蛎煅，各90克　天花粉　麦门冬焙　黄芩焙　苦参　黄连　栀子各60克　枣肉为丸，每服8克，芦根汤下。

白术散：治消谷善饥。

人参　白术　茯苓　甘草炙　藿香各30克　葛根60克　木香　五味子　柴胡　枳壳各15克　为散，每服9克，水煎服。

知母丸：治消渴，消中，久不瘥。

知母焙　麦门冬焙，各30克　犀角　铅霜　鸡内金炙　王瓜根　茯苓　黄连各15克　金箔20片　蜜丸。每服2克，人参汤下。

荠苊散：治消中，烦热，食多易饥，四肢瘦弱。

荠苊　人参　葛根　石膏　黄芩各23克　天花粉　知母　甘草炙，各30克　为散。每服12克，大豆5克，水煎服。

黄芪散：治消中，烦闷，热渴不止。

黄芪　麦门冬　芦根　天花粉　甘草炙　紫苏各30克　生地黄　桑白皮　泽泻各15克　为散。每服12克，生姜4克，竹叶少许，水煎服。

铅霜丸：治消中，渴而饮水不多，心神烦乱，四肢燥热，睡眠少。

铅霜研　石膏　知母　黄芩各23克　天花粉45克　甘草炙　铁粉研　黄连　朱砂研，各15克　蜜丸。每服4克，清粥饮下。

茯神丸：治消中烦热，小便数。

茯神　牡蛎　生地黄各30克　地骨皮　黄芪　知母各15克　天花粉　黄连　麦门冬焙，各23克　蜜丸。每服4克，清粥饮下。

黄连丸：治消中，小便数。

黄连150克　天花粉　龙骨　苦参　牡蛎　山茱萸　王瓜根　玉竹各90克　蜜丸。每服4克，大麦饮下。

泽泻丸：治消中，热渴不止，小便数，四肢无力。

泽泻　牡蛎　鸡内金炒，各30克　麦门冬焙，60克　桑螵蛸炒　车前子各15克　黄连23克　金箔研，50片　蜜丸。每服6克，蚕蛹汤下。

黄芩汤：治消中，脾胃极热，消谷善饥，小便多。

黄芩　麦门冬焙　天花粉　栀子　石膏　淡竹叶各30克　每服12克，水煎服。

地骨皮散：治消中，虚羸乏力，烦热，口苦，少眠。

地骨皮　石膏　甘草炙，各60克　天花粉　黄连各30克　为散。每服12克，水煎服。

顺气散：治消中，多食，小便黄赤。

厚朴30克　大黄12克　枳实6克　为散。每服15克，水煎服。

姜粉散：治消中，饮食倍增，消瘦，大便反坚，小便无度。

生姜研粉控汁　轻粉各等分　每服6克，水下。

黄柏丸：治消中。

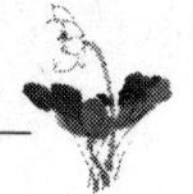

黄柏60克 黄连240克 酥为丸，每服6克。

猪肚黄连丸：治消渴日久，变为消中，多食善饥，小便多而色白。

猪肚1枚 黄连150克，为末 火麻仁30克，研烂 入水调汁，煮猪肚至烂，取出，入黄连在内蒸烂，同捣为丸，细切，每服6克。

神效散：治消中，烦渴，心烦热，皮肤干燥。

浮萍90克 王瓜根45克 为散。每服6克，牛乳下。

菟丝子丸：治精血枯竭，肌肉瘦削，口渴。

菟丝子酒浸，炒 蜜丸。每服12克，米饮下。

鹿角宝散：治消中，小便量多。

鹿角炙为末 每服2克，酒下。

麻皮消渴汁：治消渴。

麻皮 捣汁，每服100毫升。

猪肚丸：治消渴。

猪肚1枚 黄连150克 瓜蒌 麦门冬 知母各120克 为细末，入猪肚内，蒸熟，蜜丸。每服6克，渴时服。

冬葵根方：治消中，小便量多。

冬葵根750克 水煎，每服300毫升。

苁蓉丸：治消渴。

肉苁蓉 五味子 山茱萸各等分 蜜丸。每服6克，盐酒下。

瓜蒌散：治内消，肌体羸瘦，小便利甚。

天花粉 黄连 防己 铅丹研，各45克 为散。每服6克，醋5毫升，沸汤下。

黄连猪肚丸：治强中渴。

猪肚1枚 黄连 小麦炒，各150克 天花粉 茯神 麦门冬各120克 为末，入猪肚中，蒸烂，为丸。每服14克，米饮下。

茱萸丸：治消中，烦渴引饮，乏力，消瘦。

肉苁蓉 五味子 山茱萸 山药各等分 酒糊丸。每服6

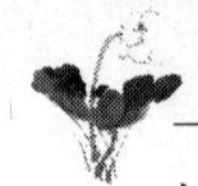
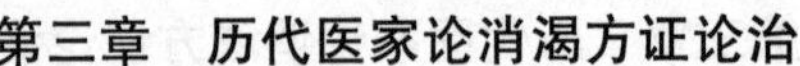

克，米汤下。

止渴润燥汤：治消中，小便秘涩，燥硬，喜温饭，唇口干燥，眼涩。

升麻4.5克　石膏　柴胡各2.1克　小椒　甘草各0.6克　黄柏　知母　桃仁　火麻仁　荆芥穗各3克　熟地黄0.9克　细辛0.3克　当归24克　杏仁2克　红花少许　防风9克　水煎服。

清凉饮子：又名生津甘露汤。治消中，能食而消瘐，口舌干，大便燥结，小便频数。

羌活　柴胡　甘草炙　知母　杏仁　黄芪　黄芩各3克　升麻12克　生地黄　防风　防己各1.5克　当归1.8克　甘草15克　石膏　龙胆　黄柏各4.5克　红花少许　桃仁2.5克　酒水煎服。

甘草石膏汤：又名清神补气汤。治消病愈后，舌微肿，咽喉肿痛，时唾浊沫。

升麻4.5克　柴胡2.1克　桃仁　当归　防己　荆芥穗　知母各3克　甘草1.5克　石膏1.8克　小椒　杏仁各2克　黄连　熟地黄各0.9克　细辛　生地黄各0.3克　红花少许　为粗末，术煎服。

强中汤：治强中，滑精，渴而面赤黑，脚酸疼。

茯神　远志各15克　天花粉6克　入葛根、盐少许，水煎服。

(四)消肾

干地黄丸：治消肾烦渴，小便频数量多，味如饴糖，脚弱，阳萎，唇干眼涩，身体乏力。

熟地黄60克　黄芪　山药　枸杞子　肉苁蓉　茯苓各23克　麦门冬焙45克　牛膝　远志各150克　菟丝子　白石英研，各30克　玄参　车前子　泽泻　五味子　桑螵蛸炒　山茱萸　肉桂　人参　附子炮，各15克　牡丹皮　甘草炙，各90克　蜜丸。每服6克，粥下。

肉苁蓉丸：治消肾，小便滑数，四肢羸瘦，脚膝乏力。

赤石脂　韭子炒　甘草炙　当归　牡丹皮　泽泻　五味子

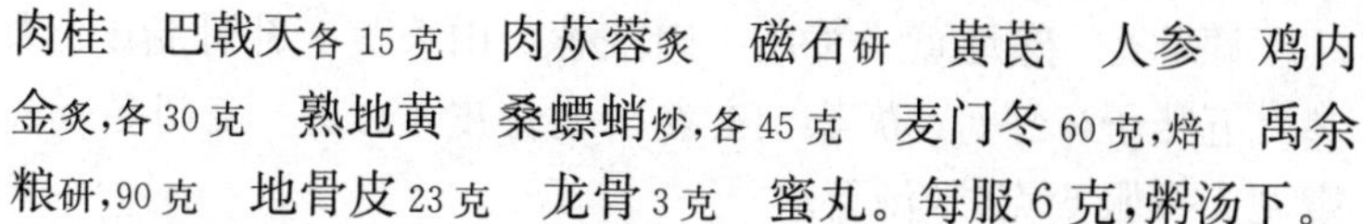

肉桂　巴戟天各15克　肉苁蓉炙　磁石研　黄芪　人参　鸡内金炙,各30克　熟地黄　桑螵蛸炒,各45克　麦门冬60克,焙　禹余粮研,90克　地骨皮23克　龙骨3克　蜜丸。每服6克,粥汤下。

肾沥散:治消肾,肾气虚损,烦渴而小便数,腰膝痛。

鸡内金炙　远志　人参　茯苓　黄芪　桑螵蛸炒　泽泻　熟地黄　肉桂　当归　龙骨各30克　麦门冬　川芎各60克　五味子　甘草炙　玄参各15克　磁石焙,90克　为散。每服先煎羊肾1个,取汁,入药15克,生姜4克,水煎服。

鹿茸丸:治消肾,气虚羸瘦,四肢无力,小便色白,滑数不禁,心虚烦,不思饮食。

鹿茸炙　熟地黄　人参各60克　泽泻　赤石脂　龙骨　茯苓　萆薢　白芍　石斛各23克　甘草炙,8克　黄芪　桑螵蛸炒　黄芩各15克　肉桂　麦门冬焙　牡蛎各30克　蜜丸。每服6克,粥下。

补损肾沥汤:治肾气不足,消渴而小便多,腰痛。

羊肾1个　远志　人参　泽泻　肉桂　当归　茯苓　龙骨　生地黄　黄芩　甘草　川芎各6克　五味子20克　生姜18克　大枣20枚　麦门冬15克　为粗末。先煮羊肾,后下诸药。每服15克,水煎服。

人参散:治消肾。

白术　泽泻　瓜蒌　桔梗　栀子　连翘各15克　葛根　黄芩　大黄　薄荷　茯苓各30克　甘草75克　石膏　滑石　寒水石各60克　为散,入砂仁9克。每服15克,蜂蜜少许,水煎服。

金银箔丸:治消肾,口干,眼涩,阳萎,手足烦疼,小便多。

金箔研　银箔研,各100片　肉苁蓉焙,75克　茯苓　生地黄焙　葛根各90克　五味子　巴戟天　泽泻　干姜焙,各45克　天花粉　朱砂研,各60克　麦门冬焙,105克　蜜丸。每服6克,米汤下。

鹿茸丸:又名黄芪丸。治肾伤,肾虚消渴,小便无度,心烦,四肢羸瘦,不思饮食,唇干,脚膝乏力。

鹿茸炙 熟地黄 黄芪 肉苁蓉 山茱萸 补骨脂炒 人参 五味子各23克 茯苓 玄参 地骨皮各15克 麦门冬60克 蜜丸。每服6克,米汤下。

古瓦汤:治消肾,消中,饮水无度,小便频数。

葛根 天花粉 鸡内金 人参各等分 为散。每散服6克,古瓦煎汤下。

阿胶汤:治消肾,小便数。

阿胶炙 干姜炮 附子 人参各30 甘草炙,90克 火麻仁研,60克 远志120克 每服9克,水煎服。

瓜蒌根丸:治消肾,小便数。

天花粉 黄连 泽泻 熟地黄 牡蛎 菟丝子各30克 甘草炙 赤石脂各15克 蜜丸。每服6克,粥汤下。

薯蓣丸:治消肾,小便滑数,四肢少力,羸瘦,困乏,不思饮食。

山药 鸡内金炒 麦门冬焙 熟地黄各30克 牡丹皮 黄芪 天花粉 龙骨 茯苓 山茱萸 肉桂 泽泻 附子炮 枸杞子各15克 蜜丸。每服6克,粥汤下。

枸杞子丸:治消肾,渴甚,困乏,小便滑数。

枸杞子 菟丝子焙 茯苓 牛膝 黄芪炙 牡蛎粉 生地黄 麦门冬各30克 山茱萸 牡丹皮各45克 桑螵蛸 天花粉各90克 鸡内金炒,20克 蜜丸。每服10克,粥汤下。

宣补丸:又名茯神丸。治消肾多渴,小便数。

黄芪 天花粉 麦门冬焙 人参 甘草炙 茯苓 黄连 知母各90克 菟丝子30克 为末,牛膝汁30毫升,蜜丸。每服10克,葛根汤下。

枸杞子丸:治消肾,久渴不愈,困乏,小便滑数,心神虚烦。

枸杞子 茯苓 牡蛎烧 黄芪各30克 鸡内金炙,45克 麦门冬焙,35克 牡丹皮 泽泻 山茱萸各15克 桑螵蛸炙 天花粉 车前子各23克 蜜丸。每服6克,粥汤下。

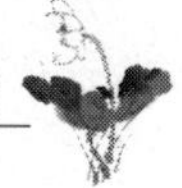

平补丸：治消肾不渴，消瘦，小便涩数而沥。

菟丝子焙　山茱萸焙　当归　益智仁各15克　川楝子　牛膝　胡芦巴　杜仲炒　巴戟天　肉苁蓉各11克　乳香6克　糯米为丸。每服10克，大枣汤或盐汤下。

熟干地黄散：治消肾，小便滑数，口干，心烦，皮肤干燥，腿膝无力。

熟地黄　鸡内金炙　黄芪　牡蛎　人参　牛膝　茯苓各30克　麦门冬　桑螵蛸炙　枸杞子各23克　龙骨45克　每服9克，水煎服。

白茯苓丸：治消肾，消瘦，腰脚无力。

茯苓　覆盆子　黄连　人参　天花粉　熟地黄　萆薢　玄参各30克　鸡内金炙，20克　蛇床子　石斛各23克　蜜丸。每服6克，磁石汤下。

黄芪丸：治消肾，肾虚，小便滑数，消瘦，腿膝无力。

黄芪　龙骨　肉苁蓉炙　泽泻各23克　五味子　牡丹皮　桑螵蛸炒　枳壳各15克　生地黄　菟丝子各30克　蜜丸。每服6克，酒下。

牡蛎丸：治消肾，小便滑数，虚极羸瘦。

牡蛎烧　王瓜根　人参各30克　甘草炙　肉桂各15克　茯苓　黄芪各45克　鹿茸炙　熟地黄各60克　蜜丸。每服6克，磁石汤下。

黄芪丸：治消肾，肾虚，小便滑数。

人参　山茱萸　杜仲　黄芪各23克　鹿茸　天花粉　桑螵蛸各30克　鸡内金炙，3克　菟丝子焙，45克　蜜丸。每服6克，大枣汤下。

地黄汤：治消肾，脚膝无力，小便数或赤。

熟地黄　麦门冬焙，各90克　干姜炒，30克　刺蒺藜炒　肉桂　甘草炙　续断各15克　每服9克，水煎服。

山茱萸丸：治消肾，腰脚无力，小便数或不禁。

山茱萸　牛膝焙　韭子炒，各30克　黄芪　杜仲炙　肉苁蓉焙　肉桂各45克　蜜丸。每服4克，黄芪汤下。

黄芪饮：治消肾，干渴，小便多，消瘦，乏力。

黄芪　杜仲　山茱萸　人参　知母焙　龙骨各60克　每服12克，大枣1枚，水煎服。

阿胶汤：治虚热小便利而多，消渴。

阿胶10克　火麻仁15克　干姜3克　远志12克　水煎服，后纳阿胶烊化。

羊乳丸：治肾受风热毒气，脚弱无力，虚满，渴。

黄连量不拘　天花粉汁　羊乳汁　汁和丸。每服6克，米汤下。

胡桃丸：治消肾，唇口干燥，精泄，小便赤黄，大便燥臭，或小便大利而不甚渴。

茯苓　胡桃肉研　附子姜汁焙，各等分　蜜丸。每服6克，米汤下。

参附汤：治消肾，饮水无度，脚膝瘦弱无力，小便白浊。

人参　附子炮　青黛各15克　每用6克，楮叶少许，水煎服。

罂粟汤：治肾渴及五石毒。

罂粟子　煮稀粥，蜂蜜饮服适量。

茴香汤：治消肾，小便如膏油。

小茴香炒　苦楝皮炒，各等分　为细末。每服9克，酒下。

救活丸：治肾虚消渴难治者。

天花粉　黑大豆炒，各等分　糊丸。每服6克，黑大豆汤下。

茯苓汤：治消肾，肌肉消瘦，小便量多。

赤茯苓　杜仲炙　泽泻　麦门冬焙，各60克　桑白皮90克　肉桂30克　磁石120克　每服18克，大枣3枚，薤白少许，水煎服。

黄芪丸：又名鹿茸丸。治消肾虚烦，小便无度，四肢羸瘦，不思饮食，唇干口燥，脚膝乏力。

鹿茸炙　熟地黄　黄芪　肉苁蓉　山茱萸　补骨脂炒　人参　五味子各23克　茯苓　玄参　地骨皮各15克　麦门冬60克　蜜丸。每服6克，米汤下。

五味饮：治肾水不足，水火不济，口舌干，面赤，烦渴多饮，身体羸瘦。

五味子炒　茯苓各15克　沉香6克　糯米根少许，水煎服。

雌姜丸：治消肾，小便数。

雌黄研，45克　干姜15克，碎　入盐12克，炒，令干姜色黄，蒸饼为丸。每服0.5至1克，盐汤下。

(五)消渴烦躁

麦门冬汤：又名黄芪散。治消渴，发热，心烦。

麦门冬焙　黄连　人参　甘草炙　葛根　地骨皮　赤茯苓　升麻　桑白皮各15克　石膏60克　知母焙　天花粉各23克　每服12克，生姜4克，淡竹叶少许，水煎服。

柴胡散：治消渴，上焦虚热，烦躁。

柴胡　葛根　芦根　地骨皮　百合　知母焙　玉竹　桑白皮各23克　贝母焙　犀角　甘草炙　木通各15克　每服12克，生地黄4克，水煎服。

兼气散：治消渴，心烦躁。

瓜蒌　石膏研　甘草炙，15克　陈皮60克　每服3克，大麦汤下。

麦门冬汤：治消渴，小便多，烦躁不得眠。

麦门冬3克　王瓜根　小麦各5克　竹叶10克　水煎服。

生地黄饮子：又名地黄饮子。治消渴咽干，面赤躁烦。

人参　生地黄　熟地黄　黄芪蜜炒　天门冬　枇杷叶焙　枳壳炒　石斛炒　泽泻　麦门冬　甘草炙，各等分　为散。每服9克，水煎服。

麦门冬散：治消渴，心烦不得眠。

麦门冬60克　升麻　黄连　柴胡　茯苓　黄芩　天花粉

生地黄各30克　人参　甘草炙,各15克　每服12克,生姜4克,淡竹叶少许,水煎服。

翠碧丸:治烦渴不止,咽干,烦闷。

青黛研　麦门冬焙　葛根各45克　天花粉23克　知母焙　人参　天南星牛胆制,各15克　半夏焙　寒水石煅,各90克　糊丸,金箔为衣。每服3克,人参竹叶汤下。

桑白皮汤:治消渴,心躁热,饮水无度。

桑白皮　人参　知母焙　麦门冬　地骨皮　枇杷叶炙　黄连　葛根　淡竹叶各15克　每服12克,水煎服。

地骨皮散:治消渴,体热烦躁。

地骨皮　天花粉　生地黄　芦根各30克　人参15克　麦门冬45克　赤茯苓　黄芩各23克　每服12克,生姜4克,小麦20克,淡竹叶少许,水煎服。

黄连散:治消渴,烦躁,饮水不止。

黄连　麦门冬各30克　天花粉45克　知母　人参各15克　地骨皮　黄芩　升麻各23克　为散。每服12克,生姜4克,淡竹叶少许,水煎服。

知母散:治消渴,烦躁,口干,面赤。

知母　麦门冬各30克　黄芩　升麻　犀角屑　葛根　甘草炙,各23克　芒硝45克　为散。每服12克,生姜4克,淡竹叶少许,水煎服。

瓜蒌丸:治消渴,烦躁,小便不利。

天花粉　麦门冬焙,各60克　人参23克　黄芩　苦参　王瓜根各15克　知母　赤茯苓各30克　蜜丸。每服6克,粥下。

梅苏丸:治消渴,烦躁。

白梅肉　乌梅肉　紫苏各15克　人参3克　麦门冬　百药煎各90克　甘草炙,45克　诃子8克　蜡汁为丸。每服0.5克,含服。

知母饮:治消渴,燥热,小便量多。

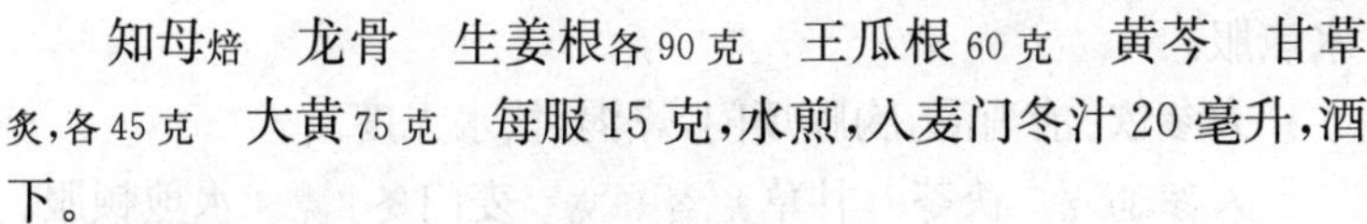

知母焙　龙骨　生姜根各90克　王瓜根60克　黄芩　甘草炙，各45克　大黄75克　每服15克，水煎，入麦门冬汁20毫升，酒下。

黄芪汤：治消渴，心中烦躁。

黄芪　白茅根　麦门冬焙　茯苓各90克　石膏240克　车前子150克　甘草炙，75克　每服15克，水煎服。

芦根散：治消渴，烦躁，身热，不能食。

芦根　赤茯苓　麦门冬各30克　黄芩60克　桑白皮23克　人参　甘草炙，各15克　为散。每服12克，生姜4克，淡竹叶少许，水煎服。

麦门冬散：治消渴，烦躁，羸瘦，乏力，不思饮食。

麦门冬焙，45克　牡蛎烧为末　天花粉　黄连各30克　黄芩60克　金箔　银箔各50片　每服3克，竹叶汤下。

麦门冬饮：治消渴，热盛，烦躁，精神恍惚。

麦门冬　生地黄各90克　竹沥30克　知母45克　小麦15克　芦根60克　每服15克，水煎，入竹沥少许，温服。

芦根汤：治消渴，烦躁，小便多，羸瘦。

芦根480克　黄芪　天花粉　牡蛎各30克　知母60克　麦门冬150克　每服9克，水煎服。

冬瓜饮：治消渴，烦热，饮水量多。

冬瓜1枚　黄连480克，为末　甘草炙，60克　童便100克　生地黄汁　蜂蜜各50克　纳药于冬瓜内，黄土裹瓜，火烧，布纹取汁。每服10毫升。

黄连丸：治消渴，心胸烦躁。

黄连　天花粉　甘草炙　栀子炒，各45克　淡豆豉炒，75克　蜜丸。每服6克。

人参白术散：治心悸，心烦，口渴，消瘦，不欲食。

人参　砂仁各9克　白术21克　薄荷　生地黄　茯苓　甘草各15克　滑石90克　藿香11克　石膏30克　为末。每服9克，水煎服。

人参饮：治消渴，胸膈烦闷，燥渴，饮水无度。

人参30克　茯苓　甘草炙，各15克　麦门冬8克　水煎顿服。

黄连丸：治消渴，烦热闷乱。

黄连60克　苦参480克　麝香3克　蜜丸。每服12克，空腹茶下，日二服。

天门冬煎：治消渴，烦躁，惊悸不安。

天门冬240克，为末　蜂蜜75克　水煎天门冬，入蜂蜜搅匀，每服10毫升。

白矾丸：治消渴，烦热。

白矾　铅霜各8克　蜜丸，每服0.5克，含化咽津。

葛根汤：治消渴，烦热，心中狂乱，皮肤干燥。

土葛根2400克，捣烂取100克　蜂蜜10克　搅匀，渴时服适量。

滑石粳米粥：治膈上烦热，多渴。

滑石60克　捣碎，水煎取汁，入粳米30克，煮粥食之。

冬葵叶齑：治消渴，心神烦躁，小便不利。

冬葵叶　炸过，煮米饮作齑。

瓜蒌根丸：治消渴，心烦躁闷。

天花粉　石膏各30克　麦门冬焙，60克　甘草炙　黄连各23克　赤石脂　泽泻各15克　蜜丸。每服6克，粥汤下。

麝香散：治消渴，四肢烦热，心躁，口干。

水蛇1条，炙，捣末　蜗牛量不拘，取涎煎稠　麝香研，8克　粟米饭为丸。每服0.5克，生姜汤下。

茯苓汤：治消渴烦躁，多饮。

茯苓　麦门冬各120克　石膏　白茅根各150克　每服12克，冬瓜少许，水煎服。

四君子汤：治心烦热。

茯苓　人参　甘草炙　白术各等分　每服9克，水煎服。

当归消渴汤：治心烦，燥热，恶心，大渴不止，脉洪大。

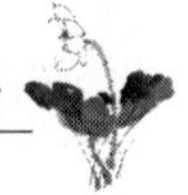

当归6克　黄芪3克　水煎服。

梅肉圆:治燥渴,咽热干。

百药煎30克　乌梅　朴硝各60克　砂仁　白芷各15克　薄荷90克　绿豆粉150克　为细末,甘草膏为丸。每服2克,含化。

(六)肺消

黄芪汤:又名菝葜汤、菝葜饮。治肺消,饮少尿多。

黄芪　王瓜根各75克　菝葜　地骨皮　五味子各90克　人参　石膏　牡蛎各45克　每服15克,水煎服。

黄芪汤:治肺消,饮少,尿多。

黄芪　五味子　人参　麦门冬焙　桑白皮各60克　枸杞子　生地黄各38克　每服15克,水煎服。

菟丝子散:治肺消,饮少,尿多。

菟丝子焙　肉苁蓉焙,各30克　蒲黄　黄连各75克　硝石研,15克　五味子　鸡内金焙,各38克　每服9克,酒下。

干姜甘草汤:治肺消。

干姜炮,120克　生地黄焙　麦门冬焙　刺蒺藜炒　肉桂　续断各60克　甘草,炙30克　每服15克,水煎服。

(七)膈消

麦门冬饮:治膈消,胸中烦渴,短气。

麦门冬焙　天花粉　知母　甘草　五味子　生地黄焙　人参　葛根　茯神各30克　为粗末。每服15克,竹叶少许,水煎服。

竹叶汤:治膈消烦渴,津亏。

竹叶20克　麦门冬焙　茯苓　天花粉炒　地骨皮　生姜各60克　大枣150克　小麦　甘草炙,各90克　为粗末。每服15克,水煎服。

知母汤:治膈消,胸中烦渴。

知母焙　甘草炙　泽泻　茯苓　黄芩　生姜各60克　小麦120克　大枣15枚　淡竹叶225克　为粗末。每服15克,水煎服。

瓜蒌汤:治膈消,烦渴。

天花粉150克　麦门冬焙　白茅根各30克　小麦75克　石膏研,270克　为粗末。每服15克,水煎服。

黄芪饮:又名黄芪汤。治膈消,胸烦,口渴。

黄芪　茯神　天花粉　麦门冬焙　甘草炙,各90克　生地黄焙,120克　为粗末,每服15克,水煎服。

人参石膏汤:治膈消,烦渴,不欲多食。

人参15克　石膏36克　知母21克　甘草12克　为粗末。每服18克,水煎服。

鸡内金丸:又名鸡膍胵丸。治膈消。

鸡内金干　天花粉炒各150克　蜜丸,每服4克。

地黄煎:又名地黄丸。治膈消,烦热。

生地黄汁　天花粉　牛羊脂各300克　蜂蜜400克　黄连480克　为丸。每服1克,米汤下。

瓜蒌散:又名香墨散。治膈消。

墨30克　天花粉60克　铅丹15克　为末。每服6克。

生津甘露饮:治膈消烦渴,饮水无度,舌强硬肿痛,四肢痿弱无力,胁腹胀痛,不下食。

石膏33克　荜澄茄　白芷　连翘　白豆蔻　甘草　白葵各3克　黄柏7.5克　杏仁4.5克　黄连　木香　桔梗各9克　甘草炙　栀子　升麻　人参　姜黄各6克　全蝎1枚　知母　藿香各0.6克　柴胡0.9克　当归　麦门冬　罗勒各1.5克　为细末,汤浸,蒸为饼。每服6克,含服。

消渴汤:治消渴。

石膏　甘草　黄连　栀子　知母　当归　人参　杏仁　麦门冬　全蝎　连翘　白芷　白葵　甘草　罗勒　升麻　柴胡　白豆蔻　木香　荜澄茄　藿香　桔梗各等分　每服5克,水煎服。

[(一)至(七):李怡]

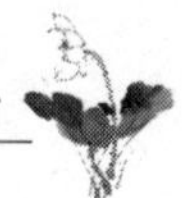

(八)消渴口舌干燥

麦门冬丸:治消渴,口干喜饮水,小便数,心烦闷,健忘,怔忡。

麦门冬焙　王瓜皮　山茱萸　鹿茸炙　牛膝　狗脊　茯神　人参各30克　牡蛎煅,23克　黄连　龙胆草　菟丝子各45克　蜜丸。每服4克,小麦汤下。

犀角丸:治消渴,口舌干燥,烦热,心乱如狂。

犀角屑　天花粉　胡黄连各23克　麦门冬焙,60克　铁粉研,30克　甘草炒　郁金研　地骨皮　黄芩　铅霜研　茯神　玄参各15克　蜜丸。每服4克,竹叶汤下。

升麻丸:治消渴,口干,四肢酸疼,烦闷,日晡时颊赤。

升麻　黄连　龙胆草　黄芩　朴硝　犀角　玉竹　知母焙,各8克　前胡　鳖甲炙,各15克　蜜丸。每服4克。

麦门冬散:治消渴,口舌干燥,心神烦热。

麦门冬　芦根　白茅根各30克　地骨皮　黄芪　天花粉各23克　人参　甘草炙　黄芩各15克　石膏90克　为散,每服15克,生姜4克,竹茹4克,小麦7.5克,水煎服。

人参散:治消渴,口舌干燥,烦热。

人参　甘草　葛根　黄芩各15克　地骨皮　升麻各30克　赤茯苓　黄芪各23克　麦门冬90克　芦根60克　为散。每服12克,生姜4克,淡竹叶少许,水煎服。

磁石汤:治消渴,肾脏虚损,腰脚无力,口干。

磁石4.5克,捣洗分5份　黄芪　地骨皮　生地黄焙　五味子　肉桂　枳壳　炒槟榔各3克　为粗末,分5份,每份用水150毫升,与磁石1份,水煎服。

玉泉丸:治消渴,口干。

麦门冬焙　人参　茯苓　黄芪半生半蜜炙　乌梅　甘草各30克　天花粉　葛根各45克　蜜丸。每服9克,嚼服。

乌梅汤:治消渴,隔热咽干,烦渴。

乌梅炒，60克　茜根　黄芩各30克　葛根　人参　茯苓　甘草炙，各15克　为散。每服9克，水煎服。

止渴㓸散：治渴，口干。

枇杷叶炙　葛根　生姜焙，各30克　甘草　淡竹叶各15克　乌梅14克　草果12克　为散。每服12克，水煎服。

人参散：治消渴，口舌干燥，虚烦。

麦门冬30克　枇杷叶炙　黄芪　赤茯苓各23克　甘草　人参　葛根各15克　为散。每服12克，生姜4克，淡竹叶少许，水煎服。

麦门冬丸：治消渴，口舌干燥，狂乱。

麦门冬焙，90克　天花粉　知母　黄芩各23克　甘草炙，15克　黄连30克　铁粉研，45克　蜜丸。每服4克，粥汤下。

赤茯苓煎：治消渴，心神烦乱，唇口焦干，咽喉不利。

赤茯苓270克　蜂蜜240克　淡竹沥　生地黄汁各30克　煎膏。每服5克，清粥下。

茅根汤：治消渴，口干，小便数。

白茅根　芦根　菝葜各90克　石膏碎，45克　乌梅炒，15克　淡竹叶30克　每服12克，水煎服。

麦门冬汤：治消渴，口干引饮。

麦门冬　小麦各45克　天花粉60克　白茅根　竹茹各150克　乌梅14克　每服15克，水煎服。

天竺黄散：治消渴，心神烦躁，口干舌涩。

天竺黄研，30克　黄连　栀子　大黄炒　芒硝研，各15克　甘草炙，8克　为细末。每服6克，竹叶汤下。

茯苓汤：治消渴，口干唇焦，烦渴欲饮。

茯苓　麦门冬各120克　石膏　白茅根各150克　每服12克，冬瓜少许，水煎服。

黄连散：治消渴，口舌干燥，烦热，不能饮食。

黄连　枇杷叶炙　葛根各60克　麦门冬30克　为散。每服

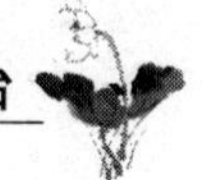

12克，生姜4克，淡竹叶少许，水煎服。

铅霜丸：治消渴，口干烦躁，饮水无度。

铅霜15克　青黛　天花粉各30克　冰片少许　蜜丸。每服4克，竹叶汤下。

枸杞汤：治消渴，唇干舌燥。

枸杞子60克　石膏碎，30克　小麦45克　每服9克，水煎服。

生麦门冬汤：治消渴，口干，体瘦。

地骨皮　麦门冬各15克　小麦18克　水煎服。

地黄煎：治消渴，唇干舌燥。

生地黄1440克　生姜240克　麦门冬960克　绞汁，熬成膏。每服5克，温汤下。

冬瓜饮：治消渴口干，饮水无度，身壮热。

冬瓜1440克　麦门冬60克　黄连45克　分十二份，水煎服。

瓜蒌根丸：治消渴，饮水不止，小便刺痛，舌干。

天花粉150克　黄连30克　浮萍60克　生地黄汁25克　糊丸。每服6克，牛乳汤下。

地骨皮散：治消渴，口干燥，骨节烦热。

地骨皮　麦门冬各30克　小麦15克　为散。每服15克，水煎服。

玉液膏：治津亏。

紫苏　白梅肉各120克　肉桂15克　甘草炙，60克　捣白梅为丸。每服1.5克，含化。

甘草汤：又名羊髓煎。治消渴，口舌干燥，烦热。

羊髓45克　甘草炙　蜂蜜各30克　先煎甘草取汁入羊髓、蜂蜜，再煎。每服10毫升。

猪胆丸：治口中干操，津亏而渴。

猪胆5枚　铅粉30克　酒煮猪胆，烂时入铅粉研细，同煎为丸。每服1克，含化咽津。

芭蕉根饮：治消渴，口舌干燥，骨节烦热。

芭蕉根　捣汁，每服20毫升。

野鸡汤：治消渴，舌焦口干，饮水无度，小便数。

野鸡1只　煮烂，食肉饮汁。

和血益气汤：又名地黄饮子。治口舌干，小便数。

杏仁2克　石膏1.8克　黄连2.4克　生地黄2.1克　黄柏　升麻各3克　甘草　柴胡　当归各1.2克　麻黄　甘草炙，各0.9克　红花少许　知母　防己　羌活各1.5克　桃仁4克　水煎服。

酸枣丸：治口干燥，内消。

酸枣仁180克　石榴子60克　覆盆子　葛根各90克　乌梅20克　天花粉　茯苓各105克　麦门冬120克　蜂蜜135克　肉桂40克　蜜丸。每服4克，含化。

木瓜丸：治津亏，烦渴，不思饮食。

百药煎30克　乌梅3克　檀香　蒲黄各6克　麝香研　冰片研，各8克　入甘草少许为丸。每服0.3克，含化。

地黄煎丸：治消渴，口干燥。

生地黄汁250克　天花粉汁350克　羊脂75克　蜂蜜480克　水煎，入黄连末480克，为丸。每服4克，粟米汤下。

麦门冬丸：治消渴，口干燥。

麦门冬　天花粉　火麻仁　大黄　苦参　铁粉各90克　鸡内金炙　黄芩　泽泻各45克　冰片　王瓜根　知母　石膏各60克　银箔300片　蜜丸。每服5克，生地黄汤下。

栝蒌汤：又名枸杞汤。治消渴，口舌干焦，精神恍惚。

枸杞枝叶48克　黄连　甘草　天花粉　石膏各9克　水煎，分五服。

加减肾气丸：治肾水不足，心火上炎，口舌干燥，烦渴引饮，肢体消瘦。

山茱萸　茯苓　牡丹皮　熟地黄　五味子　泽泻　鹿角　山药炒，各30克　沉香　肉桂各15克　蜜丸。每服14克，盐汤或米汤下。

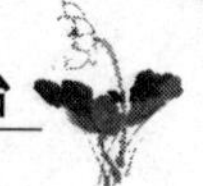

参苓饮子:治津亏,口干燥,不思饮食。

黄芪　熟地黄　白芍　五味子　麦门冬各90克　茯苓8克　甘草　人参　天门冬各15克　为细末。每服9克,生姜3片,大枣2枚,乌梅2克,水煎服。

五味止渴汤:治消渴。

五味子10克　煎浓汤饮。

菟丝子消渴汤:治消渴。

菟丝子　煎汤,任意服之。

(九)虚热渴

肾沥汤:治脏气不足,内燥烦渴。

生地黄焙　泽泻　远志　肉桂　当归焙　龙骨　甘草炙　五味子　赤茯苓　川芎　人参　黄芩　麦门冬焙,各60克　为粗末,先煮羊肾1只,去肾入药末9克,水煎服。

黄芪汤　治气虚,燥渴引饮。

黄芪　天花粉　麦门冬焙　赤茯苓　人参　甘草炙　黄连　知母焙　生地黄焙　菟丝子焙　肉苁蓉　石膏煅,各30克　每服9克,水煎服。

木香汤:治虚热渴,饮水不已,心腹胀满。

木香　枳壳炒　白芍　槟榔各15克　桑白皮炒　黄芪　草豆蔻　枇杷叶　黄连各60克　肉桂30克　人参45克　为散。每服9克,水煎服。

鹿茸丸:治虚渴,烦躁不眠。

鹿茸炙　黄芪　人参　王瓜根　山茱萸　杜仲炒　桑螵蛸炙　天花粉　肉苁蓉　菟丝子各30克　鸡内金炙,10克　蜜丸。每服6克,酒下。

人参汤:治虚渴,饮水过多,身体浮肿。

人参　黄芪研　旋覆花　桑白皮各60克　紫苏　犀角各15克　赤茯苓　陈皮焙　五味子　泽泻各45克　每服9克,水煎服。

黄芪丸:治虚,燥渴不已。

黄芪　五味子各60克　乌梅　茯神各45克　附子炮,18克　泽泻　石榴皮　生地黄各15克　蜜丸。每服6克,浆水下。

人参汤:治消渴,饮水无度。

人参60克　五味子　枳壳　大腹皮各23克　赤茯苓　桑白皮炒　黄芪各45克　白芍　黄芩　葛根各30克　每服9克,水煎服。

黄连丸:治热渴不止,心神烦躁。

黄连　天花粉　麦门冬各等分　煮烂,研和丸。每服6克,小麦汤下。

鸡苏丸:又名龙脑鸡苏丸。治病后,虚羸,口渴。

水苏叶　木通各30克　蒲黄　阿胶　人参　黄芪　麦门冬　柴胡各60克　炙甘草45克　生地黄180克　蜜丸。每服1克。

薏苡仁汤:治虚渴不止。

薏苡仁　五味子各45克　覆盆子　生地黄焙　枸杞子　紫苏　黄芪　木通各30克　茯苓90克　为末。每服9克,水煎服。

清心莲子饮:治心中蓄热,时烦躁,小便白浊,梦遗,消渴,男子五淋,妇人赤白带下。

黄芩　麦门冬　甘草　地骨皮　车前子炒,各15克　黄芪蜜炙　莲子　茯苓　人参各21克　为末。每服9克,麦门冬少许,水煎服。

茯苓汤:治心脾热,渴甚,小便难。

赤茯苓　芦根　黄芩　知母　天花粉　瞿麦　麦门冬　甘草炙　木通各30克　为散。每服12克,生姜4克,水煎服。

地黄丸:治脏虚,舌干燥渴,引饮不已。

熟地黄焙　山茱萸　山药　泽泻　牡丹皮　茯苓　附子炮,各30克　肉桂8克　蜜丸。每服6克。

天竺黄散:治热渴。

天竺黄研　黄连　茯神　甘草炙　芒硝　犀角　天花粉　升麻各30克　为末。每服3克,淡竹叶汤下。

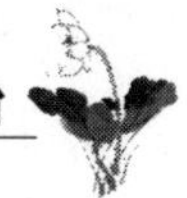

黄芪散:治脾胃中热,烦渴不止。

黄芪　茯神　生地黄　地骨皮　瓜蒌　麦门冬　黄芩各30克　甘草炙,15克　为散。每服12克,生姜4克,淡竹叶少许,水煎服。

猪肚黄连丸:治脾胃热,渴不止,身体消瘦,乏力。

猪肚1枚　黄连90克　白粱米15克　柴胡　茯神　知母　天花粉各30克　麦门冬焙,60克　先将黄连末及米入猪肚内,蒸烂研如膏,入药末为丸。每服6克,粥汤下。

知母散:治心脾实热,烦渴不止。

知母　芦根　大黄炒　天花粉　麦门冬各30克　黄芩23克　甘草炙,15克　为散。每服12克,水煎服。

赤茯苓散:治脾胃中热,烦渴引饮。

赤茯苓　麦门冬　天花粉　黄芩　生地黄　知母各30克　为散。每服15克,生姜4克,小麦15克,淡竹叶少许,水煎服。

人参散:治身热头痛,肺痿劳嗽,一切邪热。

石膏　甘草各30克　寒水石60克　滑石120克　人参15克　为细末。每服6克。

茯神丸:治心脾壅热,烦热,口干。

知母　天花粉　黄连　茯神各30克　麦门冬焙,60克　蜜丸。每服6克,清粥汤下。

人参竹叶汤:治热病后虚热渴,四肢烦疼。

葛根48克　人参　甘草各3克　竹叶少许　水煎,渴饮之,日三夜一。

龙珠散:治心脾热渴,面赤,口干。

马牙硝240克　川芒硝　寒水石各120克　石膏90克　煎至水尽,去寒水石及石膏,入冰片15克,朱砂30克,同研为末。每服3克,蜂蜜水下。

石膏汤:治热极渴不止。

麦门冬　芦根各30克　石膏60克　为散。每服15克,水煎服。

黄连膏：治热渴不止，心神烦躁。

黄连150克　生地黄汁30克　蜂蜜75克　熬膏。每服9克，竹叶、麦门冬汤下。

黄连散：治心肺壅热，烦渴，口干。

淡豆豉150克　黄连30克　为散。每服15克，水煎服。

麦门冬汤：治心肺壅热，烦渴口干。

黄连15克　麦门冬30克　为散。每服15克，水煎服。

浮萍丸：治热渴不止，心神烦躁。

浮萍　晒干为末，牛乳为丸。每服6克，粥汤下。

麦门冬丸：治脏虚干燥，烦渴饮水。

麦门冬焙　王瓜皮　山茱萸　鹿茸炙　牛膝　狗脊　茯神　人参各30克　牡蛎煅，23克　黄连　龙胆草　菟丝子各45克　蜜丸。每服4克，小麦汤下。

参茯白术散：治病后脾虚或有余热，虚渴。

扁豆炒　茯苓　山药　人参　甘草　莲子　砂仁　桔梗　薏苡仁各6克　乌梅　天花粉各少许　水煎服。

葛根蜜：治中热消渴。

葛根适量　久煎后蜂蜜少许，拌食适量。

葎草汤：治虚热渴。

葎草　煮汁，每服20毫升。

地浆饮：治热渴，心闷。

地浆　每服30毫升。

酸浆草方：治热渴。

酸浆草　适量食之。

桃胶消渴丸：治虚热渴。

桃胶　每服9克，含服。

菝葜独圣汤：治下虚上热而渴。

菝葜30克　水煎服。

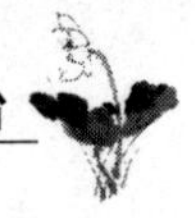

陈皮甘草饮子:治渴,热,心烦闷。

陈皮 甘草各等分 每服10克,水煎服。

(十)胃热渴

黄连汤:治脾胃中热烦渴,身体渐致消瘦。

黄连 升麻 麦门冬 栀子 黄芩 天花粉 甘草 知母各30克 茯神15克 石膏60克 为散。每服12克,水煎服。

茯神汤:又名黄芪汤。治胃腑实热,烦渴引饮。

茯神6克 天花粉 麦门冬各15克 知母 黄精各12克 生地黄18克 小麦30克 大枣30枚 淡竹叶45克 先水煎小麦、竹叶,后下诸药,分四服。

枸杞根汤:治胃干渴,饮水不止。

地骨皮 天花粉 麦门冬 黄连各45克 王瓜根 知母 车前子各30克 为粗末。每服15克,生地黄4克,水煎服。

开胃解热渴饮子:治胃热渴。

大黄 甘草各1.5克 半夏10克 生姜9克 大枣5枚 水煎服。

栝蒌汤:治消渴,胃热。

天花粉 生姜各15克 麦门冬汁20克 芦根30克 白茅根45克 水煎服。

茯神汤:治胃渴引饮。

茯神60克 天花粉 麦门冬各150克 知母 黄精各120克 为粗末。先煎小麦、淡竹叶各少许,取汁,入药末12克,大枣3枚,生地黄4克,水煎服。

甘草汤:治胃热干渴。

甘草炙 天花粉各60克 麦门冬焙,15克 半夏炒,75克 为粗末,先煎小麦7.5克,取汁入药末15克,大枣3枚,生地黄1.5克,生姜少许,水煎服。

栝蒌根汤:治胃中干渴。

天花粉90克 知母焙,60克 甘草炙 人参各30克 每服9

克，水煎，入蜂蜜少许，温服。

洗心饮子：治胃中干渴。

甘草 白芍 栀子 杏仁各等分 为散。每服9克，水煎服。

冷汤：治胃中干渴。

甘草炮，15克 大枣5枚 竹叶 附子末 人参各2克 水煎服。

(十一)暴渴

芦根散：治暴渴，饮水多，或干呕。

芦根45克 人参15克 麦门冬30克 桑白皮 黄芪 百合 赤茯苓 黄芩 葛根炙，各23克 为散。每服12克，生姜4克，淡竹叶少许，水煎服。

地骨皮汤：治脾虚热，暴渴不已。

地骨皮 天花粉 黄连 麦门冬 黄芩各30克 茯神 远志各23克 甘草炙，15克 石膏碎60克 每服9克，水煎服。

芦根汤：又名麦门冬散。治暴渴，烦热。

芦根 地骨皮 麦门冬焙 天花粉各30克 白茅根 石膏碎，各60克 黄芩 人参各23克 甘草炙，15克 每服15克，生姜少许，小麦7.5克，淡竹叶少许，水煎服。

桑根白皮汤：治暴渴，饮水不止，头面虚浮。

桑白皮 麦门冬焙 石膏碎，各60克 赤茯苓 黄芩 天花粉各45克 栀子15克 王瓜根30克 每服9克，水煎服。

栝蒌根散：治暴渴，心神烦闷，身热，食少。

天花粉 芦根 麦门冬 知母 人参 地骨皮 黄芩 甘草炙，各30克 为散。每服15克，生姜4克，小麦10克，淡竹叶少许，水煎服。

茯苓汤：治心脾壅滞，暴渴引饮。

赤茯苓 泽泻 白术 黄连 肉桂 甘草炙，各30克 大黄15克 每服9克，小麦少许，水煎服。

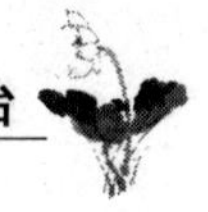

地骨皮汤:治暴渴。

地骨皮 天花粉各45克 黄连 王瓜根 麦门冬焙 车前子各30克 知母焙,15克 每服9克,生地黄4克,水煎服。

黄连散:治心脾壅热,暴渴饮水。

黄连 葛根炒,各135克 大黄炒,15克 枇杷叶炙,30克 麦门冬焙,45克 为散。每服6克。

黄芪汤:治暴渴,饮水过多,烦渴不止。

黄芪 天花粉各30克 赤茯苓 甘草炙,各15克 麦门冬焙,45克 每服9克,水煎服。

枳实汤:治内热,暴渴不止。

枳实炒 茯神 葛根 石膏各75克 每服9克,水煎服。

麦门冬汤:治暴渴,烦躁饮水。

麦门冬焙,60克 知母焙,90克 寒水石45克 竹茹15克 每服9克,水煎服。

乌梅散:治虚躁暴渴。

乌梅焙 麦门冬焙,各45克 生地黄焙,90克 甘草30克,炙 每服6克。

柴胡散:治暴渴,心烦,口舌干燥。

柴胡 乌梅各60克 甘草炙,30克 麦门冬焙,45克 每服12克,水煎服。

黄连散:治暴渴,心神烦闷,口舌干燥。

枇杷叶炙 黄连各30克 芦根90克 甘草炙,23克 每服12克,水煎服。

赤茯苓散:治胸膈气壅滞,暴渴不止。

赤茯苓30克 诃子 人参各23克 冰片研,3克 每服3克,粥汤下。

酥蜜煎:治暴渴,烦热。

酥75克 蜂蜜150克 芒硝60克 熬膏,每服5克。

秦艽汤:治暴渴,咽燥,口干引饮。

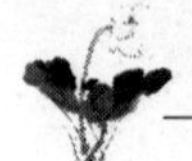

秦艽60克　甘草炙,15克　每服6克,水煎服。

莱菔姜蜜饮:治胸膈气壅滞,暴渴不止。

莱菔2个,捣汁　蜂蜜20毫升　生姜汁50毫升　和匀,渴时饮。

麦门冬散:又名芦根汤。治暴渴,烦热不退,睡眠少。

芦根　地骨皮　麦门冬焙　天花粉各30克　白茅根　石膏碎,各60克　黄芩　人参各23克　甘草炙,15克　每服15克,生姜少许,小麦7.5克,淡竹叶少许,水煎服。

邪蒿酱:治大渴,热中暴疾。

邪蒿煮　和酱醋食。

(十二)久渴

泽泻丸:治肾虚躁日久,消渴甚。

泽泻　肉从蓉焙　五味子　禹余粮煅　巴戟天　当归焙　地骨皮各30克　磁石煅,醋淬　人参　赤石脂　韭子　龙骨　甘草炙　牡丹皮各38克　生地黄焙,75克　蜜丸。每服6克,牛乳下。

麦门冬丸:治消渴。

麦门冬焙　赤茯苓　黄连　黄芩　石膏煅　黄精　人参　升麻　龙胆草　天花粉炒　枳壳炒　生姜焙　地骨皮各30克　蜜丸。每服6克,浆水下。

肾沥汤:治消渴日久,饮水无度。

远志　人参　泽泻　生地黄焙　肉桂　当归焙　赤茯苓　龙骨　黄芩　川芎各60克　五味子　麦门冬各75克　每服15克,先煎羊肾取汁,入诸药,大枣3枚,生姜4克,水煎服。

肶胵散:治久渴。

鸡内金　鸡肠各5具,炙　龙骨　鹿角胶炙　白石脂　漏芦炙,各30克　王瓜根90克　黄连　苦参　牡蛎粉各75克　桑螵蛸14克　为散。每服3克,米汤下。

白石英丸:治消渴,经年饮水不止。

白石英　芒硝　寒水石均别研,各60克　赤茯苓　人参　地

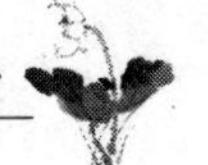

骨皮　泽泻　苦参　甘草炙　麦门冬焙，各90克　蜜丸。每服6克。

升麻丸：治消渴，久不止。

升麻　黄连　黄柏　黄芩　麦门冬焙，各150克　天花粉210克　苦参240克　生地黄　人参各90克　牛乳汁为丸。每服6克，粟米汤下。

苦参丸：治消渴日久，饮水不绝。

苦参60克　黄连　天花粉　知母　麦门冬焙　人参　牡蛎　黄芪　生地黄焙，各30克　牛乳汁为丸。每服6克，浆水下。

水银丸：治消渴日久，经年饮水无度。

明矾23克　铅丹研　淡豆豉炒　水银　铅　白僵蚕炒　黄连各15克　糯米为丸。每服4克。

竹叶汤：治积年消渴，好食冷物。

竹叶碎　茯苓　地骨皮　天花粉各30克　肉桂　甘草炙，各15克　麦门冬焙，60克　每服15克，小麦少许，水煎服。

黄连散：又名铅丹散。治消渴日久，内燥，饮多。

黄连　白石脂研，各45克　铅丹研，30克　天花粉90克　每服6克，浆水下。

楮叶散：治消渴，久不愈。

蜗牛焙，15克　海蛤粉　龙胆草　桑白皮炒，各8克　每服3克，楮叶汤下。

莎草根散：治消渴，多年不愈。

香附30克　茯苓15克　为散，每服9克，陈粟米汤下。

葵根汤：治消渴日久，饮水不绝。

冬葵根皮　每服9克，水煎服。

黄连丸：治消渴，日久不愈，心烦，消瘦。

黄连　黄芪　苦参　人参　知母　天花粉各15克　地骨皮　赤茯苓　栀子　玉竹　生地黄各8克　甘草炙　铁粉研　麦门冬焙，各30克　蜜丸。每服6克，粥汤下。

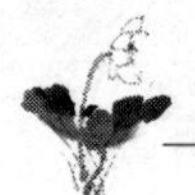

黄连丸:治消渴久不止,心神烦闷,眠卧不宁。

黄连　皂荚树鹅炒　白石英各30克　苦参　知母　天花粉　赤茯苓各60克　金箔　银箔各50片　蜜丸。每服6克,小麦汤下。

黄连丸:治消渴久不愈,饮食少,心神烦乱。

黄连480克　生地黄2400克,绞汁　生地黄汁浸黄连,蜜丸,每服4克,酒下。

(十三)消渴饮水过度

羚羊角散:治消渴,饮水过多。

羚羊角　知母　黄芪　天花粉　麦门冬　茯神　地骨皮　人参　防风　酸枣仁炒,各23克　黄芩　甘草炙,各15克　石膏45克　为散,每服15克,生姜4克,淡竹叶少许,小麦9克,水煎服。

麦门冬丸:治消渴,饮水过多。

麦门冬　天花粉　火麻仁　大黄　苦参　铁粉各90克　鸡内金炙　黄芩　泽泻各45克　冰片　王瓜根　知母　石膏各60克　银箔300片　蜜丸。每服5克,生地黄汁下。

土瓜根丸:治消渴,饮水过度,烦热不解,心神恍惚,眠卧不安。

王瓜根　龙齿　知母　黄芩　泽泻各23克　天花粉　麦门冬　铁粉　石膏研　大黄炙　火麻仁研,各30克　金箔　银箔各50片　苦参8克　鸡内金炙,5克　蜜丸。每服6克,竹叶、小麦汤下。

神仙减水法:又名斩龙刽子手。治三焦虚热,三消渴疾,饮水无度。

人参　知母　天花粉　苦参　黄连　扁豆　浮萍　黄芪　麦门冬各30克　铅丹少许　细末。每服3克。

铁粉丸:治消渴,饮水过度,口舌干燥,心烦乱,坐卧不安。

铁粉研　苦参　牡蛎　王瓜根各30克　黄连　天花粉　麦

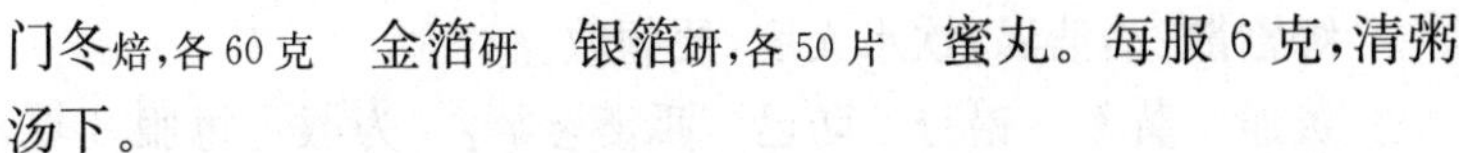

门冬焙，各60克　金箔研　银箔研，各50片　蜜丸。每服6克，清粥汤下。

麦门冬丸：治消渴，饮水不止。

麦门冬焙　升麻　黄芩　黄连　黄柏各150克　生地黄焙　人参各90克　天花粉210克　苦参240克　牛乳和丸。每服6克，米饮下。

黄丹散：治消渴，饮水过多，烦热不解。

铅丹　铅粉　天花粉　石膏各30克　泽泻　白石脂各90克　甘草炙，15克　麦门冬焙，60克　为末。每服3克，粥汤下。

麦门冬散：治消渴，日夜饮水无度，口干，小便数。

麦门冬　天花粉　知母　黄芪各30克　甘草炙，15克　牡蛎45克，烧　为散。每服12克，生姜4克，水煎服。

竹叶汤：治消渴，饮水过度。

竹叶　火麻仁炒　赤秫米各150克　鹿角4只　茯苓30克　薤白60克　先煎火麻仁、竹叶，去滓后纳诸药，煎服。

黄连散：治消渴，饮水过度。

密陀僧研　茶叶　黄连　滑石　天花粉各15克　为散。每服3克，粥下。

楮叶丸：治消渴，饮水过度，不欲食。

楮叶炒　桑白皮炒　茯苓　人参　铅粉各30克　楮汁和丸。每服4克，人参汤下。

绿豆花粉汤：治消渴，饮水过度。

天花粉15克　铅丹　槟榔各8克　绿豆30克　为末，面90克，做馎饦，生姜、葱、薤白汁煮熟，和汁温食。

人参花粉散：治消渴，饮水过度。

黄连　天花粉　密陀僧研　人参各15克　为散。每服9克，浆水下。

汉防己散：治消渴，饮水过度。

天花粉　防己　黄连　铅丹各15克　为散。每服3克。

绛雪散:治消渴,饮水无度,便频数。

黄连　黄芩　铅丹　防己　瓜蒌各等分　为散。每服 6 克,浆水下。

铅黄丸:又名栝楼根丸。治三消,烦渴,饮水过度。

铅丹　黄连各 15 克　葛根粉　天花粉各 90 克　蜜丸。每服 4 克,冷水下。

葛根丸:治消渴,饮水过度。

葛根　天花粉　附子炮　铅丹炒,各 30 克　蜜丸。每服 4 克,白茅根汤下。

栝楼根丸:治消渴,饮水不止。

天花粉　黄连　知母　麦门冬各 150 克　蜜丸。每服 6 克,米汤下。

神效散:治口渴,饮水过度。

海浮石　蛤粉　蝉蜕各等分　为散。每服 9 克,鲫鱼胆 7 个调服。

八味肾气丸:治消渴病。

熟地黄 240 克　茯苓　牡丹皮　附子　肉桂心各 90 克　山药　泽泻各 120 克　山茱萸 150 克　蜜丸。每服 12 克,酒下。

菝葜饮:治消渴,饮水过度。

菝葜炒　汤瓶内碱各 30 克　乌梅焙,60 克　为粗末。每服 6 克,水煎服。

黄连止渴汤:治消渴,饮水过度。

天花粉　甘草炙,各 30 克　黄连 60 克　为散。每服 9 克,水煎服。

桑白皮消渴散:治消渴,饮水过多,不知厌足。

桑白皮 90 克　地骨皮 30 克　甘草炙,23 克　为散。每服 12 克,生姜 4 克,水煎服。

生津丸:治消渴饮水,日夜不止。

青黛　滑石各等分　黄颡鱼涎和丸。每服 6 克,陈粟米

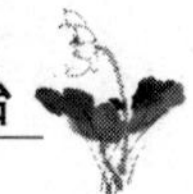

汤下。

神应散:治消渴,饮水过度。

滑石研 寒水石研,各15克,为末 生鸡子1枚,破,去黄留清 鸡子清调药末,却入鸡子壳内,用盐、泥固济于鸡子壳外,烧令赤,取药研细。每服6克,米饮下。

玉壶丸:治消渴,饮水无度。

人参 天花粉各等分 蜜丸。每服6克,麦门冬汤下。

黄连丸:治渴疾,饮水不止。

黄连量不拘 为末,入猪肚内,同蒸,捣烂为丸。每服24克,饭汤下。

栝楼根散:治消渴,饮水不止。

熟地黄 生地黄 葛根 天花粉各等分 焙干为细末。每服6克,米汤下。

文蛤散:治消渴,烦渴引饮。

文蛤 为末。每服3克。

三消丸:治渴疾,饮水不止,骨蒸。

黄连冬瓜汁浸,晒干,为末 冬瓜汁糊为丸。每服8克,冬瓜汁煎大麦汤下。

姜鱼丸:治渴疾,饮水不止。

干姜30克 鲫鱼胆汁和丸。每服1.4克,米饮下。

水骨丸:治渴疾,饮水不止。

汤瓶内碱30克 为细末,烧粟米饭和丸。每服3克,人参汤下。

葵姜豉汤:治消渴,饮水过度,小便不利。

冬葵根叶15克 生姜8克 淡豆豉1.5克 水煎服。

凌霄花治渴汤:治消渴,饮水过度。

凌霄花30克 粗散,水煎服。

人参散:治消渴,饮水不止。

人参30克 为散。每服3克,鸡子清调下,日四服。

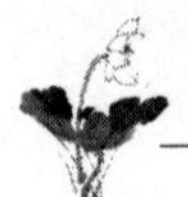

井索散:治消渴,烦躁,饮水无度。

井索　用近桶口结处烧为灰,研细末。每服6克,新汲水下。

人参汤:治消渴,发作有时,心脾有热,饮水无度。

人参　桑白皮炒,各60克　麦门冬焙　知母　枇杷叶炙　黄连炒　葛根　茯苓　地骨皮　淡竹叶各30克　为粗末。每15克,水煎服。

天花粉丸:治消渴,饮水多,身体瘦。

天花粉　黄连各30克　茯苓　当归各15克　蜜丸。每服6克,白茅根汤下。

黄连丸:治消渴,饮水极多,身体黄瘦。

黄连　铅丹炒　淡豆豉炒,各15克　软饭和丸,每服10克。

栝楼丸:治消渴,饮水过度,身体黄瘦。

天花粉　黄连　铁粉各等分　蜜丸。每服4克,白茅根汤下。

黑煤姜饮子:治消渴,饮水多,身体黄瘦。

窑突上黑煤焙,240克,为末　生姜120克　同捣,水浸取汁,每服5毫升。

兰香饮子:又名甘露膏。治消渴,饮水极甚,多食,消瘦,自汗,大便燥结,小便频数。

石膏　防风　甘草各30克　知母4.5克　半夏15克　炙甘草　人参　罗勒　白豆蔻　黄芩　桔梗　升麻各1.5克　为细末,汤浸蒸饼,作成剂子。每服6克,淡生姜汤下。

牛黄甘露丸:治三焦渴疾,饮水无度,消瘦,精神萎靡,小便多,胁腹胀满。

朱砂　天花粉各研,30克　牛黄　麝香各8克　铁粉　梧桐律　犀角　丁香　铅霜　黄精　地龙　知母　槟榔　麦门冬　牡蛎　苦参　石膏　甘草炙　扁豆　锡脂　黄连各15克　银箔50片　金箔120片　蜜丸。每服2克,米汤下。

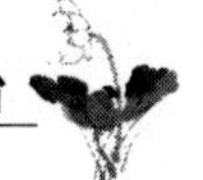

葛草汤:治暑月渴而饮水过多,干呕,不思饮食。

葛根炮 甘草炙,各30克 陈粟米炒,少许 每服6克,水煎服。

(十四)消渴饮水腹胀

人参汤:又名木香汤、桑白皮汤。治消渴,饮水过多,心腹胀满,不欲食。

人参 陈皮各30克 黄芪23克 桑白皮 半夏 木香 赤芍 草豆蔻 肉桂 槟榔 枇杷叶炙,各15克 为散。每服9克,生姜4克,水煎服。

人参汤:治消渴,饮水过多,心腹胀满,胁肋间痛,腰腿沉重。

枳壳炒23克 人参 白芍各60克 槟榔 葛根 黄芩 知母焙 桑白皮 赤茯苓各45克 黄精38克 每服9克,生姜少许,水煎服。

桂心汤散:治消渴饮水,伤冷太过致脾气虚,胁腹胀满,不思饮食。

肉桂 人参 茯苓 诃子 甘草炙 枳壳炒 前胡 白术 大腹皮各15克 厚朴炙,30克 为散。每服12克,生姜4克,大枣3枚,水煎服。

赤茯苓汤:治消渴,饮水太过,胃气不和,不思饮食。

赤茯苓 人参 赤芍 枳壳 甘草炙,各15克 白术 槟榔 肉桂 前胡 厚朴炙,各23克 为散。每服12克,生姜4克,大枣3枚,水煎服。

陈橘皮散:治消渴,饮水过多致心腹胀满,胁肋痛,腰腿沉重。

陈皮 甘草炙,各30克 诃子 赤茯苓 肉桂 大腹皮 川芎 枳壳炒 赤芍各15克 为散。每服12克,生姜4克,水煎服。

半夏散:治消渴,饮水过多致腹胀,烦热呕吐,不思饮食。

半夏 甘草 木香各15克 陈皮焙 赤茯苓 人参各30克

白术23克　为散。每服9克，生姜4克，大枣3枚，水煎服。

槟榔汤：治消渴，饮水不止，小便涩滞，心、腹、膀胱胀闷，胸膈烦热。

槟榔　桑白皮　赤茯苓　木通　紫苏　麦门冬焙，各30克　每服12克，生姜4克，葱白少许，水煎服。

赤茯苓丸：治消渴日久，小便数，心胸烦热，两胁及膀胱胀满。

赤茯苓　桑白皮　防风　麦门冬各45克　郁李仁研　木香各30克　蜜丸。每服6克，木通、大枣汤下。

旋覆花汤：治消渴，腹胁虚胀，心下满闷。

旋覆花炒　桑白皮　陈皮炒，各45克　紫苏　犀角各15克　赤茯苓23克　每服21克，大枣3枚，生姜4克，盐、淡豆豉各少许，水煎服。

大黄丸：治消渴腹胀。

大黄炒，90克　天花粉　槟榔　枳壳炒，各30克　川芎15克　肉桂23克　蜜丸。每服6克。

麦门冬汤：治消渴，喉干甚，饮水不止，腹胀满。

麦门冬焙　乌梅炒，各60克　每服9克，水煎服。

桂苓甘露散：治饮水不消，呕吐泻利，水肿，腹胀，兼治霍乱吐泻，下痢赤白。

肉桂15克　茯苓　猪苓　白术　寒水石研　泽泻　甘草各30克　滑石研，60克　为细末。每服6克。

(十五)渴利

前胡汤：治消渴，渴利有热，小便涩。

前胡　生地黄焙　大黄炒，各30克　黄芩　栀子　升麻　白芍　天花粉　石膏碎，各23克　麦门冬焙，38克　肉桂8克　枳实炒　甘草炙，各15克　每服12克，生地黄8克，水煎服。

竹叶汤：治渴利虚热，引饮不止。

竹叶30克　地骨皮　生地黄各15克　天花粉　石膏各24克

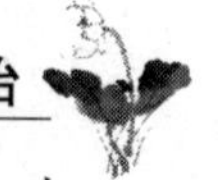

茯神　黄精　知母　生姜各12克　麦门冬23克　大枣30枚　水煎服。

调中汤：治肾虚热渴，小便多。

升麻　甘草炙　菝葜各120克　玄参　知母　漏芦各38克　茯苓23克　牡蛎煅　枳实炙　黄连各45克　为末。每服3克。

竹叶汤：治下焦虚热上炎，肺胃渴饮而利。

竹叶45克　甘草9克　天花粉　生姜各15克　麦门冬　茯苓各12克　大枣30枚　小麦先煎　地骨皮各3克　水煎服。

石膏汤：治渴利虚热，引饮不止。

石膏120克　天花粉105克　茯神　知母焙　地骨皮　黄精各60克　每服12克，竹叶、生姜各少许，生地黄4克，大枣2枚，水煎服。

枸杞根饮：治消渴，饮水无度，小便利，心烦热。

地骨皮　菰根　牡蛎炒　李根白皮　葛根各60克　甘草炙，30克　石膏碎，150克　每服15克，水煎服。

栝楼散：治肾虚热渴，小便利。

栝楼　茯苓各8克　玄参30克　枳实炙，45克　苦参　甘草炙　陈皮各23克　为散。每服3克，浆水下。

地黄丸：又名地黄煎。治面及手足黄，咽中干燥，气短，渴利。

生地黄汁　天花粉　牛羊脂各300克　蜂蜜400克　黄连480克　为丸。每服1克，米汤下。

麦门冬汤：治渴利。

麦门冬焙　茯苓各120克　地骨皮　天花粉各150克　甘草炙，90克　每服12克，先下小麦、竹叶少许，生姜4克，大枣2枚，后纳诸药，水煎服。

枸杞汤：又名栝楼汤。治渴而利者。

枸杞枝叶48克　黄连　甘草　天花粉　石膏各9克　水煎，分五服。

栝楼散:治渴利,饮水过度,小便频数。

茯苓　天花粉　黄连　扁豆　人参　石膏　甘草　寒水石　白术　猪苓各等分　为末。每服6克。

厚朴汤:治三消渴甚,饮水无度,小便多,消瘦。

人参30克　牡蛎煅　厚朴炙,各90克　每服15克,水煎服。

黄芪散:治三消渴疾,消瘦,饮水不止,小便多。

黄芪　桑白皮各30克　葛根60克　为散。每服9克,煎焊猪汤澄清下。

石菖蒲散:治渴,日夜饮水,随饮即利。

石菖蒲30克　天花粉60克　黄连15克　为散。每服9克,新汲水下。

栝楼根煎:治渴利。

天花粉4800克　黄牛脂100克,慢火熬　先煎天花粉取汁,入牛脂,煎膏。每服9克,酒下。

鸡膍胵:又名鸡内金丸。治渴利饮水。

鸡内金干　天花粉炒,各150克　蜜丸,每服4克。

竹根饮:治渴利。

竹根　煮浓汁,饮之。

豆豉矾散:治小便频数,消瘦。

淡豆豉150克　纳盐中,绵裹,用白矾240克,置绵上蒸,共晒干捣末。每服3克。

菝葜饮:又名菝葜汤、黄芪汤。治消渴,小便数而少。

黄芪　王瓜根各75克　菝葜　地骨皮　五味子各90克　人参　石膏　牡蛎各45克　每服15克,水煎服。

鹿兔煎:治三消渴利,遗精白浊。

菟丝子　五味子各150克　茯苓105克　鹿茸炙,45克　生地黄汁和丸。每服10克,盐汤下。

黄芪丸:治消渴,小便数而少,虚极羸瘦。

黄芪　鹿茸炙,各60克　牡蛎煅　王瓜根　黄连　茯苓各30

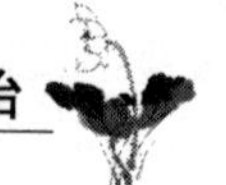

克　人参45克　蜜丸。每服6克，何首乌汤下。

地骨皮饮：治消渴，饮水不止，小便利。

地骨皮　王瓜根　天花粉　芦根各45克　麦门冬焙，60克　大枣7枚　每服12克，水煎服。

茯苓丸：治渴，小便数。

贝母45克　茯苓　天花粉各30克　铅丹　鸡内金各8克　蜜丸。每服3克。

玄兔丹：又名茯兔丹。治三消渴利，遗精白浊。

菟丝子末，420克　莲子　茯苓各90克　五味子酒浸，210克　山药末，180克　酒糊为丸。每服10克，米汤下。

梅花汤：治三消渴利。

糯米壳炒　桑白皮各等分　为细末。每服30克，水煎服。

麦门冬汤：治消渴，饮水不止，小便利。

麦门冬焙　黄连　冬瓜各60克　为细末。每服9克，水煎服。

(十六)消肾小便白浊

肉苁蓉丸：治消渴，尿脂如泔。

磁石煅　人参　赤石脂各45克　韭子炒　龙骨　甘草炙　牡丹皮　肉苁蓉焙　地骨皮　泽泻　五味子　巴戟天　当归　熟地黄焙，各30克　禹余粮煅，23克　桑螵蛸炙，40克　蜜丸。每服4克，牛乳下。

黄芪丸：治消肾，小便白浊，四肢羸瘦，困乏。

黄芪　黄连　熟地黄　牡蛎　鹿茸炙，各30克　茯苓　王瓜根　龙骨　玄参　五味子　桑螵蛸炒　人参各23克　麦门冬焙，60克　菝葜15克　蜜丸。每服6克，清粥汤下。

辰砂妙香散：治渴证，小便涩数而沥，兼有油浊。

茯苓　茯神　山药　远志焙　黄芪各30克　人参　甘草炙　桔梗各15克　木香　朱砂研，各9克　麝香3克　为细末。每服6克，茵陈蒿煎汤下。

葶苈丸:治消渴下冷,小便浓白如泔,呕逆不下食。

葶苈子炒 45 克　枳壳炒　肉桂　羚羊角　茯苓　柴胡　鳖甲炙　防风　菟丝子炒　牛膝　安息香各 23 克　陈皮焙,30 克　蜜丸,涂酥。每服 6 克,酒下。

黄芪散:治消渴肾虚,心神烦闷,小便白浊。

黄芪　麦门冬　茯苓　龙骨　天花粉　熟地黄　泽泻　白石脂　桑螵蛸炒,各 30 克　甘草炙,23 克　为散。每服 12 克,生姜 4 克,大枣 3 枚,水煎服。

肾沥汤:治消渴,小便白浊如脂。

羊肾 1 具　黄芪　杜仲炒　五味子　生姜各 45 克　生地黄焙,30 克　人参 15 克　大枣 5 枚　磁石 90 克　为末,先煎羊肾、磁石。每服 15 克,水煎服。

金牙石汤:治消渴,小便浓浊如面汁。

金牙石研　厚朴炙　石菖蒲各 45 克　贝母 30 克　乌梅炒　葶苈子炒,各 23 克　肉桂　高良姜　菟丝子炒,各 15 克　为末。每服 9 克,大枣 3 枚,水煎服。

银锡丸:治烦渴多饮,小便如油。

水银 12 克　锡 6 克　牡蛎　密陀僧　知母　贝母各 30 克　铅丹　苦参　天花粉各 15 克　为细末,入猪肚内,蒸熟,再入天花粉 240 克,为丸。每服 6 克。

黄连丸:治消肾,小便滑数、白浊,心神烦躁。

黄连 150 克　天花粉　龙骨　苦参　牡蛎　山茱萸　王瓜根　玉竹各 90 克　蜜丸。每服 4 克,大麦饮下。

菟丝子散:治消肾,小便白浊,量多或不禁。

菟丝子　肉苁蓉　五味子　黄连各 30 克　磁石 15 克　蒲黄炒　鸡内金炒,各 45 克　为末。每服 6 克,清粥汤下。

鹿茸丸:治心肾虚,烦渴引饮,胸间短气,小便利。

鹿茸炙　肉苁蓉炙,各 45 克　黄芩　赤瓜根　人参各 23 克　鸡内金炒,5 克　菟丝子 90 克　蜜丸。每服 6 克,清粥汤下。

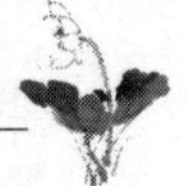

山茱萸丸:治消渴,饮水极多,肢体消瘦,小便如米泔,腰膝冷痛。

王瓜根　山茱萸　天花粉　苦参　龙骨研,各45克　黄连105克　瓜蒌汁为丸,涂酥。每服6克,白茅根汤下。

远志丸:治消肾,小便滑数,白浊。

人参　茯苓　干姜炮,各15克　远志炒　牡蛎煅　肉苁蓉各30克　酒煎成膏,为丸。每服10克,糯米汤下。

桑螵蛸丸:治消肾,小便白浊。

桑螵蛸炒　菟丝子　黄连各30克　熟地黄60克　山茱萸23克　蜜丸。每服6克,大麦汤下。

铁粉丸:治消肾,心肺热极,羸瘦,乏力,口干,心烦,小便如脂。

铁粉研　黄连各30克　生地黄90克　鸡内金　牡蛎烧,各60克　蜜丸。每服6克,粥汤下。

铁粉丸:治消渴,口干引饮,小便如脂。

铁粉研,30克　生地黄90克　鸡内金炒　牡蛎烧,各60克　蜜丸,涂酥。每服6克,粟米汤下。

天雄散:治消肾,小便滑数白浊,心神烦躁。

白石脂23克　露蜂房炙　天雄炮,各15克　大枣5枚　水煎服。

黄芪散:治消肾,小便滑数白浊,羸瘦。

五味子　黄芪各15克　鸡内金炙,30克　水煎服。

黄连丸:又名蒌连丸。治消渴,饮水无度,小便如脂,舌干口渴。

黄连　天花粉各150克　生地黄汁为丸。每服6克,牛乳下。

蜡苓丸:治渴,妇人血海冷,白带、白淫、白浊。

黄蜡　茯苓各120克　捣茯苓为末,溶蜡和丸。每服9克,大枣汤下。

加减八味丸:治肾水枯竭,心火上炎,心烦躁渴,小便频数,白浊，消瘦，腿肿。

熟地黄焙 60 克　山药炒　山茱萸　五味子各 30 克　肉桂 15 克　泽泻　牡丹皮　茯苓各 24 克　蜜丸。每服 10 克，酒或盐汤下。

磁石汤：又名肾沥汤。治消肾，小便白浊如凝脂，形体羸瘦。

磁石 180 克　黄芪　人参　五味子各 45 克　杜仲炙　熟地黄焙，各 60 克　为粗末，每服 22 克，羊肾 1 只，先煎羊肾、磁石，取汁后，下药末，水煎服。

茯兔丹：又名玄兔丹。治三消渴，亦治白浊。

菟丝子末，420 克　莲子　茯苓各 90 克　五味子酒浸，210 克　山药末，180 克　酒糊为丸。每服 10 克，米汤下。

人参神芪汤：治白浊，消渴，四肢倦怠，五心燥热，口舌干燥，妇人赤白带下。

人参　黄芪　莲子　茯神　麦门冬　茯苓　五味子各 30 克　甘草　黄芩　地骨皮　车前子各 15 克　每服 6 克，水煎服。

人参黄芪续汤：治白浊。

人参　茯苓 明矾　龙骨　远志　黄芪各 30 克　龙齿　芡实　韭子　松糖　五味子　牡蛎煅，各 60 克　木香　沉香　桑螵蛸各 15 克　蜜丸。每服 6 克，盐汤下；兼服后药：桔梗炒　薏苡仁炒　葛根　人参　茯苓　莲子　百合　桑白皮　麦门冬　半夏曲　杏仁　干姜炮　山药炒　五味子　丁香　木香　白芷　神曲各 30 克　白术　甘草　扁豆炒　黄芪蜜炙　当归各 15 克　每服 6 克，生姜 3 片，大枣 1 枚，水煎服。

止浊丸：治白浊。

茯苓　松皮　芡实　莲子各等分　金樱膏为丸。每服 6 克，盐汤或酒下。

参苓龙牡丸：治遗精，白浊。

人参　茯苓　龙骨　牡蛎　胡桃肉各等分　为细末，煮羊肾为丸。每服 6 克，盐汤或酒下。

水陆二仙丹：治男子梦遗、白浊，腰膝酸疼。

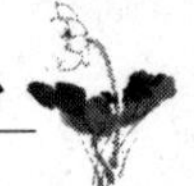

芡实　为末，金樱膏为丸，每服6克。

定心安神散：治心烦不安，遗精白浊。

人参　琥珀　麦门冬　黄芪　莲子　当归　鹿茸各30克　肉苁蓉　茯苓　远志　犀角　沉香　朱砂各15克　木香3克　为末。每服9克，盐酒汤下。

支感丹：治白浊，遗精。

菟丝子炙　茯苓各15克　秋石30克　糊丸。每服6克，盐酒汤下。

金锁丹：治白浊。

茯苓　茯神各60克　远志炒，30克　牡蛎煅，120克　龙骨45克　糯米为丸。每用6克，盐汤下。

羊肾丸：治白浊。

芡实68克　韭子　牡蛎煅，各60克　半夏　猪苓各90克　煮羊肾，为丸，麝香3克或朱砂为衣。每服4克，猪苓汤下。

治浊丸：治赤白浊。

人参　黄芪　茯苓　龙骨　白石脂煅　牡蛎煅，各30克　天花粉　桑螵蛸各15克　糊丸。每服6克，盐汤下。

龙牡止浊丸：治白浊，小便频数，梦遗不禁。

牡蛎　龙骨　明矾　茯苓　秋石　人参　黄芪各30克　糊丸。每服6克，盐酒汤下。

补元阳丸：治元阳虚极，小便如脂。

苍术　小茴香　川乌　川楝子　花椒　龙骨　牡蛎　补骨脂各30克　为丸。每服8克，盐汤下。

七味白浊丸：治白浊。

菟丝子焙　巴戟天　补骨脂炒　鹿茸　山药　赤石脂　五味子各30克　酒糊丸。每服6克，盐汤下。

参归菖蒲汤：治白浊。

石菖蒲　甘草炙　陈皮　川芎　细辛　麦门冬各15克　人参　当归　赤茯苓　五味子　紫菀　柏子仁　酸枣仁各30克

入蜂蜜5克，水煎服。

三搏丸：治遗精，白浊。

人参　五味子　黄芪各30克，蜜炒　明矾　龙骨　五倍子　罂粟壳　小茴香　川楝子炒　牡蛎煅　熟地黄　泽泻　牡丹皮　木鳖子各15克　蜜丸。每服6克，盐汤或酒下。

补骨脂丸：治梦遗。

益智仁60克　巴戟天　补骨脂　龙骨各30克　羊肾，为丸。每服20克，盐米汤下。

百段锦散：治消渴，白浊。

五苓散　清心莲子饮各等分　每服10克，生姜、莲子各少许，水煎服。

白羊肾丸：治遗精，白浊。

半夏　猪苓各60克　半夏末同炒，酒煮羊肾烂研为丸。每服14克，水或猪苓煎汤下。

沉苓丸：治遗精，白浊。

茯苓240克　猪苓150克　同煮，蜡为丸。每服9克，清粥汤下。

沉香散：治消渴。

扁豆炒　茯苓　山药　人参　甘草炙　莲子　砂仁　桔梗　薏苡仁炒，各60克　葛根　沉香各240克　为末。每服3克，生姜汤下。

珍珠丸：治消渴。

珍珠30克　麝香　冰片　人参　天花粉　葛根　茯苓　甘草　紫草各60克　朱砂　黄连各15克　酒糊丸。每服3克，麦门冬汤下。

五味子丸：治禀赋弱，小便数，失禁。

五味子120克　熟地黄180克　肉苁蓉240克　菟丝子60克　酒煮山药末糊为丸。每服12克，米汤下。

(十七)消渴后成水病

紫苏汤：治消渴后，遍身浮肿，心膈不利。

紫苏　桑白皮　赤茯苓各30克　羚羊角　槟榔各23克　木香　肉桂　独活　枳壳炒,各15克　郁李仁炒,60克　每服12克,生姜4克,水煎服。

赤茯苓汤:治消渴后,头面、脚膝浮肿,不能下食或吐逆。

赤茯苓　紫苏子　白术　前胡　人参各30克　陈皮焙　肉桂　木香　槟榔各23克　甘草炙,15克　每服9克,生姜4克,大枣2枚,水煎服。

防己丸:治消渴瘥后,身体浮肿。

防己　猪苓　郁李仁炒　杏仁炒,各45克　天花粉　赤茯苓　葶苈子炒　桑白皮各60克　白术23克　蜜丸。每服4克,浆水下。

瞿麦汤:治消渴欲成水气,面目、膝胫浮肿,小便不利。

瞿麦　滑石　泽泻各15克　防己23克　黄芩8克　大黄炒,60克　桑螵蛸炒,14克　每服9克,水煎服。

猪苓散:治消渴后,四肢浮肿,小便不利成水病。

猪苓　人参　麦门冬焙　天花粉各23克　木通38克　黄连45克　每服3克,浆水下。

茯苓散:治消渴后,饮多,呕逆,虚羸欲成水病。

赤茯苓　天花粉　麦门冬焙,各45克　升麻30克　桑白皮60克　陈皮焙,23克　每服3克。

葶苈丸:治消渴后,浮肿,成水病。

葶苈子炒　杏仁炒　瓜蒌仁　防己各30克　蜜丸,每服6克,赤茯苓汤下。

萝苏散:治消渴后,变成水气,作小便出。

莱菔子炒　紫苏子炒,各90克　每服6克,桑白皮汤下。

(十八)消渴后虚乏

黄芪丸:治大渴后,上焦烦热不退,下元虚乏,消瘦,无力,小便白浊,饮食渐少。

黄芪　肉苁蓉炙　鹿茸炙,各30克　人参　枸杞子　茯苓

泽泻　附子炮　禹余粮　巴戟天　肉桂　牡丹皮　五味子　牡蛎　龙骨　赤石脂各23克　甘草炙　地骨皮各15克　磁石研,45克　生地黄　麦门冬焙,60克　蜜丸。每服6克,清粥汤下。

地黄生姜煎:治消渴后,四肢羸弱,虚乏少气。

生姜汁　牛胫骨髓　蜂蜜　黄精　瓜蒌根各150克　麦门冬汁450克　生地黄汁750克　茯神　甘草炙　石斛　黄连各120克　五味子炒　知母炒　人参　当归焙　丹参各60克　肉苁蓉焙　竹根各90克　地骨皮　胡麻仁各300克　水煎去滓,下诸汁,再煎蜜、髓,煎膏为丸。每服6克,竹叶汤下。

苁蓉丸:治消渴后,气乏,消瘦。

肉苁蓉焙　黄芪　牛膝焙　萆薢　车前子　茯苓　地骨皮　黄连　槟榔各45克　山药　菟丝子　刺蒺藜炒　人参　白芍各38克　泽泻　桑螵蛸炒,各30克　枳壳炒,23克　生地黄炒,60克　蜜丸。每服6克,粟米汤下。

填骨煎:治消渴后,虚乏。

茯苓　菟丝子焙　山茱萸　当归各75克　黑大豆炒45克　石韦33克　肉苁蓉　牛膝焙　巴戟天　麦门冬　附子炮　石斛各90克　五味子　人参　远志各105克　肉桂30克　为末,生地黄、天花粉各1440克,绞取汁煎,下诸药末,并入蜂蜜300克、牛髓150克,再煎如糜,为丸。每服9克,米汤下。

肉苁蓉散:治大渴后,下元虚乏,日渐羸瘦,四肢无力,不思饮食。

肉苁蓉炙　麦门冬　白石英研　黄芪　牡蛎粉　磁石各30克　茯苓　牛膝　附子炮　五味子　人参　续断各23克　白芍　肉桂　萆薢　熟地黄　地骨皮各15克　为散,猪肾1个,水煎去滓,入药末15克,生姜15克,薤白少许,水煎服。

钟乳丸:治消渴后,虚乏。

钟乳石粉　续断　熟地黄焙　石韦　山茱萸　蛇床子　甘草炙　牛膝焙,各30克　杜仲炒,91克　天雄炮,15克　远志　肉苁

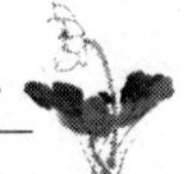

蓉焙　防风　石斛　赤石脂各31克　蜜丸。每服6克，酒下。

茯神煮散：治消渴虚热，四肢羸乏，热渴不止。

茯神　黄精各12克　石斛　黄连　天花粉　丹参各15克　甘草炙　五味子　知母　人参　当归焙，各23克　麦芽110克　肉苁蓉焙，120克　每服15克，水煎服。

磁石散：治大渴后，虚乏羸弱，小便白浊，口舌干燥，不思饮食。

磁石75克　熟地黄60克　麦门冬30克　桑螵蛸炒　黄芪　人参　肉桂　五味子　茯苓　龙骨各23克　甘草炙，8克　萆薢15克　为散，水煎猪肾去滓，入药末15克，生姜4克，再煎服。

石斛散：治大渴后，虚乏，腿脚无力，小便频数。

石斛　续断　肉苁蓉炙，各30克　麦门冬焙，60克　刺蒺藜炒　甘草炙　肉桂各15克　熟地黄90克　干姜炮　黄芪各23克　每服12克，水煎服。

鹿茸丸：治大渴后虚乏，小便滑数，腿胫无力。

鹿茸炙　肉苁蓉炙　桑螵蛸炒，各90克　附子炮　五味子　龙骨　刺蒺藜炙，各30克　黄芪　石斛　菟丝子各45克　蜜丸。每服6克，清粥汤下。

白术散：治胃虚口渴。

白术　人参　茯苓各30克　每服21克，水煎服。

铅丹散：又名黄连散。治消瘦，小便不禁，消渴。

黄连　白石脂研，各45克　铅丹研，30克　天花粉90克　每服6克，浆水下。

牛膝丸：治消渴不止，下元虚损，肾精枯竭。

牛膝焙　生地黄汁各150克　蜜丸。每服6克，酒下。

（十九）渴利后成痈疽

磁石丸：治消渴内热，结成痈疽。

磁石炮　甘草炙　知母焙　黄芩　天花粉　黑大豆　石膏各30克　荠苨　人参　赤茯苓　葛根各23克　蜜丸。每服6克。

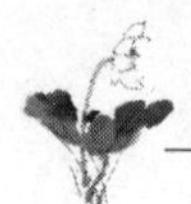

蓝叶散:治渴利,口干烦热,背生痈疽,赤焮疼痛。

蓝叶 升麻 麦门冬 赤芍 玄参 黄芪 犀角屑 甘草 沉香 葛根各30克 大黄炒,60克 每服12克,水煎服。

射干散:治渴利热盛,背生痈疽,烦热,肢节疼痛。

射干 升麻 犀角 黄芩 沉香 蓝叶 地榆 大黄炒,各30克 天花粉 朴硝各60克 每服15克,水煎服。

玄参散:治渴利,烦热,背生痈疽,焮肿疼痛。

玄参 犀角 芒硝 黄芪 沉香 木香 羚羊角各90克 大黄炒,60克 甘草23克 每服6克。

八珍散:治消渴后,烦热结成痈疽,赤焮疼痛,心烦不得眠。

水银 天花粉 密陀僧研 牡蛎煅 黄连各30克 苦参 知母焙,各45克 铅丹15克 除水银、铅丹外,余为散,入水银铅丹末和匀。每服3克。

石膏汤:治消渴后成痈疽。

石膏碎 知母焙,各45克 犀角30克 天花粉240克 升麻23克 王瓜根取汁,40克 除汁外,为粗末。每服9克,小麦少许,水煎服。

麦门冬汤:治消渴,热毒结聚,成痈疽。

麦门冬焙 赤茯苓 天花粉焙 甘草炙 地骨皮各60克 每服9克,水煎服。

白茅根饮子:又名茅根饮。治肺燥热,渴利不止,背生痈疽。

白茅根15克 桑白皮 麦门冬 赤茯苓 红雪各60克 露蜂房炙,30克 每服15克,淡竹叶21片,水煎服。

铅霜散:治渴利烦热,背生痈疽,赤焮疼痛,心烦不得卧。

铅霜 轻粉 明矾 朴硝各8克 每服1.5克。

忍冬丸:治渴疾愈后,欲发痈疽。

忍冬藤米曲酒浸,晒干 少许甘草末与酒浸,为丸。每服10克,酒或汤下。

磁石饮:治消渴后成痈疽,亦治消肾燥渴。

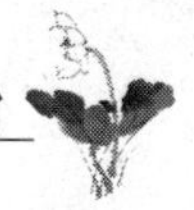

磁石120克，杵碎　水煎，频饮。

栝楼根丸：治肾水枯竭，消渴，欲生痈疽。

铅丹　黄连各15克　葛根粉　天花粉各90克　蜜丸。每服4克，冷水下。

芪参五味汤：治消渴后，虚热留滞，结成痈疽。

人参　五味子　甘草　麦门冬　黄芪各等分　每服15克，水煎，入朱砂少许，温服。

(二十)渴利后发疮

升麻散：治渴利后，皮肤生疮，肢节疼痛。

升麻　玄参　知母　赤茯苓　漏芦　枳壳炒　蒺藜　甘草炙，各60克　赤芍23克　黄连45克　每服6克，温浆水下。

黄芪散：治渴利，皮肤生热毒疮，寒热疼痛，心烦口干。

黄芪　甘草　升麻　前胡　天花粉　知母　麦门冬　赤芍各30克　黄芩　生地黄各60克　每服12克，竹叶14片，小麦100粒，水煎服。

皂荚煎圆：治渴利后，热毒未解，心烦热，皮肤瘙痒成疮。

皂荚50克，熬成膏　麦门冬焙，45克　乌梢蛇炙，90克　枳壳炒　刺蒺藜炒　防风　大黄炒　杏仁炒　苦参　升麻各30克　为细末，入皂荚膏，为丸。每服6克，温浆水下。

玄参散：治渴利后，头、面、身遍生热毒疮。

玄参　黄芪　升麻　连翘　玉竹各30克　犀角　木香　白蔹各15克　栀子23克　每服12克，水煎服。

秦艽散：治渴利后，皮肤生疮，瘙痒，心烦。

乌梢蛇炙，90克　防风15克　牛蒡子炒　栀子　犀角各23克　秦艽　枳壳炒　赤茯苓　苦参各30克　蜜丸。每服6克，竹叶汤下。

栝楼根散：治渴利后，心烦体热，皮肤生疮，瘙痒。

天花粉　赤茯苓　玄参　枳壳炒，各30克　甘草炙　苦参各23克　每服3克。

黄芪六一散:治诸虚,心悸,时消渴,或生痈疽。

黄芪蜜炙,180克　甘草炙,30克　每服9克,大枣1枚,水煎服。

[(八)至(二十):张根腾]

三十四、《拔粹方·消渴》清·恬素氏

人参石膏汤:治膈消,上焦燥渴,不欲多食。

人参半两　石膏一两二钱　知母七钱　甘草四钱

上为粗末,水煎,食后。

顺气散:消中者热在胃,而能饮食,小便黄赤,以此下之,不可多利,微微利至不欲食而愈。

厚朴制,一两　大黄四钱　枳实二钱

上锉,水煎,食远服。

茴香汤:治肾消,病在下焦,初证小便如膏油之状。

茴香炒　苦楝炒,各等分

上为细末。每服三钱,温酒一盏调服,食前。

化水丹:治手足少阴渴饮不止,或心痛者。

川乌头大者四个,炮去皮脐　炙甘草二两　牡蛎二两,生用　蛤粉六两,用厚者,炮

上为细末,酒浸,饪饼少糊为丸,桐子大。每服十丸、十五丸,新水下,心痛者醋汤下,其疾立愈。

消渴之疾,三焦受病也。有上消,有消中,有消肾。上消者肺也,多饮水而少食,大便如常,小便清利,知其燥在上焦也,治宜流湿以润其燥;消中者胃也,渴而饮食多,小便赤黄,热能消谷,知其热在中焦也,宜下之;消肾者,初发为膏淋,谓淋下如膏油之状,至病成而面色黧黑,形瘦而耳焦,小便浊而有脂液,治法宜养血以肃清,分其清浊而自愈也。

黄连膏:黄连末一斤　生地黄自然汁　白莲花藕汁　牛乳汁

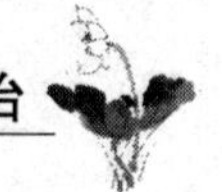

各一斤

上将汁熬成膏子剂，黄连末为丸，桐子大。每服二十丸，少呷温水送下，日进十服，渴病立止。

八味丸：治消肾。

泽泻　茯苓　牡丹皮各三两　桂心　附子炮，去皮脐，各一两　山茱萸　山药各四两　熟地黄八两

上为末，蜜丸梧子大。每服五十丸，米汤下，食前服。

三十五、《经验良方·消渴》清·沈翔亭

治消渴，日饮水一石，小便不禁。

鸡内金即鸡近内黄　菠薐根

上等分为末，米饮调下。

又方：禀赋弱，小便数，亦不禁。

五味子四两　熟地黄六两　肉苁蓉八两　菟丝子二两，酒浸蒸

上为末，酒煮山药末为糊丸，如梧桐子大。每服二三十丸，米饮下。

栝蒌粉：治大渴秘方。

用栝蒌粉和鸡子打和得所，曝干为末，滴水为丸，每服三四十丸，温熟水，或新水，或白汤放温服。

大治消渴方：白虎汤、去桂五苓散、益元散。

白虎汤：知母六两　石膏碎，半斤　甘草二两　粳米六合

上四味，㕮咀，如麻豆大。每服五钱匕，水一盏半，煎米熟汤成，去渣温服，日三。

去桂五苓散：五苓散去桂枝。

益元散：滑石六两　甘草一两，炙

上为极细末。每服三钱，蜜少许，温水调下，无时，日三服。

三十六、《古今图书集成医部全录·消渴》清·陈梦雷等

（一）治疗消渴方证论

人参茯苓散：一名人参散。治肾消，尿浊如膏。东垣

滑石　寒水石各一钱半　甘草七分　赤茯苓　干葛　黄芩　薄荷　大黄各五分　连翘三分　人参　白术　泽泻　桔梗　栀子　天花粉　缩砂各二分

上剉，作一帖，水煎服。

加减肾气丸：治肾消，口燥烦渴，两腿枯瘦。丹溪，下同

熟地黄二两　丹皮　白茯苓　山茱萸　泽泻　五味　鹿茸　山药各一两　肉桂　沉香各五钱

上为末，蜜丸梧子大。空心盐汤下七八十丸。

补肾地黄丸：治肾消。能降心火，益肾水，止消渴，明耳目。

黄蘗一斤，剉　生地半斤，酒浸二日，蒸烂研膏，与黄蘗拌晒干　白茯苓四两　熟地　天冬　人参　甘菊各二两　条芩酒炒　当归　枳壳　麦冬　片芩生，各一两

上为末，水丸梧子大。空心，盐酒下七八十丸。

鹿茸丸：治肾虚消渴，小便无度。

麦门冬二两　鹿茸　熟地黄　黄芪　五味子　鸡肶胵炒　肉苁蓉酒浸　山茱萸　破故纸炒　牛膝酒浸　人参各七钱半　白茯苓　地骨皮　元参各五钱

上为末，蜜丸梧子大。空心，米饮下五七十丸。《良方》无元参。

滋阴养荣汤：治消渴亡津液，口燥咽干。《入门》，下同

人参　生地黄各一钱半　当归　麦门冬　白芍药　知母蜜水炒　黄蘗蜜水炒，各一钱　甘草五分　五味子十五粒

上剉，作一贴，水煎服。

活血润燥生津饮：通治消渴。

天门冬　麦门冬　五味子　栝蒌仁　麻子仁　当归　熟地黄　生地黄　花粉　甘草各一钱

上剉，作一贴，水煎服。

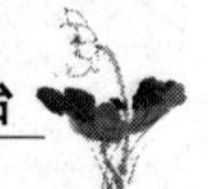

黄连地黄汤：治三消。《回春》

黄连　生地黄　花粉　五味子　当归　人参　干葛　白茯苓　麦门冬　甘草各一钱

上剉，作一贴，姜二片，枣一枚，竹叶十片，同煎服。

元菟丹：治三消渴利神药，禁遗精，止白浊，延年。《得效方》

菟丝子十两，酒浸制　五味子七两　白茯苓　莲子肉　山药各三两

上为末，别研山药末三两，将菟丝子所浸酒煮糊，和丸梧子大。空心，米饮下五七十丸。炼蜜丸亦佳。按：《良方》茯苓五两，无山药，名茯菟丸，治证同。

五汁玉泉丸：治消渴。《回春》

黄连　干葛　花粉　知母　麦门冬　五味子　人参　生地黄　乌梅肉　莲子去心　当归　甘草各一两

上为末，另取人乳汁、牛乳汁、甘蔗汁，无则用砂糖、梨汁、藕汁。先将各汁入蜜一斤半，煎成稀膏，后将各药末和前膏熬五七沸，每取五茶匙，米饮调下，日二三。忌辛热之物。

荔枝膏：止消渴，生津液。《类聚》，下同

乳糖二十六两　清蜜十四两　乌梅肉八两　生姜五两，取汁　麝香五分

上，先取清蜜乌梅肉，以水一斗五升，熬至半，滤去滓，下乳糖熬，候糖熔化，乃入麝和匀，每取一大匙，新水调下，日二三。

《卫生》天花丸：歌曰：消渴消中消肾病，三焦五脏生虚热；惟有膀胱冷如冰，意中饮水无休歇；小便昼夜不流通，骨冷皮焦心肺裂；本因饮酒炙煿多，酒余色欲劳无节；饮水吃食日加增，肌肉精髓转枯竭；漩甜如蜜滑如油，口苦咽干舌如血；三消病状最为危，有此仙方真妙诀。

黄连童便浸三日，晒干，三两　白扁豆炒，二两　芦荟七钱半　辰砂　白茯苓　牡蛎粉　知母　苦参　铁粉　花粉各五钱　金银箔各二十片

上为末，生栝蒌根汁和生蜜为丸梧子大。麦门冬汤下三五

十丸。

消渴方:治消渴,除肠胃实热。《千金方》,下同

麦门冬　茯苓　黄连　石膏　萎蕤各八分　人参　草龙胆　黄芩各六分　升麻四分　枳实五分　生姜屑　枸杞子　栝蒌根各十分

上十三味为末,蜜丸如梧子大。以茅根粟米汁服十丸,日二。《外台》无枸杞,有地骨皮。若渴则与后方饮之,至足大麻亦得。

饮方如下:茅根切 一升　粟米三合

上二味,以水六升,煮取米熟,用下前药。

又方:治前证。

栝蒌根　生姜　生麦门冬汁　芦根切,各二升　茅根切,三升

上五味,㕮咀,以水一升,煮取三升,分三服。

又方:治前证。

栝蒌根　麦门冬　铅丹水飞,各八分　茯神　甘草各六分

上五味,治下筛,以浆水服方寸匕,日三。《外台》无茯神。

又方:治前证。

黄芪　茯神　栝蒌根　甘草　麦门冬各三两　干地黄五两

上六味,㕮咀,以水八升,煮取二升半,去滓,分三服,日进一剂,服十剂佳。

又方:治消渴,日饮水一石者。

附子二两　葛根　栝蒌根　铅丹各三两

上四味为末,蜜丸如梧子大。饮服十丸,日三。渴则服之。春夏减附子。

黄连丸:治渴。

黄连　生地黄各一斤

上二味,绞地黄取汁,浸黄连,出曝燥,复内汁中,令汁尽干,捣末蜜丸梧子大。服二十丸,日三,食前后无拘。亦可为散,以酒服方寸匕。张文仲:地黄作十斤。

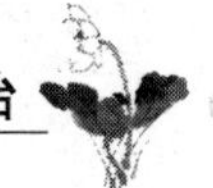

枸杞汤：治渴而利者。

枸杞枝叶一斤　黄连　栝蒌根　生甘草　石膏各三两

上五味，㕮咀，以水一斗，煮取三升，分五服，日三夜二。剧者多合，渴即饮之。

铅丹散：一名胡粉散。治消渴，止小便数，兼消中。

铅丹　胡粉　甘草　泽泻　石膏　栝蒌根　白石脂　赤石脂各五分

上八味，治下筛，水服方寸匕，日三。壮人一匕半。一年病者一日愈，二年病者二日愈。渴甚者夜二服，腹痛者减之。丸服亦佳，每服十丸。伤多令人腹痛。《肘后》白石脂作贝母。

神白散：一名六一散，一名天水散。治真阴素被损虚，多服金石等药，或嗜炙煿咸物，遂成消渴。子和，下同

桂府滑石六两　甘草一两，生用

上为细末，每服三钱，温水调下。或大渴欲饮冷者，新汲水尤妙。

葛根丸：治消渴消肾。

葛根　栝蒌各三两　附子一两，炮去皮脐　铅丹二两

上四味，捣罗为细末，炼蜜为丸如梧桐子大。每服十丸，日进三服。治日饮石水者，春夏去附子。

经验方：治饮水百盃，尚犹未足，小便如油，或如杏色。服此药三五日，小便大出，毒归于下，十日永除根本。悟大师传

水银四钱　锡二钱，用水银研成砂子　密陀僧　牡蛎　知母　苦参　贝母各一两　黄丹半两　栝蒌根半斤

上为细末，男子用不生儿猪肚一个内药，妇人用豮猪肚一个，麻线缝之，新瓦一合，绳系一两遭，糙米一升，更用栝蒌根末半斤，却于新水煮熟，取出放冷，用砂盆内研烂，就和为丸，如猪肚丸法用之。

乌梅五味子汤：治消渴，生津液。《良方》，下同

乌梅　五味子　百药煎　巴戟去心酒洗　甘草炙，各二钱

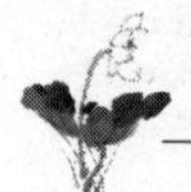

上作一服,水二钟,煎至一钟,空心服。

栝蒌散:治壮盛之时,不自谨惜,恣情纵欲,年长肾气虚弱,不能房事,多服丹石,真气既尽,石气孤立,唇口干焦,精液自泄,小便赤黄,大便干实,小便日夜百十行,须当除热补虚。

天花粉　黄连　白扁豆　白茯苓去皮　石膏　寒水石　甘草节　人参　白术　猪苓各等分

上为细末,每服二钱,不拘时,用白汤调服。

茯神丸:治消中,烦热消谷,小便数。

茯神　人参　枳壳　麦冬　生地黄　牡蛎粉　黄连各一两　黄芪炙　莲子肉　知母各半两　栝蒌根七钱五分

上为细末,炼蜜和捣三五百杵,丸如梧桐子大。每服五十丸,食远用米饮送下。一方有菟丝、苁蓉、石膏,无枳壳、牡蛎、莲肉。

黄芪六一汤:治诸虚不足,胸中烦悸,时常消渴,或先渴而欲发疮,或病痈疽而后渴者,宜服之。

黄芪去芦,蜜炙,九钱　甘草炙,一钱五分

上作一服,水二钟,枣二枚,煎至一钟,不拘时服。

止渴剉散:治消渴。

枇杷叶去毛,炙　生姜切片,焙　干葛各二钱　大乌梅二个　淡竹叶　生甘草　草果各一钱

上作一服,水二钟,煎至一钟,不拘时服。

天花粉丸:治消渴饮水多,身体瘦弱。

天花粉　人参等分

上为细末,炼蜜为丸如梧桐子大。每服五十丸,食前用麦门冬煎汤送下。

枸杞子丸:治消肾久渴困乏,小便滑数。

枸杞子　白茯苓　牛膝酒浸,焙干　麦门冬　菟丝子酒浸,研,焙　熟地黄酒洗　黄芪蜜炙　牡蛎粉各一两　鸡内金炙,一两半　桑螵蛸　花粉各七钱半　山茱萸　牡丹皮各半两

上为细末,炼蜜和捣三五百杵,为丸如梧桐子大。每服五十

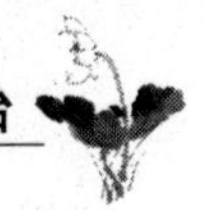

丸，食前用米饮汤送下。

平补丸：治消肾不渴，肌肉瘦削，小便涩数而沥，如欲渗之状。

乳香二两　菟丝酒浸，焙　山萸酒浸　益智仁　当归各半两　川楝子　牛膝酒浸　胡卢巴炒　杜仲姜汁炒　肉苁蓉酒浸，焙　巴戟各三两半

上为细末，用糯米糊为丸如梧桐子大。每服五十丸，食前用枣汤或盐汤送下。

三和甘露饮：大治消渴，有此证者，每日须进一二服。

滑石六钱　石膏四钱　知母　人参　白术　茯苓　猪苓　泽泻各一钱半　甘草一钱

上㕮咀，作二贴，每贴用水二盏，煎一盏，食远温服。

膍胵散：治久渴旬日见效。

鸡膍胵　鸡肠各五具，炙干　漏芦炙　白龙骨　鹿角胶炙焦　白石脂各一两　土瓜根三两　桑螵蛸二七个，炙　牡蛎　黄连　苦参各二两半

上为细末，每服一钱至二钱，米饮调下，日三夜一。

肉苁蓉丸：治消渴尿脂，小便如泔。

肉苁蓉酒浸，切，焙　地骨皮　泽泻　五味子　巴戟　当归切，焙　韭子　熟地黄焙　牡丹皮　白龙骨　甘草炙，各一两　磁石火煅，酢淬七次　赤石脂　人参各一两半　禹余粮煅，三分　桑螵蛸炙，十四枚

上为细末，炼蜜为丸如梧桐子大。每服二十丸，以牛乳或白汤送下，日进三服。

填骨煎：治消渴后虚乏。

白茯苓　菟丝子酒浸，别捣　山茱萸　麦门冬　附子炮，去皮脐　石斛　牛膝酒浸，焙　巴戟　当归各二两半　大豆炒去皮，三合　石韦　桂各一两三分　五味　远志　人参各三两半　肉苁蓉二两，酒浸切，焙　天门冬三两三分

上为细末，用生地黄、生栝蒌根各三斤，捣绞取汁，以银石器

慢火煎减半，然后内药，并下白蜜十两、牛髓五两再煎，令如糜，丸如鸡子黄大，米饮下，日三。药末不必尽入，惟看稀稠得所，甚佳。一方无远志。

大补元煎：治男妇气血大坏，精神失守，消渴等证。《景岳全书》，下同

人参少则用一二钱，多则一二两　山药炒黄　杜仲各二钱　熟地少则用二三钱，多则二三两　枸杞　当归各二三钱，泄泻者去之　山茱萸一钱　炙甘草一二钱

上，水二钟，煎七分，食远温服。

左归饮：此壮水之剂也。凡命门之阴衰阳胜消渴者，宜此。

熟地二三钱，或加至一二两　山药　枸杞　山萸各二钱，畏酸者少用　炙甘草一钱　茯苓一钱

水二钟，煎七分，食远服。

右归饮：此益火之剂也。凡命门之阳衰阴胜而渴者宜此。

山茱萸肉一钱　甘草炙　肉桂各一二钱　熟地如前　山药炒　杜仲姜制　枸杞各二钱　制附子一二三钱

水二钟，煎七分，食远温服。

右归丸：治元阳不足，或先天禀衰，或劳神过度，以致命门火衰，不能生土，而为脾胃虚寒三消干渴等证。

熟地八两　山萸炒　当归各三两　枸杞微炒　山药炒黄　鹿角胶炒珠　菟丝子酒蒸，捣饼　杜仲姜汁炒，各四两　肉桂二两，渐可加至四两　制附子自二两渐加至五六两

上，丸法如前，或丸如弹子大。每嚼取二三丸，以滚白汤送下，其效尤速。

加减一阴煎：凡肾水真阴虚损而成消渴等证者，宜此主之。

生地　芍药　麦冬各二钱　熟地三五钱　炙甘草五七分　知母　地骨皮各一钱

水二钟，煎服。

抽薪饮：治渴病火炽盛而不宜补者。

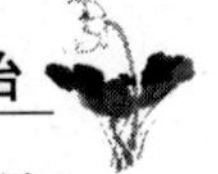

黄芩　石斛　木通　栀子炒　黄蘗各一二钱　枳壳　泽泻各钱半　细甘草三分

水一钟半，煎七分，食远温服。内热甚者，冷服更佳。

玉女煎：治水亏火盛，六脉浮洪滑大，少阴不足，阳明有余，烦热干渴，头痛牙疼，失血等证，如神。若大便溏泄者，乃非所宜。

生石膏三五钱　熟地三五钱，或一两　知母　牛膝各钱半　麦冬二钱

水一钟半，煎七分，温服或冷服。

玉泉散：又名一六甘露散。治阳明内热烦渴头痛，二便闭结，瘟疫斑黄等证。此益元散之变方也，其功倍之。

石膏六两，生用　粉甘草一两

上为极细末，每服一二三钱，新汲水、或热汤、或人参汤调下。此方加朱砂三钱亦妙。

秘元煎：治三消干渴等证，此方专主心脾。

远志八分，炒　山药炒　芡实炒　金樱子去核　枣仁炒，捣碎，各二钱　白术炒　茯苓各钱半　炙甘草一钱　人参一二钱　五味子十四粒，畏酸去之

水二钟，煎七分，食远服。

固阴煎：治阴虚滑泄，消渴淋遗等证，此方专主肝肾。

人参随宜　熟地三五钱　菟丝子炒香，二三钱　山药炒，二钱　山茱萸一钱半　远志七分，炒　炙甘草一二钱　五味子十四粒

水二钟，煎七分，食远温服。

(二)单方

消渴重者：取市门溺坑水，服一小盏，三度即瘥，勿令知之。《圣惠方》

消渴引饮：取瓦窑突上黑煤干似铁屑者半斤，为末，入生姜四两同捣，绢袋盛，水五升浸汁，每饮五合。《圣济总录》，下同

消渴烦热：铅白霜　枯白矾等分　为末，蜜丸芡子大，绵裹，含化咽汁。

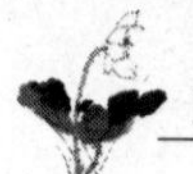

又方：铅白霜一两　根黄　硝石各一两　为末。每冷水服一钱。

消渴烦乱：黄丹新汲水服一钱，以荞麦粥压之。《圣惠方》

消渴饮水：用密陀僧二两研末，汤浸蒸饼丸梧子大，浓煎蚕茧盐汤、或茄根汤、或酒下，一日五丸，日增五丸，至三十丸止，不可多服。五六服后，以见水恶心为度。恶心时，以干物压之，日后自定。名神效丸，甚奇。《选奇方》

消渴烦热：水银　铅各一两，结成砂　皂荚一挺，酥炙　麝香一钱　为末。每服半钱，白汤下。《圣济总录》，下同

消渴引饮：浮石　舶上青黛等分　麝香少许　为末，温汤服一钱。

又方：白浮石　蛤粉　蝉蜕等分为末　鲫鱼胆汁七个　调汤服三钱，神效。

消渴引饮：汤瓶内碱　葛根　水萍焙，等分　每服五钱，水煎服。

又方：汤瓶内碱　菝葜根炒，各一两　乌梅连核二两，焙　为散。每服二钱，水一钟，石器煎七分，温呷，日一服。

消渴引饮：人参为末　鸡子清调服一钱，日三四服。

一方：人参　栝蒌根等分　生研为末，炼蜜丸梧子大，每服百丸，食前麦门冬汤下，日二服，以愈为度，名玉壶丸。忌酒面炙煿。

消渴方：人参一两　粉草二两，以雄猪胆汁浸炙　脑子五分　为末，蜜丸芡子大，每嚼一丸，冷水下。《郑氏家传》

又方：人参一两　葛粉二两　为末。发时，以焊猪汤一升　入药三钱　蜜二两　慢火熬至三合，状如黑饧，以瓶收之。每夜以一匙含咽，不过三服取效也。《圣济总录》

消渴尿多：用黄连末蜜丸梧子大，每服三十丸，白汤下。《肘后方》

消渴小便滑数如油：黄连五两　栝蒌根五两，为末　生地黄汁

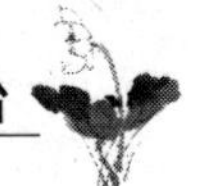

丸梧子大，每牛乳下五十丸，日二服。忌冷水猪肉。崔氏

又方：用黄连末入猪肚内蒸烂，捣丸梧子大，饭饮下。《总录》

消渴引饮：白芍药　甘草等分　为末。每用一钱，水煎服，日三服。鄂渚辛祐之患此九年，服药止而复作，苏朴授此方服之，七日顿愈。古人处方，殆不可晓，不可以为易而忽之也。《经验方》

消渴累年不愈：莎草根一两　白茯苓半两　为末。每陈粟米饮服三钱，日二服。

消渴变水，服此令水从小便出：紫苏子炒　萝卜子炒，各三两　为末。每服二钱，桑白皮煎汤服，日三。《圣济总录》

消渴饮水，骨节烦热：用生芭蕉根捣汁，时饮一二合。《圣惠方》

消渴不止，下元虚损：牛膝五两为末，生地黄汁五升浸之，日曝夜浸，汁尽为度，蜜丸梧子大，每空心温酒下三十丸。久服壮筋骨，驻颜色，黑须发，津液自生。《经验方》

消渴饮水：用上元板桥鲜肥麦门冬二大两，宣州黄连九节者二大两，去两头尖三五节，小刀子调理去皮毛了，吹去尘，更以生布磨拭，称之捣末，以肥大苦瓠汁浸麦门冬经宿，然后去心，即于臼中捣烂，纳黄连末，并手和丸如梧子大，食后饮下五十丸，日再。但服两日，其渴必定。若重者，即初服一百五十丸，二日服一百二十丸，三日一百丸，四日八十丸，五日五十丸。合药要天气晴明之夜方浸药，须净处，禁妇人鸡犬见之。如觉渴时，只服二十五丸。服讫觉虚，即取白羊头一枚治净，以水三大斗煮烂，取汁一斗，以来细细饮之，勿食肉，勿入盐，不过三剂平复也。《海上集验方》

消渴引饮，小便不利：葵根五两，水三大盏煮汁，平旦服，日一服。《圣惠方》

消渴引饮：虎杖烧过　海浮石　鲳鲗鱼骨　丹砂等分　为末。渴时以麦门冬汤服二钱，日三次。忌酒色鱼面鲊酱生冷。《卫生家宝方》

消渴引饮：甘遂麸炒，半两　黄连一两　为末。蒸饼丸菉豆大，

每薄荷汤下二丸。忌甘草。《杨氏家藏方》

消渴不止:菟丝子煎汁,任意饮之,以止为度。《事林广记》

消渴饮水:凌霄花一两,捣碎 水一盏半,煎一盏,分二服。《圣济总录》

消渴尿多:蔷薇根一把 水煎,日服之。《千金方》

消渴烦乱:黄栝蒌一个,酒一盏,洗去皮子取瓤,煎成膏,入白矾末一两,丸梧子大,每米饮下十丸。《圣惠方》

消渴饮水:取大栝蒌根去皮寸切,水浸五日,逐日易水,取出捣研,滤过澄粉,晒干,每服方寸匕,水化下,日三服。亦可入粥及奶酪中食之。

又方:以栝蒌根薄切炙,取五两,水五升,煮四升,随意饮之。

又方:用生栝蒌根三十斤,以水一石,煮取一斗半,去滓,以牛脂五合,煎至水尽,用暖酒先食,服如鸡子大,日三服,最妙。

又方:用栝蒌根 黄连三两 为末。蜜丸梧子大,每服三十丸,日二服。

消渴不止:拔谷(即菝葜),㕮咀,半两,水二盏,乌梅一个,煎一盏,温服。《普济方》

消渴饮水,日至一石者:浮萍捣汁服之。

又方:干浮萍 栝蒌根等分 为末。人乳汁为丸梧子大,空腹饮服二十丸,二年者数日愈。《千金方》

消渴饮水:胡燕窠中草烧灰一两 牡蛎煅二两 白羊肺一具,切晒 为末。每新汲水调下三钱。

消渴饮水,日至数斗,小便赤涩:秋麻子仁一升,水三升,煮三四沸,饮汁不过五升瘥。《肘后方》

三消渴病:糯谷炒出白花 桑根白皮等分 每用一两,水二碗,煎汁饮之,名梅花汤。《三因方》

消渴饮水:取稻穰中心烧灰,每以汤浸一合,澄清饮之。《詹氏方》

肾虚消渴难治者:黑大豆炒 天花粉等分 为末,糊丸梧子大,每黑豆汤下七十丸,日二服,名救活丸。《普济妙方》

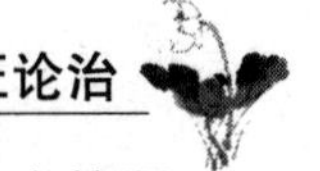

消渴引饮，日至一石者：菠薐根　鸡内金等分　为末，米饮服一钱，日三。

消渴骨蒸：大冬瓜一枚去瓤，入黄连末填满，安瓮内，待瓜消尽同研，丸梧子大，每服三四十丸，煎冬瓜汤下。《经验方》

消渴不止，小便多：用干冬瓜子、麦门冬、黄连各二两，水煎饮之。冬瓜苗叶俱治消渴，不拘新干。《摘元方》

消渴烦闷：乌梅肉二两，微炒为末，每服二钱，水二盏，煎一盏去滓，入豉二百粒，煎至半盏，温服。《济众方》

消渴尿多能食：黄蘖一斤，水一升，煮三五沸，渴即饮之，恣饮数日即愈。《本草》云：或作末，水丸服之。《独行方》

消渴有虫：苦楝根白皮一握，切，焙，入麝香少许，水二碗，煎至一碗，空心饮之，虽困顿不妨。下虫如蛔而红色，其渴自止。消渴有虫，人所不知。《夷坚志》

消渴尿多：入地三尺桑根，剥取白皮，炙黄黑剉，以水煮浓汁，随意用之，亦可入少米，勿用盐。《肘后方》

上盛下虚，心火炎烁，肾水枯涸，不能交济而成渴证：白茯苓一斤　黄连一斤，为末　熬天花粉作糊，丸梧子大，每温汤下五十丸。《经验方》

消渴无度：雄猪胆五个　定粉一两　同煎，成丸芡子大，每含化二咽下，日二。

消渴饮水：腊日或端午日，用黄泥固济牡蛎煅赤，研末，每服一钱，用活鲫鱼煎汤调下，只二三服愈。《经验方》

消渴饮水，日夜饮水数斗者：用雄猪肚一枚，煮取汁，入少豉，渴则饮之，肚亦可食，煮粥亦可。《心镜》

消渴饮水：因饮酒或食果实过度，虽能食而口渴，饮水数尿，以麝香当门子酒和作十余丸，枳椇子煎汤送下。盖麝香败酒坏果，枳椇亦败酒也。《济生方》

消渴尿多：竹沥恣饮，数日愈。《肘后方》

又方：蜗牛焙，半两　蛤粉　龙胆草　桑根白皮炒，各二钱半

研末。每服一钱，楮叶汤下。《圣惠方》

膈消饮水：鸡内金洗，晒干　栝蒌根炒，五两　为末。糊丸梧桐子大，每服三十丸，温水下，日三。《总录》

消渴饮水：牛鼻木二个，男用牝牛，女用牡牛者，洗剉　人参　甘草各半两　大白梅一个　水四碗，煎三碗，热服甚妙。《普济方》

消渴饮水无度：以黄颡鱼涎，和青蛤粉、滑石末等分，丸梧子大，每粟米汤下三十丸。名生津丸。

消渴烦乱：蚕蛹二两，以无灰酒一中盏，水一大盏，同煮一中盏，温服。《圣惠方》

消渴饮水：晚蚕沙焙干为末，每用冷水下二钱，不过数服。《斗门方》

消渴：取青竹叶煮汁饮。《本草》

热渴心烦：取地浆一盏饮之，妙。

消渴及口干烦躁渴：麦门冬去心，煮汤饮之。

凡消渴而欲发疮，或病痈疽而后渴：宜多取黄芪煮汤服之，妙。《纲目》

消渴：葛根五钱水煎饮之，又取生者捣汁饮，亦好。《本草》，下同

消渴：取生苧水渍，取汁饮之。

消渴：地骨皮水煎服之，又取叶作饮啜之。

消渴：忍冬水煮取汁，四时长服。丹溪

三消：取鲇鱼涎搜黄连末作丸，乌梅汤下五十丸，渴顿减。

消渴：取猕猴桃霜后熟者，常啖之；又和蜜作正果尤佳。俗方

五味子，止消渴最良，作饮常啜之。又作丸久服，生津止渴。《本草》，下同

又方：栝蒌根和鸡子曝干，更捣为末，水服方寸匕，日三；丸服亦得。《千金方》，下同

又方：取七家井索近桶口结烧作灰，井华水服之，不过三服必瘥。

又方：浓煮竹根汁饮之，瘥止。

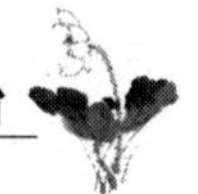

又方:浸豉汁,任性多少饮之。

消中嗜食:多因外伤痹热,内积忧思,啖食咸物及面,致脾胃干燥,饮食倍常,不生肌肉,大便反坚,小便无度。轻粉一钱为末,姜汁拌匀,长流水下,齿浮是效。后服猪肚丸补之。《得效方》

消渴引饮:无名异一两　黄连二两　为末,蒸饼丸菉豆大。每服百丸,以茄根蚕茧煎汤送下。《圣济总录》

夏月渴死:浓煎蓼汁一盏,服。《外台秘要》

烦躁热渴:葛粉四两,先以水浸粟米半升一夜,漉出拌匀煮熟,以糜饮和食。《心镜》

肾消饮水,小便如膏油:用茴香炒、苦楝子各等分,为末。每食前,酒服二钱。《保命集》

百合经月,变成消渴者:百合一升,水一斗,浸一宿,取汁温浴,病人浴毕,食白汤饼。《小品方》

虚热作渴:桃胶如弹子大,含之佳。《外台秘要》

虚劳苦渴,骨节烦热或寒:用枸杞根白皮(切)五升、麦门冬三升、小麦二升,水二斗,煮至麦熟去滓,每服一升,口渴即饮。《千金方》

大热狂渴:干陈人屎为末,于阴地净黄土中,作五六寸小坑,将末三两匙于坑中,以新汲水调匀,良久澄清,细细与饮即解,世俗谓之地清。《衍义》

三十七、《经验秘方》清・作者不详

治消渴用羊羔儿一个,苦豆一升,水斟酌用,同煮烂为度,汤肉俱要患人吃了便可。

三十八、《急救仙方》清・作者不详

神效散:治消渴。

白芍药　甘草炙

上等分，为粗散。每服三钱仲，水一盏半，煎八分，去滓，服不拘时，日三服，及止则已。

治消渴：伏深铃辖方，沈德和尚书传。

密陀僧二两，别研极细　川黄连一两，去须，为细末

上为细末，蒸饼糊为丸，梧桐子大，浓煎茧皮盐汤，或酒或茄根汤吞下，一日五丸，日增五丸至三十丸止，不可多，渴止勿服。昔旅店有客患此病，夜求水不得，酌釜中汤饮之而愈，旦往视之乃缲茧汤也。

三十九、《大全本草》年代作者不详

市门众人溺坑中水，主消渴。重者取一小盏服之，勿令病人知之，三度差。

《图经》曰：崔元亮《海上方》治消渴丸云：偶于野人处得，神验不可言。用上元板桥麦门冬，鲜肥者二大两，宣州黄连，九节者二大两，去两头尖三五节，小刀子条理去皮毛了净，吹去尘，更以生布摩拭秤之，捣末，以肥大苦瓜汁浸麦门冬经宿，然后去心，即于臼中捣烂，即纳黄连末，臼中和捣，候丸得即并手丸，大如梧子。食后，饮下五十丸，日再，但服两日，其渴必定。若重者，即初服药，每一服一百五十丸，第二日服一百二十丸，第三日一百丸，第四日八十丸，第五日依本服丸。若欲合药，先看天气晴明，其夜方浸药，切须净处，禁妇人鸡犬见。知如似可，每日只服二十五丸，服讫觉虚，即取白羊头一枚，净去毛洗了，以水三大斗，煮令烂，去头，取汁可一斗已来，细细服之，亦不著盐，不过三剂差。

陈藏器《本草》云：故麻鞋底主消渴，煮汁服之。孟诜云：桑叶炙煎饮之，止渴。一如茶法。

《广利方》：消渴，心脾中热，下焦虚冷，小便多，渐羸瘦，生牛

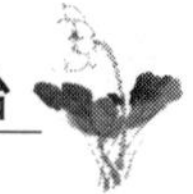

羊乳，渴即饮之三四合。

《唐本注》云：鹿头主消渴，煎之可作胶，服之弥善。

《药性论》云：青牛胆主消渴，利大小肠。腊月牯牛胆中盛黑豆一百粒，后一百日开取，食后夜间吞二七枚，镇肝明目。黑豆盛浸不许多少。

陈藏器《本草》云：黄牛乳生服利人，下热气，冷补润肌止渴。

《食疗》云：牛肚主消渴，风眩，补五脏，醋煮食之。

《唐本注》云：羊肺疗渴，止小便数，并小豆叶煮食之良。

崔元亮《海上方》疗消渴羸瘦，小便不禁，兔骨和大麦苗煮汁服，极效。又一方用兔一双，剥去皮爪五脏等，以水一斗半，煎使烂，骨肉相离，漉出骨肉，斟酌五升汁，便澄滤令冷，渴即服之。极重者，不过三兔。

孟诜云：煮驴头汁，令服三二升，治多年消渴无不差者。

陈藏器《本草》云：鹅主消渴，取煮鹅汁饮之。

《图经》曰：蜗牛涎主消渴。崔元亮《海上方》著其法云：取蜗牛十四枚，以水三合浸之瓷瓯中，以器覆之，一宿其虫自沿器上，取水饮不过三剂已。凡用蜗牛，以形圆而大者为胜。久雨晴，竹林池沼间多有出者。其城墙阴处有一种扁而小者，无力不堪用。蜗牛入婴孺尿为最胜。

《简要济众》：治消渴，止烦闷，以乌梅肉三两，微炒为末，每服二钱，水二盏，煎取一盏，去滓，入豉二百粒，煎至半盏，去滓，食后临卧服。

《外台秘要》：青粱米主消渴，煮汁饮之差。

《外台秘要》治渴方：糯米二升，淘取泔，饮讫则定。若不渴，不须。一方渴者，服当饱，研糯米取白汁恣饮之，以差为度。

《外台秘要》：治消渴利，葵根五大斤，切，以水五升，煮取三升，宿不食，平旦一服三升。

《图经》曰：今医以治消渴，其方：出了子萝卜三枚，净洗薄切，曝干，一味捣罗为散。每服二钱，煎猪肉汤澄清调下，食后临卧，日三服，渐增至三钱，瘥。

《食疗》孟诜云：膝热，消渴，取濮瓜去皮，每食后，嚼吃三二两，五七度良。

《外台秘要》治虚热渴，桃胶如弹丸，含之佳。

四十、《助道方·治肾虚消渴病》年代作者不详

心肾虚成消渴患，昼夜饮水浑无算；连胶八味和为丸，数服须教减一半。

消渴之病，皆因肾气虚弱，又因少服乳食过度，其病大渴引饮。方用黄连阿胶丸一贴，乳为末，八味丸二贴，合和为丸，如桐子大。每服三十丸至四十丸，煎莲肉、北枣、栗壳、陈米各二钱，重用水一大碗，煎至七分碗，去滓，分作四五服，送下前合丸子。若病久胃虚，饮食减少，更加陈橘皮二片，缩砂二十粒，捶碎同煎，取滓，再煎尤妙。

（三十四至四十：张根腾）

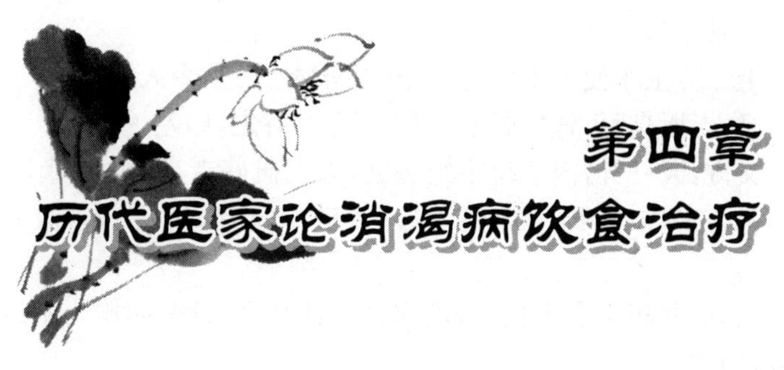

第四章 历代医家论消渴病饮食治疗

一、《肘后方》晋·葛洪

消渴方：煮竹根汁，若煮粱米汁饮之，并取汁，又须鸡子吞之，饮豉汁，各随多少。

独胜散：《简要济众》治消渴。

出子了萝卜三枚，净洗薄切，日干为末。每服二钱，煎猪肉汁，澄清调下，食后并夜卧，日三服。

经验方：治一切渴。

大牡蛎不计多少，于腊日端午黄泥裹，烧通赤，放冷，取出为末。用活鲫鱼煎，调下一钱匕。小儿服半钱匕，只两服差。

主消渴饮水，日夜不止，口干，小便数方：田中螺五升

上以水一升，浸经宿，渴即饮之，每日一度易水换生螺为妙。

又消渴传效，取乌豆置牛胆中阴干，百日吞之。

治消渴饮水不知足方：兔头骨一具

上以水煮，取汁饮之。

治伤中消渴，口干，小便数方：野鸡一只治如食

以水五大盏，煮取三大盏。渴即取汁饮之，肉亦任性食之。

治卒消渴小便多方：猪脂末中水者，如鸡子一枚，炙，承取肥汁，尽服之。不过三剂，差。

又方：羊肺一具，作羹，内少肉和盐豉，如食法。任意进之，

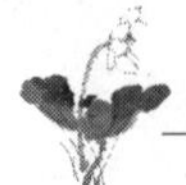

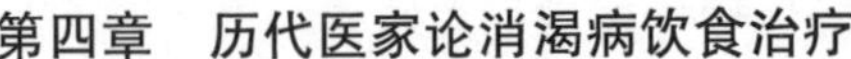

不过三具，差。

上二方主小便卒太数，复非淋，一日数十过，令人瘦。

又方：取乌豆，置牛胆中，阴干百日。吞之，即差。

又方：豉一升，内于盐中绵裹之，以白矾好者半斤，置绵上，令蒸三斗米许时，即下白矾，得消入豉中，出曝干，捣末，服方寸匕。

又方：熬胡麻令变色，研淘取汁。饮半合，日三四服。不过五升，即差。

又方：秋麻子一升，以水三升，煮三四沸。取汁饮之，无限。不过五升，即差。

又方：青粱米汁饮之，差，止。

治消渴热，或心神烦乱方：麻子一升，水三升，煮三四沸，取汁为饮之无限，不过九升麻子愈。

濡咽煎：渴，喉口燥涩。

甘草三两，炙　羊髓一升无，用酥亦可　白蜜一升

内蜜等煎如薄糜，含咽。

二、《小品方》晋·陈延之

治消渴方：取活螺三斗，以江水一石养之，倾取冷汁，饱饮之。经日：放去更取新者渍之。

三、《古今录验方》隋唐·甄权

羊肚汤（辑校者谢氏注：原方无汤头名，为便于检索，据方义补）：疗胃虚消渴。羊肚烂煮，空腹食之。《本草纲目》卷五十

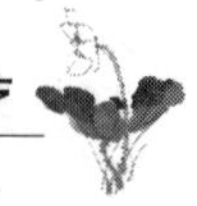

四、《海上仙方》唐・孙思邈

消渴有药疗，黄蒌瓜取根；无时煎汤吃，其验效如神。

五、《千金方》唐・孙思邈

治大渴秘方：青粱米：味甘，微寒，无毒。主胃痺，热中；除消渴，止泻利，利小便；益气力，补中，轻身长年。以青粱米煮取汁饮之，水三升和煮之，渴即渐次服之，极治热燥并除。

大麦：味咸，微寒，滑，无毒，宜心。主消渴，久食令人多力，健行。作蘖，温，消食和中；熬末令赤黑，捣作麨，止泻利；和清醋浆服之，日三夜一服。

陈粟米：味苦，微温，无毒。主胃中热，消渴，利小便。

丹黍米：味苦，寒，无毒。主咳逆上气，霍乱，止泻利，除热，去烦渴。

青小豆：味甘咸，温、平，涩，无毒。主寒热，热中，消渴。

治尿数而多者方：羊肺一具作羹，内少羊肉和盐豉如食法，任意服，不过三具。

六、《食医心鉴》唐・昝殷

治消渴口苦舌干，骨节烦热方：枸杞根一升　桑白皮切，一升　生麦门冬一升，去心　小麦一升

上以水一斗，煮取五升，去滓，渴即饮之。《备预百要方》同

主消渴，饮水无度，小便多，口干渴方：雉一只，细切和盐豉作羹食。

治消渴伤中，小便无度方：黄雌鸡一只，治如吃法

上煮令极烂，漉去鸡，停冷，取汁饮之。

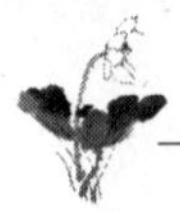

治伤中消渴，口干，小便数方：野鸡一只，治如食

上煮令极熟，漉鸡出，渴即饮其汁。

治消渴，日夜饮数斗水，小便数，瘦弱方：猪肚一枚，净洗

上以水煮令极熟，著少豉汁和煮，渴即饮汁，饥即食肚。

治消渴饮水不知足方：兔骨一具

上以水煮，取汁饮之。

治消渴口干方：鹿头一枚，治如食

上蒸令极熟，酱醋食之。

牛乳方：治补虚羸，止渴。

取牛乳不拣冷暖，任性饮之。《备预百要方》同

治消渴发动无时，饮水无限方：萝卜捣取汁一升，顿服之，立定。《肘后方》同

治消渴口干方：菰蒋草根半斤　葱白一握，切　冬瓜一斤，切

上于豉汁中煮作羹食之。

又单方：煮豉停冷，渴即饮之。

又方：大小麦米煮粥饮食之。《备预百要方》同

又方：青小豆煮，和粥饮食之。

治虚冷小便数方：鸡肠一具，治如食

上切，作臛，和酒饮之。

七、《太平圣惠方》宋·王怀隐

治消渴，饮水不止方：黄丹三分　栝蒌根一两，末　葱白一握，切　白面五两　薤白一握，切

上件黄丹等末，以水和面，溶作馎饦样，即先煮葱、薤白令烂熟，即内馎饦煮之，令熟，即并汁食之。《神巧万全方》同

杏酪粥方：治三消，心热气逆，不下食，宜吃。

煎成浓杏酪一升　黄牛乳一升　大麦仁三合，折令细滑

上件药，依常法煮粥食之，入白饧沙糖和之，更大美也。

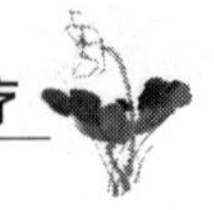

栝楼粉方:治消渴。

栝楼根多取,削去皮,二月、三月、八月、九月造佳

上于新瓦中磨讫,以水淘,生绢袋摆,如造米粉法,曝干,热渴时,冷水调下一钱服之,大效。

羊肺羹方:治三消,小便数,宜吃。

羊肺一具,治如食法 精羊肉五两,切 粳米半合 葱白五茎,切 生姜少许 盐醋等

上相和,依常法作羹,饱食之。《神巧万全方》同

栝楼羹方:治消渴口干,心神烦躁,宜吃。

栝楼根半斤 冬瓜半斤

上切作小片子,以豉汁中,煮作羹食之。

又方:上单煎豉汁停冷,渴即饮之,亦佳。

神效煮兔方:治消渴。

兔一枚 新桑根白皮半斤,细锉

上剥兔去皮及肠胃,与桑根白皮同煮,烂熟为度,尽力食肉,并饮其汁,即效。

又方:兔骨一具,炙微黄,捣碎 大麦苗二斤,切

上以水一斗,煮取汁五升。每服一小盏,日三四服。

治消渴饮水,日夜不止,口干,小便数方:田中螺五升

上以水一斗,浸经宿,每取一大盏,入米一合,煮作粥食之,如渴即饮其水,甚效。《肘后方》水一升,《卫生易简方》一斗,浸经宿,饮之,每日易。

又方:田中活螺三升,洗去土

上以糯米二升,煮为稀粥,可及二斗已来,候冷,即将田螺置于冷粥盆内,以物盖养之,待螺食尽粥,却吐出沫,收之,任性饮之。

治消渴发动,饮水无限,口干渴方:生萝卜,烂捣绞汁二升,任性渴即饮之。

又方:豆豉三合,以水二大盏,煎取浓汁,顿服。

治消渴发动无时，饮水无限方：生萝卜五枚

上捣捩取汁一大盏，搅粥作饮，频吃甚效。《神巧万全方》同

治消渴方：活蜗牛四十九枚，以水一大盏，于瓷器中浸一宿，以器盖之，其蜗牛自缘其器上，取水顿服之，重者不过三服。

又方：桑椹熟之时，尽意多食之，唯多益佳，渴即便瘥。

又方：冬瓜瓤一两，曝干捣碎，以水一中盏，煎至六分，去滓，温服。

又方：黍米泔一大盏，温服之。

又方：顿服乌麻油一二合，神验。

黄雌鸡粥方：治消渴口干，小便无度。

黄雌鸡一只，治如吃法

上以烂煮，取肉随意食之，其汁和豉汁粥，食之亦妙。

治隔上烦热多渴，通利九窍方：滑石二两，捣碎，以水三大盏，煎去二盏，去滓，下糯米两合，煮粥，温服食之，效。

治伤中消渴，口干，小便数方：野鸡一只，治如食

上以水五大盏，煮取三大盏，渴即取汁饮之，肉亦任性食之。《肘后方》同

牛乳方：治消渴口干，小便数。

上取牛乳微温饮之，生饮令人利，熟饮令人渴，故曰微温，与马乳功同。

八、《圣济总录》宋徽宗赵佶 敕编

治消渴方：冬瓜一枚，削去皮

上一味，埋在湿地中一月，将出，破开，取清汁饮之，逾二三料遂愈。

甘露散：治渴疾，饮水不止。

干猪胞十枚，剪破，出却气去，却系著处，用干盆子一只，烧胞烟尽，取出，研令极细。每服一钱匕，温酒调下，不拘时候。

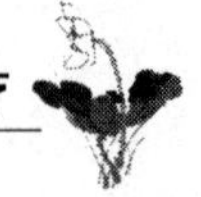

姜鱼丸方：治消渴，饮水不止。

干生姜末一两

上一味，用鲫鱼胆汁和丸，如梧桐子大。每服七丸，米饮下，不拘时候。

九、《寿亲养老新书》宋·陈直

野鸡臛方：治老人烦渴，脏腑干枯，渴不止。

野鸡一只，如常法　葱白一握　粳米二合，细研

上切，作相和羹，作臛。下五味椒酱，空心食之。常作服，佳妙。

芦根饮子：治老人消渴，消中，饮食不足，五脏干枯。

芦根切，一升，水一斗，煎取七升半　青粱米五合

上以煎煮饮，空心食之。渐进为度，益效。忌咸食、炙肉、熟面等。

牛乳方：治老人消渴烦闷，常热，身体枯燥，黄瘦。

牛乳一升，真者微熬

上空心分为二服，极补益五脏，令人强健光悦。

青豆汤方：治老人消渴热中，饮水无度，常若不足。

青豆二升，净淘

上煮，令烂熟，空心食之，渴即饮汁，或作粥食之，任性，益佳。

十、《仁斋直指方》宋·杨士瀛

牛乳方：治渴疾，生牛乳细呷。

十一、《普济方》明·朱棣等

兔骨饮：治消渴，消瘦，小便不禁。

兔骨炙碎1具　大麦苗960克，切　煎取汁，每服30毫升。

粟米泔方：治霍乱，热渴。

粟米泔　每服200毫升。

田螺方：治消渴。

活田螺450克　糯米300克　煮稀粥，待冷，田螺置于冷粥内，候粥尽，田螺吐之沫服。

田螺汁：治口渴，失精。

田螺汁　饮服适量。

牛肚方：治渴。

牛肚　醋煮。

牡蛎煅散：治一切渴。

牡蛎1个　黄泥裹，煅红，为末。每服3克，鲫鱼汤下。

菝葜消渴汤：治渴。

菝葜15克　乌梅2克　水煎服。

治渴备急方：治渴。

大豆苗嫩　醋炙，为散。每服6克，人参汤下。

治消渴方：治消渴。

冬瓜1个　埋入湿地一月余，破开取汁饮之，或烧绞取汁。

甜瓜食法：治热，烦渴。

甜瓜适量　去皮吃。

止渴方：治渴。

食酪　适量。

梨汁：治热，烦渴。

梨汁　频服。

治渴方：治渴。

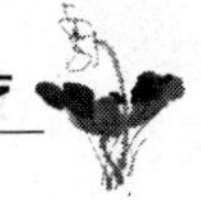

糯米360克　研取白汁，饮服适量。

牡蛎方：治酒后烦热，口渴及丹毒。

牡蛎肉　入姜醋中生食之。

麦饭：治烦热，少睡，多渴。

小麦　水淘作饭食。

羊肺豆叶方：治口渴，小便频数。

羊肺1具　小豆叶适量　同煮食之。

雌鸡方：治消渴伤中，小便数。

雌鸡1只　煮熟，吃肉喝汤。

兔肉汤：治消渴不止。

兔1只，去皮爪及五脏　煮烂，取汁500毫升，渴即饮之。

白鸽水苏煎：治消渴，饮水不止。

白鸽1只切　入水苏少许，水煎服。

荔枝方：治消渴。

荔枝　食之。

竹笋食法：治消渴，身无力者。

竹笋适量　或蒸，或煮，或炒食。

韭苗方：治消渴引饮无度。

韭苗480克　或炒或作美食，不入盐，每日服9至15克。

糯米糜：治消渴。

糯米　作糜食适量。

驴骨汤：治多年消渴。

驴骨240克　煮汁，每服200毫升。

牛乳饮方：治消渴，心脾中热，下焦虚冷，小便多，渐致消瘦。

黄牛乳　每服30毫升。

羊乳脂羹：治消渴。

羊脂　羊乳各等分　合作羹食。

濮瓜饮：治消渴。

濮瓜60克　食后服。

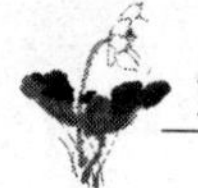

猪肚豉汤:治消渴,饮水无度,小便数,消瘦。

猪肚1枚　煮烂,去猪肚,入淡豆豉少许,水煎,渴时饮。

猕猴桃羹:治烦热消渴。

猕猴桃60克　瓤和蜜煎作羹食,每服适量。

芭蕉油:治渴。

芭蕉油　每服少许。

乳梨方:治消渴。

乳梨　每日食。

焊猪汤:治消渴。

焊猪汤　每服50毫升。

香水梨蜜:治消渴。

香水梨适量　蜜熬瓶盛,水调常服。

冬瓜瓤汤:治消渴。

冬瓜瓤30克,晒干　捣碎,水煎服。

白鹅汤:治消渴。

白鹅　煮汁饮之。

石榴子方:治渴。

石榴子　适量食之。

乌梅蜜:治渴。

乌梅水浸　入蜂蜜少许和服。

井泉水:治消渴。

好井水或新矿泉水　饮适量。

茭白方:治渴。

茭白　适量煮食。

芭蕉子熟方:治渴。

芭蕉子　蒸熟,晒干,取仁食之。

椰汁:治消渴。

椰子汁　饮之。

庵罗果方:治渴疾。

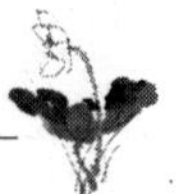

食庵罗果适量，亦可取其叶作汤服。

甘露蜜：治胸膈诸热，口渴。

甘露蜜　适量食。

蛤蜊方：治消渴。

蛤蜊　煮食之。

回回豆方：治消渴。

回回豆　煮食之。

盐麸子方：治渴。

盐麸子　适量食。

甘蔗方：治烦渴。

甘蔗　去皮食之。

鹿头胶方：治消渴。

鹿头1个　作胶食之。

薏仁汁饮：治消渴。

薏苡仁适量　煮汁饮。

海月酱方：治消渴。

海月1个　拌生姜酱食。

粳米止渴饮：治口渴。

粳米　煮汁饮。

蚬肉饮：治消渴。

蚬肉适量　浸取汁服。

绿豆汤：治消渴。

绿豆研汁　煮饮，服之。

秋露水饮：治消渴。

秋露水　饮服。

马乳饮：治口渴，发热。

马乳　适量饮。

风延莓饮：治三消。

风延莓　适量煮服。

菘菜齑:治消渴。

菘菜　作齑菹食之。

萝卜煎:治初得消渴,口干渴,饮水无度。

萝卜　捣,取汁 200 毫升,渴时服。

粟米饭:治消渴口干。

粟米　做饭食。

田螺消渴饮:治消渴饮水,日夜不止,口干,小便数。

田螺 750 克　水浸,渴时适量饮之。

莲藕散:治口干渴,心烦闷。

莲藕　生研,服之适量。

小麦饭:治消渴。

小麦饭　或煮粥食。

面饮:治热渴,心闷。

面 30 克　温水搅和,服之。

陈粟米饭:治胃中热消渴,小便不利。

陈粟米　做饭吃。

乌梅汤:治暴渴,心神烦闷,口舌干燥。

乌梅炒,14 克　生姜 8 克　砂糖 23 克　水煎服。

甘露散:治渴疾,饮水不止。

干猪膀胱 10 个　烧灰,为细末。每服 3 克,酒下。

沃焦散:治消渴,饮水无度。

泥鳅鱼去头、尾,烧灰　荷叶各等分　为散。每服 6 克。

重胆丸:治消渴,饮水过度,及小儿渴疾。

狗胆　猪胆各 1 枚　纳狗胆于猪胆内阴干为丸。每服 0.4 克,小儿 0.1 克,麝香汤下。

盐豉羹:治消渴,饮水无度,小便多,口干渴。

雉 1 只　入盐、淡豆豉,作羹食。

兔头汤:治消渴,烦渴引饮。

兔头 1 具　水煮,取汁适量饮之。

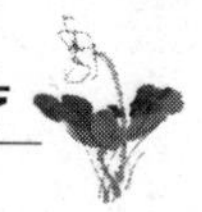

小豆汁方:治渴利。

小豆不拘多少　煮熟,捣烂绞汁,每服 30 毫升。

黑脂麻煎:治渴利。

黑脂麻　熬,取汁,每服 5 毫升。

猪脂汁:治卒小便频数,消瘦。

猪脂膏炙　取汁服。

羊肺羹:治突然小便频数,消瘦。

羊肺1具　作羹食。

十二、《古今图书集成医部全录》清·陈梦雷等

消渴饮水:王瓜去皮,每食后嚼二三两,五七度瘥。《圣惠方》

消渴心烦:用小麦作饭及粥食。《心镜》

胃热消渴:以陈粟米炊饭,干食之良。《心镜》

消渴饮水:薏苡仁煮粥饮,并煮粥食之。

消渴饮水:菉豆煮汁,并作粥食。《本草》云:或研取汁服,并佳。《普济方》

消渴引饮:韭苗日用三五两,或炒或作羹,勿入盐酱,吃至十斤即住,极效。过清明勿吃。《秦宪副方》

消渴饮水:用出了子萝卜三枚,净洗切片,日干为末,每服二钱,煎猪肉汤澄清调下,日三服,渐增至三钱。生者捣汁亦可,或以汁煮粥食之。《图经本草》

消渴饮水:干生姜末一两,以鲫鱼胆汁和丸梧子大,每服七丸,米饮下。《圣惠方》

积热消渴:冬瓜去皮,每食后吃三二两,五七度良。《食疗》

消渴不止:冬瓜一枚,削皮埋湿地中,一月取出破开,取清水日饮之,或烧熟绞汁饮之。《本草》云:作羹作齑常食佳。《圣济总录》

消渴烦乱:冬瓜瓤干者一两,水煎饮。《圣惠方》

消渴饮水:用香水梨,或鹅梨,或江南雪梨,皆可取汁,以蜜汤熬成膏,瓶收。无时,以热水或冷水调服,愈乃止。《普济方》

除烦止渴:生葡萄捣滤取汁,以瓦器熬稠,入熟蜜少许,同收,点汤,甚良。

消渴饮水,日夜不止,小便数者:用田螺五升,水一斗,浸一夜,渴即饮之。每日一换水及螺,或煮食饮汁亦可。《心镜》

又方:用糯米二升,煮稀粥一斗,冷定,入田中活螺三升在内,待食粥尽,吐沫出,乃收饮之,立效。《圣惠方》

消渴无度:干猪胞十个,剪破去蒂,烧存性为末,每温酒服一钱。《圣济总录》,下同

消渴饮水,小便数:以黄母鸡煮汁冷饮,并作羹食肉。《心镜》

消渴羸瘦:用兔一只,去皮爪五脏,以水一斗半,煎稠,去滓,澄冷。渴即饮之,极重者不过二兔。《海上方》

除烦止渴:生葡萄捣滤取汁,以瓦器熬稠,入熟蜜少许,同收点汤饮,甚良。《居家必用》

发热口干,小便赤涩:取甘蔗去皮,嚼汁咽之,饮浆亦可。《外台秘要》

消渴引饮不止:用蜗牛十四枚,形圆而大者,以水三合,密器浸一宿,取水饮之,不过一剂愈。《海上方》

乳石发渴:水浸鸡子,取清生服,甚良。《总录》

胃虚消渴:羊肚烂煮,空腹服之。《古今录验》

消渴饮水:用鲫鱼一枚,去肠留鳞,以茶叶填满,纸包煨熟食之,不过数枚即愈。《心统》

灰焦散:消渴饮水。

泥鳅鱼十头,阴干,去头尾烧灰,干荷叶等分为末,每服二钱,新汲水调下,日三。《普济方》

消渴饮水,小便数:用野鸡一只,五味煮取三升已来汁饮之,肉亦可食,甚效。《心镜》

桑枝茶:疗口干,如茶常服为佳。《本草》,下同

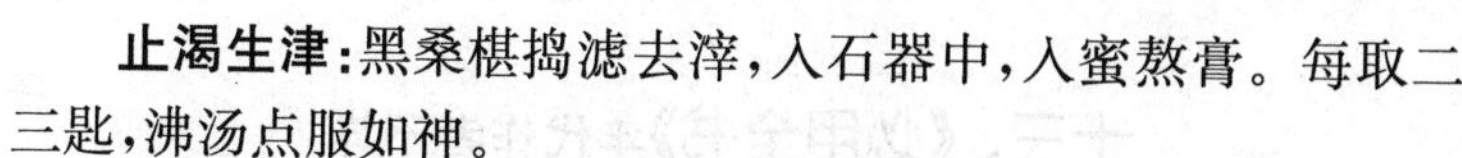

止渴生津：黑桑椹捣滤去滓，入石器中，入蜜熬膏。每取二三匙，沸汤点服如神。

酒渴：牡蛎肉和姜酢生食之，俗名石花。

消渴：蚌蛤煮食，或和姜酢生食并佳。

时气烦渴：生藕取汁一盏，入蜜一合，分三服，止渴最好。《纲目》

红柿止渴，取啖之。《本草》，下同

粟米泔酸者，止消渴甚良，常取饮之。泔久留则酸。

热中消渴：青粱米煮汁饮；或煮粥，或作饭，常食佳。

又方：糯稻秆灰淋汁饮之，甚妙。

又方：莼作羹作齑，常食佳。

又方：菘菜常食最佳，或取汁饮亦可。

三消渴疾：退雄鸡汤，澄清饮之，神效；白者尤佳。《医鉴》

消渴：白鹅煮熟，取汁饮之，肉亦可食。《本草》

热渴心闷：温水一盏，调面一两，饮之。《圣济总录》

消渴饮水：糯米三合　水五升　蜜一合　研汁分服，或煮汁服。《杨氏产乳》

渴利不止：羊肺一具，入少羊肉和盐豉作羹食，不过三具愈。《普济方》

老人消渴：鹿头一个，去毛煮烂，和五味，空心食，以汁咽之。《鄙事》

老人烦渴：寒食大麦一升，水七升，煎五升，入赤饧二合，渴即饮之。《奉亲书》

消渴饮水：乌豆置牛胆中阴干百日，吞尽即瘥。《肘后方》

止渴急方：大豆苗嫩者三五十茎，涂酥炙黄为末，每服二钱，人参汤下。《圣济总录》

渴利水：羊肉一脚　瓠子六枚　姜汁半合　白面二两　同盐葱炒食。《正要》

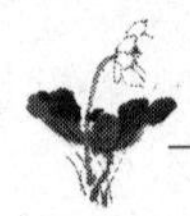

十三、《必用全书》年代作者不详

枸杞饮方：治老人烦渴，口干，骨节烦热。

枸杞根白皮一升　小麦一升，净淘　粳米三合，研

上以水一斗，煮二味，取七升汁，下米作饮。渴即渐服之，极愈。《必用之书》《寿亲养老新书》同

大麦汤方：治老人烦渴不止，饮水不定，转渴，舌卷，干焦。

寒食残大麦二升　赤饧二合

上以水七升，煎取五升，去滓。下饧调之。渴即服，愈。《必用之书》《寿亲养老新书》同

黄雌鸡羹方：治老人烦渴，小便黄色，无力。

黄雌鸡一只，如常法　粳米二合，淘折　葱白一握

上切鸡和煮作羹。下五味，少着盐，空心食之，渐进，常效。《必用之书》《寿亲养老新书》同

猪肚方：治老人消渴热中，饮水不止，小便无度，烦热。

猪肚一具，肥者，净洗之　豉五合，绵裹　葱白一握

上煮令烂熟，下五味调和，空心，切，渐食之，渴即饮汁，亦治劳热。《必用之书》《寿亲养老新书》同

兔头饮方：治老人烦渴，饮水不足，日渐羸瘦困弱，最效。

兔头一枚，净洗

上以豉心五合，水七升，煮取五升汁。渴即渐饮。《必用之书》同

青豆汤方：治老人消渴热中，饮水无度，常若不足。

青豆二斤，净淘

上煮，令烂熟，空心食之，渴即饮汁，或作粥食之，任性，益佳。《必用之书》同。

冬瓜羹方：治老人消渴烦热，心神狂乱，躁闷不安。

冬瓜半斤，去皮　豉心二合，绵裹　葱白半握

上以和煮作羹，下五味调和，空心食之，常作粥尤佳。《必用之

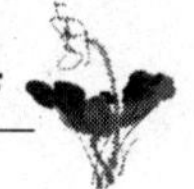

书》《寿亲养老新书》同

鹿头方：治老人消渴，诸药不瘥，黄瘦力弱。

鹿头一枚，炮去毛　《必用之书》《寿亲养老新书》净洗之

上煮令烂熟，空心，日以五味食之；并服汁极妙。

（赵展荣）

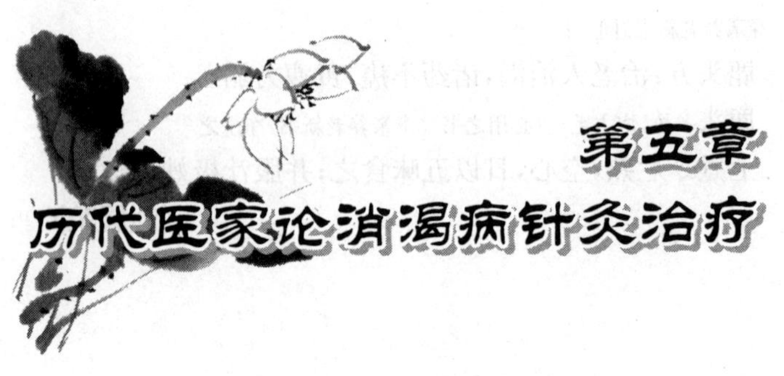

第五章
历代医家论消渴病针灸治疗

一、《针灸甲乙经》西晋·皇甫谧

消渴身热，面黄赤，意舍主之。

消渴嗜饮，承浆主之。

消渴，腕骨主之。

黄瘅热中善渴，太冲主之。

消瘅善喘，气走喉咽而不能言，手足清，溺黄，大便难，嗌中肿痛，唾血，口中热，唾如胶，太溪主之。

消渴黄瘅，足一寒一热，舌纵烦满，然谷主之。

阴气不足，热中，消谷善饥，腹热身烦，狂言，三里主之。

二、《肘后方》晋·葛洪

治小便卒太数，复非淋，一日数十过，令人疲瘦方：灸两足下第二趾本节第一理七壮。

三、《小品方》晋·陈延之

灸消渴方：灸关元一处，又侠两旁各二寸二处，各灸三十壮，五日一报，灸百五十壮。

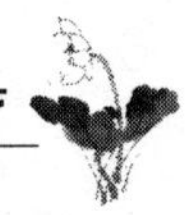

四、《千金方》唐·孙思邈

消渴咽喉干，灸胃管下输三穴，各百壮。在背第八椎下横三寸，灸之。一云灸胸堂五十壮，又灸足太阳五十壮。

消渴口干，灸胸堂五十壮，又灸足太阳五十壮。

消渴口干烦闷，灸足厥阴百壮，又灸阳池五十壮。

消渴口干不可忍者，灸小肠输百壮，横三间寸灸之。

消渴咳逆，灸手厥阴，随年壮。

消渴小便数，灸两手小指头，及足两小趾头，并灸项椎佳。

又灸当脊梁中央解间一处，与腰目上灸两处，凡三处。

又灸背上脾输下四寸，当侠脊梁灸两处，凡诸灸，皆当随年壮。

又灸肾输二处。

又灸腰目，在肾输下三寸，亦侠脊骨两旁各一寸半左右。以指按取关元一处，又两旁各二寸二处。

又阴市二处，在膝上当伏兔上行三寸临膝取之，或三二列灸，相去一寸，名曰肾系者。《黄帝经》云：伏兔下一寸。曲泉、阴谷、阴陵泉、复留，此诸穴断小行最佳，不损阳气。亦云止遗溺也。太溪、中封、然谷、太白、大都、趺阳、行间、大敦、隐白、涌泉，凡此诸穴，各一百壮，腹背两脚，凡四十七处，其肾输、腰目、关元、水道，此可灸三十壮，五日一报，各得一百五十壮佳。涌泉一处，可灸十壮。大敦、隐白、行间，此处可灸三壮。余者悉七壮，皆五日一报，满三灸可止也。若发如此灸诸阴不愈，宜灸诸阳，诸阳在脚表，并灸肺输，募按流注孔穴，壮数如灸阴家法。

小便数而少且难，用力辄失精者，令其人舒两手，合掌，并两大指，令齐，急逼之，令两爪甲相近，以一炷灸两爪甲本肉际，肉际方后，自然有角，令炷当角中，小侵入爪上，此两指共用一炷也。亦灸脚大趾，与手同法，各三炷而已，经三日，又灸之，此法甚验。

消渴：承浆、意舍、关冲、然谷，治消渴嗜饮。劳宫，主苦渴，食不下。意舍，主消渴身热，面目黄。隐白，主饮渴。行间、太冲，主嗌干善渴。商丘，主烦中渴。

五、《袖珍方》明·王永辅

近世医者，不审病证，何从而得，不明虚实，每以补药投之，遂致不救，可惜也。乃积热也，痹者热也，复以热药与之，是乃实之服补药，即寸口脉芤，其人下热，即不可治也。甚者，吐血而死。有一灸法甚妙，令病人竖其两手，剪去中指甲，于两手中指头上，各灸一炷如大豆，令两人发火，仍令两人吹去，各指尖上艾焙，其火必爆；再用艾焙两个，两脚面二处太冲脉上，亦依前法，两人发火吹之，亦爆高五六寸，四个艾焙有四个小孔处，此其验也。其人立饮食，黄色遽退，更先灸百会穴一焙，如前法吹之，万不失一矣。

六、《医学纲目》明·楼英

消渴，取玉液一分，泻见血讫，取三里泻讫如前，补玉液一分；再取关元泻讫；再取廉泉。

又法：取金津、玉液、承浆不已，再取海泉、人中、廉泉、肾俞、气海。

又法：小肠俞、阳池各灸之，又取廉泉出恶血方已。

又法：胃腧、心腧、膻中各灸之。

又法：承浆、然谷、劳宫、曲池、意舍、关元各灸之。

（赵展荣）

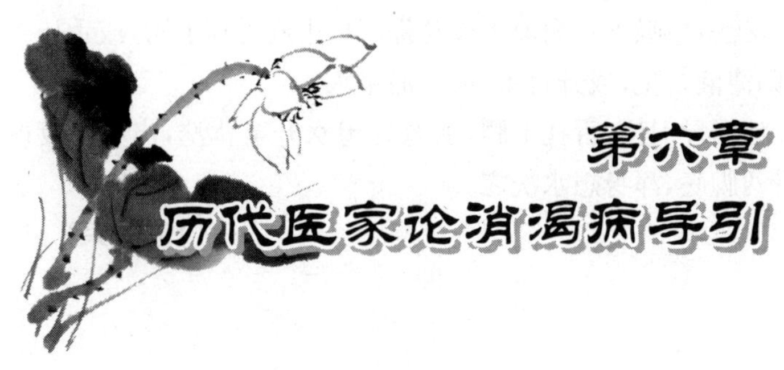

第六章 历代医家论消渴病导引

一、《诸病源候论》隋·巢元方

法云：解衣惔卧，伸腰瞋少腹，五息止，引肾去消渴，利阴阳。解衣者，无使恚碍；惔卧者，无外想，使气易行；伸腰者，使肾无逼蹙；瞋者，大努，使气满；小腹者，即摄腹牵气，使上息即为之；引肾者，引水来咽喉，润上部，去消渴枯槁病；利阴阳者，饶气力也。此中数虚，要与时节而为避，初食后、大饥时，此二时不得导引，伤人。亦避恶日，时节不和时亦避。导已，先行一百二十步，多者千步，然后食之。法不使大冷大热，五味调和，陈秽宿食，虫蝎余残，不得食，少眇着口中，数嚼少湍咽，食已，亦勿眠。此名谷药并与气和，即真良药。

二、《保生要录》宋·蒲虔贯

口干导引法：左右足心，每搓三十六回，按时吐纳，津回即咽六度，数周为兼后功行之。运功以舌托上腭，凝悬雍穴，贯一窟凉水，渐提至口嘿咽。

又法：起涌泉水或肾水皆可。

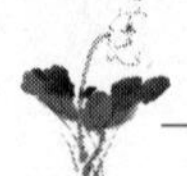

又法：想喉下一窟凉水以意提起口中或舌顶上腭，或舌压下腭，则津液自生，或升肾水，或升涌泉水。

消渴导引法：舌托上腭，从肾处想水升至背洗，出心头复两眼看两脚底，浑身想水洗之。

（赵展荣）

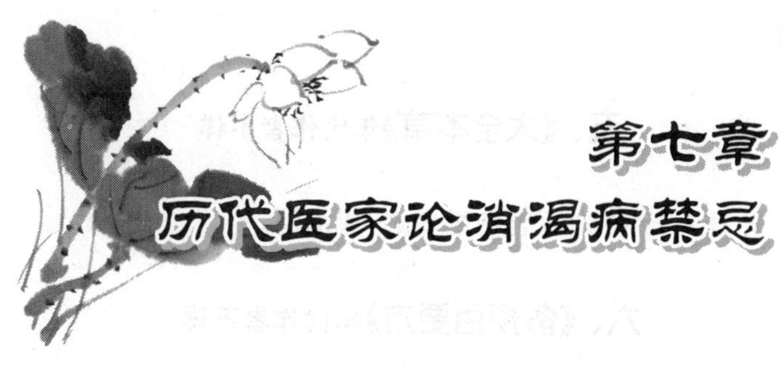

第七章 历代医家论消渴病禁忌

一、《小品方》晋·陈延之

消渴忌食猪肉。

二、《诸病源候论》隋·巢元方

养生法云：人睡卧，每张口，久成消渴及失血色。赤松子云：卧闭目不息十二通，治饮食不消。

三、《千金方》唐·孙思邈

凡消渴病经百日以上者，不得灸刺，灸刺则于疮上漏脓水不歇，遂致痈疽羸瘦而死。亦忌有所误伤，但作针许大疮。所饮之水，皆于疮中变成脓水而出。若水出不止者必死，慎之慎之！初得患者，可如方灸刺之佳。

四、《世医得效方》元·危亦林

凡消渴，大忌饮酒、房事，食油面煎炙，糟藏咸物，及一切热物。百日以上不可针灸，则疮中生脓水，或生痈疽，脓水不止

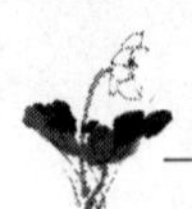

则死。

五、《大全本草》年代作者不详

孙真人云：赤白豆合鱼酢食之，成消渴。

六、《备预百要方》年代作者不详

此病饮酒吃咸酸过度所致，克慎酒味房室，咸酸面食，不慎此者，不可理也。

（赵展荣）

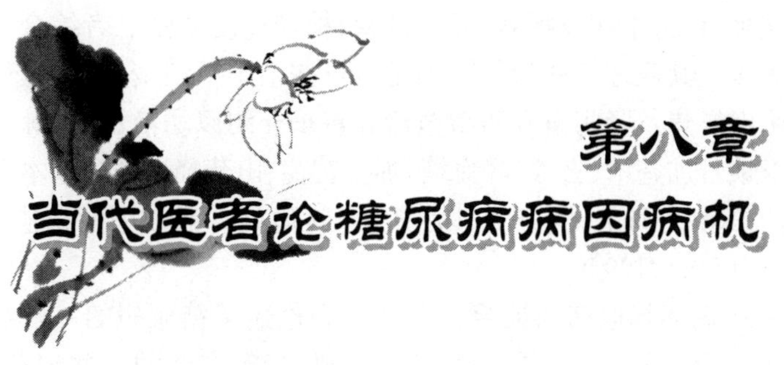

第八章 当代医者论糖尿病病因病机

1. **糖尿病病机研究概括** 作者根据1980年以来报道，从以下几方面对本病病机研究作了综述：①重肾论者仍以阴虚为本；②重脾胃者每以气虚立论；③从阴阳气血揭示病机；④从肺肝入手探讨病机。[宁亚共等．辽宁中医杂志．1988，11(10)：42～44]

2. **糖尿病病机探讨与治疗回顾** 作者从本病的病因病机及辨证与治疗两个方面进行了综述。[钱秋海．山东中医学院学报．1988，12(4)：66～69]

3. **中医药治疗糖尿病临床研究述评** 本病病因病机有阴虚燥热、气阴两虚、瘀血阻滞、脾气虚弱、肝郁气滞。辨证论证的研究：①辨证分型论治（根据临床主症分型论治；从阴阳盛衰分型论治；阴阳结合脏腑分型论；根据发病的主要原因分型论治）；②辨证分型与客观指标的研究；③治则方面的研究有滋阴清热、益气养阴、滋阴补肾、活血化瘀、益气养阴、补肾活血等6法。合并症的治疗主要包括酮症、肾病、视网膜病变等治疗。并介绍了单方、验方与食疗的应用及其展望。[吕仁和等．北京中医学院学报．1990，13(6)：1～6]

4. **近十年中医治疗糖尿病概括** 作者从病机分类、辨证论治、其他疗法、实验研究、结论和展望等方面进行了综述。[李咸荣．湖北中医杂志．1990(6)：37～39]

5. **糖尿病证治** 作者扼要介绍历代有关本病的论述及近

年文献，认为本病以嗜酒、喜食膏腴、精神过度紧张三者综合发病为多。其病理基础为肾阴不足。可按上中下三消辨证，也可分阴虚燥热及肾阴虚亏两型施治。着重介绍以增液汤、生脉散合玉锁丹加苍术、玄参、降血糖，加生黄芪、山药降尿糖为基本方的治法和民间单、验方及其疗效。[刘建英．浙江中医杂志．1980，15(4)：169]

6. **简述糖尿病的证治**　本文首先论述了糖尿病的一般症状，引述了《素问》《外台秘要》《金匮要略》等有关的一些记载。分述了病因病机。介绍治疗原则是依据张仲景的肾气丸及赵献可的治肾原理，以滋补为主。分3型论治：①肺肾阴虚型：用育阴清热、益气生津法，以玉泉散加减治疗。②燥热炽盛型：用滋阴清热、和中润燥，佐以益气生津，以集灵膏化裁治疗。此二型症状缓解后用金匮肾气丸固本。③肾虚液固型：用益气复脉、滋阴扶阳法，以生脉散合龟鹿二仙加味，症状缓解后以人参鹿茸丸长服。介绍了随症加药法，食饵治疗，养生之道及预后的判断。3型各举病案1例。[杜怀棠．江苏中医．1965(4)：6～9]

7. **消渴证论治**　本文对本证病机、病因和治则进行了探讨，指出历代治疗本证不外生津清热、滋养肾阴、益肾温阳、荡涤阳明诸法，并须慎嗜欲、薄厚味、减思虑。认为对上中消热证不宜过用寒凉；肺胃热盛津伤者酌投玉女煎、人参白虎汤之属；胃有伏火可用《千金》黄连丸加味或生地八物汤；下消肾火炽盛宜知柏地黄或六味地黄合生脉散滋补肺肾；若属虚寒，用肾气丸加减。[温奕磊．浙江中医杂志．1980，15(4)：171]

8. **糖尿病辨证分型论治初步总结(附67例疗效分析)**　本病属消渴病范畴，发病机理始于阴虚引起燥热，阴虚重点在肾是其本，燥热表现在胃是其标。①燥热型：三多症明显，血糖增高，尿糖阳性，治宜清热滋阴，方用白虎汤合大补阴丸加减；②湿热型：除上症外，形体肥胖，阴痒明显，治宜清湿热养阴，方用甘露饮加减；③正虚型：三多症不明显，但消瘦、血糖高、尿糖阳性，治

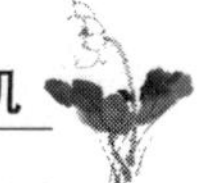

宜益气扶正，方用四君子汤合生脉散加减；④阴阳虚衰型：形寒怕冷，浮肿，或有酮中毒征象，治宜益阳养阴，方用二仙汤合八味丸加减。结果：基本控制(空腹血糖恢复正常，临床症状完全消失)16例，显效15例，好转26例，无效10例。[查玉明．辽宁中医杂志．1983(9)：17]

9. 糖尿病辨证与环核苷酸关系初探　对31例糖尿病人及10名正常人血浆cAMP及cGMP含量测定并分析其比值变化规律。结果显示：阴虚热盛型cAMP含量近似正常人，cGMP低于正常人，cAMP/cGMP显著升高($P<0.01$)；气阴两虚型和阴阳两虚型表现相似，即cAMP含量低于正常人，cGMP高于正常人，cAMP/cGMP显著降低($P<0.01$)，阴阳两虚型比值下降更为显著。这些指标的变化与临床表现颇为一致，病情愈重，阳(气)虚症状就愈明显，环核苷酸的变化，特别是cAMP/cGMP的比值变化就越显著。[张大荣等．浙江中医杂志．1982，17(3)：100]

10. 糖尿病辨证分型和客观指标联系的研究　根据近10年的研究资料，对本病的辨证分型与以下指标的联系进行了综述：①环核苷酸；②血液流变学、甲皱微循环、血小板聚集性；③血糖、糖化血红蛋白、血脂；④血浆胰岛素量、胰岛素释放试验；⑤血浆皮质醇、尿17-羟皮质类固醇、尿17-酮类固醇、香草基杏仁酸；⑥血浆性激素；⑦视网膜病变；⑧微量元素；⑨血清免疫球蛋白的含量。[雷磊等．安徽中医学院学报．1992，11(2)：61～64]

11. 糖尿病的病理机制和辨证施治　认为古籍按上中下三消分证不尽合乎实际。作者将本病分为4型论治：①脾虚肺胃蕴热型：用健脾清热消糖汤(生石膏、山药、知母、葛根、花粉、茯苓、玄参、莲子肉、白术、黄连、生内金、五倍子)；②脾虚气虚型：用健脾降糖汤(党参、黄芪、白术、五味子、五倍子、生内金)；③脾肾两虚型：用健脾补肾降糖汤(熟地、萸肉、杞子、补骨脂、巴戟天、苍白术、莲子肉、山药、生内金、五倍子)；④脾虚瘀滞型：用健脾逐瘀降糖汤(当归、丹参、山药、赤芍、川芎、泽兰、五倍子、生内金、苍白术、莲子肉、红花、枳实)。每型均附典型病例。[程宜福．江苏中医杂志．1981,2(2)：5]

12. 对糖尿病中医辨证指标和施治方药的探讨 经过上千例的观察实践，将本病分为7型施治。①阴虚型：北沙参、麦冬、杞子、当归、川楝子各10g。②阴虚火旺型：同上，随证加清火药。如肝火旺加柴胡、龙胆草，心火旺加黄芩、黄连、连翘等，肺热盛加桑白皮、黄芩、蛤粉，胃火旺加生石膏、知母等。③气阴两虚型：生黄芪、玄参、丹参、生牡蛎各30g，苍术、生熟地、葛根、茯苓各15g。④气阴两虚火旺型：同上，随证加清热药。⑤阴阳两虚型：桂枝、山药、山萸肉、丹皮、泽泻各10g，生熟地、茯苓、葛根各15g，制附片5g。⑥阴阳两虚火旺型：同上，加知母、黄柏各10g。⑦瘀血型：木香、当归、川芎各10g，益母草、丹参各30g，赤芍、葛根、生熟地各15g，均随证加减。[祝谌予等．上海中医药杂志．1982(6)：5]

13. 糖尿病辨证分型与激素关系的研究 治疗组94例，按中医辨证分为肺热津伤、胃火炽盛、肾阴不足、阴阳俱虚4型。对照组健康人30例，每例均做空腹血糖及多种相关激素或其代谢产物的测定。结果：中医各证型之间激素的变化有一定的规律性，不同证型有其不同的病理基础，与胰岛、肾上腺皮质、髓质及甲状腺功能状态有密切关系。[张崇祥等．中西医结合杂志．1988,8(12)：714～716]

14. 成人糖尿病中医辨证分型的初步探讨 1973—1980年328例，分3型辨证施治。阴虚热盛型，39例占11.89%，见于病初期，治宜清热养阴；气阴两虚型，251例占76.52%，见于病之中期，以益气养阴为主；阴阳两虚型，38例占11.59%，多见于病之后期，需补肾阴壮肾阳。作者认为本病3种分型代表不同的病程阶段，各型治则相异，但阴虚为本病之本，贯穿于本病之

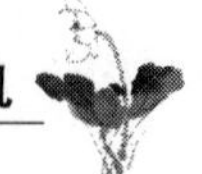

始终。几年来治疗总有效率达 75.6%。[张云如等. 辽宁中医杂志.1982(5):40]

15. 男性 2 型糖尿病中医辨证论治与血浆性激素关系的初步观察　对本病 46 例测其血浆雌二醇(E_2)及睾酮(T),同时进行中医辨证(偏阳虚者 28 例,偏阴虚者 18 例)。结果:患者的 E_2 升高,T 下降,E_2/T 升高,与正常人相比有显著性差异($P<0.001$)。从治疗组中选出能坚持长期服用中药者 22 例,根据中医辨证加服中药:潞党参、玉米须、桃树胶、黄芪各 30g,仙灵脾、菟丝子、枸杞子、柏子仁、大生地各 12g,蚕蛹 15g。在服中药前及服药 3 个月后测定空腹血糖及血浆 E_2、T、cAMP、cGMP。结果:治疗后 E_2/T 显著下降($P<0.05$),空腹血糖亦随之下降($P<0.05$),血浆环核苷酸无显著改变,用补肾、调节阴阳的方法治疗后,症状改善明显,性激素变化也趋向正常。[邝安堃等. 中西医结合杂志.1983,3(2):79]

16. 糖尿病瘀血近代研究概述　作者根据近代研究资料,就糖尿病瘀血病理之研讨和糖尿病瘀血证的治疗研究进行了综述。[刘运耀. 福建中医药.1991,11(1):43~46]

17. 糖尿病瘀血产生的机理、辨证与治疗　作者就糖尿病瘀血产生的机理、辨证和治疗作了扼要的综述。[张宗铭. 安徽中医学院学报.1989,8(2):53~56]

18. 糖尿病血瘀证的临床特点及易患因素探讨　治疗组 170 例 2 型糖尿病中,血瘀证发生率为 61.77%。临床特征:舌质紫黯,舌体瘀斑瘀点,舌下脉迂曲;视网膜血管瘤形成、出血及增生;常见头痛,胸痛,双肢体疼痛或麻木,体重指数增加;合并有冠心病、脑血管病变、视网膜病变、高脂血症以及中医气虚、心虚、肝虚、肾虚时血瘀证的患病率提高。提示本病并发症的主要原因是气虚血瘀。[陈剑秋等. 中医杂志.1994,35(2):106~108]

19. 糖尿病从瘀论治的研究进展　综述:①病因病机的研

究进展；②从瘀论治的研究进展；③合并症瘀血的研究进展（合并血管病变、合并神经病变）；④小结。［何秀川等．北京中医．1991(6)：47～50］

20. 糖尿病夹血瘀的临床研究进展　从糖尿病夹血瘀的机理探讨、诊断进展和治疗概况等方面进行了综述。［宁亚功．中医杂志．1991，32(8)：50～53］

21. 糖尿病瘀血研究进展　综述：①糖尿病确有瘀血存在（古代文献记载、现代医学认识、客观证据）；②糖尿病瘀血的表现（症状、舌象及软腭征、实验室检查）；③糖尿病瘀血的治疗（古方、今方）；④小结。［申健．甘肃中医学院学报．1991，8(2)：55～56］

22. 对糖尿病人“瘀血”的研究　观察服用中药糖尿病合剂或片剂1号配合西药治疗前后各项指标变化并与对照组比较。结果：糖尿病人40例，全血黏度、红细胞电泳时间均高于正常；女性患者的全血比黏度，血浆比黏度和红细胞压积（血细胞比容）等项均比正常人女性组为高，而男性患者与正常组比较则无明显差异。在35例糖尿病人中甲皱微循环有改变者占68.6%。12例糖尿病患者治疗后甲皱微循环好转4例，无改变7例，皮肤现出血点1例。表明血液流变学指标未见改变。同时分析了糖尿病人的中医分型、舌象、性别对血流变、甲皱微循环改变的关系。［翁维良等．中医杂志．1982，23(1)：46］

23. 活血化瘀法治疗糖尿病研究概况　综述：①糖尿病瘀血证的机理及辨证标准；②糖尿病瘀血证得现代研究；③活血化瘀是治疗糖尿病及并发症的重要方法。［娄锡恩．北京中医学院学报．1991，14(4)：21～23］

24. 糖尿病微循环障碍与血瘀关系研究的概括　作者从糖尿病的微循环障碍、糖尿病与血瘀、微循环障碍与血瘀、糖尿病循环障碍与血瘀等4个方面进行了综述。［赵恒侠．广州中医学院学报．1990，7(2)：122～124，121］

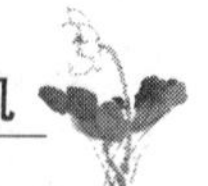

25. 2型糖尿病中的瘀血证和益气活血药预防其血管病变的疗效观察　观察到本病患者76例中,52%呈现有瘀血证。为评价中药的预防效果,对其中60例随机分为两组。治疗组30例口服降糖西药,并加用益气活血中药(黄芪、红藤、茵陈、泽泻各15g,制大黄4.5g,炙甘草3g),3～6个月后,高血症及动脉硬化指数皆有明显改善;对照组30例,单纯用降糖西药3个月以上,结果除胆固醇有所降低外,其余指标改善不明显。认为对于血糖基本控制后仍伴有脂质代谢紊乱的糖尿病患者加用益气活血药尤为适宜,推测益气活血药可以预防2型糖尿病血管病变。[施塞珠等．中医杂志．1989,30(6):21～24]

26. 中医治疗糖尿病的探讨　气阴两虚,用黄芪汤合增液汤加减;湿热阻气,用甘露消毒丹加减;阳虚不固,用金匮肾气丸加味;阴虚失敛,用六味地黄汤合五子衍宗丸加减;肝郁阴虚,先予丹栀逍遥丸加减,继用肝肾同调法,药用生地、丹皮、栀子、醋香附各10g,玄参、地骨皮、草决明各30g,山药、郁金各9g,天花粉、夜交藤各3g,当归、白芍各12g,杭菊15g;燥热阴虚,用六味地黄汤合白虎承气汤;阴亏三消,用甘露饮合白虎汤加减。实践证明,滋阴补肾清热生津是治疗本病的大法。但对复杂情况尚需用法外之法。[蒋天佑．黑龙江中医药．1982(2):26]

27. 育龄女性2型糖尿病患者血清和唾液性激素变化与肾虚关系　治疗组18例中,肾气虚者15例,肾阴虚者3例。治疗前空腹血糖125～226mg%,血清胰岛素37.8～12.5U/ml;5例停经患之血清雌二醇、孕酮及睾酮水平均较正常对照明显降低;13例有月经的患者,其血清和唾液雌二醇、孕酮水平显著下降,睾酮水平上升,雌二醇与睾酮比值显著下降。经3个月以上中西医结合补肾治疗,即控制饮食,口服D-860(甲苯磺丁脲),中药用党参、黄芪、仙灵脾、枸杞子、熟地、玉米须、蚕蛹、桃树胶。结果:血糖降至146mg%($P<0.001$),肾虚症状得到明显改善($P<0.001$),血清和唾液性激素趋向正常,但血清胰岛素水平

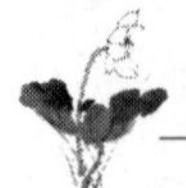

无明显改变。[邝安堃等．中医杂志．1989,30(8):26]

28. 2080例糖尿病患者证候与血糖关系分析　用现代统计学和流行病学方法，对河南省内本病进行了证候学调查，按症状、证候及证型3个不同层次归为气、血、阴、阳虚为病理虚证，心、肝、脾胃、肺、肾虚为脏腑虚证，气郁、血瘀、痰湿、湿热、热毒为里实证，阴虚燥热属虚实夹杂证共15种证候，进行统计分析。结果：虚、实证证候阳性率分别为77.55%、22.45%($P<0.01$)，其中气虚证占88.75%，均高于阴虚燥热及阴虚证($P<0.01$)；认为气阴两虚，以气虚为主是发病的基本病机。血糖值由轻、中、重度增高发展，证候位序也按肝虚→阴虚→血瘀→阳虚顺序衍变，其中气虚贯穿始终。认为本病不仅与中医肺、脾胃、肾功能不足有关，而且与肝之病理变化密切相关，尤其本病早期肝虚证是重要的临床表现。[张延群等．中医杂志．1996,37(10):617～619]

29. 200例糖尿病患者舌象检查分析　患者辨证属肾阴不足90例，肾阳虚衰17例，胃热炽盛45例，气虚血瘀48例；西医分型：轻型20例，中型126例，重型54例。检查结果：舌质红者102例占51%，绛舌7例占3.5%，淡红舌55例占27.5%，青紫舌32例占16%，淡白舌4例占2%。苔薄白10例占54.5%，白腻苔18例占9%，薄黄及黄腻57例占28.5%，花剥苔7例占3.5%，净舌少苔3例占1.5%，光滑如镜面4例占2%，黑苔2例占1%。舌体正常53例，舌胖边有齿痕及有裂纹147例。舌脉粗张、迂曲、延长、色泽紫黑及舌脉管径大于2.7mm 119例占59.5%，舌脉正常81例占40.5%。提示本病患者大多阴伤或阴虚火旺与血瘀见证。[陈泽霖等．浙江中医杂志．1985,20(4):137～138]

30. 化痰降糖汤干预2型糖尿病胰岛素抵抗疗效观察　治疗组82例，用化痰降糖汤(佩兰12g，杏仁、白蔻仁、生薏苡仁、竹叶各10g，黄连6g)，日1剂，水煎服。对照组42例，用二甲双

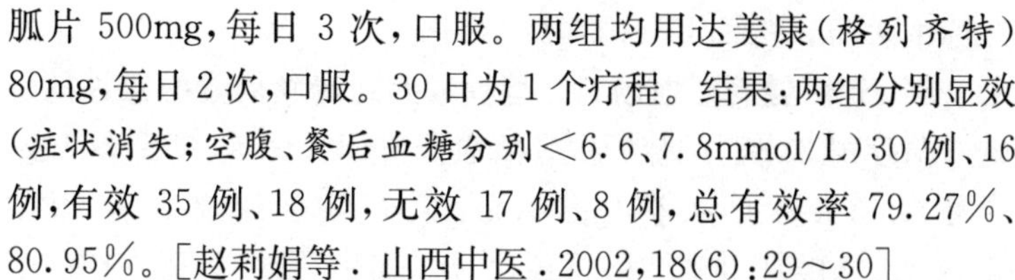

胍片 500mg，每日 3 次，口服。两组均用达美康（格列齐特）80mg，每日 2 次，口服。30 日为 1 个疗程。结果：两组分别显效（症状消失；空腹、餐后血糖分别＜6.6、7.8mmol/L）30 例、16 例，有效 35 例、18 例，无效 17 例、8 例，总有效率 79.27%、80.95%。[赵莉娟等．山西中医．2002，18(6)：29～30]

31. 健脾化瘀活血法对 2 型糖尿病胰岛素敏感性的影响　两组各 30 例。治疗组用胰苏灵（含生黄芪、山药、苍术、元参、葛根、丹参、佩兰、荔枝核、熟大黄等），日 1 剂，水煎服。对照组用二甲双胍 0.5g，每日 3 次，餐后服。均 8 周为 1 个疗程。结果：两组分别显效（症状、体征基本消失；血糖下降＞30%，胰岛素敏感指数提高＞50%）10 例、7 例，有效 17 例、16 例，无效 3 例、7 例，总有效率 90%、76.6%。[徐云生等．山东中医杂志．2004，23(7)：394～396]

32. 清热燥湿健脾法治疗 2 型糖尿病及胰岛素抵抗患者 23 例临床观察　治疗组用四妙汤颗粒（苍术 15g，黄柏 6g，薏苡仁 30g，黄连 10g。每袋 20g），每次 10g，每日 2 次；对照组 22 例，用二甲双胍胶囊 0.25g，每日 3 次；均口服。停用他药，控制饮食，8 周为 1 个疗程。结果：两组分别显效各 7 例，有效 12 例、11 例，无效各 4 例。证候积分、总胆固醇、甘油三酯、高及低密度脂蛋白胆固醇治疗组治疗前后比较均有显著性差异（$P<0.01$）。[冉颖卓等．中医杂志．2004，45(7)：522～524]

33. 清热燥湿活血法对 2 型糖尿病胰岛素抵抗的影响　两组各 35 例，均在原有降糖药基础上加用 TZD（噻唑烷二酮）类药盐酸吡格列酮 15mg，每日 1 次；高血压选用硝苯地平缓释片 20mg，每日 2 次。停用降血脂药。2 周后，治疗组用制大黄、桃仁、川芎、葛根各 10g，黄连 5g，生地黄 15g。随症加减，日 1 剂，水煎分 2 次于两餐之间服。均糖尿病饮食，低脂低盐饮食，用 8 周。结果：两组分别显效 7 例、3 例，有效 24 例、22 例，无效 4 例、10 例，总有效率 88.57%、71.43%（$P<0.05$）。[张敏等．

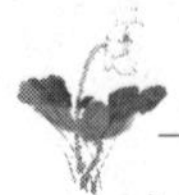

江苏中医药.2008,40(10):41～43]

34. 疏肝健脾活血汤对2型糖尿病患者胰岛素敏感性的影响　治疗组38例,用疏肝健脾活血汤(柴胡、白术、郁金各12g,赤芍、白芍各15g,茯苓18g,枳壳、当归、川芎各9g,薄荷、甘草各6g)。气虚甚,加党参、黄芪;夹湿,加生薏苡仁、苍术;湿热,加栀子、玉米须;燥结,加大黄;阴虚,加生地。日1剂,水煎服。与对照组37例均用达美康(格列齐特)80～160mg,美迪康(二甲双胍)250～500mg,日2次,口服。均控制饮食,8周为1个疗程。结果:两组分别显效20例、10例,有效各11例,无效7例、16例,总有效率81.57%、56.76%($P<0.01$)。[李经卫.新中医.2002,34(5):28～29]

35. 益气养阴活血汤对改善胰岛素抵抗的疗效观察　益气养阴活血汤含黄芪45g,人参、山药、丹参各30g,熟地24g,山茱萸、赤芍、葛根、五味子、天花粉、巴戟天、淫羊藿、陈皮各15g,丹皮,茯苓、泽泻各12g。日1剂,水煎餐后服。治疗组71例,用8周。结果:显效36例,有效25例,无效10例,总有效率86.68%。空腹及餐后2小时血糖、糖化血红蛋白、空腹胰岛素、胰岛素敏感性指数治疗组治疗前后比较均有显著性差异($P<0.01$或0.05)。[杨月花等.湖北中医杂志.2005,27(2):45]

36. 扶正化瘀活血方对2型糖尿病胰岛素抵抗患者IGF-1水平的影响　两组各30例。治疗组用扶正化瘀活血方:太子参、麦冬、生地黄、茯苓各20g,半夏12g,竹茹、红花各10g,水蛭6g。日1剂,水煎空腹服。与对照组每天均用二甲双胍0.75～1.5g,口服。均糖尿病教育,控制饮食,适量运动,2个月为1个疗程。结果:IGF-1(胰岛素样生长因子-1)、空腹血糖、糖化血红蛋白、血胆固醇、甘油三酯、血胰岛素、胰岛素敏感性指数、胰岛素抵抗指数治疗组治疗前后及治疗后两组比较差异均有统计学意义($P<0.05$)。[张洁.中国中医急症.2008,17(12):1672～1674,1676]

37. 升清降糖方对2型糖尿病患者胰岛素抵抗影响的临床观察　两组各56例。治疗组用升清降糖方：葛根30g，黄芪、太子参、白术、川芎各10g，升麻5g。日1剂，水煎服。对照组用拜唐苹（阿卡波糖片）50mg，每日3次，口服；每日≤300mg。均西医对症处理等，用90日。结果：空腹、餐后1小时及2小时血糖，胰岛素指标、胰岛素敏感指数两组治疗前后自身及治疗后组间比较均有显著性差异（$P<0.01$或0.05）。［庞铁良等．北京中医．2006，25（9）：546～548］

38. 调肝降糖方治疗2型糖尿病胰岛素抵抗30例临床研究　治疗组用调肝降糖方：柴胡、白芍、山茱萸各15g，佛手、乌梅各12g，荔枝核、山药、黄芪各30g，当归、太子参各20g，白术、杭菊花、甘草各10g，黄连9g。随症加减，日1剂，水煎餐前服。对照组30例，用盐酸二甲双胍0.5g，每日3次，餐中服。均控制饮食，8周为1个疗程。结果：两组分别显效12例、6例，有效14例、15例，无效4例、9例，总有效率86.7%、70%（$P<0.05$）。甘油三酯、总胆固醇、空腹及餐后2小时血糖、糖基化血红蛋白、空腹胰岛素、胰岛素敏感指数及抵抗指数两组治疗前后自身及前2项治疗后组间比较均有显著性差异（$P<0.01$）。［刘福来等．时珍国医国药．2006，17（10）：2041～2043］

39. 调糖饮对2型糖尿病胰岛素抵抗及血清脂联素的影响　3组各30例。治疗组用调糖饮胶囊（生黄芪、绞股蓝、黄精，山药、玄参、水蛭、黄连、丹参。每粒含有效成分0.35g）3粒，二甲双胍片500mg，每日3次，口服。对照1、2组分别用上述中、西药。均用格列吡嗪（或达美康，或瑞格列奈）。出现低血糖原降糖药减量。停用原中药、降血糖、降脂药。均3个月为1个疗程。结果：空腹血糖、血清总胆固醇、甘油三酯、低密度脂蛋白胆固醇、胰岛素抵抗指数、胰岛素敏感指数、BMI（体重指数）3组治疗前后自身及治疗后治疗组与两对照组比较，血尿酸、脂联素治疗组与对照1组治疗前后自身比较，差异均有统计学意义（P

<0.01 或 0.05)。[马宁宁等.广西中医药.2009,32(3):5～7]

40. 消糖平胶囊治疗 2 型胰岛素抵抗患者 109 例临床观察 治疗组用消糖平胶囊(含人参、黄芪、地锦草、鬼箭羽、生地黄、山药、丹参、水蛭等。每粒含生药 2.4g)3 粒,每天 3 次;与对照组 79 例均用二甲双胍 0.25g,每天 2 次;均口服。糖尿病饮食,适当运动,用 12 周。结果:空腹血糖、餐后 2 小时血糖、糖化血红蛋白(HbA1c)、胰岛素敏感指数(ISI)、24 小时尿微量白蛋白(mALB)、胆固醇两组治疗前后自身及前 3 项治疗后组间比较均有显著性差异($P<0.01$ 或 0.05)。[张学红等.中医杂志.2007,48(9):812～813]

41. 敏疏糖胶囊对 2 型糖尿病外周胰岛素抵抗(痰湿证)患者症状体征的影响 均痰湿阻滞型。治疗组 144 例,用敏疏糖胶囊(白芥子、僵蚕、泽泻、白术、枳实、大黄等。每粒 0.5g)3 粒,每天 3 次;盐酸吡格列酮模拟剂 1 片,每天 1 次;口服。对照组 48 例,用盐酸吡格列酮片 30mg(1 片),每天 1 次;敏疏糖胶囊模拟剂 3 粒,每天 3 次;口服。两组均用格列吡嗪片 5mg,每天 3 次,餐前服。用 16 周。结果:两组分别显效(症状、体征明显改善,证候积分减少≥70%)18 例、5 例,有效 90 例、25 例,无效 36 例、18 例,总有效率 75%、62.5%。三多症状、头身困重、心悸等症状两组治疗前后自身及治疗后组间比较差异均有统计学意义($P<0.01$ 或 0.05)。[徐立然等.辽宁中医杂志.2009,26(4):554～556]

(赵展荣)

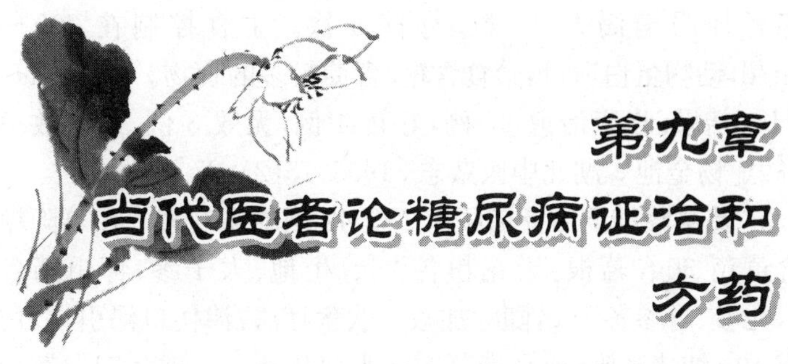

第九章 当代医者论糖尿病证治和方药

1. **中成药及单味药治疗糖尿病的研究进展** 从中药复方、单味中药的研究两方面进行了综述。[魏军平．吉林中医药．1993(5):44]

2. **益气健脾除湿汤治疗消渴25例** 益气健脾除湿汤含黄芪30～60g,太子参、白术、茯苓、枸杞子、怀山药、丹参、白芍各20～30g,玉米须30g。肢冷加制附块;烦热或低热加地骨皮、胡黄连;呕恶加白蔻、半夏;蛋白、管型尿加黄精、菖蒲、萆薢;下肢麻木疼痛加木瓜、牛膝。2日1剂,水煎服。酌加口服降糖药物10～15日。经治40～60日。结果:临床痊愈16例,好转9例,有效率100%。[章继才．中医函授通讯．1993,12(5):44]

3. **胡桃饮治2型糖尿病84例疗效观察** 治疗组取胡桃12枚敲破,加水750ml,文火煎至300ml,去掉硬壳及分心木,将药汤及果肉3等份,饭前30分钟服1份,日3次。与原降糖药合用2周,待尿糖降至(+)～(++)后渐停原药。对照组28例,予降糖灵(苯乙双胍)25mg,每日3次,饭前服。30日为1个疗程,经治2～4个疗程。结果:两组分别显效32例、10例,有效39例、12例,无效13例、6例,总有效率84.5%、78.6%。[吴学勤．新中医．1993,25(7):23～25]

4. **白虎金黄饮治疗糖尿病34例** 药用生石膏24g,知母12g,黄连3g,山药、花粉各30g,沙参、生地、金银花、黄芪、黄精、枸杞子、麦冬各15g,蒲公英10g。日1剂,水煎服。3例尿酮阳性患者加服消渴丸 10 粒，每日 3 次。主食控制在 300～350g/d，动物蛋白适量，禁食含糖、含淀粉多的食物。治疗 24～45 日。结果：临床治愈 27 例，好转 4 例，无效 3 例，总有效率 91%。［杨金池．湖北中医杂志．1993，15(2)：27］

5. 芪葛降糖汤治疗糖尿病 2 型 42 例临床观察　芪葛降糖汤含黄芪 30g，葛根、天花粉各 25g，生地、太子参、怀山药各 20g，元参、丹参各 15g，随症加减。饮食疗法：津伤口渴引饮，用乌梅 10g 炖猪胰脏，或马齿苋 50g 水煎代茶。气虚用四白散加黄芪、鸡内金各 15g 炖猪胰脏。阴虚用白蜗牛肉炖猪瘦肉。气阴不足用黄芪、山萸肉各 15g，怀山药、生地各 30g 炖猪胰脏；或西洋参 3g 炖瘦肉。肾精亏虚，黄芪、枸杞、山萸肉各 15g 炖甲鱼；或冬虫夏草 6g 炖母鸡。疗程 1～2 个月。结果：治愈 17 例，显效 18 例，无效 7 例，总有效率 83.33%。［戴舜珍等．福建中医药．1992，23(3)：12～13］

6. 滋泉冲剂治疗糖尿病疗效观察　生黄芪、太子参、山药、鲜生地、熟地各 15g，五味子、五倍子各 10g，生龙骨、生牡蛎各 30g。以上为 1 日量，制成冲剂，20g，每日 2 次，口服。服药期间主食控制在 300g 左右。治疗 123 例，1 个月为 1 个疗程。结果：临床痊愈 46 例，好转 63 例，无效 14 例，总有效率 88.6%。［抗鹭娃．中医杂志．1992，33(6)：29］

7. 糖尿病中医治则概述　本文从滋阴清热、注重补肾、健脾化湿、益气养阴、活血化瘀、益气活血、益气养阴活血 7 个方面进行了综述。［高彦彬．吉林中医药．1991(4)：40～42］

8. 六味地黄丸加味治疗非胰岛素依赖性糖尿病 65 例　基本方：熟地 60g，山茱萸、山药各 30g，泽泻、丹皮、茯苓各 15g，花粉 40g，石斛 15g，砂仁 10g。口渴症状明显加芦根；饥饿症状突出加西洋参、玄参；多尿症状较甚加五味子、生地。另据病机侧重，酌情增减。日 1 剂，水煎服。1 个月为 1 个疗程。结果：显效 30 例，有效 28 例，无效 7 例，总有效率为 89.2%。［钟磊等．

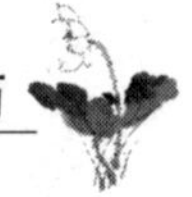

湖北中医杂志.14(2):20～21]

9. 降糖散配合中药汤剂治疗糖尿病　治疗组40例,用降糖散(怀山药、天花粉、鸡内金、荔枝核,按4∶3∶1∶2比例配方,研细和匀)10g,每日3次,口服。肾阴亏虚型,配用玄参、麦冬、生地、熟地、怀山药、茯苓、丹皮、山萸肉、北沙参、知母、花粉;气阴两亏型,配用生黄芪、玄参、麦冬、山药、花粉、玉竹、黄精、丹参、川芎;阴阳两虚型,配用熟地、怀山药、山茱萸、菟丝子、丹皮、淫羊藿、黄精、玉竹、枸杞子。日1剂,水煎服。结果:临床治愈3例,好转35例,无效2例。[郑觉泰.浙江中医学院学报.1992,16(2):29]

10. 分型论治糖尿病的临床研究(附1500例总结)　治疗组933例,阴虚燥热型用葛根、丹参各20g,花粉、麦冬、苍术、地骨皮、赤芍各10g,知母、玉竹、元参、桑白皮、生地各15g,草决明30g;气阴两虚型用葛根、丹参、北芪、怀山药、太子参各20g,知母、黄精各15g,火麻仁、冬瓜仁各30g,天花粉、牛膝各10g,五味子8g,乌梅2粒;脾虚湿停型用北芪、怀山药、茯苓各20g,党参12g,白术、苍术、泽泻、枳壳各10g,薏苡仁30g,陈皮6g,川连4g;阴阳俱虚型用北芪、怀山药、茯苓各20g,山茱萸、桃仁、菟丝子、沙苑子、白术、黄精各10g,金樱子、牛膝各15g,泽泻12g。随症加减,日1剂,水煎服。并用低剂量降糖西药,口服;酌用胰岛素。对照组1、2组分别为267例、300例,分别用上述中、西药。糖尿病饮食。结果:3组分别良好(空腹、餐后血糖分别<6.1mmol/L、7.2mmol/L)593例、55例、155例,一般228例、102例、61例,不满意112例、110例、84例。[叶镇鹏等.光明中医.2005,20(3):54～56]

11. 复方丹参注射液治疗糖尿病120例　以复方丹参注射液8～12ml加入0.9%氯化钠注射液500ml。日1次,静脉滴注。体瘦者可入ATP 80mg、辅酶A 10U;体胖血脂高者加入维生素C 2g、维生素B_6 100mg。参照1979年全国糖尿病会议的标准统计疗效。经治 28～42 日后。结果：显效 50 例占 41.6%，好转 55 例占 45.8%，无效 15 例占 12.6%；血糖含量由原(199.33±5.04)mg 降至(150.32±36.95)mg。治疗前后比较有显著性差异($P<0.001$)。[高静洁．北京中医．1991(6)：26]

12. 专方及中成药治疗糖尿病近况　近 10 年来有关文献综述。古方中应用历史最久的首推六味地黄丸，以及知柏地黄丸、八仙长寿丸、杞菊地黄丸、金匮肾气丸、乌梅丸、甘芍降糖片、千金黄连丸、玉泉丸、五子衍宗丸等。应用较多的还是今方，立法组方以益气养阴、清热生津、滋肾活血为主。中医药治疗本病，在降低血糖、纠正代谢紊乱方面疗效确切；同时能降低血脂，改善微循环，增强机体免疫功能，有利于防治并发症；副作用小，可长期使用。中成药比中药饮片汤剂简便易服，缺点是不能随症加减用药，可用配合药引或用少数药水煎代茶弥补。[申健．贵阳中医学院学报．1992,14(1)：47～49]

13. 自拟消渴方治疗糖尿病 172 例　基本方：苍术、黄连、鸡内金各 25g，生荷叶、佩兰叶、白术各 18g，生山药、花粉、桑椹各 15g，浮萍、五味子各 6g，古瓦(包煎)150g。湿热恋肺、耗精动液，加地骨皮、天冬各 15g，砂仁、射干、生地各 10g；脾受湿困、郁而化热，加厚朴花、佛手花各 15g，生薏苡 30g，生石膏 60g，鸡内金加至 30g；肾阳衰弱、气化无权，加杜仲、巴戟天各 15g，附子 10g，萆薢 20g。日 1 剂，水煎服，30 日为 1 个疗程。结果：治愈 119 例，好转(症状基本控制，空腹血糖>6.5mmol/L，餐后 2 小时血糖<7.4mmol/L，2 小时尿糖±或+)35 例，无效 18 例，总有效率为 89.54%。[张书林．浙江中医杂志．1991,26(2)：79]

14. 生脉胜甘汤为主治疗糖尿病 63 例　治疗组患者中显性糖尿病 48 例，非胰岛素依赖型 14 例，胰岛素依赖型 1 例。均予辽沙参、玉竹、麦冬、五味子、黄连各 12～15g，生地、生黄芪各 30～60g，生石膏 20～30g，知母、花粉各 15～30g，乌梅、山萸、桑

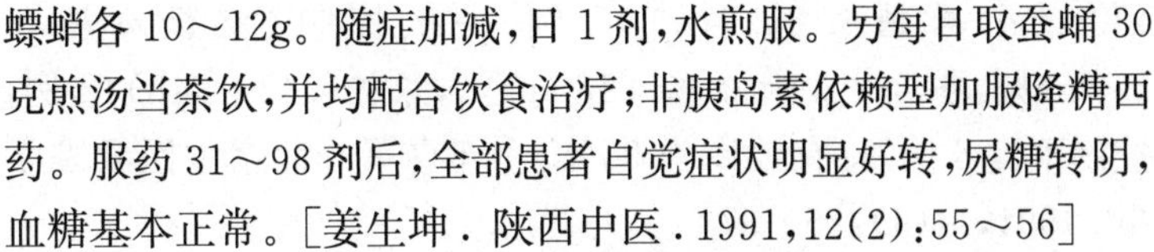

螵蛸各 10～12g。随症加减，日 1 剂，水煎服。另每日取蚕蛹 30 克煎汤当茶饮，并均配合饮食治疗；非胰岛素依赖型加服降糖西药。服药 31～98 剂后，全部患者自觉症状明显好转，尿糖转阴，血糖基本正常。[姜生坤．陕西中医．1991，12(2)：55～56]

15. 三合方为主治疗 2 型糖尿病疗效观察　三合方含生地黄 24g，生山药、丹参各 30g，山茱萸、牡丹皮、乌梅、生黄芪、葛根、赤芍、当归各 15g，茯苓、五味子、天花粉、生鸡内金(分冲)、川芎各 10g，麦冬 20g，知母 18g。随症加减，日 1 剂，水煎分 3 次，餐后服。并用食母生片 2.6g，每天 3 次，餐前服。治疗组 30 例，1 个月为 1 个疗程，用 2 个疗程，结果：显效(空腹、餐后 2 小时血糖分别＜7mmol/L、8.3mmol/L，或降低＞30%)8 例，有效 18 例，无效 4 例，总有效率 86.67%。[詹正明．中国实用乡村医生杂志．2007，14(11)：40]

16. 荔枝核片治疗糖尿病的临床研究　治疗组 30 例，用荔枝核片 4～6 片，每日 3 次。连服 3 个月为 1 个疗程。服荔枝核片期间不再服其他药物，适当控制饮食，维持原来食量。结果：显效(血糖基本恢复正常或绝对值下降 50mg%以上，症状消失，24 小时尿糖定量为每日摄入量的 5%)9 例，有效(血糖下降 15%，24 小时尿糖为摄入量的 5～7.5%)10 例，进步(血糖稍下降，症状减轻)6 例，无效 5 例。病情稳定后，可继续服荔枝核片巩固疗效。[沈咪芳．中成药．1991，13(11)：24]

17. 逍遥降糖饮治疗糖尿病 60 例　逍遥降糖饮含柴胡、茯苓、香附、川芎各 9g，当归、白芍、生地、枸杞各 10g，白术 12g，知母 30g。渴饮无度，加生石膏、花粉；易饥多食，加黄连；小便频数，加桑螵蛸、覆盆子、菟丝子；便干秘结，加瓜蒌仁；便溏腹泻，加苍术、地榆、秦皮；面肢浮肿，加猪苓、泽泻；手足麻木，加鸡血藤、丹参；阳痿腰酸，加胡芦巴、淫羊藿；视物模糊，加青葙子、草决明、茺蔚子；头晕头痛，加夏枯草、钩藤、生龙骨、菊花。结果：理想控制(症状消失，空腹血糖＜110mg%，餐后 2 小时血糖＜

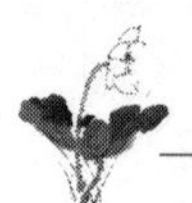

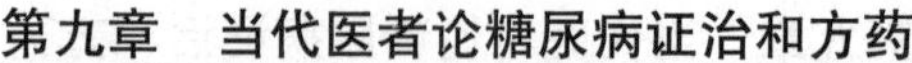

130mg%，尿糖<5g/24h）15例，一般控制（空腹血糖<150mg%，餐后2小时血糖<180mg%，尿糖<15g/24h）42例，控制不良3例，总有效率为95%。[郭喜军．北京中医学院学报．1991，14(4)：36～37]

18. 知柏地黄汤合消渴丸治疗糖尿病22例　药用肥知母、川黄柏、粉丹皮、云茯苓各10g，大生地、怀山药、天花粉、桃树胶各30g，山萸肉15g，泽泻12g。肺热炽盛者加天冬、麦冬、黄连；胃火旺盛者加生石膏、怀牛膝；肾虚加龙骨、牡蛎、桑螵蛸。日1剂，水煎服。另吞服消渴丸10粒，日3次。结果：有效（血糖下降至110mg%，尿糖阴性，症状消失）15例，好转（血糖明显下降，尿糖阴性，症状好转）6例，无效1例。[杨晓兰．上海中医药杂志．1991(10)：23]

19. 愈消汤治疗糖尿病146例疗效观察　治疗组均为非胰岛素依赖型患者。愈消汤含人参10g，黄芪、浮萍、山药、生地、花粉各30g，白术、茯苓、枸杞、山萸肉各15g。尿糖下降缓慢加黄精、玄参；血糖下降缓慢重用黄芪；尿中出现酮体加黄连、白芍；有高血压加钩藤、生龙骨、夏枯草；皮肤瘙痒加白蒺藜、蝉蜕、僵蚕；口渴明显加生石膏。日1剂，水煎分3次饭前半小时服。待尿糖阴性，血糖基本正常后。改2～3日1剂递减，服1个月停药。30日为1个疗程，连服2疗程。结果：治愈（症状消失，空腹血糖降至正常，尿糖转阴，1年内无复发）28例，显效（症状消失，空腹血糖降至7.8mmol/L以下，尿糖－～±，停药后半年内有反复）74例，好转29例，无效15例，总有效率为89.8%。[邱希昌．湖南中医杂志．1991，7(5)：2～3]

20. 自拟降糖汤治疗糖尿病60例　自拟降糖汤含北沙参、花粉各50g，生地、麦冬各10克，知母20g，生牡蛎40g，黄连15g，茯苓25g，甘草10g。口渴，加石斛、葛根；饥饿明显，加石膏；尿多，加覆盆子、金樱子；脾肾气虚，加金樱子、芡实；脾肾阳虚，加党参、黄芪、肉桂；肝肾阴虚，加当归、山药、泽泻、栀子；阴

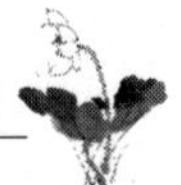

虚阳亢，加枸杞、菊花、天麻、僵蚕；阴阳两虚，加肉桂、龟甲、附子；血瘀，加丹参、鸡血藤、泽兰、川芎等。若尿糖（＋＋＋＋），加用优降糖（格列本脲）5mg，每日 1 次。结果：痊愈（三多症消失，体重较治前无变化或增加，空腹血糖降至 3.5～7.5mmol/L，尿糖阴性，半年以上未复发）33 例，显效［症状消失，体重不降，血糖降至 7.5～8.5mmol/L，尿糖（－）或（＋），尿白细胞 1～3/HP］13 例，有效［症状部分消失，血糖降至 8.5～10mmol/L，尿糖降低（＋＋），尿常规有轻微变化］8 例，无效 6 例，总有效率为 90%。［李建军．吉林中医药．1990(1)：16］

21. 降糖 1 号治疗成人糖尿病 152 例临床分析　以降糖 1 号（黄芪、黄精、生地、太子参、天花粉）治疗成人糖尿病 152 例，其中 98 例经使用西药降糖效果不满意，而再加用降糖 1 号。结果：总有效率为 75.7%。另，54 例单用降糖 1 号者，疗效也达 74.1%。对中年发病，空腹血糖＜300mg%，24 小时尿糖定量＜50g，病程＜5 年以及合并症较少的患者疗效较好。［张鸿恩等．中华内科杂志．1981，20(9)：555］

22. 僵蚕粉治疗糖尿病 52 例　治疗组均为原发性成年型非胰岛素依赖性糖尿病患者．其中尿糖（＋＋＋）19 例，（＋＋）28 例，（＋）5 例；血糖 180～240mg%29 例，240～350mg%17 例，＞350mg%6 例。取僵蚕碾为细末，5g，每日 3 次，饭前以开水送服。配合饮食疗法，停服降糖药。2 个月为 1 个疗程，疗程间隔 15 日。结果：显效（治 2 个疗程，症状消失，尿糖转阴，血糖降至＜120mg%）21 例，有效（症状消失，尿糖降至＋，血糖＜80mg%）29 例，无效 2 例。服药 2 个月～7 年。临床症状消失平均为 45 日，尿糖阴转平均为 3 个月，血糖降至正常平均为 4 个月。［马凤友．湖南中医杂志．1990，6(5)：37］

23. 玉液汤化裁治疗糖尿病 60 例疗效观察　基本方：生山药、天花粉各 30g，生黄芪 25g，知母、生鸡内金、粉葛根各 15g。五味子 12g。偏肺卫气虚者，加玉屏风散；邪热郁肺伤阴者，加

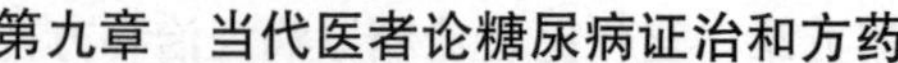

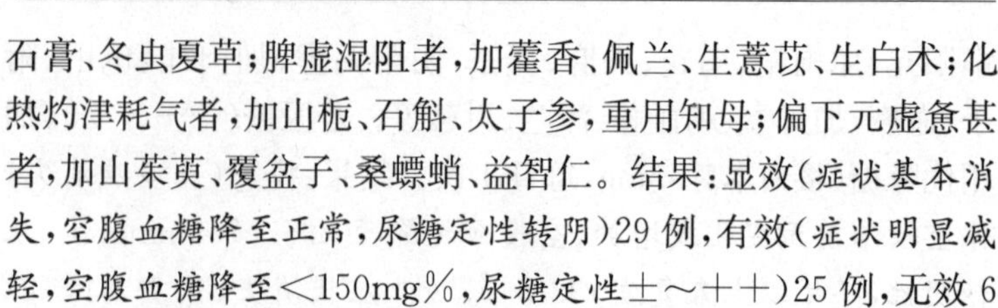
石膏、冬虫夏草；脾虚湿阻者，加藿香、佩兰、生薏苡、生白术；化热灼津耗气者，加山栀、石斛、太子参，重用知母；偏下元虚惫甚者，加山茱萸、覆盆子、桑螵蛸、益智仁。结果：显效（症状基本消失，空腹血糖降至正常，尿糖定性转阴）29 例，有效（症状明显减轻，空腹血糖降至<150mg%，尿糖定性±～++）25 例，无效 6 例。[张振思等．河南中医．1990，10(6)：22]

24. 双黄汤治疗气阴两虚型糖尿病 68 例临床观察 治疗组用双黄汤：黄芪 30～50g，山药、玄参、丹参各 30g，苍术、葛根、地骨皮各 15g，黄连 6g。气阴不足，合白虎加人参汤；肾精不足，加枸杞子；脾虚湿盛，加薏苡仁；血瘀，加桃仁、红花；尿糖不降，加天花粉、乌梅。日 1 剂，水煎服。对照组 65 例，均西医常规治疗。30 天为 1 个疗程，用 2 个疗程。结果：两组分别显效 36 例、20 例，有效 26 例、20 例，无效 6 例、25 例，总有效率 91.18%、61.54%。[宋宗良等．辽宁中医杂志．2007，34(11)：1598～1599]

25. 玉液汤治疗糖尿病 50 例 治疗组患者均为显性糖尿病患者。药用黄芪、怀山药各 60g，知母、鸡内金、葛根各 15g，五味子 10g。肺热者加地骨皮，胃热者加生地、石膏，肾虚者加菟丝子、枸杞子。日 1 剂，水煎分 3 次服，3 个月为 1 个疗程。结果：临床治愈（主要临床症状消失，空腹血糖正常，尿糖阴性，随访半年以上无复发）24 例，显效 14 例，有效 8 例，无效 4 例，总有效率 92%；血糖恢复正常者 30 例。[李双贵等．陕西中医．1991，12(2)：56]

26. 三消胶囊治疗 2 型糖尿病的疗效观察 三消胶囊（含黄芪、蚕蛹、玉米须、石斛、生蒲黄、淫羊藿等药）6 粒，每日 3 次。临床选择本病 75 例，在原来治疗方法不变的情况下，加用三消胶囊，服药前后均对空腹血糖、血清胆固醇、甘油三酯、糖基血红蛋白指标进行观察。连续服药>3 个月进行考核。结果：治疗组除胆固醇无变化外，糖基血红蛋白显著下降，其他指标也有下降，而对照组则无明显变化，两组比较有显著性差异（$P<0.05\sim0.01$）。[陈梦月等．中成药．1991，13(1)：21～22]

27. 参芪桃红汤为主治疗糖尿病　治疗组患者20例，肾阴虚型（并发视网膜病变）单用参芪桃红汤治疗，药用党参、黄芪、生地、石膏、丹参各30g，桃仁、红花各6g，苍术15g，知母20g，当归12g。肾阴阳两虚型（并发肾病变），参芪桃红汤去石膏，加附子9g、补骨脂12g；血瘀型（并发末梢神经炎），参芪桃红汤中桃仁、红花各加至9g；肺气阴虚胃火旺型（并发皮肤病），参芪桃红汤去黄芪、苍术，加川连5g，紫草、丹皮各12g；肾阴虚胃火旺型（并发肝硬化腹水），参芪桃红汤去苍术、桃仁、红花、丹参，加黄连5g，元参、紫草各12g。结果：临床症状消失19例，减轻1例；血糖均于治疗后1～2周开始下降，1个月后，19例非胰岛素依赖型患者血糖由治前的160～300mg%降至正常并保持稳定，1例胰岛素依赖型患者血糖由治前的500mg%降至110～200mg%；甲皱微循环多有改善，肾脏病变、末梢神经炎、皮肤病及视网膜炎等并发症亦随血糖下降而好转或消失。[高季珍．浙江中医学院学报．1989，13(1)：15～16]

28. 柠檬治疗糖尿病25例疗效视察　20例用鲜柠檬30～50g/d加鸡肉100～200g炖熟后，分1～2次饮食其汁及鸡肉。另5例以鲜柠檬30～50g/d绞汁或泡水分3次服。10～15日为1个疗程，疗程间隔10～15日。结果：服药1～5次见效，显效（症状消失，空腹血糖<120mg%，饭后血糖<150mg%，尿糖定性－～±）15例，有效（血糖：空腹120～130mg%，饭后150～160mg%）5例，无效（治疗6个月～1年无效）5例。[成秀莲．广东医学．1989，10(6)：32～34]

29. 黄连素治疗糖尿病临床观察　治疗组患者30例均为2型糖尿病（非胰岛素依赖型），未经胰岛素治疗，亦未发生过酮症。治疗除严格饮食控制外，口服黄连素0.4g，每日3次，1～3个月为1个疗程。用药后血糖下降时间：1周4例，2周7例，3

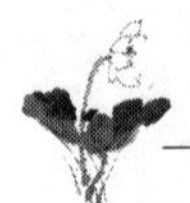

周14例,5例效果不显著。25例"三多一少"症状消失,体力增强;8例合并高血压者基本恢复正常,与血糖下降时间大致相同;25例治疗后血清胰岛素较治前显著上升($P<0.01$)。[王敬先.河北中医.1990,12(3):10]

30. 饮食控制与益气养阴汤加减治疗非胰岛素依赖型糖尿病50例疗效观察　治疗组病例均首先给予单纯饮食控制1个月(自身对照),每周测空腹血糖及24小时尿糖定量1次。空腹血糖平均下降38.28mg%,24小时尿糖平均下降27.59g/d。然后以益气养阴汤(党参50g,生熟地各25g,地骨皮、泽泻、丹参、枸杞子各20g)为主方。偏热盛口渴加花粉20g、知母15g,偏气虚者加黄芪25g、白术20g,兼阳虚加附子、肉桂各5g。经连服益气养阴汤40剂后与食控值对比,空腹血糖平均下降71.94mg%,24小时尿糖平均下降36.5g/d。2个月为1个疗程。结果:显效12例,有效29例,无效9例。说明益气养阴汤有加强饮食控制及降低血、尿糖的作用。同时观察到待血、尿糖恢复或接近正常后停服中药,单纯控制饮食,还可使病情稳定期用延长。[滕岳明等.中西医结合杂志.1983,3(2):91]

31. 三消汤治疗糖尿病(附356例疗效观察)　治法:①根据本病控制饮食的原则,确定适宜饮食,用西药降糖药物者暂维持原用药,开始用三消汤后酌情递减,至停用。降糖中药一律停用。②三消汤含花粉、葛根、生地(或熟地)、玄参、丹参、山药各15～30g,生石膏、黄芪各15～50g,苍术、黄柏、知母、泽泻、麦冬、五味子各10～20g。气阴两虚型重用黄芪、山药,酌加黄精、太子参、人参;肾阳亦虚去生石膏,酌减清热药量,酌加制附子、肉桂、干姜、淫羊藿等;血糖下降缓慢重用苍术、玄参,加黄连、玉竹、乌梅;轻度酮症可加黄芩、黄连。日1剂,水煎2次,分3次饭前1小时服,15日为1个疗程,一般2～6个疗程即可控制病情,继续巩固1～2个疗程,采用2～3日服1剂的方法递减,逐渐停药。③可配合体育医疗,忌糖及辛辣刺激性饮食。避免劳累、紧张、激动、妊娠。结果:近期治愈 41 例占 11.5%,显效 64 例占 18%,有效 213 例占 60%,无效 38 例占 10.5%。[申键. 湖南中医杂志. 1989,5(3):7～8]

32. 滋膵饮加减治疗糖尿病 58 例疗效观察　治疗组患者病程 15 天～>5 年。滋膵饮含生黄芪、怀山、熟地各 30g,山茱萸 10g。上消渴甚,加花粉 12g、乌梅 20g、五味子 5g、麦冬 15g;中消症状明显,加知母、石斛各 12g;下消尿多,加桑螵蛸 10g、覆盆子 12g;神疲少气,加党参 20g,甚者加红参 5g。用药 2～6 个月,并随访 6～12 个月。结果:治愈 38 例,有效 14 例,无效 6 例。[邓绍明. 湖南中医学院学报. 1987,7(2):39]

33. 糖尿病 50 例治疗小结　本病主要是肾阴虚亏,肺胃火旺,法当滋水治本,制火治标。据此用消渴粉(杞子 50g、鸡内金 15g、山药 250g,焙干研末,25g,每日 3 次,空腹服)和消渴合剂(制首乌 50g,制玉竹、麦冬、葛根、玄参各 35g,生石膏 120g,生地 25g,浓煎成 500ml,50ml,每日 3 次,饭后 1 小时服)为主治疗本病,并适当控制饮食,忌糖及其制品。结果:显效 5 例,有效 19 例,改善 15 例,无效 11 例。[盛循卿等. 浙江中医杂志. 1980,15(4):168]

34. 参苓白术散加减治疗脾虚湿滞型糖尿病 15 例　基本方:党参、黄芪、焦山楂各 15g,苍术、白术、半夏、陈皮、泽泻、厚朴各 10g,山药、茯苓各 20g。气虚甚者,重用黄芪 30g;湿重便溏,加白蔻仁、砂仁各 6g,扁豆 15g;肢体有麻木、疼痛、感觉减退者,加地龙、当归尾各 10g;有雀目、耳聋等属肝肾精气不足者,加服杞菊地黄丸;有胸闷、心悸、头昏、头痛等属心血管病变者,加赤芍、川芎、红花各 10g,桂枝 6g,丹参 15g。治疗期间,注意控制饮食,有酸中毒者用 5%碳酸氢钠溶液纠正。结果:显效 6 例,有效 8 例,无效 1 例。[张宗铭. 安徽中医学院学报. 1988,7(4):21～22]

35. 补阴固涩汤治疗糖尿病 60 例　补阴固涩汤含生地、玄

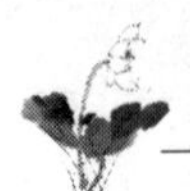

参、丹皮、莲须各 20g，天花粉、黄芪、龙骨、牡蛎各 30g，枸杞子 18g，山茱萸 15g，五味子 10g，若多食易饥、形体消瘦、大便干结、苔黄脉滑实者，原方去黄芪、龙骨、牡蛎，加黄连 6g、知母 15g、麻仁 15g；尿液混浊者，原方加益智仁 15g、桑螵蛸 20g；药后血糖不降者，加红参 8g。日 1 剂，水煎服。结果：痊愈（症状消失，尿糖、血糖均正常，1 年后随访未复发）55 例，好转 2 例，无效 3 例。[袁彩华．广西中医药．1989，12(3)：18]

36. 复方降糖丸治疗糖尿病 110 例临床疗效观察　复方降糖丸由生晒参、地骨皮、泽泻、生地 4 味中药配伍适量维生素 B_1、维生素 C 组成。口服 1 丸，每日 4 次。治疗期间停服其他药物。30 日为 1 个疗程。结果：临床控制 48 例，显效 26 例，有效 27 例，无效 9 例。总有效率为 91.82%。治疗后血糖平均下降 82.5mg%，与治疗前比较差异显著（$P<0.01$）。[王德修．上海中医药杂志．1987(4)：11～12]

37. 中医中药治疗 268 例糖尿病疗效观察　上消用花粉 120g，石膏 30～90g，知母 18g，沙参 24g，生地、元参各 30g，寸冬、玉竹各 20g，山药 45g；中消用花粉 90g，生石膏、山药、黄芪、白术、熟地、首乌各 30g，知母、寸冬各 15g，元参、生地各 24g，玉竹 20g；下消用生熟地、元参各 20g，杞果、首乌、黄芪、白术各 30g，山萸肉 18g，桑螵蛸、黄柏各 12g，花粉 60g，山药 40g；症状较轻或恢复阶段用黄精、花粉、白术、山药、首乌、元参、杞果各 30g，黄芪、生地各 20g，葛根 12g，苍术 15g。均水煎服。结果：临床治愈 81 例，显效 58 例，有效 110 例，无效 19 例。对病史短、体质强、形体丰盛、年龄>40 岁者，疗效较好。追访 21 例（1 个月～3 年），有 7 例复发。[东明县人民医院．山东中医杂志．1984(5)：23～26]

38. 针药并治糖尿病 170 例　本病引起脏腑之热象，是阴亏阳亢病理变化在临床的表现。阴亏阳亢是符合现代医学自主神经系统功能紊乱的，为导致胰岛功能障碍的主要因素之一。

作者用针药并治治疗本病170例，治愈50例，占29%；显效37例，占22%；有效76例，占45%；无效7例，占4%；总有效率为96%。治则：滋阴治其本，佐以清热治其标，针对诸证候辨证论治。上消，润肺兼清胃，针神门、复溜、内庭，药用消渴方加减；中消，清胃兼滋肾，针中脘、内庭、三阴交，药用石膏知母汤加黄连、竹茹、生地；下消，滋阴补肾降火，针关元、带脉、然谷，药用知柏地黄汤。针刺配合中药，采用清热养阴法治疗本病的阴亏阳亢，从而达到阴阳平衡，调节自主神经功能，纠正内分泌系统功能紊乱，恢复胰岛正常功能。[李栋林．辽宁中医杂志．1980(6)：30]

39. 甘露消渴胶囊治疗非胰岛素依赖型糖尿病102例临床观察　甘露消渴胶囊由熟地、生地、党参、菟丝子、黄芪、麦冬、天冬、元参、山萸肉、当归、茯苓、泽泻等药制成，内服1.8g，每日3次。虚热偏盛者或时值盛暑，可用石膏30g煎汤送服，或加用川连1g泡水频服，舌赤者加青黛3g冲服。在服用甘露消渴胶囊期间停用其他降糖药物。3个月为1个疗程。结果：显效(症状消失，空腹血糖<140mg%，尿糖餐前定性阴性，24小时尿糖定量<5g)30例，有效(临床症状明显减轻，血糖、尿糖降低)57例，无效15例，总有效率为85.3%。治疗前平均血糖为(199.99±5.07)mg%，治疗后平均下降(45.68±4.5)mg%，治疗前后有显著性差异($P<0.001$)。[安邦煜等．中医杂志．1985，26(6)：31～32]

40. 消渴汤治疗糖尿病74例　患者病程<2年～>10年。消渴汤含沙参、山药各20g，元参、熟地、杞子、石斛、玉竹、丹参、天花粉各30g，麦冬、益智仁各15g，乌梅、芡实、知母各10g。血糖不降，苔黄少津，加生石膏；多发性疖肿，加银花、连翘、蒲公英；尿出现酮体，加黄芩、黄连；皮肤瘙痒，加白鲜皮、蝉蜕、蛇蜕；心悸失眠，加枣仁、五味子、柏子仁；腰痛，加桑寄生、川断、狗脊；白内障，加谷精草、夏枯草；血压高，加菊花、钩藤、牛膝、石决明；

长期低热，加白薇、地骨皮、银柴胡；尿频、尿急、尿痛等，加萹蓄、瞿麦、甘草梢、生山栀等。治疗3个月。结果：临床痊愈（血、尿糖正常）10例，有效［血糖下降（20～60）mg%，尿糖下降但未转阴］39例，好转20例，无效5例。［杨亚各．浙江中医杂志．1986，21(12)：554］

41. 猪胰蛭蜗散治疗非胰岛素依赖型糖尿病50例 猪胰蛭蜗散含猪胰15g，水蛭、蜗牛、地龙各5g，共研为末，于饭前半小时用黄芪、柿树叶各30g，煎汤送服，日3次。1个月为1个疗程，连服3个疗程。结果：临床治愈8例，显效26例，有效15例，无效1例，总有效率98%。［张万能．云南中医学院学报．1993，16(1)：19～20］

42. 漆稿治疗糖尿病86例临床分析 漆稿木为樟科植物，又名椿龟根。能清湿热，消肿毒，可治肠炎、跌打损伤、深部脓肿、腮腺炎，以及糖尿病。用法：每日125g，水煎服。治疗组重度糖尿病26例，中度14例，轻度14例。结果：显效（症状基本消失、尿糖阴性或少许，血糖≤130mg%）31例，有效（症状部分消失，尿糖降低，血糖降低30mg%以上者）30例，无效25例。症状疗效：多尿69例中，27例消除，26例改善；多饮77例中，27例消除，31例改善；多食74例中，20例消失，31例好转；疲乏无力64例中，33例有不同程度改善；体重减轻49例中，19例体重增加（平均增1.8kg）。漆稿的有效成分尚待继续作药化药理分析。［张闿珍．福建中医药．1985，16(4)：13～14］

43. 消渴平片治疗糖尿病333例临床总结 消渴平片（含黄芪、人参、天花粉、知母、葛根、天冬、五味子、沙苑子、丹参等）6～8片，每日3次。治疗组患者病程以1～5年者居多，其中轻型37例，中型195例，重型101例。连续服用3个月。结果：降糖总有效率为81.08%，对控制“三多”症状有效率为88%，尤以重型患者及中医辨证属肺热炽盛型和脾肾两虚型患者的疗效为最显著。消渴平片有降糖、降血脂及改善肝肾功能的作用，无明

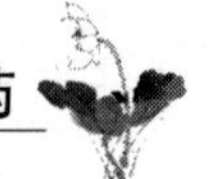

显毒副作用，少数患者服后有恶心、腹胀等反应，但不影响治疗。[程益春等．山东中医学院学报．1985，9(3)：7～10]

44. 降糖益心丸治疗糖尿病临床疗效观察 治疗组113例，年龄21～73岁，病程1个月～15年，血糖140～540mg%，平均231mg%。降糖益心丸系水丸，含炒苍术、甘草、丹参、怀牛膝、寄生、炒白芍、川芎、炙五味子、公英、黄精、泽泻、黄连、山药、白术、生地、元参、炒薏苡仁、柴胡、丹皮、枸杞子、麦门冬、葛根、红参须。饭后服15～20丸，每日3次。治疗4日～6个月(平均74.4日)。结果：基本痊愈23例(20.4%)，显效(自觉症状基本消失，空腹血糖120～140mg%，尿糖定性转阴)26例(23%)，有效46例(40.7%)，无效18例(18.9%)；总有效率为84.1%。治后血糖70～300mg%，平均169mg%。[王文林．天津中医．1987，4(1)：20～21]

45. 圣济茶的临床观察 药用百合、何首乌各16g，脱力草30g，人参6g，炮制，灭菌，浓缩成颗粒，分装茶叶滤纸包，每包3g，日6包，开水泡服。治疗糖尿病，神经衰弱，其他疾病所致的神疲、怠惰、心烦等共432例。结果：临床治愈389例，有效43例，总有效率100%。[杨文水．中医函授通讯．1993，12(5)：42～43]

46. 中医药防治糖尿病并发症的研究进展 综述了本病并发心血管病变、胃肠功能紊乱、视网膜病变、肾病、酮症、腰腿痛及周围神经病变、疖肿等的防治及中医护理概况。[邓广业等．辽宁中医杂志．1993，20(8)：45～47]

47. 中医药治疗糖尿病近况 作者从固定方药辨证加减治疗、固定中成药治疗、本病周围神经病变的治疗、本病心脏病变的治疗和观察、气功、专家及老中医经验、实验研究、国外实验研究8个方面进行了综述。[邹元等．成都中医学院学报．1989，12(3)：50～52]

48. 试用消渴冲剂治疗糖尿病 本剂(金钱草、党参、黄芪、

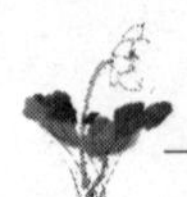

玉竹、杞子根、荠菜花、马齿苋、熟地、花粉、麦冬)经应用于50例糖尿病人,取得较满意效果,总有效率92%。一般服药1个月后,三多症状消失,尿糖阴转,血糖下降快,但作用机制有待进一步探讨。[苏州中成药科研协作组.中成药研究.1981(3):26]

49. 糖尿病一号合剂治疗糖尿病33例报告　方由生熟地各3kg,菟丝子、党参、黄芪各6kg,川连0.15kg,天冬、麦冬、元参、大腹皮、云苓、知母、五味子、山萸肉各1.5kg,生石膏3kg,制成100%浓缩合剂。用50～80ml,每日3次,饭前半小时服。有合并症者,配合降糖药或胰岛素,适当控制饮食。3个月为1个疗程。结果:治疗33例中,显效11例,有效12例,无效10例,总有效率69.69%。其中8例单用本合剂,4例获效。[郭玉英.中医杂志.1982,23(7):39]

50. 消渴饮治疗糖尿病46例　消渴饮含黄芪、山药、丹参各30g,天花粉、知母各15g,红花、川芎、淫羊藿、三七粉(冲)、苦瓜仁(研末冲)各10g,人参、全蝎(冲)各6g。日1剂,水煎服,30日为1个疗程。结果:显效18例,有效24例,无效4例,总有效率91.3%。[李玺.陕西中医.1993,14(10):436]

51. 逍遥散加减治疗糖尿病60例　基本方:柴胡、当归、白芍各10g,白术、茯苓各12g,甘草、薄荷各6g,生黄芪50g,枸杞子15g。纳呆,加鸡内金、生麦芽、生谷芽、砂仁;不寐,加枣仁、黄连、肉桂;尿频,加山萸肉、桑螵蛸;有热,加金银花、蒲公英、牛膝;腰痛,加金毛狗脊、桑寄生、杜仲;眩晕,加天麻、钩藤、蝉蜕;眼睑浮肿,加桑叶、菊花;牙龈出血,加仙鹤草;泄泻,加乌梅、山药、芡实;大便干,去白术、茯苓,加玉竹、全瓜蒌。结果:痊愈22例,显效18例,好转14例,无效6例,总有效率90%。[刘岱麟.时珍国药研究.1993,4(4):8～9]

52. 消渴粉治疗糖尿病24例疗效观察　治疗组血糖高于7.8mmol/L者,用消渴粉正方(含黄芪、生地、丹参、川芎、优降糖);血糖低于7.8mmol/L者,用消渴粉副方(正方去优降糖);

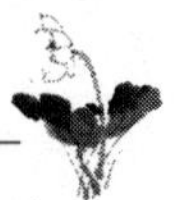

均10g,每日3次,口服。对照组26例,服消渴丸,血糖高于10.2mmol/L者用15粒,血糖高于7.8mmol/L者用10粒,血糖低于7.8mmol/L者用5粒,均日3次,口服。结果:两组分别显效14例、6例,有效8例、12例,无效2例、8例,总有效率91.6%、69.1%。两组疗效比较有显著性差异($P<0.05$)。[张燕等．湖北中医杂志．1993,15(5):21]

53. 双降丸治疗2型糖尿病临床研究　治疗组54例,原控制饮食及西药降糖药剂量不变,加用双降丸(含首乌、生地、熟地、枸杞子、黄芪、生山药、黄连、丹参等,水泛为丸);中药组35例,控制饮食,单用双降丸9g;对照组30例,用玉泉丸60粒;均日3次,口服,1个月为1个疗程。伴有血管或(和)神经病变慢性合并症者,用复方丹参注射液80～120mg,加0.9%生理盐水500ml,静脉滴注,12～15日为1个疗程。治疗1～4个疗程。结果:3组分别临床缓解9例、3例、5例,显效16例、6例、4例,有效20例、13例、12例,无效9例、13例、9例,总有效率83.3%、82.9%、70%。[王志同等．山东中医杂志．1996,15(3):105～106]

54. 消渴康合蝮蛇抗酸酶治疗糖尿病64例　阴虚热盛型用1号方:五味子、天冬、麦冬各20g,太子参、丹皮各15g,山药、生地、丹参各30g,百合25g;气阴两虚型用2号方:人参12g,黄芪、山药、花粉各30g,知母、熟地各20g,山萸肉、苏木各15g;阴阳两虚型用3号方:山萸肉、枸杞、桃仁各15g,熟地20g,山药25g,制附子、肉桂各10g;肝气郁结型用4号方:柴胡、郁金、川芎、沙苑子各15g,白芍、知母各20g,花粉30g。日1次,水煎服,8周为1个疗程。并用蝮蛇抗酸酶0.5U加生理盐水250ml静脉滴注,日1次,21日为1个疗程,疗程间隔1周,治疗1～4个疗程。结果:显效44例,有效16例,无效4例,总有效率93.7%;治疗后血糖、果糖胺、总胆固醇、甘油三酯及血液流变学各项指标均低于治疗前($P<0.05$～0.001)。[孙明友等．辽宁

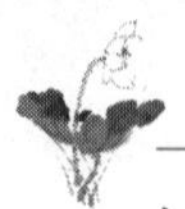

中医杂志.1993,20(4):27～28]

55. **系列中药治疗2型糖尿病3000例** 气阴两虚型用降糖合剂Ⅰ号:太子参、山药、茯苓、山萸肉、枸杞、黄芪、白术、甘草。阴虚化热型用Ⅱ号:石膏、知母、麦冬、生地、山栀、黄连、龙胆草、山药。阴虚型用Ⅲ号:山药、黄柏、知母、五味子、龟板、桑螵蛸。气阴两虚兼痹型用Ⅰ号加丹参25g、赤芍15g。阴阳两虚型用Ⅴ号:党参、白术、茯苓、甘草、龟板、山萸肉、枸杞、鸡内金、黄芪、附子、牛膝。2日1剂,水煎服。结果:临床缓解390例,显效660例,有效1851例,无效99例,总有效率为97%。[郭庆贺等.辽宁中医杂志.1992,19(9):36～37]

56. **滋肾清肝法治疗糖尿病70例** 基本方:黄芪、生地、山药各30g,山萸肉、茯苓、泽泻、山栀、当归、白芍、玄参、淫羊藿各12g,丹皮、苍术、柴胡各9g。偏上消,加北沙参、玉竹、麦冬;偏中消,加生石膏、知母;偏下消,加肉苁蓉、龙骨;血糖不降,加生石膏、黄精;白内障,加谷精草、木贼草;高血压,加夏枯草、牛膝、钩藤、菊花、石决明;周围神经炎,加鸡血藤、木瓜;冠心病,加丹参、栝楼、薤白、半夏;尿酮体阳性,加黄芩、黄连。日1剂,水煎服。30日为1个疗程,治疗2个疗程。结果:临床痊愈22例,有效24例,好转19例,无效5例。[杨善栋.陕西中医.1992,13(6):241]

57. **益气滋阴降火法治疗糖尿病50例** 药用生黄芪、山药、花粉各30g,西洋参(或太子参代)10g,白术、生地、元参、丹皮、麦冬、五味子各15g,山萸肉20g。有明显热象,加石膏、知母、川连;善饥多食,再加熟地;小便清长而频、尺脉弱者,选加肉桂、附子、巴戟、桑螵蛸,剂量宜轻;汗多,加龙骨、牡蛎;伴冠心病心绞痛,加栝楼、三七、丹参。日1剂,水煎服。20日为1个疗程,治疗3个疗程。结果:近愈19例,有效30例,无效1例,总有效率为98%。[谢秉义.江苏中医.1992,13(5):13～14]

58. **温肾化瘀法治疗糖尿病28例报告** 鹿角霜30～50g,

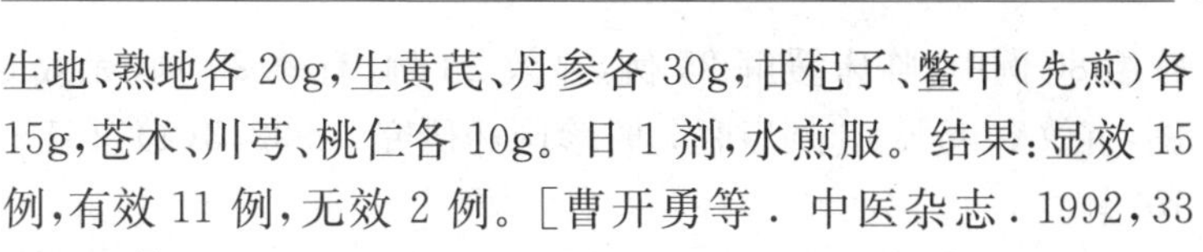

生地、熟地各20g，生黄芪、丹参各30g，甘杞子、鳖甲（先煎）各15g，苍术、川芎、桃仁各10g。日1剂，水煎服。结果：显效15例，有效11例，无效2例。［曹开勇等．中医杂志．1992，33（6）：36］

59. **消渴辨治六法**　①清泻肺热，生津止渴：适于燥热灼肺，津液亏损证，用清肺生津汤（生石膏、黄芩、天花粉、麦冬、知母、玄参、生地、甘草）；②清胃泻火，滋阴润燥：适于燥热灼伤肺胃，热耗阴液证，用清肺生津汤加味；③健脾益气，输液散津：适于脾气虚弱，或过于劳倦伤气证，用补中益气汤加味；④滋阴补肾，益气固摄：适于肾阴亏虚，下元不固证，用补肾固摄饮（黄芪、山茱萸、黄芩、黄柏、枸杞子、玄参、生地、丹皮、地骨皮、桑螵蛸、益智仁）；⑤肺肾双补，益气生津：适于肺肾阴虚证，用贞枸育阴汤（女贞子、枸杞子、党参、黄芪、沙参、天花粉、麦冬、玉竹、生地、太子参、旱莲草、地骨皮、丹皮、甘草）；⑥健脾温肾，益气扶阳：适于脾肾阳虚，气化失常证，用参苓白术散加减。每法举验案1例。［岳鸿．山东中医杂志．1993，12（2）：7～9］

60. **专方专药治疗糖尿病**　基本方：生黄芪30～60g，西洋参（或太子参）10g，山萸肉15g，山药、玉竹、沙苑子、地骨皮、麦冬、花粉、芦根各30g。肝肾阴亏、虚阳内扰者，加知母、黄柏、菊花、杞果；肾阳虚，加破故纸、芦巴子、桑螵蛸、淫羊藿、覆盆子、肉桂、附子；肺热伤津，加黄芩、玄参、大黄；肺气虚，加冬虫夏草、百合；肝肾不足、水亏火旺，加生地、菊花、杞果；肝血不足，加当归、白芍；肝郁化火，加炒栀子、丹皮、柴胡、郁金；脂肪肝，加赤芍、泽泻、丹参；脾阳虚，加茯苓、干姜、焦白术；胃阴不足，加石斛、玄参、大黄；齿龈出血，加生石膏、蒲黄炭；肝火犯胃，加黄连、吴萸、瓦楞子；心阴不足，加女贞子、石菖蒲、莲子肉；心阳不足，西洋参易高丽参，加茯苓、桂枝；湿热郁阻，加苍术、生薏苡仁、车前子，茯苓、黄芩；舌苔白厚黏腻，加干姜；唇舌紫黯，加赤芍、丹参、大黄、刘寄奴；脾肾阳虚，加肉桂、干姜、淫羊藿、焦白术。结果：治疗组 80 例中，临床缓解 25 例，显效 23 例，有效 29 例，无效 3 例，有效率 96%。［刘启庭．时珍国药研究．1992，3(4)：151～152］

61. 抑糖汤对 215 例糖尿病的治疗　生石膏、生山药各 30g，麦冬、天花粉、熟地各 20g，石斛、萆薢、芡实、覆盆子、菟丝子、桑螵蛸各 15g，益智仁 10g，五倍子 6g，水煎服。久病体虚，加黄芪 20g，党参、枸杞各 15g；口干渴，加重天花粉、麦冬用量，山萸肉 20g；饥饿感甚，熟地加至 60g；疖肿，加金银花、连翘、蒲公英、地丁各 10g；兼泌尿系感染，加萹蓄、瞿麦各 30g，黄柏 10g。结果：近愈 62 例，好转 88 例，无效 64 例，总有效率为 70%。［田永淑等．吉林中医药．1983(5)：22］

62. 中医药治疗糖尿病的临床进展　从辨证分型、治则方药、实验研究、小结等四方面进行综述。［戚克勤等．中医药学报．1992(3)：42～44］

63. 中医药治疗糖尿病近况　从辨证分型论治、主方临证化裁、自拟专方治疗、单味药物治疗四方面综述。［董方等．陕西中医．1992，13(6)：283～285］

64. 活血化瘀法为主治疗糖尿病的初步观察　药用丹参、生蒲黄、鬼箭羽、茺蔚子、当归、虎杖、水蛭。阴虚者，加生地、麦冬、黄精；气虚者，加黄芪、太子参；阳虚者，加仙灵脾、菟丝子。治疗组 36 例中，轻、中、重型分别为 13 例、18 例、5 例；并发视网膜病变、冠心病、高血压、神经炎等 25 例。均在原饮食控制与服 D-860 或优降糖的基础上用上述中药，疗程为 2 个月左右。结果：空腹血糖由治疗前的(186.75±61.79)mg%下降至(154.92±43.85)mg%($P<0.001$)；胆固醇和 β-脂蛋白下降显著(P 均 <0.001)；甘油三酯无变化；白蛋白比值上升($P<0.01$)；α_1 球蛋白和 α_2 球蛋白比值均下降($P<0.05$)；β 和 γ-球蛋白无变化；全血比黏度低切速、血浆比黏度、纤维蛋白原和血浆渗透压治疗后也都显著下降($P<0.05\sim0.001$)；临床三多症及一些并发症

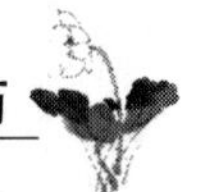

的症状均获不同程度的改善。[邵启惠等．上海中医药杂志．1983(5):15]

65. **以酸胜甘法治疗糖尿病的观察和探讨**　基本方:山萸肉、五味子、丹参各30g,黄芪40g。阴虚型,合生脉散加减;热盛型,合人参白虎汤加减;气虚型,合升陷汤加味;血瘀型,合降糖活血汤(丹参、赤芍、红花、川牛膝、木瓜、桂枝等)加减;肾虚型,合鹿茸丸加减。服药期间递减原用降糖药及胰岛素至全部停用。1个月为1个疗程。结果:300例中,显效54例,有效201例,无效45例,有效率85%。认为本病与低胃酸有关。[李寿森．中医杂志．1992,33(11):25～26]

66. **玉液汤加减治疗糖尿病4例**　药用黄芪、葛根、知母、怀山药、天花粉、五味子、生鸡内金。有胃火,加黄连、黄芩;脾虚,加党参;血瘀,加丹参;肺热,加桑白皮;有湿,加苍术。治疗4例非胰岛素依赖型糖尿病患者,疗程1年。结果:三多症状明显减轻,体重下降,血、尿糖均恢复正常。[卜庆贞等．上海中医药杂志．1983(12):22]

67. **梅花三黄汤治疗糖尿病130例**　方药:乌梅10g,天花粉12g,黄芪30g,黄精15g,黄连3g。头晕,加石决明、天麻;心悸,加麦冬、五味子;胸闷,加栝楼皮、枳壳;高血脂,加山楂、丹参;皮肤感染,加蒲公英、银花;皮肤瘙痒,加白鲜皮、紫草;视力减退,加菊花、蚕砂;性功能减退,加杜仲、桑螵蛸;便秘,加麦冬、生大黄;恶心呕吐,加苍术、半夏;尿黄浊有热,加萆薢、车前草。日1剂,水煎服,治疗30日。结果:显效46例,有效81例,无效3例,总有效率97.7%。[徐千里．浙江中医杂志．1993,28(2):58]

68. **五加参降糖片治疗24例糖尿病报告**　方用五加参降糖片:刺五加、泽泻、葛根各30kg,用酒精回流提取浸膏,另以葛根粉5kg掺入膏内,烘干后加氢氧化铝粉660g,硬脂酸镁、干淀粉各132g,压片,每片重0.307g,约含生药1.11g。5～7片,每日3次,饭前1小时服。治疗24例,30天为1个疗程。经治1～2个疗程。结果:显效9例,有效9例,无效6例。每例用药量650～1000片。治疗组有加用西药降糖者14例,经中药治疗后6例停用,4例减量。[赵冠英等.中医杂志.1983,24(9):25]

69. 克糖灵系列方治疗2型糖尿病325例临床观察　基本方:西洋参、黄精、葛根、丹参;优降糖(7.5mg/d)。气虚,加黄芪;阴虚,去西洋参,加太子参、玉竹;气阴两虚,加黄芪、天花粉、黄连;阴虚热盛,加知母、黄连、山萸肉;阴虚挟瘀,加生地、北沙参、赤芍、王不留行;阴阳俱虚,加桂枝、制附子、山萸肉。并视血糖情况,病情轻者去优降糖,病情较重者加降糖灵75mg/d。治疗325例。结果:显效204例占62.8%,有效60例占18.5%,无效61例占18.8%。治疗前后空腹血糖、餐后2小时血糖、24小时尿糖定量比较均有显著性差异($P<0.01$)。[殷志远等.吉林中医药.1992(6):7～8]

70. 降糖丸治疗气阴两虚非胰岛素依赖型糖尿病20例疗效观察　服降糖丸(红参、茯苓、白术、黄芪、葛根各5份,黄精10份,大黄、黄连、五味子、甘草各1份,制成水丸)15g,每日3次。适当控制饮食。治疗20例。结果:平均服药57天后症状改善;空腹血糖、餐后2小时血糖、尿糖显著下降,与治疗前比较均有显著性差异($P<0.001$),平均体重略有增加,胆固醇下降($P<0.05$),胰岛素释放曲线呈正常反应型。14例有效患者停药2周后,血糖和尿糖均升高者7例,仅尿糖或血糖升高者1例,再次用药后除1例血糖未降外,其余均下降至有效水平。降糖丸无低血糖和肝肾功能损害等副作用。[李敬林.中医杂志.1983,24(10):30]

71. 滋燥降糖汤(片)治疗糖尿病15例　方用七味白术散加味:黄芪、葛根、怀山药各30g,炒苍术6g,炒白术8g,元参15g,天花粉60g,茯苓20g。汤剂日1剂,片剂(每片合生药0.3g)日3次,每次20片,饭前开水送服。初期以汤剂为主,较

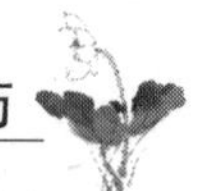

重病例配合片剂，后期当血糖、尿糖下降接近正常时，改用片剂。治疗组均属无明显并发症的轻中型糖尿病患者，兼见短气，乏力、身重困倦、便溏、舌淡红或红而稍带晦暗，苔白厚腻，脉缓或濡等脾虚湿胜之证者。治疗 15 例。结果：显效 12 例，好转 2 例，无效 1 例。[吴小玲．福建中医药．1983，14(2)：23]

72. **补阳还五汤治疗糖尿病**　本组患者 7 例，均有不同程度的舌质紫黯及瘀点，或面部有瘀斑等血瘀见证，用补阳还五汤治疗获满意疗效。附病案一例。[刘健英．广西中医药．1980(4)：47]

73. **消渴汤治疗非胰岛素依赖型糖尿病 40 例临床观察**　方药：白芍、熟地、黄芪、龙骨、牡蛎各 30g，玄参、玉竹、山药各 20g，麦冬、旱莲草各 15g。阴虚燥热，加地骨皮、天花粉各 20g，知母 15g；气阴两虚，加太子参 15g、五味子 10g，黄芪加至 50g；肾阴亏虚，加山茱萸、枸杞各 10g；阴阳两虚，加山茱萸、附片、巴戟天各 10g，菟丝子 15g。日 1 剂，水煎服，30 日为 1 个疗程。治疗 40 例。结果：临床控制 16 例，显效 11 例，有效 8 例，无效 5 例，总有效率为 87.5%。血糖平均下降 3.8mmol/L。[石坚．天津中医．1993(2)：20]

74. **玉泉散与消渴证**　用玉泉散治消渴证，方中葛根、天花粉生津止渴，生地、麦冬养阴，五味子固肾，甘草补脾胃、泻心火，糯米补脾肺、缩小便，有标本兼顾之妙。[沈仲圭．浙江中医杂志．1980，15(4)：172]

75. **自拟降糖汤治疗 55 例 2 型糖尿病体会**　方药：山药、生地、黄芪各 30g，太子参、玄参、苍术、知母、石斛、玉竹、丹参各 20g，西洋参 8g，山萸肉、鸡内金各 15g。日 1 剂，水煎服。6 日为 1 个疗程，用 1～3 个疗程。结果：均获显效，症状消失或明显缓解；空腹血糖＜6.1mmol/L。[王廷彬．中国民族民间医药杂志．2004(1)：21～22]

76. **糖络饮治疗气阴两虚脉络瘀阻型糖尿病 46 例(附西药**

对照组35例） 治疗组46例，方用糖络饮：黄芪、葛根、益母草各30g，黄精、生地、枸杞子、丹参、泽泻各15g，当归、桃仁、地龙、苍术各10g，水蛭、穿山甲各6g。日1剂，水煎服。与对照组均用瑞易宁（格列吡嗪）5mg、每日1次，二甲双胍0.25g、每日3次，口服。两组均有高血压，用依那普利2.5～5mg，每日1～2次，口服。均糖尿病饮食。30日为1个疗程，用2个疗程。结果：症状积分、空腹及餐后2小时血糖、糖化血红蛋白、空腹胰岛素及胰岛素敏感指数两组治疗前后自身及血液流变学5项指标治疗后组间比较均有显著性差异（$P<0.01$或0.05）。[肖燕倩等．辽宁中医学院学报．2004，6(1)：35～36]

77. 加味黄连阿胶汤治疗2型糖尿病45例 方药：黄连、黄芩、三七各6g，阿胶10g，白芍、丹参各15g，天花粉、知母各12g，炙甘草5g。气虚，加黄芪、怀山药；血瘀甚，加桃仁、红花；阳虚，加肉桂、熟附子；手足麻，加桑枝；视物模糊，加菊花、枸杞子；皮肤溃疡难愈，加黄芪、皂角刺、穿山甲。日1剂，水煎服。糖尿病饮食；停用其他药。结果：显效（临床症状基本消失，空腹及餐后2小时血糖均复常）20例，好转21例，无效4例，总有效率91%。[张立．湖南中医药导报．2000，6(6)：15]

78. 健脾化瘀治疗糖尿病125例临床观察 方药：黄芪50g，山药、茯苓各20g，白术、丹参、天花粉各15g，苍术、泽兰各5g，葛根、西洋参、砂仁、鸡内金、玄参各10g。胸闷、心悸、心前区痛，加瓜蒌、薤白、半夏、川芎；双手、足疼痛麻木，加木瓜、桃仁、天麻、白芍、甘草。日1剂，水煎服。1个月为1个疗程，用2个疗程。结果：显效（症状明显改善；空腹血糖<7.0mmol/L或下降>30%，餐后2小时血糖<8.3mmol/L）35例，有效68例，无效22例，总有效率82.4%。[杨丽华等．长春中医学院学报．2002，18(1)：19]

79. 三参二根汤为主治疗2型糖尿病68例疗效观察 治疗组68例，方用三参二根汤：人参10g，玄参、瓜蒌根各20g，丹

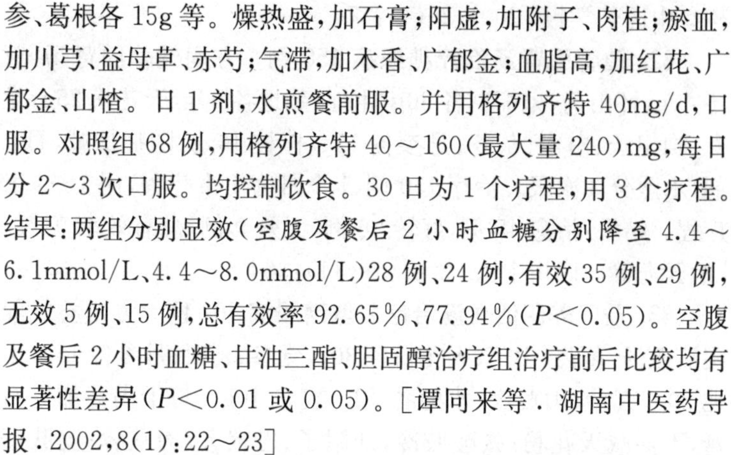

参、葛根各15g等。燥热盛，加石膏；阳虚，加附子、肉桂；瘀血，加川芎、益母草、赤芍；气滞，加木香、广郁金；血脂高，加红花、广郁金、山楂。日1剂，水煎餐前服。并用格列齐特40mg/d，口服。对照组68例，用格列齐特40～160(最大量240)mg，每日分2～3次口服。均控制饮食。30日为1个疗程，用3个疗程。结果：两组分别显效(空腹及餐后2小时血糖分别降至4.4～6.1mmol/L、4.4～8.0mmol/L)28例、24例，有效35例、29例，无效5例、15例，总有效率92.65%、77.94%($P<0.05$)。空腹及餐后2小时血糖、甘油三酯、胆固醇治疗组治疗前后比较均有显著性差异($P<0.01$或0.05)。[谭同来等.湖南中医药导报.2002,8(1):22～23]

80. **益气养阴方治疗2型糖尿病(气阴两虚型)临床观察** 两组各35例。方用益气养阴方：生黄芪、珠儿参、女贞子、制黄精、地骨皮各30g，麦冬、生地、玄参、桑椹子各12g，北五味子3g，知母9g。随症加减，水煎服。对照组用渴乐宁胶囊4粒，每日3次，口服。均4周为1个疗程。结果：两组分别显效(空腹、餐后2小时血糖分别<7mmol/L、8.3mmol/L，或均下降>30%；中医症状积分下降>2/3)16例、3例($P<0.01$)，有效17例、25例，无效2例、7例，总有效率94.29%、80%。[徐佩英等.上海中医药杂志.2001,35(11):20～21]

81. **辨证治疗糖尿病49例临床体会** 肺胃燥热证用生石膏50g，知母、黄芩、丹皮、鸡内金各15g，芦根、天花粉各20g，黄连10g。气阴两虚证用黄芪30g，党参、玉竹、天花粉各20g，山药、麦冬、沙参、枸杞子、生地、山茱萸各15g。阴阳两虚证用附子、肉桂各10g，巴戟天20g，锁阳、枸杞子、五味子、覆盆子、黄精、桑螵蛸各15g。气虚血瘀证用黄芪30g，党参、丹参各20g，红花、当归、赤芍、桂枝、瓜蒌、薤白各15g。水煎服。禁烟酒及肥甘炙煿之品，用3～6个月。结果：显效(症状消失；空腹血糖复常或下降>3mmol/L)24例，好转14例，无效11例。[崔国

栋．中医药学报．2001,29(4):17]

82. 健脾固肾汤治疗糖尿病 150 例　方用健脾固肾汤:黄芪 40g,怀山药、鬼箭羽各 30g,生地、熟地各 20g,天花粉 25g,党参、枸杞子、白术、茯苓、丹参各 15g,桂枝 10g。随症加减,日 1 剂,水煎分 3 次服。治疗 150 例,1 个月为 1 个疗程,用 1～4 个疗程。结果:治愈 45 例,好转 96 例,无效 9 例,总有效率 94%。[姬云海等．四川中医．2001,19(11):36]

83. 益气养阴活血汤治疗 2 型糖尿病 102 例　方用益气养阴活血汤:黄芪、山药、天花粉各 30g,党参、葛根、丹参各 15g,生地 20g,玄参、山萸肉、水蛭各 12g,麦冬 10g。口干渴甚加生石膏,不甚减天花粉;腰酸肢冷,加附子、巴戟天、肉苁蓉;皮肤感染,加公英、紫花地丁、紫草;视力减退,加白芍、青葙子、决明子;高血压,加槐花、怀牛膝、钩藤;冠心病,加干地龙;末梢神经炎,加白芍、天麻、鸡血藤。日 1 剂,水煎服。血糖>8mmol/L 用优降糖 2.5～5mg,每日 2～3 次,餐前半小时服。控制饮食。治疗 102 例,10 日为 1 个疗程。结果:临床痊愈 61 例,好转 38 例,无效 3 例(死亡 1 例),总有效率 97%。[严晓枫．江苏中医．2001,22(11):29]

84. 翻白草合剂治疗 2 型糖尿病临床研究　治疗组 80 例,方用翻白草合剂:翻白草 50g,黄芪、山药、天花粉各 30g,苍术、白术、葛根、地骨皮、首乌、决明子、益母草各 15g,五味子 6g,水煎过滤剂,每毫升含生药 1g,150ml,空腹;对照组 36 例,用迪沙片 2 片;均日 3 次,口服,控制饮食。2 周为 1 个疗程,用 4 个疗程。结果:空腹及餐后 2 小时血糖、24 小时尿糖、总胆固醇(TC)、甘油三酯(Tg)治疗组治疗前后及前 3 项治疗后组间比较均有显著性差异($P<0.01$)。[邵长平等．山东中医杂志．2001,20(10):588～589]

85. 益气滋阴消渴汤治疗 2 型糖尿病 30 例临床观察　治疗组 30 例,方用益气滋阴消渴汤:人参、知母各 10g,黄芪 30g,

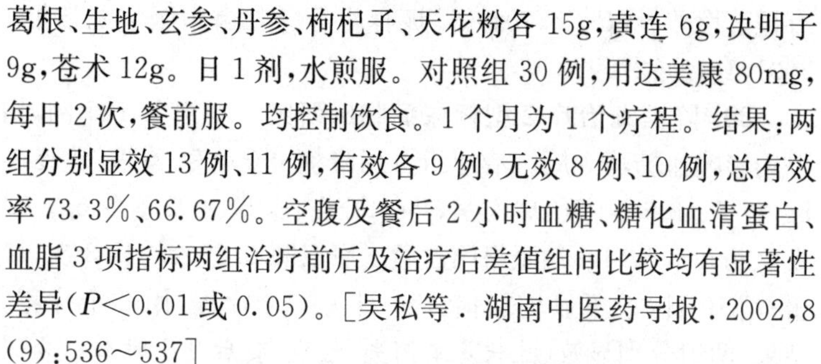

葛根、生地、玄参、丹参、枸杞子、天花粉各15g，黄连6g，决明子9g，苍术12g。日1剂，水煎服。对照组30例，用达美康80mg，每日2次，餐前服。均控制饮食。1个月为1个疗程。结果：两组分别显效13例、11例，有效各9例，无效8例、10例，总有效率73.3%、66.67%。空腹及餐后2小时血糖、糖化血清蛋白、血脂3项指标两组治疗前后及治疗后差值组间比较均有显著性差异（$P<0.01$或0.05）。［吴私等．湖南中医药导报．2002，8(9)：536～537］

86. 中维药结合从脾论治糖尿病30例分析　方药：太子参、生山药、苦瓜各30g，生黄芪15g，伊孜黑儿、麦根儿、枸杞子各12g，黄精、炒白术、山萸肉各9g，奴乎特20g，西红花0.5g。随症加减。日1剂，水煎服。治疗30例，30日为1个疗程。结果：显效（症状消失；空腹及餐后2小时血糖复常）6例，有效20例，无效4例，总有效率87%。［赵翡翠等．新疆中医药．2002，20(5)：10～11］

87. 降糖散治疗2型糖尿病临床研究　两组各30例。治疗组方用降糖散（黄连素、人参各0.5g，枸杞子、黄芪各5g，黄精4g）15g；对照组用黄连素0.5g；均日3次，口服。治疗3个月。结果：两组降糖疗效分别较好控制15例、4例，一般控制11例、6例，总有效率86.7%、33.3%（$P<0.01$）。治疗组23例随访1～4年，维持治疗结束时疗效15例，因患他病停药5例，饮食控制不佳而复发3例，再用降糖散仍有效。［倪艳霞等．中国中西医结合杂志．1994，14(11)：650～651］

88. 秘传黄连地黄汤加减治疗糖尿病36例　方用秘传黄连地黄汤（《松崖医经》方）加减：黄连、枸杞子、山茱萸、牛膝、麦冬各15g，天花粉、五味子、西洋参、乌梅、大枣各10g，生地20g，葛根、白茯苓、生黄芪各30g，石膏60g。随症加减。日1剂，水煎服；禁辛辣、滋腻之品。2个月为1个疗程。结果：痊愈11例，好转23例，无效2例，总有效率95%。血糖治疗前后比较

有显著性差异($P<0.001$)。[庞存生等．甘肃中医学院学报．2001,18(3):27～28]

89. 降糖丸治疗2型糖尿病临床研究　两组各105例,均停用影响血糖药3周。治疗组方用降糖丸(黄芪、葛根、黄连各8g,栀子、血竭、半夏、胆南星各4g,丹皮、赤芍、全瓜蒌各6g。制成绿豆大水丸)4g;对照组用盐酸二甲双胍0.25g;均日3次,口服;用10日,效不显均加倍。10日为1个疗程,用2个疗程。结果:两组分别显效(症状基本消失;空腹、餐后2小时血糖分别<7.2mmol/L、8.3mmol/L)71例、59例,有效27例、24例,无效7例、22例,总有效率93.3%、78.6%($P<0.01$)。[张向东等．河南中医．2002,22(3):40]

90. 自拟下消饮治疗2型糖尿病52例　治疗组52例,方用自拟下消饮:生地、怀山药、天花粉、山萸肉各20g,茯苓、旱莲草、女贞子各15g,泽泻、丹皮、麦冬、石斛各10g,金樱子、陈皮各5g。腰膝酸软,加肉苁蓉、牛膝、寄生;口渴,石斛、麦冬增量,加生石膏、知母;头昏耳鸣,加天麻、钩藤、生牡蛎;心烦不寐,加五味子、枣仁;视物不清,加枸杞子、白菊花;骨蒸潮热、盗汗,加地骨皮、鳖甲;水肿,加干姜、白术;气虚,加黄芪;血瘀,加丹参。日1剂,水煎服。对照组37例,用消渴丸10粒,每日3次,餐前服。均控制饮食。1个月为1个疗程,用2个疗程。结果:两组分别显效(主症消失)31例、15例,有效16例、12例,无效5例、10例,总有效率90.38%、72%($P<0.05$)。空腹及餐后2小时血糖治疗后组间比较均有显著性差异($P<0.05$)。[潘兴成．光明中医．2002,17(3):36～38]

91. 糖尿病的中医治疗进展　从对无并发症糖尿病的治疗(注重补肾、注重健脾、滋阴清热)、对糖尿病并发症的治疗(益气养阴、活血化瘀)、其他疗法(中成药治疗、针灸疗法)三方面进行综述。[曾伶．四川中医．1992,10(6):9～10]

92. 中医药治疗糖尿病的临床进展　作者对1957年以来

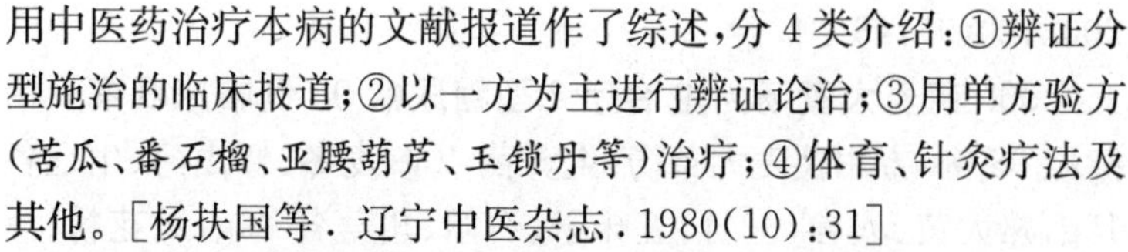

用中医药治疗本病的文献报道作了综述，分4类介绍：①辨证分型施治的临床报道；②以一方为主进行辨证论治；③用单方验方（苦瓜、番石榴、亚腰葫芦、玉锁丹等）治疗；④体育、针灸疗法及其他。［杨扶国等．辽宁中医杂志．1980(10)：31］

93. 宁心舒情汤治疗2型糖尿病血虚肝郁型156例　方用宁心舒情汤：枣仁、淮小麦、野百合、青龙齿（先煎）各30g，辰麦冬、辰茯苓各15g，川芎、香附各10g，苍术20g，神曲、栀子各12g。日1剂，水煎服。原用降糖药及相关西药渐减至维持量，控制饮食。治疗156例，4周为1个疗程。结果：显效102例，有效49例，无效5例。［周开．浙江中医杂志．2002，37(10)：421～422］

94. 益元降糖丹治疗2型糖尿病150例　方用益元降糖丹（生地、麦冬、淫羊藿各15g，熟地、牡丹皮、茯苓各10g，山药、人参、山茱萸、菟丝子、五味子各12g，肉桂3g等15味）9g，每天3次，餐前服。原用降糖药酌减。餐后活动，每天≥2次。控制饮食。治疗150例，3个月为1个疗程，用<3个疗程。结果：显效（空腹血糖<7.2mmol/L，或下降>30%）90例，有效48例，无效12例，总有效率92%。［张勇．中医研究．2007，20(6)：51～52］

95. 健脾养阴活血法治疗2型糖尿病46例　治疗组46例，方药：太子参、丹参各15g，白术、吴茱萸、丹皮、泽泻、乌梅、桃仁、红花各10g，茯苓、麦冬各20g，山药、生地、天花粉各30g。头晕、血压高，加夏枯草、钩藤；血脂高，加生山楂、首乌；皮肤瘙痒，加地肤子；胸痛、胸闷，加瓜蒌、薤白。日1剂，水煎服。对照组23例，用消渴丸5～10粒，每日3次，口服。均30日为1个疗程，用3个疗程。结果：两组分别显效23例、9例，有效17例、6例，无效6例、8例，总有效率86.96%、65.22%（$P<0.05$）。TC、TG、空腹血糖而组治疗前后自身及前两项治疗后组间比较均有显著性差异（$P<0.01$）。［韩新峰等．四川中医．

2002,20(9):46～47]

96. 芪麦大黄汤为主治疗2型糖尿病98例临床观察 治疗组98例,方用芪麦大黄汤:生黄芪40g,麦冬、怀山药、生地各15g,熟大黄、人参、玉竹、五味子、石斛、川芎各10g,天花粉、泽泻、丹参各20g。随症加减。日1剂,水煎餐前服。与对照组49例均用格列齐特,分别40mg/d、40～160mg/d(最大量240mg/d),口服。均不用其他相关药。1个月为1个疗程。结果:空腹、餐后2小时血糖两组分别显效51例、15例,51例、14例;有效36例、10例,37例、12例;无效11例、24例,10例、23例;总有效率88.78%、51.02%($P<0.01$),89.8%、53.06%($P<0.01$)。[周军怀.湖南中医药导报.2001,7(11):548～549]

97. 益气养阴方治疗2型糖尿病的疗效观察 治疗组36例,方药:黄芪、生地、怀山药各30g,麦冬、制黄精各15g,五味子、大黄、黄连各6g。日1剂,水煎服。与对照组35例均用盐酸二甲双胍片250mg,每日3次,口服。均控制饮食。8周为1个疗程。结果:两组分别显效13例、8例,有效18例、14例,无效5例、13例,总有效率86.1%、62.9%($P<0.05$)。甘油三酯、总胆固醇、胰岛素敏感指标治疗组治疗前后及治疗后组间比较均有显著性差异($P<0.01$)。[张炜等.时珍国医国药.2002,13(8):479～480]

98. 补阳还五汤加味治疗2型糖尿病临床观察 治疗组34例,方用补阳还五汤加味:黄芪、地龙各30g,桃仁、红花、当归各10g,川芎15g,赤芍20g。阴虚加生地、熟地、玄参、麦冬、黄精、枸杞子等;热盛,加石膏、知母、虎杖、桑叶、菊花;痰湿盛,加厚朴、半夏、茯苓、泽泻、薏苡仁、玉米须、薤白、瓜蒌等。对照组33例,用六味地黄汤:熟地24g,山茱萸、山药各12g,泽泻、茯苓各20g,丹皮10g。日1剂,水煎服。均控制血糖、饮食,配合运动。7日为1个疗程。结果:两组分别显效8例、4例,有效22例、17例,无效4例、12例,总有效率88.2%、63.6%($P<0.05$)。[赵

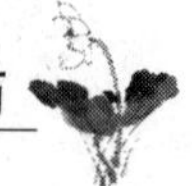

璐．湖北中医杂志．2002,24(7):8～9]

99. 速降糖煎剂治疗糖尿病30例临床观察　对30例糖尿病采用辨证分型施治，治法以滋阴清热为主。胃热阴虚7例，用天花粉75g，生地、生石膏各50g，元参、玉竹、天麦冬各25g，黄连10g，知母、石斛、葛根、丹皮各15g；气阴两虚14例，用天花粉、生地、山药、山萸、黄芪各50g，天麦冬、知母、泽泻、丹皮、茯苓、黄柏、内金、萆薢、蛤蚧各15g；肾阴亏损9例，用熟地100g，人参、枸杞、山萸、天冬、花粉、生黄芪各50g。结果：临床治愈[重要症状消失，血糖接近正常，尿糖(－)或(±)，酮体消失]11例，显效[症状明显好转，血糖在150mg左右，尿糖(＋)或(＋＋)，酮体消失]8例，好转7例，无效4例。附验案3例。[刘晓汉等．陕西中医．1980,1(5):9]

100. 复方乌芪口服液治疗2型糖尿病170例(附拜唐苹治疗143例对照)　治疗组107例，方用复方乌芪口服液(制首乌、生黄芪、白术、枸杞子、山萸肉各10g，熟地、怀山药、生玉竹各30g，麦冬15g。每毫升相当于生药0.5g)20ml；对照组143例，用拜唐苹片50mg；均日3次，口服；停用其他降糖药。4周为1个疗程。结果：两组分别显效(症状基本消失；空腹、餐后2小时血糖及糖化血红蛋白分别≤7mmol/L、8.3mmol/L、≤6.5％)52例、42例，有效87例、71例，无效32例、30例，总有效率81.29％、79.02％。[高雅文等．浙江中医杂志．2003,38(4):142]

(1～100:张军)

101. 谈消渴病辨证论治的进展　①阴虚燥热观：是古今医家对本病进行论治的准绳，有病损在肾而从肾论治和病损在胃而从胃论治两种提法。治疗上有根据主症分为上、中、下消3型的；有从阴阳盛衰分型施治的；亦有从脏腑结合阴阳分型施治的。但共同的特点都采用以滋阴清热为主的方法治疗。燥热观至今仍为本病辨证施治的基本思想。②瘀血观：基于这一认识，用活血化瘀法治疗本病收到很好效果；对本病病人进行血液流变学和甲皱微循环观察的结果，为瘀血因素在本病发病中的作用提供了依据。③脾胃观：从脾论治外，还应重视补中健脾顾护生化之本。从湿论治亦属从脾论治的范畴。［张柏林．黑龙江中医药．1984(3)：52］

102．五术降糖方治疗糖尿病临床观察　治疗组60例，方用五术降糖方加减：五加皮、茯苓、生地各15g，苍术、白术、山楂各10g，决明子、黄精各20g，三七粉3g(分冲)。肺胃热盛，加生石膏、知母；脾肾阳虚，加制附子、桂枝；气虚甚，加生黄芪、党参；阴虚甚，加玉竹、白芍；血瘀甚，加䗪虫、丹参等。日1剂，水煎服。对照组30例，用金芪降糖片8片，每日3次，口服。两组均原用西药者渐减量。控制饮食。3个月为1个疗程。结果：两组分别临床缓解11例、3例，好转42例、13例，无效7例、14例，总有效率88.3%、53.3%($P<0.05$)。［仲英．北京中医．2002,21(4)：229～230］

103．滋膵饮加味治疗2型糖尿病46例疗效观察　治疗组46例，方用滋膵饮(《医学衷中参西录》方)加味：生黄芪、葛根各25g，生地、怀山药、猪胰子(低温烘干，研末，分冲)各50g，山萸肉21g，地骨皮20g，天花粉、黄精各15g，川连6g。气阴两虚，加西洋参、沙参；心烦失眠，加枣仁、茯神；阴虚血瘀，加龟板、丹参；便秘，加大黄。日1剂，水煎服。对照组25例，用消渴丸8～10粒，每日3次，口服。均30日为1个疗程。结果：两组分别显效22例、6例，有效20例、10例，无效4例、9例，总有效率91.3%、64%($P<0.01$)。［黄美珍．四川中医．2002,20(7)：51］

104．定消止渴丹(饮)治疗2型糖尿病86例　方用定消止渴丹(饮)：生地、熟地、怀山药各15g，枸杞子、山萸肉、知母、西洋参各10g，黄精、天冬、当归、地骨皮、赤芍、川芎、茯苓、苍术各8g，葛根、天花粉、生黄芪各20g，黄柏6g，水蛭4g，元参16g，丹

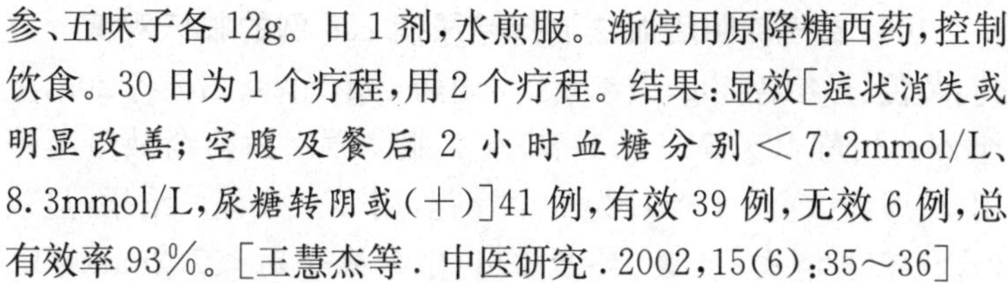

参、五味子各12g。日1剂，水煎服。渐停用原降糖西药，控制饮食。30日为1个疗程，用2个疗程。结果：显效[症状消失或明显改善；空腹及餐后2小时血糖分别<7.2mmol/L、8.3mmol/L，尿糖转阴或(+)]41例，有效39例，无效6例，总有效率93%。[王慧杰等．中医研究．2002，15(6)：35～36]

105. 疏肝降糖汤治疗糖尿病临床观察 治疗组200例，方用疏肝降糖汤：柴胡、佛手、香橼、荔枝核各10g，葛根、白芍、山茱萸、茯苓各15g，薄荷6g，枸杞子、怀山药各20g。日1剂，水煎服。与对照组115例均用格列吡嗪片2.5～5mg，二甲双胍肠溶片0.25～0.5g，每天3次，餐前服。均配合饮食及运动疗法。均3个月为1个疗程，用1个疗程。结果：两组分别显效(血糖下降>30%)104例、48例，有效77例、50例，无效19例、17例，总有效率90.5%、85.2%($P<0.05$)。[王德伟等．浙江中西医结合杂志．2007，17(6)：352～353]

106. 益康降糖冲剂治疗糖尿病的疗效观察 治疗组72例，方用益康降糖冲剂(人参、鸡内金、苍术各10g，葛根、山药、天花粉、玄参、丹参、水蛭、知母、泽泻、黄精各20g，石膏50g。水提醇沉法，制成浓缩颗粒剂；每克含生药1.3g)10g，每日3次，餐后服。对照组34例，用六味地黄丸8粒，每日3次，餐前服。停用其他药，控制饮食。4周为1个疗程，用1个疗程。结果：两组分别显效(症状基本消失；空腹及餐后2小时血糖分别≤6.3mmol/L、7.8mmol/L)25例、2例，有效41例、21例，无效6例、11例，总有效率91.6%、67.6%($P<0.01$)。[马东玉等．时珍国医国药．2002，13(12)：742]

107. 升陷汤治疗糖尿病40例临床分析 方用升陷汤加味(生芪、花粉、山药各30g，升麻、柴胡、黄连各6g，知母、云苓各15g，桔梗9g)治疗气阴两虚的糖尿病患者40例。结果：显效11例，有效27例，无效2例。有效病例平均服药50剂。[程益春．山东中医杂志．1981(1)：38]

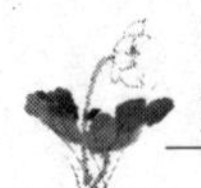

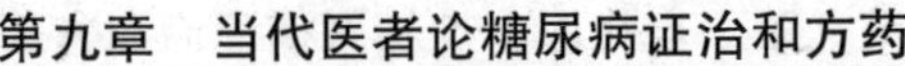

108. 益气养阴活血法治疗糖尿病208例的临床观察　方药：黄芪、丹参各30g，人参6g，生山药15g，元参、葛根各20g，生地24g，川芎10g等。日1剂，水煎服。原用西药渐减量至停用，糖尿病饮食。1个月为1个疗程，用2个疗程。结果：显效（症状基本消失；空腹、餐后2小时血糖分别<7.2mmol/L、8.3mmol/L，24小时尿糖定量<10g，或血糖、尿糖均下降>30%）80例，有效110例，无效18例，总有效率93.56%。［马茂芝．中国医药学报．2003，18(2)：123～124］

109. 麻子仁丸加味治疗2型糖尿病临床疗效观察　治疗组118例，方用麻子仁丸加味：麻子仁10～18g，白芍8～12g，杏仁、枳实、厚朴各6～8g，黄精、生地各12～20g，山药、天花粉各20～30g，生大黄6～10g（后下。便通后，易酒大黄5～6g）。肺燥，加知母、石膏；胃热，加葛根、川连；肾阴虚，加山萸肉、五味子。日1剂，水煎服；肾阳虚禁用。停用他药。对照组32例，用格列本脲片2.5mg，盐酸苯乙双胍片25mg，日3次，口服。均控制饮食，用90日。结果：两组分别治愈72例、21例，有效38例、5例，无效8例、6例，总有效率93.2%、81.2%（$P<0.05$）。［任平安．现代中医药．2003(1)：29～30］

110. 健脾益肾法治疗2型糖尿病110例临床观察　治疗组方药：生黄芪、怀山药、天花粉各30g，珠儿参、葛根各20g，生地、熟地、知母、茯苓、丹皮各15g，山萸肉、鸡内金各10g，黄连6g。日1剂，水煎服。对照组110例，用美吡哒5mg，每日2次，口服。均糖尿病饮食。1个月为1个疗程。结果：两组分别显效（空腹及餐后2小时血糖分别<7.2mmol/L、8.3mmol/L，或血糖下降>30%）48例、36例，有效56例、52例，无效6例、22例，总有效率94.5%、80%（$P<0.05$）。［黄云等．江苏中医药．2003，24(2)：16～17］

111. 中药治疗糖尿病51例　治疗组均属气阴两虚型患者，均治以加味玉液汤，药用人参、知母、鸡内金、五味子各10g，山药、黄芪、葛根、天花粉各 30g。日 1 剂，加水 600ml 煎至 300ml，分 2 次温服。若出现酮症酸中毒，加用小剂量胰岛素，同时纠正酸碱电解质失衡及对症处理。治疗 51 例，60 日为 1 个疗程（除 2 例服药 1 个疗程外），连续治疗 3～6 个疗程。结果：显效（症状基本消失，半年内 3 次检查空腹血糖正常、尿糖阴性，观察 6～12 个月无复发）22 例，有效 26 例，无效 3 例，总有效率 94.1%，以轻中型疗效最好。[陈维亚等．陕西中医．1991，12(2)：51～52]

112. 滋阴止渴汤及低能量 He-Ne 激光血管内照射治疗 2 型糖尿病疗效观察　两组各 20 例，均用滋阴止渴汤：太子参、天花粉、生石膏、怀山药各 30g，麦冬、天冬、玄参、葛根、枸杞子各 15g，五味子、知母、牛膝各 10g，黄芪、生地各 20g。日 1 剂，水煎服分 3～4 次服。1 个月为 1 个疗程。治疗组并用 JMⅡ型低能量 He-Ne 激光仪血管内照射，波长 632.8nm，末端输出功率 3W，每次 60 分钟，日 1 次。5～7 日为 1 个疗程，用 1～3 个疗程。结果：两组分别显效（症状基本消失，空腹血糖 7.21mmol/L，餐后 2 小时血糖＜8.32mmol/L，24 小时尿糖定量＜10g，或血糖、24 小时尿糖较前下降＞30%）8 例、5 例，有效 11 例、12 例，无效 1 例、3 例，总有效率 95%、85%（$P<0.05$）。降血脂总有效率分别为 85%、20%（$P<0.05$）。[郑本德等．贵阳中医学院学报．1996，18(1)：30～32]

113. 消渴汤合消渴丸治疗 2 型糖尿病 30 例　治疗组 30 例，方用消渴汤：人参 6g，生地 20g，丹参 15g，山药 30g，麦冬、枸杞子、葛根、天花粉、丹皮各 10g。阴虚热盛，加玄参、黄芩、知母各 10g，黄连 3g 等；气阴两虚，加黄芪 15g，白术、茯苓、五味子各 10g 等；血瘀气滞，加益母草 30g，川芎 6g，当归、赤芍各 10g 等。日 1 剂，水煎服。与对照组 30 例均用消渴丸 10 丸（含格列本脲 2.5mg），每日 2 次，餐后服。均控制饮食，停用他药。10 日为 1 个疗程。结果：两组分别显效（症状基本消失；空腹、餐后 2 小时血糖分别<7.2mmol/L、8.3mmol/L,尿糖复常)14例、7例,有效13例、11例,无效3例、12例,总有效率90%、60%。[薛士明等.安徽中医学院学报.2002,21(6):19~20]

114. 白虎加人参汤治疗2型糖尿病的临床观察 方用白虎加人参汤:太子参30g,石膏50g,知母15g,甘草、粳米各10g。日1剂,水煎分3次服。继用原降糖药。不用他药。治疗组20例,用4周。结果:显效(症状消失;空腹血糖、餐后2小时血糖分别<7mmol/L、8.5mmol/L,总胆固醇、甘油三酯均复常,尿糖转阴)6例,有效10例,无效4例。[谭漪等.成都中医药大学学报.2002,25(4):23~24]

115. 消渴饮治疗2型糖尿病108例临床观察 治疗组108例,方用消渴饮:葛根、知母各15g,元参、苍术、威灵仙各20g,地骨皮、太子参各30g,石膏25g。肺热伤津,去威灵仙,加干地黄、射干、黄芩;肺燥阴伤,去元参、威灵仙,加天冬、麦冬、天花粉、沙参;胃热津亏,加玉竹、石斛、川黄连;脾胃虚弱,去知母、元参,加黄芪、白术、山药、红参;肝肾阴虚,去元参、石膏,加枸杞子、干地黄、白芍、甘草、山茱萸、寄生;气滞血瘀,加郁金、白芍、赤芍、丹参、红花;阴阳两虚,加附子、熟地、桑螵蛸、金樱子、覆盆子。日1剂,水煎服。对照组94例,用达美康80mg,六味地黄丸6g,日2次,口服。均每周用6日,12周为1个疗程。用1个疗程,停3个月。结果:两组分别临床痊愈38例、32例,好转67例、56例,无效3例、6例,总有效率97.22%、93.62%($P<0.05$)。[宋淑远等.河北中医.2003,25(8):577~578]

116. 降糖方治疗糖尿病的临床观察 两组各60例,均于治疗前1周停用其他降糖药。治疗组方用降糖方:黄芪、山茱萸各20g,干生地。怀山药、女贞子各30g,桃仁、丹参、天花粉各10g,地骨皮、桑叶各60g。日1剂,水煎服。对照组用消渴丸10粒,每日3次,口服。均4周为1个疗程。结果:两组分别显效(症状基本消失;空腹及餐后2小时血糖分别<7.2mmol/L、

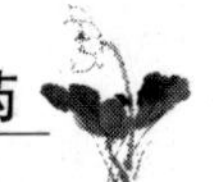

8.3mmol/L，或均下降＞30%）10例、6例，有效43例、31例，无效7例、23例，总有效率88.33%、61.67%（$P<0.01$）。［何胜晓等．现代中西医结合杂志．2003，12(5)：455～456］

117. 益气养阴活血法治疗2型糖尿病40例临床观察　治疗组40例，方药：生黄芪、太子参、生地、生白芍、丹参各30g，麦冬、葛根各15g，生甘草、乌梅、水蛭、桃仁各10g，元参12g，五味子9g，怀山药18g。随症加减，日1剂，水煎服。对照组38例，用甲苯磺丁脲，开始250mg，常用500mg，日3次，口服。均停用他药，控制饮食。1个月为1个疗程。结果：两组分别显效14例、9例，有效22例、16例，无效4例、13例，总有效率90%、65.79%（$P<0.01$）。［冯水炎．中国医药学报．2003，18(3)：183～184］

118. 四五六饮治疗2型糖尿病90例观察　治疗组90例，方用四五六饮（四君子汤、补阳还五汤及六味地黄丸加减）：生地、山药、太子参、丹参、生黄芪各30g，桃仁、白术、山茱萸、茯苓、赤芍、地龙、五味子各12g，红花6g。随症加减，日1剂，水煎，分3次服。对照组45例，用消渴丸8～10丸，每日3次，口服。均30日为1个疗程，用3个疗程。结果：两组分别显效（症状基本消失；空腹及餐后2小时血糖分别＜7.2mmol/L、8.3mmol/L，24小时尿糖＜10g，或均下降＞30%）42例、15例，有效33例、14例，无效15例、16例，总有效率83.3%、64.4%（$P<0.05$）。［彭暾等．实用中医药杂志．2003，19(6)：285］

119. 益肾活血汤治疗2型糖尿病46例临床观察　治疗组46例，方用益肾活血汤：黄芪、丹参各20g，西洋参5g，山茱萸、枸杞子、女贞子、川芎各10g，生地、麦冬、葛根各15g，炒山药30g，元参12g，三七6g。口渴引饮、便秘，加川大黄、肉苁蓉；视物模糊，加菊花。日1剂，水煎分3次服。病情控制后，益肾活血汤改丸剂，9g，每日3次，口服。对照组30例，用美吡哒片5mg，每日2次，餐前服。结果：两组分别显效（症状基本消失；

空腹、餐后2小时血糖分别<6.1mmol/L、8mmol/L)20例、11例，有效18例、13例，无效8例、6例，总有效率82.6%、80%。随访1年，症状改善、空腹血糖降低及尿糖转阴治疗组均优于对照组($P<0.01$)。[亓玉奎.江苏中医药.2003,24(6):30]

120.养阴清热解毒化瘀法治疗非胰岛素依赖型糖尿病46例 用生地15～60g，玄参、公英、紫草、赤芍各15～20g，知母、连翘、玉竹各9～12g，天花粉16～20g，仙鹤草15～30g。高脂血症、脂肪肝，加郁金、虎杖、山楂、泽泻；冠心病，加丹参、徐长卿、山茱萸、三七粉；高血压，加炒杜仲、寄生；肾病/肾功能不全，加益母草、茯苓、泽兰；视网膜病变，加夏枯草、海藻、昆布、菊花；末梢神经炎，加水蛭粉。日1剂，水煎服。原用降糖药渐减量(或停用)。结果：痊愈28例，显效15例，有效2例，无效1例，总有效率97.8%。[王彤等.河北中医药学报.2003,18(2):14～15]

121.加减逍遥散为主治疗2型糖尿病56例(附单用西药治疗47例对照) 治疗组56例，方用加减逍遥散加减：柴胡、当归、白术各10g，白芍、茯苓等各15g，怀山药30g，五味子9g。热甚便秘，加大黄、玄参、生石膏；气虚血瘀，加党参、丹参、桃仁；脾肾两虚，加桂枝、川断、肉苁蓉。日1剂，水煎服；与对照组均西医常规治疗、控制饮食。1个月为1个疗程，用3个疗程。结果：两组分别显效23例、11例，有效30例、27例，无效3例、9例，总有效率94.64%、80.85%($P<0.01$)。[王燕.浙江中医杂志.2003,38(11):478]

122.疏肝解郁法治疗糖尿病24例 药用柴胡15g，当归、白芍、茯苓、白术各12g，薄荷、甘草各6g，丹皮30g，天花粉20g。上消，天花粉增量，加黄连、葛根、麦冬；中消，加生石膏、知母、牛膝；下消，肾阴亏虚加山药、山萸肉、五味子，阴阳两虚加附子、肉桂、山药、山萸肉；瘀血，酌加丹参、山楂、桃仁等。日1剂，水煎服。结果：治愈10例，好转14例。[周岩.国医论坛.2004,19

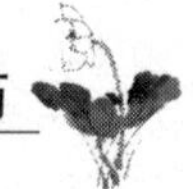

(1):28]

123. 自拟益气养阴汤治疗2型糖尿病74例　治疗组74例，方用自拟益气养阴汤：黄芪30g，麦冬、生地各15g，丹皮、茯苓各12g，玉竹9g，山茱萸10g，丹参20g。口渴，加芦根；手足麻木，加鸡血藤；腰膝酸软，加杜仲、寄生；视力障碍，加草决明。日1剂，水煎餐前服。与对照组36例均用达美康40～160mg，每日1～2次(或优降糖2.5～15mg，每日分2～3次)，二甲双胍250～1500mg，每日分2～3次，口服。均10日为1个疗程，用3个疗程。结果：两组分别治愈26例、5例，有效38例、19例，无效10例、12例，总有效率86.5%、66.7%($P<0.05$)。[韩进军.安徽中医临床杂志.2003,15(6):480]

124. 中草药治疗糖尿病　治疗组37例，方药：鲜金丝苦楝、鲜菝葜、茯苓各60g，白果15g(打)，穿山甲10g，山药50g，鹿含草20g。日1剂，水煎服(或代茶饮)。停用他药。对照组35例，用格列齐特80mg，每日2次，口服；2～3周后，酌情调整剂量。均3个月为1个疗程。结果：两组分别基本痊愈7例、5例，好转24例、19例，无效6例、11例，总有效率84%、69%($P<0.01$)。[李隽和等.现代中西医结合杂志.2004,13(1):64]

125. 参芪降糖口服液治疗糖尿病50例　均为气阴两虚(或夹热瘀)证。治疗组50例，方用参芪降糖口服液(西洋参、知母各10g，黄芪30g，山药18g，黄连12g，山茱萸15g，熟地24g，水蛭6g。每支10ml，含生药10g)2～6支，每日2～3次，口服。对照组50例，用降糖甲片1.8g，每日3次，口服。两组均继用原降糖药，控制饮食，不用他药。30日为1个疗程。结果：两组分别显效78例、15例，有效48例、20例，无效24例、15例，总有效率84%、70%($P<0.05$)。[李自召.河南中医学院学报.2003,18(5):49～50]

126. 养阴健脾活血法治疗糖尿病80例　两组各40例。治疗组用芪参桃红地黄汤：黄芪、山药、天花粉各30g，三七参6g

(分冲),丹参、生地各 20g,山萸肉、苍术、茯苓各 15g,丹皮、桃仁、红花、赤芍、知母各 10g,黄连 3g。口干、燥热,加麦冬、玉竹;高血压,加夏枯草、钩藤;肥胖、血脂高,加生山楂、首乌;周围神经病变,加木瓜、牛膝;肾病,黄芪倍量,加黄精。日 1 剂,水煎服。与对照组均用格列齐特片 80mg(肥胖用二甲双胍 0.25g),每日 2 次,口服(或用原降糖药),控制饮食。30 日为 1 个疗程。结果:两组分别显效 22 例、11 例,有效 16 例、20 例,无效 2 例、9 例,总有效率 95%、77.5%($P<0.05$)。[邵丽黎.陕西中医.2003,24(9):777～778]

127. 益肾补脾方治疗 2 型糖尿病 246 例临床观察　方用益肾补脾方:怀山药、生地、苍术、太子参、丹参、生黄芪各 30g,丹皮、山萸肉、川朴各 20g,茯苓、炒白术各 10g,桑椹子 60g。口干,加葛根、天花粉;多食易饥,加生石膏、黄连;便秘,加地骨皮;尿频尿浊,加桑螵蛸、益智仁、莲须。日 1 剂,水煎服;继用原降糖药。28 日为 1 个疗程。结果:良好 96 例,一般 88 例,不良 62 例。[徐钧.黑龙江中医药.2004,1(3):12]

128. 清热补阴固涩汤治疗糖尿病疗效观察　方药:生地、玄参、丹皮、莲须各 20g,天花粉、龙骨、牡蛎各 30g,五味子 10g,枸杞子 18g,山茱萸 15g。随症加减,日 1 剂,水煎服。治疗 50 例,10 日为 1 个疗程。结果:痊愈 42 例,好转 7 例,无效 1 例,总有效率 98%。[孙文丽.现代中西医结合杂志.2004,13(12):1543]

129. 维医治疗糖尿病 172 例临床观察　热性,用天山堇菜、马齿苋子、车前子、罗王子各 10g,胡萝卜籽 6g,玫瑰花 15g,欧玉竹、欧白及各 30g。研粗末,开水泡服,日 3～5 次,用 30～40 日。血糖过高,用天山堇菜、马齿苋子、车前子各 12g,莲花 6g,大叶破布木实、玫瑰花、罗望子各 30g,药蜀葵子 9g,洋甘菊 15g,石榴花 10g。水煎 600ml,60～80ml,每日 2 次,口服;用 5 日后,加番泻叶 10g,水煎,100～150ml,每日 2 次,餐后服,用 2

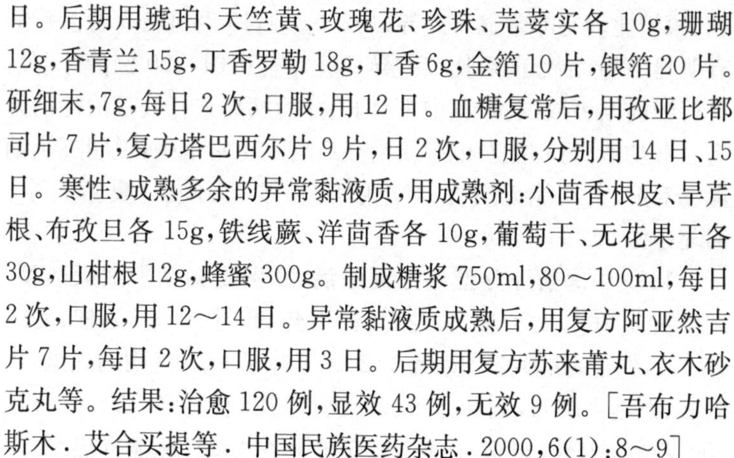

日。后期用琥珀、天竺黄、玫瑰花、珍珠、芫荽实各10g，珊瑚12g，香青兰15g，丁香罗勒18g，丁香6g，金箔10片，银箔20片。研细末，7g，每日2次，口服，用12日。血糖复常后，用孜亚比都司片7片，复方塔巴西尔片9片，日2次，口服，分别用14日、15日。寒性、成熟多余的异常黏液质，用成熟剂：小茴香根皮、旱芹根、布孜旦各15g，铁线蕨、洋茴香各10g，葡萄干、无花果干各30g，山柑根12g，蜂蜜300g。制成糖浆750ml，80～100ml，每日2次，口服，用12～14日。异常黏液质成熟后，用复方阿亚然吉片7片，每日2次，口服，用3日。后期用复方苏来青丸、衣木砂克丸等。结果：治愈120例，显效43例，无效9例。[吾布力哈斯木．艾合买提等．中国民族医药杂志．2000，6(1)：8～9]

130. 97例糖尿病临床治疗体会　药用葛根、地龙各20g，北黄芪、丹参各15g，柴胡12g。上消，加天花粉15g，麦冬、黄芩各12g，生地、丹皮各10g；中消，加知母、生地、牛膝、麦冬、黄芩各12g；下消，加怀山药15g，山萸肉、熟地、女贞子、旱莲草、钩藤各12g，五味子10g；阳虚，加肉桂、附子各10g，金樱子、女贞子各15g，山萸肉12g。水煎服。并用优降糖2.5mg，每日3次（或达美康80mg，每日2次；或二甲双胍0.5g，每日3次；或胰岛素常规量），口服。3个月为1个疗程。用2个疗程。结果：治愈1例，显效83例，无效13例，总有效率86.6%。[何强成．现代中西医结合杂志．2001，10(4)：326～327]

131. 中药治疗糖尿病2型临床疗效观察（附40例报告）
治疗组病人均为住院后先给予糖尿病饮食，观察3周，凡经饮食控制后，血糖仍＞130mg%者。方用三黄消渴汤：黄芪、生石膏各40g，生地、黄精各30g，天花粉25g。阴虚火旺，加知母；气阴两虚，加玄参、麦冬、太子参；阴阳两虚，去生石膏，加制附子、肉桂、枸杞子；血脂高，加葛根、郁金、蒲黄、丹参；血糖下降慢，加苍术、玄参。30天为1个疗程，一般治疗2～3个疗程。结果：显效18例，好转16例，无效6例，总有效率85%。治疗前后的血

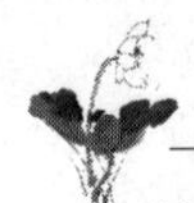

糖、尿糖比较有非常显著差异($P<0.01$)；15 例血脂高者治疗后有明显下降，治疗前后比较差异显著($P<0.01$)；20 例治疗前后进行胰岛素释放试验，其中 17 例治疗后胰岛素释放较治疗前升高。肝功能、肾功能及电解质治疗后均在正常范围，说明三黄消渴汤对肝、肾功能无损害，对电解质平衡无影响。[樊新亚等．河北中医．1985(6)：8～9]

132. 中医辨证分型治疗糖尿病 40 例观察　阴虚燥热型，用生黄芪 30g，太子参、天花粉、怀山药、知母、生地、葛根、麦冬各 15g，栀子、沙参各 12g，元参 24g，五味子 9g。气阴两虚型，用党参、熟地各 20g，五味子 9g，泽泻、丹皮、茯苓各 12g，生黄芪 30g，花粉、山药、黄精、山萸肉、枸杞子各 15g。脾虚胃热型，用生黄芪、党参各 30g，苍术、白术、茯苓、花粉、白芍各 15g，泽泻、山药、川楝子、郁金各 12g，山楂、枳壳各 9g。肾虚血瘀型，用熟地、丹参、鳖甲、枸杞子、山药、当归各 15g，巴戟天、菟丝子、山萸肉各 12g，五味子 9g，鹿角霜 10g，黄芪 30g。日 1 剂，水煎服。15 日为 1 个疗程，用 3 个疗程。结果：显效[症状基本控制，空腹血糖下降≥50%，尿糖阴性或(＋)]17 例，有效 19 例，无效 4 例，总有效率 90%。[郑敏捷．新疆中医药．1996(3)：28～30]

133. 自拟玄芪苍石汤治疗糖尿病 103 例临床观察　方用自拟玄芪苍石汤：生黄芪、生石膏各 30g，山药、元参各 20g，沙参、麦冬、天花粉、石斛、玉竹、知母、枸杞子各 15g，山萸肉、牛膝、桑螵蛸、益智仁、苍术各 10g。随症加减，日 1 剂，水煎服。心肌缺血甚、心前区痛，用黄芪注射液、丹参注射液(或能量合剂)。肾功能不全，用参麦注射液、丹参注射液；均静脉滴注。肢体功能障碍，配合针灸。感染，用抗生素。心律失常，用抗心律失常药。尿毒症、酮症酸中毒，用参麦加黄芪注射液足量；纠酮，纠酸，调节酸碱、水、电解质平衡。仍用原降糖药(或渐减量)。结果：显效(症状消失；空腹血糖<6.5mmol/L 或下降>50%，尿糖阴性)54 例，有效 40 例，无效 9 例，总有效率 91.2%。[蔡

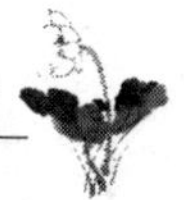

胜秀等．内蒙古中医药．2004，23(6)：2～3]

134. 抑渴汤为主治疗糖尿病40例(附西药对照组38例) 治疗组用抑渴汤：鬼箭羽、葛根、桑椹子、生白术各30g，红花、川芎各10g，当归15g。日1剂，水煎服。与对照组均用达美康80～240mg，每日1～3次，口服；开博通(卡托普利)37.5～75mg，藻酸双酯钠150～300mg，均日分3次，口服。均控制摄入总热量，疗程8周。结果：两组分别显效15例、5例，有效14例、11例，无效11例、22例，总有效率72.5%、42.1%。血糖、血脂、血液流变学各项指标(除K值外)、血小板聚集率、血浆过氧化脂质、血浆超氧阴离子治疗组治疗前后自身及组间比较均有显著性差异($P<0.01$～0.001)。[郭惠芳．辽宁中医杂志．1996，23(3)：126～127]

135. 活血益气法治疗糖尿病临床研究 用糖尿宁(含丹参、黄芪、翻白草各30g，穿山甲、降香、牛膝各10g，白术、黄连、竹茹、知母各15g，葛根、苦参、天花粉各20g。制成丸剂)10g，每日3次，口服，30日为1个疗程。原用降糖药渐至维持，10日后停用。结果：治疗组105例中，治愈71例，显效30例，有效、无效各2例，总有效率98%。空腹血糖、胆固醇及甘油三酯等指标治疗前后比较均有显著性差异($P<0.01$或0.05)。[王振卿．河南中医．2001，21(5)：33～34]

136. 辨证分型加化瘀解毒法治疗2型糖尿病100例疗效观察 肺胃燥热型，用石膏30g，知母、麦冬、葛根各12g，黄芩15g，人参、天花粉、生地各10g。肝肾阴虚型，用山药30g，黄芪20g，五味子15g，山茱萸、龙骨、牡蛎各12g，丹皮、黄柏、知母、党参、桑螵蛸各10g，龟板6g。阴阳两亏型，用熟地、山药各20g，山茱萸、茯苓、泽泻、金樱子各12g，附子、肉桂、丹皮、覆盆子、桑螵蛸各10g。气阴两虚型，用党参、山药、五味子、黄芪各15g，生地20g，茯苓、五倍子、玄参各20g，龙骨、牡蛎、苍术各12g。随症加减，日1剂，水煎服。15日为1个疗程，用2个疗程。结

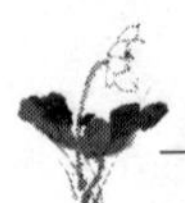

果：显效22例，有效68例，无效10例，总有效率90%。[马桂英等．河北中医．2001,23(9):677]

137. 中药降糖液超声雾化导入治疗糖尿病疗效观察 治疗组132例，用降糖液（含黄芪、玄参、丹皮、生地各30g，苍术、葛根各15g，人参、麦冬、五味子各10g，黄连6g）120ml，经糖尿病治疗机超声雾化后，离子导入，每次1小时，日1次。对照组125例，用迪沙片5mg，每日3次，口服。均控制饮食，10日为1个疗程。结果：两组分别显效（症状减轻；血糖<7mmol/L）62例、55例，好转68例、51例，无效2例、19例，总有效率98.2%、84.8%($P<0.05$)。[崔燕等．中国中医药信息杂志．2004,11(4):332]

138. 参桑益胰方治疗2型糖尿病疗效观察 治疗组100例，用参桑益胰方：人参、桑叶各12g，沙参、丹参、葛根、黄芪、山药、生地各20g，地骨皮、山茱萸、玉竹、知母、天花粉、麦冬、枸杞子、女贞子各15g。日1剂，水煎服。与对照组68例均用优降糖2.5mg，每日3次；继发肾病，用依那普利5mg，每日2次；口服。均西医常规治疗、控制饮食。2周为1个疗程。结果：两组分别显效53例、32例，有效45例、12例，无效2例、24例，总有效率91%、65%($P<0.01$)。[程玉平．现代中西医结合杂志．2004,13(8):1010～1011]

139. 化瘀活血法治疗2型糖尿病30例临床研究 治疗组用胰苏灵：瓜蒌、益母草、黄芪、荔枝核各30g，茯苓、丹参、炒白术各15g，制半夏、佩兰、红花各9g。舌苔黄厚，加黄连；便秘，加大黄。日1剂，水煎服。对照组30例，用盐酸二甲双胍0.5g，每日3次，餐中服。控制饮食，合理运动。用8周。结果：两组分别显效11例、7例，有效15例、14例，无效4例、9例，总有效率86.70%、70.00%。[冯建华等．中医杂志，2004,45(3):191～194]

140. 糖安丸治疗气阴两虚夹瘀型2型糖尿病30例小结

治疗组用糖安丸(含人参、天花粉、丹参各20g,黄芪、玄参各15g,生地、枸杞子、赤芍各10g。每丸0.3g)。对照组30例,用玉泉丸,均6g,每日3次,口服。两组均用糖适平(格列喹酮)30mg,每日2次,口服,效不佳,渐增量,每日量≤180mg。控制血压、血脂,抗感染。糖尿病饮食。1个月为1个疗程,用2个疗程。结果:两组分别临床控制4例、1例,显效18例、13例,有效5例、6例,无效3例、10例,总有效率90%、66.67%($P<0.05$)。餐后2小时血糖、糖化血红蛋白、血脂4项及血液流变学5项指标治疗组治疗前后及治疗后组间比较均有显著性差异($P<0.01$或0.05)。[谭义平.湖南中医药导报.2004,10(4):18~20]

141. 降糖乐治疗糖尿病103例 治疗组用降糖乐(含麦麸、海藻、昆布、黑大豆等)50g,每日3次,饭前冲服;对照组61例,用玉泉丸9g,每日4次,口服。两组均用优降糖2.5mg,每日1次,口服。治疗期间停用其他治疗本病药,均4周为1个疗程。结果:两组分别显效36例、21例,有效56例、27例。无效11例、13例,总有效率89.32%、78.69%($P>0.05$),治疗后空腹血糖、餐后2小时血糖及24小时尿糖定量均明显下降($P<0.001$)。治疗组出现腹泻1例,停药后腹泻即止。[冯建华等.山东中医学院学报.1994,18(6):376~377]

142. 加味玉液汤治疗糖尿病48例 两组均为非胰岛素依赖型。治疗组用加味玉液汤加味:黄精、生黄芪、葛根、天花粉各30g,生地20g,肉苁蓉、五味子、鸡血藤、山楂各15g。腰膝酸软,加枸杞子、巴戟天;肢体无力,加苍术、白术;目干、视物模糊,加菊花、枸杞子;五心烦热、自汗盗汗,加丹皮、地骨皮;下肢轻度浮肿,加泽泻、茯苓。日1剂,水煎服。禁食辛辣之品,不用其他疗法。对照组10例,用降糖灵(苯乙双胍)25mg,每日3次,口服,酌情约1周调整1次,极量150mg/d。两组均1个月为1个疗程。结果:两组分别治愈22例、1例,显效19例、3例,好转5

例、3例。无效2例、3例，总有效率为95.85%、70%（$P<0.01$）。治疗组空腹血糖、24小时尿糖定量、血清胆固醇、血清甘油三酯治疗前后比较均有显著性差异（P均<0.001）。[周佃渠．山东中医杂志．1994,13(12):550～551]

143. 消渴流膏治疗糖尿病305例　消渴流膏（含生黄芪、党参、白术、黄连、佩兰、山茱萸、枸杞子、山药、麦冬、五味子、天花粉、丹参、桃仁、肉桂、熟大黄、蜂蜜等，制成流浸膏）30ml，每日3次，口服。2个月为1个疗程。结果：显效（症状基本消失，空腹血糖<7.2mmol/L，餐后2小时血糖<8.3mmol/L，24小时尿糖定量<10g；或血糖、尿糖定量较前下降>30%）130例占43%，有效150例占49%，无效25例占8%，总有效率91.8%。空腹血糖、餐后2小时血糖、24小时尿糖定量平均值与治疗前比较明显下降（$P<0.001$、0.01、0.05）。[尹义辉等．山东中医学院学报．1995,19(2):120～121]

144. 自拟益气养阴汤治疗2型糖尿病56例疗效观察　治疗组用自拟益气养阴汤：人参9g，黄芪、淫羊藿各30g，枸杞子、茯苓、沙参、苍术各12g，白芍、山药、葛根、天花粉、生地、丹参各15g，山萸肉、五味子各10g。随症加减，日1剂，水煎服。对照组56例，用消渴丸10丸，每日3次，餐后服。30日为1个疗程，用3个疗程。结果：两组分别显效（症状消失；空腹、餐后2小时血糖分别<7.2mmol/L、8.3mmol/L，24小时尿糖定量<10g，或均下降>30%）40例、24例，有效13例、18例，无效3例、14例，总有效率94.64%、75%（$P<0.01$）。[乔尚军．云南中医中药杂志．2005,26(1):19]

145. 疏理气机法治疗2型糖尿病36例疗效观察　治疗组用疏机降糖方：柴胡、枳壳、赤芍、白芍、川芎、葛根各15g，香附、天花粉、生地、麦冬各10g，甘草5g。头晕、耳鸣、肢体麻木，加郁金、菖蒲、地龙、鸡血藤；胸闷憋气、活动后症甚，加瓜蒌、薤白、桂枝；心烦失眠，加知母、茯苓、炒枣仁；燥热甚、便秘，加大黄、厚

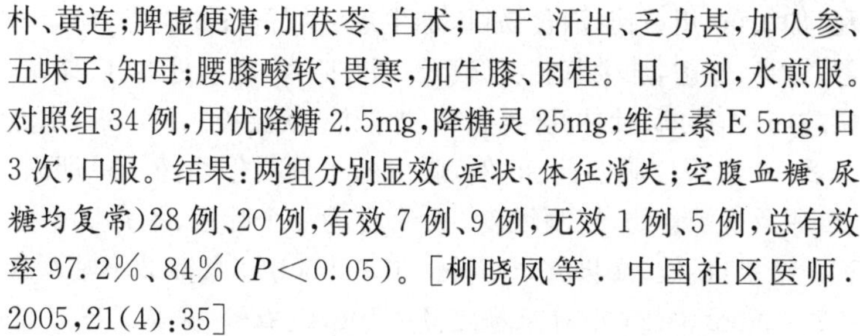

朴、黄连；脾虚便溏，加茯苓、白术；口干、汗出、乏力甚，加人参、五味子、知母；腰膝酸软、畏寒，加牛膝、肉桂。日 1 剂，水煎服。对照组 34 例，用优降糖 2.5mg，降糖灵 25mg，维生素 E 5mg，日 3 次，口服。结果：两组分别显效（症状、体征消失；空腹血糖、尿糖均复常）28 例、20 例，有效 7 例、9 例，无效 1 例、5 例，总有效率 97.2%、84%（$P<0.05$）。［柳晓凤等．中国社区医师．2005，21(4)：35］

146. 中医药治疗糖尿病的临床进展　作者从本病的治疗方法（辨证分型治疗、一方为主随症加减、中成药、单方验方和其他疗法）和并发症的治疗两方面进行了综述。［张忠会．河南中医．1991，11(1)：43～46］

147. 糖尿病合并症的中医药研究进展　作者综述了近年来对糖尿病酮症、糖尿病肾病、糖尿病合并周围神经病变、糖尿病合并视网膜病变、糖尿病合并心脑血管病变及其他合并症的中医药研究进展。［刘冰等．中医药信息．1991，8(3)：12～18］

148. 降糖舒心灵治疗糖尿病 40 例疗效观察　降糖舒心灵成分：炒苍术、甘草、丹参、怀牛膝、寄生、炒白芍、川芎、炙五味子、公英、黄精、黄连、山药、炒白术、生地、泽泻、元参、炒薏苡、柴胡、白芍、丹皮、枸杞、麦冬、葛根、红参须、生石膏、茯苓、熟地、淫羊藿、黄芪、当归、石斛、制山萸肉、知母、花粉、沙参、黄芩。每片 0.32 克（相当于生药 1g），6～8 片，每日 3 次，饭后服，连服 6 周为 1 个疗程。结果：基本治愈（自觉症状消失，空腹血糖正常，尿糖阴性）4 例，显效（自觉症状基本消失，空腹血糖接近正常，尿糖转阴）7 例。有效（自觉症状好转，空腹血糖有所下降，尿糖＋～＋＋）18 例，无效 11 例。［傅长歧等．辽宁中医杂志．1984，8(7)：32］

149. 降糖汤治疗糖尿病 120 例临床观察　方药：枸杞子、山萸肉、乌梅、沙苑子、覆盆子、生麦冬、怀山药、玉米须、泽泻、玉竹、桑白皮、白蒺藜、天花粉、木瓜。口渴甚，加干石斛、知母；便

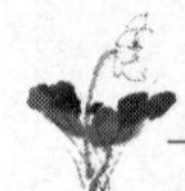

秘,加大黄、川黄连;消食易饥,加生地、生石膏;高血脂,加紫丹参、首乌;气虚,加生黄芪、巴戟天;四肢麻木,加紫丹参、广地龙;腰酸痛,加川断、杜仲;脾胃虚寒,加桂枝、淡吴萸。日1剂,水煎分2～3次服。服西药95例,服中药1周后停西药。忌烟酒、茶、甜及辛辣食物,控制饮食。1个月为1个疗程,治疗3个疗程。结果:显效(症状消失,血糖＜6.9mmol/L,餐后2小时血糖＜7.9mmol/L,24小时尿糖定量＜10g,或血糖、尿糖定量下降＞30%)80例占66.7%,有效33例占27.5%,无效7例占5.8%,总有效率94.2%。[李祥松．浙江中医学院学报．1995,19(2):15～16]

150. 复方消渴胶囊治疗非胰岛素依赖型糖尿病82例　治疗组用复方消渴胶囊(人参、天花粉、山药各2份,黄连1份,共研细末,装胶囊,每粒含生药0.5g)6粒,每日3次,饭后服;对照组20例,用降糖灵25～50mg,每日3次,优降糖5～10mg,每日1次,口服。均3个月为1个疗程。结果:两组分别显效(临床症状消失,空腹血糖＜6.1mmol/L,空腹尿糖阴性)18例、0例,有效59例、16例,无效5例、4例,总有效率为93.8%、80.0%。[刘士正．山东中医杂志．1994,13(11):496～497]

151. 糖尿康方治疗2型糖尿病41例　糖尿康方含太子参、猪苓各10g,黄芪、木瓜各30g,黄精、山药各15g,丹参25g,水蛭6g。阴虚内热,加黄柏、知母、麦冬、玉竹;瘀血,加红花、桃仁、川芎;气滞,加檀香、佛手。日1剂,水煎服。15日为1个疗程,治疗6个疗程。结果:临床治愈21例,显效10例,有效8例,无效2例,总有效率95.5%。[于淑芬．陕西中医．1993,14(10):434～435]

152. 丽仁降糖片治疗糖尿病45例疗效观察　丽仁降糖片系用荔枝核制成的浸膏片(每片含生药2.5g)。治疗组患者年龄40～69岁,病程0.5～30年,均属非胰岛素依赖型,均服丽仁降糖片4片,每日3次。服药期间饮食控制在每日5～8两;其

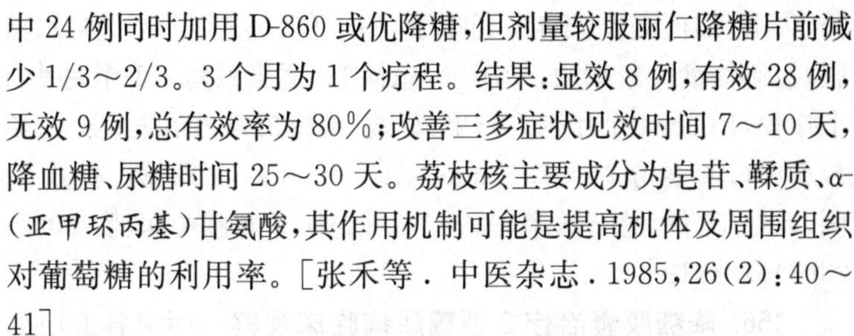

中 24 例同时加用 D-860 或优降糖，但剂量较服丽仁降糖片前减少 1/3～2/3。3 个月为 1 个疗程。结果：显效 8 例，有效 28 例，无效 9 例，总有效率为 80%；改善三多症状见效时间 7～10 天，降血糖、尿糖时间 25～30 天。荔枝核主要成分为皂苷、鞣质、α-(亚甲环丙基)甘氨酸，其作用机制可能是提高机体及周围组织对葡萄糖的利用率。[张禾等．中医杂志．1985，26(2)：40～41]

153. 宁糖饮治疗非胰岛素依赖型糖尿病 32 例疗效观察　宁糖饮含绞股蓝、天花粉、葛根、焦山楂、元参各 15 g，紫丹参 20g，黄芪、白茅根各 30g，苍术 10g。日 1 剂，水煎服，适当控制饮食及体育活动。30 日为 1 个疗程。结果：显效(症状基本消失，空腹血糖降至＜7.2mmol/L，餐后 2 小时血糖＜8.3mmol/L，24 小时尿糖定量 10g)28 例，有效 4 例。半年后复查，未见复发。[林如金等．实用中医药杂志．1994，10(6)：16～17]

154. 降糖Ⅰ号治疗成人非胰岛素依赖型糖尿病 81 例　治疗组均为停用一切降糖药，经饮食控制 1 个月后，血糖仍不正常者用降糖Ⅰ号：川芎、玉竹、石斛各 15g，当归 20g，杭芍(酒炒)、益母草、沙参各 30g，丹参 45g，葛根、荔枝核各 25g。日 1 剂，水煎分 3 次服，3 个月为 1 个疗程。结果：显效(症状基本消失，空腹及餐后 2 小时血糖分别＜6.1mmol/L、7.2mmol/L，24 小时尿糖总量＜5g)57 例，有效 21 例，无效 6 例。血糖平均下降 (2.54±0.25)mmol/L($P<0.01$)[吴勇等．云南中医杂志．1994，15(6)：4]

155. 茵陈蒿汤治疗 2 型糖尿病 60 例临床观察　茵陈蒿汤含茵陈 30g，栀子 10g，大黄 9g。口干甚，加竹叶、知母、花粉、沙参、葛根、黄芩；小便频，加益智仁、生地、五味子、桑螵蛸、女贞子、山茱萸；视物不清，加菊花、枸杞子；大便频，加薏苡仁、莲子、葛根、白扁豆、炒白术、苍术、黄芩、藿香、佩兰、泽泻、茯苓、黄连；腹胀，加厚朴；舌边夹瘀，加田三七末、丹参、赤芍、红花、桃仁；心

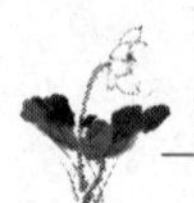

悸、失眠，加夜交藤、枣仁、五味子、柏子仁、远志。日1剂，水煎服；控制饮食。禁烟酒，禁房事，忌恼怒，适当锻炼。1个月为1个疗程，用3～4个疗程。结果：显效（疲倦困顿感消失；空腹、餐后2小时血糖分别＜7.2mmol/L、8.3mmol/L）22例，有效28例，无效10例，总有效率83.33％。［赵昕．新疆中医药．2005，23(3)：18～19］

156. 降糖胶囊治疗2型糖尿病临床观察　两组各60例。治疗组用降糖胶囊（含人参、山茱萸、黄芪、山药、地黄、麦冬、知母、天花粉、枸杞子、五味子、冬虫夏草、肉桂等）4粒；对照组用参芪降糖胶囊3粒，均日3次，口服，8周为1个疗程。结果：两组分别显效17例、8例，有效37例、38例，无效6例、14例，［宋媛媛．吉林中医药．2005，25(6)：14～15］

157. 自拟益肾活血方对2型糖尿病治疗作用的观察　治疗组36例，用自拟益肾活血方：玉竹、黄精、天花粉各25g，首乌、山萸肉、泽泻、柴胡各15g，葛根、黄芪、丹参各30g，丹皮12g，茯苓、熟地各20g，甘草6g。随症加减，日1剂，水煎服。与对照组24例均用二甲双胍0.25～0.5g，美吡达（格列吡嗪）2.5～5mg，日3次，口服。不用降脂及抗凝药。运动疗法，控制饮食。10日为1个疗程，用2个疗程。结果：两组分别显效23例、8例，有效13例、6例，无效0例、10例。血糖及血脂各2项、血液流变学6项指标两组治疗前后自身及治疗后组间比较均有显著性差异（$P<0.01$或0.05）。［徐冬云．中医药临床杂志．2005，17(3)：289～290］

158. 以地骨皮为主治疗糖尿病16例　每日取地骨皮50g，加水1000ml，慢火煎至500ml，频饮代茶，并适量配用维生素类。用本方后1周左右症状基本得到控制，血糖正常、尿糖转阴。其中3例，随访1年以上未复发。［王德修．上海中医药杂志．1984(9)：11］

159. 辨证治疗糖尿病60例疗效观察　肺胃燥热型，用石

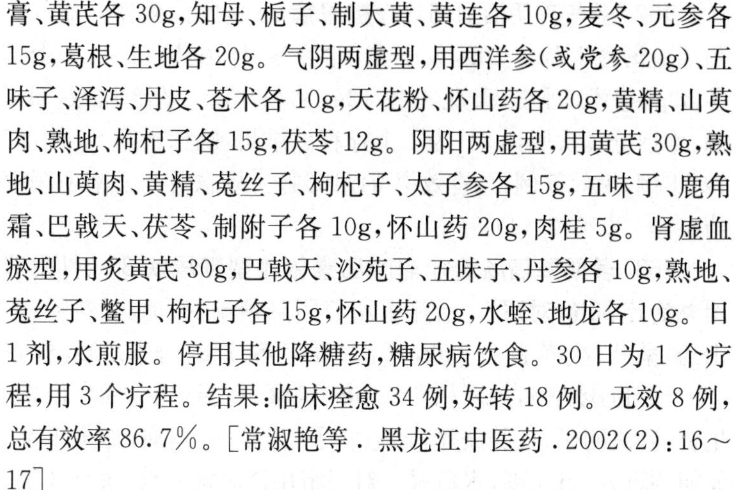

膏、黄芪各30g，知母、栀子、制大黄、黄连各10g，麦冬、元参各15g，葛根、生地各20g。气阴两虚型，用西洋参(或党参20g)、五味子、泽泻、丹皮、苍术各10g，天花粉、怀山药各20g，黄精、山萸肉、熟地、枸杞子各15g，茯苓12g。阴阳两虚型，用黄芪30g，熟地、山萸肉、黄精、菟丝子、枸杞子、太子参各15g，五味子、鹿角霜、巴戟天、茯苓、制附子各10g，怀山药20g，肉桂5g。肾虚血瘀型，用炙黄芪30g，巴戟天、沙苑子、五味子、丹参各10g，熟地、菟丝子、鳖甲、枸杞子各15g，怀山药20g，水蛭、地龙各10g。日1剂，水煎服。停用其他降糖药，糖尿病饮食。30日为1个疗程，用3个疗程。结果：临床痊愈34例，好转18例。无效8例，总有效率86.7%。[常淑艳等．黑龙江中医药．2002(2)：16～17]

160. 益气养阴汤治疗糖尿病50例　益气养阴汤含黄芪50g，山药、丹参各30g，鸡内金15g，葛根、沙参、五味子、天花粉、知母、麦冬各10g。口渴多饮，加生石膏；胃热善饥，加川黄连、石斛、玉竹；尿多，加生地、山萸肉；血压高，加寄生、枸杞子、牛膝；视物昏花，加枸杞子、生地；冠心病，加川芎、檀香。日1剂，水煎服。糖尿病饮食。用10～15日。结果：治愈11例，好转36例，无效3例。[范广岩等．中医研究．2002，15(2)：34～35]

161. 自拟消渴饮治疗糖尿病100例临床观察(附西药治疗82例对照)　治疗组用自拟消渴饮：天花粉、生地、山药、赤芍、白芍、丹参、黄精各30g，苍术、知母、枸杞子、地骨皮、当归各15g，黄芪50g，太子参20g，五味子12g。随症加减，日1剂，水煎服。对照组用优降糖2.5mg；效不佳，加降糖灵25mg；日3次，口服。均糖尿病饮食，30日为1个疗程，用3个疗程。结果：两组分别显效(症状消失；空腹血糖复常，尿糖转阴)59例、38例，有效31例、23例，无效10例、21例，总有效率90%、74.39%($P<0.01$)。[陈秀玲等．浙江中医杂志．2001，36(7)：290]

162. 益气养阴活血汤治疗糖尿病 86 例临床观察　益气养阴活血汤含生黄芪 50g，太子参、北沙参、怀山药、丹参、生山楂各 30g，苍术、丹皮、天花粉各 12g，葛根 15g。随症加减，日 1 剂，水煎分 3 次服，30 日为 1 个疗程。结果：临床治愈 30 例，好转 51 例，无效 5 例，总有效率 94.18%。[胡志勇．云南中医中药杂志．2000，21(4)：16]

163. 养阴降糖汤治疗非胰岛素依赖型糖尿病 36 例（附消渴丸治疗 36 例对照）　治疗组用养阴降糖汤：生地、天花粉、怀山药、桑叶、生黄芪各 30g，泽泻、麦冬各 15g，丹参 20g，红花 12g。高血压头晕，加夏枯草、天麻、钩藤；高脂血症，加生山楂、生首乌、决明子；皮肤瘙痒，加地肤子、苦参；胸闷痛，加全瓜蒌、元胡、薤白。日 1 剂，水煎服。对照组用消渴丸 8 粒，每日 3 次，口服，用 60 日。均控制饮食，30 日为 1 个疗程，用 2 个疗程。结果：两组分别显效（症状消失；空腹及餐后 2 小时血糖＜7.2mmol/L、8.3mmol/L；24 小时尿糖定量＜10g；或血糖、24 小时尿糖下降＞30%）18 例、12 例，有效 28 例、16 例，无效 10 例、8 例，总有效率 82.1%、77.8%。空腹血糖、TC 及 TG 治疗后治疗组均明显下降（$P<0.01$）。[童燕玲．浙江中医杂志．2000，35(7)：289]

164. 自拟益气降糖汤治疗 2 型糖尿病 208 例　自拟益气降糖汤含黄芪、怀山药各 30g，人参、苍术各 10g，生地、丹参各 15g，玄参 20g。气虚甚，黄芪、人参增量；燥热甚，加石膏、知母；湿甚，加佩兰、薏苡仁；阳虚，加制附子、桂枝；高血压，加钩藤、葛根、夏枯草；蛋白尿，加益母草、桑螵蛸；有目疾，加枸杞子、草决明。日 1 剂，水煎服。疗效满意后，制成丸、散剂，长期口服。原用西药渐减量或停用，控制饮食，30 日为 1 个疗程。结果：显效（症状消失，空腹及餐后 2 小时血糖分别≤7.2mmol/L、8.3mmol/L，或均下降＞30%）110 例，有效 89 例，无效 9 例，总有效率 95.67%。[刘顺安．中医研究．2001，14(1)：46～47]

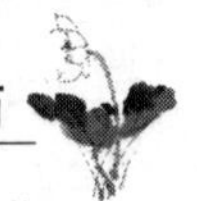

165. **龙胆泻肝汤加减治疗消渴 126 例疗效观察** 属肝胆湿热型。用龙胆泻肝汤加减：龙胆草、柴胡、当归、栀子各 15g，黄芩 10g，生地 30g，生甘草 6g，木通 3g。阴虚烦热，加知母、黄柏、醋炙龟板；胸闷不舒，加郁金、瓜蒌；善太息，加木香、白芍；便秘，加白术、陈皮；表虚多汗，加黄芪、防风；口渴甚，加天花粉、粉葛根、西洋参；多食，加玉竹、石膏；血瘀，酌加丹参、藏红花等。1～2 日 1 剂，水煎分 3 次服；酌情用胰岛素，控制饮食。10 剂为 1 个疗程，用 5～10 个疗程。结果：理想控制 45 例，较好控制 62 例，一般控制 10 例，控制差 9 例。[任正松．中国乡村医生．2000，16(12)：30～31]

166. **加用中药治疗 2 型糖尿病湿热困脾证疗效观察** 治疗组 34 例，用清热渗湿汤合鹿衔白术泽泻汤加减：黄连 3g，黄柏 4.5g，苍术、白术、葛根各 9g，知母 6g，茯苓、鹿衔草、泽泻各 30g。水煎服。与对照组 30 例均用降糖药，口服或胰岛素皮下注射。控制饮食。均 4 周为 1 个疗程。结果：两组分别显效 9 例、3 例，有效 18 例、7 例，无效 7 例、20 例，总有效率 79.41%、50%($P<0.01$)。[李翠萍．广西中医药．2004，27(4)：13～14]

167. **蚕蛭汤治疗 2 型糖尿病 250 例临床观察** 治疗组用蚕蛭汤：蚕蛹、黄芪、黄精、益母草各 30g，怀山药 20g，水蛭(研末，分冲)、沙参、玄参、丹参、乌梅各 10g，红参 10～15g(含服)，蚂蚁 20～30g，紫河车 6～10g(研末，分冲)。随症加减，日 1 剂，水煎服。对照组 125 例，用消渴丸 2.5g，每日 3 次，口服。停用其他相关药。1 个月为 1 个疗程，用 3 个疗程。结果：两组分别显效(症状基本消失；空腹及餐后 2 小时血糖分别<7.28mmol/L、8.4mmol/L，24 小时尿糖<10g，或均下降>30%)153 例、45 例，有效 66 例、62 例，无效 31 例、18 例，总有效率 87.6%、85.6%($P<0.01$)。血糖两组治疗前后自身及治疗后组间比较均有显著性差异($P<0.01$ 或 0.05)。[陈晓阳．湖南中医药导报．2001，7(6)：297～298]

168. 自拟消渴汤治疗2型糖尿病158例(附六味地黄丸对照组52例) 治疗组用自拟消渴汤:黄芪45g,生地15g,玄参、山药、山茱萸、苍术、葛根、麦冬、知母、茯苓各10g,蚕茧壳、石膏(先煎)各30g。日1剂,水煎服。并发症合五虫方:蚕蛹、乌梢蛇各30g,僵蚕、全蝎、水蛭各10g,蜈蚣2条。水煎服;或研粉,或装胶囊,10g,每日3次,口服。对照组用六味地黄丸6g;并发症加丹参片3片;均日3次,口服。3个月为1个疗程。结果:两组分别显效(临床症状基本控制,空腹血糖<7mmol/L)81例、6例,有效58例、14例,无效19例、32例,总有效率88%、38%($P<0.05$)。[李毅.辽宁中医杂志.2000,27(6):252~253]

169. 四对降糖中药治疗糖尿病100例疗效观察 药用黄芪、山药、丹参、葛根各30g,苍术、玄参各15g,生地、熟地各20g。尿糖不降,加天花粉、乌梅;血糖不降,加人参白虎汤;饥饿甚,加玉竹;尿中酮体,加黄连、黄芩;血脂高,加山楂、苦参、决明子;眼底改变,加菊花、仙鹤草;神经病变,加鸡血藤、地龙;高血压、冠心病,加夏枯草。日1剂,水煎服。结果:优30例,尚好56例,一般6例,差8例。空腹血糖及尿糖治疗前后比较均有显著性差异($P<0.005$或0.01)。[姜长贵等.时珍国医国药.2000,11(6):540~541]

170. 自拟补肾降糖汤治疗糖尿病86例 自拟补肾降糖汤含黄柏、熟地、山萸肉各15g,山药、天花粉、枸杞子、怀牛膝、当归各20g,知母、丹皮、泽泻、茯苓各10g,黄芪、葛根各30g。烦渴多饮,加石斛、玉竹;多食,加石膏;多尿,加益智仁、杜仲、菟丝子;疲乏食少,加黄精、党参、白术;病久有瘀,加桃仁、川芎等。日1剂,水煎服;控制饮食。1个月为1个疗程。结果:治愈52例,好转28例,无效6例,总有效率93.3%。[徐珺辉.长春中医学院学报.2000,16(2):24]

171. 舒降汤治疗2型糖尿病临床观察 治疗组41例,用舒降汤:柴胡、枳壳各10g,赤芍、白芍、怀牛膝、生薏苡仁各30g,生甘草、砂仁各6g,知母、黄柏、当归、木香各12g,黄芪20g。乏力,加太子参;眩晕、高血压,加决明子、葛根;夜尿多,加芡实、金樱子;胸闷憋气,加丹参、降香;便秘,加熟大黄;腰酸腿软,加寄生、狗脊;口干多饮,加天花粉、玉竹;多汗,加防风、白术。日1剂,水煎分2～3次服。与对照组28例均用消渴丸5～15粒,每日3次,口服,用30日。结果:两组分别显效(症状基本消失;空腹及餐后2小时血糖分别<6.66mmol/L、8.33mmol/L,或血糖下降>30%)32例、7例,有效6例、8例,无效3例、13例,总有效率92.7%、53.6%($P<0.01$)。[姜敏等．北京中医药大学学报．2000,23(3):63～64]

172. 糖尿康胶囊治疗糖尿病300例　用糖尿康胶囊(每粒含西洋参0.5g,红花2g,地骨皮、桑白皮各2.5g,僵蚕1.5g。水煎取有效成分,干燥后,制成胶囊剂)4粒,每日2次,口服;仍用原降糖药。30日为1个疗程。结果:显效73例,有效169例,无效58例,总有效率80.7%。症状、空腹及餐后血糖、糖化血红蛋白、血脂4项、血液流变学3项指标治疗后均明显改善($P<0.01$或0.05)。[许建秦等．陕西中医．2000,21(3):100]

173. 活血化瘀法治疗慢性胰岛素过量综合征十例　治疗组用胰岛素治疗,每天用量均>50U。患者1～4个月来每周发生低血糖后高血糖状态(Somoygi效应)>2次4例。辨证均符合血瘀证,兼见气虚肾虚。治法:Somoygi效应消除期,胰岛素用量及手法与治疗前相同。中药用桃仁四物汤加减:黄芪、太子参、党参各30g,赤芍10g,当归、川芎各8g,桃仁、红花各6g。日2剂,至Somoygi效应消失后1个月为止。巩固治疗期:胰岛素量按阶梯下降,先减中餐前用量,继减晚餐量,再减早餐量;中药用右归饮与桃仁四物汤加减:山茱萸12g,怀山药30g,茯苓18g,熟地、枸杞各15g,桃仁、赤芍、当归、川芎各8g,红花、杜仲各5g,桂枝3g。日1剂,3个月后改每周2剂。结果:全部患者

Somoygi 效应均消失，胰岛素用量<15U 者 7 例，<30U 者 2 例，撤掉胰岛素以甲苯磺丁脲维持 1 例，全身情况均显著好转。[周建宣等．中国医药学报．1989,4(5):35～40]

174. 活血止消汤治疗糖尿病 30 例临床观察　治疗组用活血止消汤：水蛭、山楂各 10g，益母草、生地、天花粉、葛根各 15g，丹参、黄芪各 30g。日 1 剂，水煎服。与对照组 30 例均用美吡达 5～10mg，或糖适平 30～60mg，每日 3 次，口服。心理调整，控制饮食等。结果：两组分别显效(症状消失，空腹、餐后 2 小时血糖分别<7.2mmol/L、8.3mmol/L，或血糖下降≥30%)7 例、2 例，有效 14 例、8 例，无效 9 例、20 例，总有效率 70%、33.3%($P<0.05$)。空腹血糖两组治疗前后自身及餐后 2 小时血糖治疗组治疗前后及治疗后组间比较均有显著性差异($P<0.05$)。[冼慧．江苏中医．2000,21(5):19～20]

175. 从瘀论治糖尿病 57 例临床观察　治疗组用活血化瘀方：泽兰、川芎、赤芍、地骨皮各 15g，丹参 30g，水蛭 10g，鬼箭羽、花粉、生地、黄芪各 20g。对照组 40 例，用益气养阴清热方。均日 1 剂，水煎服，疗程为 3 个月。结果：两组分别显效 30 例、12 例，好转 19 例、18 例，无效 8 例、10 例，总有效率 86.0%、75.0%，治疗组优于对照组($P<0.05$)。治疗后两组患者空腹血糖及 24 小时尿糖定量均明显降低($P<0.001$)；均有降脂作用，但对照组降甘油三酯的作用不明显。治疗组治疗后除全血黏度高切及血沉外，其他血液流变学指标均较治前显著降低($P<0.05$ 或 0.01)，静脉血氧含量明显提高($P<0.05$)；对照组治疗前后各项指标均无明显差异(P 均>0.05)。[眭书魁等．中国中西医结合杂志．1992,12(1):43～44]

176. 从脾肾论治糖尿病临床经验　气阴两虚型用基本方：太子参、北黄芪、生地、白芍、地骨皮、玄参、枸杞各 15g，怀山药 30g，炙甘草 5g，漂白术 10g，沙参 12g，黑豆 20g。气阴两虚火旺型，加花粉 15g，知母、葛根各 12g。阴阳两虚型，以生地易熟地

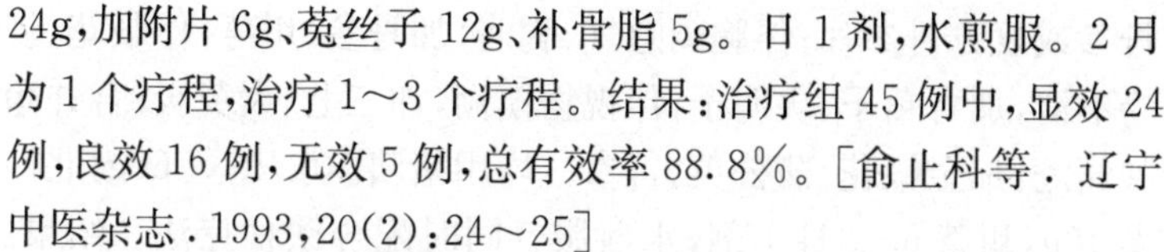

24g,加附片6g、菟丝子12g、补骨脂5g。日1剂,水煎服。2月为1个疗程,治疗1～3个疗程。结果:治疗组45例中,显效24例,良效16例,无效5例,总有效率88.8%。[俞止科等.辽宁中医杂志.1993,20(2):24～25]

177. 从痰论治糖尿病50例临床报道　药用清半夏20g,白芥子、枳实、川芎各15g,大黄6g,苍术10g。日1剂,水煎服。停用西药,控制饮食不超过5两/日,治疗2个月。结果:临床治愈38例,好转5例,无效7例,总有效率86%。[李今坦.天津中医.1992(3):10]

178. 从肝论治糖尿病　认为本病除与肺、胃、肾脏腑功能失调有关外,与肝也有密切关系。与情志有关的本病分为3种类型:肝阴不足型,用芍药甘草汤加味;胆火灼津型,用小柴胡汤加减;肝寒气郁型,用逍遥散加附子、吴茱萸、肉桂等加减。附验案3则。[季雁浩.中医药研究.1993(1):21～23]

179. 从肝脾论治糖尿病61例临床观察　治疗组均为非胰岛素依赖型患者。基本方:天花粉20g,荔枝核15g,石斛、玉竹、山药、白芍、扁豆、莲子肉、佛手、玫瑰花、代代花各10g。肝郁火旺,加芦荟、青黛、菊花、黄芩;肺胃燥热,加芦根、栀子、生石膏;阴虚内热,加地骨皮、秦艽、鳖甲、银柴胡;肾阴亏损,加山萸肉、生地、丹皮、知母;血瘀,加血竭、水蛭、赤芍;气阴两虚,加太子参、黄芪、麦冬、龟板、五味子、何首乌。日1剂,水煎服。严格控制饮食,疗程为2周。结果:临床控制12例,显效6例,有效33例,无效10例,总有效率83.6%。[李若钧.山西中医.1995,11(1):30～31]

180. 辨证分型辅以食疗治疗非胰岛素依赖型糖尿病43例　阴虚燥热型,用白虎加人参汤合麦门冬汤加减;胃热津亏型,用苦瓜根、天花粉、葛根各20g,生地30g,麦冬15g,川黄连、黄芩、鸡内金各10g,大黄、栀子、甘草各6g;气阴两虚型,用参麦散合左归饮加减;阴阳两虚型,用右归饮加减。伴四肢麻木、刺痛,加

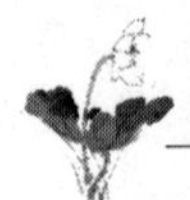

丹参或复方丹参片；伴胸闷憋气、胸痛，加丹参、川芎；伴眼花、视物不清，加青葙子、决明子；伴视物模糊，加三七、大黄炭；合并疖肿痈疮，加金银花、蒲公英、苦参。均用猪胰 50g，黑豆 60g，北沙参 10g，甜茶 6g。日 1 剂，水煎服。同时配合饮食疗法。结果：临床治愈 12 例，有效 27 例，无效 4 例，总有效率 90.7%。[唐爱华．广西中医药．1992，15(3)：3～5]

181. 从脾胃论治糖尿病　基本方含炒苍术、生地、玉竹各 20～40g，炒白术、熟地、玄参各 15～30g，怀山药、生黄芪各 30～50g，北沙参 30～40g，五味子 15～25g，桑螵蛸 10～15g。每日 1 剂，煎 3 次当茶饮。共观察 80 例，治前血糖为 180～280mg%，服药 10 剂后，血糖降至 100～120mg%者 39 例，降至 150～170mg%者 41 例；治前尿糖为(＋＋＋)～(＋＋＋＋)，治后为(±)～(＋＋)；服药 3～5 剂后，口渴、饥饿等症均得到控制。附病例 2 则。[张孟林．中医药学报．1987(3)：22～29]

182. 糖尿病从瘀论治临床小结　治疗组均系非胰岛素依赖型患者，经饮食控制 2 周后，症状未消失，血糖、尿糖仍异常。治疗组 57 例用活血化瘀方：泽兰、川芎、丹参、水蛭、鬼箭羽、花粉、生地、黄芪、地骨皮；对照组 40 例，用益气养阴清热方：黄芪、太子参、怀山药、麦冬、石斛、花粉、生地、黄连、知母、地骨皮。均按常规用量，日 1 剂，水煎服。3 月为 1 个疗程。结果：两组分别显效(症状消失；空腹血糖正常、24 小时尿糖定量小于 5g，或空腹血糖及 24 小时尿糖定量较治前下降为超过正常值部分的 50%以上)30 例、12 例，好转(症状基本消失或明显减轻；空腹血糖低于 8.33mmol/L、24 小时尿糖定量小于 10g，或空腹血糖及 24 小时尿糖定量较治前下降为超过正常值部分的 30%以上)19 例、18 例，无效 8 例、10 例，总有效率为 86%和 75%。治疗组疗效优于对照组($P<0.05$)；其降脂、改善患者血液高黏状态和血管神经并发症等效果亦均优于对照组。提示活血化瘀是治疗本病较理想的方法。[眭书魁等．新中医．1991，23(11)：23～25]

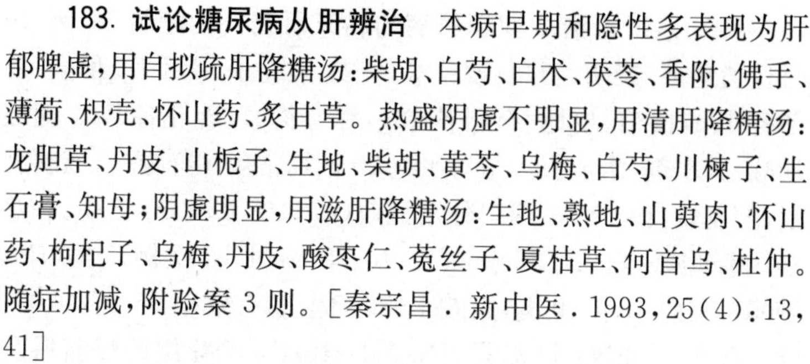

183. **试论糖尿病从肝辨治**　本病早期和隐性多表现为肝郁脾虚，用自拟疏肝降糖汤：柴胡、白芍、白术、茯苓、香附、佛手、薄荷、枳壳、怀山药、炙甘草。热盛阴虚不明显，用清肝降糖汤：龙胆草、丹皮、山栀子、生地、柴胡、黄芩、乌梅、白芍、川楝子、生石膏、知母；阴虚明显，用滋肝降糖汤：生地、熟地、山萸肉、怀山药、枸杞子、乌梅、丹皮、酸枣仁、菟丝子、夏枯草、何首乌、杜仲。随症加减，附验案3则。[秦宗昌．新中医．1993，25(4)：13，41]

184. **糖尿病从脾论治(附59例分析)**　认为脾虚是本病的病理基础，脾胃升降失常是其主要的病机之一，五脏皆虚弱是其重要的病理转归，健脾益气为治疗本病的重要方法。治疗组药用黄芪、白术、山药、黄精、花粉、麦冬、丹参等治疗。结果：总有效率分别为症状89.1%，空腹血糖89.8%，空腹尿糖83.1%，24小时尿糖定量85.2%。血脂也有改善。治疗前后比较均有显著性差异($P<0.001\sim0.05$)。[钱秋海．山东中医学院学报．1991，15(2)：32～34]

（101～184：吴翥堂）

185. **辨病与辨证相结合治疗糖尿病104例**　治疗组患者无合并症者45例，合并高血压动脉硬化29例，合并冠心病15例，合并肾炎15例。均予黄芪、薏苡、山药、元参、花粉、苍术、五味子、龙骨、牡蛎。肺胃阴虚，加沙参、生地、百合、石斛、当归、白芍；肺肾阴虚，加女贞子、首乌、杜仲、菟丝子、枣仁；气滞血瘀，加丹参、桃仁、红花、五灵脂、香附、川楝子；兼冠心病、高血压，加葛根、夏枯草、石斛、生山楂、丹参；兼心悸失眠者，加枣仁、首乌、远志、石菖蒲、龙骨、牡蛎；尿糖不降者，重用花粉、生地，加乌梅或五味子；血糖不降者，加用党参、知母、生石膏、旱莲草；阴阳俱虚，加淫羊藿叶、补骨脂、巴戟天，附子、肉桂，或用锁阳、阳起石等。结果：痊愈39例，好转51例，无效14例，总有效率为86.5%。[刘国英．吉林中医药．1989(1)：13]

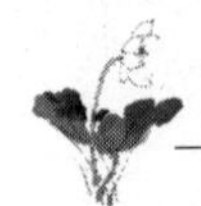

186. 从肝论治 2 型糖尿病的临床研究　治疗组 31 例，用丹栀逍遥散：柴胡、当归、炒白术、丹皮、焦栀子、佛手片、郁金、麦冬各 10g，白芍、生地、石斛各 15g，绿萼梅、玫瑰花各 6g。随症加减，日 1 剂，水煎服。与对照组 20 例均常规用降糖药，或胰岛素；控制饮食。结果：两组分别显效（症状明显减轻，空腹、餐后 2 小时血糖分别＜7.22mmol/L、10.08mmol/L）17 例、5 例（$P<0.05$），有效 13 例、9 例，无效 1 例、6 例，总有效率 96.8%、70%（$P<0.05$）。FBG、胰岛素（INS）及 HbA1c 治疗组治疗前后及治疗后组间比较均有显著性差异（$P<0.05$）。［倪海祥等．中国中西医结合杂志．2000，20(8)：577～579］

187. 糖尿病辨治和血瘀的关系　作者从辨证、病理、治疗三方面综述了本病与血瘀的关系。［赵虹等．云南中医杂志．1986，7(6)：45～47］

188. 糖尿病辨证分型及治疗的初探　①阴虚热盛型：治以清泄肺胃之热，兼养阴生津，用白虎汤、天花粉散、枸杞汤；②气阴两虚型：多为病程长，合并血管病变迁及末梢神经炎者，治以益气养阴，佐以清热，用人参白虎汤、黄芪汤、玉液汤；③阴阳两虚型：多为本病后期合并肾病、脉管炎等，治以补益肝肾，佐以温阳，用金匮肾气丸、秘元煎。共治 180 例。结果：74%～82%的患者有不同程度血糖、尿糖下降，临床症状好转，其中21.25%～28%的患者临床症状基本消失。［中医研究院广安门医院内科糖尿病组．北京医学．1980，2(4)：217］

189. 运用温肾健脾法治疗 2 型糖尿病 102 例疗效观察　用双化汤：黄芪、熟地各 30g，干姜、附子、白术各 10g，厚朴、升麻各 6g，白芍、山萸肉、葛根各 15g。血瘀，酌加丹参、川芎、红花、地龙、水蛭等。日 1 剂，水煎服。逐渐停服原降糖药，1 个月为 1 个疗程。结果：临床缓解（症状消失，空腹血糖＜6.1mmol/L，随访＞半年未复发）23 例，显效 41 例，有效 27 例，无效 11 例，总有效率 89.3%。［周鹰．北京中医．1997(2)：23］

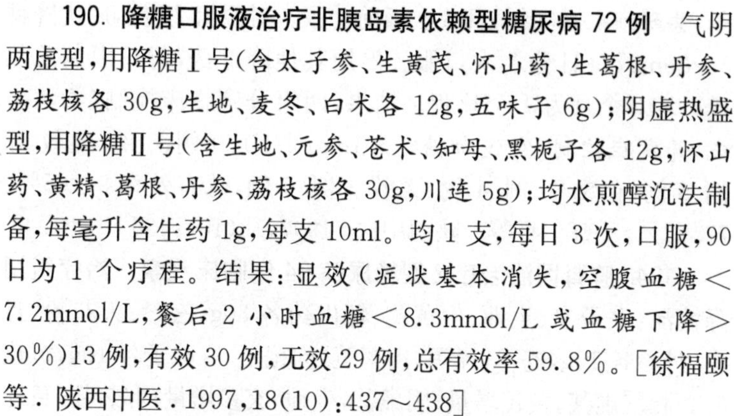

190. 降糖口服液治疗非胰岛素依赖型糖尿病72例 气阴两虚型，用降糖Ⅰ号（含太子参、生黄芪、怀山药、生葛根、丹参、荔枝核各30g，生地、麦冬、白术各12g，五味子6g）；阴虚热盛型，用降糖Ⅱ号（含生地、元参、苍术、知母、黑栀子各12g，怀山药、黄精、葛根、丹参、荔枝核各30g，川连5g）；均水煎醇沉法制备，每毫升含生药1g，每支10ml。均1支，每日3次，口服，90日为1个疗程。结果：显效（症状基本消失，空腹血糖＜7.2mmol/L，餐后2小时血糖＜8.3mmol/L或血糖下降＞30%）13例，有效30例，无效29例，总有效率59.8%。[徐福颐等．陕西中医．1997，18(10)：437～438]

191. 糖尿病中医辨证分型和治疗展望 本文就以下内容作了文献综述：①中医对糖尿病辨证分型的研究，包括临床证象分型；环核苷酸与辨证分型；血液流变学、甲皱微循环与辨证分型；微量元素与辨证分型。②中医对糖尿病治疗的研究，包括单方、复方和辨证施治。最后就本病的辨证施治与平衡内环境疗法、金匮肾气丸的剂型和应用、生石膏的应用等进行了讨论。[高衍裔．山东中医杂志．1985(1)：31～32]

192. 辨证治疗糖尿病106例临床疗效观察 阴虚热盛型，用生地、麦冬各15g，生石膏、天花粉各30g，葛根20g，知母12g，胡黄连、甘草各6g。气阴两虚型，用黄芪、天花粉各20g，麦冬、生地各15g，知母、五味子各12g，山药30g，鸡内金9g。阴阳两虚型，用熟地20g，山药30g，山萸肉、云苓各15g，丹皮、泽泻、金樱子各12g，肉桂6g。随症加减，日1剂，水煎服。结果：6项症状（多饮、多食、多尿、疲乏、消瘦、瘙痒）、空腹血糖、尿糖总有效率分别为68.52%～87.91%、84.9%、88.68%，其中空腹血糖治疗前后比较有显著性差异（$P<0.05$）；酮体阳性和可疑阳性者10例均转阴。[阴建国．陕西中医函授．1996(5)：30～33]

193. 降糖粉治疗2型糖尿病56例 治疗组用降糖粉（含苦参、山药、人参、黄芪、生地、玄参、花粉、丹参、川芎、赤芍、僵蚕等，共研细末）30g，每日3次饭前冲服。对照组22例，用优降糖5～20mg，每日分2次口服。停用其他降糖药，每日限制总热量。均3个月为1个疗程。结果，两组分别临床控制（症状消失，并发症控制，空腹血糖≤6.1mmol/L）20例、8例，显效13例、5例，有效20例、4例，无效3例、5例，总有效率94.65%、77.25%。［曹一平等．陕西中医．1997，18(10)：436］

194. 脾肾同治治疗2型糖尿病64例临床观察　治疗组用降糖汤：太子参、生地、生黄芪、怀山药各30g，玄参、天花粉、丹皮、丹参各15g，苍术、泽泻、山茱萸、枸杞子、五味子各10g，黄连6g。脾气虚甚，黄芪增量；阴虚甚，生地、玄参增量；邪热甚，黄连增量；湿甚，苍术、泽泻增量；血瘀甚，丹参增量。日1剂，水煎餐前服。与对照组32例均用达美康80mg，每日2次，口服。均对症处理，控制饮食，1个月为1个疗程。结果：两组分别显效45例、9例，有效13例、12例，无效6例、11例，总有效率90.6%、65.6%（$P<0.01$）。［钟松才．湖南中医杂志．2000，16(6)：13～14］

195. 从湿瘀论治2型糖尿病（附78例临床分析）　治疗组40例，用鬼箭羽、生白术、桑椹子、葛根、泽泻各30g，川芎、红花各10g，当归15g。日1剂，水煎服。与对照组38例均用达美康80～240mg，每日分1～3次，口服；开博通12.5～75mg，藻酸双酯钠150～300mg，均日分3次，口服。结果：两组分别显效15例、5例，有效14例、11例，无效11例、22例，总有效率72.5%、42.1%（$P<0.01$）。血糖、血脂、全血比黏度、血浆比黏度、全血还原黏度、血沉及血小板聚集率治疗组治疗前后自身及与对照组比较均有显著性差异（$P<0.001～0.05$）。［郭惠芳等．北京中医．1996(4)：15～16］

196. 辨证分型治疗糖尿病180例临床观察　肺燥型，用人参白虎汤：生石膏、怀山药各30g，知母、西洋参、麦冬10g，花粉15g。胃热型，用三黄汤加味：黄芩、大黄、苍术各10g，黄连6g，

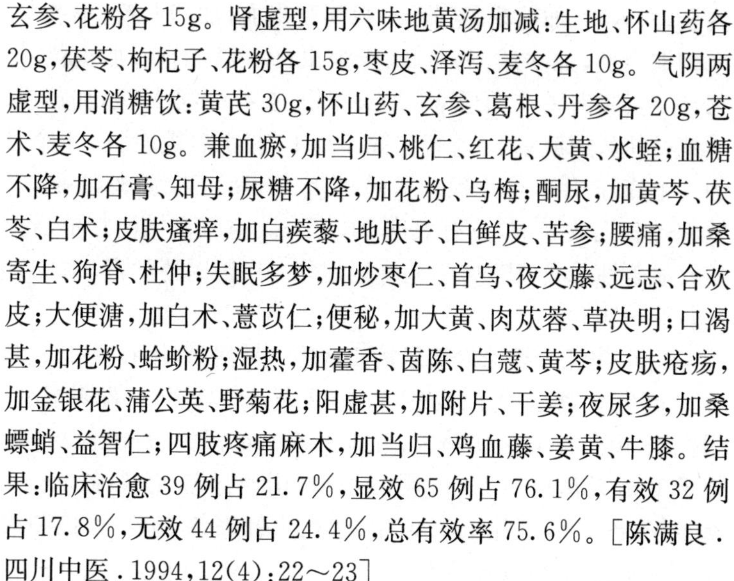

玄参、花粉各 15g。肾虚型,用六味地黄汤加减:生地、怀山药各 20g,茯苓、枸杞子、花粉各 15g,枣皮、泽泻、麦冬各 10g。气阴两虚型,用消糖饮:黄芪 30g,怀山药、玄参、葛根、丹参各 20g,苍术、麦冬各 10g。兼血瘀,加当归、桃仁、红花、大黄、水蛭;血糖不降,加石膏、知母;尿糖不降,加花粉、乌梅;酮尿,加黄芩、茯苓、白术;皮肤瘙痒,加白蒺藜、地肤子、白鲜皮、苦参;腰痛,加桑寄生、狗脊、杜仲;失眠多梦,加炒枣仁、首乌、夜交藤、远志、合欢皮;大便溏,加白术、薏苡仁;便秘,加大黄、肉苁蓉、草决明;口渴甚,加花粉、蛤蚧粉;湿热,加藿香、茵陈、白蔻、黄芩;皮肤疮疡,加金银花、蒲公英、野菊花;阳虚甚,加附片、干姜;夜尿多,加桑螵蛸、益智仁;四肢疼痛麻木,加当归、鸡血藤、姜黄、牛膝。结果:临床治愈 39 例占 21.7%,显效 65 例占 76.1%,有效 32 例占 17.8%,无效 44 例占 24.4%,总有效率 75.6%。[陈满良.四川中医.1994,12(4):22～23]

197. 从肝论治非胰岛素依赖型糖尿病 245 例临床分析
药用柴胡、当归、白芍、川芎、葛根各 9g,茯苓、鬼箭羽、马齿苋各 12g,荔枝核 20g,黄芪 15g。肝郁脾虚,重用黄芪,加人参;肝郁化火,加栀子、丹皮;郁热伤阴,加地骨皮、六味地黄丸;渴甚,加芦根;胸闷痛,加丹参、桂枝、山楂;浮肿或尿蛋白阳性,加八味肾气丸;手足麻痛,加桑枝、麻黄;眼疾,加车前子、白蒺藜、菊花;皮内溃烂,用金黄散外敷。日 1 剂,水煎服,逐步撤减降糖西药。3 个月为 1 个疗程,用 4 个疗程。结果:痊愈 22 例,显效 64 例,有效 122 例,无效 27 例,总有效率 88.97%。空腹血糖、胰岛素、血脂 2 项(TCH、Tg)治疗前后比较均有显著性差异($P<0.01$ 或 0.05)。[王钢柱等.河北中医.1997,19(2):19～20]

198. 糖尿病痰湿型论治 36 例小结　治疗组均为非胰岛素依赖型。基本方:白术、苍术各 9～12g,茯苓 15～20g,陈皮、半夏各 9g,泽泻 9～15g。脾虚甚,加黄芪、山药;合并冠心病,加瓜蒌、枳实、菖蒲、丹参;高血压,加天麻、牛膝;胆囊炎,加茵陈、鸡

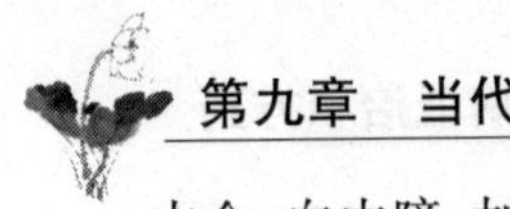

内金;白内障,加菊花、茺蔚子;视网膜出血,加三七粉、旱莲草;末梢神经炎,加木瓜、鸡血藤、土鳖虫;中风后遗症,加黄芪、川芎、赤芍、胆南星;口干渴甚,加天花粉、玄参;多食易饥,加黄连、生地;尿频,加覆盆子、益智仁等。日 1 剂,水煎饭前服。1 个月为 1 个疗程,用 2 个疗程。结果:临床缓解 3 例,显效 11 例,有效 19 例,无效 3 例,总有效率 91.70%。空腹血糖治疗前后比较有显著性差异($P<0.01$)。[冯建华.中国医药学报.1994,9(6):29~30]

199. 辨证分型论治糖尿病 108 例 胃热型,用石膏 25g,知母 10g,生地 15g,黄连、麦冬各 9g,大黄 6g(后下)。肾阴虚型,用生地、山药各 15g,山萸肉、五味子各 10g,泽泻、丹皮各 9g,枸杞子 12g,天花粉 20g。气阴两竭型,用西洋参、沙参各 9g,元参、麦冬各 10g,五味子 12g,生龙骨、生牡蛎各 20g。均控制饮食,重症配合输液及胰岛素疗法。结果:显效 78 例,有效 20 例,无效 10 例(死亡 8 例),总有效率 90.7%。[徐金元等.陕西中医.1997,18(2):49~50]

200. 辨证治疗难治性糖尿病 40 例疗效观察 治疗组痰热互结、阴虚阳亢型,用生地 20g,玄参、知母各 12g,麦冬、杭菊花、天花粉、葛根、牡丹皮各 15g,黄连粉 6g,大黄 7g,丹参、泽泻各 10g;气阴两亏、阴虚火旺型,用生地 20g,玄参、知母各 12g,麦冬、白芍、天花粉、黄连、葛根、黄芪、焦白术、牡丹皮、山茱萸各 15g,五味子 10g;阴阳两虚、肾精不足型,用生地 20g,玄参、知母各 12g,麦冬、杭菊花、天花粉、葛根、黄芪各 15g,五味子、红参、鹿茸各 10g,桂枝 6g。日 1 剂,水煎服。对照组 32 例,用罗格列酮。两组均用达美康 160mg,每天 2 次;二甲双胍 0.5g,每天 3 次;口服。极度消瘦和(或)胰岛素水平极低改用胰岛素。长期用普通胰岛素改用诺和灵 30R,早 32U,晚 24U,皮下注射等。结果:两组分别显效 12 例、10 例,有效 26 例、20 例,无效各 2 例,有效率 95%、93.75%。[梅阳生.中医药临床杂志.2007,

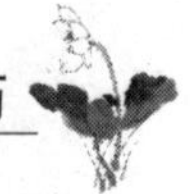

19(2):136]

201. 愈消丸治疗阴虚热盛型糖尿病72例临床研究　治疗组用愈消丸(含黄芪、天花粉各30g,玄参、茯苓各20g,葛根、生地、熟地、怀山药、炒薏苡仁、枳壳、杭白芍、天冬、怀牛膝、炒苍术、白术各15g,砂仁、炒知母、黄柏各5g,山茱萸、黄连各10g。研细末,水泛为丸)10g;对照组36例,用金芪降糖片7片;均每日3次,口服。8周为1个疗程,用1个疗程。结果:糖化血红蛋白、胰岛素敏感系数、餐后2小时血糖、空腹胰岛素、高及低密度脂蛋白治疗组治疗前后及前2项治疗后组间比较均有显著性差异($P<0.001\sim0.05$)。[史学军等．中华中医药杂志．2006,21(7):446～447]

202. 消渴降糖丹治疗糖尿病100例临床观察　气阴两虚型(49例),用1号方:黄芪、丹参、怀山药各24g,石斛、沙参、茯苓各12g,高丽参8g,苦参18g,黄精、五味子、酸枣仁、龙眼肉各10g;燥热内盛型(14例),用2号方:黄柏、山栀子各10g,青黛12g,石斛4g,知母、熟地、丹皮各15g,乌梅、生地、草决明各24g,黄连、酒大黄各8g;肾虚血瘀型(37例),用3号方:水蛭6g,蜈蚣4g,怀山药30g,枸杞子15g,泽兰18g,鸡内金、龟板、木香各10g,肉桂5g,巴戟天、桑螵蛸各12g,山茱萸24g。均研末,过100目筛混匀,装入0号胶囊,每粒0.5g。4粒,每日4次,饭前半小时服,第4次在午夜服。治疗组胰岛素依赖型7例,自服消渴降糖丹,第2日起减用胰岛素4～6U,每月减量不超过10U,减至停用。1个月为1个疗程,治疗2个疗程。结果:显效48例,有效34例,无效18例,总有效率82%。[王学信等．新中医．1994,26(2):21～22,24]

203. 加减二陈汤治疗2型糖尿病32例　加减二陈汤含半夏10g,陈皮6g,茯苓、白术、苍术各15g,草决明24g,丹参、葛根各30g。日1剂,水煎服。治疗期间停用其他降糖药。结果:治愈4例,显效16例,无效2例,总有效率93.8%。[张雪红．浙

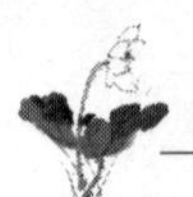

江中医杂志.1994,29(1):9]

204. 降糖合剂治疗2型糖尿病　治疗组10例，用沙参、麦冬、枸杞子、葛根、益智仁各20g，黄精、丹参、地骨皮、知母、元参、山茱萸各15g。夹湿，加佩兰、苍术；气虚，加人参、黄芪。水煎200ml，早晚分服。对照组10例，用消渴丸。结果：两组分别临床控制6例、4例，显效2例、1例，有效1例、5例，无效1例、0例。两组血糖均明显下降，血糖降低差数有明显差别（$P<0.01$、0.05）。[赵德田.中医药学报.1994(1):38～40]

205. 自拟益气养阴汤治疗糖尿病114例疗效观察　自拟益气养阴汤含党参、黄芪、天花粉、怀山药、生地各15g，茯苓、玄参、葛根、麦冬各10g。血瘀，加丹参、桃仁、红花；燥热，加生石膏、知母；尿酮体，加黄芩、黄连、竹叶；合并末梢神经炎，加地龙、僵蚕；血压偏高、头晕、视物昏花，加天麻、菊花、枸杞子。结果：临床治愈12例，好转97例，无效5例，总有效率为95.61%。[张振东等.四川中医.1994,12(5):23]

206. 葛粉六味汤治疗肾阴虚型糖尿病30例　葛粉六味汤含葛根25g，天花粉、生地、山药各20g，泽泻9g，云茯苓12g，山萸肉、牡丹皮各10g。日1剂，水煎服，忌辛辣、烟、酒。30日为1个疗程。结果：显效20例，有效7例，无效3例。[马力行等.时珍国药研究.1994,5(2):10]

207. 化瘀养阴汤治疗2型糖尿病56例临床观察　化瘀养阴汤含丹参30g，红花6g，山楂、玄参各15g，怀山药、龙骨、牡蛎各20g，党参、麦冬、知母各10g，天花粉12g。日1剂，水煎服。实行5餐/日，主食每日控制在250～300g。4周为1个疗程，用3个疗程。结果：显效28例，有效21例，无效5例，未坚持治疗2例，总有效率为87.5%。血脂和部分血液流变学值观察46例，治疗后胆固醇、甘油三酯、全血黏度、血浆黏度显著下降，红细胞电泳时间亦明显缩短，与治疗前比较均有显著性差异（P均<0.01）。[方立成.湖南中医学院学报.1994,14(2):20～21]

208. 山芪降糖片治疗糖尿病100例　用山芪降糖片(生地、丹参、桃树脂、黄芪各15g,山药20g,苍术、玄参各9g,制成15片)5片,每日3次,口服。3个月为1个疗程。结果:显效29例,有效50例,无效21例,总有效率79%。轻、中、重型血糖较治疗前均有下降($P<0.001$、0.01)。[张禾等.浙江中医杂志.1993,28(11):513]

209. 降糖胰复康治疗2型糖尿病97例临床观察　降糖胰复康含西洋参5g,生黄芪、丹参各30g,苍术、川芎各10g,生地、辽沙参、地骨皮、生山药各15g等12味中药。多食,加生石膏、知母;多饮,加天冬、麦冬;多尿,加桑螵蛸、益智仁;血瘀,加鸡血藤、地龙;肝郁,加郁李仁、元胡。日1剂,水煎服。对照组30例,用优降糖1片,每日2次。1个月为1个疗程,经治2~3个疗程。结果:两组分别理想控制19例、7例,较好控制38例、11例,一般控制30例、10例,未控制10例、2例,总有效率89.69%、93.33%。[尹翠梅.山西中医.1994,10(1):14~15]

210. 芪药消渴胶囊治疗NIDDM型糖尿病患者的临床研究　本型属气阴不足、脾肾两虚。治疗组32例,用芪药消渴胶囊(每克药粉合生药5.5g)4~6粒,每日3次。优降糖组17例,用优降糖5mg,每日2~3次。玉泉组16例,用玉泉丸60粒,每日4次。均饭前服。结果:3组分别显效8例、3例、1例,有效19例、5例、7例,无效5例、9例、8例,总有效率84.4%、47.1%、50.0%。治疗组疗效及降尿糖作用均优于其他两组(P均<0.05);服药60日后,降血糖作用明显优于玉泉丸组($P<0.05$)。[李冀等.中医药信息.1994,11(4):21~23]

211. 水蛭三黄汤治疗糖尿病20例临床分析　治疗组用水蛭三黄汤:水蛭粉、苍术各10g,大黄、生黄芪各30g,生地、丹参、玄参各20g,葛根、石斛各15g,日1剂,水煎服。对照组12例,用优降糖。治疗3个月。结果:两组分别显效11例、4例,好转6例、3例,无效3例、5例,总有效率85%、58.3%。两组疗效比较均有显著性差异($P<0.05$)。治疗组治疗后血糖、血脂、血液流变学各项指标及并发症均有明显改善,降糖效果优于对照组($P<0.001$)[王开锋.湖南中医杂志.1993,9(6):2~4]

212. 回春功治疗糖尿病(2型)31例疗效观察　只练前5势:回春功、上元功、八卦形功、龙游功和龟缩功。练功期间生活和原治疗不变,时间1年。结果:空腹血糖、胆固醇、甘油三酯明显降低(P均<0.001);对空腹胰岛素有双向调节作用,恢复正常22例;甲皱微循环明显改善;治疗组(7例)及非糖尿病(36例)高密度脂蛋白均升高($P<0.05$和0.001);载脂蛋白(APO^{H-I}、APOB)降低($P>0.05$和<0.001);治疗组10例红细胞膜脂区荧光偏振度及微黏度均升高(P均<0.001),提示红细胞的刚性增强,变形能力降低。[靖玉仲等.气功与科学.1994(1):23~25]

213. 糖尿病中医药研究治疗近况　综述:①中医对本病的认识;②单味药的研制;③中成药治疗;④一方为主加减治疗;⑤名老中医经验及民间验方;⑥针灸及其他疗法;⑦辨证分型治疗;⑧几点建议。[王红漫等.中医药信息.1994,11(3):3~5]

214. 益气养阴活血法治疗2型糖尿病36例　基本方:黄芪、葛根、山药、天花粉、丹参各15~30g,西洋参6~12g(或太子参15~30g),玄参12~24g,当归、苍术、山茱萸、枸杞子、沙苑子各9~15g。气虚甚,加白术、黄精、茯苓;口渴甚,加沙参、麦冬;烦渴多饮,热重,加石膏、知母;小便清长而频,加桑螵蛸、益智仁;瘀血重,加桃仁、红花;纳差,加麦芽、砂仁、鸡内金。日1剂,水煎服。治疗期间配合饮食疗法、运动疗法及降糖西药口服,均不用胰岛素。1个月为1个疗程。结果:显效(症状基本消失,空腹血糖下降>50%或正常,停服降糖西药1个月不复发)12例,有效21例,无效3例,总有效率91.1%。[李广浩等.湖北中医杂志.1995,17(1):17~18]

215. 益气活血化瘀法治疗糖尿病　治疗组非胰岛素依赖

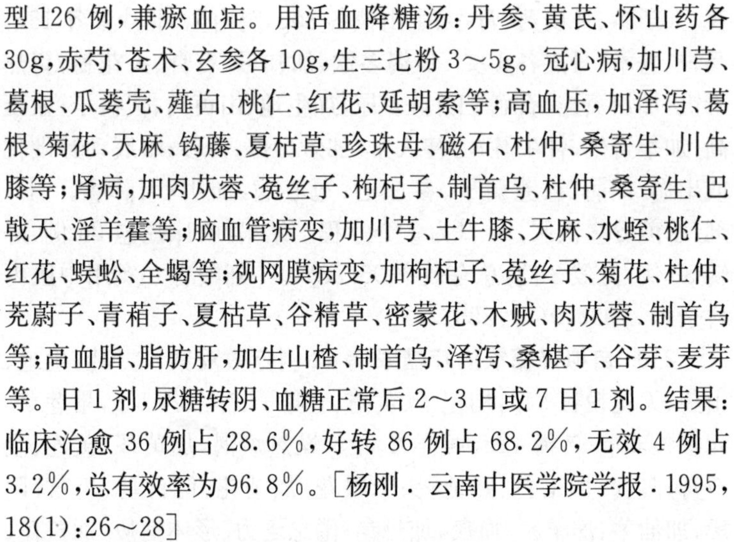

型 126 例，兼瘀血症。用活血降糖汤：丹参、黄芪、怀山药各 30g，赤芍、苍术、玄参各 10g，生三七粉 3～5g。冠心病，加川芎、葛根、瓜蒌壳、薤白、桃仁、红花、延胡索等；高血压，加泽泻、葛根、菊花、天麻、钩藤、夏枯草、珍珠母、磁石、杜仲、桑寄生、川牛膝等；肾病，加肉苁蓉、菟丝子、枸杞子、制首乌、杜仲、桑寄生、巴戟天、淫羊藿等；脑血管病变，加川芎、土牛膝、天麻、水蛭、桃仁、红花、蜈蚣、全蝎等；视网膜病变，加枸杞子、菟丝子、菊花、杜仲、茺蔚子、青葙子、夏枯草、谷精草、密蒙花、木贼、肉苁蓉、制首乌等；高血脂、脂肪肝，加生山楂、制首乌、泽泻、桑椹子、谷芽、麦芽等。日 1 剂，尿糖转阴、血糖正常后 2～3 日或 7 日 1 剂。结果：临床治愈 36 例占 28.6%，好转 86 例占 68.2%，无效 4 例占 3.2%，总有效率为 96.8%。[杨刚．云南中医学院学报．1995，18(1)：26～28]

216. 自拟五倍子汤治疗 2 型糖尿病的 65 例观察　方药：黄芪、玄参各 30g，山药、益母草各 20g，五味子、太子参、葛根、生地各 15g，丹参 25g，黄连、知母各 10g，五倍子 5g(冲服)。口渴甚，加生石膏、天花粉；心悸，加生龙骨、生牡蛎、石菖蒲；失眠，加酸枣仁、远志；瘀血，加赤芍、水蛭；皮肤瘙痒，加地肤子、苦参；便溏，加芡实、莲子肉；视物昏花，加枸杞子、菊花。日 1 剂，水煎服。均停用其他药，1 个月为 1 个疗程。结果：临床治愈 13 例，显效 18 例，有效 31 例，无效 3 例。[桑梅．河北中医．1994，16(4)：11～12]

217. 奇可力胶囊治疗糖尿病 42 例　治疗组均为非胰岛素依赖型，用奇可力胶囊(奇可力、天花粉、山楂、丹参，制成颗粒，装入胶囊)9g，每日 3 次，口服。服降糖西药 2 个月效果不显，可加服奇可力胶囊。疗程 2 个月。结果：显效 11 例，有效 25 例，无效 6 例，总有效率 85.7%.[程益春等．山东中医学院学报．1994，18(4)：243～244]

218. 自拟健脾生津活血汤治疗糖尿病 68 例　方药：生黄

芪、太子参、怀山药、丹参、生山楂各30g,鸡内金、北沙参各15g,葛根、苍术、丹皮各10g。口渴多饮,加知母、石膏、天花粉;胃热善饥,加川黄连、石斛、玉竹;多尿,加生地、山萸肉、覆盆子;血压高,加桑寄生、怀牛膝;心律失常,加炒枣仁、苦参;眼底动脉硬化或出血,加蒲黄、茺蔚子、参三七;冠心病,加川芎、降香。日1剂,水煎分3次服,20日为1个疗程。结果:临床痊愈26例,好转39例,无效3例,总有效率95.58%。[刘殿青．实用中医内科杂志．1995,9(1):28]

219. 自拟降糖饮治疗糖尿病42例疗效观察　方药:生地、山药、天花粉各24g,枸杞子、黄精、五味子、沙参各15g,旱莲草、元参各30g,乌梅12g,西洋参6g。燥热烦渴,加黄芩、黄连、生石膏;多食,加玉竹、熟地;头晕眼花,加菊花、何首乌、川芎;阳痿,加仙茅、淫羊藿;血瘀,加丹参;倦怠乏力、形体消瘦,加黄芪、菟丝子。日1剂,水煎分3次服。结果:显效(症状消失,空腹血糖降至正常或下降2.8～4.48mmol/L,空腹尿糖定性转阴,24小时尿糖定量减至5g以下)29例,有效8例,无效5例,总有效率为88%。[薛立森．四川中医．1994,12(10):28～29]

220. 糖复康治疗2型糖尿病的临床疗效观察　治疗组100例,用糖复康(黄芪、生地、山药、山萸肉、桃仁、大黄、元参等),轻、中、重型患者分别6g、8g、10g,日3次。对照组100例,用达美康80mg,轻型日2次,中型日3次;重型160mg,每日2次;均饭前口服,停用其他药。治疗2个月。结果:两组分别显效54例、52例,有效35例、36例,无效11例、12例,总有效率89%、88%。轻度腹泻12例、8例。[谢春光等．中成药．1996,18(2):25]

221. 益气养阴汤治疗糖尿病60例小结　方药:黄芪30～60g,黄精30g,生地、熟地、葛根、元参、太子参、山药各20g,知母、丹参各15g,山萸肉12g,五味子10g。口渴甚,加花粉、沙参、乌梅;多食善饥,加黄连、丹皮、生石膏;便溏浮肿,加泽泻、茯

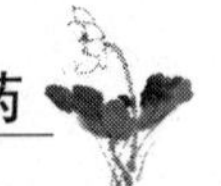

苓、党参；头晕、目眩，加菊花、白蒺藜、生龙骨、生牡蛎；畏寒肢冷，加巴戟天、肉苁蓉、菟丝子；瘀血阻络，加赤芍、地龙、水蛭。日1剂，水煎服。15日为1个疗程，用2个疗程。结果：临床痊愈13例，显效27例，好转14例，无效6例，总有效率90%。[葛淑芬．中国乡村医生．1995(7)：43～44]

222. 黄连素治疗2型糖尿病60例临床疗效观察　在严格控制饮食治疗的基础上，空腹血糖在<83.3mmol/L、8.33～13.9mmol/L、>13.90mmol/L分别用黄连素0.4g、0.5g、0.6g，均日3次，口服。结果：理想控制(空腹血糖<6.11mmol/L，餐后2小时血糖<7.22mmol/L，24小时尿糖定量<5g)37例，较好控制14例，一般控制3例，控制不佳6例，总有效率90%。[胡发光等．实用中西医结合杂志．1995，8(6)：358～359]

223. 自拟珍芪降糖胶囊治疗糖尿病1008例　用自拟珍芪降糖胶囊(珍珠、黄芪、麦冬、当归、丹参、五味子、太子参、黄精，每粒含生药2g)，空腹血糖<11.1mmol/L、15.6mmol/L、>15.6mmol/L者分别用4粒、6粒、8粒，均日3次，口服，控制饮食，1个月为1个疗程。结果：显效(症状基本消失，空腹血糖降至<7.2mmol/L，餐后2小时血糖<8.3mmol/L；24小时尿糖定量<10g或血糖、24时尿糖定量下降>30%)638例，有效319例，无效51例。[李国民等．上海中医药杂志．1995(7)：34～35]

224. 自拟消渴方治疗糖尿病42例　方药：黄芪40g，生地、石膏、枸杞子、麦冬各30g，玄参、天花粉、丹参各20g，山药25g，苍术、乌梅各10g，知母、五味子、丹皮各15g。随症加减，日1剂，水煎服。结果：临床基本治愈13例，显效8例，有效17例，无效4例，总效率90%。[李春等．中医药信息．1995，12(6)：29]

225. 滋水清肝饮加减治疗糖尿病38例　方药：熟地、山药各30g，白芍、枸杞子各12g，柴胡、山栀各6g，花粉、葛根各15g，

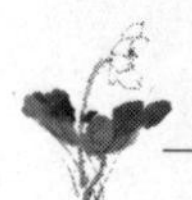

酸枣仁、山茱萸、麦冬、丹皮各10g。随症加减。日1剂，水煎服。1个月为1个疗程，用2个疗程。结果：显效（症状基本消失，空腹血糖降至<7.28mmol/L，尿糖阴性）16例，有效20例，总有效率94.7%。[孟翠霞．湖南中医学院学报．1995，15(2)：18～20]

226. 百合固金汤加减治疗糖尿病46例　方药：百合、杭芍各15g，花粉、枸杞子各20g，当归、蒲公英、贯众、甘草各10g。气阴两伤，加生晒参、五味子；肠燥津伤，加石斛、玉竹、山药；肢体麻木，酌加桃仁、红花、水蛭；痈疮，加地丁、银花；白内障、雀目、耳聋，加菊花、川黄连、黄精；劳咳，加百部、白及。2日1剂，水煎服。20日为1个疗程，治疗4个疗程。结果：有效（尿糖转阴）38例，无效8例。[王雄．云南中医中药杂志．1995，16(4)：22]

227. 蚂蚁糖尿灵治疗糖尿病320例初步总结　治疗组均用蚂蚁糖尿灵（蚂蚁60%，人参、黄芪、天花粉各10%，丹皮、玄参各5%。烘干粉碎过100目筛）5g（成人量，重者可加倍），每日3次，口服。阴虚燥热型，用蚂蚁50g，生石膏30g，知母、甘草各10g，粳米、生地、熟地、天冬、麦冬、天花粉、玉竹、沙参各15g。气阴两虚型，用蚂蚁50g，黄芪30g，人参、菟丝子、女贞子各15g，玉竹、生地、枸杞子、天冬、玄参各20g，山药25g。肾虚血瘀型，用蚂蚁50g，黄精、柴胡、葛根、白芍、木香、川芎、桃仁、红花各10g，赤芍、当归各15g，生地20g。阴阳两虚型，用蚂蚁50g，熟地、黄芪各25g，山萸肉、怀山药、天花粉、女贞子各20g，丹皮、茯苓、泽泻各15g，附子、肉桂各4g。均日1剂，水煎服。3个月为1个疗程，治疗1个疗程。结果：临床治愈256例占80%，好转、无效各32例占10%，总有效率90%。[吴志成．江苏中医．1996，17(2)：11～13]

228. 补阳还五汤加减治疗2型糖尿病　治疗组56例，方药：黄芪60g，山药、黄精各30g，当归、赤芍、川芎、地龙、知母各

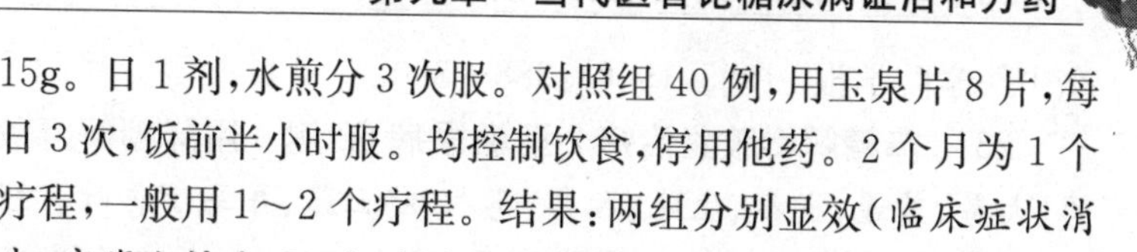

15g。日1剂，水煎分3次服。对照组40例，用玉泉片8片，每日3次，饭前半小时服。均控制饮食，停用他药。2个月为1个疗程，一般用1～2个疗程。结果：两组分别显效（临床症状消失，空腹血糖和24小时尿糖定量超出正常量下降＞50%）35例、12例，有效各15例，无效6例、13例，总有效率89.3%、67.5%（$P<0.01$）。[刘也华．中医药学报．1996(3)：10～11]

229. 平糖饮治疗气阴两虚型糖尿病84例疗效观察　治疗组用平糖饮：人参茎叶、生黄芪、山萸肉、生地、麦冬、天花粉、山药、枸杞子、三七粉、山楂、黄连、大黄等。血瘀，加桃仁、红花、荔枝核、益母草、鬼箭羽；痰湿，加陈皮、半夏、炒枳壳、竹茹；兼冠心病，加丹参、仙鹤草、郁金；高血压，加生龙骨、生牡蛎、龙胆草、钩藤、珍珠粉；眼底病变，加石斛、菊花、密蒙花；下肢血管病变，加鸡血藤、葛根、僵蚕、当归；肾病，加西红花、片姜黄、益母草。日1剂，水煎服。血糖＞12.8mmol/L，维持原口服降糖药，剂量不变，停用其他药物。对照组30例，用消渴丸10粒，日3次，口服。3个月为1个疗程，治疗1～2个疗程。结果：两组分别临床缓解19例、6例，显效23例、7例，有效27例、8例，无效15例、9例，总有效率82%、70%。[张力．北京中医．1995(6)：20～21]

230. 糖尿病贴膏治疗糖尿病临床研究小结　治疗组30例，用鲜姜擦三阴交、足三里穴（两侧交替使用）周围皮肤，至皮肤红润，将糖尿病贴膏（含黄芪、山药、白术、葛根、补骨脂、金樱子、首乌、鹿角霜、丹参、穿山甲、血竭、三七、麝香、冰片等）温化后贴敷二穴。每贴保留3日。对照组20例，用玉泉丸9g，日4次，口服。两组均用优降糖2.5mg，每早顿服。停用其他药物，并长期坚持饮食控制。4周为1个疗程。结果：两组分别显效（症状基本消失。空腹血糖＜7.2mmol/L，餐后2小时血糖＜8.3mmol/L，24小时尿糖定量＜10g）11例、5例，有效17例、14例。无效2例、1例，总有效率93.34%、95%。[郭宝荣等．山

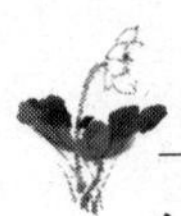

东中医学院学报．1995，19(6)：388～390]

231. 降糖解毒胶囊治疗2型糖尿病60例　用降糖解毒胶囊(大黄、黄连、玄参、生地、人参、苍术、鸡血藤、暴马丁香叶。经制剂工艺提取制粉末，灭菌装胶囊，每粒0.25g，每克含生药4.5g)6粒，每日3次，口服。忌食辛辣甜味及油腻物，戒烟酒。1个月为1个疗程，用2个疗程。结果：显效(症状基本消失，空腹血糖<7.2mmol/L，餐后2小时血糖<8.3mmol/L，24小时尿糖定量<10g或较治疗前下降>10%)34例，有效22例，无效4例，总有效率93.33%。[栗德林等．中医药学报．1996(1)：23]

232. 小麦胚芽辅助治疗2型糖尿病53例　治疗组主食用干、鲜麦胚片(粉)100g(含麦胚>95%)用凉水500ml调匀，煮沸3～5分钟，或与米、面混合；或麦胚自发粉、通用粉150g(含麦胚60%)，日分2次；均制成食品食用。与对照组36例均在血糖>8.5mmol/L时配合优降糖2.5mg，每日3次，口服；或胰岛素8U，每日3次。均控制饮食。60日为1个疗程。结果：两组分别显效(症状基本消失，空腹血糖<7.2mmol/L，24小时尿糖定量<10g)21例、10例，有效31例、18例，无效1例、8例，总有效率98.1%、77.8%($P<0.01$)。三多症状改善、空腹血糖、24小时尿糖定量、西药停用及血脂变化两组比较均有显著性差异($P<0.01$或0.05)。[越世珂等．基层中药杂志．1996，15(7)：296～297]

233. 消渴Ⅱ号治疗气阴两虚兼血瘀型糖尿病(附40例临床观察分析)　方药：生黄芪、生地、元参、天花粉、丹参、山楂各30g，太子参、川芎、枸杞子、地骨皮各15g，麦冬、泽泻、红花各10g。日1剂，水煎服。控制饮食，停用其他药，4周为1个疗程。结果：显效(症状基本消失，空腹血糖<6.22mmol/L，餐后2小时血糖<8.3mmol/L)23例，有效12例，无效5例，总有效率86.65%。[王素玲．中原医刊．1996，23(2)：45～46]

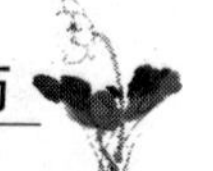

234. 加减滋膵饮治疗糖尿病81例　方药：生黄芪、枸杞子各15g，山药、生地各30g，葛根6g，天花粉20g，五味子10g。病久较重，加沙苑子、炖猪胰脏；渴饮甚，加石膏、黄连；气虚，加人参；阳虚，加肉桂、附片；疖肿，加公英、黄柏；失眠多梦，加炒枣仁；尿频，加山萸肉。日1剂，水煎服，停用其他降糖药。1个月为1个疗程。结果：显效（症状消失，空腹血糖降至正常或下降2.8～4.48mmol/L，24小时尿糖定量<5g）58例，有效19例，无效4例，总有效率95.1%。[任士萍等．国医论坛．1996，11(2)：35]

235. 脾肾双补升清化浊并进治疗糖尿病36例　方药：党参、黄芪各30g，苍术、五味子、知母各15g，生地、枸杞子、山萸肉、白僵蚕各20g。口干渴甚，加葛根、天花粉、玉米须；小便频数，加益智仁、桑螵蛸；并发末梢神经炎，加当归、鸡血藤、海风藤等；皮肤感染，加赤芍、地丁、公英等。日1剂，水煎服。停用其他药，严格控制饮食。1个月为1个疗程，治疗1～3个疗程。结果：显效[症状基本消失，空腹血糖正常，尿糖（－）～（±）]9例，有效21例，无效6例，总有效率83.3%。[陈长春．吉林中医药．1996(4)：13]

236. 理气化痰法治疗2型糖尿病60例　方用香附旋覆花汤：香附10g，旋覆花（包）、苏子、杏仁、半夏、陈皮各12g，薏苡仁、茯苓各30g，乌梅、生山楂、天花粉各20g。随症加减，日1剂，水煎服。20日为1个疗程，用3个疗程。结果：显效（症状基本消失，空腹血糖<7.02mmol/L。餐后2小时血糖<8.02mmol/L，血黏度改善，尿糖阴性）33例，有效18例，无效9例，总有效率85%。[张秀云．山东中医杂志．1996，15(6)：255]

237. 复方花葛饮治疗糖尿病21例　复方花葛饮含天花粉、鲜芦根各30g，葛根15g，苍术、五味子、丹参各10g，山萸肉6g，川黄连4g，麦冬9g。烦渴引饮，舌苔黄燥，脉洪大，加石膏；

多食易饥，形体消瘦，便秘，舌黄，脉滑实，加生地、牛膝、玄参；虚烦失眠，遗精，舌红，脉数，加龙骨、牡蛎、黄柏、知母、桑螵蛸；病久，小便频数，腰膝酸软，阳事不举，舌淡，脉细，加附子、肉桂、鹿茸、覆盆子。日1剂，水煎服，治疗3个月。结果：显效（症状消失，空腹血糖<6.0mmol/L，尿糖阴性）15例，有效、无效各3例。[钱程鹏等．中国中药杂志．1996，10(1)：26]

238．自拟滋阴清热固摄汤治疗糖尿病80例　方药：山萸肉20g，沙参、熟地、天花粉、石斛各18g，麦冬、五味子各15g，山药30g，乌梅、黄连各10g，知母12g。多食易饥，黄连加量，加生石膏；便秘，加大黄、火麻仁；尿浊如脂，加桑螵蛸、金樱子、龙骨；气短消瘦，加太子参、黄芪；形寒畏冷，去知母、黄连，加菟丝子、淫羊藿、肉桂；腰膝酸软，加杜肿、怀牛膝。日1剂，水煎服。2周为1个疗程，疗程间隔1～2日，治疗3～4个疗程。结果：治愈71例，显效、有效各4例，无效2例。[陈广金等．河南中医．1996，16(2)：43]

239．糖复康治疗2型糖尿病的临床疗效观察　两组各100例。治疗组用糖复康（黄芪、生地、山茱萸、桃仁、大黄、元参等）6g、8g、10g，每日3次，饭前服。对照组用达美康，轻、重型分别80mg、160mg，日2次；中型80mg，每日3次；饭前服。经治2个月。结果：两组分别显效54例、52例，有效35例、36例，无效11例、12例，总有效率89%、88%（$P>0.05$）。症状改善，治疗组均优于对照组（$P<0.001$或0.05）。血、尿糖，空腹血清胰岛素及糖化血红蛋白两组治疗前后自身比较均有显著性差异（$P<0.001$或0.05）。全血及血浆黏度比两组治疗前后自身及组间比较均有显著性差异（$P<0.01$）。两组见腹泻腹痛分别12例、8例，对照组见药疹、恶心分别1例、11例。[谢春光等．中医研究．1997，10(2)：23～27]

240．益气养阴活血方治疗2型糖尿病22例疗效观察　方药：生黄芪、生地、怀山药、花粉各30g，党参、丹参各15g，红花、川芎各10g，水蛭粉3g。阴虚燥热，加黄连、公英；阴阳两虚，加女贞子、淫羊藿等。日1剂，水煎服。不用其他降脂、抗凝药。用1个月。结果：血糖、证候、血脂（15例）分别显效8例、9例、4例，有效10例、11例、7例，无效4例、2例、4例。FBC、PBG、TC、TG、HDL-C、apOAB血液流变学指标（血细胞比容除外）治疗前后均有显著性差异（$P<0.01$ 或 0.05）。［戴小华．新中医．1996，28(6)：22～24］

241. 降糖口服液系列治疗非胰岛素依赖型糖尿病72例观察　阴虚热盛型，用1号（含制黄精、怀山药、元参、苍术、生地、知母、川黄连、黑山栀、生葛根、丹参、荔枝核等）；气阴两虚型，用Ⅱ号（含太子参、麦冬、味子、生地、生黄芪、怀山药、生白术、生葛根、丹参、荔枝核等）；均1支（含生药10g），每日3次，口服，停用其他降糖药。3个月为1个疗程。结果：显效（症状消失，空腹及餐后2小时血糖分别<7.2mmol/L、8.3mmol/L，或血糖下降>30%）13例，有效30例，无效29例，总有效率59.8%。［徐德颐．国医论坛．1997，12(3)：37～38］

242. 糖渴清治疗非胰岛素依赖型糖尿病46例观察　治疗组用糖渴清（生地、天花粉、知母、制黄精、制黄芪、菟丝子、黄连、地骨皮、鬼箭羽、泽兰等，每片含生药5g）6片，每日3次，口服。对照组44例，用优降糖片2.5～5mg，每日1～2次，口服。均控制饮食，并鼓励进行适当体育活动。1个月为1个疗程。结果：两组分别显效22例、19例，有效19例、17例，无效5例、8例，总有效率89.13%、81.82%。治疗前后两组空腹血糖（FBG）、早餐后2小时血糖（PBG）、空腹血糖胰岛素（INS）、血清胆固醇比较均有显著性差异（$P<0.01$，0.05）。组间比较PBG、INS有显著性差异（$P<0.05$，0.01）。［尚文斌等．中医研究．1996，9(2)：26～28］

243. 活血化瘀为主治疗糖尿病50例疗效分析　气阴两虚、血脉瘀阻型，用当归15g，水蛭、川芎、西洋参、麦冬、石斛、玉

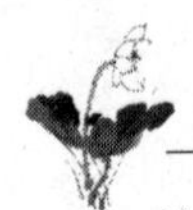

竹各10g，三七参3g(冲)，丹参、山药各30g；偏阳虚，加淫羊藿、菟丝子。痰热瘀阻型，用当归、黄连、茯苓各15g、川芎、水蛭、半夏、陈皮、竹茹各10g，丹参30g，三七参3g(冲)，枳实6g。日1剂，水煎服。并用脉络宁20ml，加生理盐水250ml，静脉滴注，日1次，2周为1个疗程，疗程间隔3日。结果：治愈40例，好转8例，无效2例，总有效率96%。[贺庆华．河南中医药学刊．1997，12(2)：55～56]

244. 益气降糖汤加血竭粉治疗糖尿病32例　方药：黄连、晒参、苍术、葛根、山药、花粉、僵蚕、地骨皮、黄精、元参、知母、芦根，随症加减。日1剂，水煎分3次餐前半小时服，服前每次兑血竭粉2g。血糖＞12mmol/L加服降糖西药，30日为1个疗程。结果：显效(症状消失或基本消失，空腹血糖＜7mmol/L，甘油三酯＜2.0mmol/L)10例，有效19例，无效3例，总有效率90.63%。[刘学兰．云南中医中药杂志．1997，18(4)：9～10]

245. 清肝泻心汤治疗2型糖尿病的临床研究　两组各30例。治疗组方药：黄连、栀子、百合、知母、花粉、生地、柴胡等，日1剂，水煎服；对照组用消渴丸6丸，每日3次，口服。均控制饮食，停用其他降糖药，用1个月。结果：两组分别显效(症状基本消失，空腹血糖＜7.2mmol/L，餐后2小时血糖＜8.3mmol/L，24小时尿糖定量＜10g；或均较前下降＞30%)10例、5例，有效15例、13例，无效5例、12例，总有效率83.3%、60.0%($P<0.05$)。空腹血糖、餐后2小时血糖、24小时尿糖、24小时尿VMA、尿17-0HCS治疗组治疗前后及治疗后组间比较均有显著性差异($P<0.01$或0.05)。[王行宽等．中国中医药科技．1997，4(4)：204～205]

246. 自拟降糖汤治疗糖尿病76例　自拟降糖汤含黄芪、山药、生地、元参各30g，苍术、丹参各20g，枸杞子、赤芍各10g。血糖不降，加山萸肉、知母；尿糖不降，加花粉、五味子；高血压，加夏枯草、白蒺藜；高血脂，加生山楂、泽泻；能食善饥，加熟地、黄连；口渴多饮，加生石膏、麦冬；腰腿痛，加寄生、川断；便溏，去生地、元参，加芡实、白术；心悸失眠，加生牡蛎、生龙骨；下身瘙痒，加知母、黄柏；全身瘙痒，加地肤子、苦参；尿频有脂膏，加桑螵蛸、益智仁。日1剂，水煎服。忌酒、慎食、寡欲，30日为1个疗程。结果：显效[症状、体征明显减轻，空腹血糖＜6.1mmol/L，尿糖(±)，合并症显著改善]28例，有效43例，无效5例，总有效率93.42%。空腹血糖治疗前后比较有显著性差异($P<0.01$)。[毛新宽等．上海中医药杂志．1997(4)：19]

247. 益气养阴汤治疗2型糖尿病80例　益气养阴汤含黄芪、生地、泽泻、枸杞子各20g，山药、花粉、葛根各30g，太子参、元参、首乌各15g，苍术10g，丹参18g。冠心病，加瓜蒌、当归；高血压，加菊花、钩藤；肢体麻木，加白芍、鸡血藤。日1剂，水煎服，30日为1个疗程。结果：显效(症状基本消失，空腹、餐后2小时血糖分别＜7.28mmol/L、8.4mmol/L)46例，有效28例，无效6例，总有效率92.5%。[张凤霞等．山东中医药大学学报．1997，21(3)：201～202]

248. 雷氏芳香化浊法治疗2型糖尿病临床观察　药用藿香、佩兰、泽泻各20g，陈皮、半夏、厚朴、白术、茯苓、苍术、菖蒲各15g，大腹皮、荷叶各10g。日1剂，水煎服。治疗组40例，用2个月。结果：显效(空腹血糖降至6.1～7.2mmol/L)14例，有效20例，无效6例，总有效率85%。空腹血糖、总胆固醇、甘油三酯治疗前后比较均有显著性差异($P<0.05$)。[梁苹茂．天津中医．1997，14(4)：157～158]

249. 活血化瘀为主治疗32例糖尿病体会　用莪棱消渴方：三棱、莪术各8g，桃仁、牛膝、生黄芪各15g，丹皮10g，生龙骨、生牡蛎、紫丹参各30g。肺热津伤加生石膏、天花粉、葛根、知母；胃热炽盛加生石膏、生地、焦栀子；肾阴虚加山萸肉、熟地、生地、山药；阴阳两虚加肉桂、桂枝、补骨脂、熟地、山药。日1剂，水煎分3次服，控制饮食，忌食肥甘辛辣之品。8周为1个

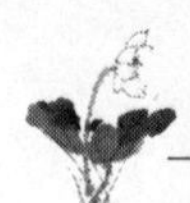

疗程。结果:显效(症状消失,连续 3 次空腹及餐后 2 小时血糖分别<6.1、12.8mmol/L)11 例,好转 16 例,无效 5 例,总有效率 84.37%。[曹生有. 天津中医. 1997,14(2):58~59]

250. 益气活血养阴法治疗 2 型糖尿病 43 例 基本方含黄芪、葛根各 20g,党参、丹参、麦冬、花粉、知母(或石膏)各 15g,山药、丹皮、山萸肉各 12g,红花 6g。口渴,加石斛;易饥,重用石膏;尿多,加覆盆子、金樱子;痰多体胖,加竹茹、浙贝母;阴虚阳亢,加枸杞子、菊花;血脂高,加山楂、寄生、决明子。日 1 剂,水煎服。严格控制饮食,血糖>20mmol/L 加用降糖西药。20 日为 1 个疗程,用>3 个月。结果:痊愈 26 例,好转 11 例,无效 6 例,总有效率 86%。[吴晓秋. 四川中医. 1997,15(5):19]

251. 蚂蚁降糖方治疗 40 例 2 型糖尿病临床小结 蚂蚁降糖方含蚂蚁粉 9g(冲),人参 3g,黄芪、栀子、丹皮、玄参各 10g,黄连 5g,生地 15g。日 1 剂,水煎分 3 次服。1 个月为 1 个疗程,用 1~2 个疗程。结果:显效 32 例,有效 4 例,总有效率 90%。空腹及餐后 2 小时血糖治疗后均明显下降($P<0.01$)。[章青梅. 湖南中医学院学报. 1998,18(2):40]

252. 降糖三消愈冲剂配合中药敷脐治疗 2 型糖尿病 108 例临床观察 用降糖三消愈冲剂(含人参、黄芪、山药、花粉、麦冬、葛根、知母、黄精、枸杞子、女贞子、玉米须、地骨皮、黄连、苍术、半夏、丹参)25g,每日 3 次,口服。并用田三七、荔枝核、刺五加、苍耳子、银耳、桑叶、昆布,共为细末,每次 2g,敷脐,用胶布或麝香风湿膏外贴,隔日 1 次。病轻停用原降糖药,空腹血糖≥11.1mmol/L 者在<1 个月逐渐停用;并控制主食。治疗 1 个月。结果:显效(症状基本消失,空腹血糖<6.11mmol/L,餐后血糖<7.22mmol/L,24 小时尿糖定量<5g)56 例,有效 42 例,无效 10 例,总有效率 90.74%。[闫喜英等. 中医研究. 1996,9(3):14~15]

253. 莪棱消渴方为主治疗糖尿病 32 例 莪棱消渴方:三

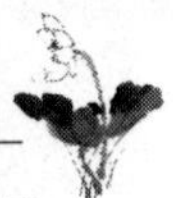

棱、莪术各8g，桃仁、牛膝、生黄芪各15g，生龙骨、生牡蛎、紫丹参各30g，丹皮10g。肺热津伤型，加生石膏、天花粉、葛根、知母；胃热炽盛型，加生石膏、生地、焦栀子；肾阴亏型，加山萸肉、山药、生地、熟地；阴阳两虚型，加肉桂、桂枝、补骨脂、熟地、山药。日1剂，水煎分3次服。控制饮食，忌辛辣肥甘之品。8周为1个疗程。结果：治愈11例，好转16例，无效5例，总有效率84.37%。[曹生有．陕西中医．1997，18(5)：195～196]

254. 活血降糖胶囊治疗2型糖尿病临床观察 两组各30例。治疗组用活血降糖胶囊(含丹参、三七等，每粒0.5g，含优降糖0.45mg)1～3粒，每日3次，口服；对照组用优降糖2.5～5mg，每日2～3次，口服。均控制饮食。30日为1个疗程，用4个疗程。结果：两组分别显效(空腹、餐后2小时血糖分别降至7.2mmol/L、8.25mmol/L，或均下降30%；症状消失或明显改善)22例、10例，有效7例、17例，无效1例、3例。[崔建华．天津中医．1997，14(6)：255～256]

255. 奇可力降糖胶囊治疗糖尿病的研究 治疗组30例，用奇可力降糖胶囊(含奇可力、天花粉、丹参、山楂各等份。每粒1.5g)6粒；对照组20例，用玉泉丸60粒；均日3次，餐后服。不用降糖西药，已用者渐减至停用。1个月为1个疗程，用3个疗程。结果：两组分别显效10例、3例，有效15例、9例，无效5例、8例，总有效率83.3%、60%($P<0.01$)。血糖(空腹、餐后2小时)两组治疗前后自身比较均有显著性差异($P<0.01$、0.05)。尿糖、血脂(总胆固醇、甘油三酯)治疗后治疗组均明显下降($P<0.01$)。动物实验结果表明，奇可力降糖胶囊能降低血糖、血清总胆固醇，使症状及血液流变学指标改善(P均<0.01或0.05)。[崔云竹等．山东中医药大学学报．1998，22(1)：56～59]

256. 益糖饮颗粒治疗2型糖尿病的临床观察 治疗组40例，用益糖饮颗粒(含生地、地骨皮、黄芪、葛根、黄连。每包

10g,相当于生药 60g)1 包,饭前服;对照组 30 例,用二甲双胍(每片 0.25g)1～2 片;均日 3 次,口服。均用糖尿病饮食,不用其他降糖药,用 4 周。结果:两组分别总有效率 88%、90%。血糖(空腹及餐后 2 小时)及血脂(TC、TG)两组治疗前后自身比较均有显著性差异($P<0.05$)。[钟惠菊等.湖南中医学院学报.1997,17(4):14～15]

257. 二地降糖汤治疗非胰岛素依赖型糖尿病 60 例 两组各 60 例。治疗组用二地降糖汤:生地、麦冬、僵蚕各 10g,地骨皮、苦参各 15g,南沙参 12g,生石膏 30g(先煎),青黛 5g(包)。随症加减,日 1 剂,水煎服。对照组用优降糖 2.5mg,每日 3 次,口服。均控制饮食,1 个月为 1 个疗程。结果:两组分别治愈 16 例、6 例,好转 39 例、40 例,无效 5 例、14 例,总有效率 91.67%、76.6%($P<0.05$)。[耿健.实用中医药杂志.1998,14(6):5]

258. 益气活血法治疗 2 型糖尿病 36 例临床观察 用消渴降糖方:黄芪、太子参(或人参 10g)、天花粉、玄参、怀山药各 20g,益母草、丹参、川芎各 15g,泽兰 10g,田七粉 3g(冲),知母 6g。烦渴多饮、口干舌燥,加麦冬、粉葛根;多食善饥、大便干燥,加生地、首乌;尿频多,加山萸肉、益智仁;肢麻筋痛,加鸡血藤。日 1 剂,水煎服,1 个月为 1 个疗程。结果:显效 13 例,好转 19 例,无效 4 例。空腹及餐后 2 小时血糖、总胆固醇、甘油三酯治疗后均明显下降($P<0.05$)。[丁萍.河南中医药学刊.1998,13(3):53]

259. 五黄汤治疗糖尿病 70 例临床观察 五黄汤:人参 9g,黄芪、黄精各 30g,黄连、知母、山萸肉、丹参、五味子各 10g,生地、熟地、元参、山药各 20g。口渴甚,加花粉、乌梅;多食善饥,加丹皮、石膏、薏苡仁;便溏浮肿,加泽泻、云苓;头晕目眩,加菊花、白蒺藜;瘀血阻络,加赤芍、红花、水蛭等。日 1 剂,水煎服。20 日为 1 个疗程,用 2 个疗程。结果:显效(症状基本消失,空腹血糖<7.2mmol/L,餐后 2 小时血糖<8.3mmol/L,24 小时

尿糖定量10g;或下降>30%)30例,有效35例,无效5例,总有效率92.8%。空腹血糖、餐后2小时血糖、24小时尿糖定量治疗后均明显下降($P<0.001$ 或 0.05)。[刘洪智.光明中医.1998,13(3):52~53)

260. 蒙医药治疗糖尿病118例临床体会　用沙力冲嘎(含诃子、草乌、大菖蒲、广木香、麝香、大蜀季花、煅石决明、黑云香、芭叶、茜草、草茸、红花、熊胆、香墨、银珠、白蔻、白大豆,共为细末,制豆粒大糊丸)7粒,每日2次,口服。并用陈皮、半夏、茯苓、甘草、枳实、苍术、山药、僵蚕等,随症加减,日1剂,水煎服。1个月为1个疗程。结果:痊愈72例,显效41例,好转5例。[齐淑芬.中国民族医药杂志.1998,4(2):29]

261. 黄连素片治疗糖尿病体会　用黄连素片(每片含盐酸黄连素0.1g)0.5g,每日3次,餐前20分钟口服。并对症治疗,控制饮食,不用影响血糖药。治疗组37例,用4周。结果:治愈17例,好转16例,无效4例,总有效率89.19%。随访>2个月,未见副反应。[王强.中医药信息.1998,15(2):35]

262. 三消冲剂治疗非胰岛素依赖型糖尿病147例　用三消冲剂(含太子参、狼把草、山萸肉、生石膏、刺猬皮、天花粉、黄芪、鸡内金、紫河车、苍术、扁豆、麦芽、五味子、五加皮、山药、生地、葛根、猪肾粉等。每袋10g,含生药6g)2袋,每日3次,餐前1小时口服。60日为1个疗程。结果:显效(症状消失,24小时尿糖定性转阴,或定量<5g)、有效各59例,无效29例,总有效率80%。流变学2项(全血、血浆黏度)指标治疗组治疗前后及治疗后组间比较均有显著性差异($P<0.01$ 或 0.05)。[李国良等.吉林中医药.1998,18(2):8]

263. 酸胜甘法治疗2型糖尿病60例　用酸味愈消汤:五味子、金樱子、乌梅、白术各15g,山茱萸、白芍、山药各12g,山楂、黄芪各15g,木瓜、五倍子、甘草各6g。气虚甚,重用黄芪,加党参;阴虚甚,加玄参、天冬、麦冬;肝肾亏虚,加枸杞子、巴戟天;

热重，加知母、黄芩；口渴，加天花粉、芦根；多食善饥，加生地、黄精；视物模糊，加枸杞子、菊花；手足麻木，加川芎、当归。日1剂，水煎服，停用其他药。2个月为1个疗程。结果：治愈13例，好转39例，无效8例，总有效率86.7%。治疗后血糖明显下降（$P<0.01$）。[朱德增等．辽宁中医杂志．1998，25(1)：24]

264. 降糖消渴汤治疗糖尿病50例临床观察　均为非胰岛素依赖型。治疗组用白术、生地、山茱萸、麦冬、葛根各15g，山药、天花粉、黄芪各30g，五味子、乌梅各10g。阴虚为主，加女贞子、旱莲草；肾虚为主，加淫羊藿、菟丝子、冬虫夏草；血瘀为主，加川芎、丹参、赤芍；血糖不降，合人参白虎汤；挟痰湿，加苍术、薏苡仁、桑白皮；头晕痛、血压高，加夏枯草、菊花、钩藤；皮肤瘙痒，加白蒺藜、地肤子；血脂高，加山楂、虎杖；失眠，加龙骨、炒枣仁；眼底改变，加决明子、青葙子、谷精草。日1剂，水煎服。对照组30例，用消渴丸5～10粒，每日3次，口服。均控制饮食。30日为1个疗程，用3个疗程。结果：两组分别痊愈18例、8例，好转28例、14例，无效4例、8例，总有效率92%、72%（$P<0.05$）。[吴盛荣等．国医论坛．1998，13(5)：29]

265. 参芪降糖颗粒治疗2型糖尿病35例临床观察　治疗组用参芪降糖颗粒（含人参、麦冬、五味子、地黄、怀山药）3g；对照组30例，用芪蛭降糖胶囊5粒；均日3次，口服，1个月为1个疗程。结果：两组分别显效（症状消失；空腹血糖≤7mmol/L，或下降2～3mmol/L）13例、2例，有效16例、12例，无效6例、16例，有效率82.85%、46.66%（$P<0.05$）。症状、空腹血糖、24小时尿糖两组治疗前后自身比较均有显著性差异（$P<0.001$或0.01）。[孙光等．福建中医学院学报．1999，9(1)：14～15]

266. 活血汤治疗非胰岛素依赖型糖尿病50例　活血汤：鬼箭羽40g，丹参、首乌各30g，赤芍、黄芪、石斛、生地各20g，当归、黄精、淫羊藿、山萸肉各15g。胸胁胀满，加柴胡、枳壳；夜尿频，加桑螵蛸、五味子；皮肤瘙痒，加苦参、白鲜皮；五更泻，加补

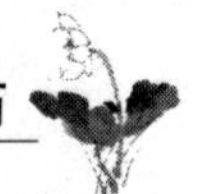

骨脂、肉豆蔻;耳鸣、耳聋,加枸杞子、菊花;失眠健忘,加远志、炒枣仁、龙骨;高血压,加夏枯草、钩藤;冠心病,加瓜蒌、三七;四肢麻木刺痛,加鸡血藤、丝瓜络。日1剂,水煎分3次服。禁食辛辣、肥甘之品,忌房事、恼怒、劳累。1个月为1个疗程。结果:治愈15例,好转30例,无效5例,总有效率90%。[姬云海.吉林中医药.1999,19(1):17]

(185～266:王秀芝)

267. 消渴(无糖)冲剂降糖作用临床研究(附69例临床报道) 用消渴(无糖)冲剂(含黄芪、山药、花粉各30g,生地、麦冬、赤芍各15g,元参20g。高上林方)15g,每日3次,餐前服。3个月为1个疗程。结果:显效29例,有效36例,无效4例,总有效率94.2%。症状有效率76.9%～100%。空腹及餐后2小时血糖治疗后治疗组均明显下降($P<0.01$)。未见毒副反应。[裴瑞霞等.甘肃中医.1999,12(1):26～28]

268. 消渴保元汤治疗2型糖尿病70例 消渴保元汤:生地、熟地、花粉、山萸肉、苍术、丹参、牡蛎、粉葛根各20g,知母、山药、元参、麦冬、金樱子各15g,生晒参、黄连各10g,黄芪30g。血压高,加杜仲、石决明;眩晕,加钩藤、天麻;胃热,加石膏、石斛;多梦不寐,加枣仁、远志;肾阳虚,加附子、巴戟天、益智仁。日1剂,水煎服,用40日。结果:治愈20例,显效26例,好转16例,无效8例,总有效率85.7%。[宋代波等.新疆中医药.1998,16(2):17～18]

269. 温阳化瘀治疗糖尿病临床观察 用基本方:附子、川芎各10g,干姜6～10g,肉桂6g,黄芪、怀山、丹参各30g,白术30～50g,葛根15g,水蛭粉2～5g(冲),蜈蚣1条。尿多,加覆盆子;肢体麻木刺痛,加地龙。日1剂,水煎服。皮肤感染外用双黄连粉针剂。外阴痛痒,用蛇床子10g、白鲜皮15g,水煎外洗。并控制饮食。治疗组32例,用30日,结果:显效(症状基本消失,空腹血糖<7.2mmol/L,24小时尿糖定量<10g;或血糖、24

小时尿糖定量均下降>30%)13例,有效14例,无效5例。[黄腾蛟.福建中医药.1998,29(5):3]

270. 糖脂双平汤治疗糖尿病150例临床观察　治疗组150例,用糖脂双平汤:人参9～15g,黄芪18～60g,生地10～15g,葛根30g,丹参15～30g,水蛭3～6g(冲),黄连6～12g。日1剂,水煎服。对照组100例,用玉泉丸9g,每日4次,口服。均停用其他治疗糖尿病药。4周为1个疗程,用2～3个疗程。结果:两组症状改善率分别为79.2%～100%、34.5%～59.6%($P<0.001$～0.05)。空腹血糖、24小时尿糖定量、TC、TG,全血高、低切及血浆黏度,纤维蛋白原治疗组治疗前后比较均有显著性差异($P<0.01$或0.05)。[杨振华.中国中医药信息杂志.1999,6(2):48～49]

271. 茯苓汤治疗糖尿病80例临床观察　治疗组用茯苓汤:茯苓、瓜蒌根各35g,麦冬、玉竹、淡竹叶(先煎)各30g,生地40g,炒知母15～30g,浮小麦80g(先煎),大枣6枚。隔日1剂,水煎分2～3次服。与对照组40例均用消渴丸3～10粒,每日2～3次服。均配合对症处理及饮食控制,疗程为6周。结果:两组分别显效(症状明显改善,空腹血糖<7.2mmol/L)32例、10例,有效42例、19例,无效6例、11例,总有效率90.2%、72.5%($P<0.01$)。症状、血糖、血脂(TC、LDL、HDL)、血液流变学3项指标治疗后治疗组均优于对照组($P<0.01$或0.05)。[杨红.云南中医中药杂志.1999,20(1):13～14]

272. 益肾健脾活血汤治疗2型糖尿病72例临床观察　治疗组用益肾健脾活血汤:生地、枸杞子、黄芪各20g,首乌、丹参各30g,泽泻12g,天花粉、葛根、益母草各15g,川芎、水蛭各10g,日1剂,水煎;对照组68例,用达美康80mg;均日2次,餐前半小时服,用4个月。结果:两组分别显效(症状消失或显著改善,空腹血糖<7.2mmol/L,餐后2小时血糖<10mmol/L)44例、27例,有效21例、23例,无效7例、18例,总有效率90.3%、

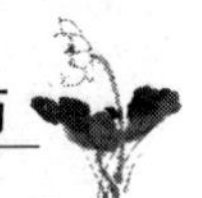

73.5%($P<0.05$)。血糖 2 项、血脂 3 项、血液流变学及甲皱微循环各 4 项指标治疗组治疗前后及治疗后组间比较均有显著性差异($P<0.01$ 或 0.05)。[钱玉良．湖南中医杂志．1999,15(1):7~8]

273. 泽兰汤治疗 2 型糖尿病 63 例临床观察　治疗组用泽兰汤:丹参、黄芪、泽兰、黄精各 15g,桃仁、菟丝子各 10g。气阴两虚型,加西洋参、女贞子;阴虚血瘀型,加龟板、田七末。日 1 剂,水煎服。酌情与对照组 36 例均用美吡达片 5mg/d,顿服。治疗前 2 周均控制饮食,停用影响糖代谢药。4 周为 1 个疗程,用 2 个疗程。结果:两组分别显效(症状、体征消失,空腹血糖<7.2mmol/L,餐后 2 小时血糖<8.3mmol/L;或均降低 30%)26 例、12 例,有效 31 例、10 例,无效 6 例、14 例,总有效率 90.4%、61.11%($P<0.01$)。血糖 2 项、糖基化血红蛋白、TG、HDL-C 治疗组治疗前后及前 4 项、症状改善治疗后组间比较均有显著性差异($P<0.01$ 或 0.05)。[邱志楠等．中国中医药科技．1999,6(1):51~52]

274. 七味二术降糖汤治疗 2 型糖尿病　七味二术降糖汤含苍术、葛根各 10g,白术、太子参各 30g,茯苓 20g,砂仁、木香各 6g。胸闷心悸,加菖蒲、郁金、丹参;腹泻便溏,加扁豆、薏苡仁、干姜;口渴甚、舌红苔少,去木香,加沙参、麦冬、天花粉;下肢麻木、跛行,加独活、牛膝;皮肤瘙痒,加苦参、地肤子。日 1 剂,水煎服。结果:治疗组 56 例中,痊愈 22 例,好转 30 例,无效 4 例。[胡燕等．江西中医药．1999,30(1):18]

275. 桑枝颗粒剂治疗 2 型糖尿病 40 例　治疗组用桑枝颗粒剂 1 袋;对照组 40 例,用拜唐苹 50mg;均日 3 次,口服。20 日为 1 个疗程,用 3 个疗程。结果:两组分别显效 13 例、10 例,有效 25 例、22 例,无效 2 例、8 例,总有效率 95%、80%。糖代谢、糖基化血红蛋白、血脂两组治疗前后自身比较均有显著性差异($P<0.01$)。[郭宝荣等．山东中医药大学学报．1999,23

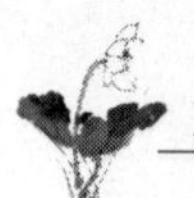

(1):46～47]

276. 珍芪降糖丸治疗2型糖尿病188例临床疗效观察 用珍芪降糖丸(含珍珠粉、黄芪、西洋参、天花粉、麦冬、玉竹、石斛、生地、熟地、丹参、桃仁、龟板、鳖甲、鸡内金等,共研细末,低糖蜜制丸,每丸4g)根据空腹血糖定用量,1～2丸,每日3次,餐后10分钟服;1个月为1个疗程,2个疗程无效加用其他降糖药。结果:显效(症状基本消失,空腹血糖<7.2mmol/L)104例,有效66例,无效18例,总有效率90.43%。[陈燕鸣.天津中医学院学报.1998,17(2):7～8]

277. 糖克丸治疗非胰岛素依赖型糖尿病的临床研究 治疗组46例,用糖克丸(含五味子)10g,每日4次,餐前半小时及睡前服。对照组30例,用盐酸二甲双胍片25mg,每日3次,餐中或餐后服。均糖尿病饮食,半个月为1个疗程。结果:两组分别显效(症状基本消失,空腹血糖<7.2mmol/L,餐后2小时血糖<8.3mmol/L,24小时尿糖定量<10g;或血、尿糖下降>30%)8例、5例,有效31例、12例,无效7例、13例,总有效率84.78%、56.66%($P<0.01$)。空腹及餐后2小时血糖24小时尿糖、血浆胰岛素、胰岛素抗体、C肽、胰高糖素及胆固醇治疗后组间比较均有显著性差异($P<0.01$或0.05)。[柴可夫等.中国中医药科技.1999,6(2):98～99]

278. 芪术地黄汤治疗糖尿病200例 芪术地黄汤含黄芪、山药各30g,白术、党参(或西洋参6g)各15～30g,生地、熟地各5g,苍术、山萸肉各15g,云苓12g,丹皮、泽泻各10g。高血脂,加首乌、黄精;高血压,加钩藤、夏枯草;冠心病,加麦冬、五味子;脂肪肝,加丹参、郁金;白内障,加石斛、菊花;坏疽,加金银花、玄参、当归。日1剂,水煎服,30日为1个疗程。结果:基本治愈125例,有效71例,无效4例,总有效率98%。[闫凤婷等.中国民间疗法.1999,7(6):31～32]

279. 消渴降糖胶囊治疗非胰岛素依赖型糖尿病临床观察

治疗组 300 例，用消渴降糖胶囊（含黄芪、黄精、生地、沙参、山药、丹皮、葛根、墨旱莲、丹参、地骨皮等。每粒含药粉 0.5g，相当于生药 4g）5 粒，每日 3 次，口服。>1 个月前停用降糖药，并控制饮食。对照组 150 例，用美吡达 5mg，每日 2 次，口服。均用 2 个月。结果：两组分别显效（空腹血糖降至 7.2mmol/L，餐后 2 小时血糖 8.3mmol/L，24 小时尿糖定量<10g）72 例、38 例，有效 180 例、85 例，无效 48 例、27 例。总有效率 84%、82%。FBG、PBG、24 小时尿糖定量两组治疗前后自身比较均有显著性差异（$P<0.01$）；TC、TG、FG 治疗组治疗前后及治疗后组间比较均有显著性差异（$P<0.01$ 或 0.05）。[李英等．河北中医．1999，21(2)：79～81]

280. 自拟消渴五虫方治疗 2 型糖尿病 156 例　用自拟消渴五虫方（含蚕蛹 3 份，僵蚕 2 份，蜈蚣、水蛭、全蝎、乌梢蛇各 1 份。共研粉，装胶囊）10g，每日 3 次，并用蚕茧壳 30g，煎汤送服。控制饮食，停用降糖药。3 个月为 1 个疗程，用 1～2 个疗程。结果：显效 81 例，有效 58 例，无效 17 例，总有效率 89%。[李毅．上海中医药杂志．1999(8)：18～19]

281. 从肝论治 2 型糖尿病 100 例临床观察　用疏肝调气方：柴胡、当归、白芍、川芎、白术、葛根各 9g，茯苓、马齿苋各 12g，荔枝核 20g，荷叶 6g，黄芪 15g。随症加减，日 1 剂，水煎服。皮肤溃烂，用金黄散外敷。降糖西药量减至停用，忌辛辣刺激之品。30 日为 1 个疗程，用 4 个疗程。结果：显效（症状及体征减轻，空腹血糖<6.1mmol/L）40 例，有效 51 例，无效 9 例，总有效率 91%。[朱永娟．上海中医药杂志．1999(7)：19～20]

282. 复方糖康灵治疗 2 型糖尿病 96 例　治疗组用复方糖康灵（含西洋参、天花粉、山药、麦冬、丹参各 20g，土炒黄芪、绿豆衣、珍珠母、生地各 30g，白术、沙参、知母、石斛、葛根各 15g，黄芩、黄柏、当归、北五味子各 10g，黄连 5g 等。共研细末，制成胶囊剂）2～5 粒，每日 3 次；对照组 68 例，用达美康 80mg，每日

2次；均餐前30分钟口服，控制饮食，停用原治疗。4个月为1个疗程。结果：两组分别显效（症状消失或明显减轻，空腹、餐后2小时血糖分别降至7.2mmol/L、8.25mmol/L或均降低30%）58例、27例，有效31例、28例，无效7例、13例，总有效率92.7%、80.9%（$P<0.05$）。降血糖及症状改善治疗组均优于对照组（$P<0.05$）。[曹建国等．湖南中医杂志．1999，15(4)：31]

283. 蚕茧生津汤治疗消渴病临床分析 上消，用蚕茧生津汤：蚕茧10个，天冬、麦冬各20g，元参、天花粉、生地各10g；中消，加石膏、青蒿、金银花；下消，合六味地黄汤；阴阳两虚，用金匮肾气丸。日1剂，水煎服。治疗组50例，30日为1个疗程。结果：痊愈39例，显著进步6例，好转3例，无效2例，总有效率96%。[王秋菊等．中原医刊．1999，26(10)：36～37]

284. 疏肝调气法治疗2型糖尿病64例 用青凤汤：大青根、凤凰根各30g，柴胡10g，枳实、佛手、白芍各12g。阴虚，加熟地、山茱萸、枸杞子、泽泻；口渴，加葛根、石斛；肢麻，加丹参、木通。日1剂，水煎，分3次餐前半小时服。原用降糖药渐减量至停用。忌辛辣滑腻、烟酒；控制饮食。结果：临床治愈6例，显效32例，有效19例，总有效率89.1%。[朱细华．四川中医．2000，18(1)：21～22]

285. 化瘀活血法治疗2型糖尿病63例 药用半夏、苍术、厚朴、炒白术、当归各10g，陈皮、甘草各6g，炙黄芪、丹参各20g，山药、玄参各30g，茯苓、赤芍、白芍各15g。随症加减，日1剂，水煎，分3次服。控制饮食。结果：临床痊愈42例，有效18例，无效3例，总有效率95.24%。[孟庆赋．长春中医学院学报．2000，16(1)：23]

286. 芍芪汤治疗2型糖尿病50例 芍芪汤含白芍30g，黄芪40g，淫羊藿、乌梅、葛根、枸杞子、怀山药各20g，生甘草、玉竹、丹参各15g，鬼箭羽25g。神疲乏力、自汗，加白术、茯苓；胸胁胀满、急躁易怒,加柴胡、枳壳;肺热阴伤,加生石膏、天花粉、麦冬;夜尿频,加五味子、芡实;气血虚,加党参、当归;五心烦热、腰膝酸软,加山茱萸、黄柏;口干咽燥、便秘,加大黄、火麻仁;皮肤痛痒,加川椒、苦参;失眠健忘、心悸,加远志、炒枣仁;视力障碍,加菊花、草决明;高血压,加夏枯草、钩藤;冠心病,加瓜蒌、三七。日1剂,水煎服。1个月为1个疗程,用1～4个疗程。结果:治愈16例,好转31例,无效3例,总有效率94%。[姬云海等.吉林中医药.2000,20(1):29]

287. 五桑降糖丸治疗2型糖尿病150例临床观察 治疗组用五桑降糖丸(含桑叶、桑白皮、桑枝、桑椹子、桑螵蛸、苍术、茯苓、黄连、三七、地骨皮各10g,葛根、生地各12g,天花粉、黄芪各15g,石膏25g。制成丸剂)6g,每日3次,口服。对照组50例,用达美康80～240mg,优降糖2.5～10mg,降糖灵50～200mg,任选1～2种,日顿服。均停用其他降糖药。1个月为1个疗程,用2个疗程。结果:两组分别显效[症状消失或明显缓解,空腹血糖<7.2mmol/L,餐后2小时血糖<8.3mmol/L,尿糖(—)或(+)]70例、20例,有效68例、26例,无效8例、4例,总有效率94%、92%。[吴佳武.湖北中医杂志.1999,21(11):495]

288. 消糖片治疗气阴两虚痰瘀互阻型糖尿病的临床研究 治疗组36例,用消糖片(含太子参、麦冬、生地、丹参、桃仁、枳实等)20片(相当于生药12g),每日3次;对照组31例,用消渴丸10粒,每日1～3次;均口服,控制饮食。4周为1个疗程,用1个疗程。结果:两组分别显效23例、12例,有效9例、8例,无效4例、11例,总有效率88.89%、64.52%。[冯兴中等.北京中医药大学学报.1999,22(5):41～42]

289. 瓜蒌牡蛎散加味治疗2型糖尿病 瓜蒌牡蛎散加味:瓜蒌根、生牡蛎、西洋参、丹参各30g,玄参15g,沙参18g,黄连6g,赤芍12g,山茱萸、熟地各10g。肺胃热盛型,加石膏、知母、生地；气阴两虚型，加黄芪、山药、黄精、白术；阴阳两虚型，加附子、肉桂、黄芪、党参、菟丝子、枸杞子、泽泻、茯苓；夹瘀型，加三七、水蛭、红花、鸡血藤、桃仁。日 1 剂，水煎服。4 周为 1 个疗程，用 2～3 个疗程。结果：本组 28 例中，治愈 12 例，好转 14 例，无效 2 例。[陈林霞等．河南中医．1999，19(5)：3]

290. 益糖宁颗粒剂治疗 2 型糖尿病肾虚血瘀证 60 例临床观察　治疗组用益糖宁颗粒剂（含熟地、怀山药、当归、菟丝子、枸杞子、仙茅各 10g，山茱萸、川芎各 6g。《景岳全书》归肾丸加味）10g。对照 1、2 组各 30 例，分别用降糖舒胶囊 4 粒，糖适平 30mg，日 3 次，口服。均控制饮食。2 个月为 1 个疗程，用 2 个疗程。结果：3 组分别显效（症状消失；空腹血糖＜7.2mmol/L；胰岛素敏感指数提高＞50%）18 例、9 例、8 例，有效 31 例、10 例、13 例，无效 11 例、11 例、9 例，总有效率 82%、62%、70%。疗效治疗组均优于两对照组（$P<0.05$）。[胡卫芬等．中国中医药科技．2004，11(1)：53～54]

291. 糖尿康汤治疗 2 型糖尿病 286 例　糖尿康汤含生地 30～80g，山药、芡实、地骨皮、枸杞子、黄精、乌贼骨各 15～30g，山萸肉、泽泻、丹皮、茯苓、白芍、升麻各 15g，生黄芪 30～60g，百合、薏苡仁各 30g，苍术 15～40g。随症加减，水煎服。结果：治愈 233 例，有效 35 例。[尤学文等．辽宁中医学院学报．2001，3(2)：123]

292. 降糖Ⅰ、Ⅱ号胶囊治疗糖尿病 122 例疗效观察　均属气阴两虚及气阴两虚夹瘀型。治疗组用Ⅰ号：生黄芪、天花粉各 30g，人参 6g，生山药、麦冬各 24g，元参 12g；日 1 剂，水煎服，用 2 周；再制成胶囊，6 粒。气阴两虚夹瘀型并用Ⅱ号（含水蛭、生黄芪、元参各 10g。均每粒 0.25g）4 粒；日 3 次，口服。对照组 60 例，用消渴丸 10 粒，每日 2 次，口服。均控制饮食，配合运动及心理治疗，3 个月为 1 个疗程。结果：两组分别显效（FBG、PBG 分别＜7.2mmol/L、8.3mmol/L，24 小时尿糖＜10g，血、尿糖均下降>30%)32例、14例,有效71例、20例,无效19例、16例,总有效率82.6%、70%($P<0.05$)。血、尿糖改善治疗组均优于对照组($P<0.05$)。[周孝德等.甘肃中医学院学报.2001,18(2):16～18]

293. 不拘经旨知常达变才能提高消渴病的疗效(临床辨治消渴几点体会) 认为阴虚燥热仅是本病发展过程中的一个阶段,一种证候。在整个发病病机中还有脾气虚弱、气阴两虚、胃肠燥结、瘀血阻滞等。提出了脾胃气虚常与阴虚并存,治当气阴双补;阴虚燥热每致胃肠燥结,法宜滋阴通下;病机常伴瘀血阻滞,应予活血化瘀;变证往往变化多端,治当多法并举。[李惠林.陕西中医函授.1992(2):26～28]

294. 玉女煎加减治疗非胰岛素依赖型糖尿病68例 用玉女煎加减:石膏50g(先煎),知母、天花粉各25g,生地、麦冬各20g,黄连、栀子、红参各15g,牛膝10g。日1剂,水煎服,控制饮食。结果:显效(症状消失,体重复常,空腹血糖<7.78mmol/L,尿糖餐前定性为阴性,24小时尿糖定量<5g)21例,有效40例,无效7例,总有效率89.7%。[潘俊伟.中医药信息.1999,16(5):24]

295. 糖消平汤治疗2型糖尿病66例临床观察(附西药治疗60例对照观察) 治疗组用糖消平汤:葛根、生地、怀山药各15g,桑白皮、枸杞子、桑椹子各12g,黄连4.5g,西洋参3g(另煎,兑),黄芪30g,生甘草6g。与对照组均用格列齐特片80mg,每日早餐前顿服。均控制饮食,停用其他药,30日为1个疗程。结果:两组分别显效28例、12例,有效29例、30例,无效9例、18例,有效率86.4%、70%($P<0.05$)。[庄道征.浙江中医杂志.1999,34(9):407]

296. 补益脾阴法治疗2型糖尿病116例 治疗组用太子参、怀山药、生地各15g,葛根、麦冬、白术、桑椹子、桑白皮各10g,参三七5g。日1剂,水煎服。对照组90例,用消渴丸8粒,每日3

次，口服。两组均控制饮食，3 个月为 1 个疗程。结果：两组分别显效（症状基本消失，FBG、PBG 分别＜7.2mmol/L、8.3mmol/L）55 例、32 例，有效 43 例、34 例，无效 18 例、24 例，总有效率 84.5%、73.3%（$P<0.05$）。FBG 及 PBG 两组治疗前后自身及治疗后组间比较均有显著性差异（$P<0.01$ 或 0.05）。[吴连恩等．湖北中医杂志．2001，23(6)：17]

297. 参芪愈消汤治疗 2 型糖尿病 60 例观察（附达美康治疗 30 例对照）　治疗组用参芪愈消汤：人参、山萸肉各 10g，太子参、山药各 20g，黄芪 30g，北沙参、玄参、黄精、生地各 15g，五味子 6g，玉竹 12g。日 1 剂，水煎服。对照组用达美康 80mg，每日 2 次，餐前半小时服，＞3 周酌情 80～240mg/d。1 个月为 1 个疗程，用 3 个疗程。结果：两组分别显效（症状消失或减轻）24 例、12 例，有效 33 例、11 例，无效 3 例、7 例，总有效率 95%、76.67%（$P<0.05$）。空腹及餐后 2 小时血糖两组治疗前后自身及治疗后组间比较均有显著性差异（$P<0.05$）。见副反应分别 0 例、2 例。[卿照前．浙江中医杂志．2001，36(5)：190～191]

298. 健脾生津清热活血法治疗 2 型糖尿病疗效观察　用生黄芪、生山药、葛根、鬼箭羽各 30g，天花粉 15g，玉竹、五味子、苍术、玄参各 10g，黄连 5g，三七粉 3g（分冲）。周围神经炎，加鸡血藤、豨莶草、姜黄；皮肤瘙痒，加地肤子、丹皮、白鲜皮；脉管炎，合四妙勇安汤；尿路感染，加六月雪、栀子、白花蛇舌草；皮肤感染，合五味消毒饮；视网膜病变及白内障，加枸杞子、谷精草、蝉蜕；糖尿病性腹泻，加茯苓、赤石脂；原发性高血压，加夏枯草、钩藤、石决明；冠心病，加瓜蒌、丹参；脂肪肝、高脂血症，加决明子、炒楂曲、泽泻。日 1 剂，水煎服；控制饮食。1 个月为 1 个疗程，用 1～2 个疗程。结果：治疗组 50 例中，显效（症状消失，尿糖转阴，空腹血糖≤6.1mmol/L）27 例，有效 17 例，无效 6 例，总有效率 88%。[章进．中国中西医结合消化杂志．2001，9

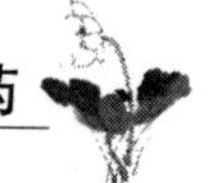

(3):181]

299. 梅花消糖灵治疗2型糖尿病500例临床观察　治疗组用梅花消糖灵(含乌梅、天花粉、黄芪、麦冬、太子参、水蛭、僵蚕、白术等。制成片剂)8片;对照组180例,用玉泉丸9g;均日3次,口服,3个月为1个疗程。均控制饮食,运动疗法,停用降糖药1个月,酌情用达美康80mg,或美吡达5mg;肥胖用二甲双胍0.5g,均日2次,口服。结果:两组分别显效275例、72例,有效190例、80例,无效35例、28例,总有效率93%、84.4%($P<0.01$)。显效者随访2年,分别复发35例、15例($P<0.01$)。[穆绪超等.新中医.2000,32(2):30～31]

300. 参芪胰菟汤治疗2型糖尿病88例　参芪胰菟汤含人参6g或党参30g,黄芪、猪胰干粉(冲)、菟丝子、怀山药、薏苡仁各30g,枸杞子、天花粉、玄参各15g,粉葛根、熟地、黄精各20g,山萸肉10g。高血压,加杭菊花、钩藤、怀牛膝;高血脂,去黄芪,加生地、生首乌;视网膜眼底出血,加黄芩、女贞子、桑椹子、石决明;便干,加肉苁蓉、柏子仁、肥玉竹;便溏,加白术、云苓;口渴多饮,加生石膏、知母;尿糖过高,加苦瓜、知母。日1剂,水煎服。原用降糖药每10日减1/3。忌食烟酒及辛辣甘肥油腻之品,控制饮食。结果:特效(症状消失,合并症消失或缓解;3次查空腹血糖<7.0mmol/L,尿糖转阴;随访1年,无复发)56例,显效20例,好转12例。[郑锡和.中国中医药信息杂志.2000,7(2):53]

301. 降糖饮治疗无典型症状2型糖尿病的临床观察　两组各60例。治疗组用降糖饮:黄芪、山药、薏苡仁、丹参各30g,党参、白术各15g,茯苓、泽泻、萆薢各12g,陈皮6g。煎药机水煎,用200ml,每天2次,口服。对照组用盐酸吡格列酮片30mg,每天顿服。均糖尿病常规教育,控制饮食,适当运动。用30天,随访7天。结果:两组分别痊愈26例、8例,显效各18例,有效12例、20例,无效4例、14例,总有效率93.3%、

76.7%。出现低血糖频率分别0例、18例。[张银萍等．光明中医．2009,24(1):78～79]

302. 降糖饮为主治疗2型糖尿病72例疗效观察　治疗组用降糖饮:黄芪30g,生地黄、山药、丹参各20g,麦冬15g,知母、西洋参、山茱萸、天花粉各10g。随症加减,日1剂,水煎服。与对照组56例均用二甲双胍0.5g,每天2次,餐前30分钟口服;格列美脲2mg,每天早餐前30分钟顿服。其他对症处理。糖尿病教育,饮食控制及运动。15天为1个疗程,用2个疗程。结果:两组分别显效(症状、体征明显改善;空腹及餐后2h血糖复常或下降≥30%)29例、13例,有效36例、25例,无效7例、18例,总有效率90.28%、67.85%($P<0.05$)。[李家龙．湖南中医杂志．2009,25(1):8～9]

303. 从痰瘀论治胰岛素抵抗2型糖尿病70例　治疗组用半夏、白术、桃仁、生地黄、赤芍各15g,陈皮、茯苓、佩兰、水蛭各10g,枳实12g,黄连6g。随症加减,日1剂,水煎服。与对照组50例均用盐酸二甲双胍片(格华止)0.85g,每天1～2次,口服。均30天为1个疗程,用2个疗程,结果:两组分别痊愈30例、16例,显效35例、17例,有效5例、12例,无效0例、5例,总有效率100%、90%。[魏桂梅．甘肃中医．2009,22(1):34～35]

304. 中医治疗2型糖尿病疗效观察　治疗组30例,气阴两虚证用玉泉丸加味:黄芪30g,天花粉、葛根、熟地黄各15g,西洋参8g,麦门冬12g,乌梅9g,山茱萸10g;阴虚热盛证用三消汤加味:生地黄20g,天花粉15g,麦门冬、知母、茯苓、当归各12g,黄连6g,西洋参8g,黄芩、黄柏、白术各10g,甘草12g;肝肾阴虚证用左归丸加味:生地黄、枸杞子各15g,怀山药、怀牛膝、茯苓各12g,山茱萸10g,炙甘草3g,菟丝子8g;阴阳两虚证用右归丸加味:熟地黄15g,熟附片、枸杞子、怀牛膝、杜仲、怀山药、丹参、鹿角胶各12g,肉桂2g,山茱萸、生蒲黄各10g,炙甘草5g;湿热内蕴证用三仁汤加味:薏苡仁、滑石各20g,天花粉、生地黄各

12g，白蔻仁、川厚朴、通草、黄连各6g，杏仁、法半夏各10g，淡竹叶9g。随症加减，日1剂，水煎服；酌用降糖西药。对照组10例，用格列喹酮30～180mg，每天分1～3次；或二甲双胍0.5～1.5g，每天分2～3次，口服。并发症甚者均用胰岛素，糖尿病饮食，糖尿病教育等。4周为1个疗程。结果：两组分别显效（空腹、餐后2小时血糖分别为4.4～6.1mmol/L、4.4～8.0mmol/L，糖化血红蛋白<6.5%）19例、3例（$P<0.05$），有效11例、7例。［格日乐等．现代中西医结合杂志．2009，18(26)：3174～3175］

305. 肝脾肾同治法辨证治疗2型糖尿病的临床研究　1组165例，为肝阳上亢、脾肾气阴两虚，用降糖消渴1号方（含僵蚕、决明子、熟地黄、黄芪、丹参、黄连、茯苓等）；2组43例，为肝郁气滞，用降糖消渴2号方（含柴胡、郁金、赤芍、黄芪、山药、生地黄、黄连、泽泻等）；3组57例，为脾虚湿盛、肝郁肾虚，用降糖消渴3号方（含生晒参、白术、柴胡、熟地黄、山药、淫羊藿、薏苡仁、丹参等）。随症加减，水煎服，用2个月。结果：空腹血糖、餐后2小时血糖3组总有效率分别为72.03%、64.10%、74.36%，59.69%、62.86%、61.54%。［高思华等．中华中医药杂志．2009，24(8)：1007～1010］

306. 温肾化瘀汤治疗2型糖尿病50例　温肾化瘀汤含淫羊藿、巴戟天、补骨脂、枸杞子、赤芍各15g，菟丝子、五味子各12g，覆盆子、桑螵蛸、桃仁各10g，生地、山药、山萸肉各20g，鬼箭羽30g。偏上消，加北沙参、玉竹；偏中消，加生石膏、知母；偏下消，加肉苁蓉、龙骨；血糖不降，加生石膏、黄精；白内障，加谷精草、木贼草；高血压，加夏枯草、牛膝、钩藤；周围神经炎，加鸡血藤、木瓜；冠心病，加丹参、瓜蒌；尿酮体，加黄芩、黄连；腰痛甚，加寄生、杜仲；神疲乏力，加太子参、白术；失眠心悸，加柏子仁、炒枣仁。日1剂，水煎，分3次服。控制饮食，禁房事，忌肥甘辛辣食物。用2～4个疗程。结果：治愈15例，好转30例，无

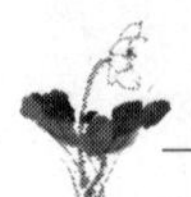
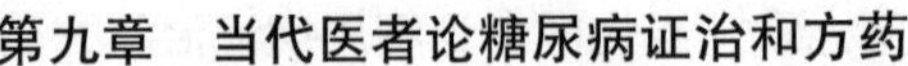

效5例。[姬云海.吉林中医药.1997,17(1):9]

307. 糖尿病Ⅰ号方治疗2型糖尿病100例 糖尿病Ⅰ号方含黄芪、丹参、山茱萸、生地黄各30g,黄连、苍术各10g,五味子、葛根各15g,山药20g等。日1剂,水煎服;用西药控制血糖,病情好转后撤减西药,减少中药剂量。多运动,糖尿病教育,饮食控制。30天为1个疗程,用3个疗程。结果:治愈26例,好转66例,无效8例,总有效率92.0%。[刘建英.河南中医.2010,30(1):56~57]

308. 玉女煎加减方治疗2型糖尿病临床研究 两组各30例。治疗组用玉女煎加减:石膏20g,葛根15g,知母、麦门冬、丹参各12g,桑白皮9g,熟地黄、川牛膝、赤芍各6g,甘草3g。日1剂,水煎服。对照组用消渴丸10丸,每天3次,口服。控制饮食,运动指导,用16周。结果:两组分别显效(血糖降低>30%)24例、13例,有效4例、9例,无效2例、8例,总有效率93.3%、73.3%($P<0.01$)。空腹血糖(FBG)、糖化血红蛋白(HbA1c)两组治疗前后自身及治疗后组间比较差异均有统计学意义($P<0.01$或0.05)。[张鸣.浙江中医药大学学报.2010,34(1):67,69]

309. 化瘀活血法治疗2型糖尿病30例临床研究 治疗组用敏疏糖胶囊(含白芥子、枳实、泽泻、大黄、僵蚕、水蛭、防己等。每粒0.5g)5粒,每天3次,口服。对照组30例,用吡格列酮15mg,每天1次,餐后服。均基础治疗,控制饮食及运动疗法。30天为1个疗程,用3个疗程。结果:两组总体疗效分别显效(中医症状、体征积分减少≥70%;血糖下降40%)12例、8例,有效13例、12例,无效5例、10例,总有效率83.33%、66.67%($P<0.01$)。空腹血糖(FBG)、餐后2小时血糖(2hPG)、糖化血红蛋白(HbA1c)两组治疗后均明显下降($P<0.05$)[刘国丽.国医论坛.2010,25(1):5~6]

310. 五黄通脉汤治疗2型糖尿病68例临床观察 治疗组

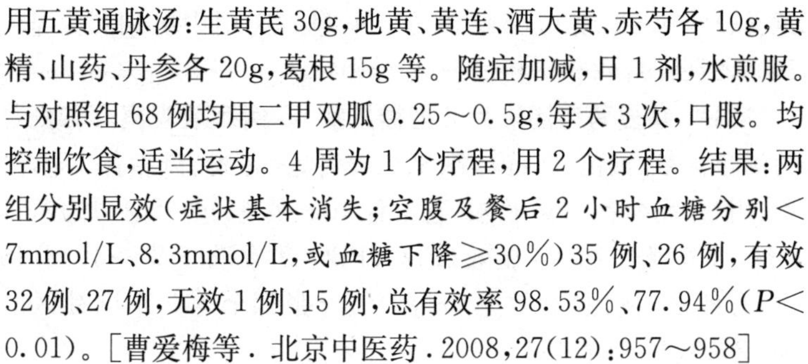

用五黄通脉汤：生黄芪 30g，地黄、黄连、酒大黄、赤芍各 10g，黄精、山药、丹参各 20g，葛根 15g 等。随症加减，日 1 剂，水煎服。与对照组 68 例均用二甲双胍 0.25～0.5g，每天 3 次，口服。均控制饮食，适当运动。4 周为 1 个疗程，用 2 个疗程。结果：两组分别显效（症状基本消失；空腹及餐后 2 小时血糖分别＜7mmol/L、8.3mmol/L，或血糖下降≥30%）35 例、26 例，有效 32 例、27 例，无效 1 例、15 例，总有效率 98.53%、77.94%（$P<0.01$）。［曹爱梅等．北京中医药．2008，27(12)：957～958］

311. 六味地黄汤加减治疗 2 型糖尿病 66 例　用六味地黄汤加减：生地黄、山茱萸、当归、丹参各 15g，牡丹皮、泽泻、茯苓各 10g，黄芪 20g。随症加减，日 1 剂，水煎服；并用降糖药。控制饮食，适当运动。10 天为 1 个疗程，疗程间隔 2～3 天，用 3 个疗程。结果：显效 46 例，有效 15 例，无效 5 例，总有效率 92.42%。［宋晓莉等．现代中医药．2008，28(6)：10］

312. 疏肝化瘀法治疗 2 型糖尿病 61 例疗效观察　治疗组用疏肝化瘀方：柴胡、生黄芪各 15g，白芍、郁金、当归、川芎、茯苓、茵陈蒿各 12g，熟大黄、砂仁、甘草各 9g。日 1 剂，水煎服。与对照组 30 例均用二甲双胍 0.25g，每天 3 次，口服。控制饮食，用 8 周。结果：两组分别显效 48 例、8 例，有效 7 例、9 例，无效 6 例、13 例，总有效率 88.7%、56.7%（$P<0.01$）。［尹义辉等．山东中医药大学学报．2008，32(6)：478］

313. 增敏平消胶囊治疗 2 型糖尿病胰岛素抵抗 50 例　治疗组用增敏平消胶囊（含黄芪、山药、毛冬青各 30g，苍术、玄参、黄连、水蛭、半夏、陈皮、赤芍各 10g，川芎、生地黄各 15g。每粒 0.5g）4 粒，每天 2 次，口服。对照组 50 例，用盐酸二甲双胍 0.5g，每天 3 次，餐时服。两组均用精蛋白生物合成人胰岛素（诺和灵）30R 或 50R，早、晚餐前皮下注射。用 1 个月。结果：空腹胰岛素（FINS）、胰岛素敏感指数（ISI）、空腹及餐后 2 小时血糖治疗组治疗前后及前 2 项治疗后两组比较差异均有统计学

意义($P<0.01$ 或 0.05)。[马小军等．实用中医内科杂志．2008,22(12):42～43]

314. 参麦芎芍汤治疗2型糖尿病45例疗效观察　参麦芎芍汤含党参、黄芪、何首乌各30g、麦冬、天花粉、丹参各15g,玄参、川芎、赤芍各12g,葛根、苍术各10g,黄连9g。随症加减,日1剂,水煎服。结果:显效(FBG、PBG复常或下降>40%)13例,有效27例,总有效率88.89%。[张都全等．中国社区医师．2008,24(16):48]

315. 加味甘露消毒丹治疗湿热内蕴型初诊2型糖尿病临床观察　治疗组36例,用加味甘露消毒丹(含滑石、茵陈蒿、黄芩、石菖蒲、川贝母、木通、藿香、射干、连翘、薄荷、白豆蔻、黄芪、葛根、丹参)。日1剂,水煎服。与对照组34例均用二甲双胍0.25～0.5g,每天3次,餐后服。糖尿病教育,饮食控制,体育锻炼等。4周为1个疗程,用3个疗程。结果:两组分别显效15例、11例,有效18例、16例,无效3例、7例,总有效率91.7%、79.4%。空腹血糖(FBG)、餐后2小时血糖(PBG)、空腹胰岛素(FINS)两组治疗前后自身比较,FBG、胰岛素敏感指数(ISI)治疗后组间比较,差异均有统计学意义($P<0.01$ 或 0.05)。[吴钧俊．吉林中医药．2009,29(11):959～960]

316. 甘露饮合二甲双胍治疗湿热困脾型糖尿病30例临床观察　治疗组用甘露饮:天冬、麦冬、生地黄各12g,石斛、黄芩、枳壳各10g,茵陈蒿18g,枇杷叶24g,炙甘草6g。随症加减,日1剂,水煎空腹服。与对照组30例均用二甲双胍0.75g;1周后,血糖仍>10mmol/L,改为1.5g;每天3次,口服,用6周。结果:2组分别显效(空腹及餐后2小时血糖复常或下降>40%,糖化血红蛋白值下降至<6.2%或下降<30%)17例、8例,有效11例、16例,无效2例、6例,总有效率93.3%、80%。见副反应分别3例、2例。[李鸿泓．北京中医药．2008,27(10):797～799]

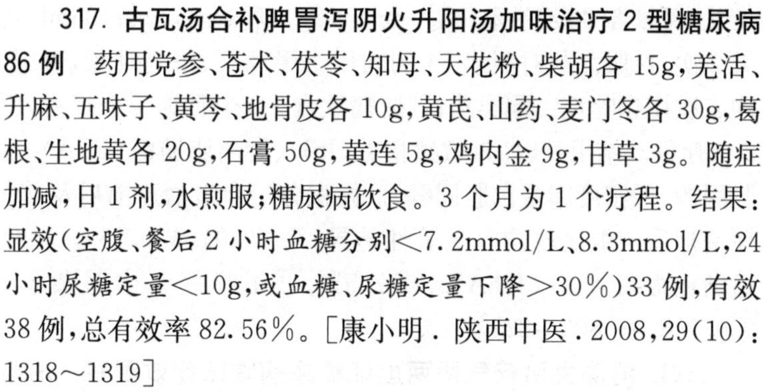

317. 古瓦汤合补脾胃泻阴火升阳汤加味治疗2型糖尿病86例　药用党参、苍术、茯苓、知母、天花粉、柴胡各15g，羌活、升麻、五味子、黄芩、地骨皮各10g，黄芪、山药、麦门冬各30g，葛根、生地黄各20g，石膏50g，黄连5g，鸡内金9g，甘草3g。随症加减，日1剂，水煎服；糖尿病饮食。3个月为1个疗程。结果：显效（空腹、餐后2小时血糖分别<7.2mmol/L、8.3mmol/L，24小时尿糖定量<10g，或血糖、尿糖定量下降>30%）33例，有效38例，总有效率82.56%。[康小明．陕西中医．2008，29（10）：1318～1319]

318. 疏肝化湿汤为主治疗2型糖尿病69例临床观察　治疗组用疏肝化湿汤：柴胡、荔枝核、苍术、鬼箭羽各12g，黄连6g，白芍、白术、当归、茯苓、泽泻、川芎各10g，葛根、黄芪各15g。随症加减，日1剂，水煎，餐后服。对照组66例，用二甲双胍片0.5g，每天2次，口服，根据血糖水平调整剂量。均继用基础治疗，3个月为1个疗程。结果：症状、降糖两组分别显效20例、3例，18例、17例；有效37例、10例，41例、40例；无效12例、53例，10例、9例；总有效率82.61%、19.70%，85.51%、86.36%。[邓棋卫等．江苏中医药．2008，40（10）：47～48]

319. 活血通脉法治疗2型糖尿病90例　治疗组用桃仁、当归各20g，红花、牛膝、柴胡、枳壳、甘草各10g，黄芪40g，生地黄、赤芍、川芎、桂枝、白芍各15g，桔梗9g，生姜3片，大枣5枚。日1剂，水煎服。对照组40例，用消渴丸6粒，每天3次，口服。均1个月为1个疗程，用3个疗程。结果：两组分别显效（空腹、餐后2小时血糖分别<6.2mmol/L、7.8mm/L，或血糖下降>30%）34例、13例，有效49例、18例，无效7例、9例，总有效率92.1%、77.5%（$P<0.05$）。[司银套等．河南中医．2007，27（10）：34～35]

320. 降浊合剂治疗气虚痰浊型2型糖尿病66例临床研究　治疗组用降浊合剂（含黄芪、丹参、生薏苡仁、生麦芽、生扁豆、绞

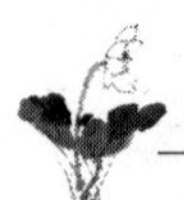

股蓝、葛根各30g,苍术、鸡内金各15g。取液250ml)125ml,每天2次,口服。与对照组54例均用二甲双胍、格列吡嗪,口服。均未服用噻唑烷二酮类药;糖尿病饮食。2个月为1个疗程,用2个疗程。结果:胰岛素敏感指数(ISI)、游离脂肪酸(FFA)、总胆固醇、低密度脂蛋白胆固醇、证候积分治疗组治疗前后及前2项治疗后两组比较均有显著性差异($P<0.01$或0.05)。治疗组糖化血红蛋白(HbA1c)<7.5%。[王晖等.中医杂志.2007,48(9):803~805]

321.消渴丸治疗气阴两虚证糖尿病临床疗效观察　两组各30例。治疗组用消渴丸(含天花粉、生地黄、葛根、黄芪、山药、五味子、优降糖等)10粒;对照组用二甲双胍片0.25g,据血糖值调整剂量,每天≤1.5g;均每天3次,口服;控制饮食,注意运动。30天为1个疗程,用2个疗程。结果:空腹、餐后2小时血糖两组分别显效10例、8例,7例、4例;有效12例、13例,18例、20例;无效8例、9例,5例、6例;总有效率73.3%、30%,83%、80%。[王雪平等.中华中医药学刊.2008,26(4):857~858]

322.肥糖络整体治疗模式治疗肥胖2型糖尿病患者216例临床研究　两组各108例。治疗组:食郁,用苦酸制甜方:生山楂、黄连各30g,乌梅9g;气郁,用辛开苦降方:柴胡15g,干姜6g,黄连30g;痰湿,用消膏转浊方:茯苓、生山楂各30g,法半夏10g,红曲15g;热郁,用开郁清胃方:柴胡、郁金各9g,黄连15g,大黄3g;血郁(或络滞),用辛香疏络方:水蛭6g,降香9g,丹参30g。日1剂,水煎服。对照组用六味地黄胶囊2粒,每天2次,口服。均继用原降糖降脂药,控制饮食,12周为1个疗程。结果:两组分别显效32例、12例,总有效率83.3%、59.3%($P<0.05$)。[仝小林等.中医杂志.2008,49(1):43~46]

323.清热解毒法治疗2型糖尿病30例　治疗组用黄芩、知母、牡丹皮、蒲公英各10g,黄连6g,黄芪、荔枝核各30g,白术

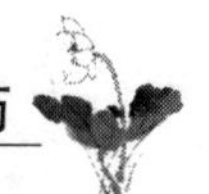

15g,麦冬 20g。日 1 剂,水煎服。对照组 30 例,用盐酸二甲双胍 0.5g,每天 3 次,餐后服。均饮食控制,加强运动,8 周为 1 个疗程。结果:两组分别显效(症状消失;空腹及餐后 2 小时血糖分别<7mmol/L、8.3mmol/L,或血糖下降 30%)11 例、7 例,有效 15 例、14 例,无效 4 例、9 例,总有效率 86.7%、70%($P<0.05$)。[张永忠等．光明中医．2008,23(5):632～634]

324. 辛开苦降法治疗肥胖 2 型糖尿病的临床研究　两组均 40 例。治疗组用本法,用半夏泻心汤加减;对照组用滋阴清热法,用玉女煎加减。均日 1 剂,水煎服;按不同劳动强度及体型规定主食量,长期坚持运动。12 周为 1 个疗程。结果:降糖、减肥疗效两组分别显效 9 例、5 例,12 例、3 例;有效 20 例、14 例,16 例、10 例;无效 11 例、21 例,12 例、27 例;总有效率 72.5%、47.5%。[赵昱等．中华中医药学刊．2007,25(12):2575～2578]

325. 六味唐克汤治疗 2 型糖尿病疗效观察　治疗组 41 例,用六味唐克汤(张锡纯玉液汤加减):炙黄芪、麦冬、怀山药各 20g,知母、怀牛膝各 15g,葛根 30g。随症加减,日 1 剂,水煎服。与对照组 30 例均用格列吡嗪 5mg(餐前),二甲双胍 0.25g(餐后),日 3 次,口服;症状缓解后酌减量。均控制饮食,8 周为 1 个疗程。结果:同组分别临床控制 6 例、1 例,显效 18 例、7 例,有效各 13 例,无效 4 例、9 例,总有效率 90.25%、70%($P<0.01$)。[张灵健等．浙江中西医结合杂志．2006,16(5):279～280]

326. 加味玉泉散治疗 2 型糖尿病气阴两虚型 60 例　加味玉泉散含黄芪 50g,葛根 30g,山药、生地、丹参各 20g,麦冬 15g,五味子 8g,天花粉 12g,知母、鸡内金、乌梅 10g。日 1 剂,水煎服。继用原降糖药,控制饮食,4 周为 1 个疗程。结果:显效(症状基本消失;空腹、餐后 2h 血糖分别<7.2mmol/L、8.3 mmol/L,或下降>30%)32 例,有效 20 例,无效 8 例,总有效率 86.7%。[熊坚．

中医药导报.2007,13(8):60,68]

327. 黄连温胆汤加味治疗肥胖型消渴30例　治疗组用黄连温胆汤加味:黄连、竹茹、天花粉各15g,白术、泽泻各12g,陈皮、枳实、半夏各10g,茯苓18例,甘草5g。随症加减,日1剂,水煎服。与对照组30例均用艾汀15mg,每天顿服。均糖尿病饮食。2个月为1个疗程。结果:两组分别显效(症状、体征消失或明显改善;空腹及餐后2小时血糖复常)14例、9例,有效13例、11例,无效3例、10例,总有效率90%、66.7%($P<0.05$)。[杨玉莲等.中医研究.2007,20(4):48～49]

328. 消渴降糖颗粒剂治疗2型糖尿病的临床研究　治疗组30例,用消渴降糖颗粒剂(含人参1g,麦冬、生地、黄连、丹参、香椿叶各2g)9g;对照组20例,用参芪降糖颗粒3g。均每天3次,口服,1个月为1个疗程。结果:两组分别显效(症状消失;空腹及餐后2小时血糖复常或下降至治疗前的40%)10例、2例,有效16例、11例,无效4例、7例。[孙爱丽等.南京中医药大学学报.2007,23(2):82～84]

329. 疏肝健脾法治疗糖尿病临床观察　治疗组100例,用疏肝健脾降糖饮:柴胡、香附、鸡内金、牡丹皮、苍术、白术各10g,当归、白芍、山药各15g,西洋参6g,黄芪、葛根各20g。日1剂,水煎服;并常规西医基础治疗。1个月为1个疗程。结果:显效(空腹及餐后2小时血糖复常或下降值>治疗前40%)52例,有效38例,无效10例,总有效率90%。[王海涛等.现代中西医结合杂志.2007,16(5):617～618]

330. 六味地黄口服液辅助治疗2型糖尿病的研究　治疗组63例,用六味地黄口服液(含熟地142g,山药、制山茱萸各72g,牡丹皮、茯苓、泽泻各54g)10ml,每天2次,口服。与对照组62例均用达美康80mg、每天2次,卡博平100mg、每天3次;口服。均常规基础治疗,3个月为1个疗程。结果:两组分别显效(空腹、餐后2小时血糖分别<7.2mmol/L、8.3mmol/L或均

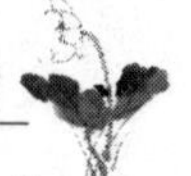

下降≥30%)40 例、28 例，有效 17 例、18 例，无效 6 例、16 例，总有效率 90%、74%。见副反应分别 9 例、10 例。[魏德新等．现代中西医结合杂志．2007,16(5):582～583]

331．加用人参降糖灵治疗 2 型糖尿病 70 例　人参降糖灵含枸杞子、五味子、天花粉、淫羊藿、知母各 10g，人参 3～10g，黄芪 20g，何首乌、熟地、黄精、葛根、麦冬、玄参、丹参、山茱萸各 15g，酒大黄 3g 分。随症加减，日 1 剂，水煎分 3 次服。西医控制血糖。30 天为 1 个疗程。结果：显效(空腹血糖<7.0mmol/L，或下降>30%)44 例，有效 19 例，无效 7 例，总有效率 90%。[廖明波等．广西中医药．2006,29(5):34]

332．益肾活血汤治疗 2 型糖尿病的临床观察　治疗组 72 例，用益肾活血汤：生地 40g，桑椹子、山茱萸各 20g，何首乌、黄芪、丹参各 30g、泽泻 12g，葛根、益母草、牛膝、牡丹皮各 15g，川芎、水蛭各 10g。日 1 剂，水煎服。对照组 68 例，用达美康 80mg，每天 2 次，餐前服。均停用他药，控制饮食，4 个月为 1 个疗程。结果：两组总有效率分别为 90.3%、73.5%。空腹及餐后 2 小时血糖、血脂 3 项(胆固醇、甘油三酯、高密度脂蛋白)及血液流变学 4 项(全血高及低切黏度、血浆黏度、纤维蛋白原)指标治疗组治疗前后及治疗后组间比较均有显著性差异($P<0.01$ 或 0.05)。[朱健萍等．天津中医药．2006,23(5):377～378]

333．消渴汤治疗糖尿病 126 例临床观察　消渴汤含生地、黄芪各 15～30g，生山药 20～60g，山茱萸、麦冬各 10～20g，枸杞子、黄精、北沙参、天花粉各 12～30g，太子参 20～30g。燥热渴饮，加知母、生石膏；多食，加熟地；食少，加鸡内金；湿困脾胃，加苍术、白术；湿蕴化热，加薏苡仁、泽泻；便秘，加玄参；眼花，加谷精草、菊花；腰腿痛，加桑寄生、杜仲；阳痿，去天花粉，加淫羊藿；皮肤瘙痒，加白蒺藜、地肤子；痈疽，加公英、地丁；高血压，加夏枯草、天麻、牡蛎；冠心病，加丹参、郁金；高血脂，加草决明、制首乌；脑梗死，加地龙、豨莶草。日1剂，水煎服。结果：显效（症状消失，尿糖阴性，空腹血糖<6.5mmmol/L）88例，有效30例，无效8例，总有效率93.6%。[孙文进．河南中医药学刊．1995，10(4)：46～47]

334. 益肾降糖方治疗2型糖尿病67例临床观察　治疗组用益肾降糖方（含当归、茯神、牛膝、西洋参、巴戟天、熟地、锁阳、炙黄芪各12g，女贞子、熟附子、车前子、远志各6g，五味子、续断、龙骨、山药、谷精草、幼鹿茸、肉苁蓉、龙眼肉各9g，龟甲、党参、黄精各30g，大蛤蚧、大海马各1对，红枣120g，覆盆子、枸杞子各15g。研末）10g，每日2次，空腹服。对照组62例，用优降糖片2.5mg，每日2次，口服。均30日为1个疗程。结果：两组分别显效（症状消失；空腹、餐后2小时血糖分别<7.2mmol/L、8.3mmol/L，或下降>30%）36例、32例，有效25例、22例，无效6例、8例，总有效率91.5%、87.1%。见副反应分别0例、5例。[祁颖欣．甘肃中医．2006，19(6)：17～18]

335. 清热滋阴法治疗糖尿病11例疗效观察　用本法治疗糖尿病11例，治愈9例，无效1例，合并西药降糖灵获效1例。主要药物：北沙参、麦冬、川石斛、地黄、丹皮、茯苓、泽泻、怀山药、知母、石膏、生甘草、天花粉、鸡内金。同时尚需控制饮食，注意休息，适当运动等。[谢昌仁．江苏中医杂志．1981，2(4)：25]

336. 健脾祛湿汤治疗糖尿病90例　治疗组用健脾祛湿汤：黄芪、鬼箭羽各30g，苍术、白术各15g，茯苓、薏苡仁各20g，陈皮、半夏各10g，砂仁6g（后下）。日1剂，水煎服。与对照组60例，均继用降糖药。均控制饮食，适当运动，1个月为1个疗程。结果：两组分别显效（症状消失；空腹、餐后2小时血糖分别<7.2mmol/L、8.3mmol/L，24小时尿糖定量<25g，或血糖、尿糖较治疗前下降>30%）34例、11例，有效45例、26例，无效11例、23例，总有效率87.78%、61.67%。[解今的．中国临床医

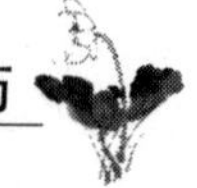

生．2006，34(1)：43～44]

337．芪灵汤治疗糖尿病61例临床观察　治疗组用芪灵汤：黄芪、天花粉、苍术、茯苓各20g，山茱萸、山药、威灵仙各15g，黄连、鸡内金各10g，丹参25g。早期阴虚燥热，去苍术、茯苓、威灵仙、鸡内金，加生地、麦冬、枸杞子；湿热内蕴，加知母、黄柏；病久血瘀，加地龙、王不留行等。日1剂，水煎服；病情稳定后，改用丸剂。对照组60例，用优降糖2.5～5mg，餐前半小时服；肥胖改用二甲双胍250～500mg，餐中(或后)服；餐后血糖高，加拜唐苹50～100mg，随第1口饭服；均日3次。结果：两组分别良好(空腹及非空腹血糖分别为4.4～6.1mmol/L、4.4～8mmol/L)33例、36例，一般18例、17例，不良10例、7例，总有效率83.6%、88.3%($P>0.05$)。[周奇轩．北京中医．2000，19(6)：32～33]

338．金匮肾气丸加味治疗气阴两虚2型糖尿病　治疗组38例，用金匮肾气丸加味：熟附子9g，肉桂5g，生地、山萸肉、丹参各15g，怀山药、生龙骨各30g，丹皮10g、黄芪20g，茯苓、泽泻、五倍子各12g。口干燥热、消谷善饥，熟附子、肉桂加量，加天花粉、生石膏；畏寒神疲、小便清长，加桑螵蛸、淫羊藿、巴戟天；合并高血压，加葛根、茺蔚子、槐米，并在耳穴心穴用冰片交替按压，3日更换1次；合并冠心病，加生牡蛎、赤芍、全瓜蒌、川芎，心绞痛发作加用速效救心丸含服；合并视网膜病变，加菟丝子、青葙子、水蛭；合并周围神经病变，加丝瓜络、鸡血藤、忍冬藤、威灵仙。日1剂，水煎服。原用降糖西药均在1个月内渐减至停用。30日为1个疗程，治疗2～3个疗程。结果：临床治愈8例，显效16例，有效12例。无效2例，总有效率94.7%。[黄河清等．新中医．1995，27(9)：39～40]

339．二地苦青汤治疗2型糖尿病50例临床观察　二地苦青汤：地骨皮12g，地锦草、苦参各15g，青黛6g(分冲)，僵蚕10g，天花粉、泽泻各20g。阴虚明显，加沙参、麦冬、生地；燥热

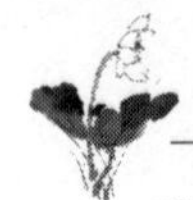

明显，加黄连、黄芪、山药；血瘀，加鬼箭羽、丹参、当归；阳虚，加熟附子、肉桂、菟丝子。日1剂，水煎服。3个月为1个疗程。结果：临床治愈5例，显效13例，有效26例，无效6例，总有效率88%。症状、体征，尿糖，空腹、餐后血糖及血液黏度5项指标治疗组治疗前后比较均有显著性差异（$P<0.01$或0.05）。[汪悦等．辽宁中医学院学报．2000，2(4)：275～276]

340. 益气活血治疗血瘀型糖尿病38例　用玉液汤加味：生山药、生黄芪、天花粉、丹参各15g，知母8g，葛根、五味子、山萸肉各10g，益母草、当归、川牛膝各12g，川芎、生鸡内金各9g，水蛭粉3g（冲）。日1剂，水煎，分3次服，糖尿病饮食。4周为1个疗程，用1～3个疗程。结果：治愈18例，好转14例，无效6例，总有效率84.1%。[童家罗．江苏中医．1997，18(9)：13～14]

341. 参芪增液汤治疗2型糖尿病90例　参芪增液汤含人参、黄芪、生地、麦冬、玄参各15g，五味子10g。肾阳虚，加山萸肉、枸杞子、熟地、女贞子、旱莲草；胃阴虚，加石斛、玉竹、天花粉；心烦，加柴胡、佛手、香附；少寐，加柏子仁、枣仁、夜交藤；视物昏花，加菊花、桑叶；燥热，加石膏、知母；神疲乏力，加西洋参、山药；血瘀，加丹参、赤芍。日1剂，水煎服，用2个月。结果：痊愈22例，显效46例，有效18例，无效4例，总有效率95.6%。[张绍灵．中国乡村医生．2000，16(11)：23～24]

342. 中药荞麦方便面治疗糖尿病598例　中药荞麦方便面含黄芪、山药各1.5g，白术、柴胡、生地、牡丹皮、赤芍、知母、女贞子、五味子各1g，肉桂0.3g，人参0.6g。水煎取液300ml，加50kg荞麦面，拌匀，制成方便面，每包80g。2～3包，每日食用，15日为1个疗程。结果：优（症状消失，空腹血糖正常，餐后2小时尿糖阴性）98例占16.38%，良488例占81.62%，差12例占2%，总有效率98%。[王力田等．国医论坛．1995，10(5)：25]

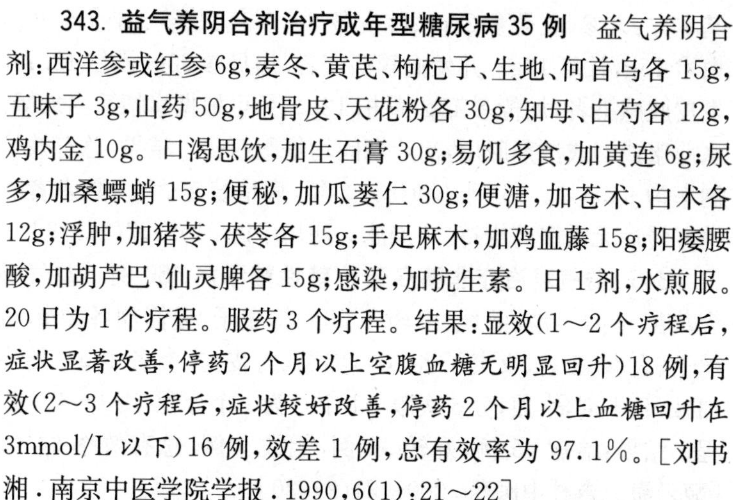

343. 益气养阴合剂治疗成年型糖尿病 35 例　益气养阴合剂:西洋参或红参 6g,麦冬、黄芪、枸杞子、生地、何首乌各 15g,五味子 3g,山药 50g,地骨皮、天花粉各 30g,知母、白芍各 12g,鸡内金 10g。口渴思饮,加生石膏 30g;易饥多食,加黄连 6g;尿多,加桑螵蛸 15g;便秘,加瓜蒌仁 30g;便溏,加苍术、白术各 12g;浮肿,加猪苓、茯苓各 15g;手足麻木,加鸡血藤 15g;阳痿腰酸,加胡芦巴、仙灵脾各 15g;感染,加抗生素。日 1 剂,水煎服。20 日为 1 个疗程。服药 3 个疗程。结果:显效(1～2 个疗程后,症状显著改善,停药 2 个月以上空腹血糖无明显回升)18 例,有效(2～3 个疗程后,症状较好改善,停药 2 个月以上血糖回升在 3mmol/L 以下)16 例,效差 1 例,总有效率为 97.1%。[刘书湘. 南京中医学院学报. 1990,6(1):21～22]

344. 益气养阴活血法治疗非胰岛素依赖型糖尿病临床观察　作者采用积分法对近 10 年收治的非胰岛素依赖型糖尿病 463 例进行了总结分析,其中气阴两虚兼瘀型 207 例占 44.71%,是本病常见的证型。治疗组 50 例均为本证型,治以益气养阴、活血化瘀,用消渴Ⅱ号:生黄芪、细生地、玄参、天花粉、丹参各 30g,太子参、葛根各 15g,川芎 12g,麦冬、泽泻、红花各 10g。日 1 剂,水煎服。并随症加减。对照组 25 例,用中成药玉泉丸(含人参、黄芪、麦冬、天花粉等)。原服西药降糖药继服或部分减少。饮食:蛋白质 1g/kg,每日,脂肪 0.8g/kg,每日,其余热量以碳水化合物补充,总热量 25cal/kg,每日。均 5 周为 1 个疗程。结果:治疗组与对照组总有效率分别为,临床症状为 88.6%、50.6%,空腹血糖为 82%、52%,24 小时尿糖为 91.67%、54.78%。治疗组治疗前后血脂比较有显著差异($P<0.05$)。消渴Ⅱ号改善症状及降糖作用与玉泉丸比较均有显著差异($P<0.005$ 及 0.01)。[高彦彬等. 中国医药学报. 1990,5(2):26～29]

345. 健脾药降血糖作用的临床观察(附 54 例病案报告)

基本方：人参（或党参 27g）、陈皮各 9g，黄芪、茯苓、山药各 30g，白术 15g，甘草 12g。并发血管病变者，加丹参 30g、桃仁 12g；并发皮肤感染者，加苦参 18g、黄柏 12g。另可根据病情适当加减。水煎服或制成散剂服用，治疗期间均停服西药。结果：总有效控制率为 94.6%。36 例经随访＞2 年，病情稳定；大多数患者病情好转后无需服药维持。[刘冰．四川中医．1989，7(11)：9]

346. 益气汤治疗非胰岛素依赖性糖尿病 150 例　益气汤含黄芪 50g，生地、熟地、山药各 30g，枸杞子、鬼箭羽各 20g，菟丝子、玄参、玉竹、女贞子各 15g，赤芍、丹皮、人参各 10g。随症加减，日 1 剂，水煎，分 3 次服。1 个月为 1 个疗程，用 1～4 个疗程。结果：治愈 45 例，好转 96 例，无效 9 例，总有效率 94%。[姬云海．吉林中医药．2001，21(2)：20]

347. 活血化瘀法治疗糖尿病 62 例　治疗组用活血化瘀方：丹参 30g，赤芍、桃仁、红花、川芎、泽兰、地骨皮各 15g，水蛭 10g，天花粉、黄芪、生地各 20g。对照组 40 例，用益气养阴清热方：山药 30g，黄芪、天花粉、生地各 20g，麦冬、石斛、地骨皮各 15g，太子参、知母、黄柏各 10g，黄连 9g。均日 1 剂，水煎服。控制饮食，用 4 个月。结果：两组分别显效（症状消失；空腹血糖复常，24 小时尿糖＜5g，或均下降＞50%）36 例、12 例，好转 20 例、18 例，无效 6 例、10 例，总有效率 90.36%、75%（$P<0.05$）[王秀梅．中国乡村医药．2001，8(4)：21～22]

348. 糖复康Ⅰ号治疗 2 型糖尿病 60 例　糖复康Ⅰ号：生地、丹参各 20g，熟地、葛根、天花粉各 15g，黄芪 30g，白芍、山药各 12g，五味子、丹皮各 9g，赤芍、地骨皮、茯苓、山茱萸各 10g，玄参 6g。气虚甚，加人参，或党参；阴虚甚，生地增量，加知母；阳虚，减玄参，加补骨脂、炮附子；胃热甚，黄连增量，加生石膏；痰湿，加苍术、白术。日 1 剂，水煎服；15 日为 1 个疗程。结果：显效 43 例，有效 14 例，无效 3 例，总有效率 95%。[马力行等．山东中医杂志．2001，20(4)：218～219]

349. 降糖饮治疗气阴两虚型糖尿病35例临床观察 治疗组用降糖饮：白参、千里光各10g，黄芪、熟地、生地各15g，麦冬、沙参、天冬、枸杞子各20g，五味子5g，天花粉30g，黄连4g。日1剂，水煎服。对照组35例，用优降糖2.5～5mg，每日3次，饭后服。均3周为1个疗程，用2个疗程。结果：两组分别显效（症状基本消失，空腹血糖、餐后2小时血糖分别＜7.2mmol/L、8.3mmol/L，24小时尿糖定量＜10g）23例、5例，有效7例、18例，无效5例、12例，有效率85.7％、65.7％。空腹血糖两组治疗前后自身及治疗后组间比较均有显著性差异（$P<0.01$、0.05）。［伍群业等．湖南中医学院学报．1997，17(2)：20～21］

350. 益气滋阴活血汤治疗2型糖尿病50例临床观察 治疗组用益气滋阴活血汤：生地、天花粉、麦冬、知母、黄芪、太子参各15g，五味子、甘草各6g，葛根20g，丹参30g，川芎10g。高血压，加天麻、钩藤；脑梗死，加菖蒲、地龙、郁金；高血脂，加山楂、首乌；肾损害，加旱莲草、女贞子、枸杞子；下肢麻木无力，加当归、木瓜、牛膝；视网膜病变，加野菊花、草决明、石斛。日1剂，水煎服。对照组40例，用消渴丸10粒，每日3次，口服。均控制饮食，30日为1个疗程，用2个疗程。结果：两组症状分别显效18例、13例，有效25例、17例，无效7例、10例，总有效率86％、75％（$P<0.05$）。血糖两组治疗前后自身及治疗后组间比较均有显著性差异（$P<0.01$）。［颜红红等．湖南中医药导报．2001，7(1)：16～17］

351. 滋阴固涩分清汤治疗糖尿病140例 治疗组患者空腹血糖140～300mg％，其中151～250mg％者99例；并发心律失常15例、眼底动脉硬化28例、眼底出血12例、白内障6例、冠心病5例、多发性疖痈和脑梗死各3例。用滋阴固涩分清汤：天花粉30g，麦冬18g，天冬、丹皮、萆薢、太子参、益智仁、石菖蒲各15g，地骨皮、百合各20g，黄连6g，金樱子、生地各12g，竹叶8g。日1剂，水煎早晚分服。结果：临床治愈（症状消失，尿糖阴性，空腹血糖<130mg%）102例占72.9%，有效36例占25.7%，无效（治疗10日无改善）2例占1.4%，总有效率为98.6%。［李兆苓．河南中医．1991，11(2)：14］

352. 抑肝法为主治疗糖尿病 药用生白芍、生龙骨、生牡蛎、熟地各30g，玄参、玉竹、生山药各20g，麦冬15g。阴虚热盛者，加生石膏；气阴两虚，加生黄芪、旱莲草；阴阳俱虚，加山萸肉、制附片。案例：男，48岁。尿糖（＋＋＋），空腹血糖225mg%。用上方加旱莲草20g，山萸肉15g。10剂后，尿糖转阴，空腹血糖120mg%，自觉症状消失。继服6剂，巩固疗效，追访3年未复发。［孙传庆．中医药研究．1990(1)：30］

353. 糖尿病的抑肝法治疗 药用生白芍、生龙骨、生牡蛎、熟地各30g，玄参、玉竹、怀山药各20g，麦冬15g。日1剂，2次煎液混合分2次口服。阴虚热盛者加生石膏，气阴两虚加生黄芪、旱莲草，阴阳两虚加山萸肉、制附片。治疗42例。结果：痊愈31例，显效（自觉症状基本消失，空腹血糖接近正常，尿糖转阴）5例，有效4例，无效2例。［孙佳庆．中医研究．1990，3(1)：34～35］

354. 益气养阴法治疗糖尿病 药用太子参、乌梅各30g，黄芪、熟地各15g，麦冬、杭芍、天花粉、百合、化橘红各10g。阴虚热浮，加地骨皮、石膏、麻子仁、生地、丹皮、木通；阴阳俱虚，加附子、肉桂、怀山药、桑寄生、怀牛膝。日1剂，水煎服。控制饮食，30日为1个疗程。本组22例，治疗>2个疗程。结果：显效6例，有效11例，无效5例，总有效率为77.27%。［李天麟．云南中医杂志．1990，11(3)：21～22］

355. 糖尿病治验八法 ①清热泻火、生津止渴法，用加味白虎汤；②滋阴增液、清胃泻火法，用增液承气汤加味；③滋阴补肾法，用六味地黄汤加黄芪；④温阳滋肾法，用金匮肾气丸加黄芪；⑤健脾益肾法，用怀山药、黄芪、扁豆、党参、白术、葛根、菟丝子、炙甘草；⑥舒肝解郁法，用逍遥散加味；⑦滋阴生津、活血化

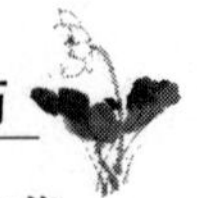

瘀法，用复元活血汤和增液汤；⑧清热解毒、泄热护阴法，用清营汤加味。指出必须审慎辨证，灵活变通，要药证合辙，才能获得显著疗效。[李良．新中医．1983(12)：1]

356. 滋阴泄热饮治疗阴虚燥热2型糖尿病32例　滋阴泄热饮含熟地、山药、茯苓、泽泻、生地、葛根、天花粉、藕节各15g，山茱萸、丹皮、知母、石斛各10g，生石膏30g。胸闷心悸，加丹参、川芎；气短汗出，加黄芪、太子参；目赤羞明，加谷精草、青葙子；双目干涩、视物昏花，加黑豆、女贞子、旱莲草；头晕头胀，加钩藤、白芍；肢麻，加僵蚕、牛膝；耳鸣甚，加菟丝子、枸杞子；苔腻，加藿香、竹叶。日1剂，水煎服。控制饮食；空腹血糖>10mmol/L，酌情用消渴丸5～10粒，每日2次，口服。15日为1个疗程。结果：临床缓解9例，显效17例，有效4例，无效2例，总有效率94%。[李新松．云南中医中药杂志．1997，18(1)：15～16]

357. 珍石消渴胶囊治疗气阴两虚型糖尿病的疗效观察　用珍石消渴胶囊(含女贞子、山茱萸等)4粒，每日3次，口服，1个月为1个疗程。治疗组30例，结果：显效(症状基本消失，空腹血糖<7.2mmol/L，餐后2小时血糖<8.3mmol/L，24小时尿糖定量<10.0g或血糖较治疗前下降>30%)率60%，总有效率93%。空腹血糖、餐后2小时血糖、尿糖、高TG、高TC均下降，低HDL-C升高(P均<0.01，0.05)。珍石消渴胶囊无毒副作用。[方素钦等．福建中医学院学报．1995，5(1)：11～13]

358. 补肾降糖汤治疗2型糖尿病47例　治疗组用补肾降糖汤：生地、黄芪、玉竹各20g，山茱萸、怀山药、菝葜、葛根各15g，菟丝子、蚕茧、丹皮、泽泻、茯苓、天花粉、麦冬、玄参、苍术各10g。渴甚，加石膏、知母；饥甚，加黄连；神疲乏力甚，加参须、党参。日1剂，水煎服。对照组40例，用优降糖5mg，每日3次，口服。均30日为1个疗程，用2个疗程。结果：两组分别显效(症状消失，空腹及餐后2小时血糖分别<7.28mmol/L、

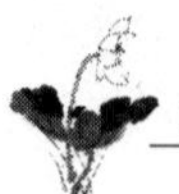

8.4mmol/L，尿糖＜10g）27例、14例，好转19例、20例，无效1例、6例，总有效率97.9%、85%（$P<0.05$）。［李仁桂．湖南中医药导报．2001，7(4)：175］

359. 疏肝活血降糖饮治疗糖尿病临床观察　治疗组48例，用疏肝活血降糖饮：炒柴胡、炒黄芩、川楝子、佛手、枳壳、荷顶、桃仁各10g，炒栀子、红花各6g，当归15g，杭芍、生黄芪、葛根各30g，天花粉、生地各20g。周围神经炎，去炒黄芩、荷顶、栀子，加秦艽、威灵仙、石楠藤；视网膜病变，去炒黄芩、葛根、荷顶，加菊花、丹皮、石斛；感染，去葛根、荷顶、佛手，呼吸系加银花、连翘、芦根，泌尿系加萹蓄、车前子、瞿麦，皮肤加公英、野菊花、紫花地丁。日1剂，水煎服。对照组43例，用消渴丸10粒，每日3次，口服。均西药对症处理，10日为1个疗程。结果：两组分别显效（用3个疗程，症状基本消失，血糖下降3～4mmol/L）28例、11例，有效13例、17例，无效7例、15例，总有效率85.4%、65.1%（$P<0.05$）。［樊移山．实用中医内科杂志．2001，15(1)：23～24］

360. 消渴灵治疗2型糖尿病160例临床分析　消渴灵含西洋参、黄精、黄连、丹参、花粉、优降糖（7.5mg/d）等。粉碎制成胶囊，5粒，每日3次，餐前半小时口服。结果：显效98例，有效41例。无效21例，总有效率86.9%，治疗后空腹血糖、餐后2小时血糖、24小时尿糖定量、24小时尿蛋白定量、胆固醇、甘油三酯均明显下降（$P<0.01$）。［李文东等．实用中医药杂志．1993，9(3)：5～7］

361. 益气活血滋阴除火方结合辨证加减治疗糖尿病60例　药用生地、丹参各15g，山药、生石膏（先煎）各30g。阳虚，加附片、肉桂各6g；阴虚，加知母9g、女贞子30g、旱莲草12g；气虚，加生黄芪30～80g、党参12g；血虚，加当归30g；毒热，加大黄（后下）15g、胆南星6g、清半夏9g。对照组26例，用优降糖5mg，每日2次，口服。结果：治疗组与对照组分别近期治愈40

例、3例，好转16例、18例，无效4例、5例，总有效率93.34%、80.8%。两组比较有显著差异($P<0.01$)。[张庆云等．甘肃中医学院学报．1992，9(1)：16～17]

362. 生脉散合补阳还五汤治疗糖尿病远期疗效观察　治疗组28例，方药：党参、五味子、川芎各15g，麦冬20g，黄芪60g，当归尾、赤芍、地龙各12g，桃仁10g，红花6g。血糖不降，加知母、人参；眩晕头痛，加夏枯草、钩藤；心悸失眠，加远志、石菖蒲；形寒肢冷，加肉桂、附子；视网膜病变，加菊花、谷精草；肾病蛋白尿，加茯苓、山药。日1剂，水煎餐前服。对照组26例，用格列美脲(亚莫利)1～2mg，早餐前顿服；据血糖浓度，每2周调整剂量，每天最大量≤6mg。均30天为1个疗程，疗程间隔10天，治疗6个疗程。结果：两组分别显效10例、22例，有效12例、3例，无效6例、1例。显效者随访半年，分别复发2例、22例。[王志新．中医药临床杂志．2007，19(3)：223～224]

363. 活血化瘀法治疗2型糖尿病23例临床观察　治疗组23例，方药：黄芪20g，丹参15g，鬼箭羽、川芎、泽兰、当归各10g，水蛭3g。日1剂，水煎服。与对照组22例均用胰岛素促泌剂、α-糖苷酶抑制剂、双胍类、格列酮类，用≤2种；糖尿病基础治疗。结果：两组分别显效1例、0例，有效15例、8例，无效7例、14例。疗效治疗组优于对照组($P<0.01$)。[朱震．江苏中医药．2007，39(5)：37]

(267～363：闫小光)

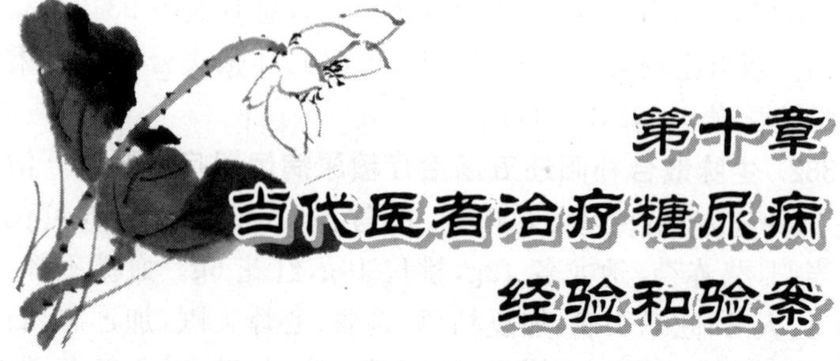

第十章 当代医者治疗糖尿病经验和验案

1. **祝谌予教授治疗糖尿病的经验** 认为三消之证多为虚热,病本责之于肾,故治疗应以滋阴清热为主,从脾、肺、肾三脏入手,尤以脾肾为重点。基本方:黄芪、山药、苍术、元参、生熟地、麦冬、党参、五味子、茯苓、五倍子、生牡蛎、生龙骨。若证属血瘀气滞,气阴两伤,症见三多及舌质紫黯,或有瘀点、瘀斑等,用活血化瘀法,基本方加黄芪配山药、元参伍苍术;若伴有冠心病,其证属血瘀气滞,用基本方加活血化瘀之品,常用调气活血方、血府逐瘀汤、补阳还五汤等;若证属阴血燥热,气阴两伤,用基本方疗效不显者,以养血清热为主,方用温清饮。本病虽以虚热多见,但亦确有虚寒者,症似尿崩,不欲饮食,四肢厥冷,脉沉而迟,宜急投助阳壮火、补虚固脱填髓之剂。[李育才.辽宁中医杂志.1985,9(2):12～14]

2. **祝谌予治疗糖尿病慢性并发症的经验** 自拟降糖对药方:生黄芪、生地、丹参、元参各30g,苍术、葛根各15g。视网膜病变早期,加川芎、白芷、菊花、青葙子、谷精草;晚期,加大蓟、小蓟、茜草、槐花、三七或云南白药。肾病蛋白尿,重用生黄芪,加山药、益母草、白茅根、白花蛇舌草;血尿,加生荷叶、生侧柏等;水肿,加车前草、旱莲草等;血压高,加牛膝、寄生等;浮肿,用防己黄芪汤合六味地黄汤或桂附地黄汤加减;贫血,用参芪四物汤加制首乌、女贞子等;血肌酐、尿素氮增高,用香砂六君子汤加菖蒲、佩兰等。周围血管病,加桂枝、威灵仙、炮附子、苏木、刘寄奴

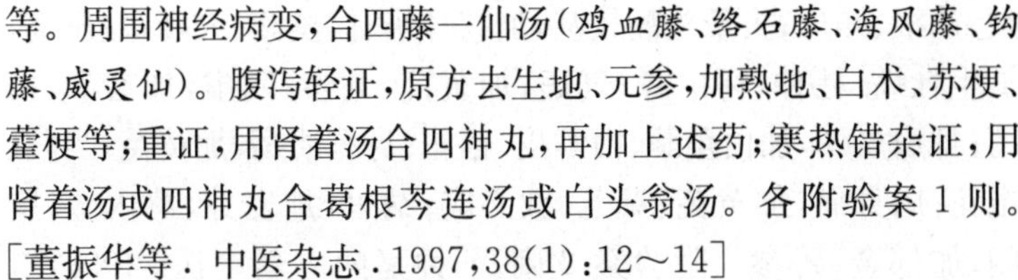

等。周围神经病变,合四藤一仙汤(鸡血藤、络石藤、海风藤、钩藤、威灵仙)。腹泻轻证,原方去生地、元参,加熟地、白术、苏梗、藿梗等;重证,用肾着汤合四神丸,再加上述药;寒热错杂证,用肾着汤或四神丸合葛根芩连汤或白头翁汤。各附验案1则。[董振华等.中医杂志.1997,38(1):12~14]

3. 朱良春老中医治疗消渴病的经验 本病虽以阴虚为本,燥热为标,但其病机演变结果多为气阴两虚,瘀血阻脉。治宜益气养阴,和血通脉。自拟斛乌合剂:川石斛、制首乌、制黄精、大生地各15g,生黄芪、怀山药各30g,枸杞子、金樱子、紫丹参、桃仁泥各10g。日1剂,水煎服,或煎至150ml,加尼泊金1‰,50ml,每日3次,冲服。附验案2例。[朱建华.江苏中医.1992,13(7):1~2]

4. 吴德兴对老年性糖尿病从脾阴夹瘀论治 滋养脾阴化瘀汤:黄精、怀山药、茯苓、扁豆、丹参、益母草各15g,葛根10g,薏苡仁、地骨皮各20g,炙大黄6g。日1剂,水煎服。附验案2则。[赵汉鸣.新中医.1993,25(12):4~5]

5. 刘仲生金津玉液汤治疗糖尿病63例临床观察 治疗组63例,方药:黄芪、牡蛎各30g,怀山药、麦冬、生地、五味子各10g,葛根、石膏各20g,玄参、苍术、茯苓、党参各15g,黄连6g。血糖不降,石膏增量,加知母;尿糖不降,生地增量,加天花粉、乌梅;多食,生地增量,加熟地;尿酮体阳性,黄连增量,加黄芩。日1剂,水煎服。对照组20例,均用优降糖(格列本脲)5mg,每日2次,餐后服。30日为1个疗程。结果:两组分别显效(症状消失或明显好转,血糖复常,尿糖转阴,半年未复发)48例、3例,有效13例、12例,无效2例、5例,总有效率96.8%、75%。[邓海清.江西中医药.2001,32(1):7]

6. 刘仕昌教授治疗糖尿病经验 强调养胃阴,益脾气,相互兼顾,用平消渴方:天花粉、生地、葛根、麦冬、太子参各15g,怀山药30g,五味子6g,山萸肉10g,甘草5g。口渴甚,加玉米须、芦根、知母；头晕头痛较甚，加苍耳子、白蒺藜、天麻；血压高，加生牡蛎、杜仲、怀牛膝；气虚，加黄芪、党参；阴虚，加玄参、白芍；身痛瘙痒，加白蒺藜、白鲜皮、银花；身有溃疡，加黄芪、当归、银花；周身痛，加黄芪、秦艽、救必应；纳呆，加麦芽、鸡内金；胸闷，加郁金、丹参。附验案2则。[钟嘉熙．新中医．1995，27(1)11～12]

7. 张发荣教授治疗糖尿病证九法　①益气养阴法：是基本治法，以人参白虎汤合增液汤或玉女煎合泻白散为基础，要药用人参、生地、知母、天花粉、生猪胰子。②清泄燥热法：以葛根芩连汤、栀子金花汤为基础，要药用生石膏、黄连、桑白皮、地骨皮、大黄。③健脾化湿法：用于中晚期，湿重，用平胃散；湿浊重，尿少，用胃苓汤；湿浊脾虚，用七味白术散，重用葛根；脾虚为主，用参苓白术散。用苍术15～30g，鸡内金以散剂为佳。④培源固本法：以六味地黄丸、八味地黄丸、左归丸、右归丸、鹿茸丸为基础，要药用枸杞子、桑椹、肉桂、附片、鹿茸粉(0.3～1g)。⑤补益气血法：以当归补血汤、八珍汤为基础，与他法合用。⑥固摄精气法：用于本病后期，以金锁固精丸、秘元煎为基础。⑦利尿消肿法：用于后期水肿，用五皮饮、五苓散、真武汤、济生肾气丸等，配伍玉米须、亚腰葫芦。⑧活血化瘀法：常用药有丹参、桃仁、红花、鬼箭羽、川芎、赤芍、牛膝、山楂、益母草、血竭、三七、蒲黄、三棱、莪术、郁金。⑨通络止痛法：以当归四逆汤为基础，重用桑枝30～50g。[王毅．成都中医学院学报．1994，17(4)：1～3]

8. 著名老中医治疗糖尿病的经验　将现代名老中医施今墨、赵锡武、岳美中、魏长春、刘惠民、章真如、祝谌予、陈树森、任继学等治疗本病的经验归纳为以下5法：①益气养阴、健脾固肾，用六味地黄汤、玉锁丹、玉液汤加减；②滋阴润燥、益胃生津，用消渴方、生脉散、麦味地黄汤、人参白虎汤加减；③滋阴清热、理气活血，用增液汤、玉女煎、温清饮、血府逐瘀汤加减；④滋养肝肾、育阴潜阳，用杞菊地黄汤、左归丸、一贯煎加减；⑤温阳滋

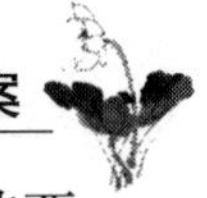

肾、水火并补，用金匮肾气丸、三因鹿茸丸加减。[王发渭．陕西中医．1992,13(6):260～261]

9. 郭士魁老中医治疗糖尿病的经验　郭士魁按上中下三消治之。①上消多偏实证，治以清热养阴为主，常用白虎人参汤、玉女煎合千金黄连丸；若有阴虚象，可配六味地黄丸去茯苓、泽泻合三才汤。②中消多实象，用凉膈散化裁；若阳明有热，可用白虎汤。③下消多肾气衰败，治宜六味地黄丸合五子衍宗丸。此外，本病应重调养，忌厚味，节房事，避免精神刺激。肥胖者应适当增加活动，减轻体重。[翁维良等．广西中医药．1982(1):1]

10. 张继有先生对糖尿病的治疗经验　张继有认为，本病病机为阴精不足，阳热偏胜，以阴虚为本，燥热为标。渴饮重为真阴不足，治宜滋阴重剂以生津；舌红脉数为邪热有余，必佐石膏、知母以降火；倦怠乏力者，要在补肾填精。治疗中应先注意调节饮食。自拟滋养降火、生津止渴为主的方剂：党参 15g，麦冬、石斛、生地各 20g，五味子、甘草各 10g，天花粉、女贞子、枸杞、知母、金樱子各 25g，石膏 50g。文中附验案 2 则。[刘之谦等．吉林中医药．1981(3):17]

11. 施今墨方治疗 2 型糖尿病 60 例临床观察　治疗组 60 例，方药：苍术、麦冬各 12g，元参、熟地、党参、茯苓各 15g，生黄芪、山药、生地各 20g，五味子、五倍子各 10g，生龙骨 30g。尿糖不降，生地增量，加花粉、乌梅；血糖不降，合人参白虎汤；高血压，或冠心病，或夜间口干，加葛根、夏枯草、石斛、生山楂、丹参等；下身瘙痒，加知母、黄柏；皮肤瘙痒，加地肤子、苦参；失眠，加炒枣仁、女贞子、首乌、白蒺藜；心悸，加菖蒲、远志；便溏，加莲子、芡实。日 1 剂，水煎服。对照组 56 例，用达美康 80mg，每日 2 次，口服。结果：两组分别显效 42 例、12 例，有效 13 例、23 例，无效 5 例、11 例，总有效率 91.7%、80.1%($P<0.05$)。[黄生为．甘肃中医学院学报．2003,20(1):32～33]

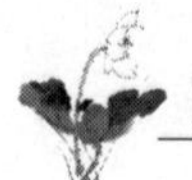

12. 施今墨对药在治疗糖尿病中的应用 “药对”指寒温并用,表里并用或一阴一阳,一气一血、一腑一脏等药相互配伍。治疗糖尿病时,结合辨证常以苍术配元参或生石膏和肥知母配人参降血糖,以黄芪配山药、花粉配生地或乌梅配五味子降尿糖,以丹参配葛根活血养血,生津润脉。[李育才等.辽宁中医杂志.1985,9(12):2~4]

13. 老中医朱则如治疗糖尿病的经验 本病治疗应益气养阴,三消兼治。燥热伤肺,治当润肺止渴兼清胃热;脾虚胃热,治当养脾气、清胃热兼滋肾;肝肾阴虚,治当滋养肝肾兼以补肺;瘀血内阻,治当益气养阴活血。认为本病以阴虚为本,虽肺脾(胃)肾三脏阴虚互为影响,但主要责之于肾,故滋阴以治肾为主,本病病机为燥热阴虚、津伤气耗,故治疗应益气养阴并用;病久或久治不效,多有瘀血内阻,应投活血化瘀之品;血糖高常加苍术(米泔水浸)、玄参;尿糖必投黄芪、山药。[王立基.辽宁中医杂志.1983(5):35]

14. 中草药治疗糖尿病经验的整理与分析 作者从治则、疗效,药理研究,化学成分及其来源等方面进行了分析。认为用中草药治疗糖尿病,找出高效而副作用低的新药,其关键是:①把单味药的研究搞深搞透。系统地重点研究天花粉、生地、知母、黄芪、山药、人参、葛根、玄参、苍术、麦冬、地骨皮、蒲黄、桃仁、苏木、蜂乳、白僵蚕等。然后组成必要的针对性很强的新复方(包括已经作了相当研究的苦瓜、番石榴、黄鳝鱼素)和新剂型。②化学分离的重点,首先是蛋白质激素类成分。[胡世林.山东中医学院学报.1982(2):56]

15. 消渴病三例治验 作者认为,消渴病是真阴亏、阳热盛、肠胃燥、津液枯涸之疾。治宜补肾水之虚,泻心火之实,除肠实燥热之甚,济身中津液之衰。文中附医案3则。[程镜澄.浙江中医杂志.1995,8(12):15~16]

16. 介绍一例消渴症治验 患者男性,38岁,病期1年,有

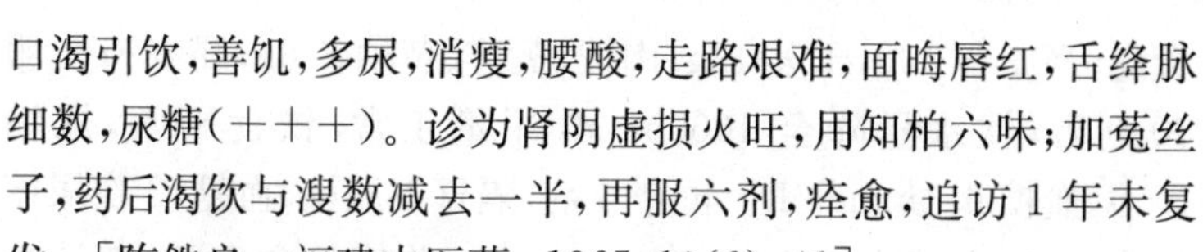

口渴引饮，善饥，多尿，消瘦，腰酸，走路艰难，面晦唇红，舌绛脉细数，尿糖(＋＋＋)。诊为肾阴虚损火旺，用知柏六味；加菟丝子，药后渴饮与溲数减去一半，再服六剂，痊愈，追访1年未复发。[陈銧良．福建中医药．1965，10(6)：41]

17. 猪胰子治愈消渴病 取猪胰子7个为一副，焙干研末，炼蜜为丸2钱重，每日晨晚各服1丸，服完为1个疗程。曾治疗1例30岁女性患者，病已1个月，服药3个疗程，诸症悉无，尿糖阴性。改以六味地黄丸善后，半年后随访无复发。[王仕元．黑龙江中医药．1965，1(3)：35]

18. 治疗消渴病证之一得 作者介绍一例，在证治药中加五倍子三钱，药三剂渴势大减。复诊去五倍子再服三剂，则效罔然。三诊复入五倍子，三剂后渴饮停止，食溲正常。另一例在竹叶黄芪汤中加五倍子三钱，及山药、花粉、知母，药后三剂而愈。因此，认为五倍子治疗本病可作参考。[余希贤．江苏中医．1965(11)：19～20]

19. 消渴验案二则 例一属肝、肾、肺三经阴虚，治以滋阴润燥、益气生津，用炙黄芪、党参、熟地、山萸肉、丹皮、泽泻、知母、茯苓、石斛、沙参、玉竹、天花粉等加减。例二属肝肾阴虚、心气受损，治以滋肾润肺、养心补血，用熟地、丹参、女贞子、玄参，麦冬、花粉、沙参、石斛、当归、知母、远志、柏子仁等加减。均获效。认为本病运用滋阴润燥、开源抑火之剂得当，每获良效。[高宜民．中医杂志．1980，21(9)：30]

20. 乌梅丸加减治疗糖尿病的经验 男，64岁。多饮、多食、多尿1年余，伴消瘦3个月余。经医院检查，诊断为糖尿病，服优降糖、降糖宁10余日血糖稍减，但停药后血糖即增高；后改用胰岛素皮下注射治疗1个月后血糖降至正常，但停药后亦再升高。转中医治疗，刻诊饮食倍于平日，尿及饮水量分别达8000～10000ml/d，尿糖(＋＋)～(＋＋＋)，血糖11.06mmol/L。方用乌梅丸加减：乌梅60g，人参15g(另包)，附片(先煎)、

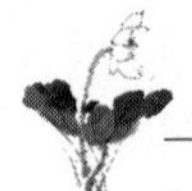

青皮、当归各10g，干姜12g，肉桂、黄连、黄柏各6g，蜀椒3g。服30剂后，饮水量降至1000ml/d，尿量正常，饮食平常，尿糖(—)，血糖6.1mmol/L。再守6剂，隔日查尿糖、血糖，3次尿糖均为(—)，血糖为5.6～5.83mmol/L。临床治愈出院，随访半年未见复发。[刘世强．成都中医学院学报．1989，12(1)：28，5]

21. 糖尿病　生地、葛根、麦冬、天花粉各30g，黄芩、知母、元参各12g，石斛、竹叶各9g，杞子、何首乌、生石膏各15g。以上方加减治1例，服18剂后，诸症消失，空腹血糖正常，尿糖阴性而愈。随访2年未复发。[王树元等．广西中医药．1981(1)：24]

22. 滋膵饮治愈两例严重糖尿病介绍　滋膵饮为张锡纯所制，组成为：生芪八钱，大生地一两，怀山药一两五钱，萸肉六钱，猪膵一条。用法：以上诸药同煎，每日服一剂，用此方治疗两例糖尿病患者，收到症状消失、糖尿病转阴的效果。[张季高．广东医学(祖国医学版)．1964(3)21～22]

23. 石膏生地治愈消渴一例　患者女性，38岁，因食欲亢进，欲水增加，小便频数，病程四月，尿糖(＋＋＋＋)，脉沉细数，舌质红，苔薄微黄。处方：生石膏二两，大生地一两，每日水煎代饮治疗，疗程间忌食麦面、红薯、肉、糖等物，最后症状消失，尿糖阴性。[郭俊田．浙江中医杂志．1964，7(4)：13]

24. 糖尿病治验2例　猪胰麦芽汤：生猪胰150g，麦芽300g，加水1000～1200ml，煎成600～800ml，当茶温服，每次200ml，渴时即饮。疗效满意。[王建中．吉林中医药．1985(3)：27]

25. 用桂附八味丸治疗消渴病一例报告　患者症状为多饮、多食、多尿、消瘦、乏力、口渴、饥饿、尿量日6000ml，皮肤干燥，夜寐欠佳，尿糖阳性，定量1.5g%，诊为消渴病。按常规治疗加用桂附八味丸，每日4钱，用药3日后症状减轻，至20日尿糖降至0.1g%。文后编者按，认为桂附八味丸适于虚寒性消渴，不可对消渴一概用之。[焦晞光．山西医学杂志．1965，9(2)：10]

26. 消渴证用药宜寒凉还是忌用寒凉之我见　综观古今各家学说，总认为消渴之证，以多饮、多尿、多食三消为主证，以阴虚与内热为致病之根本，以养阴清热为治疗之大法。现今多以此法借治糖尿病。余行医之初，亦依上法应诊，鲜有奏效者。后见仲景治消渴以肾气丸主之，经苦思奥义，而恍然有悟。盖三消症状虽异，实为标异而本同，均为肾阳虚衰而致，肾阳虚衰，气化失职，水液有降无升，故小便清长而尿多；肾阳虚，水液不得蒸发上升以化津，故见口渴并饮多而渴仍不止；肾阳虚不能温煦脾胃，水谷之精微不得蒸发输布周身脏腑，精微随小便而速下排出，故多食而善饥，形体仍消瘦。余治糖尿病每宗仲景肾气丸之法，但不泥其方。常用淫羊藿、巴戟天、山茱萸、枸杞子、熟地、山药、菟丝子、肉苁蓉、芡实等为主药，以附子、肉桂、党参、白术、黄精、龟板等为辅，根据脉证灵活加减，临床收到较好的效果。余治糖尿病的这种学术观点是否正确，实践是检验真理的唯一标准，渴望能引起医界之重视，在进一步重复验证基础上，通过临床实践再展开讨论。[徐丙守．中医杂志．1980，21(8)：79]

（王　凌）

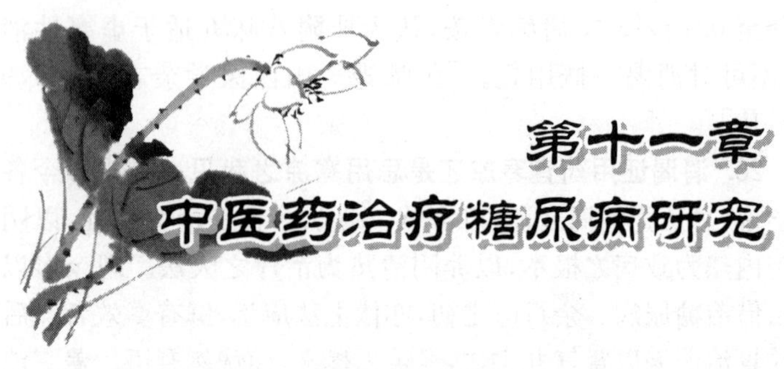

第十一章 中医药治疗糖尿病研究

一、概　述

中医药治疗糖尿病的报道从古至今记载于大量的古籍文献中，由于历史的局限，中医药最初对糖尿病的认识仅限于简单的临床症状描述及朴素的病因病机证候阐释，干预治疗也相对模糊，虽经数千年不断实践检验、归纳、总结，积累了大量宝贵的经验，并逐渐形成了独特的学术体系，但仍有诸多不足之处需补充、规范与发展。随着医学界对糖尿病认识的不断深入，现代先进技术手段的引进与应用为中医药的研究开辟了广阔的领域。从 1978 年北京医院糖尿病研究小组进行了 50 种中药的单味药煎剂或成药降血糖作用研究提示桑白皮、桑椹、天花粉、五倍子等 11 种有显著降糖作用开始，又相继出现了众多单味药研究的报道。尽管单味药降糖作用的研究十分必要，但一味追求单味药的有效成分及作用机制的研究又不完全符合中医基础理论，容易误导临床辨证论治，故 20 世纪 80 年代以来则主要开展对复方中药降糖作用的临床与动物实验研究。随着研究的不断深入和广泛，研究重点又逐渐转移为对并发症和糖尿病前期的防治，并对中药的作用机制进行了多途径、多角度、多靶点的综合探究，并补充完善了针灸按摩等治疗手段和方法，确立了中医药防治糖尿病的优势和特色，取得了较大成果。

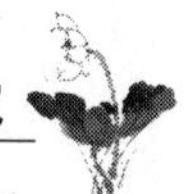

整体观念和辨证论治是中医学的两大特点。中医认为，糖尿病的发生、进展、转归、预后都是整体内环境失衡后所引发的局部表现，因此治疗上立足于辨证论治，注重整体调理，尽管降糖作用不如西药，但可以明显改善患者的自觉症状，而且毒副作用小，安全性高。此外，中医药可以针对不同的个体，不同病程过程中的不同证候表现，把众多具有不同药性特点的调节血糖的中药灵活巧妙地组合在一起，充分体现个体化诊疗的优势，同时还具有辅助调节血脂、血压，改善血液流变学等作用，对并发症和糖尿病前期的防治也显露出巨大的潜力。如果中西药能合理结合应用，取长补短，相信将会取得更满意的临床疗效，造福于广大糖尿病患者。

二、中医药防治糖尿病及其并发症的优势与特色

众多古籍文献证实，中医药在糖尿病及其慢性并发症等各个阶段具有调节血糖，改善临床症状、体质因素和对慢性并发症的综合防治作用。中华中医药学会糖尿病专业委员会的同道们总结了近 20 年中医药的研究现状，在第 9 次中华中医药学会年会(2006 年 9 月)上明确指出了中医药防治糖尿病及其并发症的优势与特色。

(一)中医药防治糖尿病及其并发症的优势

1. 调节血糖 目前糖尿病的治疗西药是主导，如何减少西药用量和种类，减少药物不良反应，增加控制血糖的效果，是中医临床医生面临的工作之一。临床常遇到一些病人，虽药物剂量和种类不断调整，血糖仍然不能控制，除了常见的药物因素(如继发性磺脲类药物失效等)、饮食因素(如饮食控制不严格或结构不合理等)、运动因素(如疾病等原因致运动量不足)以外，尚可找到一些严重干扰降糖的诱因，如失眠、便秘、情绪波动、月经不调、感染等。一旦找到，给予恰当的针对性治疗及处理，血

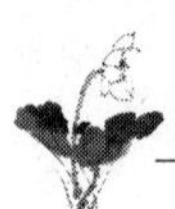

糖往往能够下降，降糖药物剂量和种类也可随之减少。并且有些中药既可以使高血糖降下来，又可使低血糖恢复正常，没有造成低血糖的危险，中西医结合控制血糖，可增加血糖控制的效果。

2. 改善临床症状和体质，提高生活质量 中医治病强调阴阳整体调节。在中医理论指导下使用中药，可以明显改善症状，并对人体内分泌代谢功能起到双向调节，维持内环境平衡的作用。运用具有中医特色的个体化治疗是我们提高临床疗效的一大法宝。采取不同的治法和方药，因人而异地治疗可以明显改善不同病人的不同症状。根据糖尿病病人的不同体质，如痰湿体质、痰浊体质、湿热体质、瘀血体质等，辨证施治，改善病人体质，可从根本上改良糖尿病及其并发症发生的“土壤”。

3. 防治糖尿病并发症

(1)中医药治疗糖尿病肾病(DN)：病机基本特点为本虚标实，本虚为气阴两虚，标实为湿热浊瘀。所及脏腑以肾、肝、脾为主，病程较长，兼证变证蜂起。本病发病初期，阴虚为本，涉及肝肾；消渴日久，阴损耗气，以致肾气虚损；后期阴损及阳，伤及心脾，脾肾阳虚，水湿潴留；病至晚期，肾阳衰败，浊毒内停，水湿泛滥。临床上多根据益气养阴，活血化瘀通络，健脾滋肝补肾等方法，采用专方专药、成药、单味药等进行治疗。中医药治疗各期DN不仅能改善临床症状，亦在临床实验室指标上体现了其疗效。

(2)中医药治疗糖尿病视网膜病变(DR)：根据本病病机演变为气阴两虚—肝肾亏虚—阴阳两虚的转化特点及瘀、郁、痰3个重要致病因素，中医临床分期大体可分为早、中、晚3期。①早期(气阴两虚)：视力稍减退或正常，目睛干涩，或眼前少许黑花飘舞，眼底见视网膜少许微血管瘤、散在出血和渗出，视网膜病变多为1～3级；可伴神疲乏力，气短懒言，口干咽燥，自汗，便干或稀溏，舌胖嫩、紫黯或有瘀斑，脉沉细无力。②中期(肝肾亏虚）：视物模糊或变形，目睛干涩，眼底见视网膜广泛出血、渗出及棉绒斑，或见静脉串珠和视网膜内微血管异常（IRMA），或伴黄斑水肿，视网膜病变多为3～4级；可伴头晕耳鸣，腰膝酸软，肢体麻木，大便干结，舌黯红少苔，脉细涩。③晚期（阴阳两虚）：视物模糊或不见，或暴盲，眼底见新生血管、机化灶、增殖条带及牵拉性视网膜脱离，或玻璃体积血致眼底无法窥及，视网膜病变多为4～5级；可伴神疲乏力，五心烦热，失眠健忘，腰酸肢冷，手足凉麻，阳痿早泄，下肢浮肿，大便溏结交替，舌淡胖少津或有瘀点，或唇舌紫黯，脉沉细无力。根据以上认识为基础指导的专方治疗取得了较好的疗效；中医药治疗DR的疗效主要体现在提高DR视力，延缓DR的发生、发展，促进眼底出血、渗出、水肿的吸收等方面。

(3)中医药治疗糖尿病周围神经病变（DPN）：病机有虚有实。虚有本与变之不同。虚之本在于阴津不足，虚之变在于气虚、阳损。虚之本与变，既可单独起作用，也可相互转化，互为因果；既可先本后变，也可同时存在。实为痰与瘀，既可单独致病，也可互结并见。临床上，患者既可纯虚为病，所谓“气不至则麻”、“血不荣则木”、“气血失充则痿”；又可虚实夹杂，但一般不存在纯实无虚之证。虚实夹杂者，在虚实之间，又多存在因果标本关系。常以虚为本，而阴虚为本中之本，气虚、阳损为本中之变，以实为标，痰浊瘀血阻滞经络。DPN以凉、麻、痛、痿四大主症为临床特点。其主要病机是以气虚、阴虚、阳虚失充为本，以瘀血、痰浊阻络为标，血瘀贯穿于DPN的始终。临证当首辨虚实，虚当辨气虚、阴虚、阳虚之所在，实当辨瘀与痰之所别，但总以虚中夹实最为多见。治疗当在辨证施治、遣方择药前提下，酌情选加化瘀通络之品，取其“以通为补”、“以通为助”之义。本病除口服、注射等常规方法外，灵活选用熏、洗、灸、针刺、推拿等外治法，内外同治，可提高疗效，缩短疗程。

(4)中医药治疗糖尿病足：病机多归为先天不足，正气虚弱，寒湿之邪侵袭，瘀阻脉络，气血不畅，甚或痹阻不通而发。以初起肢冷麻木，后期趾节坏死脱落，黑腐溃烂，疮口经久不愈为主要表现。中医临床分期大体可分为早、中、晚3期。①初期：患肢麻木、沉重、怕冷、步履不便(间歇性跛行)，即行走时小腿或足部抽掣疼痛，需休息片刻后才能继续行走。患足皮色苍白，皮温降低，趺阳脉(足背动脉)搏动减弱。相当于西医的局部缺血期。②中期：患肢疼痛加重，入夜尤甚，日夜抱膝而坐。患肢畏寒，常需厚盖、抚摩。剧烈静息痛往往是溃烂先兆。患足肤色黯红，下垂位明显，抬高立即变苍白，严重时可见瘀点及紫斑，足背动脉搏动消失。皮肤干燥无汗，毳毛脱落，趾甲增厚变形。舌质黯有瘀斑，苔薄白，脉沉涩。相当于西医的营养障碍期。③末期：患部皮色由黯红变为青紫，肉枯筋萎，呈干性坏疽。若遇邪毒入侵，则肿胀溃烂，流水污臭，并且向周围蔓延，五趾相传，或波及足背，痛若汤泼火燃，药物难解。伴有全身发热，口干纳呆，尿黄便结等症。经治疗后，若肿消痛减，坏死组织与正常皮肤分界清楚，流出薄脓，或腐肉死骨脱落，创面肉芽渐红，是为佳兆。反之，患部肿痛不减，坏疽向近端及深部组织浸润蔓延，分界不清，伴有发热寒颤，烦躁不安，此为逆候。该病坏疽分为3级：一级坏疽局限于足趾或手指部位；二级坏疽局限于足跖部位；三级坏疽发展至足背、足跟、踝关节及其上方。此期相当于西医的坏死溃疡期。糖尿病足与湿、热、火毒、气血凝滞、阴虚、阳虚或气虚有关，为本虚标实之证。临证辨治分清标本，整体辨证与局部辨证相结合，内治与外治相结合，以扶正祛邪为基本治则，大大降低了糖尿病足的截肢率和致残率。

(二)中医药防治糖尿病及其并发症的特色

中医药治疗糖尿病的方法丰富，对糖尿病及其并发症的治疗提供了较多的选择余地，并且除中药外还有针灸、按摩、理疗、气功、心理疗法等治疗方法。因此，治疗方法的多样性和个体化是中医药防治糖尿病及其并发症的主要特色，具体体现在以下

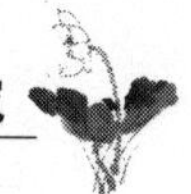

几个方面。

1. 针灸治疗糖尿病及其并发症 采用毫针、针灸并用、针药结合、穴位注射、穴位贴敷、埋线等疗法治疗糖尿病本病及其并发症(如糖尿病周围神经病变)。针灸刺激可影响下丘脑神经核团、改善胰岛素抵抗及胰岛功能等,从而有一定的降糖功效,而其对糖尿病周围神经病变的治疗则主要通过调节脂代谢,加快血液流速,改善微循环,从而改善了周围神经的供血供氧,促进受损神经的修复。针灸治疗糖尿病及其并发症取得的效果引起广泛关注,其整体调节,安全无害的优点越来越被广大糖尿病患者所接受。

2. 熏蒸外洗治疗糖尿病足 采用具有温经活血通络、清热解毒等作用的中药煎汤外洗、浸泡、熏蒸治疗糖尿病足及糖尿病周围神经病变,是中医药治疗糖尿病的一大特色。

3. 基于中医药性理论的饮食治疗 中医学认为,基于药性理论的平衡观是糖尿病食疗的基础,采用辨证施食,根据"医食同源"、"药食同源",选择相应的药膳,取得较好的疗效。中药食疗可以改善机体的不良代谢状况,对肥胖 2 型糖尿病患者血糖及血脂有较好的调节作用。现代医学认为,平衡膳食是糖尿病饮食疗法的基础,西医饮食疗法注重分析食物的营养成分,侧重于食物物质方面的"共性";而中医饮食疗法强调辨证论治,注重食物的功能"个性",选用不同的食物,"以平为期"。

4. 运用太极、气功、八段锦等养生运动疗法,心身同治 在糖尿病的防治上,隋·巢元方《诸病源候论》提出糖尿病患者应"先行一百二十步,多者千步,然后食"。唐·王焘云:"消渴病人不欲饱食而卧,终日久坐……人欲小劳,但不可强所不能堪耳。"适度活动对防治糖尿病有积极的作用。在运动形式上,通常采用太极拳、太极剑、保健气功等传统健身法,这是根据中医的阴阳、五行和经络脏腑学说,以及相应的导引、行气、存思、内丹技术建立的"动中求静,静中求动"协调身心的演练功法。与强化

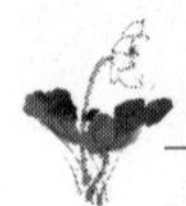

生活方式干预相比,中医运动养生法在我国有广泛的群众基础,而且更简单易行,具有较强的适应性和推广价值。

因此,可以看到中医药防治糖尿病具有整体调理,综合治疗,稳效低毒,注重个体化,辨证灵活,多靶点、多途径,并且能有效防治并发症,改善相关指标(血脂、血黏度、微循环、抗氧化等),有其独特的优势和广阔的应用前景。

三、中医病因病机认识

糖尿病属中医“消渴病”范畴。中医学认为,消渴病的病因多与素体阴津亏乏、先天禀赋不足有关;此外,人至老年,脏腑器官功能随年龄的增加相继渐衰且脆弱之自然生理变化过程也是不可忽视的原因。外因诸如饮食起居不节、过食肥甘厚味、形体肥胖、精神紧张、情志不畅、嗜啖烟酒、房事过度、外感六淫(风、寒、暑、湿、燥、火)、思虑劳倦等,是引发“消渴病”必要的外部条件。这些观点一直有效地指导着中医临床实践。

对病机的传统认识是以阴虚为本、燥热为标,并以“三消”分而论之,也曾取得一定的临床疗效。随着对糖尿病认识和临床研究的进一步深入,发现许多糖尿病患者临床无典型的“三多一少”症状,而常有疲乏无力、轻度口渴、尿频、多汗、皮肤瘙痒等非特异性症状,且起病隐匿、程度轻微,常被忽视,部分患者是因健康检查或其他血管并发症原因就诊而发现,加之现代医学的早期干预、西药合理使用、介入治疗的推广应用、宣传教育的普及和民众防范意识的逐步提高等等,导致传统消渴病机模式发生了极大转变。因此,许多学者结合自己多年临床经验和实践体会,指出糖尿病的主要病机绝非单纯用阴虚燥热和“三消”所能解释清楚的,传统的理论已不能全面满足临床需要,各地医家纷纷另辟新径,提出不同见解,概括为本虚标实,本虚包括脾虚、气阴两虚、阳虚,标实包括气滞、血瘀、痰浊、毒邪。刘铜华等总结

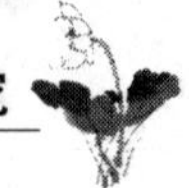

如下。

1. **脾虚论**　糖尿病的各种临床表现可归纳为代谢综合征及慢性病变。此二点与脾的运化及升清功能的降低有密切关系。糖尿病的病理致变形式一是降出大于升入，二是升降无序，而脾气下脱是其病理改变的基本病机，并贯穿于整个病变过程，所以临床辨证以健脾为主制定方药，均有较好的疗效。

2. **气阴两虚兼瘀论**　高彦彬等对558例糖尿病患者的病机特点进行分析，辨证以气阴两虚兼瘀最多见(占46.9%)。童家罗认为，气阴两虚兼瘀是消渴的病机。封俊言等亦认为，糖尿病病机以气阴两虚兼瘀多见。大量临床报道证明，遵守气阴两虚兼瘀病机辨证用药，每获良效。

3. **肝失疏泄论**　张延群等的观察结果表明，糖尿病不仅与肺脾肾相关，而且与肝的病理变化密切相关。李小杵等认为，糖尿病与肝脏功能失调密切相关，肝的消渴之亢，治亦疏肝理气，清肝泻火，养护肝体。王钢柱等认为，本病病机正如清代医家黄坤载言“消渴之病，独责肝木”。治疗消渴必以疏利为法，选用逍遥散加减，对245例患者治疗观察1年，疗效满意。

4. **瘀血论**　祝谌予于1980年对30例糖尿病患者进行观察发现，几乎全部病例均有舌黯或瘀斑，故首先提出糖尿病夹瘀之说。林兰等观察数百例糖尿病患者，显示糖尿病患者都有不同程度的血管并发症，舌多黯有瘀斑，舌下静脉青紫或怒张，血液流变学观察有瘀血存在，提出血瘀是糖尿病的一个重要病机，糖尿病微血管病变与瘀血证密切相关，有共同的病理基础，加用活血化瘀药能较好地改善患者糖、脂肪代谢和血液高黏状态及血管神经并发症症状。熊曼琪等经过多年临床实践，认为瘀热互结是2型糖尿病的病机特点。

5. **痰论**　王志学等从临床实践中总结出目前消渴病患者“三多”症状不典型，多形体肥胖，表现为肢体麻木疼痛，胸闷，头痛，半身不遂，女子月经块多，面色晦暗，舌体胖大，舌质紫黯或有瘀斑，苔滑腻等痰瘀互结症状，认为痰瘀互结是消渴病的主要病机之一，是糖尿病诸多并发症的主要原因。盛梅笑等对102例糖尿病患者进行观察，发现痰湿可见于该病的整个过程，随着慢性血管病变的出现，兼痰湿证者亦增多。

6. **毒邪论** 糖尿病以热毒、湿毒、浊毒、瘀毒为主。在1型或2型糖尿病的病情加重期，多表现为多饮、多食、多尿、燥热、多汗、大便干、舌红少津等一系列热毒内盛之象，或是肝郁化火而致，或是阴虚火旺所成。总之，表现为一派热毒内盛之象，治宜清热解毒。还有一类患者，热象不明显，但血糖显著升高，舌苔厚腻，或黄或白，形体偏胖，属湿毒、浊毒。

7. **阳虚论** 现代医家对阳虚之消作了初步探讨。王毅鄂研究发现，消渴病也有因素体阳虚，初起即同时兼有气虚或阳虚者，并认为此时的上燥渴、下尿频之证乃蒸腾水气所致。张弛在对糖尿病患者的病因分析中发现，不但有素体阴虚，也有素体阳虚、阴阳两虚者。其中素体阴虚、素体阴阳两虚者多见于2型糖尿病，而素体阳虚者多见于1型糖尿病。

四、糖尿病的中医诊疗

为了进一步发挥中医药在治疗糖尿病中的特色与优势，规范糖尿病的诊疗行为，促进糖尿病中医药临床疗效提升，在2007年发布的《糖尿病中医防治指南》的基础上，中华中医药学会糖尿病学会整合、优化以往中医糖尿病标准方面的研究成果，结合临床实际，制定了糖尿病的中医诊疗标准。确定了糖尿病中医名为“消渴病”，对糖尿病的中医定义、临床表现、处理原则、辨证施治、成药治疗、辅助疗法、病情监测等分别进行阐述。

(一)定义

消渴病是由体质因素加以饮食失节、情志失调、年高劳倦、外感邪毒或药石所伤等多种病因所致，是以多饮、多食、多尿、形体消瘦、

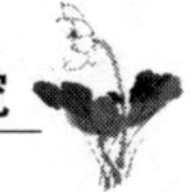

尿有甜味为典型症状的病证，相当于现代医学的糖尿病。

（二）临床表现

以多饮、多食、多尿及原因不明之消瘦等症状为主要临床表现。也有多饮、多食、多尿症状不明显，以肺痨、眩晕、胸痹心痛、水肿、中风、眼疾、疮痈等病症，或因烦渴、烦躁、神昏等病就诊，或无症状，体检时发现本病者。

（三）处理原则

1. 基础干预

（1）控制饮食：坚持做到控制总量、调整结构、吃序正确；素食为主、其他为辅、营养均衡；进餐时先喝汤、吃青菜，快饱时再吃些主食、肉类。在平衡膳食的基础上，根据患者体质的寒热虚实选择相应的食物：火热者，选用清凉类食物，如苦瓜、蒲公英、苦菜、苦杏仁等；虚寒者，选用温补类食物，如生姜、干姜、肉桂、花椒做调味品炖羊肉、牛肉等；阴虚者，选用养阴类食物，如黄瓜、西葫芦、丝瓜、百合、生菜等；大便干结者，选黑芝麻、菠菜、茄子、胡萝卜汁、白萝卜汁；胃脘满闷者，选凉拌苏叶、荷叶、陈皮丝；小便频数者，选核桃肉、山药、莲子；肥胖者，采用低热量、粗纤维的减肥食谱，常吃粗粮杂粮等有利于减肥的食物。针对糖尿病的不同并发症常需要不同的饮食调摄，如糖尿病神经源性膀胱患者晚餐后减少水分摄入量，睡前排空膀胱；合并皮肤瘙痒症、手足癣者，应控制烟酒、浓茶、辛辣、海鲜发物等刺激性饮食；合并脂代谢紊乱者，可用菊花、决明子、枸杞、山楂等药物泡水代茶饮。糖尿病患者可根据自身情况选用相应的饮食疗法及药膳进行自我保健。当出现并发症时，按并发症饮食原则进食。

（2）合理运动：坚持缓慢、适量的运动原则，应循序渐进、量力而行、动中有静、劳逸结合，将其纳入日常生活的规划中。青壮年患者或体质较好者可以选用比较剧烈的运动项目，中老年患者或体质较弱者可选用比较温和的运动项目，不适合户外锻炼者可练吐纳呼吸或打坐功；八段锦、太极拳、五禽戏等养身调

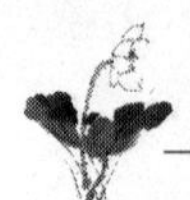

心的传统锻炼方式适宜大部分患者；有并发症的患者原则上避免剧烈运动。

(3)心理调摄：患者应正确认识和对待疾病，修身养性，陶冶性情，保持心情舒畅，配合医生进行合理的治疗和监测。

2. **辨证论治**　糖尿病多因禀赋异常、过食肥甘、多坐少动以及精神因素而成。病因复杂，变证多端。辨证当明确郁、热、虚、损等不同病程特点。本病初始多六郁相兼为病，宜辛开苦降，行气化痰。郁久化热，肝胃郁热者，宜开郁清胃；热盛者，宜苦酸制甜，根据肺热、肠热、胃热诸证辨证治之。燥热伤阴，壮火食气终致气血阴阳俱虚，则须益气养血，滋阴补阳润燥。脉损、络损诸证更宜及早、全程治络，应根据不同病情选用辛香疏络、辛润通络、活血通络诸法，有利于提高临床疗效。

(1)糖尿病期

1)郁

A. 中土(脾胃)壅滞证

症状：腹型肥胖，脘腹胀满，嗳气、矢气频频，得嗳气、矢气后胀满缓解，大便量多，舌质淡红，舌体胖大，苔白厚，脉滑。

治法：行气导滞。

方药：厚朴三物汤(《金匮要略》)加减。

厚朴、大黄、枳实。

加减：胸闷脘痞、痰涎量多，加半夏、陈皮、橘红；腹胀甚、大便秘结，加槟榔、二丑、莱菔子。

B. 肝郁气滞证

症状：情绪抑郁，喜太息，遇事易紧张，胁肋胀满，舌淡，苔薄白，脉弦。

治法：疏肝解郁。

方药：逍遥散(《太平惠民和剂局方》)加减。

柴胡、当归、白芍、白术、茯苓、薄荷、生姜。

加减：纳呆，加焦三仙；抑郁易怒，加丹皮、赤芍；眠差，加炒

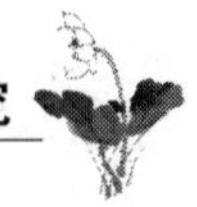

枣仁、五味子。

2)热

A. 肝胃郁热证

症状:脘腹痞满,胸胁胀闷,面色红赤,形体偏胖,腹部胀大,心烦易怒,口干口苦,大便干,小便色黄,舌质红,苔黄,脉弦数。

治法:开郁清热。

方药:大柴胡汤(《伤寒论》)加减。

柴胡、黄芩、半夏、枳实、白芍、大黄、生姜。

加减:舌苔厚腻,加化橘红、陈皮、茯苓;舌苔黄腻、脘痞,加五谷虫、红曲、生山楂;舌黯、舌底脉络瘀,加水蛭粉、桃仁。

B. 痰热互结证

症状:形体肥胖,腹部胀大,胸闷脘痞,口干口渴,喜冷饮,饮水量多,心烦口苦,大便干结,小便色黄,舌质红,舌体胖,苔黄腻,脉弦滑。

治法:清热化痰。

方药:小陷胸汤(《伤寒论》)加减。

黄连、半夏、全瓜蒌、枳实。

加减:口渴喜饮,加生牡蛎;腹部胀满,加炒莱菔子、槟榔;不寐或少寐,加竹茹、陈皮。

C. 肺胃热盛证

症状:口大渴,喜冷饮,饮水量多,易饥多食,汗出多,小便多,面色红赤,舌红,苔薄黄,脉洪大。

治法:清热泻火。

方药:白虎汤(《伤寒论》)加减或桑白皮汤(《古今医统》)合玉女煎(《景岳全书》)加减。

石膏、知母、生甘草、桑白皮、黄芩、天冬、麦冬、南沙参。

加减:心烦,加黄连;大便干结,加大黄;乏力、汗出多,加西洋参、乌梅、桑叶。

D. 胃肠实热证

症状：脘腹胀满，痞塞不适，大便秘结难行，口干口苦，或有口臭，口渴喜冷饮，饮水量多，多食易饥，舌红，苔黄，脉数有力，右关明显。

治法：清泄实热。

方药：大黄黄连泻心汤（《伤寒论》）加减或小承气汤（《伤寒论》）加减。

大黄、黄连、枳实、石膏、葛根、元明粉。

加减：口渴甚，加天花粉、生牡蛎；大便干结不行，加枳壳、厚朴，并加大大黄、元明粉用量；大便干结如球状，加当归、首乌、生地；口舌生疮、心胸烦热，或齿、鼻出血，加黄芩、黄柏、栀子、蒲公英。

E. 肠道湿热证

症状：脘腹痞满，大便黏腻不爽，或臭秽难闻，小便色黄，口干不渴，或有口臭，舌红，舌体胖大，或边有齿痕，苔黄腻，脉滑数。

治法：清利湿热。

方药：葛根芩连汤（《伤寒论》）加减。

葛根、黄连、黄芩、炙甘草。

加减：苔厚腐腻，去炙甘草，加苍术；纳食不香、脘腹胀闷、四肢沉重，加苍术、藿香、佩兰、炒薏苡仁；小便不畅，尿急、尿痛，加黄柏、桂枝、知母；湿热下注，肢体酸重，加秦皮、威灵仙、防己；湿热伤阴，加天花粉、生牡蛎。

F. 热毒炽盛证

症状：口渴引饮，心胸烦热，体生疥疮、痈、疽或皮肤瘙痒，便干溲黄，舌红，苔黄。

治法：清热解毒。

方药：三黄汤（《千金翼》）合五味消毒饮（《医宗金鉴》）加减。

黄连、黄芩、生大黄、银花、地丁、连翘、黄芩、栀子、鱼腥草。

加减：心中懊憹而烦、卧寐不安者，加淡豆豉、炒枣仁；皮肤瘙痒甚，加苦参、地肤子、白鲜皮；痈疽疮疖焮热红肿甚，加丹皮、赤芍、蒲公英。

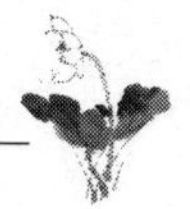

3)虚

A. 热盛伤津证

症状:口大渴,喜冷饮,饮水量多,汗多,乏力,易饥多食,尿频量多,口苦,溲赤便秘,舌干红,苔黄燥,脉洪大而虚。

治法:清热益气生津。

方药:白虎加人参汤(《伤寒论》)或消渴方(《丹溪心法》)加减。

石膏、知母、太子参、天花粉、生地、黄连、葛根、麦冬、藕汁。

加减:口干渴甚,加生牡蛎;便秘,加玄参、麦冬;热象重,加黄连、黄芩,太子参易为西洋参;大汗出,乏力甚,加浮小麦、乌梅、白芍。

B. 阴虚火旺证

症状:五心烦热,急躁易怒,口干口渴,时时汗出,少寐多梦,小便短赤,大便干,舌红赤,少苔,脉虚细数。

治法:滋阴降火。

方药:知柏地黄丸(《景岳全书》)加减。

知母、黄柏、生地、山萸肉、山药、丹皮。

加减:失眠甚,加夜交藤、炒枣仁;火热重,加黄连、乌梅;大便秘结,加玄参、当归。

C. 气阴两虚证

症状:消瘦,疲乏无力,易汗出,口干口苦,心悸失眠,舌红少津,苔薄白干或少苔,脉虚细数。

治法:益气养阴清热。

方药:生脉散(《医学启源》)合增液汤(《温病条辨》)加减。

人参、生地、五味子、麦冬、玄参。

加减:口苦、大汗、舌红脉数等热象较著,加黄连、黄柏;口干渴、舌干少苔等阴虚之象明显,加石斛、天花粉、生牡蛎;乏力、自汗等气虚症状明显,加黄芪。

D. 脾虚胃滞证

症状：心下痞满，呕恶纳呆，水谷不消，便溏，或肠鸣下利，干呕呃逆，舌淡胖苔腻，舌下络瘀，脉弦滑无力。

治法：辛开苦降，运脾理滞。

方药：半夏泻心汤（《伤寒论》）加减。

半夏、黄芩、黄连、党参、干姜、炙甘草。

加减：腹泻甚，易干姜为生姜；呕吐，加苏叶、苏梗、旋覆花等；便秘，加槟榔、枳实、大黄；瘀血内阻，加水蛭粉、生大黄。

E. 上热下寒证

症状：心烦口苦，胃脘灼热，或呕吐，下利，手足及下肢冷甚，舌红，苔根部腐腻，舌下络脉瘀闭。

治法：清上温下。

方药：乌梅丸（《伤寒论》）加减。

乌梅、黄连、黄柏、干姜、蜀椒、附子、当归、肉桂、党参。

加减：下寒甚，重用肉桂；上热明显，重用黄连、黄芩；虚象著，重用党参，加黄芪；瘀血内阻，加水蛭粉、桃仁、生大黄。

（2）糖尿病并发症期：肥胖与非肥胖日久均可导致肝肾阴虚或肾阴阳两虚，出现各种慢性并发症，严重者发生死亡。

1）损

A. 肝肾阴虚证：本证主要见于糖尿病合并视网膜病变。

症状：小便频数，浑浊如膏，视物模糊，腰膝酸软，眩晕耳鸣，五心烦热，低热颧红，口干咽燥，多梦遗精，皮肤干燥，雀目，或蚊蝇飞舞，或失明，皮肤瘙痒，舌红少苔，脉细数。

治法：滋补肝肾。

方药：杞菊地黄丸（《医级》）加减。

枸杞、菊花、熟地、山萸肉、山药、茯苓、丹皮、泽泻、女贞子、墨旱莲。

加减：视物模糊，加茺蔚子、桑椹子；头晕，加桑叶、天麻。

B. 脾肾阳虚证：本证主要见于糖尿病肾病。

症状：腰膝酸冷，夜尿频，畏寒身冷，小便清长或小便不利，

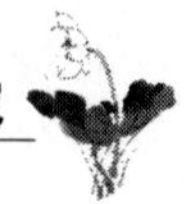

大便稀溏，或见浮肿，舌淡胖大，脉沉细。

治法：温补脾肾。

方药：附子理中丸(《伤寒论》)加减。

制附子、干姜、人参、炒白术、炙甘草。

加减：偏于肾阳虚，加肉桂；兼有肾阴虚，加知母、生地；肾阳虚水肿甚，加茯苓、泽泻，利水消肿；兼心阳虚衰欲脱，加山萸肉、肉桂，人参易为红参；水肿兼尿中大量泡沫，加金樱子、芡实。

C. 阴阳两虚证：本证主要见于糖尿病肾病、糖尿病合并周围神经病变等的后期。

症状：小便频数，夜尿增多，浑浊如脂如膏，甚至饮一溲一，五心烦热，口干咽燥，神疲，耳轮干枯，面色黧黑；腰膝酸软无力，畏寒肢凉，四肢欠温，阳痿，下肢浮肿，甚则全身皆肿，舌质淡，苔白而干，脉沉细无力。

治法：滋阴补阳。

方药：金匮肾气丸(《金匮要略》)加减。

制附子、桂枝、熟地、山萸肉、山药、泽泻、茯苓、丹皮。

加减：偏肾阳虚，选右归饮(《景岳全书》)加减；偏肾阴虚，选左归饮(《景岳全书》)加减。

2)兼证：除以上证候外，痰、湿、浊、瘀是本病常见的兼证，兼痰主要见于肥胖糖尿病患者，兼湿主要见于糖尿病胃肠病变，兼浊主要见于糖尿病血脂、血尿酸较高的患者，兼瘀主要见于糖尿病血管病变。

A. 兼痰

症状：嗜食肥甘，形体肥胖，呕恶眩晕，恶心口黏，头重嗜睡，食油腻则加重，舌体胖大，苔白厚腻，脉滑。

治法：行气化痰。

方药：二陈汤(《太平惠民和剂局方》)加减。

半夏、陈皮、茯苓、炙甘草、生姜、大枣。

B. 兼湿

症状：头重昏蒙，四肢沉重，遇阴雨天加重，倦怠嗜卧，脘腹胀满，食少纳呆，大便溏泄或黏滞不爽，小便不利，舌胖大，边齿痕，苔腻，脉弦滑。

治法：燥湿健脾。

方药：平胃散(《太平惠民和剂局方》)加减。

苍术、厚朴、陈皮、甘草、茯苓。

C. 兼浊

症状：腹部肥胖，实验室检查血脂或血尿酸升高，或伴脂肪肝，舌胖大，苔腐腻，脉滑。

治法：消膏降浊。

方药：红曲、五谷虫、生山楂、西红花、威灵仙。

D. 兼瘀

症状：肢体麻木或疼痛，胸闷刺痛，或中风偏瘫，语言謇涩，或眼底出血，或下肢紫黯，唇舌紫黯，舌有瘀斑或舌下青筋暴露，苔薄白，脉弦涩。

治法：活血化瘀。

方药：桃红四物汤(《医宗金鉴》)加减，以眼底或肾脏络脉病变为主者，宜抵当汤(《伤寒论》)加减。

桃仁、红花、川芎、当归、生地、白芍、酒大黄、水蛭。

3. 其他疗法

(1)中成药(见本章第6部分)：中成药的选用必须在辨证的基础上，根据不同证型选择合适的中成药，切忌盲目使用。

(2)针灸按摩

1)体针：患者进行针法治疗时器具要严格消毒。针法调节血糖的常用处方如下。

上消(肺热津伤)处方：肺俞、脾俞、胰俞、尺泽、曲池、廉泉、承浆、足三里、三阴交；配穴：烦渴、口干，加金津、玉液。

中消(胃热炽盛)处方：脾俞、胃俞、胰俞、足三里、三阴交、内庭、中脘、阴陵泉、曲池、合谷；配穴：大便秘结，加天枢、支沟。

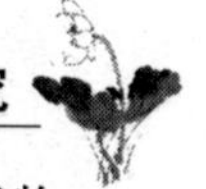

下消(肾阴亏虚)处方:肾俞、关元、三阴交、太溪;配穴:视物模糊,加太冲、光明。

阴阳两虚处方:气海、关元、肾俞、命门、三阴交、太溪、复溜。

2)耳针:耳针、耳穴贴压以内分泌、肾上腺等穴位为主。耳针疗法取穴:胰、内分泌、肾上腺、缘中、三焦、肾、神门、心、肝;配穴:偏上消者加肺、渴点,偏中消者加脾、胃,偏下消者加膀胱。

3)按摩:肥胖或超重患者可腹部按摩中脘、水分、气海、关元、天枢、水道等。点穴减肥常取合谷、内关、足三里、三阴交。也可推拿面颈部、胸背部、臀部、四肢等部位,用摩、揿、揉、按、捏、拿、合、分、轻拍等手法。

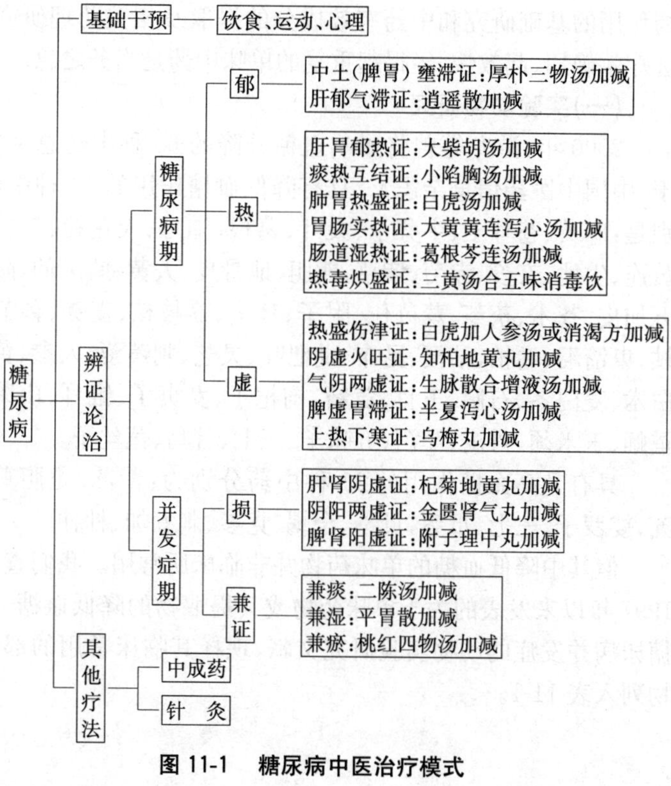

- 糖尿病
  - 基础干预 — 饮食、运动、心理
  - 辨证论治
    - 糖尿病期
      - 郁
        - 中土(脾胃)壅滞证:厚朴三物汤加减
        - 肝郁气滞证:逍遥散加减
      - 热
        - 肝胃郁热证:大柴胡汤加减
        - 痰热互结证:小陷胸汤加减
        - 肺胃热盛证:白虎汤加减
        - 胃肠实热证:大黄黄连泻心汤加减
        - 肠道湿热证:葛根芩连汤加减
        - 热毒炽盛证:三黄汤合五味消毒饮
      - 虚
        - 热盛伤津证:白虎加人参汤或消渴方加减
        - 阴虚火旺证:知柏地黄丸加减
        - 气阴两虚证:生脉散合增液汤加减
        - 脾虚胃滞证:半夏泻心汤加减
        - 上热下寒证:乌梅丸加减
    - 并发症期
      - 损
        - 肝肾阴虚证:杞菊地黄丸加减
        - 阴阳两虚证:金匮肾气丸加减
        - 脾肾阳虚证:附子理中丸加减
      - 兼证
        - 兼痰:二陈汤加减
        - 兼湿:平胃散加减
        - 兼瘀:桃红四物汤加减
  - 其他疗法
    - 中成药
    - 针 灸

图 11-1 糖尿病中医治疗模式

五、单味中药对血糖的影响及作用机制

尽管西药降糖的效果有目共睹，由于不断出现的不良事件也愈加受到关注，近年来的临床和实验研究证实单味中药治疗糖尿病疗效稳定，不良反应少，且可改善临床症状和有效防治并发症的发生进展，有着西药不可替代的作用。但中药降糖作用缓慢，力度较小；疗效虽好，但难于重复及推广。目前有关单味中药治疗糖尿病的基础研究尚少，虽揭示了一些可喜的苗头，但多为浅层次的低水平重复。故进一步运用现代科技手段加强方药作用的基础研究和中药有效成分的提取及相关药理研究，筛选疗效确切、起效快，经得起重复的单味中药是当务之急。

（一）实验动物研究

2000 年，游龙等曾将影响血糖升降的 65 种中药总结发表于《中国中医药信息杂志》。具有降低血糖作用的 54 种中药分别是：麻黄、苍耳子、牛蒡子、桑叶、葛根、知母、天花粉、夏枯草、黄连、生地、玄参、赤芍、紫草、熊胆、地骨皮、大黄、威灵仙、防己、五加皮、苍术、茯苓、薏苡仁、附子、乌头、荔枝核、麦芽、藕节、虎杖、鬼箭羽、卷柏、桔梗、昆布、枇杷叶、灵芝、刺蒺藜、人参、黄芪、白术、麦门冬、石斛、玉竹、黄精、枸杞子、女贞子、银耳、山茱萸、蚕蛹、玉米须、丹皮、泽泻、五味子、三七、首乌、菟丝子。

具有升高血糖作用的 11 种中药分别为：紫苏、龙胆草、秦艽、娑罗子、三七、瓜蒌、贝母、全蝎、党参、刺五加、杜仲。

但其中降低血糖的单味药物并非临床所常用。我们查阅了 1997 年以来发表的关于单味药物或其提取物的降低血糖、改善糖尿病并发症的动物实验研究文献，现择其临床常用的部分药物列入表 11-1。

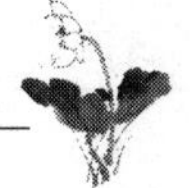

表 11-1　中药对血糖及并发症作用的动物实验研究

药名	制　　剂	动　　物	给药途径	血糖	并发症的研究	文献
白术	白术糖复合物	四氧嘧啶大鼠	皮下	↓↓		8
苍术	煎剂	STZ 大鼠	灌胃	(—)		9
蟾衣粉	粉剂	四氧嘧啶小鼠	灌胃	↓↓		10
川芎	川芎嗪	STZ 大鼠	灌胃	(—)	糖尿病视网膜病变	11
	川芎嗪	STZ 大鼠	灌胃	(—)	糖尿病肾病	12～14
大黄	加三七粉剂	四氧嘧啶小鼠	灌胃	↓		15
	大黄酸	STZ 大鼠	灌胃	↓↓	糖尿病肾病	16
	醇提取物	STZ 大鼠	灌胃	↓	糖尿病肾病	17
丹参	煎剂	STZ 大鼠	灌胃	(—)	糖尿病大血管病变	18
	煎剂	STZ 大鼠	灌胃		糖尿病肾病	19
	丹参酮	STZ 大鼠	肌注	(—)	糖尿病血管并发症	20
	丹参素	STZ 大鼠	静注		糖尿病血管并发症	21～22
	丹参注射液	STZ 大鼠	灌胃	(—)	糖尿病肾病	23
当归	当归多糖	STZ 大鼠	灌胃	↓↓		24
	当归多糖	四氧嘧啶小鼠	灌胃	↓↓		25
地骨皮	不同组分	四氧嘧啶小鼠	灌胃	↓↓		26～28
	水提取物	四氧嘧啶小鼠	灌胃	↓↓		29
	煎剂	四氧嘧啶小鼠	灌胃	↓↓		30
地黄	地黄寡糖	STZ 大鼠	灌胃	↓↓		31
	地黄寡糖	糖尿病孕鼠	灌胃	↓↓		32
蜂胶	水、醇提取液	四氧嘧啶大鼠	灌胃	↓↓	糖尿病肾病	33
	蜂胶软胶囊	STZ 小鼠	灌胃	↓↓		34
葛根	葛根素注射液	STZ 大鼠	腹腔	↓↓		35～40
	葛根素注射液	食物诱导 IR	腹腔	↓↓		41～42
	葛根素	STZ 大鼠	腹腔	(—)	糖尿病血管并发症	43
	葛根素	STZ 大鼠	腹腔	(—)	糖尿病肾病	44
鬼箭羽	煎剂	四氧嘧啶小鼠	灌胃	↓↓	糖尿病血管病变	45
黄精	黄精多糖	STZ 小鼠	灌胃	↓↓	糖尿病脑组织损伤	46
	黄精多糖	STZ 小鼠	灌胃	↓↓	糖尿病肾病	47～48
黄芪	黄芪多糖	食物诱发模型	灌胃	↓↓	糖尿病肾病	49～53
	黄芪多糖	NOD 小鼠	灌胃	↓↓	糖尿病肾病	54
	黄芪多糖	STZ 大鼠	灌胃	↓↓	糖尿病心、肾病变	55
	黄芪多糖	STZ 大鼠	灌胃	↓↓	糖尿病视网膜病变	56～57
	煎剂	STZ 大鼠	灌胃	↓↓	糖尿病肾病	58～59
	黄芪注射液	STZ 大鼠	灌胃	↓↓	糖尿病心、肾病	60
	野黄芪苷元	STZ 大鼠	灌胃	↓↓	糖尿病肾病	61
黄芩	黄芩苷	STZ 大鼠	灌胃	(—)	糖尿病肾病	62
姜黄	煎剂	STZ 大鼠	灌胃		糖尿病血管病变	63
绞股蓝	绞股蓝总皂苷	STZ 大鼠	灌胃		糖尿病脑损伤	64

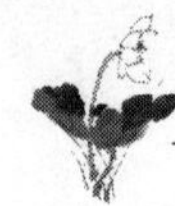

续表

药名	制剂	动物	给药途径	血糖	并发症的研究	文献
	绞股蓝总苷	STZ 大鼠	灌胃	(一)	糖尿病心肌损伤	65
	绞股蓝总苷	STZ 大鼠	灌胃	↓	糖尿病肾病	66
桔梗	桔梗醇提物	STZ 小鼠	灌胃	↓		67
苦瓜	苦瓜醇提物	STZ 大鼠	灌胃	↓↓		68
	苦瓜皂苷	四氧嘧啶大鼠	灌胃	↓↓		69
	苦瓜多糖	STZ 小鼠	灌胃	↓↓		70
	苦瓜绞汁	四氧嘧啶家兔	灌胃	↓↓	糖尿病肝、肾损伤	71
荔核	荔核提取液	四氧嘧啶小鼠	灌胃	↓↓		72
	荔核水提物	STZ 大鼠	灌胃	↓↓		73
麦冬	麦冬多糖	四氧嘧啶小鼠	灌胃	↓↓		74
人参	二醇组皂苷	STZ 大鼠	灌胃	↓↓		75
	人参果皂苷	四氧嘧啶大鼠	灌胃	↓↓		76
	人参糖肽	STZ 大鼠	腹腔		糖尿病血管病变	77
	人参皂苷	STZ 大鼠	灌胃		糖尿病膈肌损伤	78
肉桂	煎剂	STZ 大鼠	灌胃	↓↓		79
	肉桂挥发油	四氧嘧啶小鼠	灌胃	↓↓	糖尿病周围神经病变	80
桑白皮	水醇提取物	STZ 大鼠	灌胃	↓↓		81
	桑白皮提取物	四氧嘧啶大鼠	灌胃	↓↓		82
桑叶	桑叶提取物	STZ 大鼠	灌胃	↓↓		83
	多糖肽复合物	STZ 小鼠	灌胃	↓↓		84～86
山药	煎剂	四氧嘧啶小鼠	灌胃	↓↓	糖尿病心、肾病变	87
	山药多糖	四氧嘧啶小鼠	灌胃	↓↓	糖尿病肾、血管病变	88
山茱萸	煎剂	四氧嘧啶小鼠	灌胃			89
	环烯醚萜总苷	STZ 大鼠	灌胃			90
	醇提物	STZ 大鼠	灌胃	↓	糖尿病肾病	91
石斛	石斛多糖	四氧嘧啶小鼠	灌胃	↓↓	糖尿病视网膜病变	92
水蛭	水蛭粉	STZ 大鼠	喂养			93
	水蛭粉	STZ 大鼠	喂养			94
五味子	五味子油	四氧嘧啶小鼠	灌胃	↓↓		95
	提取物	四氧嘧啶小鼠	灌胃	↓↓		96
仙鹤草	煎剂浸膏	四氧嘧啶小鼠	灌胃	↓↓		97～99
	仙鹤草颗粒	STZ 小鼠	静注	↓↓		100～102
血竭	超临界提取物	四氧嘧啶小鼠	灌胃	↓↓		103
	粉剂	四氧嘧啶大鼠	灌胃	↓↓		104
	乳剂	四氧嘧啶小鼠	灌胃	↓↓		105～107
玉米须	玉米须总皂苷	STZ 大鼠	灌胃	↓↓		108～109
玉竹	玉竹多糖	STZ 大鼠	灌胃	↓↓		110
	玉竹多糖	四氧嘧啶小鼠	灌胃	↓↓		111
	玉竹提取物 A	STZ 小鼠	腹腔	↓↓		112

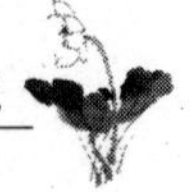

续表

药名	制　剂	动　物	给药途径	血糖	并发症的研究	文献
泽泻	提取物	四氧嘧啶小鼠	灌胃	↓↓		113
知母	知母皂苷	四氧嘧啶小鼠	灌胃	↓↓		114
	知母多糖	四氧嘧啶家兔	灌胃	↓↓		115
	各组分提取物	多种动物模型	灌胃	↓↓		116
栀子	煎剂	四氧嘧啶小鼠	灌胃	↓↓		117
黄连	黄连素	IR 大鼠	灌胃	↓↓		118
	黄连素	IR 大鼠	灌胃	↓↓		119
蚕	蚕蛹粉	四氧嘧啶小鼠	灌胃	↓↓		120
蚂蚁	蚕茧	四氧嘧啶小鼠	灌胃	↓↓		121～122
	拟黑多刺蚁粉末	四氧嘧啶小鼠	灌胃	↓↓		
文蛤	混悬液	高脂血症大鼠	灌胃	(－)	高脂血症	123
泥鳅	水煎液	四氧嘧啶小鼠	灌胃	↓↓	高脂血症	124
	泥鳅多糖	STZ 小鼠	灌胃	↓↓	高脂血症	125
翻白草		四氧嘧啶小鼠	灌胃		高脂血症	125
银杏叶	提取物	四氧嘧啶小鼠	灌胃	↓↓		126
	类黄酮	STZ 大鼠	灌胃	↓↓		127

(二)降血糖活性成分研究

1. 植物多糖类成分研究　从人参中分离到 21 种人参多糖，其中 Panaxan A 降糖活性最高，从人参根中分离纯化出一种小分子均一多糖；从知母根茎中分离到 4 种知母多糖，东苍术中分离到 3 种多糖，实验表明具有不同程度的降糖作用。山药多糖、黄芪多糖、麦冬多糖、瓜蒌多糖、冬虫夏草多糖、枸杞多糖、南瓜多糖、地黄多糖等也显示了其降糖活性。

2. 苷类成分研究　黄精螺（留）烷醇苷、三七皂苷、野葛糖苷、人参皂苷、苦瓜皂苷、夏枯草三萜皂苷等。

3. 具有抑制醛糖还原酶的成分　从苏木甲醇提取物分得的苏木查耳酮、从半夏块茎分得治疗糖尿病并发症的黄酮苷、黄芩苷和黄连素可抑制醛糖还原酶。

4. 具有抑制蛋白质非酶糖基化作用的成分　葛根、柴胡、地黄、人参的醇提物对人血清白蛋白非酶糖基化有明显的抑制作用，对晶状体蛋白的非酶糖基化也有明显的抑制作用。

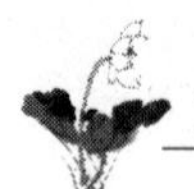

5. 具有改善血液流变性的降糖成分 月见草油乳静脉滴注，空腹血糖下降显著，血清胆固醇和甘油三酯下降，HDL-C 上升，对全血黏度、血浆黏度、纤维蛋白原均有极显著下降，有望用于治疗糖尿病伴高脂血症患者。小檗碱不仅有显著的降血糖作用，而且对糖尿病患者伴有的合并症高血压、高血脂、血栓形成等有很好的防治作用。

6. 提高胰岛素受体敏感性的成分 玉竹甲醇提取物和番石榴叶中的黄酮苷主要是通过提高胰岛素敏感性而达到降血糖作用的。

7. 具有降血糖作用的植物成分 从中药植物中发现的降糖成分有萜类、胰岛素、肽和氨基酸类、黄酮类、多糖类、硫醚类、生物碱类、香豆精类和不饱和脂肪酸类等。

(三)机制研究

单味中药是复方组合的基本要素，且每味药具有多种组合，相互呈现协同效果，它通过不同的途径和靶点在糖尿病综合治疗上发挥疗效。单味中药的作用机制报道众多，基本达成共识的有如下几点。

1. 保护胰岛 B 细胞，促进胰岛素分泌 人参中人参多糖和南瓜多糖对胰岛素释放有促进作用，人参皂苷既能抑制四氧嘧啶对动物胰岛 B 细胞的破坏，又能促进残存胰岛 B 细胞的分泌功能，而且停药后仍能维持降血糖作用 1～2 周；黄连、黄柏、三颗针等植物含有的小檗碱有显著的降糖作用，能促进血清胰岛素水平升高和胰岛 B 细胞的修复；苦瓜素降糖缓慢持久，可刺激胰岛 B 细胞释放胰岛素；鬼箭羽也可促进胰岛 B 细胞释放胰岛素；冬虫夏草通过促进胰岛素分泌而降低血糖，临床加用百令胶囊要优于不给百令胶囊的磺酰脲类降糖药组；夏枯草能修复胰岛 B 细胞，使胰岛素分泌正常。

2. 拮抗胰高血糖素，抑制糖原分解，促进糖原合成 汉防己降血糖机制之一就是降低血浆胰高血糖素浓度；肾上腺素能促进肝糖原的分解而使血糖升高，人参、刺五加、黄连、黄柏、地黄、桑叶、桑皮、夏枯草、玉米须、高山红景天、麦冬等皆对抗肾上腺素，降低由肾上腺素引起的动物血糖升高；人参茎叶含有的多糖能明显降低四氧嘧啶模型小鼠高血糖；三七中的三七皂苷可促进糖尿病小鼠肝糖原合成，降糖效果随着连续给药而增强；夏枯草醇提取物可增加肝糖原的合成；女贞子能明显增加糖尿病小鼠肝糖原含量而降低血糖。

3. **抑制糖原异生，促进外周组织对葡萄糖的利用，增加葡萄糖的分解**　黄连、黄柏中的小檗碱能抑制糖原异生，促进外组织对葡萄糖的酵解，使血糖降低；宁夏枸杞醇提取物及地骨皮可使糖尿病大鼠显著持久地降糖，其根中胍衍生物有类似苯乙双胍提高周围组织对葡萄糖利用率的作用；荔枝核制成的浸膏能有效治疗非胰岛素依赖型糖尿病。

4. **增强胰岛素受体敏感性，增加胰岛素受体数目**　大黄、黄连可提高胰岛素受体结合力，改善胰岛素抵抗；番石榴中的黄酮能促进胰岛素与受体结合，提高组织对葡萄糖的利用；玉竹可通过增强胰岛素敏感性而达到降糖目的。

5. **降低血脂，改善血液流变性**　黄连能减低血清胆固醇，它和大黄可同时减低四氧嘧啶模型小鼠血清甘油三酯和胆固醇，而大黄本有活血化瘀的作用，可改善血液流变性，茶叶多糖除了能降血糖，还能降低血清中的甘油三酯和胆固醇；大蒜素可明显降低四氧嘧啶模型小鼠升高的血小板数和胆固醇含量；山萸肉能降糖，也能抑制血小板的凝集。

6. **清除自由基**　某些含黄酮类中药如卷柏、番石榴有清除自由基，抑制脂质过氧化反应作用，刺五加注射液有显著减少过氧化脂质的作用；黄连可升高超氧化物歧化酶活性；绞股蓝不仅有降糖降脂作用，还能提高机体歧化酶活性而起抗氧化作用。

7. **抑制醛糖还原酶活性，抑制蛋白质的非酶糖基化**　黄连中的小檗碱和黄芩苷均为醛糖还原酶抑制剂；槐米中的槲皮素和大蓟中的水飞蓟宾则为较强的醛糖还原酶抑制剂，此外还有甘草、丹参、黄芪、龙胆草等。

由此可见，中药的作用是通过不同途径、不同靶点调节血糖、防治慢性并发症的；单味药尚且如此，以单味药依据中医药理论所组成的复方中药更能体现中药多途径、多靶点的综合作用，在此不再赘述。

六、治疗糖尿病的中成药

截止到 2007 年 12 月，我们查询的国家食品药品监督管理局审批颁布的治疗糖尿病中成药共计 35 个品种，若将成分和功能主治相同，而剂型不一的药物合并后，尚有 28 种。涉及丸剂、胶囊、口服液、颗粒剂、片剂、注射液 6 种剂型。其中仅 1 种是从中药材中提取的有效成分，2 种为中西药并用，其余均为中药复方。经药理研究和临床试验证明：这些中药均具有降低血糖和(或)改善脂质代谢等作用。临床用于轻、中度 2 型糖尿病，证属气阴两虚、气虚内热、气阴两虚夹瘀、脾气不足、肾阳亏虚等，其组方均较好体现了中医辨证论治之长处，并兼顾了益气、养阴、补肾、健脾、清热、活血化瘀等整体观念。详见表 11-2。

表 11-2　治疗糖尿病的中成药及其组成、批准文号

药　名	药物组成	功能主治	批准文号
渴乐宁胶囊	黄芪、黄精（酒炙）、地黄、太子参、天花粉	益气、养阴、生津。适用于气阴两虚型消渴病，症见：口渴多饮、五心烦热、乏力多汗、心慌气短等	国药准字 Z10930007
渴乐宁颗粒	黄芪、黄精（酒制）、地黄、太子参、天花粉	益气、养阴、生津。适用于气阴两虚型消渴病。症见：口渴多饮、五心烦热、乏力多汗、心慌气短等	国药准字 Z20010057

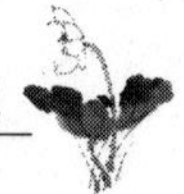

续表

药　名	药物组成	功能主治	批准文号
六味地黄软胶囊	熟地黄、山茱萸(制)、牡丹皮、茯苓、山药、泽泻	滋阴补肾。用于肾阴亏损，头晕耳鸣，腰膝酸软，骨蒸潮热，盗汗遗精，消渴	国药准字 Z20003012 Z22024745 Z20003121 Z11021171
六味地黄颗粒	熟地黄、山茱萸(制)、牡丹皮、茯苓、山药、泽泻	滋阴补肾。用于肾阴亏损，头晕耳鸣，腰膝酸软，骨蒸潮热，盗汗遗精，消渴	国药准字 Z10910030
六味地黄丸	熟地黄、山茱萸(制)、牡丹皮、茯苓、山药、泽泻	滋阴补肾。用于肾阴亏损，头晕耳鸣，腰膝酸软，骨蒸潮热，盗汗遗精，消渴	国药准字(略)
六味地黄口服液	熟地黄、山茱萸(制)、牡丹皮、茯苓、山药、泽泻	滋阴补肾。用于肾阴亏损，头晕耳鸣，腰膝酸软，骨蒸潮热，盗汗遗精，消渴	国药准字 Z10910019 Z10900028 Z10900014
桂附地黄胶囊	肉桂、熟地黄、附子(制)、山茱萸、牡丹皮、茯苓、山药、泽泻	温补肾阳。用于肾阳不足，腰膝酸冷，肢体浮肿，小便不利或反多，痰饮喘咳，消渴	国药准字 Z20033186 Z10970078
参芪降糖颗粒	人参茎叶皂苷、五味子、黄芪、山药、地黄、枸杞子等	益气养阴、滋脾补肾。主治消渴症，用于2型糖尿病	国药准字 Z10950075
参芪降糖胶囊	人参茎叶皂苷、五味子、黄芪、山药、地黄、覆盆子、麦冬、茯苓、天花粉、泽泻、枸杞子	益气养阴、滋脾补肾。主治消渴症，用于2型糖尿病	国药准字 Z10980085 Z10970002
芪蛭降糖胶囊	黄芪、生地、黄精、水蛭	益气养阴、活血化瘀。用于2型糖尿病，证属气阴两虚兼瘀者，症见：口渴多饮，多尿易饥，体瘦乏力，自汗盗汗，面色晦暗，肢体麻木，舌黯有瘀斑等	国药准字 Z10950116
益津降糖口服液	人参、白术、茯苓、仙人掌	健脾益气，生津止渴，适用于气阴两虚型消渴病，症见：乏力自汗，口渴喜饮，多尿，多食善饥，舌苔花剥、少津，脉细少力，用于2型糖尿病	国药准字 Z21022143 Z10930037

续表

药　名	药物组成	功能主治	批准文号
金芪降糖片	金银花、黄芪、黄连等	清热益气。主治气虚兼内热之消渴病，症见口渴喜饮，易饥多食，气短乏力等，用于轻、中型2型糖尿病	国药准字 Z10920027
金芪降糖胶囊	金银花、黄芪、黄连等	清热益气。主治气虚兼内热之消渴病，症见口渴喜饮，易饥多食，气短乏力等，用于轻、中型2型糖尿病	国药准字 Z19980093 Z19991095 Z20000079
人参糖肽注射液	人参糖肽	补气、生津、止渴。用于气阴两虚型轻、中度2型糖尿病，症见：气短懒言，倦怠乏力，自汗盗汗，口渴喜饮，五心烦热	国药准字 Z20010043
金芪降糖颗粒	金银花、黄芪、黄连等	清热益气。主治气虚兼内热之消渴病，症见：口渴喜饮，易饥多食，气短乏力等，用于轻、中型2型糖尿病	国药准字 Z19991089 Z19991096
消渴安胶囊	黄芪、葛根、麦冬、水蛭	具有益气养阴化瘀，通络之功效	国药准字 Z19991067
消渴丸	葛根、地黄、黄芪、天花粉、玉米须、五味子、山药、格列本脲	滋肾养阴，益气生津。用于多饮，多尿，多食，消瘦，体倦无力，眠差腰痛，尿糖及血糖升高之气阴两虚型消渴症	国药准字 Z44020045
消糖灵胶囊（消渴平胶囊）	黄芪、天花粉、白芍、丹参、沙苑子、枸杞子、知母、杜仲、五味子、黄连、人参、优降糖	益气养阴，清热泻火，益肾缩尿的功能。用于糖尿病	国药准字 Z21021325 Z37020977 Z43020188
糖尿乐胶囊	地黄、当归、柏子仁（霜）、酸枣仁（炒）、天冬、麦冬、五味子、大枣、人参、茯苓、丹参、远志、玄参、甘草、南蛇藤果、桔梗、琥珀、龙骨	育阴养血、补心安神。用于心血不足、怔忡健忘，心悸失眠，虚烦不安	国药准字 Z22025786 Z44021040 Z44023787 Z23022065 Z23020240 Z10983076 Z22021389

续表

药 名	药物组成	功能主治	批准文号
糖尿灵片	天花粉、葛根、生地黄、麦冬、五味子、甘草、糯米(炒黄)、南瓜粉	养阴滋肾,生津止渴,清热除烦,降低尿糖。用于轻中型糖尿病	国药准字 Z20033103 Z20013034 Z14020593 Z20013056 Z20003107
糖脉康颗粒	黄芪、地黄等	养阴清热,活血化瘀,益气固肾。用于气阴两虚血瘀所致的口渴喜饮,倦怠乏力,气短懒言,自汗,盗汗,五心烦热,胸中闷痛,肢体麻木或刺痛,便秘,2 型糖尿病及并发症见上述症状者	国药准字 Z10970026
养阴降糖片	黄芪、党参、葛根、枸杞子、玄参、玉竹、地黄、知母、牡丹皮、川芎、虎杖、五味子	养阴益气,清热活血。用于糖尿病	国药准字 Z20033127 Z62020216 Z33020044 Z41022239 Z20003375 Z43021036
十味玉泉胶囊	麦冬、人参、天花粉、黄芪、地黄、五味子、甘草、乌梅、茯苓	益气养阴,清热生津。用于气阴两虚之消渴病。症见:气短乏力,口渴喜饮,易饥烦热。可作为 2 型糖尿病的辅助治疗药	国药准字 Z20020091 Z10950039
玉泉丸	葛根、天花粉、地黄、麦冬、五味子、甘草	养阴生津,止渴除烦,益气和中。用于治疗因胰岛功能减退而引起的脂质代谢、碳水化合物代谢紊乱,血糖升高之糖尿病,肺胃肾阴亏损,热病后期	国药准字 Z51021085
降糖甲片	黄芪、黄精(酒炙)、地黄、太子参、天花粉	补气益气,养阴生津。用于气阴两虚型消渴症(2 型糖尿病)	国药准字 Z33020776 Z11020266 Z11020255 Z22025504

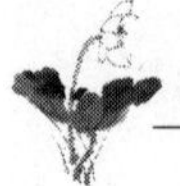

续表

药名	药物组成	功能主治	批准文号
降糖胶囊	人参、知母、三颗针、干姜、五味子、人参茎叶皂苷	清热生津，滋阴润燥。用于消渴症，多饮，多尿，多食，消瘦，体倦无力及全身综合征	国药准字 Z22022668 Z22020685 Z22020925 Z22026077 Z22021243 Z22026317 Z22021296 Z22023135
降糖舒胶囊	人参、枸杞子、黄芪、刺五加、黄精、益智仁、牡蛎、地黄、熟地黄、葛根、丹参、荔枝核、知母、生石膏、芡实、山药、玄参、五味子、麦冬、乌药、天花粉、枳壳	滋阴补肾，生津止渴。用于糖尿病及糖尿病引起的全身综合征	国药准字 Z22026057
山药参芪丸	广山药、西洋参、黄芪、天花粉、玉竹、地黄、北沙参、知母、山茱萸、麦冬、芒果叶、红花、丹参、荔枝核、番石榴叶、鸡内金、薄荷脑	益气养阴，生津止渴。用于消渴病，症见口干、多饮，精神不振，乏力属气阴两虚者	国药准字 Z20026785
玉兰降糖胶囊	黄芩、桑叶、牛蒡子、蓝花参、半枝莲、假万寿竹根、青葙子	清热养阴，生津止渴。用于阴虚内热所致的消渴病，2型糖尿病及并发症的改善	国药准字 Z20025122
糖乐胶囊	枸杞子、山药、沙棘、麦芽、山楂等	适用于气阴两虚所致消渴及2型糖尿病	国药准字 Z20025227
通脉降糖胶囊	太子参、丹参、黄连、黄芪、绞股蓝、山药、苍术、玄参、水蛭、冬葵果、葛根、淀粉	益气养阴，清热活血。用于气阴两虚，脉络瘀阻所致的消渴病。症见：神疲乏力，肢麻疼痛，头晕耳鸣，自汗等	国药准字 Z20025125 Z20026853
地骨降糖胶囊	郁金、地骨皮、紫苏子、龟甲(制)、地龙、水蛭、冬虫夏草	滋阴润燥，化瘀通络。用于阴虚血瘀所引起的消渴、2型糖尿病患者	国药准字 Z20026346
降糖宁胶囊	人参、山药、生石膏、知母、黄芪、天花粉、茯苓、麦冬、生地黄、地骨皮、玉米须、山茱萸、甘草		国药准字 Z20063480 Z19993087 Z20054015

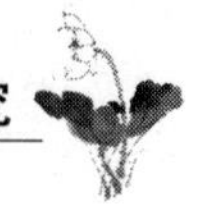

续表

药　　名	药物组成	功能主治	批准文号
人知降糖胶囊	知母、人参、黄柏、天花粉、生地黄、玄参、麦冬、黄芪、地骨皮、北沙参、石斛、玉竹、五味子、女贞子、枸杞子、山药、鸡内金、葛根	益气养阴，清热生津。用于缓解以下症状：倦怠乏力，气短懒言，口干口渴，五心烦热，自汗盗汗，多食易饥，便秘溲赤，心悸失眠，腰酸不适等。用于2型糖尿病属气阴两虚兼燥热伤津证的辅助治疗	国药准字 Z20060160
消渴降糖胶囊	番石榴叶经加工制成的胶囊	生津止渴，甘平养胃，涩敛固阴。用于多饮，多尿，多食，消瘦，体倦无力，尿糖及血糖升高之消渴症；轻度及中度成年糖尿病	国药准字 Z20064019 Z20053209 Z45021141

七、中药的副作用及其禁忌证

中药不是绝对安全的，也有副作用，服用时应详细阅读说明书。常见的有以下几种情况。

1. 中西药合用的药物如“消渴丸”，其中有西药格列本脲(优降糖)成分，约10粒消渴丸中就有1片(2.5mg)优降糖，若使用不当，可能会发生低血糖，老年患者和肾功能不全者应当慎用。

2. 有肝肾功能损害的患者应避免使用对肝肾功能有害的中成药。

3. 临床辨证错误可引发诸多副作用。

4. 对个别中成药中的某种药物过敏者禁用，如虫类药物、花粉类药物等。

5. 脾胃虚寒者禁用苦寒类药物或以苦寒药为主的中成药。

6. 因某些中药具有堕胎、致畸作用，妊娠期妇女不宜服用。

八、临床应用的注意事项

1. 凡药三分“毒”，此“毒”泛指药物的偏性，也就是寒热温凉之药性，所以不主张长期大量服用一种药物。

2. 复方中成药的选择是依据临床证候来定的，而证候又受到不同个体的体质、不同的病程阶段、不同的季节、不同的地域环境、不同的饮食习惯等影响，具有动态变化的特点，因此临床应用时要充分考虑以上不同，结合病情，合理对证选择，不能一成不变，也不能随意更改。

3. 同病异治是中医治病的特色治则之一，某种药物他人用之有效，便拿来服用，若对证也有效，若不对证则无效，还可能产生诸多不良反应而加重病情，甚至脏器的毒性作用，造成严重后果，所以不能人云亦云，应在医生指导下使用。

4. 不要盲目购买和使用没有国家食品药品监督管理局正式批准的保健品和药品，有正式批准文号的相关中药保健品或药品中，其降血糖的作用往往较弱。但由于利益驱使，市场上经常有打着中医药的幌子，出售所谓的纯中药保健品或药品，我院药学部曾对 3 种“纯中药”降糖药做了药物分析及鉴定，发现其中含有 2 种甚或 3 种降糖西药，病人在不知情的情况下服用，极易造成严重低血糖而危及生命。

5. 有过敏体质的病人，尽量避免对有“保密处方”中成药的使用，因其中成分不公开，可能会引发过敏或加重病情。

6. 不建议在出现酮症酸中毒、高渗性昏迷时使用中药降糖。

7. 当空腹血糖持续高于 11.1mol/L 时，不建议单独服用纯中药制剂。

（李　怡　乔琳琳）

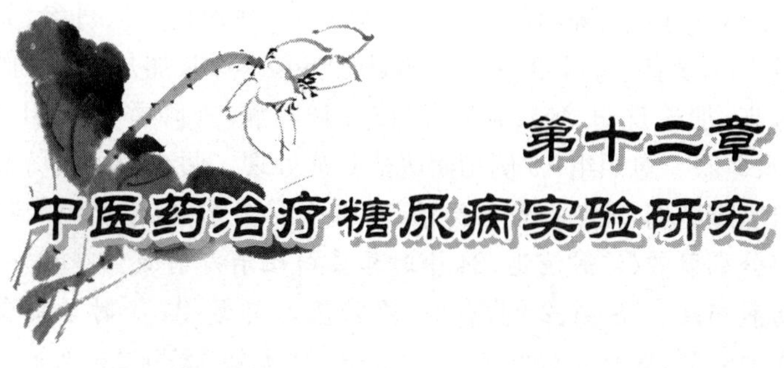

第十二章 中医药治疗糖尿病实验研究

1. **降糖一号方的实验研究** 以赵锡武老中医治疗糖尿病的有效方剂(熟地、生地、党参、菟丝子、黄芪各30g,麦冬、天冬、山萸肉、元参、茯苓、泽泻各12g,当归9g)常规煎煮,过滤达50ml,每毫升含生药4.62g。以四氧嘧啶造成小白鼠实验性高血糖,分组用上药灌胃进行对照观察。结果表明,降糖一号方对中度实验性高血糖有明显的降糖作用,但其作用不及胰岛素强。由于成年发病型糖尿病一般对胰岛素不敏感,故该方有其实用价值。[薄家璐等.山西医药杂志.1980,9(5):1]

2. **降糖宁治疗糖尿病的临床及实验观察** 方药:黄芪、麦冬、天花粉、熟地、地骨皮、生山药、生石膏、人参、知母、玉米须等。成人4~6粒(每粒0.5g,相当于原生药1.5g),每日3次,餐前1小时温开水送服,共治疗非胰岛素依赖型本病患者227例。1个月为1个疗程,疗程间隔1周,经治2个疗程。结果:显效(空腹血糖稳定在7.23mmol/L以下,尿糖阴性,临床症消失,营养及体力基本恢复正常)76例,有效[空腹血糖降至8.35mmol/L以下,尿糖(±),症状减轻]81例,无效70例,有效率69.2%。药理实验结果表明,降糖宁组家兔给药后0.5小时和3小时的降糖效果优于玉泉丸组($P<0.01$)。[刘芳森等.中医研究.1991,4(1):16~18]

3. **糖尿病肾病用补肾活血法治疗的临床和实验研究** 治疗组40例,方药:黑附块、山萸肉、茯苓、山药、当归、首乌、枸杞

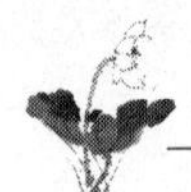

子、赤小豆、猪苓、陈葫芦各9g，炮姜4.5g，熟地、党参、丹参、芡实各12g，黄芪、益母草各20g，五味子6g。鼻衄，加丹皮9g；血压偏高，加珍珠母30g、青葙子12g；胸闷痛，加降香3g。日1剂，水煎服。对照组40例用西医药对症处理。两组均用胰岛素或口服降糖剂，控制饮食。经治3～6个月。结果：治疗组与对照组分别显效（浮肿消退，24小时尿蛋白比治疗前减少＞50%，肾功能稍改善）8例、2例，有效（浮肿基本消退，24小时尿蛋白减少＜50%，肾功能稍改善）20例、10例，无效12例、26，死亡0例、2例，总有效率为70%、30%。两组有显著差异（$P<0.01$）。［屠伯言．上海中医药杂志．1991(1)：1～4］

4. 降糖煎治疗2型糖尿病的临床与实验研究　治疗组303例，方药：僵蚕130g，郁金、鸡内金各120g，沉香60g，西洋参、黄连、川芎各150g，茯苓、山萸肉、当归、丹皮各200g，花粉350g，黄芪900g，生地500g，鬼箭羽300g，粉碎，装热封型滤纸袋，每袋含生药40g，1～4袋，水煎300～400ml，分4～8次口服。对照组103例，用优降糖2.5～5mg，每日1～3次，口服。均2个月为1个疗程。结果：两组分别治愈157例、48例，有效131例、46例，无效15例、9例，总有效率95%、91.3%。空腹血糖、尿糖两组治疗前后自身及尿糖两组治疗后比较均有显著性差异（$P<0.01$、0.05）。13项症状（除易感冒外）改善治疗组均优于对照组（$P<0.01$、0.05）。动物实验表明，降糖煎对化学性糖尿病小鼠有显著降糖作用（$P<0.05$）。［周潮等．光明中医．1996，11(6)：51～54］

5. 加味白虎人参汤治疗胃热型糖尿病的临床与实验研究　单纯组、混合组（为用优降糖2.5mg或5mg，每日3次，服1个月以上不显效者）各64例，均用方药：生石膏、忍冬藤各30g，北沙参、生地各20g，知母、玄参各15g，玉竹、苍术各10g，黄柏6g，共焙干研极细末，水泛为丸，山楂粉炭末包衣，6g，每日3次，口服，30日为1个疗程。结果：两组共近期治愈39例，显效16

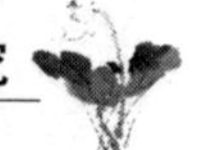

例，有效56例，无效17例，总有效率为86.72%。其中单纯组有效率为87.50%，混合组为84.38%，两组治疗前后自身比较均有非常显著性差异（$P<0.001$），两组比较无显著性差异（$P>0.05$）。动物实验表明，加味白虎人参汤对造型大鼠有明显降糖作用（$P<0.01$）。[吴仕九等．河南中医．1994，14(5)：266～265]

6. 加味桃核承气汤治疗2型糖尿病的临床和实验研究 治疗组106例，方药：大黄、桂枝各6～12g，桃仁9～12g，玄明粉、甘草各3～6g，玄参、生（熟）地黄各12～15g，麦冬12g，黄芪30～45g。日1剂，水煎分2～3次于餐后2小时服。病情轻者用加味桃核承气汤制成片剂，8片，每日3次，口服。大便每日1～2次为宜。便秘重者，大黄、玄明粉后下，或片剂加至12～15片；大便正常或次数多者，大黄同煎，去玄明粉，或片剂减为5～8片。对照组用优降糖治疗。均治疗60日。结果：治疗组总有效率为79%，与西药对照优降糖组疗效相当；但降糖幅度和临床主要症状的改善方面均优于对照组。动物实验表明，加味桃核承气汤能降低糖尿病及正常大鼠的空腹血糖浓度，促进β细胞分泌内源性胰岛素，抑制胰及胰外组织分泌胰高血糖素，对胰岛内分泌细胞有一定的修复功能及增加β细胞的分泌颗粒，刺激肝糖原的合成，抑制肝糖原分解。[熊曼淇等．中国中西医结合杂志．1992，12(2)：74～76]

7. 消渴降糖片治疗糖尿病临床及实验研究 消渴降糖片（黄精、甜菊、蔗鸡、桑椹、天花粉、怀山药及红参等药）6片，每日3次，治疗30例，总有效率为70%。有效病例多数治疗1周后开始见效。随着疗程的延长，疗效可保持稳定，停药后血糖仍然回升，故需长期治疗。血糖在250mg%以下者疗效较好。动物实验证明，消渴降糖片对四氧嘧啶小鼠高血糖病理模型有明显降血糖作用。[雷德培．中成药．1988(11)：23～24]

8. 金芪降糖片治疗气阴两虚火旺型糖尿病临床及实验研

究 治疗组40例用金芪降糖片(金银花、生黄芪、黄连等);对照组20例,用玉泉片。均每片相当生药1g,7片,每日3次,口服,2个月为1个疗程。结果:治疗组血糖、胆固醇、红细胞乙酸胆碱酸酶、血红蛋白等均下降($P<0.001$、0.01和0.05),红细胞超氧化物歧化酶显著升高($P<0.001$);对照组仅胆固醇和血红蛋白下降($P<0.05$)。治疗组对主要临床症状的改善率均优于对照组。动物实验表明,金芪降糖片有明显降低血糖的作用。[梁晓春.中国中西医结合杂志.1993,13(10):587~590]

9. 黄连素治疗2型糖尿病60例疗效观察及实验研究 采用自身对照法。首先单纯饮食疗法1个月以上,如疗效不明显加用黄连素0.3~0.5g,每日3次,口服。每次服量可根据三餐前血糖水平定期适当调整。空腹血糖<8.33(毫克分子/升)每次服0.3g,8.33~13.9者0.4g,>13.5者0.5g。疗程为1~3个月。结果:黄连素对本病患者及实验性糖尿病动物均有明显降低血糖效果。患者临床症状基本消失,血清胰岛素水平上升,临床总有效率可达90%,无明显副作用。实验动物病理检查表明黄连素有促进胰岛β细胞修复作用。[倪艳霞.中西医结合杂志.1988,8(12):711~713]

10. 益气健脾法治疗糖尿病的临床与实验研究 两组均为非依赖型本病患者。治疗组100例用健脾降糖饮(生黄芪、白术、山药、葛根、黄精、枸杞子、天花粉等),日1剂,水煎服。对照组30例,用玉泉丸60粒,每日3次,口服。治疗期间停用原用西药或渐减至维持量。4周为1个疗程,治疗1~3个疗程。结果:两组分别显效率40%、20%,总有效率79%、70%。治疗后主要症状和合并症(高血压、冠心病、视网膜病变及末梢神经炎)的改善,治疗组均优于对照组;治疗后血糖和血脂两组比较均有显著性差异(P均<0.01或0.001)。动物实验证明,健脾降糖饮能显著降低四氧嘧啶糖尿病小鼠血糖,降低家兔空腹血糖并提高其耐糖能力;降低鹌鹑总胆固醇、游离胆固醇和甘油三酯,

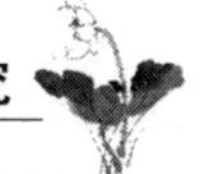

升高其高密度脂蛋白（P均<0.05或0.01）；并具有明显抗疲劳作用。［程孟春．山东中医学院学报．1994，18(1)：21～27］

11. 糖尿病患者体外血栓模拟试验的初步观察　利用Chandler体外法观察体外血栓形成，通过对50例糖尿病患者及健康对照组检测表明：治疗组病人血栓之湿重、干重均重于对照组，二者有非常显著性差异（$P<0.01$）；长度亦较对照组为长，二者有显著性差异（$P<0.05$）。不同病程各组血栓变化观察证明，瘀血现象存在于糖尿病早、中、晚各期，故活血化瘀疗法应贯彻于本病的始终。［史学茂等．辽宁中医杂志．1991，18(5)：15～17］

12. 气阴两虚非胰岛素依赖型糖尿病的临床实验指标观察　结果发现，33例患者血浆环磷酸腺苷含量较正常组明显降低，且2年以上组低于2年以内组，空腹血糖150mg/dl以上组低于150mg/dl以内组，表明病程越长，病情越重，降低越明显，与"久病多虚"的气阴两虚证改变颇一致。22例24小时17-羟皮质类固醇、17-酮类固醇、尿3-甲基4-羟基苦杏仁酸含量明显高于正常；11例血清IgG降低，IgA、IgM明显增高，提示与肾上腺皮质、髓质功能增强以及体液免疫功能改变有一定关系。［李敬林等．中西医结合杂志．1984，4(3)：166］

13. 糖尿病血浆胰岛素、血脂、穴温与中医辨证的关系　作者对120例2型糖尿病患者的血浆胰岛素、血糖、血脂、穴温度进行了测定。结果表明：阴虚型糖尿病患者空腹血浆胰岛素值正常或偏高，血脂变化、微血管病变、瘀血及穴温度失衡不明显；气阴两虚型糖尿病患者胰岛素分泌延缓或不足，血脂变化、微血管病变、瘀血及穴温度失衡较明显。说明糖尿病的中医辨证分型具有一定的物质基础。［高彦彬等．中国医药学报．1988，3(5)：16～19］

14. 糖胰康改善成人隐匿性自身免疫性糖尿病胰岛β细胞功能的临床研究　两组各37例。治疗组，方药：红参、知母、栀

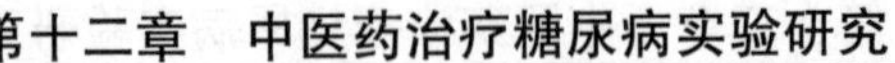

子、虎杖、红花、牡丹皮各 10g，麦冬、黄连各 15g，黄芪 30g。日 1 剂，水煎服。与对照组均每天用诺和灵 30R 0.5U/kg，早、晚分别用 2/3、1/3，餐前 30 分钟皮下注射，每次增减 2～4U。禁用免疫调节剂。糖尿病饮食，嘱患者两餐间及睡前加餐；运动疗法。治疗 3 个月。结果：胰岛 β 细胞功能（PCP、ΔCP_{2h}、$\Delta CP_{2h}/\Delta BS_{2h}$）、血清白细胞介素（IL-4）、血清 γ-干扰素（IFN-γ）两组治疗前后自身及治疗后组间比较，空腹及餐后 2 小时血糖、糖化血红蛋白（HbA1c）、体重指数两组治疗前后自身比较，差异均有统计学意义（$P<0.01$ 或 0.05）。[陈济民等．湖北中医学院学报．2006，8(2)：55]

15. 克糖灵对 2 型糖尿病患者胰岛 A、B 细胞功能的影响　方药：西洋参 0.3g，黄芪、丹参、熟地、王不留行各 6g，大黄 0.6g，加优降糖 2.5mg（1 片），共研粉为 1 袋，每日 1 袋，分 3 次口服，3 个月为 1 个疗程。结果：克糖灵对本病不仅可明显降低血糖，而且有显著改善糖耐量的作用。对肥胖 2 型糖尿病可促进胰岛 B 细胞分泌胰岛素增加，同时可能抑制胰岛 A 细胞分泌胰高血糖素或改善了胰岛 A 细胞对血糖感受能力等一系列作用来实现糖尿病的治疗作用。[王执礼等．中西医结合杂志．1990，10(3)：137～140]

16. 降糖煎治疗 2 型糖尿病及对胰岛素 C 肽的影响　治疗组 1000 例，方药：僵蚕 135g，郁金 120g，沉香 65g，西洋参、茯苓、黄连、川芎各 150g，花粉 350g，黄芪 750g，鬼箭羽 300g，鸡内金 80g，生地 500g，山萸肉、当归、丹皮各 200g 等，粉碎后装热封型滤纸袋，每袋含生药 40g。1～4 袋，每日煎服，1 个月内停用原药。对照组 100 例，用优降糖 2.5～5mg，每日 1～3 次，口服。结果：两组分别治愈 467 例、42 例，有效 481 例、49 例，无效 52 例、9 例，总有效率 94.8%、91%（$P>0.05$）。治疗组除心悸怔忡外，11 项症状疗效均优于对照组（$P<0.01$）。治疗组胰岛素及 C 肽（空腹、餐后 1、2 小时）治疗前后比较均有显著性差异（P

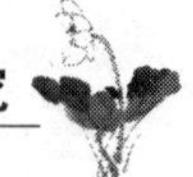

<0.05)。[周潮．山东中医杂志．1997,16(2):59～60]

17. 中医辨治糖尿病的血液学异常研究　从中医药辨治和针灸疗法两个方面进行概述。认为本病血液学异常是本病微血管病变发生发展的病理基础。[冯兴中．中医药研究．1993(1):60～62]

18. 止消通脉饮治疗糖尿病微血管病变的临床研究　均经2周基础治疗即饮食控制及教育、心理调整。Ⅰ组50例，用止消通脉饮（黄芪、元参、枳实、莪术、葛根、大黄等，制成浓缩口服液，每毫升含生药2g）10ml；Ⅱ组50例，用达美康80mg；Ⅲ组125例，同用上两组药；均日3次，口服，4周为1个疗程。结果：3组分别显效20例、21例、56例，有效18例、18例、51例，无效12例、11例、18例，总有效率76.0%、78.0%、85.6%。Ⅲ组疗效优于另两组（$P<0.05$）。3组治疗后糖基化血红蛋白、血脂及血液流变学指标均明显下降（$P<0.05$），后项Ⅰ、Ⅲ组均优于Ⅱ组（$P<0.05$）；Ⅰ、Ⅲ组血栓素 B_2 及6-酮前列腺素测定，仅Ⅰ组治疗前后比较有显著性差异；3组VAF、CCr及尿蛋白检测，Ⅰ、Ⅲ组治疗前后比较均有显著差异（$P<0.05$）；未见毒副反应。[吕仁和等．北京中医药大学学报．1996,19(5):25～28]

19. 丹参和潘生丁对糖尿病患者血小板聚集功能和微循环的影响　均为本病2型患者，病情相仿。治疗组24例，分2组。其中丹参组18例，服丹参片（每片含生药3g）4片/次；潘生丁组6例，每次服75～100mg，均日服3次。对照组11例。3组均服降糖药并酌情控制饮食。治疗3个月。结果：治疗组24例的血小板聚集功能均有显著降低，而对照组则无差别。于治疗1年左右后，各组的微循环测定结果未见统计学差异，可能与微循环的改变和多种因素有关。本文对血小板聚集功能异常与血管病变形成的关系进行了简短的讨论。[朱禧星等．中华内科．1985,24(4):197～199]

20. 益气养阴活血化瘀对糖尿病血液流变学的影响　两组

各30例。治疗组,方药:炙黄芪、太子参各15g,生地、知母、花粉、麦冬、桃仁、丹参、益母草、赤芍各10g。口渴易饥,加生石膏、知母;便秘,加制大黄、全瓜蒌;阳虚,加淫羊藿、菟丝子。日1剂,水煎服。视网膜病变,加石斛夜光丸;末梢神经炎,加通塞脉片;高血压,加杞菊地黄丸。对照组用玉泉丸8粒,每日3次,口服。停用其他药,均3个月为1个疗程。结果:血液流变学、血糖、血脂指标治疗组治疗前后及治疗后组间比较均有显著性差异($P<0.01$或0.05)。[林瑞珍等.南京中医药大学学报.1998,14(2):77～78]

21. 益气补肾活血汤治疗肾虚血瘀型糖尿病血液流变学的影响　治疗组32例,方药:枸杞子、熟地、寄生、丹参各15g,黄精24g,山茱萸10g,刘寄奴12g,益母草18g,水蛭、全蝎各6g,地龙、大黄各9g。肾阴虚,加知母、女贞子、龟板;肾阳虚,加附子、淫羊藿、桂枝;瘀血,加桃仁、红花。日1剂,水煎服。对照组20例,用潘生丁150～300mg,每日顿服。两组均用黄芪注射液30～50ml,加葡萄糖注射液250ml(根据血糖调整胰岛素用量)静脉滴注,日1次。均3周为1个疗程。结果:两组分别显效18例、4例,有效11例、10例,无效3例、6例,总有效率90.63%、70%($P<0.05$)。全血及血浆黏度治疗组治疗前后,红细胞压积(血细胞比容)、纤维蛋白原两组治疗前后自身比较均有显著性差异($P<0.01$或0.05)。[陈小燕等.福建中医药.2002,33(5):12～13]

22. 益肾补肾活血治疗糖尿病舌质、甲皱微循环、血液流变学变化观察82例分析　方药:黄芪20～30g,党参、山萸肉各15g,山药、首乌、枸杞子、当归、赤芍、泽泻、丹皮各12g,天花粉、丹参各30g,麦冬、红花各9g,生地20g,日1剂,水煎服。15日为1个疗程,治疗3个疗程。结果:显效34例占41.5%,有效35例占42.7%,无效13例占15.8%,总有效率84.2%。治疗前舌质黯红占92.7%,舌有瘀斑或瘀点占82.9%,舌下静脉曲

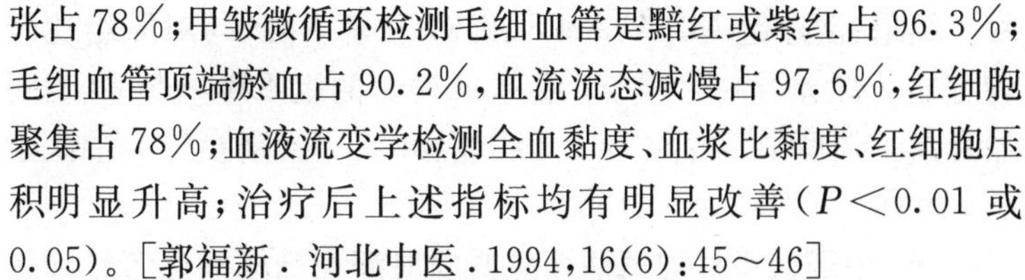

张占 78%；甲皱微循环检测毛细血管是黯红或紫红占 96.3%；毛细血管顶端瘀血占 90.2%，血流流态减慢占 97.6%，红细胞聚集占 78%；血液流变学检测全血黏度、血浆比黏度、红细胞压积明显升高；治疗后上述指标均有明显改善（$P<0.01$ 或 0.05）。[郭福新．河北中医．1994，16(6)：45～46]

23. 天寿液对 2 型糖尿病患者细胞膜活性和能量代谢的影响　方药：生地、熟地、黄芪、天花粉、知母、制首乌、泽泻、地骨皮、葛根、黄连等，每毫升含生药 1.8g。20ml，每日 3 次，口服，连服 3 个月，随访半年。治疗患者 65 例。结果：患者红细胞膜脂区流动性和血清高密度脂蛋白胆固醇水平比治疗前明显增加（$P<0.01$），血清胆固醇和血糖浓度比治疗前显著下降（$P<0.001$）。同时对本病发病机制和中药治疗意义进行了探讨。[查良伦等．中西医结合杂志．1990，10(8)：445～457]

24. 复方芪鹰颗粒对 DPN 患者血管内皮生长因子影响的临床研究　本病即糖尿病周围神经病变。治疗组 33 例，用复方芪鹰颗粒（黄芪、鹰嘴豆、丹参、蝉蜕，每袋 7.5g）1 袋。对照组 30 例，用糖脉康颗粒 1 袋(5g)。均每天 3 次，口服；均继用原降糖西药，如原用中药降糖，停用 1 周。禁用抗血小板，抗凝，抗纤溶及治疗神经病变的药，控制饮食。4 周为 1 个疗程。结果：两组分别显效（主症、体征消除或明显改善，证候积分减少≥70%；神经电生理检测改善≥10%，MCV、SCV 复常或增快>5m/s）15 例、7 例，有效 14 例、12 例，无效 4 例、11 例，有效率 87.9%、64.5%（$P<0.05$）。血管内皮生长因子治疗组治疗后明显升高（$P<0.01$）。[庄小芳等．新疆中医药．2009，27(2)：33～35]

25. 降糖中药片对气阴两虚型糖尿病患者 RBC—SOD、MDA、InS、AchE 的影响　两组均停用一切中药 2 周，控制饮食，维持原用降糖药物。治疗组 60 例，用降糖中药片（生黄芪、太子参、知母、草决明、黄连，川芎等，每片含生药 1g）10 片。对照组 30 例，用玉泉片 8 片。均日 3 次，饭前半小时口服，疗程 2 个月。结果:治疗组MDA、AchE、FBG显著下降,与对照组比较均有显著性差异($P<0.05$或0.001)。两组RBC—SOD均明显升高。降糖中药片对InS无明显影响。[梁晓春等.中医杂志.1994,35(7):414~415]

26. 中药仙贞片对气阴两虚肾虚血瘀型糖尿病患者红细胞膜Na^+-K^+-ATP酶等的影响 两组各36例。治疗组,用仙贞片(黄芪、女贞子、菟丝子、枸杞子、决明子各15g,丹参、淫羊藿、黄芪、黄连、水蛭各10g,生地、知母各12g,每片含生药1g)10片。对照组用安慰剂,每片含淀粉0.75g,3片。均日3次,饭后半小时口服。维持原降糖西药,饮食控制,治疗8周。结果:空腹血糖(FBG)、餐后2小时血糖(2°PBG)两组分别显效15例、8例,15例、7例(P均<0.05);有效13例、7例,10例、7例;无效8例、11例,11例、22例;总有效率77.8%、41.7%,69.4%、38.9%($P<0.001$、0.01)。FBG、2°PBG、Na^+-K^+-ATP酶、Ca^{2+}-Mg^{2+}-ATP酶、低切全血黏度、胆固醇、甘油三酯治疗组治疗前后比较均有显著性差异($P<0.01$、0.05),但治疗组两种酶治疗后仍低于健康组($P<0.001$)。治疗组未见不良反应。[潘明政等.中国中西医结合杂志.1997,17(1):13~16]

27. 九龙降糖汤配合针刺对2型糖尿病患者TXB_2、6-酮-PGF_{1a}、VWF及PLT的影响 治疗组60例,方药:九龙胆、黄芪、茯苓、丹参各30g,翻白草、苍术各12g,仙鹤草、葛根各15g,党参、生地各20g,山药9g,五味子、知母、山茱萸各10g。气阴两伤,加太子参、乌梅;瘀阻,加赤芍、泽泻、枳壳;食滞,加鸡内金、神曲。日1剂,水煎服。取穴:①胃脘下俞、脾俞、肾俞(均向脊柱方向斜刺,行捻转补法);②足三里、三阴交、太溪(均直刺,行捻转平补平泻法,均双),留针30分钟,日1次;两组穴位交替使用。对照组40例,用迪沙片2.5~5mg,每日3次,口服,根据血糖值酌情增减。均1个月为1个疗程,疗程间隔3日,治疗3个疗程。结果:TXB_2(血浆血栓素)、6-酮-PG(前列腺素)F_{1a}、

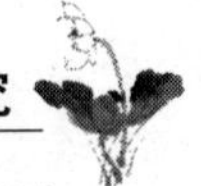

VWF(血小板因子)及PLT(血小板计数)治疗组治疗前后及治疗后组间比较均有显著性差异($P<0.05$)。[谢来成等．湖北中医杂志．2004,26(7):14～15]

28. 六味地黄软胶囊和银杏叶片对早期2型糖尿病生存质量的影响及成本-效果分析　两组各143例。治疗组用六味地黄软胶囊3粒,每天2次;银杏叶片1片,每天3次;口服。对照组用安慰剂。两组均用降糖降压西药。治疗1.5年,结果:生理功能、社会关系维度积分、生存质量总积分及明显改善率治疗后两组比较均有显著性差异($P<0.05$),明显改善率每上升1%所需成本治疗组比对照组低16.88%。[毛敏等．甘肃中医学院学报．2007,24(3):24～27]

(王　凌)

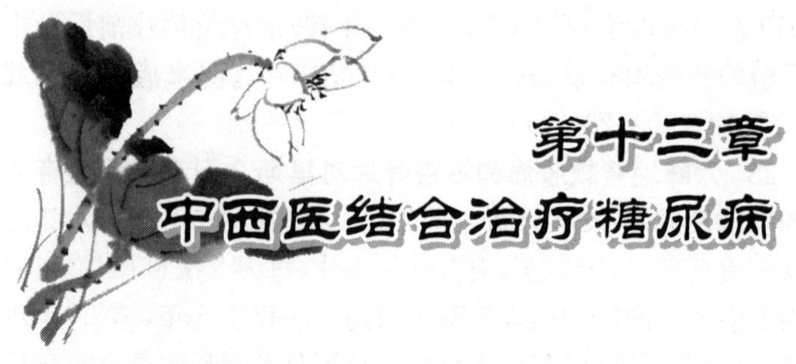

第十三章 中西医结合治疗糖尿病

1. **中西医结合治疗2型糖尿病** 药用黄芪30～60g，生山药、生地、熟地、天花粉、玄参各20g，苍术、丹皮各15g，丹参30g，黄连9～15g。口干渴明显，加沙参、麦冬各15g；舌苔黄腻、大便干燥，加生石膏30g、知母12g；尿频明显或尿浊，加益智仁、桑螵蛸各15g；纳差、乏力、多梦、易汗，加五味子、黄精各15g，麦芽30g。日1剂，水煎服。继续用原降糖西药，控制饮食。治疗组17例，1个月为1个疗程，经治1～3个疗程。结果：临床缓解2例，显效7例，有效6例，无效2例。[王志同．四川中医．1992,10(9):22～23]

2. **中西医结合治疗2型糖尿病60例** 治疗组肺胃热盛型，用沙参、麦冬、玉竹、生地、知母各15g，天花粉、牛膝、丹皮、桑白皮、黄芩各10g，玄参、石膏、生山药各30g，黄连6g；肝肾阴虚型，用生地、茯苓、沙参各15g，丹皮、泽泻、山茱萸、知母、女贞子、枸杞子、菊花、当归各10g，生山药、玄参、旱莲草、黄精各30g，黄柏6g，生甘草3g；阴虚血瘀型，用生地、山茱萸各20g，桃仁、红花、赤芍、川芎、牛膝、桔梗、五味子、柴胡、枸杞子各10g，炒枣仁、炒柏子仁、麦冬各15g，丹参、玄参、生黄芪各30g；脾肾阳虚型，用附子、泽泻、白术、鹿角霜各10g，肉桂6g，熟地20g，山茱萸、淫羊藿各15g，茯苓、山药、生黄芪、党参、丹参各30g。日1剂，水煎服（或改为散剂口服）。与对照组60例均控制血糖；对症处理，控制饮食。1个月为1个疗程，用6个疗程。结

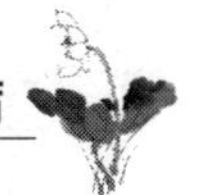

果:两组分别痊愈 38 例、20 例,有效 19 例、28 例,无效 3 例、12 例,总有效率 95%、80%。[周正芳．实用中医内科杂志．2005,19(4):350]

3. 中西医结合治疗糖尿病 84 例临床观察　活血养阴益气组 49 例;养阴益气组 35 例;治疗前的空腹血糖经统计学处理无显著差异。两组治疗方案均以饮食控制和口服降糖药物为基础,养阴益气组加服养阴片(黄芪、黄精、生地、麦冬、石斛、玉竹);活血养阴益气组加服养阴片、活血片(卫茅、丹参、蒲黄、当归、虎杖、茺蔚子),每片含生药 3g,5 片,每日 3 次,3 个月为 1 个疗程。停用各种降糖药物 2 周,检查空腹血糖、血脂及血液流变学。另以西药治疗 36 例为对照。结果表明,活血养阴益气组显效(空腹血糖<120mg%,或血糖<150mg%,下降幅度 30mg%)29 例,有效(治疗后空腹血糖<200mg%。下降幅度>30mg%)9 例,无效 11 例。养阴益气组显效 17 例,有效 6 例,无效 12 例。对照组显效 10 例,有效 12 例,无效 14 例。治疗后血液流变学指标,活血养阴益气组除血沉外,其余指标均显著下降;养阴组红细胞电泳时间、纤维蛋白原和血浆渗透压明显下降;对照组除血浆渗透压有明显变化外,余各项无显著变化。认为中西医结合治疗本病较单纯西药理想,尤以活血养阴益气法为主的中西医结合治疗为好,不仅能改善或控制代谢,且能明显改善血液黏滞性。[邵启惠等．辽宁中医杂志．1984,8(5):25]

4. 中西医结合治疗肥胖型 2 型糖尿病 88 例　治疗组用黄芪、太子参、茯苓、法半夏、陈皮、生白术、葛根、黄精、佩兰、益母草、丹参、焦山楂。口渴甚,加元参、玉竹、石膏;便秘,加大黄;腰痛、尿频,加补骨脂、山茱萸。日 1 剂,水煎分 3 次服。与对照组 46 例均用二甲双胍 0.5g,每日 2 次,口服,控制饮食。结果;两组分别显效(症状基本消失;空腹及餐后 2 小时血糖分别<7.2mmol/L、8.3mmol/L,24 小时尿糖定量<10g,或均下降>30%)36 例、9 例,有效 47 例、27 例,无效 5 例、10 例,总有效率

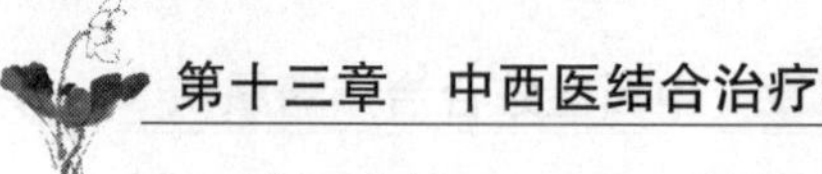

94.2%、78%($P<0.01$)。[杨培丽.云南中医学院学报.2003,26(1):38~39]

5. 中西医结合治疗2型糖尿病58例 治疗组用天花粉、玄参、生地、枸杞子、山药各15g,葛根、鸡血藤各30g,麦冬、山萸肉各12g,西洋参10g,丹参20g,黄连5g。阴虚燥热,加知母、菊花;气阴两虚,加黄精、黄芪;阴阳两虚,加淫羊藿、仙茅;瘀血甚,加水蛭、红花。日1剂,水煎分3次服;血、尿糖复常后,改散或丸剂。并用优降糖5mg,每日2次,餐前服。对照1、2组分别21例、25例,分别用上述中、西药。均1个月为1个疗程,用2~3个疗程。结果:3组分别显效(症状消失;空腹血糖<6.9mmol/L,尿糖及酮体转阴)36例、4例、6例,有效14例、8例、11例,无效8例、9例、8例。[闫肃.陕西中医.2001,22(9):519~520]

6. 中西医结合治疗2型糖尿病36例 用糖安康方:黄芪、生地、山药各30g,天花粉、丹参各20g,葛根、玄参、山茱萸、牛膝各10g。阴虚热盛,加石膏、知母、黄连;气阴两虚,加太子参、麦冬、五味子;阴阳两虚,加枸杞子、覆盆子、金樱子、肉桂。日1剂,水煎服。仍维持原用西药。结果:显效(症状基本控制,空腹、餐后2小时血糖分别≤8.3mmol/L、10mmol/L,或均下降30%)11例,有效21例,无效4例。空腹、餐后2小时血糖,血脂及血液流变学5项指标治疗后均明显改善($P<0.01$或0.05)。[陈书成等.湖北中医杂志.2000,22(5):15]

7. 中西医结合治疗2型糖尿病30例 治疗组用鹿角胶、菟丝子、熟地黄各12g,山茱萸、刘寄奴、当归各10g,肉桂3g,五味子6g,白术、磁石各30g。日1剂,水煎服。与对照组30例均用格列齐特缓释片30~60mg,早餐前吞服。生活方式干预。用3个月。结果:空腹及餐后2小时血糖症状两组分别显效(症状、体征明显改善;FBG、2hPG复常或下降≥40%)10例、13例,9例、7例;有效16例、12例,16例、19例;无效4例、5例,5

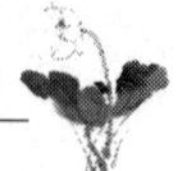

例、4 例；总有效率 86.7%、83.3%、83.3%、86.7%。[张瑞方等．福建中医药．2009,40(2):26～27]

8. 中西医结合治疗糖尿病 60 例疗效分析　治疗组用三消饮：生山药 60g，天花粉、生地各 30g，地骨皮、枸杞子、玄参、丹参各 20g，葛根、丹皮、乌梅各 15g，黄连 9g。偏上消，加天冬、麦冬；偏中消，加石膏、知母；偏下消，加五味子、山茱萸；气虚，加太子参、黄芪；尿酮体，加黄连、黄芩；皮肤瘙痒，加白鲜皮、蝉蜕；心悸失眠，加生龙骨、生牡蛎、菖蒲；皮肤感染，加金银花、连翘、公英。日 1 剂，水煎服。与对照组 40 例均用达美康 80～160mg、每日 1 次，二甲双胍 0.25g、每日 3 次，口服。30 日为 1 个疗程。结果：两组分别临床显效（空腹血糖<7.2mmol/L）30 例、12 例，有效 27 例、16 例，无效 3 例、12 例，总有效率 95%、70%（$P<0.05$）。[孙登岩等．现代中西医结合杂志．2000,9(12):1131～1132]

9. 中西医结合治疗津伤燥热型糖尿病疗效分析　两组各 40 例。治疗组用地黄饮子合清胃散加减：生地、熟地、麦冬、石斛、黄芪、太子参、地骨皮、知母、银柴胡、胡黄连各 15g，天花粉 30g。随症加减，日 1 剂，水煎服。与对照组均用苯乙双胍片 50mg，每日 3 次，口服。控制饮食。5 周为 1 个疗程。用 2 个疗程，结果：两组分别显效 28 例、9 例，有效 6 例、15 例，无效 6 例、16 例，总有效率 85%、60%。空腹血糖两组治疗前后自身及差值治疗后组间比较均有显著性差异（$P<0.01$ 或 0.05）。[文铁山等．湖南中医学院学报．1999,19(3):51～53]

10. 中西药结合治疗 2 型糖尿病胰岛素抵抗 30 例　治疗组用止渴方：王竹 30g，葛根、天花粉、山茱萸、女贞子、茯苓、山药、丹参各 15g，黄连 5g。随症加减，日 1 剂，水煎服；并用文迪雅 4mg，每日顿服。对照 1、2 组各 30 例，分别用上述中、西药。均 2 个月为 1 个疗程。结果：空腹血糖、空腹胰岛素、胰岛素敏感指数、胆固醇、甘油三酯、高及低密度脂蛋白治疗组治疗前后

比较均有显著性差异($P<0.01$ 或 0.05)。[郑姜钦等．福建中医学院学报．2006,16(4):19～21]

11. 中西医结合治疗糖尿病 44 例疗效观察 治疗组患者病程 1～20 年。其中轻度 8 例,中度 23 例,重度 13 例。属肺热津伤,用千金苇茎汤合消渴方加减;胃热炽盛,用玉女煎加减;肾阴亏虚,用六味地黄汤加减。并用椿龟根 125～200g/d,少数用盐炒萆薢 30～65g/d,水煎代茶。服药 1 个月左右再选加降糖灵、优降糖、D-860 或胰岛素。结果:理想控制与控制不良各 8 例,一般控制 28 例。有效病例的症状在 2 周左右消除。血、尿糖及甘油三酯均有显著下降。疗程平均为 81.2 天。[陈人秀等．福建医药杂志,5(5):58～983]

12. 中西药结合治疗糖尿病及其 HbA1c、BG 及 ANP 的变化 治疗组为 2 型糖尿病 11 例,正常组 7 名。治疗组用黄芪 20～30g,当归 20g,山药、沙参、丹皮各 15g,赤芍、川芎、麦冬各 12g,甘草 6g。日 1 剂,水煎服。西药用优降糖 5～7.5mg,每日 2 次,维生素 B_1、维生素 C、维生素 E 口服。3 个月为 1 个疗程。结果:治疗组 3 项指标较治疗前均有明显下降($P<0.05$ 或 0.01),但仍高于正常组。[刘英华等．天津中医．1993(6):16]

13. 中西医结合治疗非胰岛素依赖型糖尿病 106 例 上消型,用生石膏 120～150g,知母、党参、黄芩各 20g,花粉、生地、麦冬、山药各 30g。中消型,用生石膏 90～120g,知母、黄芪、麦冬、丹皮、牛膝各 20g,草决明 30g,大黄 15g,番泻叶 8～12g(便通后减量)。下消阴虚型,用生石膏 50～80g,知母、山萸肉、党参、白术、白茯苓各 20g,龙骨、牡蛎各 50g,山药 30g,五味子 15g;阴阳两虚型,用熟地、生地、山萸肉、丹皮、麦冬、牛膝、枸杞子各 20g,熟附子、肉桂、泽泻、猪苓、五味子各 15g。随症加减,日 1 剂,水煎分 3 次服。酌用优降糖 5～10mg,每日 2 次,口服。严格控制饮食,5 日为 1 个疗程,用 5～7 个疗程。结果:痊愈 12 例,显效 26 例,有效 57 例,无效 11 例,总有效率 89.6%。认为用生石膏

150g时，口渴不减或加重，次日可增至200g或300g，仍不止者可用至400g，待渴止后减量。[黄建生．四川中医．1997，15(9)：33～34]

14. 中西医结合治疗2型糖尿病患者40例临床观察　治疗组用地脂参汤：熟地、白术、天花粉各20g，山药、茯苓20g，补骨脂、生晒参、怀牛膝、葛根、菖蒲各15g，知母、黄连、红花各12g。气阴两虚夹瘀，加丹参；阴虚火旺，去熟地、补骨脂、菖蒲，加生地、地骨皮、丹皮。日1剂，水煎分3次服。与对照组36例均用低精蛋白锌胰岛素（剂量以空腹血糖稳定在理想水平为度），早、晚餐前皮下注射。常规治疗并发症。1个月为1个疗程，用3个疗程。结果：空腹胰岛素水平及空腹血糖治疗组治疗前后及前1项治疗后组间比较均有显著性差异（$P<0.01$或0.05）。胰岛素用量两组分别平均减少43U、0U。[饶振芳．中国中西医结合杂志．2002，22(2)：140～141]

15. 中西医结合治疗2型糖尿病63例　治疗组用山药、天花粉、石膏各30g，黄芪、生地黄、熟地黄、麦冬、葛根、五味子各15g，玄参、知母、山茱萸各10g。随症加减，日1剂，水煎服。对照组60例，用美吡达片5mg，每天3次餐前服。糖尿病饮食。均15天为1个疗程。结果：两组分别显效（症状、体征消失或明显改善；空腹及餐后2小时血糖复常或下降>40%）27例、24例，有效30例、24例，无效6例、12例，总有效率90.48%、80%（$P<0.05$）[杨殿福等．中国中西医结合肾病杂志．2009，10(1)：74～75]

16. 中西医结合治疗2型糖尿病30例　治疗组用生黄芪、太子参各30g，黄精、怀山药、麦冬各10g，葛根、丹参各30g，泽兰、桃仁各10g。阴虚燥热，麦冬增量，加天花粉、知母；气阴两虚，加白术、地骨皮；形寒肢冷、多饮多尿、尿混浊，加菟丝子、制附片；夹湿，加苍术、陈皮、玫瑰花。日1剂，水煎服。与对照组30例均用格列齐特片80～240mg，每日1次，口服。均控制饮

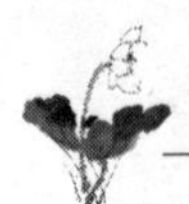

食,30日为1个疗程,用2个疗程。结果:两组分别显效(症状消失或明显减轻;空腹血糖<7.2mmol/L或降低30%)18例、12例,有效10例、13例,无效2例、5例,总有效率93.33%、83.33%(P<0.01)。[方慧.浙江中西医结合杂志.2005(2):27~28]

17. 中西医结合治疗阴虚血瘀型2型糖尿病60例 治疗组用生地30g,丹参、沙参各15g,花粉20g,当归、赤芍、川芎、红花各10g。日1剂,水煎服。与对照组30例均西医基础治疗。结果:治疗组显效(症状基本消失;空腹血糖、餐后2小时血糖分别<7.2mmol/L、8.3mmol/L,或血糖定量较治疗前下降>30%)11例,有效16例,无效3例,总有效率90%;对照组总有效率73.3%。[邢兆宏.北京中医.2004,23(6):351~352]

18. 中西医结合治疗糖尿病20例疗效分析 用葛根、天花粉、山药、玄参、太子参各18g,白芍、泽泻、连翘、当归、白茅根、鸡血藤、白术、何首乌各12g,黄芪、党参各25g,地黄9g。随症加减,水煎服;继用降糖药口服,控制饮食。30日为1个疗程,或用3周,间隔1周。结果:显效(用1个疗程后,症状好转,空腹血糖下降>2mmol/L)12例,有效6例,无效2例。[柏维丽.甘肃中医.2006,19(1):27~28]

19. 中西医结合治疗2型糖尿病30例临床观察 治疗组用人参、红花各10g,麦冬、枸杞子、葛根各15g,黄芪、山药各20g,丹参30g,甘草6g。气虚,加茯苓、白术、薏苡仁;阴虚,加生地、玄参。日1剂,水煎服。与对照组30例均用二甲双胍0.25~0.5g,每日3次,口服。停用他药,控制饮食,用2个月。结果:两组分别显效(血糖下降>30%,空腹、餐后2小时血糖分别<7.2mmol/L、8.3mmol/L)13例、10例,有效16例、12例,无效1例、8例,总有效率97%、73%(P<0.05)。[于竹力等.现代中西医结合杂志.2004,13(2):186]

20. 中西医结合治疗2型糖尿病体会 两组各50例。治疗组用黄芪、山萸肉各30g,五味子、天花粉、苍术、生地各20g,当归、赤芍各10g,桃仁12g,红花6g。日1剂,水煎服。并用维生素C 0.2g,谷维素20mg,降糖片25mg,日3次,餐后服。对照组用优降糖2.5mg,降糖片25mg;均日3次,餐后服。均控制饮食。结果:两组分别显效(空腹血糖<4.5~6.5mmol/L)30例、13例,有效18例、17例,无效2例、20例,总有效96%、60%。[吴姜翠.内蒙古中医药.1997,8(3):27]

21. 中西医结合治疗2型糖尿病60例 治疗组用太子参15~20g,黄芪15~30g,山药30g,生地10~15g,麦冬、葛根、黄连、玄参、苍术、红花各10g,天花粉15g,丹参20~30g。口渴多饮甚,加黄芩、知母;胃热炽盛,加生石膏、知母;便秘,加大黄;尿频量多、混浊如脂膏,加山萸肉、生牡蛎;头晕耳鸣,加钩藤、夏枯草;肢体麻痛,加地龙、水蛭;血脂高,加山楂、泽泻。日1剂,水煎服。与对照组30例均用二甲双胍250mg,每日3次,餐后服。均控制饮食,4周为1个疗程,用2个疗程。结果:两组分别显效31例、8例,有效28例、15例,无效1例、7例,有效率98.33%、76.67%($P<0.01$)。[王荣欣等.山西中医.2003,19(6):26~27]

22. 中西医结合治疗2型糖尿病胰岛素抵抗30例临床研究 治疗组用运脾化痰活血方:黄芪、怀山药、山楂各30g,白术、佩兰、半夏、丹参各10g,生大黄5g,葛根20g,虎杖15g,陈皮6g,甘草3g。日1剂,水煎服。与对照组30例均用盐酸二甲双胍片500mg,每天3次,口服;用糖尿病基础治疗。糖尿病饮食,适量运动。均6周为1个疗程,用1个疗程。结果:空腹静脉血糖、空腹胰岛素、胰岛素抵抗指数两组治疗前后自身及治疗后组间比较差异均有统计学意义($P<0.01$)。[朱颖玲.江苏中医药.2009,41(10):27~28]

23. 中西医结合治疗2型糖尿病临床观察 两组各56例。治疗组阴虚燥热型,用知母、金樱子、益智仁各12g,黄柏、丹皮、天花粉、五味子各 10g，山茱萸、茯苓、生地、玄参各 15g，山药 30g，麦冬、沙参各 20g；气阴两虚兼痰湿型，用法半夏、陈皮、苍术、白术各 12g，茯苓、党参、黄精、泽泻、葛根、丹参各 15g，炙甘草 10g，黄芪、山药各 30g，麦冬 18g。日 1 剂，水煎分 2～3 次服。与对照组均用优降糖 2.5～5mg、每日早餐前顿服，二甲双胍 0.25～0.5g、每日 3 次、餐后服；对症处理，控制饮食。结果：两组分别临床治愈 28 例、15 例，好转 24 例、23 例，无效 4 例、18 例，总有效率 92.81%、67.9%（$P<0.05$）。[汪冬梅等．湖北中医杂志．2003，25(7)：5]

24．中西医结合治疗 2 型糖尿病临床观察　治疗组 45 例，用黄芪、山药、生牡蛎各 20g，生地、熟地、王竹各 15g，苍术、白术、云苓、五倍子、乌梅、石斛、葛根各 10g。日 1 剂，水煎服。与对照组 43 例均常规用磺脲类、双胍类药物口服；对症处理。控制饮食，15 日为 1 个疗程，用 2 个疗程。结果：两组分别显效（症状消失或明显减轻；空腹、餐后 2 小时血糖分别降至 7.2mmol/L、8.25mmol/L，或均下降 30%）26 例、10 例，有效 17 例、20 例，无效 2 例、13 例，总有效率的 95.6%、69.8%。[葛罡等．浙江中西医结合杂志．2001，11(1)：757～758]

25．中西医结合治疗 2 型糖尿病 118 例临床观察　用糖消饮：黄精、天花粉、玉竹、牛膝各 15g，地骨皮、山药、猪胰（切碎）各 30g，麦冬、元参，五味子、黄连、葛根各 10g，大黄 6g。日 1 剂，水煎服。取耳穴：胰、肝、心、脑、肾、皮质下、脑干、肾上腺等。用王不留行，穴位贴压，每周 1 次，两侧交替使用。空腹血糖>10mmol/L，用糖适平 30mg 或二甲双胍 0.5g，每日 3 次，口服，好转后酌情减量，用 2 个月。结果：近期治愈 46 例，好转 65 例，未愈 7 例。[王振宇等．中国基层观察．2001，8(6)：540]

26．中西医结合治疗 2 型糖尿病的临床观察　治疗组 30 例，用三黄降糖汤：大黄、黄连、三七各 10g，黄柏、太子参、玄参、山药各 15g，葛根、首乌各 20g。血脂高，加山楂、草决明、枸杞

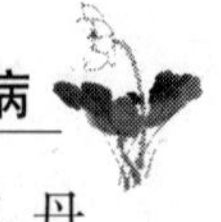

子；蛋白尿，加金樱子、芡实、牡蛎；肢端麻木、疼痛，加川芎、丹参、地龙。日1剂，水煎服。与对照组22例均用二甲双胍片0.25g，每日3次，口服。均常规糖尿病治疗，控制饮食，用8周。结果：两组分别显效（症状消失，空腹及餐后2小时血糖均复常）16例、9例，有效12例、7例，无效2例、6例，总有效率93%、73%（$P<0.05$）。空腹及餐后2小时血糖治疗组治疗前后及治疗后组间比较均有显效性差异（$P<0.05$或0.01）。治疗组用药第1周见轻度腹泻。[孙虎生等．现代中西医结合杂志．2000，9(24)：2451～2452]

27．中西医结合治疗气阴两虚兼血瘀型2型糖尿病对照观察　两组各40例。治疗组用益气养阴活血汤：生黄芪、天花粉、玄参、丹参、生地黄各30g，苍术、葛根、知母各10g，当归、赤芍各15g。川芎6g，水蛭3g。随症加减，日1剂，水煎服。与对照组均用二甲双胍0.25g，每天3次，餐时服；诺和灵30R；降血压，降脂，营养神经等。30天为1个疗程。结果：两组分别显效（症状、体征明显改善；空腹、餐后2小时血糖分别<7.2mmol/L、8.3mmol/L，或血糖值均下降>40%）29例、16例，有效8例、17例，无效3例、7例，总有效率92.5%、82.5%（$P<0.05$）。[石广灿等．山西中医．2008，24(2)：28～29]

28．中西医结合治疗2型糖尿病420例临床观察　两组各210例。治疗组用降糖汤：沙参、熟地、知母各20g，花粉50g，川黄连、五味子各10g，桑螵蛸20g，麦冬、黄精、玉竹各30g。脾肾气虚，加芡实；脾肾阳虚，加党参、黄芪、肉桂；肝肾阴虚，加山药、泽泻；阴虚阳亢，加枸杞子、菊花、天麻；阴阳两虚，加附子、龟板。随症加减，日1剂，水煎分3次餐前服；并用三磷酸腺苷80mg，辅酶A 200U，10%氯化钾注射液10ml，加生理盐水400ml，静脉滴注，日1次。对照组用消渴丸、六味地黄丸（或磺脲类、双胍类等）。15日为1个疗程，用2个疗程。结果：两组分别痊愈50例、10例，显效88例、80例，有效58例、40例，无效14例、60

例，总有效率93%、71.42%。[赵淑珍等．中医药信息．1998，15(3)：34～35]

29. 中西医结合治疗糖尿病84例临床观察　肺胃燥热型，用生石膏、黄芪各30g，知母、元参、黄芩、苍术、山药各12g，人参9g，甘草6g，乌梅15g。肝肾阴虚型，用生地、熟地、山药、当归、女贞子、旱莲草、元参各12g，山茱萸、泽泻、丹皮各9g，石斛、云苓各15g，黄芪30g。阴阳两虚型，用覆盆子、金樱子各15g，芡实、熟地、山药、山萸肉、丹皮、元参各12g，黄芪30g，苍术、桂枝各9g，炙甘草6g。气虚血瘀型，用丹参20g，川芎、当归、苍术各9g，益母草、黄芪各30g，木香、甘草各6g，赤芍10g，菌根、山药、元参各12g。随症加减。控制饮食，用降糖西药及对症处理。结果：明显好转(症状消失，尿糖阴性，空腹血糖<6.11mmol/L)6例、3例，好转18例，无效2例，死亡1例，总有效率96.4%。[阴智敏等．陕西中医学院学报．1997，20(1)：21～22]

30. 中西医结合治疗2型糖尿病40例疗效观察　治疗组燥热内盛型，用太子参、生地黄、麦冬、玉竹各15g，天花粉、甘草各10g，生石膏30g；气阴两虚型，用党参30g，麦冬、天冬、五味子、山药各15g，牡丹皮、熟地黄、山茱萸、黄芪各10g，天花粉20g；阴阳两虚型，用炙附子、肉桂各6g，熟地黄、山药各15g，杜仲、山茱萸各10g，龙骨、牡蛎各30g；瘀血内阻型，用当归、赤芍、丹参、川芎各10g，生地黄、熟地黄、山药、益母草各15g，鸡血藤20g。与对照组17例均用达美康，每天2次，口服。均糖尿病饮食，2个月为1个疗程。结果：两组分别显效(空腹、餐后2小时血糖分别<7.2mmol/L、8.3mmol/L，24小时尿糖定量<10g；或血糖、24小时尿糖定量下降>30%)18例、4例，有效23例、6例，无效4例、7例。[马孝义等．中国中西医结合急救杂志．2007，14(5)：319]

31. 中西医结合治疗气阴两虚兼血瘀型2型糖尿病120例临床观察　治疗组用参地生津胶囊(含人参、生地黄、麦门冬、丹

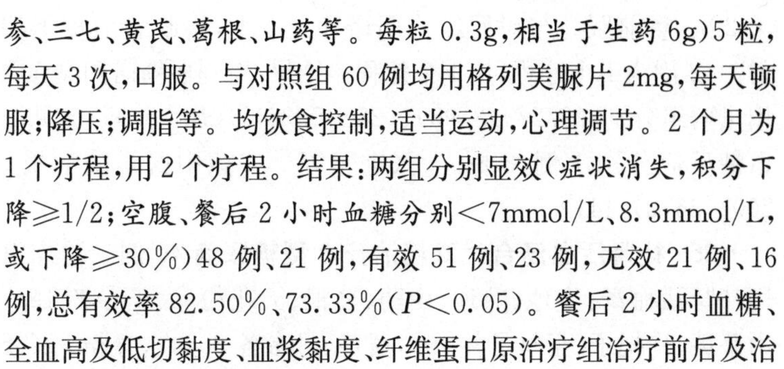

参、三七、黄芪、葛根、山药等。每粒0.3g,相当于生药6g)5粒,每天3次,口服。与对照组60例均用格列美脲片2mg,每天顿服;降压;调脂等。均饮食控制,适当运动,心理调节。2个月为1个疗程,用2个疗程。结果:两组分别显效(症状消失,积分下降≥1/2;空腹、餐后2小时血糖分别<7mmol/L、8.3mmol/L,或下降≥30%)48例、21例,有效51例、23例,无效21例、16例,总有效率82.50%、73.33%($P<0.05$)。餐后2小时血糖、全血高及低切黏度、血浆黏度、纤维蛋白原治疗组治疗前后及治疗后两组比较差异均有统计学意义($P<0.05$或0.01)。[张红红等．北京中医药．2009,28(7):538～540]

32. 中西医结合治疗2型糖尿病血瘀证125例　治疗组用桃仁、川芎、当归各9g,红花6g,丹参、赤芍、牛膝各15g,郁金10g。随症加减,水煎服。与对照组122例均用二甲双胍、达美康、拜唐苹平等。均用4周。结果:两组分别痊愈42例、25例,好转77例、81例,未愈6例、16例。[林桐峰．福建中医药．2007,38(6):31]

33. 中西医结合治疗糖尿病35例临床观察　治疗组用黄芪30g,党参、枸杞子、川芎各15g,牡丹皮、陈皮各6g,赤芍、山药各12g,制大黄10g,水蛭、全蝎各3g。痰浊中阻呕吐,加黄连、姜半夏;脾肾阳虚水肿甚,加附子、生姜皮、泽泻、茯苓。日1剂,水煎服。与对照组34例均用胰岛素(诺和灵)长效钙离子拮抗剂,使空腹血糖4.1～7.8mmol/L,血压≤130/80mmHg。用半年。结果:两组分别显效(24小时尿白蛋白减少≥50%,血清肌酐下降≥30%)11例、4例,有效18例、9例,无效6例、21例,总有效率82.8%、38.2%($P<0.05$)。[王彩霞．浙江中医杂志,2007,42(12):707]

34. 参芪降糖颗粒配合诺和灵50R治疗2型糖尿病临床观察　两组各30例。治疗组用参芪降糖颗粒(含人参、黄芪、生地、天花粉、麦冬、枸杞子、五味子、覆盆子、山药、茯苓等)3g,每天2次，餐前服。与对照组均用诺和灵50R，早晚餐前皮下注射。12周为1个疗程，用1个疗程。结果：控制血糖诺和灵50R用量两组分别(22.27±3.95)、(28±5.25)U($P<0.05$)。见低血糖反应分别1例、8例。[张进军等．安徽中医学院学报．2007,26(2):141]

35. 补肾活血汤合优降糖治疗2型糖尿病40例　治疗组用补肾活血汤：生地、熟地、山药、葛根、天花粉、太子参各15g，山茱萸、枸杞子、菟丝子各10g，黄芪、丹参各30g，水蛭粉3g(分冲)。肾阳虚，加肉桂、附子；阴虚火旺，加知母、黄柏；胃火盛，加生石膏、黄连；胃阴虚，加玉竹；肝阴虚，加青葙子、决明子、菊花；肢麻，加丝瓜络、鸡血藤；脉结代，加全瓜蒌、薤白。日1剂，水煎服。与对照组38例均用优降糖2.5～5mg，每日3次，口服。两组均控制饮食。均1个月为1个疗程，用1～2个疗程。结果：两组分别显效(症状基本消失；空腹及餐后2小时血糖分别<7.2mmol/L、8.3mmol/L，24小时尿糖定量<10g；或血糖、24小时尿糖定量较治疗前下降>30%)27例、14例，有效10例、11例，无效3例、13例，总有效率92.5%、65.8%($P<0.05$)。[张小勤．安徽中医学院学报．2000,19(4):27～28]

36. 益气养阴中药配合优降糖治疗2型糖尿病32例分析　治疗组用黄芪、天花粉、丹参各15g，生地30g，麦冬20g，黄连10g，地骨皮12g。随症加减，日1剂，水煎服。与对照组31例，均用优降糖。均用12周，结果：两组分别显效11例、5例，有效19例、7例，无效2例、19例，有效率93.75%、38.71%。糖化血红蛋白、空腹胰岛素、C-肽，餐后2小时血糖、胰岛素、C-肽，血脂治疗组治疗前后及治疗后组间比较均有显著性差异($P<0.01$或0.05)。[邓红梅等．安徽中医临床杂志．1999,11(1):8～9]

37. 辛润法配合优降糖治疗糖尿病30例疗效观察　治疗组用生黄芪15g，菟丝子、生山药、熟地、知母、莲子肉各10g，肉桂3g，北细辛5g。日1剂，水煎服；对照组30例，用烟酸0.5g；

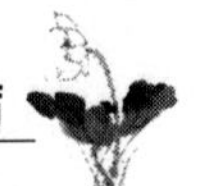

均日3次，餐前半小时服。两组用优降糖，分别2.5mg、5mg，日3次，口服。控制饮食；停用其他相关药。均30日为1个疗程。结果：两组分别显效（症状基本消失；空腹及餐后2小时血糖分别<7.2mmol/L、8.3mmol/L，或均下降>30%）13例、3例，有效16例、15例，无效1例、8例，总有效率96.67%、73.33%（$P<0.01$）。餐后2小时血糖、总胆固醇、空腹血糖及甘油三酯含量治疗组治疗前后及前2项治疗后组间比较均有显著性差异（$P<0.01$或0.05）。[喻红等．湖南中医杂志．2000，16(1)：9～10]

38. 玉液汤合优降糖治疗2型糖尿病30例　治疗组用玉液汤：山药30g，黄芪15g，知母18g，鸡内金6g（研），葛根4.5g，五味子、天花粉各9g。日1剂，水煎服。与对照组30例均用优降糖2.5mg，每日2次，口服。均控制饮食，30日为1个疗程。结果：两组分别显效（症状基本消失；空腹及餐后2小时血糖分别<7.2mmol/L、8.3mmol/L，尿糖转阴）12例、11例，有效16例、12例，无效2例、7例，总有效率93.3%、76.7%（$P<0.01$）。[喻怀斌等．安徽中医学院学报．2000，19(6)：17]

39. 糖尿病2号方联合美吡达治疗2型糖尿病的临床观察　治疗组54例，用糖尿病2号方（含生黄芪30g，西洋参、巴戟天、补骨脂、水蛭各5g，丹参、玄参各20g，山药、山茱萸各15g，苍术、葛根、熟地、泽泻、荔枝核、麦冬、白芍、穞豆衣各10g。用中药煎煮机，制成浓缩液400ml）200ml，每日2次，口服。与对照组44例均用美吡达5～30mg，每日餐前服。不用其他降糖药。均30日为1个疗程，用3个疗程。结果：两组分别显效（症状基本消失；空腹及餐后2小时血糖分别<7.2mmol/L、8.3mmol/L，24小时尿糖定量<10mg，或均较治疗前下降>30%）8例、4例，有效38例、21例，无效8例、19例，总有效率85.16%、56.76%（$P<0.01$）。西药用量治疗组明显低于对照组（$P<0.01$）。[毛玲等．新中医．2002，34(2)：34～35]

40. 三才降糖饮联合达美康治疗2型糖尿病85例　治疗组用三才降糖饮：人参（或太子参20g）、天冬、丹皮、泽泻各10g，生地、怀山药、枸杞子、葛根各12g，黄芪18g，丹参15g。随症加减，日1剂，水煎服。对照组42例，用消渴丸。均并用达美康80mg，每日2次，口服。用1个月。结果：两组分别显效（症状基本消失；空腹、餐后2小时血糖分别<7.2mmol/L、8.3mmol/L，尿糖转阴）39例、15例，有效35例、18例，无效11例、9例，总有效率84.4%、78.8%。[彭长文．中国中医药信息杂志．2000,7(4):50～51]

41. 愈消丸配合西药治疗2型糖尿病58例　治疗组用愈消丸（含生黄芪、玄参、丹参各30g，西洋参、麦冬、五味子、枸杞子各10g，天花粉、葛根、山药、熟地、生地、苍术各15g，水蛭6g。制成水泛丸）6g，每日2次，口服。与对照组55例均用优降糖2.5～5mg，每日3次，口服。均控制饮食，1个月为1个疗程，用1～2个疗程。结果：两组分别显效39例、20例，有效14例、19例，无效5例、16例。总有效率91.4%、70.9%（$P<0.01$）。[张小勤．安徽中医临床杂志．2002,14(5):343～344]

42. 黄芪并葛根素注射液治疗2型糖尿病临床观察　均为气阴两虚型。治疗组86例，用黄芪注射液20ml，葛根素注射液4ml，分别加生理盐水200ml，静脉滴注。与对照组80例均继续原治疗。10日为1个疗程，疗程间隔1周。结果：两组分别显效（症状消失，空腹血糖<7.2mmol/L）39例、28例，有效12例、35例，无效5例、17例，总有效率94.1%、78.7%（$P<0.01$）。[尹翠梅等．中国中医基础医学杂志．2001,7(1):57～59]

43. 加用中药治疗2型糖尿病湿热困脾证疗效观察　治疗组34例，用清热渗湿汤合鹿衔白术泽泻汤加减：黄连3g，黄柏4.5g，苍术、白术、葛根各9g，知母6g，茯苓、鹿衔草、泽泻各30g。水煎服。与对照组30例均用降糖药，口服（或胰岛素，皮下注射），均控制饮食，4周为1个疗程。结果：两组分别显效9

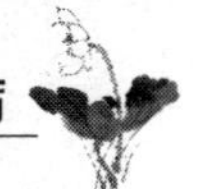

例、3例，有效18例、7例，无效7例、20例，总有效率79.41%、50.00%（$P<0.01$）。[李翠萍．广西中医药．2004，27(4)：13～14]

44. 中医温阳健脾法与降糖药合用治疗2型糖尿病胰岛素抵抗阳虚患者70例　治疗组用熟附子15～30g，生黄芪、云苓、熟地、山茱萸各30g，干姜、炙甘草、红参、吴茱萸各10g，肉桂6g，白术、山药、当归、柴胡、白芍、鬼箭羽各15g。日1剂，水煎服。与对照组35例均用二甲双胍片500mg，每天3次，口服。均8周为1个疗程。结果：两组分别痊愈11例、5例，显效24例、6例，有效22例、11例，无效各13例，总有效率81.43%、62.86%。餐后2小时血糖、空腹血清胰岛素、甘油三酯、高密度脂蛋白胆固醇、胰岛素敏感指数治疗组治疗前后及治疗后两组比较均有显著性差异（$P<0.01$或0.05）。[阮永队等．广州中医药大学学报．2007，24(3)：184～187]

45. 糖尿病60例临床分析　以中药及中西医结合治疗的40例与用胰岛素治疗之对照组20例作比较。结果：治愈21例（中药组13例，中西医结合组7例，胰岛素组1例），显效22例（中药组4例，中西医结合组9例，胰岛素组9例）；好转11例（中药组3例，中西医结合组2例，胰岛素组6例），无效6例（中西医结合组2例，胰岛素组4例）。辨证分3型：①燥热伤阴型：治宜清热养阴、益气生津，方用降糖Ⅰ号（生石膏、人参、黄连各15g，知母、山药各20g，花粉50g，沙参25g）；②肺肾阴虚型：治宜滋肾润肺、益气生津，方用降糖Ⅱ号（生地、熟地各50g，泽泻、山药、枸杞各20g，人参、丹皮、五味、乌梅、白芍各15g，沙参、麦冬各25g）；③阴阳两虚型：治宜温阳补肾、益气生津，方用降糖Ⅲ号（熟地50g，人参、泽泻、丹皮、仙茅各15g，附子10g，山药、枸杞、益智仁、仙灵脾各20g）。[张林等．辽宁中医杂志．1982(4)：35]

（李　晔）

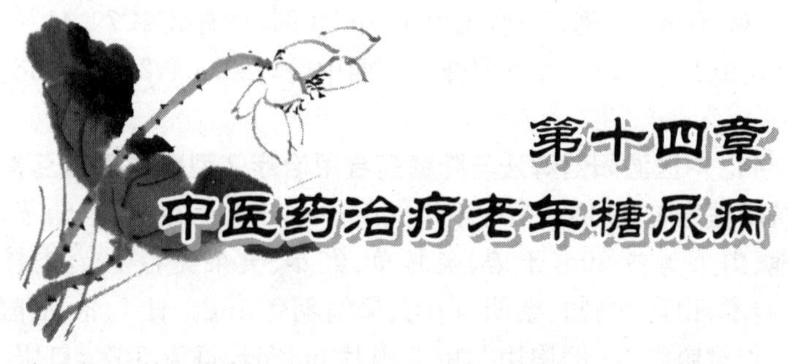

第十四章 中医药治疗老年糖尿病

1. 中药治疗老年糖尿病15例临床观察　治疗组15例，病程为2个月～10年，分4型：①胃热阴虚型：治以清胃养阴汤（花粉50g，二冬、生地、生石膏、元参、王竹各25g，石斛、葛根、丹皮各15g，川连、知母各10g）；②气阴两虚型：治以润肺滋阴汤（生地、花粉、山药、山萸肉、黄芪各50g，二冬各25g，知母、泽泻、丹皮、茯苓、鸡内金、萆薢、蛤蚧各15g，黄柏5g）；③肾阴亏损型：治以益气补肾汤（人参、杞果、山萸肉、天冬、花粉、生地各50g，熟地100g）；④阴阳两虚型：治以阴阳双补汤（熟地、山萸肉各50g，山药、杞果、生石膏各25g，泽泻、丹皮、茯苓各15g，附子、肉桂各5g，鹿茸粉分冲2g）。经2个月治疗（除中药外，控制饮食，个别病例辅用小量D-860）。结果：临床治愈8例，显效3例，好转3例，无效1例。[张韬玉等．黑龙江中医药．1981(2)：17]

2. 辨证分型论治老年糖尿病100例疗效分析　两组各50例。治疗组肺胃燥热型，用生地、天花粉、玉竹、沙参、石膏、芦根各20g，天冬、麦冬、知母各15g；胃热脾虚型，用黄芪30g，泡参、白术、玉竹、天花粉、乌梅各20g，茯苓12g，砂仁、川黄连各6g；肾阴阳两虚型，用生地、泽泻、玉竹、天花粉各20g，草决明、杜仲、山萸肉、寄生各15g，狗脊12g。随症加减，日1剂，水煎分3次服。对照组用达美康80mg，每日2次，口服。均对症处理。结果。两组分别显效（主要症状消失或改善，空腹血糖复常或下降＞25％）24例、12例，有效22例、32例，无效4例、6例，总有

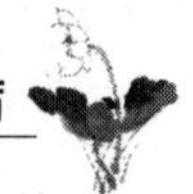

效率92%、88%($P<0.05$),空腹及餐后2小时血糖两组治疗前后自身及治疗后组间比较均有显著性差异($P<0.01$或0.05)。[郭渝南等．现代中西医结合杂志．2001,10(3):192～194]

3. 辨证治疗老年2型糖尿病62例临床观察　阴虚内热型,用党参、麦冬、熟地各15g,生地、元参、天花粉30g,葛根、知母、竹叶各10g,甘草6g。气阴不足、湿邪阻滞型,用苍术、猪苓、厚朴、茯苓各10g,生薏苡仁、茵陈、天花粉各30g,陈皮15g。气阴双亏、瘀血阻络型,用当归、生地、桃仁、红花、赤芍、枳壳各10g,牛膝、生黄芪、天花粉、瓜蒌各15g,甘草6g。阴阳失调、痰瘀交阻型,用仙茅、巴戟天各6g,当归、知母、黄柏、陈皮、黄连、枳壳、半夏各10g,丹参、牛膝各15g,蜈蚣3条,生甘草6g。随症加减,日1剂,水煎服。控制饮食;停用降糖西药。1个月为1个疗程,用2个疗程。结果:显效18例,有效36例,无效8例,总有效率87%。[刘水清．天津中医．2000,17(6):11～12]

4. 从脾肾两虚论治老年性糖尿病32例　药用黄芪、丹参各30g,太子参、山药各15g,山茱萸、生地、黄连、苍术、牛膝各10g。口渴甚,加黄精、天花粉;肾病,加益母草、车前子;周围神经病变,加白芍、鸡血藤;高血脂,加首乌、枸杞子。停用降糖西药及中成药。结果:治愈12例,明显好转9例,好转7例,无效4例,总有效率87.5%。[崔存利等．山东中医杂志．1997,16(4):163～164]

5. 益气养阴活血清热法治疗老年糖尿病50例　两组均属非胰岛素依赖型。治疗组用基本方:黄芪、山药、丹参各30g,太子参、枸杞子、生地、葛根、花粉各15g,麦冬20g,五味子9g,黄连6～9g,红花12g。口渴甚,加生石膏、知母;便干,加瓜蒌仁、肉苁蓉;并发冠心病,加瓜蒌、桃仁、薤白;周围神经病变,加白僵蚕、土鳖虫;脑血管病,加地龙、天麻;糖尿病肾病水肿,加益母草、茯苓;视物模糊,加菊花、决明子;高血压,加牛黄降压丸。日1剂,水煎服。对照组20例,用玉泉丸9g,每日4次,口服。均1

个月为1个疗程，用2个疗程。结果：两组分别显效19例、3例，有效26例、8例，无效5例、9例，总有效率为90%、55%（$P<0.01$）。治疗组三多等症总积分显著下降（$P<0.01$）；空腹血糖、餐后2小时血糖、24小时尿糖定量，两组均明显下降（$P<0.01$和0.05）；血胆固醇及甘油三酯治疗组明显下降（$P<0.05$或0.01），对照组无显著性差异（P均>0.05）。[王忠琳．山东中医杂志．1995，14(5)：198～199]

6. 活血化瘀法治疗老年性糖尿病54例　肺胃郁热、瘀血阻络型，用菊花、大黄、栀子、丹皮、虎杖、桃仁各10g，生地、丹参各20g，赤芍15g。肝肾阴虚、瘀血阻络型，用枸杞子、葛根各15g，菊花、女贞子、桃仁、红花、旱莲草、虎杖各10g，天花粉、元参、丹参各20g。脾肾阴虚、瘀血阻络型，用茯苓、熟地、瓜蒌、赤芍各15g，白术、陈皮、半夏、山萸肉、黄精、薤白、红花各10g，丹参、太子参、生黄芪各20g。日1剂，水煎服。严格控制饮食。3个月为1个疗程，用2～3个疗程。结果：显效（症状消失，连续3次空腹血糖80～120mg%，尿糖阴性）19例，有效31例，无效4例，总有效率92.6%。[何晓兰．辽宁中医杂志．1996，23(4)：161～162]

7. 补肾益气活血法治疗老年糖尿病的临床观察　用金匮肾气丸合桃核承气汤加减：熟地、黄精各25g，山萸肉、山药各15g，泽泻、桃仁、甘草各10g，茯苓、丹皮、人参各12g，大黄、桂枝、制附子各7.5g。口渴，加天花粉、知母；阴虚甚，加天冬、麦冬、元参；渴甚，加石膏、石斛；肝肾阴虚，熟地易生地，加女贞子；燥热、苔黄，去附子。日1剂，水煎服。60日为1个疗程。结果：治疗组32例中，显效（症状基本消失，空腹血糖<6.6mmol/L，尿糖<5g/24h）22例，有效7例，无效3例，总有效率90.62%。血糖、血脂、血液流变学各项指标治疗前后比较均有显著性差异（$P<0.001$或0.005）。[孙志东等．黑龙江中医药．1999(3)：13～14]

8. 补肾化瘀冲剂治疗老年 2 型糖尿病 30 例(附对照组 26 例) 治疗组用补肾化瘀冲剂(含黑芝麻、桑叶、生地、人参、水蛭、荔枝核等)8g(相当生药 18g),每日 3～4 次;对照组用达美康 40～240mg,每日 1 次;均口服。治疗期间均停用其他降糖药。1 个月为 1 个疗程。结果:两组分别显效(症状基本消失,积分值下降≥2/3;空腹血糖<6.5mmol/L,或餐后 2 小时血糖<7.5mmol/L,或 24 小时尿糖定量下降>30%)8 例、6 例,有效 18 例、16 例,总有效率 86.67%、84.6%($P>0.05$)。治疗后治疗组胰岛素含量显著升高($P<0.05$);两组高切变速全血比黏度显著下降($P<0.05$);前两项两组比较均无显著性差异($P>0.05$)。[张琳等.辽宁中医杂志.1995,22(3):128～129]

9. 生脉散加味治疗老年性糖尿病 62 例临床观察 用生脉散加味:党参、黄芪、山药各 30g,麦冬、天花粉、知母各 15g,丹参 20g、五味子 6g。日 1 剂,水煎服。原用降糖西药者继用。用 2 个月。结果:显效 35 例,有效 25 例,无效 2 例,总有效率 96.7%。[王严冬.甘肃中医.2002,15(4):35～36]

10. 育阴降糖汤治疗 82 例中老年糖尿病临床观察 育阴降糖汤含麦饭石(先煎)、生石膏各 30～60g,乌梅、甘杞子各 20g,天冬、玄参、僵蚕、地骨皮,金刚刺各 15～30g,苍术、羊带归各 10～20g,鸡内金 15g,玉竹 20～50g。疲乏易汗,加黄芪、黄精;便干,加淡大云或紫菀;咳嗽咽痛,加桑叶、桑白皮、桑螵蛸、山萸肉;便溏,加薏苡仁、桑白皮;尿频、消食善饥,加熟地、黄连;合并肺结核,加百部、芡实;生疥疮,加金银花、蒲公英;皮肤瘙痒,加白鲜皮、地肤子;寐差,加柏子仁、炒枣仁;血压高,加葛根、夏枯草;眼底出血,加紫草、生地;白内障,加木贼草、谷精草;血脂高,加山楂、丹参;尿糖不稳定,加黄精、生地、黄芪;尿糖不降,重用乌梅、生地、五味子;血糖持续不降,加知母;血酮高,加生地、黄连;尿中有酮体,加生地、白术、茯苓。日 1 剂,水煎服。结果:痊愈 44 例,显效 30 例,无效 5 例,总有效率 93.8%。[吴洪

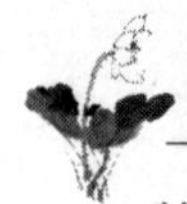
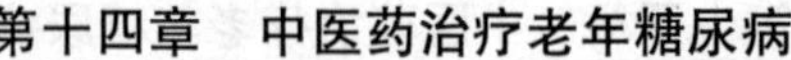

龄等．江西中医药．1995,26(6):26]

11. 三参汤加减治疗老年2型糖尿病临床疗效观察 三参汤(生脉饮、六味地黄汤加减)含白人参、紫丹参、鲜海参、麦冬、五味子、细生地、山萸肉、怀山药、丹皮、云茯苓、川泽泻、北黄精、天花粉、枸杞子、北黄芪、珍珠母。日1剂,水煎服。结果:治疗组76例中,显效(症状消失;空腹血糖<7.215mmol/L,餐后2小时血糖<8.325mmol/L,24小时尿糖定量<1.665mmol/L,或24小时尿糖定量较前下降>30%)18例,有效48例,无效10例,总有效率86.84%。[高普．中国中医药科技．1995,2(2):36～37]

12. 加味鹿茸丸治疗老年性糖尿病134例 加味鹿茸丸:人参、黄芪、云苓、生地、五味子、鸡内金、地骨皮、玄参、麦冬、鹿茸、怀牛膝、补骨脂、肉苁蓉、山萸肉、山药、葛根、天花粉、覆盆子、桑螵蛸、黄精。阴虚为主,人参易西洋参,去肉苁蓉、补骨脂、鹿茸,加炙龟板、炙鳖甲、知母、女贞子、旱莲草;气虚甚,重用黄芪、人参、黄精;阴损及阳、阴阳并虚,重用鹿茸、补骨脂、肉苁蓉;舌紫黯,或有瘀点瘀斑,加桃仁、红花。用9～60剂。结果:治愈72例,显效39例,好转18例,无效5例,总有效率96.27%。[康永．河北中西医结合杂志．1998,7(12):1941]

13. 糖尿灵治疗老年糖尿病43例 A组14例,便结者用糖尿灵(大黄、黄连组成)4片,便溏者1片,逐步递增至4片,均日3次,口服。B组29例,用糖尿灵药量同A组,日2次,口服;配合常规服西药降糖药。C组31例,单服上述西药。结果:3组显效分别为10例、13例、8例,有效3例、12例、11例,无效1例、4例、12例,总有效率92.85 %、86.30%、61.3%。[马坤范等．上海中医药杂志．1993(1):9～10]

14. 玉泉散加味治疗中老年2型糖尿病36例(附西药治疗30例对照) 治疗组用玉泉散加味:人参(或西洋参6g)、黄连各5g,麦冬、熟地、怀山药、天花粉各15g,枸杞子、山萸肉各12g,芦

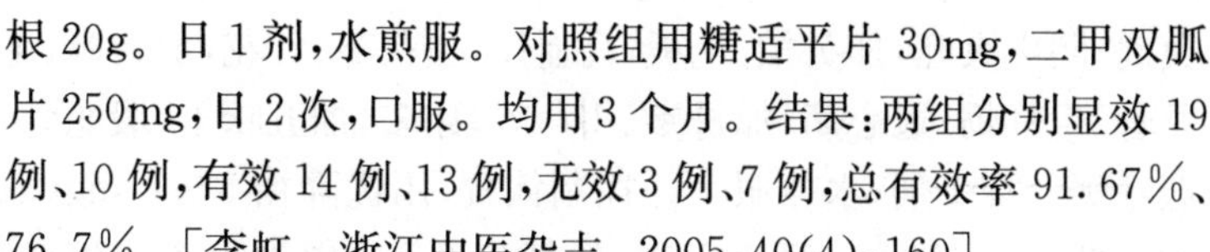

根 20g。日 1 剂，水煎服。对照组用糖适平片 30mg，二甲双胍片 250mg，日 2 次，口服。均用 3 个月。结果：两组分别显效 19 例、10 例，有效 14 例、13 例，无效 3 例、7 例，总有效率 91.67%、76.7%。[李虹．浙江中医杂志．2005，40(4)：160]

15. 中西医结合治疗老年糖尿病 25 例疗效分析 ①阴盛型：北沙参、葛根、山药、天花粉各 15g，麦冬、生地、茯苓、玄参、当归、枸杞子各 10g；②气阴两虚型：黄芪、葛根各 20g，怀山药 30g，炒白术、麦冬、枸杞子、生地、熟地、沙参、党参、黄精各 10g；③阴阳两虚型：西洋参、制附子各 6g，麦冬、山茱萸、丹皮、泽泻各 10g，生地、熟地、怀山药各 20g，茯苓、仙茅、仙灵脾各 15g。随症加减。西药达美康、克糖利、美吡哒、降糖灵等酌情选用1～2 种。血糖稳定后逐渐递减至停用。对照组 25 例单用上述西药。结果：两组分别显效 12 例、4 例，有效 12 例、15 例，无效 1 例、6 例，总有效率 96%、76%。两组总有效率和显效率比较有显著性差异($P<0.05$)。[崔星来等．安徽中医学院学报．1990，9(4)：30～32]

16. 中西医结合治疗老年人糖尿病 104 例临床分析 治疗组气阴两虚型，用生黄芪 15g，天花粉、葛根各 20g；脾肾两虚型，用党参、怀山药各 15g，山萸肉、白术、桑螵蛸、鹿角霜、菟丝子、枸杞子各 10g，丹参、薏苡仁各 20g。随症加减，日 1 剂，水煎服。与对照组 60 例均用 D-860 0.5g，每日 3 次，口服。并注意饮食控制及体能锻炼。均 2 个月为 1 个疗程。结果；两组分别有效 93(89.1%)例、39(64.4%)例($P<0.01$)。空腹血糖、餐后 2 小时血糖治疗后两组比较有显著性差异($P<0.01$)。未见明显副反应。[吴和木．福建中医药．1996，27(6)：8～9]

17. 参芪养阴汤合西药治疗中老年 2 型糖尿病 50 例 参芪育阴汤：太子参、葛根、知母、麦冬、茯苓、红花各 15g，黄芪 30g，山药、天花粉、玄参、生地各 20g，当归、地龙各 10g。阴虚燥热，去茯苓、红花，加黄连、栀子、地骨皮；肝肾阴亏，加枸杞子、山

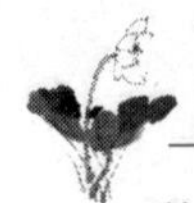

萸肉；阴虚火旺，加黄柏，龟板；高血压，去茯苓、红花，加天麻、生龙骨、生牡蛎；冠心病，加丹参、川芎等；尿多，加五味子、煅龙骨、煅牡蛎。日1剂，水煎服。并控制饮食，用优降糖5～10mg（或美吡哒10～15mg），每日1次，持续口服。4周为1个疗程，疗程间隔3～5日，用2～3个疗程。结果：显效（症状消失或减轻，空腹血糖<7.2mmol/L）21例，有效26例，无效3例，总有效率94%。[吴向明．安徽中医学院学报．1997，16(3)：26]

18. 西药配合固本降糖活血汤治疗老年2型糖尿病45例　治疗组用固本降糖活血汤：太子参、元参、麦冬、生地、山萸肉、山药、丹参、葛根各15g，生黄芪20g，川芎、黄连各12g，苍术10g。随症加减，日1剂，水煎服；与对照组43例均常规用磺脲类、双胍类药口服；对症处理；控制饮食。15日为1个疗程。结果：显效26例、21例，无效4例、12例，总有效率91.1%、72.1%（$P<0.05$）。[张李红．云南中医中药杂志．2002，23(4)：7～8]

19. 关于蝮蛇抗栓酶治疗老年人糖尿病的探讨　治疗组56例经皮试阴性后，予蝮蛇抗拴酶0.5U加入生理盐水250ml缓慢静脉滴注，降糖药物常规服用，20日为1个疗程。结果：治疗组血黏度均有不同程度下降（其中降至正常40例），临床症状明显改善；血脂下降38例，降至正常26例；单纯本病患者在治疗期间及半年内随访无并发症；本病及并发症或伴随疾病的临床治愈时间平均为1个月。[李明等．中医药学报．1992(1)：42～43]

20. 中药治疗老年性糖尿病高凝状态42例的对比观察　治疗组和对照组各21例。均以降血糖（D-860或降糖灵）及饮食控制治疗，其他对症治疗基本相似。治疗组加用健脾益肾、活血化瘀中药：党参、熟地各15g，山药、丹参、山楂各20g，陈皮、法夏、苍术、山茱萸、茯苓、仙灵脾、当归、红花各10g。肉桂5g。日1剂，水煎服。对照组用烟酸肌醇脂降血脂治疗。2个月为1个疗程。结果：治疗组血糖、血脂及血液流变检查等各项指标比对照组均显著下降($P<0.001$、0.01、0.05)。表明健脾益肾、活血化瘀中药对老年糖尿病高凝状态所致血管病变有治疗和预防作用。[杨喜三等．湖南中医杂志．1990,6(6):5～7]

21. 血脂康对老年2型糖尿病患者血脂、炎症因子、凝血功能的影响　两组各36例。治疗组用血脂康(含红曲提取物)0.6g,每天2次,口服。对照组用氟伐他汀(来适可)40mg,每晚顿服。两组均用降糖药和(或)胰岛素;小剂量阿司匹林;酌用硝酸酯类药、倍他乐克、血管紧张素转化酶抑制剂(或血管紧张素Ⅱ受体拮抗剂)、钙离子拮抗剂及利尿剂等。用12周。结果:TC、LDL-c、TG、高敏C-反应蛋白,两组治疗前后自身比较差异均有统计学意义($P<0.05$)。[刘湘红．天津中医药大学学报,2008,27(1):15～17]

22. 老年人非酮症高渗性糖尿病昏迷证治初探　气阴亏耗,邪热入营,用清营汤:生地、麦冬、银花、连翘各15g,元参、丹参各9g,竹叶心12g,犀角用水牛角或大青叶。手足瘛疭,舌干少苔,脉虚数,用加减大定风珠:杭芍、生地、麦冬各12g,龟板、鳖甲、牡蛎各24g,阿胶9g,五味子6g,炙甘草3g。痰鸣,脉滑,用天竺黄、胆星、钩藤、竹沥各9g,菖蒲5g。谵语而阳明腹实,选用三承气汤。邪陷心包、闭阻清窍,选用紫雪丹、至宝丹、安宫牛黄丸等。尽快补等渗液,总量根据失水程度,一般24小时补液量4500～8200ml;开始4小时输入宜快,占总量的1/3。纠正水和电解质紊乱。并用普通胰岛素5U/h,加0.9%生理盐水静脉滴注;血糖降至13.8～16.6mmol/L时,改用5%葡萄糖盐水,每2～4g糖给胰岛素1U,静脉滴注;血糖稳定在11.1mmol/L左右,停止静脉滴注;根据发病前情况以调整剂量,过渡到原来的治疗。治疗组31例,结果:存活25例(80.7%),死亡6例。[胡中梁等．福建中医学院学报．1995,5(2):15～16]

23. 冬连胶囊治疗老年2型糖尿病早期视网膜病变临床研究　两组各45例,均糖尿病基础治疗2周后。治疗组用冬连胶

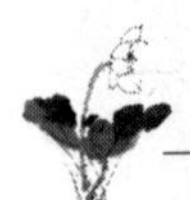

囊(含麦门冬、黄连。每粒0.5g,相当于原药材5g)1粒;对照组用二甲双胍肠溶片0.25g;均每天3次,口服。用8周,结果:两组分别显效2例、0例,有效18例、14例,无效19例、23例,总有效率51.3%、37.8%。视网膜病变疗效、中医证候疗效、FBG、PBG、糖化血红蛋白、糖化血清蛋白、血脂、醛糖还原酶治疗后两组比较差异均有统计学意义($P<0.01$或0.05)。两组脱落分别6例、8例。[孙其伟等．中国中医药信息杂志．2009,16(1):67～68]

24. 中医治疗老年糖尿病腹泻40例　治疗组用柴胡芍药白术汤:党参15g,山药、白芍各30g,炒白术、补骨脂、诃子、石榴皮各10g,黄连、黄芪20g。随症加减,日1剂,水煎服。空腹血糖12mmol/L用消渴丸8粒,每日3次,口服。对照组35例,用优降糖2.5mg,丽珠肠乐2粒,日3次,口服。30日为1个疗程。结果;两组分别治愈28例、23例,显著改善11例、10例,无效1例、2例,总有效率97.5%、94.3%。[周荣康．黑龙江中医药．2005(2):17]

25. 老年糖尿病性腹泻治疗观察　均为Ⅱ型。治疗组40例,用降糖止泻方:潞党参15g,怀山药30g,炒白术、石榴叶、补骨脂、肉豆蔻、诃子肉各10g,川黄连5g,生黄芪20g。冠心病,加丹参、降香;肾功能不全,黄芪加至60g,加连皮茯苓;纳差,加炒神曲、生鸡内金;高血脂,加葛根、炒苍术;肝损害,加炒白芍、生山楂。日1剂,水煎服。血糖>12mmol/L,加用消渴丸8粒,每日3次,口服。对照组35例,用优降糖2.5mg,丽珠肠乐2粒,日3次,口服。均30日为1个疗程。结果:两组分别治愈28例、23例,显效11例、10例,无效1例、2例,总有效率97.5%、94.3%。[翁建新．中医杂志．1998,39(1):34～35]

26. 中西医结合治疗老年2型糖尿病便秘临床观察　两组各30例。治疗组用活血降糖通便方:生地黄、当归、赤芍、丹参、太子参、玉竹、天花粉、胡麻仁各15g,牡丹皮、桃仁、枳实、厚朴各10g。随症加减，日1剂，水煎餐前服。对照组用通便灵(复方芦荟胶囊)2粒，每天2次，口服。两组均用糖适平60mg，二甲双胍0.5g，每天3次，口服。均控制饮食，7天为1个疗程，用3个疗程。结果：两组分别治愈18例、10例，好转11例、12例，未愈1例、8例，总有效率96.7%、73.3%($P<0.05$)。[杨灵燕．北京中医药大学学报．2008，31(1)：67～68]

27. 癃清片治疗老年2型糖尿病患者泌尿系感染的临床观察　治疗组113例，用癃清片(含金银花、黄连、黄柏、白花蛇舌草、败酱草、牡丹皮、赤芍、泽泻、车前子、仙鹤草等)6粒，每天3次，口服。对照组110例，用甲磺酸左氧氟沙星片(利复星)0.2g，每天2次，口服；或用大环内酯类，或二代头孢菌素，或据药敏试验选用敏感抗生素。均用胰岛素，皮下注射；对症处理。用28天。结果：两组分别治愈83例、69例，好转20例、10例，未愈10例、31例，总有效率91.15%、71.82%($P<0.05$)。两组分别治愈63例、39例，随访<半年，分别复发5例、28例。[孙克平．北京中医药．2008，27(11)：862～864]

28. 中西医结合治疗老年2型糖尿病并带状疱疹临床观察　治疗组31例，用疏血通注射液(含地龙、水蛭)6ml，加生理盐水250ml，静脉滴注。西黄丸(含西黄0.9g，麝香4.5g，乳香、没药各30g)2g，醋调外涂患处；每天1次；7天为1个疗程。对照组30例，未破疱疹用碘伏或0.5%新霉素软膏外涂患处。两组均用阿昔洛韦5mg/kg，静脉滴注，每天2次；用5～7天。阿糖腺苷15mg/kg，每天顿服；用10天。病程在5～7天的用强的松20～30mg，每天分2～3次口服；用1周。止痛用扶他林片、布洛芬胶囊等。均降血糖，糖尿病饮食。结果：两组分别痊愈26例、18例，显效3例、6例，有效1例、5例，无效各1例。[丘伟中．中西医结合心脑血管病杂志．2008，6(8)：981～982]

29. 益肾壮骨合剂治疗老年糖尿病骨质疏松症临床观察　两组各30例。治疗组用益肾壮骨合剂(含杜仲、补骨脂、枸杞子、黄芪、山药、丹参、牛膝、黄连、山茱萸、龙骨、牡蛎等)20ml;对照组用肾骨胶囊(主要成分牡蛎)1粒;均每天3次,餐前服。均用达美康,或盐酸二甲双胍。糖尿病饮食。均3个月为1个疗程。结果:两组分别显效7例、2例,有效19例、18例,无效4例、10例,总有效率86.7%、66.7%($P<0.05$)。骨密度(BMD)治疗组治疗前后及治疗后两组比较均有显著性差异($P<0.05$)。[张珊珊等. 山东中医药大学学报. 2007,31(3):204~206]

(李　晔)

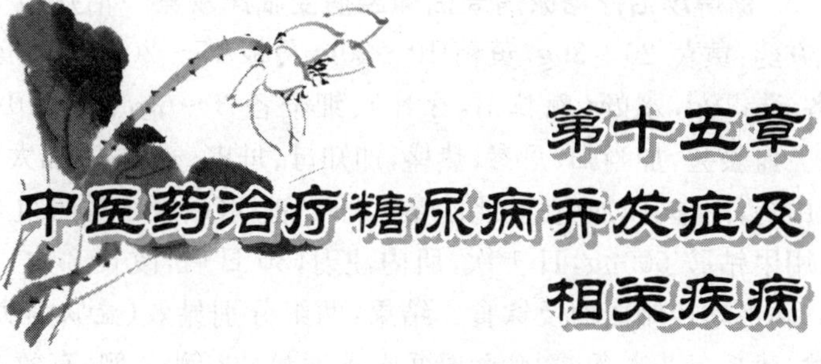

第十五章 中医药治疗糖尿病并发症及相关疾病

一、周围神经病变

1. 黄芪桂枝五物汤加味治疗糖尿病周围神经病变93例 治疗组93例，方药：生黄芪18g，桂枝4g，赤芍、白芍、当归各12g，丹参15g，甘草6g，大枣7枚，生姜3片。瘀血甚，加桃仁、红花；麻木甚，加蜈蚣。日1剂，水煎早餐前、晚餐后服。对照组65例，用维生素 B_1 100mg，维生素 B_{12} 500μg，日1次，肌内注射。两组均用降糖药口服，或用胰岛素。均控制饮食；2周为1个疗程，治疗2个疗程。结果：两组分别显效（症状明显减轻；空腹、餐后2小时血糖分别<7.72、10mmol/L）53例、12例，有效28例、22例，无效12例、31例，总有效率87.09%、52.3%（$P<0.05$）。[王晓平等．中国民间疗法．2002，10(4)：48～49]

2. 益气养阴活血通络法治疗糖尿病周围神经病变120例临床观察 方药：党参、黄芪各15～30g，葛根、女贞子各15～20g，当归15g，川芎、地龙、水蛭各12g，海风藤20g，木瓜10g，生甘草6g。上肢甚，加桂枝、桑枝；下肢甚，加牛膝、杜仲。日1剂，水煎服。15日为1个疗程，用3个疗程。结果：显效37例，有效77例，无效6例，总有效率95%。空腹血糖、全血及血浆比黏度治疗后均明显下降（$P<0.01$）。[刘冰．山西中医．2002，18(3)：12～13]

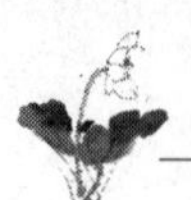

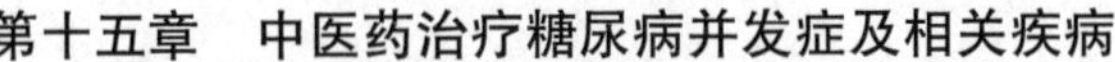

3. 糖痹汤治疗糖尿病周围神经病变临床观察　治疗组56例，方药：黄芪20～30g，黄精10～20g，葛根15～20g，川芎、红花各6～10g，水蛭（颗粒剂，分冲）、细辛各3～6g，桂枝10～15g。血瘀甚，加当归、丹参；热盛，加知母、丹皮；气虚甚，加太子参、山药；阴虚甚，加生地、北沙参。日1剂，水煎服。对照组30例，用甲钴胺500μg，日1次，肌内注射，30日后，改日3次，口服。两组均控制血糖及饮食。结果：两组分别显效（症状消失；跟腱、膝反射基本复常，肌电图复常或增加）22例、7例，有效21例、12例，无效13例、11例，总有效率76.79％、63.33％（$P<0.05$）。［冯志海等．上海中医药杂志．2003，37(2)：13～14］

4. 糖络通治疗糖尿病性周围神经病变60例临床研究　治疗组60例，方药：白芥子6g，水蛭、黄连各1.5g，冰片0.5g，元胡4g，当归、元参各3g，西洋参1g。胶囊剂，每粒胶囊0.45g；对照组60例，用肌醇胶囊，每粒0.25g；两组均用安慰剂，每日≤1g；均2粒，每日3次，口服；4周为1个疗程。结果：两组分别治愈2例、0例，显效21例、7例，有效19例、16例，无效18例、37例，总有效率70％、38.3％。右腓总神经感觉传导速度、振动觉阈值两组治疗前后自身比较均有显著性差异（$P<0.01$或0.05）。［衡先培等．中医杂志．2004，45(12)：917～920］

5. 黄芪桂枝五物汤结合电针治疗糖尿病周围神经病变41例　治疗组41例，方药：黄芪30g，桂枝、地龙各10g，白芍、当归各12g，生姜6g，生地15g，通草3g，大枣5枚。日1剂，水煎服。并均取双侧穴：合谷、外关、太冲、三阴交。用H-2型韩氏电针仪，输出电流0.3A，2～100Hz交替疏密波，每次30分钟，日1次。对照组39例，用弥可保500μg，每日1次，肌内注射。均30日为1个疗程。结果：两组分别显效（症状、膝反射复常或明显好转，SCV复常或较治疗前增加2m/s）15例、8例，有效21例、15例，无效5例、16例，有效率87.8％、59％（$P<0.01$）。感觉神经传导速度治疗组治疗前后及治疗后组间比较均有显著性差

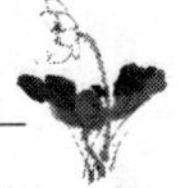

异($P<0.01$或0.05)。[俞亚光等．中国中医药信息杂志．2004,11(12):1083～1084]

6. 愈糖痛冲剂加前列腺素E治疗糖尿病周围神经病变的临床研究　治疗组36例,方药:忍冬藤、土茯苓各30g,赤芍、牛膝、川芎、桃仁各12g,黄芪、鸡血藤、制没药、连翘、络石藤、苏木各15g,制乳香10g。热盛,加栀子、丹皮;血瘀期,加丹参、红花。日1剂,水煎服。并用前列腺素E 100g,加生理盐水250ml,静脉滴注。对照组20例,用维生素B_1、维生素B_6各100mg,每日1次,肌内注射;黄芪注射液40mg,加生理盐水250ml,静脉滴注。均14日为1个疗程。结果:两组分别显效(症状消失,腱、膝反射基本复常;肌电图示神经传导速度复常或增加>5m/s)18例、6例,好转15例、6例,无效3例、6例。疗效治疗组明显优于对照组($P<0.01$)。[李彦竹等．河北中医．2004,26(11):854～856]

7. 鸡鸣散加味治疗糖尿病合并末梢神经炎38例疗效观察　治疗组20例,方药:槟榔、陈皮、木瓜、吴茱萸、桔梗、生姜、紫苏等。病在上,加桂枝;病在下,加牛膝;湿热,加银花、当归、丹皮;血糖高,加山药、苍术、黄芪、玄参。日1剂,水煎服,热药渣装袋外敷患处。与对照组18例均用优布芬,维生素B_1,维生素B_{12},酌用西药控制血糖。结果:两组分别显效[症状、体征基本消失,空腹血糖<7.22mmol/L,尿糖(±)或(+)]9例、0例,有效10例、11例,无效1例、7例,总有效率95%、61.1%($P<0.05$)。空腹血糖、下肢血流量治疗后两组比较均有显著性差异($P<0.05$)。[贾秀琴．天津中医．1996,13(5):27～29]

8. 末梢灵熏洗剂治疗104例糖尿病末梢神经炎临床疗效分析　治疗组104例,方药:元胡25g,川芎20g,桂枝15g,桃仁、甘草各10g等。制成粉末,沸水冲开,先熏后洗患处,日2次。对照组104例,用维生素B_1 100mg,每日2次,维生素B_{12} 500μg,每周2次,肌内注射;蝮蛇抗栓酶3U,加生理盐水

300ml,静脉滴注,日1次,用3周。治疗1个月。结果:两组分别治愈50例,显效81例、16例,有效16例、35例,无效2例、53例,总有效率为98.1%、49.0%($P<0.01$)。[成志锋等.中医药学报.1995(6):14]

9. 中药治疗糖尿病性神经病变52例临床观察 两组均接受糖尿病系统治疗1个月后,病情稳定。治疗组52例,方药:黄芪30g,泽兰25g,桑枝、鸡血藤、豨莶草各20g,麦冬15g,人参、地龙各10g,蜈蚣5g,细辛3g。对照组10例,用复合维生素B治疗。结果:两组分别症状改善40.36%、16.83%,体征改善22.17%、11.30%,恶化2.89%、13.35%,无变化27.36%、50.05%。[姜喆等.长春中医学院学报.1995,11(2):21]

10. 降糖通脉饮治疗糖尿病周围神经病变30例 方药:黄芪、麦冬、花粉各30g,白术、葛根、枸杞子、知母各12g,山药、黄精各15g,山茱萸、黄连、水蛭、全蝎、桃仁、红花各9g,丹参18g。肢体麻木,加党参、当归;疼痛,加三七粉、元胡、鸡血藤、路路通;灼热蚁行感,加赤芍、生地、丹皮;怕冷,加附子、肉桂。日1剂,水煎服,2个月为1个疗程。结果:显效(症状基本消失;空腹血糖<7.2mmol/L,或餐后2小时血糖<8.3mmol/L,24小时尿糖定量<10g;或均下降>30%)9例,有效17例,无效4例,总有效率86.67%。血糖、尿糖,右正中神经、尺神经、胫神经及腓神经等指标治疗前后比较均有显著性差异($P<0.01$或0.05)。[郭宝荣等.山东中医药大学学报.1997,21(5):364~365]

11. 末梢灵熏洗治疗糖尿病周围神经病变的临床及实验研究 两组各104例。治疗组104例,方药:元胡、川芎、桂枝、桃仁、甘草等,每袋80g,1袋,加沸水2L,趁热熏洗,浸洗患处,日2次,每袋用2日。对照组用维生素B_1 100mg,每日1次,维生素B_{12} 500μg,每周2次,均肌内注射;蝮蛇抗栓酶3U,加0.85%盐水300ml,静脉滴注,每周3次。两组均控制血糖,1个月为1个

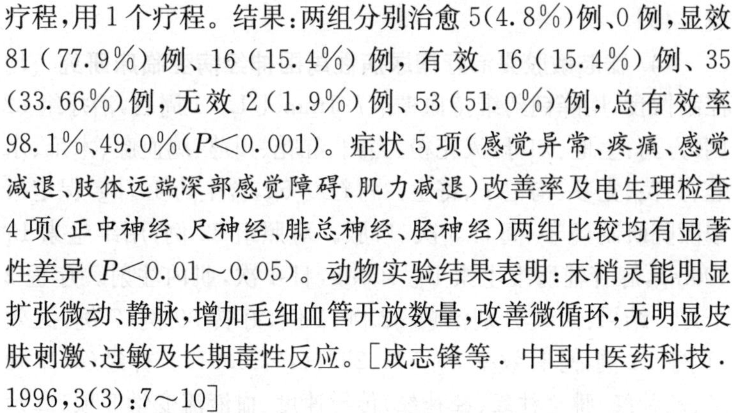

疗程，用1个疗程。结果：两组分别治愈5(4.8%)例、0例，显效81(77.9%)例、16(15.4%)例，有效16(15.4%)例、35(33.66%)例，无效2(1.9%)例、53(51.0%)例，总有效率98.1%、49.0%($P<0.001$)。症状5项(感觉异常、疼痛、感觉减退、肢体远端深部感觉障碍、肌力减退)改善率及电生理检查4项(正中神经、尺神经、腓总神经、胫神经)两组比较均有显著性差异($P<0.01\sim0.05$)。动物实验结果表明：末梢灵能明显扩张微动、静脉，增加毛细血管开放数量，改善微循环，无明显皮肤刺激、过敏及长期毒性反应。[成志锋等．中国中医药科技．1996,3(3):7～10]

12. 黄芪桂枝五物汤配合穴位注射治疗糖尿病周围神经病变52例 治疗组52例，方药：黄芪30g，白芍20g，桂枝10g，生姜15g，大枣5枚。痛甚，加元胡、全蝎、蜈蚣；麻木甚，加木瓜、丝瓜络；上肢甚，加姜黄；下肢甚，加川牛膝。日1剂，水煎服。并取穴：上肢取内关透外关、后溪透劳宫、尺泽透曲泽；下肢取太冲透涌泉、三阴交透悬钟、阴陵泉透阳陵泉。用氢溴酸加兰他敏注射液，穴位注射，每穴0.5ml；2日1次；7次为1个疗程。对照组28例，用维生素B_1 100mg，维生素B_{12} 500μg，日1次，肌内注射。均控制血糖，糖尿病饮食。8周为1个疗程，用1个疗程。结果：两组分别显效29例、6例，有效18例、8例，无效5例、14例。疗效治疗组优于对照组($P<0.01$)。[任昌伟等．中医研究．2005,18(3):38～39]

13. 补气活血通络治疗糖尿病性周围神经病变48例 方药：黄芪、鸡血藤各30g，当归、地龙各15g，赤芍12g，红花、牛膝、木瓜、丹参各10g。阳虚寒凝，加桂枝、制附子；阴虚甚，加玉竹、山萸肉；痛甚，加蜈蚣、僵蚕。日1剂，水煎服。并用五加皮注射液，弥可保；控制血糖；治疗并发症。治疗48例，疗程12～30日。结果：显效(症状、体征消失)35例，有效9例，无效4例，总有效率91.7%。[孟立华．中国实用乡村医生杂志．2005,12

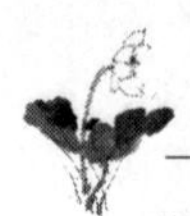

(3):43]

14. 糖肢敏胶囊治疗糖尿病性周围神经病变临床研究　均控制饮食，用降糖药维持血糖<7.1mmol/L。1周后，治疗组82例，方药：生地、知母、天花粉、当归、红花、川芎、鸡血藤、木瓜、水蛭、黄芪、党参、枸杞子、寄生。每粒0.5g，含生药4.75g，保定市中医院研制，5粒，每日3次，口服。对照组32例，用维生素B_1 100mg，腺苷辅酶维生素B_{12} 500μg，日1次，肌内注射。疗程2个月。结果：两组分别治愈32例、1例，好转39例、7例，无效11例、24例，总有效率86.5%、25%（$P<0.01$）。神经（正中神经、尺神经、腓总神经、胫神经）传导速度、血液流变学3项（红细胞压积、全血比及血浆比黏度）指标、症状5项（麻木、灼热、刺痛、肢冷、痿软无力）改善治疗组治疗前后及治疗后组间比较均有显著性差异（$P<0.01$或0.05）。治疗组未见副反应。[任慧雅．中医杂志．1997，38(12)：735～736]

15. 益气养阴通脉汤治疗糖尿病周围神经炎40例　治疗组40例，方药：黄芪、党参、葛根、益母草各15g，玄参、生地、乌梅、当归、川芎各12g，桃仁、丹参、水蛭各10g。腰酸，加川断、牛膝；痛甚，加元胡、白芍。日1剂，水煎服。与对照组30例均控制血糖，并用维生素B_1 20mg，每日3次，口服；维生素B_{12} 500μg，每日1次，肌内注射。结果：两组分别痊愈26例、10例，有效10例、8例，无效4例、12例，总有效率90%、59.9%（$P<0.01$）。[张炳华等．新中医．1996，28(5)：42～43]

16. 自拟泡脚药浴方联合复方丹参注射液治疗糖尿病周围神经病变76例临床观察　治疗组76例，方药：生麻黄、当归、鸡血藤、红花、艾叶、桂枝、细辛各30g，葱白3根。日1剂，水煎取液500ml，加水稀释至3L。用黄威FB-041型足浴器，40℃恒温浸泡双足，每次20分钟，每天2次。与对照组64例均用降糖药和（或）胰岛素；复方丹参注射液20ml，加生理盐水100ml，静脉滴注，每天1次；谷维素、维生素B_1各20mg，腺苷钴胺片0.5g，

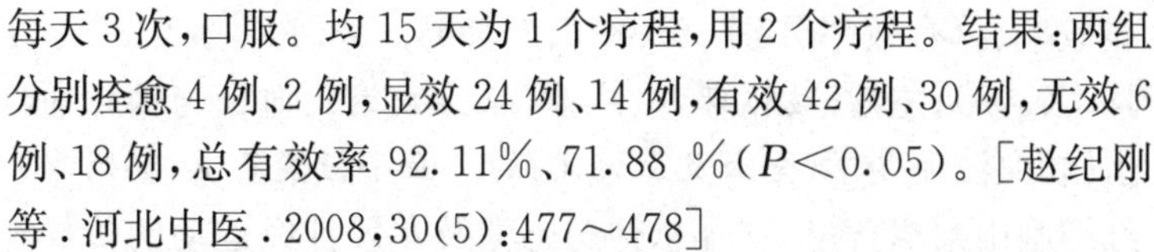

每天3次，口服。均15天为1个疗程，用2个疗程。结果：两组分别痊愈4例、2例，显效24例、14例，有效42例、30例，无效6例、18例，总有效率92.11%、71.88 %($P<0.05$)。[赵纪刚等.河北中医.2008,30(5):477～478]

17. 活血化瘀法为主治疗糖尿病周围神经病变临床研究　治疗组38例，方药：丹参、地龙、鸡血藤、黄芪、山药各30g，桃仁、红花各10g，川芎12g，赤芍、生地黄、天花粉、白芍、海桐皮各15g，三七粉、细辛、甘草各3g，威灵仙20g。病变在上肢加桑枝、桂枝、片姜黄，在下肢加川牛膝；肢体灼痛、苔黄腻，去黄芪、生地黄、天花粉，加苍术、黄柏等。日1剂，水煎服。对照组30例，用维生素B_1 100mg，维生素B_{12} 500μg，每天1次，肌内注射。维持原治疗糖尿病方案；控制饮食。均28天为1个疗程。结果：两组分别显效(症状、体征消失或明显改善)8例、0例，有效27例、21例，无效3例、9例，总有效率92.11%、70%($P<0.05$)。[杨社香.河南中医学院学报.2008,23(3):34,36]

18. 脉血康胶囊治疗糖尿病性周围神经病变的临床观察　治疗组33例，方药：含水蛭，每粒0.25g，4粒，每天3次，餐后服。与对照组33例均用维生素B_1 10mg，维生素B_{12}、弥可保各500μg，每天3次，口服。降糖均用磺脲类和(或)双胍类。控制饮食，疗程8周。结果：两组分别显效(症状消失或明显好转，腱反射复常或明显改善。肌电图明显改善，神经传导速度提高>5m/s)14例、4例，有效16例、11例，无效3例、18例，总有效率90.9%、45.5%。[魏玲玲等.中华中医药杂志.2008,23(5):461～462]

19. 糖络宁治疗糖尿病周围神经病变临床观察　治疗组102例，方药：黄芪、生地、当归、丹参、鬼箭羽、全蝎、蜈蚣、牛膝等。制成口服液，每毫升含生药2g，30ml；对照组32例，用济生肾气丸(六味地黄丸加附子、桂枝、牛膝、车前子)6g；均日2次，口服，对糖尿病西医基础治疗。2个月为1个疗程。结果：两组

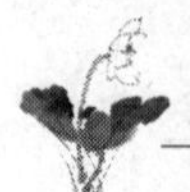

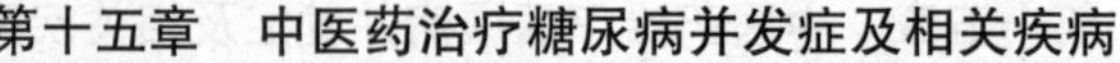

显效率、总有效率分别55.88%、21.86%，93.14%、59.37%（P均<0.05）；主症（肢体麻木、疼痛，肌力减退）、血糖与糖化血红蛋白、血液流变学（全血及血浆比黏度，血小板聚集率、黏附率）、红细胞山梨醇含量、右腓总神经感觉及左尺神经运动的传导速度两组治疗前后自身及治疗后组间（血糖及糖化血红蛋白除外）比较均有显著性差异（P<0.05）。治疗组未见毒副反应。[高彦彬等．北京中医药大学学报．1997，20(4)：50～53]

20．**息风通络法治疗糖尿病周围神经病变的疗效观察**　用摄风散。阴虚热盛型，合黄连阿胶汤加减：黄连3g，阿胶、僵蚕各9g，地骨皮30g，知母6g，全蝎4.5g等。气阴两虚型，合地黄饮子加减：黄芪30g，黄精、生地各12g，玉竹15g，全蝎4.5g，僵蚕9g等。湿热互蕴型，合清热渗湿汤加减：葛根、泽泻、僵蚕各9g，黄连3g，苍术15g，全蝎4.5g等。日1剂，水煎服。控制饮食，用原口服降糖药。治疗93例，3个月为1个疗程，治疗1～2个疗程。结果：缓解12例，显效19例，有效50例，无效12例。[章淑萍等．上海中医药杂志．1998(5)：13]

21．**酚妥拉明与补阳还五汤治疗糖尿病性周围神经病变70例**　两组各70例。治疗组70例，方用补阳还五汤加味：黄芪30～50g，当归10～15g，桃仁、地龙、穿山甲、玄参各10g，红花、苍术各12g，赤芍、桂枝各15g，山药、天花粉、丹参各20g，葛根30g。日1剂，水煎服。并用酚妥拉明10mg，加生理盐水500ml，静脉滴注，日1次。对照组用维生素B_1 100mg，维生素B_{12} 500μg，日2次，肌内注射。并均治疗糖尿病，14～20日为1个疗程。结果：两组分别显效（下肢麻木、疼痛消失，SCV和MCV复常）40例、17例，有效28例、23例，无效2例、30例，总有效率97.13%、57.14%。（P<0.05）。[李福田等．河北中西医结合杂志．1998，7(12)：1961]

22．**益气祛瘀通脉汤在糖尿病性周围神经病变中的应用**　治疗组86例，方药：生黄芪30g，山药、元参、苍术、川断、木

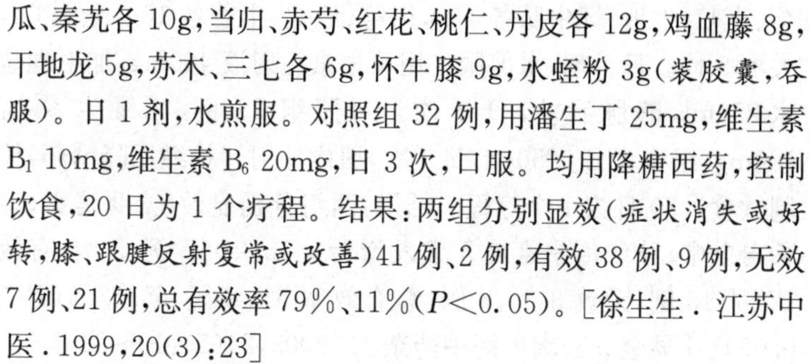

瓜、秦艽各 10g,当归、赤芍、红花、桃仁、丹皮各 12g,鸡血藤 8g,干地龙 5g,苏木、三七各 6g,怀牛膝 9g,水蛭粉 3g(装胶囊,吞服)。日 1 剂,水煎服。对照组 32 例,用潘生丁 25mg,维生素 B_1 10mg,维生素 B_6 20mg,日 3 次,口服。均用降糖西药,控制饮食,20 日为 1 个疗程。结果:两组分别显效(症状消失或好转,膝、跟腱反射复常或改善)41 例、2 例,有效 38 例、9 例,无效 7 例、21 例,总有效率 79%、11%($P<0.05$)。[徐生生.江苏中医.1999,20(3):23]

23. 中西药治疗糖尿病性周围神经病变疗效观察 治疗组 31 例,方药:党参 12g,黄芪 30g,生地、丹参、元参各 20g,苍术、川芎、白芍、山药各 15g,当归、鸡血藤、桂枝各 10g。日 1 剂,水煎服。与对照组 22 例均用优降糖、糖适平。2 周为 1 个疗程,用 2 个疗程。结果:两组分别显效(症状消失,神经传导速度提高>5m/s)13 例、1 例,有效 17 例、14 例,无效 1 例、7 例,总有效率 96.7%、68.1%($P<0.05$)。肌电图示运动、感觉神经传导速度治疗组明显提高($P<0.01$)。[杨达等.新中医.1997,29(6):32]

24. 养阴活血汤治疗糖尿病末梢神经病变 61 例 治疗组 61 例,方药:生地、熟地、川芎、牛膝、天花粉、桃仁各 20g,当归、山药各 30g,赤芍、白芍、玄参、麦冬各 15g,防风 5g。日 1 剂,水煎服;药渣水煎,洗患肢 20 分钟。对照组 38 例,用维生素 B_1 10mg,维生素 B_{12} 250μg,日 1 次,肌内注射。均用格列本脲(或二甲双胍)控制血糖,合并冠心病及视网膜病变对症处理。均 14 日为 1 个疗程。结果:两组分别显效(症状消失,神经传导速度提高>5m/s)26 例、7 例。有效 32 例、21 例,无效 3 例、10 例,总有效率 95.08%、73.68%($P<0.05$)。[徐文刚等.山东中医杂志.1998,17(12):544]

25. 黄芪桂枝五物汤合葛根素治疗糖尿病周围神经病变 35 例临床观察 治疗组 35 例,方药:黄芪、鸡血藤各 30g,桂枝、白

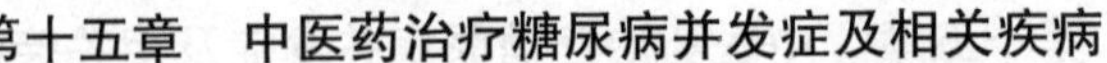

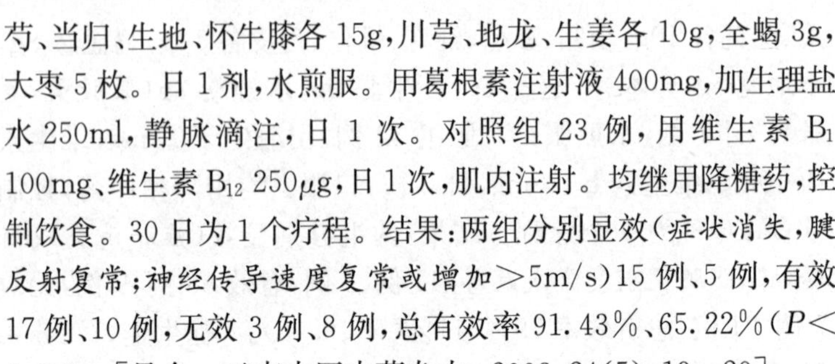

芍、当归、生地、怀牛膝各15g，川芎、地龙、生姜各10g，全蝎3g，大枣5枚。日1剂，水煎服。用葛根素注射液400mg，加生理盐水250ml，静脉滴注，日1次。对照组23例，用维生素B_1 100mg、维生素B_{12} 250μg，日1次，肌内注射。均继用降糖药，控制饮食。30日为1个疗程。结果：两组分别显效（症状消失，腱反射复常；神经传导速度复常或增加>5m/s）15例、5例，有效17例、10例，无效3例、8例，总有效率91.43%、65.22%（$P<0.05$）。［吴全．云南中医中药杂志．2003，24(5)：19～20］

26. 加用中药泡足治疗糖尿病性多发性神经病的疗效观察 治疗组42例，方药：黄芪100g，生地、鸡血藤各60g，地龙、苏木、透骨草、白芥子、川芎各30g，牛膝50g，当归40g。日1剂，水煎取液，浸泡双足，每次30分钟，日2次。对照组40例，用维生素B_1 100mg，维生素B_{12} 500μg，日1次，肌内注射。均控制血糖，糖尿病饮食。3周为1个疗程，用1个疗程。结果：两组分别显效8例、3例，有效22例、12例，无效12例、25例，总有效率71.4%、37.5%（$P<0.01$）。尺、腓肠神经传导速度治疗组治疗前后及治疗后组间比较均有显著性差异（$P<0.01$）。［周卓宁等．广西中医药．2005，28(2)：10～12］

27. 加味黄芪桂枝五物汤结合常规治疗糖尿病周围神经病变36例临床观察 治疗组36例，方药：黄芪25g，桂枝、乳香、没药各10g，白芍、鸡血藤各15g，红花、生姜各5g，大枣10枚。日1剂，水煎服。对照组34例，用维生素B_1、维生素B_6各100mg，每日1次，肌内注射。均常规用降糖西药，控制饮食，疗程30日。结果：两组分别显效（症状消失，腱、膝反射复常；肌电图传导速度复常或增加>5m/s）23例、10例，有效8例、12例，无效5例、12例，总有效率86.11%、64.71%（$P<0.05$）。［李兰芝．中医药导报．2005，11(1)：36～38］

28. 黄芪桂枝五物汤治疗糖尿病周围神经痛34例 治疗组34例，方药：黄芪30g，桂枝、赤芍、生姜、大枣各10g。气虚甚，黄芪增量，加党参；烧灼痛，加太子参、地骨皮、生石膏、丹参；刺痛，加丹皮、桃仁、红花、鸡血藤、乳香、没药、枸杞子；阳虚甚，加熟附子、肉桂；夹湿，加防己、薏苡仁；肢体麻木，加木瓜、地龙，痛重，加乌梢蛇、乳香、姜黄。日 1 剂，水煎服。对照组 28 例，用维生素 B_1 0.1g，维生素 B_{12} 100μg，日 1 次，肌内注射；维生素 B_6 20mg，每日 3 次，口服；盐酸培他啶 20mg，加生理盐水 250ml，静脉滴注，日 1 次。两组均用降糖药，口服（或胰岛素），维持血糖在正常水平，停用止痛药。14 日为 1 个疗程，用 1～3 个疗程。结果：两组分别显效（症状、体征基本消失）16 例、3 例，有效 15 例、7 例，无效 3 例、18 例，总有效率 91.2%、35.7%（$P<0.005$）。[张志菈等．实用中医药杂志．2004，20(4)：179]

29. 姜蘑糖痛方治疗糖尿病周围神经病变　两组各 32 例。治疗组 32 例，方药：干姜 4g，䗪虫、生地、西洋参、川芎、地龙、红花、桃仁各 10g，莪术、当归各 6g，忍冬藤、怀牛膝各 20g，赤芍、白芍各 15g，生黄芪 30g。日 1 剂，头煎分 2 次服；二煎浸泡四肢，日 2 次；疗程 2 周。对照组 32 例均用甲钴胺针（弥可保）500μg，隔日 1 次，肌内注射；疗程 4 周。均维持原治疗。结果：两组分别缓解 7 例、5 例，显效 11 例、8 例，有效 11 例、12 例，无效 3 例、7 例，有效率 90.6%、78.1%。[黄全海．浙江中西医结合杂志．2005，15(8)：472～473，494]

30. 补阳还五汤治疗 2 型糖尿病周围神经病变疗效观察　两组各 26 例。治疗组 26 例，方药：黄芪 30g，当归、赤芍、地龙各 12g，川芎 9g，桃仁、红花各 6g。日 1 剂，水煎服。对照组 26 例用胞二磷胆碱 0.5g，加 5%葡萄糖注射液 250ml，静脉滴注，日 1 次。均控制血糖，疗程 4 周。结果：两组分别显效（症状消失）14 例、6 例，有效 7 例、4 例，无效 5 例、16 例。运动神经、感觉神经、低切全血比黏度治疗组治疗前后及治疗后组间比较均有显著性差异（$P<0.05$）。[周法根．浙江中西医结合杂志．2005，15(7)：425～426]

31. 加味生脉散治疗2型糖尿病躯体神经病30例临床观察　治疗组30例，方药：黄芪、丹参各30g，山药、麦冬、天花粉、川牛膝各20g，五味子15g，赤芍、陈皮、枳壳各12g，元胡10g，研细末，3g，每日口服。与对照组30例均用卡马西平0.1g，阿米替林25mg，睡前服。降糖，降压，降脂，体育疗法。1个月为1个疗程。结果：两组分别显效（痛止或减轻，神经传导速度提高5m/s）16例、11例，有效12例、10例，无效2例、9例，总有效率93.3%、70%（$P<0.05$）。[李克忠．中医药信息．2003，20(5)：45～46]

32. 益气养阴祛风活血通络法治疗糖尿病性周围神经病变42例　治疗组42例，方药：太子参、鸡血藤、四方藤、白芍各15g，生地30g，五味子、独活、秦艽、寄生、乳香、没药各12g，细辛、全蝎各3g，川芎、僵蚕各9g。随症加减，日1剂，水煎服。用独活、寄生、牛膝、红花、秦艽、杜仲、桑枝、苏木各15g，肉桂6g，四方藤、鸡血藤各30g。日1剂，水煎取液2L，温洗患处30分钟，日1次。对照组32例，用维生素B_1注射液0.1g，维生素B_{12}注射液500μg，日1次，肌内注射。均30日为1个疗程，用2个疗程。结果：两组分别治愈15例、2例，好转19例、8例，无效8例、22例，总有效率80.9%、31.2%（$P<0.01$）。胫神经、腓神经、尺神经及右侧正中神经传导速度治疗组治疗前后及前2项指标治疗后组间比较均有显著性差异（$P<0.01$或0.05）。[麦用军．广西中医药．1999，22(4)：13～14]

33. 大剂量脉络宁治疗糖尿病周围神经病变30例临床观察　治疗组30例，脉络宁（含玄参、牛膝）100ml，加生理盐水250ml，静脉滴注，日1次。与对照组30例均用西药控制血糖，控制饮食，均4周为1个疗程。结果：两组分别痊愈16例、0例，显效9例、1例，有效4例、3例，无效1例、26例，总有效率96.7%、13.3%。[卞继芳等．国医论坛．2005，20(3)：21～22]

34. 益气通阳、活血通络法治疗糖尿病周围神经病变临床

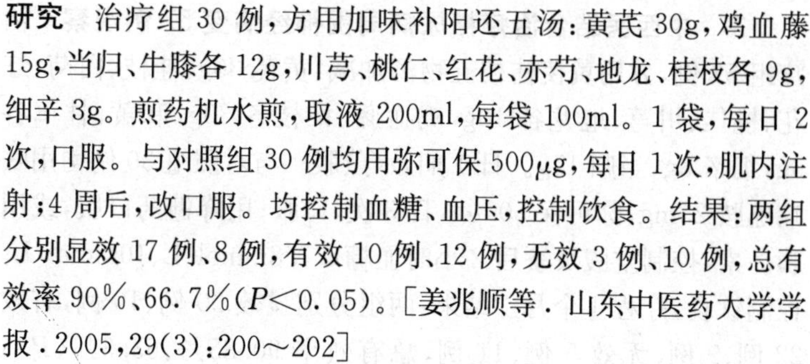

研究　治疗组30例，方用加味补阳还五汤：黄芪30g，鸡血藤15g，当归、牛膝各12g，川芎、桃仁、红花、赤芍、地龙、桂枝各9g，细辛3g。煎药机水煎，取液200ml，每袋100ml。1袋，每日2次，口服。与对照组30例均用弥可保500μg，每日1次，肌内注射；4周后，改口服。均控制血糖、血压，控制饮食。结果：两组分别显效17例、8例，有效10例、12例，无效3例、10例，总有效率90%、66.7%（$P<0.05$）。[姜兆顺等．山东中医药大学学报．2005，29(3)：200～202]

35. 自拟通痹汤治疗糖尿病周围神经病变40例临床疗效观察　治疗组40例，方药：黄芪40g，川芎、地龙各10g，牛膝15g，赤芍、白芍、鸡血藤、元参、葛根各20g，徐长卿12g，炙甘草6g。随症加减，日1剂，水煎服。对照组24例，用维生素B_1 100mg，维生素B_{12} 500μg，日1次，肌内注射。两组均控制血糖，控制饮食，疗程2个月。结果：两组分别显效（症状消失；运动和感觉神经传导速度复常或加快）14例、0例，有效20例、8例，无效6例、16例，总有效率85%、33%（$P<0.05$）。[范红梅等．四川中医．2004，22(8)：31～32]

36. 中西医结合治疗糖尿病周围神经病变84例总结　气血亏虚型，方用黄芪、党参、丹参各30g，附子、桂枝、牛膝、地龙各10g。气滞血瘀型，方用丹参、黄芪各30g，当归、川芎、牛膝各15g，地龙、白芍、柴胡各10g。湿热阻络型，方用金银花、丹参、鸡血藤各30g，牛膝、茯苓、车前子、苍术、黄柏、赤芍、桃仁、红花各12g，生薏苡仁24g。脾肾阳虚型，方用熟地、丹参、鸡血藤各30g，山药、山茱萸、当归各12g，川芎、丹皮、乌药、肉桂、附子各9g。日1剂，水煎服。并用消渴丸、糖适平口服（或胰岛素皮下注射）；维生素B_1、维生素B_6、维生素B_{12}，肌内注射；弥可保，川芎嗪注射液，葛根素注射液，前列腺素E_1，654-2（山莨菪碱）。治疗84例。结果：显效44例，有效27例，无效13例。[李继军等．甘肃中医．2003，16(11)：27～28]

37. 中西医结合治疗糖尿病周围神经病变57例观察　治疗组57例，方用黄芪桂枝五物汤加减：黄芪30g，桂枝、白芍、红花、桃仁、川芎、地龙各10g，鸡血藤、桑枝各30g，麻黄、甘草各6g，细辛3g，当归15g。日1剂，水煎服。与对照组30例均用呋喃硫胺25mg，弥可保500μg，日3次，口服；用降糖药口服，或用胰岛素，控制空腹及餐后2小时血糖<7.8mmol/L、10mmol/L。控制饮食，疗程1个月。结果：两组分别显效30例、10例，有效22例、9例，无效5例、11例，总有效率90.85%、63.3%（$P<0.01$）。[马必委等．实用中医药杂志．2003，19(12)：638～639]

38. 加味补肝汤治疗糖尿病周围神经病变　方药：当归10～12g，熟地、白芍、木瓜各10～15g，川芎9～12g，麦冬、寄生、枸杞子、丹参各15～20g，枣仁10g，甘草3～5g。局部灼热，加葛根、忍冬藤；发凉，去麦冬，加附子、桂枝。日1剂，水煎服；控制血糖。治疗40例，30日为1个疗程。结果：显效14例，有效26例。[陈泽奇．中国临床康复．2003，7(27)：3766～3767]

39. 补气活血法治疗糖尿病周围神经病变的临床观察　两组各34例。治疗组34例，方药：生黄芪30g，当归、川芎、赤芍、地龙、川牛膝各10g，鸡血藤、玄参各20g，炙甘草6g。日1剂，水煎服。并视物模糊，用杞菊地黄丸；糖尿病肾病，用知柏地黄丸，均9g，每日2次，口服。与对照组均用美吡达5mg，盐酸二甲双胍0.25g，日3次，口服；维生素B_1 100mg，维生素B_{12} 500μg，日1次，肌内注射。均控制饮食，8周为1个疗程。结果：两组分别显效12例、8例，有效21例、18例，无效1例、8例，总有效率97.1%、76.5%（$P<0.05$）。空腹、餐后2小时血糖及甘油三酯治疗组治疗前后及治疗后组间比较均有显著性差异（$P<0.05$）。[苗桂珍等．中国中西医结合杂志．2003，23(11)：826～828]

40. 活血通络汤治疗糖尿病周围神经炎36例　治疗组36

例，方药：黄芪12g，水蛭、桃仁、红花、当归、地龙各10g，川芎、首乌各15g，蜈蚣2条，僵蚕6g。日1剂，水煎服。对照组33例，用维生素B_1 0.1g，维生素B_{12} 500μg，日1次，肌内注射。均仍用原降糖药。均控制饮食，30日为1个疗程。结果：两组分别显效15例、1例，有效18例、14例，无效3例、18例，总有效率91.7%、45.5%（$P<0.01$）。血糖、足背静脉血气分析、血氧饱和度及腓神经传导速度治疗后两组比较均有显著性差异（$P<0.01$或0.05）。[付杰等．中医药信息．2004，21(1)：24]

41. 中西医结合治疗糖尿病周围神经病变55例　治疗组55例，方用补阳还五汤加减：黄芪50g，红花、赤芍、地龙、当归、川芎各15g，桃仁10g。阴虚内热，加天花粉、麦冬；四肢畏寒甚，黄芪增量，加桂枝。日1剂，水煎服。与对照组40例均用维生素B_1 100mg，维生素B_{12} 500μg，日1次，肌内注射。均控制血糖。结果：两组分别显效（症状消失；肌电图示神经传导速度复常）31例、13例，有效16例、11例，无效8例、16例，总有效率85.5%、60%（$P<0.05$）。[于海英．吉林中医药．2004，24(1)：35]

42. 桃红四物汤加减治疗糖尿病周围神经病变的临床观察　方药：桃仁、红花、生蒲黄、五灵脂、党参各10g，赤芍、川芎、茯苓、当归、生地、丹参各15g，黄芪、熟地各30g。肺热津伤，加白茅根20g，沙参10g，麦冬12g；脾虚湿阻，加苍术、薏苡仁各10g，川牛膝20g；瘀血阻络，加川楝子、元胡、郁金各10g；肝肾亏虚，加桑螵蛸、怀山药、续断各10g，川牛膝20g，寄生15g。日1剂，水煎服。控制血糖。用维生素B族及小剂量阿司匹林等，控制饮食。治疗36例。结果：显效（症状消失；腱反射复常，肌电图示传导速度增快）、有效各15例，无效6例。[杨冬玲．河南中医学院学报．2004，19(1)：56～57]

43. 中西医结合治疗糖尿病周围血管神经病变48例体会　方药：生黄芪60g，太子参、生地、威灵仙、赤芍各15g，苍术、

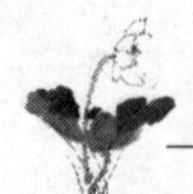
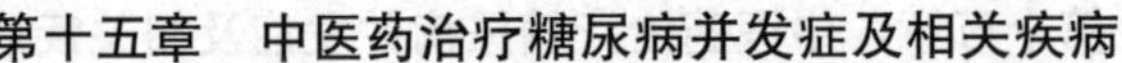

怀牛膝、当归各10g,天花粉、淫羊藿各30g,日1剂,水煎服。四肢麻木、感觉及痛觉异常、肢端肤色加深、无溃烂,用乳香、没药、穿山甲各10g,生大黄、赤芍、透骨草、白及各20g,土茯苓40g,桂枝12g,牛膝15g,鸡血藤24g。水煎取液浸泡患处,每次40～60分钟。足溃疡,酌情用生理盐水、双氧水清创,用654-2(山莨菪碱)5～10滴,普通胰岛素4～8U,加高渗盐水,喷洒,周林频谱仪局部照射;创面干燥后,用纱布浸黄连液湿敷,日1次。创面愈合后,再用上方药浴。控制血糖,足部感染用抗生素,控制饮食。治疗48例,10日为1个疗程。结果:痊愈42例,好转5例,无效1例。[周孝德等.甘肃中医.2004,17(4):29～30]

44. 中西医结合治疗糖尿病性末梢神经炎32例 方药:血竭、没药、乳香、元胡各10g,丹参30g,水蛭12g,香附、当归各15g,三七3g、川芎9g。气阴两虚,加太子参、黄芪、葛根;舌苔厚腻,加茯苓、白术、陈皮;皮肤瘙痒,加地肤子;便秘,加麻仁、肉苁蓉;四肢不温,加肉桂。日1剂,水煎服;1个月为1个疗程。并用山莨菪碱20～40mg,加生理盐水250～500ml,静脉滴注,日1次;治疗21日,间隔1周。维持原降糖药,控制饮食,禁酒。治疗32例。结果:治愈8例,显效18例,无效6例,总有效率83%。[尹哲.实用中医内科杂志.2004,18(6):518]

45. 益气活血通络法治疗糖尿病性周围神经病变60例 治疗组60例,方用益气通络汤:黄芪50g,当归、红花、女贞子、山茱萸各15g,桃仁10g,刺五加、元胡各12g,水蛭9g,生地20g,日1剂,水煎服。对照组60例,用维生素B_1 10mg,弥可保500μg,日3次,口服。均1个月为1个疗程。结果:两组分别显效(症状消失或基本消失,腱反射复常;肌电图示感觉神经传导速度增加≥30%)15例、4例,有效38例、30例,无效7例、26例,总有效率88.33%、56.67%。[王效非.中国临床医生.2004,32(12):43～44]

46. 温肾化瘀通络法治疗糖尿病周围神经病变临床观

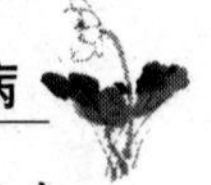

察 治疗组60例,用温肾化瘀通络方冲剂(水蛭、全蝎、蜈蚣各2g,山茱萸15g,黄芪30g)及中汇糖脉康冲剂,均1袋,每日2次,于餐后、餐前半小时冲服。并与对照组30例均糖尿病常规治疗。均控制饮食,3个月为1个疗程。结果:两组分别显效(神经传导速度提高≥30%)13例、2例,有效34例、14例,无效13例、14例,总有效率78.33%、56.67%。[郑敏等.江西中医药.2004,35(11):20~21]

47. 益气通脉汤治疗糖尿病神经病变86例 方药:黄芪30g,当归、鬼箭羽、生地、玄参各20g,桃仁、红花、地龙、白芍、威灵仙各15g,蜈蚣3条,牛膝12g,甘草6g。气血亏虚,黄芪增量,加红参、白术;肾阳虚,加菟丝子;肾阴虚,加枸杞子、旱莲草;湿重,加苍术、木瓜;下肢凉,加桂枝;便秘,加大黄;视物不清,加三七粉。日1剂,水煎服;控制血糖、血脂、血压及饮食。10日为1个疗程,用3个疗程,治疗86例。结果:显效58例,有效19例,无效9例,总有效率89.5%。[韩振军等.中国民间疗法.2004,12(3):44]

48. 当归拈痛汤加减治疗糖尿病周围神经病变30例 治疗组30例,方药:当归、黄芩、羌活、苍术、知母各10g,防风、白术、泽泻各12g,升麻5g,猪苓、防己、苦参各15g,丹参20g,茵陈、葛根各30g。日1剂,水煎服。对照组30例,用潘生丁25mg,每日3次,口服。两组均用达美康80mg,每日2次,口服,均控制饮食。2周为1个疗程,用2个疗程。结果:两组分别显效(症状消失,深浅感觉及腱反射复常;肌电图示神经传导速度增加≥3m/s)16例、6例,有效11例、10例,无效3例、14例,总有效率90%、53.3%。($P<0.01$)。[唐奇志等.中医药学刊.2004,22(4):711~712]

49. 糖脉通片治疗糖尿病周围神经病103例临床观察 治疗组103例,方药:黄芪、丹参各30g,元参15g,血竭3g,白芥子、胆南星各10g等。每片0.5g,相当于原生药2.5g,每服4

片。对照组99例,用弥可保片500μg;均日3次,口服。两组均合并高血压、高脂血症降压、调脂。均于治疗前2周控制血糖、餐后2小时血糖分别<6mmol/L、10mmol/L,疗程8周。结果:肢体疼痛、麻木两组分别总有效率80.6%、60.66%($P<0.05$),86.21%、70.97%($P<0.05$)。[金杰等. 中医杂志. 2004,45(6):429~431]

50. 中西医结合治疗糖尿病多发性周围神经病变34例临床观察　治疗组34例,方用四妙勇安汤加减:金银花、牛膝、玄参、鸡血藤各15g,生黄芪30g,党参、石斛各10g,当归9g,甘草3g。日1剂,水煎服。与对照组33例均用弥可保500μg,每日3次,口服。均控制血糖,糖尿病饮食,均3个月为1个疗程,用1个疗程。结果:两组分别临床痊愈4例、1例,显效18例、7例,有效9例、15例,无效3例、10例,总有效率91.18%、69.7%($P<0.05$)。[高嬰. 江苏中医药. 2004,25(6):25~27]

51. 活血通络法治疗糖尿病周围神经病变临床观察　两组各30例。治疗组30例,方用复方活血液:当归、虎杖、地榆各60g,红花30g,黄连15g,樟脑10g,加75%乙醇溶液3L,浸1个月,浸洗患肢,每次15分钟,日2次。与对照组30例均用血塞通注射液10ml,加生理盐水250ml,静脉滴注,日1次。继用原降糖药,均控制饮食,4周为1个疗程。结果:两组分别显效4例、1例,有效16例、9例,无效10例、20例,总有效率66.67%、33.33%($P<0.05$)。[杨华. 上海中医药杂志. 2004,38(6):17~18]

52. 加味补阳还五汤治疗多发性糖尿病神经病变　治疗组45例,方用黄芪100g,桃仁、红花、归尾、川芎、水蛭、麦冬各10g,赤芍、太子参、地骨皮各15g,五味子5g,蜈蚣3条。日1剂,水煎服。与对照组均用美吡达、拜唐苹,口服,或注射胰岛素,维持空腹、餐后2小时血糖分别为3.9~7mmol/L、5.6~8mmol/L。高血压用ACEI类降压药,口服,控制血压<125/

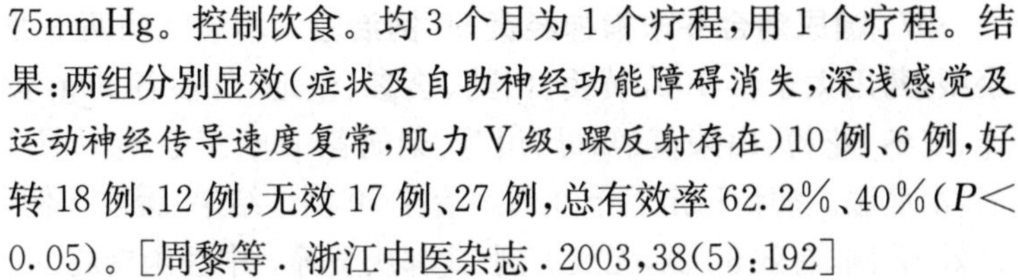

75mmHg。控制饮食。均3个月为1个疗程,用1个疗程。结果:两组分别显效(症状及自助神经功能障碍消失,深浅感觉及运动神经传导速度复常,肌力Ⅴ级,踝反射存在)10例、6例,好转18例、12例,无效17例、27例,总有效率62.2%、40%($P<0.05$)。[周黎等.浙江中医杂志.2003,38(5):192]

53. 辨治糖尿病痛性神经病的经验　养阴润燥法:方用黄芪、生山药、沙参、知母、麦冬、花粉、生地、玄参、苍术等,四肢酸软乏力加太子参,头晕耳鸣加茯苓、决明子、枸杞子;活血通络法:方用当归、赤芍、川芎、桃仁、红花、川牛膝、鸡血藤、桑寄生、生地等,肝郁加柴胡、枳壳,脾虚加内金、苍术;养血强筋法:方用黄精、当归、赤芍、生地、熟地、枸杞子、首乌、内金、益母草、阿胶、鸡血藤等,气虚加太子参,下肢拘挛加夏枯草,眠差加枣仁、远志;温阳通脉法:方用黄芪、桂枝、赤芍、白芍、当归、细辛、熟附片、肉桂、桃仁、红花、金毛狗脊、鸡血藤、木瓜等,阴虚重加地骨皮、知母、黄柏。[安雨协.辽宁中医杂志.1993,20(4):5～6]

54. 精制蜂毒注射液治疗糖尿病外周神经病变　用精制蜂毒注射液。先用10%量皮试,阴性者每日肌内注射2ml。治疗20例,疗程8周。结果:单侧病变6例,双侧病变14例,分别显效5例、8例,有效1例、4例,无效0例、2例,总有效率85.7%;治疗前后神经病变积分、左正中神经传导速度比较有显著性差异($P<0.05$);病程短则疗效好,未发生毒副反应。[魏炜等.中医药学报.1993(5):28～29]

55. 中医药治疗糖尿病及其周围神经病变的近况　综述:固定方药辨证加减治疗;固定成药治疗;单味药治疗;合并周围神经病变的治疗;食物疗法;体育疗法;气功疗法;针灸疗法。[王堃等.中国医药学报.1994,9(2):44～48]

56. 糖尿病性神经病变中医研究概况　对糖尿病性神经病变的临床及病理特点和治疗进行了综述,并提出有待探讨的问题。[王昌俊.中医药信息.1993,10(2):11～13]

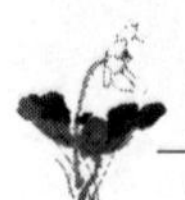

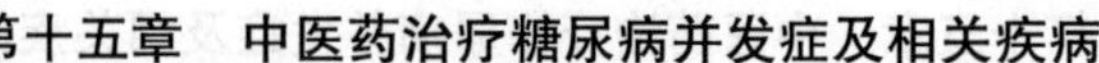

57. 糖尿病合并末梢神经炎50例治验 均属气阴两虚兼瘀型，药用太子参10g，黄芪、山药、玄参、生地、丹参各20g，黄连、麦冬、花粉、山茱萸、知母、川芎、柴胡各15g，三七5g。日1剂，水煎服。病情稳定后予丸剂。治疗50例。结果：缓解5例，显效12例，有效32例，无效1例。[郭庆贺等. 中医函授通讯. 1993(1)：28]

58. 活血化瘀法治疗糖尿病周围神经病变的疗效观察 随机将确诊为2型糖尿病周围神经病变患者76例分为两组进行观察，均继续控制饮食，不更改原西药治疗方案，空腹血糖基本控制在150mg/dl。治疗组36例，用丹参、黄芪、威灵仙各30g，川芎、桃仁、白芷各12g，红花10g，赤芍、白芍、海桐皮各15g，细辛5g。病变以上肢为主，加桑枝、桂枝；以下肢为主，加川牛膝；肢体灼痛、苔黄腻，去黄芪，加苍术、黄柏。日1剂，水煎服，连服1个月。并常规予维生素C、维生素B_1口服。对照组40例，每日予维生素B_1 60mg、维生素C 600mg、复合维生素B 6片，口服；部分患者予B_{12} 500μg，每日1次，肌内注射；少数患者予优布芬或苯妥英钠、卡马西平止痛。疗程1～2个月。结果：两组分别为显效（症状体征消失，功能恢复正常）8例、0例，有效（症状明显减轻，功能明显改善）26例、7例，无效2例、33例，总有效率94.44%、17.50%。两组疗效比较有非常显著差异（$P<0.001$）。治疗组中12例治疗前后正中神经和腓总神经肌电图的自身对照均有显著性差异（$P<0.01$和0.05）。[张伟杰等. 四川中医. 1990，8(11)：34～35]

59. 桃红四物汤加味治疗糖尿病末梢神经炎 方药：当归、枸杞子各20g，赤芍、桃仁、红花各15g，生地、黄芪、党参各30g，黄精50g，川芎10g。烦渴多饮、多食易饥明显，加玄参30g、黄连10g；兼五心烦热，加地骨皮20g。其中5例配合胰岛素治疗。治疗28例，平均疗程3个月。结果：痊愈15例，显效9例，好转3例，无效1例。[崔家英. 实用中医内科杂志. 1991，5(2)：

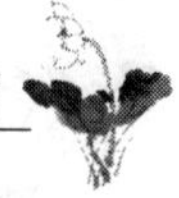

25～26]

（1～59：李晔）

60. 当归四逆汤加味内外合治糖尿病周围神经病变 67 例 方药：黄芪、白芍各 30g，当归、桂枝、地龙各 15g，甘草、大枣各 10g，通草、细辛各 6g，制蜈蚣 3g，日 1 剂，水煎服；药渣再煎取液 2L，加白酒 100ml，浸洗患肢；控制血糖。治疗 67 例，疗程 1 个月。结果：显效（症状消失；肌电图神经传导速度复常，或增加>5m/s）17 例，有效 35 例，无效 15 例，总有效率 77.6%。[刘得华．陕西中医．2003，24(3)：195～196]

61. 灯盏细辛注射液治疗糖尿病周围神经病变 46 例 治疗组 46 例，灯盏细辛注射液主要成分是黄酮 30～40ml，加生理盐水 250ml，静脉滴注，每天 1 次。与对照组 42 例均用弥可保片 500μg，维生素 B_1 10mg，每天 3 次，口服。均用降糖药（或胰岛素）。控制饮食。均 7～10 天为 1 个疗程，用 2 个疗程。结果：两组分别显效（症状消失；腱反射基本复常）13 例、6 例，有效 22 例、13 例，无效 11 例、23 例，总有效率 76.1%、45.2%。[张开凤．浙江中西医结合杂志．2007，17(12)：758～759]

62. 中西医结合治疗糖尿病周围神经病变临床观察 治疗组 38 例，方用活血通络方：当归、白芍、生地黄、黄芪各 15g，丹参、鸡血藤各 20g，桃仁 12g，桂枝 8g，大枣 3 枚，甘草 5g。随症加减，日 1 剂，水煎服；用 30 天。对照组 35 例，用维生素 B_1 100mg，维生素 B_{12} 500μg，每天 1 次，肌内注射；4 周为 1 个疗程。均降血糖、血压、血脂。控制饮食。结果：两组分别显效（麻木、疼痛、肢体异常感觉消失或基本消失；腱反射复常）20 例、10 例，有效 15 例、12 例，无效 3 例、13 例，总有效率 92.11%、62.83%。[薛清平．湖北中医杂志．2007，29(11)：21]

63. 中西医结合治疗糖尿病性周围神经病变 122 例 治疗组 122 例，方用黄芪桂枝五物汤：黄芪、鸡血藤各 30g，生地 20g，桂枝、白芍、川芎各 15g，天南星 10g，水蛭、甘草各 5g。随症加

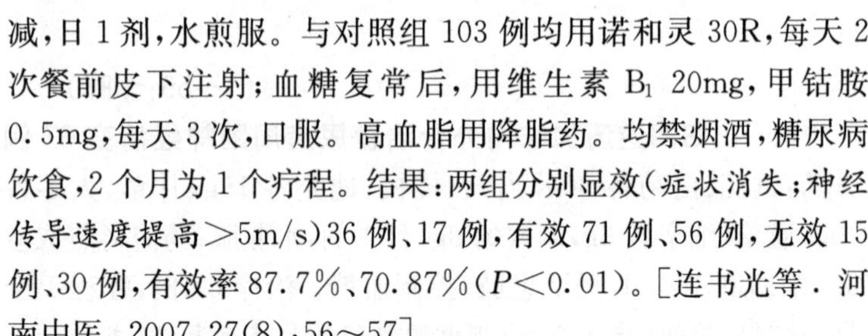

减，日1剂，水煎服。与对照组103例均用诺和灵30R，每天2次餐前皮下注射；血糖复常后，用维生素 B_1 20mg，甲钴胺0.5mg，每天3次，口服。高血脂用降脂药。均禁烟酒，糖尿病饮食，2个月为1个疗程。结果：两组分别显效（症状消失；神经传导速度提高＞5m/s）36例、17例，有效71例、56例，无效15例、30例，有效率87.7%、70.87%（$P<0.01$）。[连书光等．河南中医．2007，27(8)：56～57]

64. 中西医结合治疗2型糖尿病周围神经病变临床观察　治疗组30例，方药：生黄芪30g，当归、桂枝、芍药各10g，细辛、水蛭各3g，通草、甘草各6g，鬼箭羽、地龙各15g。随症加减，日1剂，水煎服。对照组29例，用弥可保0.5mg，每天3次，口服。两组均用格列吡嗪5mg，每天3次，口服。停用其他改善微循环药，糖尿病饮食。3个月为1个疗程。结果：两组分别显效（膝、跟腱反射复常或明显好转，神经传导速度复常或增加≥5m/s）13例、6例，有效15例、12例，无效2例、11例。[杨燕灵等．北京中医．2007，26(7)：480～410]

65. 加味二妙散合麦全冬定治疗糖尿病周围神经病变的疗效观察　治疗组30例，方用加味二妙散：黄柏、苍术、牛膝、薏苡仁、地龙各50g，乳香、没药各25g。共为细末，5g，每天2次，口服。麦全冬定注射液，第1周0.9g，第2周1.2g，第3周1.5g，加0.85%盐水250ml，静脉滴注，每天1次。对照组30例，用弥可保1mg，加0.85%盐水250ml，避光静脉滴注，每天1次。均控制血糖、饮食，21天为1个疗程。结果：两组分别显效（肌电图示神经传导速度均提高＞5m/s）18例、10例，有效10例、9例，无效2例、11例。随访3个月，分别显效16例、5例，有效11例、7例，无效3例、18例。疗效治疗组优于对照组（$P<0.05$）。[韩晶．中医药学报．2007，35(5)：56～57]

66. 肢安胶囊治疗糖尿病周围神经病变的临床观察　两组各30例。治疗组30例，方药：黄芪、三七粉、当归、白芍、钩藤、

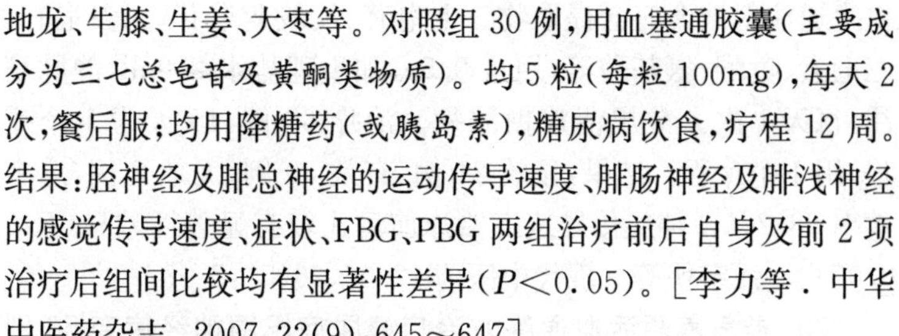

地龙、牛膝、生姜、大枣等。对照组30例，用血塞通胶囊（主要成分为三七总皂苷及黄酮类物质）。均5粒（每粒100mg），每天2次，餐后服；均用降糖药（或胰岛素），糖尿病饮食，疗程12周。结果：胫神经及腓总神经的运动传导速度、腓肠神经及腓浅神经的感觉传导速度、症状、FBG、PBG两组治疗前后自身及前2项治疗后组间比较均有显著性差异（$P<0.05$）。[李力等．中华中医药杂志．2007，22(9)：645～647]

67. 中西医结合治疗糖尿病末梢神经病变32例　治疗组32例，方药：太子参、当归、红景天、赤芍各10g，黄芪30g，生地黄、丹参、白芍各20g，川芎15g，细辛3g。口干多饮，加天花粉、麦门冬；多食易饥，加知母、黄连；尿多、腰酸，加五味子、桑椹子。日1剂，水煎服。与对照组32例均用弥可保500μg，每天1次，肌内注射。均常规糖尿病综合治疗。均4周为1个疗程。结果：两组分别显效（症状完全或大部分消失）18例、11例，有效12例、14例，无效2例、7例，总有效率93.7%、78.1%（$P<0.01$）。[彭伟等．甘肃中医．2007，20(9)：32]

68. 糖尿病周围神经病变的中医药治疗（附13例临床疗效分析）　对13例2型糖尿病合并周围神经病变，症状持续2年以上，经西药治疗无效的老年患者，在继续控制饮食，控制血糖和改善神经症状西药，并加用养阴清热、活血通络之中药：北沙参、麦冬、玉竹、枸杞子、知母、泽兰、鬼箭羽各9g，天花粉、生地、丹参各12g，黄芩6g，黄连3g及涤痰药指迷茯苓丸（每日服5g），其他用药随症加减，多数患者加用益气行气之品。经连续4.5～5个月治疗后，在症状和体征有明显改善的同时，尺神经的运动神经传导速度（MNCV）较治疗前明显加快，治疗前后比较有显著性差异（$P<0.01$）。提示中药对糖尿病周围神经病变确有一定疗效。[张福麟等．中西医结合杂志．1987，7(3)：143～145]

69. 正康血塞通注射液治疗糖尿病神经病变68例　正康

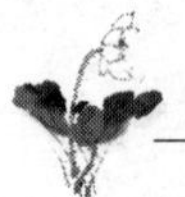

血塞通注射液含三七提取物三七皂苷、绞股蓝皂苷、人参皂苷、三七素、黄酮、氨基酸等，用量 0.5g，加生理盐水 250ml，静脉滴注，每天 1 次。常规治疗糖尿病。治疗 68 例，15 天为 1 个疗程，用 1 个疗程。结果：显效 21 例，有效 39 例，无效 8 例，总有效率 88.2%。神经传导速度治疗前后比较有显著性差异（$P<0.05$）。[强宁侠等．现代中医药．2006，26(5)：7～8]

70. 益气养阴活血通络方治疗糖尿病周围神经病变 56 例观察　治疗组 56 例，方药：生地、麦冬、桃仁、川芎、当归尾、鸡血藤、木瓜各 15g，黄芪 50g，太子参 20g，红花、全蝎各 10g，丹参 30g。日 1 剂，水煎服。对照组 54 例，用维生素 B_1 100mg，维生素 B_{12} 500μg，每天 1 次，肌内注射。均西药控制血糖，控制饮食，30 天为 1 个疗程。结果：两组分别显效（症状减轻，痛、温觉恢复；跟、膝腱反射及肌电图示神经传导速度改善）28 例、15 例，有效各 23 例，无效 5 例、16 例，总有效率 91.07%、70.37%。[陈召．实用中医药杂志．2006，22(9)：533]

71. 中西医结合治疗糖尿病周围神经病变 64 例　治疗组 33 例，方用五子四藤一仙汤：五味子、莱菔子、女贞子、苏子、钩藤各 15g，鸡血藤、络石藤、海风藤、威灵仙、丹参、葛根各 30g，白芥子、细辛、全蝎各 6g，地龙 10g。日 1 剂，水煎分 3 次服。与对照组 31 例均取穴：足三里（双）。用脑苷肌肽注射液 2ml，穴位注射，每天 1 次。均常规西药降血糖；控制饮食。15 天为 1 个疗程，疗程间隔 10 天，用 2 个疗程。结果：两组分别痊愈 6 例、2 例，显效 8 例、5 例，有效 13 例、12 例，无效 6 例、12 例，有效率 81.8%、61.3%；神经传导速度总有效 24 例、20 例（$P<0.05$）。[杨传经等．河南中医．2006，26(9)：54～56]

72. 川芎嗪联合口服降糖药治疗糖尿病周围神经病变疗效观察　两组各 33 例，均糖尿病饮食。治疗组用川芎嗪 160mg，维生素 B_6 200mg，加生理盐水 50ml，静脉滴注，日 1 次；并用降糖药口服。对照组用美吡达 5mg，每日 2 次，口服。14 日为 1

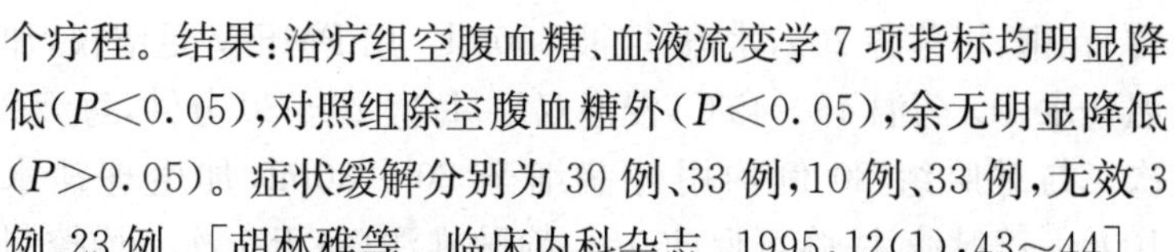

个疗程。结果:治疗组空腹血糖、血液流变学7项指标均明显降低($P<0.05$),对照组除空腹血糖外($P<0.05$),余无明显降低($P>0.05$)。症状缓解分别为30例、33例,10例、33例,无效3例、23例。[胡林雅等.临床内科杂志.1995,12(1):43~44]

73. 中西医结合治疗糖尿病周围神经病变 方药:生黄芪、丹参、葛根、玄参、生地、鸡血藤各30g,络石藤、海风藤、钩藤、苍术各15g,威灵仙10g。随症加减,日1剂,水煎服;疗程2个月。同时用丹参、威灵仙、豨莶草、透骨草、鸡血藤、葛根各30g,红花、地龙、生大黄、制没药、水蛭各10g,蜈蚣2条,冰片6g,随症加减,水煎取液1L,熏洗患处,每次约30分钟,每天2次;10天为1个疗程,疗程间隔3~7天,治疗3个疗程。取穴:胰俞、足三里、解溪、曲池、合谷、阿是穴。上肢配外关、腕骨、阳池等;下肢配三阴交、太溪、承山、阳陵泉。每次取3~5个穴位,用弥可保50μg,穴位注射,隔天1次;10次为1个疗程,疗程间隔1周,治疗2个疗程。并用盐酸丁咯地尔氯化钠注射液250ml(含盐酸丁咯地尔0.1g,氯化钠2.25g),静脉滴注,每天1次;15天为1个疗程,疗程间隔10天;治疗2个疗程。控制血糖、饮食。治疗72例。结果:显效29例,有效41例,无效2例,总有效率97%。[叶芳等.浙江中西医结合杂志.2006,16(12):761~762]

74. 自拟补气通络方治疗糖尿病周围神经病变48例 方药:黄芪、鸡血藤、丹参各30g,当归、川芎、赤芍各15g,茯苓、苏木、路路通、红花、木瓜、川牛膝各10g。肢凉,加细辛、桂枝;肢痛,加蜈蚣、穿山甲。日1剂,水煎服。治疗48例,2个月为1个疗程。结果:显效(症状、体征消失或明显好转;腱反射、神经传导速度复常或明显增加)18例,有效26例,无效4例,总有效率91.7%。[刘晋熹.中国民间疗法.2006,14(11):33~34]

75. 足浴配合药物治疗2型糖尿病伴下肢周围神经病变临床观察 治疗组31例,方用:桃仁、红花、桂枝、地龙、没药、乳香、花椒、川芎各20g，水煎，取液500ml。用PMF-V足浴仪，加温开水4L，药温40～45℃，浸泡双足，每次20～30分钟，每天2次。与对照组30例均用灯盏细辛20～30ml，加生理盐水100ml，静脉滴注；弥可保500μg，静脉推注；每天1次。均控制血糖、饮食，疗程2周。结果：两组分别显效（深浅感觉及腱反射复常或明显好转；神经传导速度复常或增加≥5m/s）14例、3例，有效13例、18例，无效4例、9例，总有效率93.5%、70%。[陈蔚．湖北中医杂志．2007，29(6)：33]

76. 中西医结合治疗糖尿病周围神经病变48例观察　治疗组48例，方用糖足1号协定方：透骨草、威灵仙、伸筋草、丹参各20g，红花、桂枝、肉桂各10g，鸡血藤30g，桑枝15g。随症加减，水煎取液，药温35～40℃，浸泡患足；继加热水维持在40℃，水面至足三里穴，每次30分钟，每天1次。与对照组50例均用弥可保针500μg，加生理盐水250ml，静脉滴注，每天1次。均控制血糖、血压、血脂。均4周为1个疗程，用1个疗程。结果：两组分别显效（肢端疼痛、麻木、乏力明显减轻，神经传导速度复常）15例、9例，好转28例、27例，无效5例、14例，总有效率89.6%、72%（$P<0.05$）。[魏燕等．实用中医药杂志．2007，23(2)：103～104]

77. 红花注射液治疗糖尿病周围神经病变56例临床观察　治疗组33例，用红花注射液20ml，加生理盐水250ml，静脉滴注，每天1次。与对照组23例均用弥可保500μg，每天3次，口服。均西药控制血糖、饮食，疗程5周。结果：两组分别显效（症状消失；腱反射、膝反射复常，肌电图示神经传导速度复常或增加>5m/s）20例、6例，有效7例、8例，无效6例、9例。疗效治疗组优于对照组（$P<0.05$）。[张兆芳等．现代中西医结合杂志．2007，16(6)：748～750]

78. 中西医结合内外兼治治疗2型糖尿病性周围神经病变19例临床研究　治疗组19例，方用糖周外洗合剂：红花10g，川芎、威灵仙各 20g，益母草 30g 等，水煎取液，药温 35～37℃，外洗双足，每次 20～30 分钟；每天睡前 1 次。对照 1 组 19 例，均用糖周三藤合剂：白英、络石藤、黄芪、太子参、石斛、川芎各 20g，鸡血藤 30g，赤芍 15g 等。日 1 剂，水煎餐后服。对照 2 组 20 例，用弥可保 500μg，维生素 B_1 20mg，每天 3 次，口服。3 组均用达美康 40mg，每天 2 次餐前服，均控制饮食等，2 个月为 1 个疗程。结果：3 组分别显效 6 例、3 例、1 例，有效 11 例、12 例、10 例，无效 2 例、4 例、9 例。[周惟强等．中医杂志．2007，48(1)：41～43]

79. 糖末宁为主治疗糖尿病性周围神经病变的临床观察　治疗组 30 例，方药：川芎、元胡各 15g，当归、没药各 10g，鸡血藤、红花、赤芍、苏木各 7.5g，三七、细辛各 2.5g，制成浓缩液，每毫升含生药 2.5g，用量 50ml；对照组 15 例，用维生素 B_1、维生素 B_6 各 20mg，均日 3 次，口服。4 周为 1 个疗程，治疗 2 个疗程。结果：两组分别显效（疼痛完全消失，神经传导速度提高 >5m/s）15 例、0 例，有效 14 例、7 例，无效 1 例、8 例，总有效率 96.7%、46.7%（$P<0.05$）。[于世家等．中国中西医结合杂志．1995，15(7)：434～435]

80. 中西医结合治疗疼痛性糖尿病周围神经病变 34 例　治疗组 34 例，方药：丹参、太子参各 20g，当归、元胡各 10g，川芎、鸡血藤各 15g，乳香 7g，没药 8g，穿山甲 9g，黄芪 40g。症在上肢加桑枝、片姜黄、羌活，在下肢加牛膝、防己、木瓜、伸筋草；热甚，加忍冬藤、黄柏、络石藤；肾阴虚，加山茱萸、熟地黄、白芍；肾阳虚，加熟附子、巴戟天、淫羊藿；久病瘀甚，加三七、蜈蚣、水蛭；皮肤麻木不仁，加乌梢蛇、地龙。日 1 剂，水煎服。对照组 28 例，用维生素 B_1、维生素 B_{12}，肌内注射。均降糖，控制饮食。均 14 天为 1 个疗程，治疗 1～2 个疗程。结果：两组分别显效（症状消失）16 例、3 例，有效 15 例、7 例，无效 3 例、18 例。[卫坚等．云南中医学院学报．2007，30(5)：48～49]

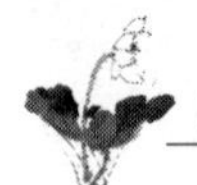

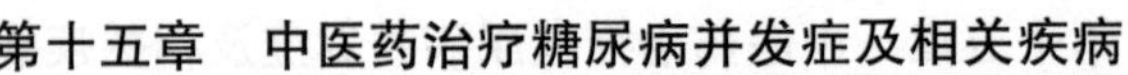

81. 桃红饮合西洛他唑片治疗糖尿病周围血管病变90例临床观察　治疗组45例,方用桃红饮:桃仁12g,红花、当归尾、威灵仙、川芎各10g。日1剂,水煎服。与对照组45例均用西洛他唑(培达)100mg,每天2次,口服。均用降糖药,口服(或胰岛素,肌内注射);降压,降脂;禁用他药,糖尿病饮食,适当运动。均1个月为1个疗程,用3个疗程。结果:两组分别痊愈2例、0例,显效25例、20例,有效14例、13例,无效4例、12例,总有效率91.1%、73.3%($P<0.05$)。踝/肱指数、高及低切全血黏度、血浆黏度两组治疗前后自身及前3项治疗后组间比较差异均有统计学意义($P<0.05$)。[陈沈敏等.甘肃中医.2009,22(12):42～43]

82. 独活寄生汤加味配合西药治疗糖尿病周围神经病变68例　治疗组68例,方药:独活15g,桑寄生、杜仲、牛膝、秦艽、茯苓、肉桂、防风、川芎、白参、当归、白芍、生地黄各10g,细辛3g,炙甘草5g。痛甚,加制川乌、白花蛇、地龙、红花;口干多饮,加天花粉、葛根;阴虚,加熟地黄、女贞子。水煎服。与对照组68例均用弥可保500μg,每天1次,肌内注射;前列腺素E 1.2mg,静脉滴注,每天1次;降糖,降压,调脂等。均2周为1个疗程。结果:两组分别显效(症状消失,膝腱反射基本复常)38例、18例,好转20例、18例,无效10例、32例。[贾遇文.内蒙古中医药.2009,28(2):36～37]

83. 通痹汤治疗糖尿病周围神经病变43例临床观察　治疗组43例,方药:黄芪30g,当归、熟地黄、枸杞子、怀山药、丹参、地龙、牛膝各15g,川芎、桃仁各10g,全蝎6g,桂枝5g,细辛3g。日1剂,水煎服。对照组43例,用维生素B_1 20mg,每天3次,口服;弥可保500μg,隔天1次,肌内注射。均控制血糖,糖尿病饮食。均15天为1个疗程,治疗2个疗程。结果:两组分别显效(症状消失或好转;肌电图示神经传导速度复常或增加≥5m/s)20例、10例,有效18例、19例,无效5例、14例,总有效

率88.4%、67.4%。[陈月嫦．中医药导报．2009,15(1):25～26]

84. 灯盏花素联合甲钴胺治疗糖尿病周围神经病变疗效观察　两组各56例。治疗组56例用灯盏花素(主要成分为灯盏乙素)150mg,加生理盐水250ml,静脉滴注,每天1次。与对照组56例均用甲钴胺(弥可保)0.5mg,每天1次,肌内注射。均继用原降糖药,饮食控制。疗程4周。结果:两组分别显效(症状消失,腱反射基本复常;肌电图示神经传导速度复常或增加>5m/s)37例、13例($P<0.01$),有效15例、20例,无效4例、23例。胫神经及腓总神经的运动和感觉神经末梢传导速度治疗组均快于对照组($P<0.01$)。[兰海平等．中国乡村医药．2010,17(1):34～35]

85. 益气通络方联合西药治疗糖尿病周围神经病变52例　治疗组52例,方药:生黄芪45g,当归、川芎各10g,丹参、地龙、葛根、木瓜、赤芍、白芍、怀山药、鸡血藤各15g,水蛭6g,生甘草3g。随症加减,日1剂,水煎服。与对照组52例均用胰岛素,皮下注射(或降糖药,口服);糖化血红蛋白<7%,用弥可保0.5mg,维生素B_1 20mg,每天3次,口服。均2个月为1个疗程。结果:两组分别治愈26例、12例,好转22例、20例,无效4例、20例,总有效率92.3%、61.5%($P<0.001$)。[邱慧玲．山西中医．2010,26(2):20～21]

86. 血塞通注射液治疗糖尿病周围神经病变32例临床观察　治疗组32例,用血塞通注射液(成分为三七总苷)10ml,加生理盐水250ml,静脉滴注,每天1次。对照组31例,用维生素B_1 100mg,维生素B_{12} 250μg,每天1次,肌内注射。均继用原治疗控制血糖,治疗14天。结果:两组分别显效(自觉症状消失或好转,腱反射复常;肌电图示神经传导速度复常或增加>5m/s)20例、0例,有效12例、11例,无效0例、20例,总有效率100%、35.5%($P<0.01$)。[彭杰等．中医药临床杂志．2009,

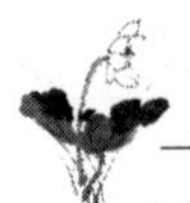

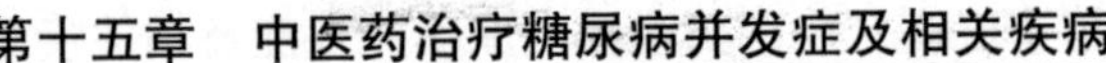

21(2):124～125]

87. 针刺联合补阳还五汤治疗糖尿病周围神经病变30例临床观察 治疗组与对照组30例均用降糖药,口服(或胰岛素,注射),用1个月;至血糖、空腹血糖分别<8mmol/L、10mmol/L后。治疗组方用补阳还五汤:黄芪60g,当归尾8g,赤芍、地龙、桃仁各10g,川芎、红花各6g。日1剂,水煎服。取穴:肝俞、肾俞、脾俞、肺俞、胰俞、足三里、合谷、阳陵泉。气阴两虚,配气海、关元;阴阳两虚,再配命门;瘀血,配膈俞、血海。针刺,平补平泻法,得气后,留针30分钟,每天1次。对照组用弥可保500μg,每天3次,口服。均控制饮食,适当运动,疗程6周。结果:两组分别显效(症状消失;肌电图示NCV复常或增加>5m/s)19例、10例,有效7例、4例,无效4例、16例,总有效率86.67%、46.67%($P<0.01$)。[谢文堂等.中医药信息.2009,26(2):75～77]

88. 消渴通络丸在2型糖尿病周围血管病变中的临床研究 治疗组22例,方药:威灵仙、牛膝、淫羊藿、黄芪、炮附子、荔枝核、白芍、木瓜、忍冬藤、薏苡仁、玄参、姜黄、葛根、蜈蚣、全蝎、生地黄,10g;对照组20例,用西洛他唑(培达)50mg;均每天2次,口服。均控制血糖;酌情降压。停用其他抗血小板及抗凝药,疗程3个月。结果:两组分别临床治愈1例、0例,显效3例、2例,有效17例、12例。主症(下肢发冷怕凉,肢体麻木,肢体酸胀疼痛,间歇性跛行)、次症(口干多饮,倦怠乏力,口唇发绀)、下肢动脉血管彩超4项(股动脉的内径,股动脉、腘动脉及足背动脉的血流速度)指标两组治疗前后自身及治疗后组间比较差异均有统计学意义($P<0.05$)。[王世伟等.天津中医药大学学报.2010,29(1):17～19]

89. 补阳还五汤加味治疗糖尿病周围神经病变48例 治疗组48例,方药:黄芪50g,当归、赤芍、地龙、川芎、天花粉、知母、桑寄生各12g,红花、桃仁各6g,水蛭3g,鸡血藤30g。随症

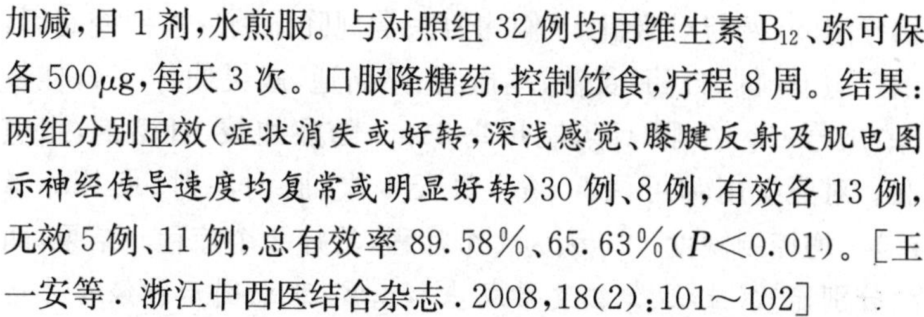

加减，日1剂，水煎服。与对照组32例均用维生素B_{12}、弥可保各500μg，每天3次。口服降糖药，控制饮食，疗程8周。结果：两组分别显效（症状消失或好转，深浅感觉、膝腱反射及肌电图示神经传导速度均复常或明显好转）30例、8例，有效各13例，无效5例、11例，总有效率89.58%、65.63%（$P<0.01$）。[王一安等．浙江中西医结合杂志．2008，18(2)：101～102]

90. 桃红四物汤合黄芪桂枝五物汤治疗糖尿病周围神经病变32例　治疗组32例，方药：黄芪30g，桃仁6g，生地黄、白芍各15g，当归、桂枝、红花、川芎各10g。随症加减，日1剂，水煎服。对照组32例，用弥可保500pg，每天3次，口服。均用口服降糖药（或胰岛素，注射）。控制饮食。均10天为1个疗程，治疗3个疗程，结果：两组分别显效（腱反射基本复常；肌电图示神经传导速度显著改善）17例、9例，有效12例、11例，无效3例、12例，总有效率90.6%、62.5%。[憨兰等．浙江中医杂志．2008，43(2)：92]

91. 中西药合用治疗糖尿病性下肢神经病变33例　治疗组33例，方药：黄芪45g，地龙、红花、川牛膝各15g，桃仁、川芎、当归、水蛭各10g，蜈蚣2条。肢冷痛，加桂枝、细辛；麻木蚁走感，加木瓜、鸡血藤；灼热痛，川牛膝加倍，加姜黄。日1剂，水煎服。并用刺五加注射液60～100ml，加生理盐水500ml，静脉滴注，日1次。对照组34例，用维生素B_1 100mg，维生素B_{12} 500μg，日1次，肌内注射；三磷酸腺苷40mg，辅酶A 100U，低分子右旋糖酐500ml，静脉滴注，日1次。疗程4周。结果：两组分别显效（症状消失，肌力5级，肌电图神经传导速度复常或增加>5m/s）23例、8例，有效8例、17例，无效2例、9例，总有效率93.9%、73.5%（$P<0.05$）。胫神经及腓总神经传导速度治疗组治疗前后及治疗后组间比较均有显著性差异（$P<0.01$）。[宋庆山等．实用中医药杂志．2000，16(8)：28]

92. 化瘀通脉止痛汤治疗糖尿病痛性周围神经病变60例

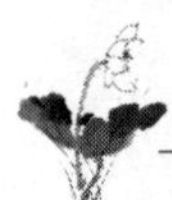

治疗组60例与对照组58例均西医常规降血糖。血糖控制后，治疗组60例，方药：黄芪、鸡血藤、路路通、威灵仙各30g，桂枝8g，川芎18g，牛膝15g，制川乌12g。随症加减，日1剂，水煎服。对照组用弥可保500μg，每天1次，肌内注射（或静脉滴注）。均控制饮食。10天为1个疗程，治疗2个疗程。结果：两组分别显效（症状、体征复常或基本正常；肌电图示神经传导速度复常）26例、6例，有效28例、24例，无效6例、28例，总有效率90%、52%。[张玉国等．现代中西医结合杂志．2007，16(2)：199]

93. 补气活血法治疗糖尿病周围神经病变75例 治疗组75例，方用补阳还五汤：黄芪50g，红花、赤芍、地龙、当归、川芎各15g，桃仁10g。阴虚内热，加天花粉、麦冬；四肢畏寒，黄芪增量，加桂枝。日1剂，水煎服。与对照组均用维生素B_1 100mg，维生素B_{12} 500μg，每天1次，肌内注射。常规控制血糖（空腹及餐后2小时血糖分别<7.8mmol/L、11.1mmol/L），疗程20天。结果：两组分别显效（症状消失；肌电图示神经传导速度复常）51例、21例，有效13例、16例，无效11例、13例，总有效率85.3%、74%（$P<0.05$）。[戴红革．吉林中医药．2008，28(10)：731]

94. 糖络安胶囊治疗糖尿病周围神经病变临床观察 A组31例，用方药：黄芪、生地黄、佩兰、黄连、全蝎、川芎、枸杞子等，0.9g；B组30例，用甲钴胺片500μg；C组26例，用安慰剂（赋形剂）0.9g；均每天3次，口服。均控制血糖、饮食；不用血管扩张剂和神经营养药；疗程3个月。结果：3组分别显效[受检任一神经感觉和（或）运动传导速度增加≥1倍标准差]9例、5例、0例，有效13例、13例、8例，无效9例、12例、18例，总有效率71%、60%、30.8%。[赵伟等．上海中医药杂志．2008，42(10)：33～35]

95. 活血化瘀法治疗糖尿病末梢神经病变42例疗效观

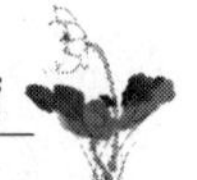

察　治疗组 42 例，方用活血通经方：黄芪、鸡血藤各 30g，丹参 25g，王不留行、路路通、当归各 15g，三棱、川芎各 10g，日 1 剂，水煎服。与对照组 36 例均用甲钴胺 500μg，每天 3 次，口服。均 2 个月为 1 个疗程。结果：两组分别显效（自觉症状消失或明显好转，膝、跟腱反射复常或明显改善，肌电图神经传导速度复常或较前增加≥5m/s）20 例、4 例，有效 21 例、13 例，无效 1 例、19 例，总有效率 97.62%、47.22%（$P<0.01$）。[颜芬等．新中医．2008，40(10)：31]

96. 仙藤通络汤治疗糖尿病周围神经病变 40 例　治疗组 40 例，方药：威灵仙、鸡血藤各 25g，海风藤、水蛭各 20g，黄芪、山药、生地、川芎各 15g，黄精、地龙各 18g。痛甚，加元胡。日 1 剂，水煎服。对照组 30 例，用维生素 B_1、谷维素各 20mg，弥可保 500μg，日 3 次，口服。均 2 个月为 1 个疗程，治疗 1 个疗程。结果：两组分别显效（症状、体征基本消失或明显改善）26 例、10 例，有效 10 例、8 例，无效 4 例、12 例，总有效率 90%、59.9%（$P<0.01$）。[张瑞彬．江苏中医药．2003，24(3)：20]

97. 降糖欣康 3 号方合平痛膏穴位贴敷治疗糖尿病周围神经病变 116 例　方用降糖欣康 3 号方：黄芪、麦门冬、当归、赤芍、熟地黄、何首乌、淫羊藿、牛膝、水蛭、僵蚕、泽泻、红参、黄连、姜黄等。每粒 0.4g，相当于生药 2.45g，5 粒，每天 3 次，口服。取穴：丹田、关元、气海、曲池、足三里、涌泉、阳陵泉、外关及疼痛较明显的部位。合用欣康平痛膏（含冰片、延胡索、三七、没药、豨莶草、苏木、细辛、虎杖、白芥子等）贴敷穴位，每天换药 1 次；用 1 周，间隔 1 天；穴位交替使用。西药常规降糖治疗，控制饮食，治疗 116 例，疗程 8 周。结果：显效（自觉疼痛麻木消失；运动神经传导速度、感觉神经传导速度提高>5m/s，其他主要检测指标明显改善）44 例，有效 64 例，无效 8 例，总有效率 93%。[赵卫东．中国民间疗法．2009，17(8)：41～42]

98. 中西医结合治疗对糖尿病周围神经病变神经传导速度

的影响　治疗组 34 例，方药：当归、生地黄、玄参、川芎、鸡血藤、丹参、益母草各 15g，赤芍、葛根、羌活、独活、桃仁、红花各 10g，黄芪 30～60g，水蛭 5g。肌肤麻木，加海桐皮；疼痛甚，加豨莶草。日 1 剂，水煎服。对照组 30 例，用维生素 B_{12} 500μg，每天 1 次，肌内注射。两组均用胰岛素降血糖；高血压降压，高血脂降脂。执行糖尿病饮食运动处方。结果：两组分别显效（袜套及手套感、麻木、刺痛、灼热等异常感觉消失或基本消失，腱反射复常；肌电图示神经传导速度增加>5m/s）8 例、4 例，有效 24 例、17 例，无效 2 例、9 例，总有效率 94.12％、70.00％（$P<0.01$）。神经传导速度（正中神经、尺神经、腓神经、腓总神经、腓肠神经）两组治疗前后自身及治疗后组间比较差异均有统计学意义（$P<0.01$）。[苏建平等．甘肃中医．2009，22(7)：21～22]

99. 中西医结合治疗糖尿病周围神经病变 30 例　治疗组 30 例，方药：黄芪 60g，当归、鸡血藤各 30g，赤芍、川芎各 15g，桃仁、红花各 10g，地龙、莪术各 20g。日 1 剂，水煎分 3 次服。取穴：足三里。用甲钴胺，维生素 B_1，穴位注射。对照组 30 例，用疏血通 6ml，加生理盐水 250ml，静脉滴注，每天 1 次；维生素 B_1 100mg，每天 1 次，肌内注射；痛剧，用卡马西平 0.1g，每天 3 次，口服。均药物降糖，控制饮食。4 周为 1 个疗程。结果：两组分别显效（感觉障碍消失，拇指震动觉恢复；神经传导速度增加>10m/s）18 例、14 例，有效各 10 例，无效 2 例、6 例，总有效率 93.3％、80.0％（$P<0.05$）。[蔡春沉．吉林中医药．2009，29(8)：677]

100. 血塞通软胶囊治疗糖尿病周围神经病变的临床疗效　两组各 60 例。治疗组 60 例，用血塞通软胶囊（主要成分含三七总皂苷、人参二醇、人参三醇等），日 4 粒；对照组用通心络，日 6 粒；均口服。两组均用甲钴胺 500μg，每日 3 次，口服；降糖；对症处理，糖尿病饮食。4 周为 1 个疗程。结果：两组分别显效（症状消失，腱反射基本正常；肌电图神经传导速度增加

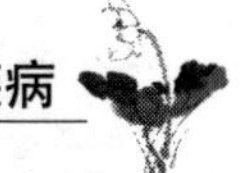

5m/s)45 例、28 例，有效 12 例、18 例，无效 3 例、14 例，总有效率 95%、76.7%($P<0.05$)。[雷国大等．中西医结合心脑血管病杂志．2006，4(6)：537～538]

101. 六味地黄合黄芪桂枝五物汤治疗糖尿病周围神经病变 40 例　治疗组 40 例，方药：生地、当归各 30g，山茱萸 15g，茯苓、芍药、丹参各 20g，牡丹皮、泽泻、桂枝各 10g，黄芪 50g，生姜 3 片，桂枝 3 枚。随症加减，日 1 剂，水煎服。与对照组 38 例均用川芎嗪注射液 80mg，加生理盐水 250ml，静脉滴注，日 1 次；维生素 B_1、维生素 B_{12}，肌内注射；控制血糖。均 20 日为 1 个疗程，治疗 2 个疗程。结果：两组分别显效(周围神经病症状消失或明显好转；腱反射复常或明显改善，肌电图明显改善，神经传导速度提高>5m/s)27 例、2 例，有效 5 例、15 例，无效 8 例、21 例，总有效率 80%、44.7%($P<0.01$)。[杜萍格等．中国中西医结合外科杂志．2006，12(3)：287～288]

102. 黄芪桂枝五物汤加味联用弥可保治疗糖尿病周围神经病变 34 例疗效观察　治疗组 34 例，方药：生黄芪、丹参各 30g，桂枝 10g，赤芍、白芍、生地、当归各 15g，甘草 5g，大枣 8 枚，生姜 5 片。随症加减，日 1 剂，水煎服。与对照组 28 例均用弥可保 500μg，每日 3 次，口服。均西医常规控制血糖；对症处理。停用其他治疗神经病变、抗血小板及卡马西平类镇痛药。控制饮食。均 3 周为 1 个疗程，治疗 2 个疗程。结果：两组分别显效 19 例、7 例，有效 11 例、10 例，无效 4 例、11 例。疗效治疗组优于对照组($P<0.05$)。正中神经及腓总神经的运动、感觉传导速度治疗组治疗前后及治疗后组间比较均有显著性差异($P<0.01$)。[陈利平等．新中医．2006，38(6)：56～57]

103. 黄芪天麻汤治疗 2 型糖尿病周围神经病变 42 例临床观察　治疗组 42 例，方药：黄芪 30g，天麻、当归、赤芍、白芍、地龙、延胡索各 10g，川芎、鸡血藤、牛膝各 15g，红花 5g。日 1 剂，水煎服。对照组 32 例，用甲钴胺片 0.5mg，每天 3 次，口服。均用口服降糖药(或胰岛素)。控制饮食,适当运动,疗程2个月。结果:两组分别显效(症状消失,深浅感觉及膝腱反射神经病变复常或明显好转;肌电图神经传导速度增加>5m/s)12例、2例,有效24例、15例,无效6例、15例,有效率85.71%、53.13%($P<0.01$)。胆固醇、三酰甘油、血浆纤维蛋白原治疗组治疗后均明显下降($P<0.05$)。[张孟列.河南中医.2009,29(11):1087~1088]

104. 化湿活血汤加弥可保治疗糖尿病周围神经病变40例临床观察　治疗组40例,方药:黄芪24g,茯苓、茵陈蒿、薏苡仁、丹参、白芍、地龙、水蛭各15g,枳壳、苍术、厚朴、橘皮、川芎各9g,甘草3g。日1剂,水煎服。与对照组40例均用弥可保1支(500μg),每天1次,肌内注射。均用口服降糖药或胰岛素、降压、降脂。控制饮食,均21日为1个疗程。结果:两组分别治愈25例、16例,显效9例、8例,有效5例、10例,无效1例、6例,总有效率85%、60%。症状、体征积分及总积分、尺神经及腓总神经的神经传导速度(包括运动传导速度MCV,感觉传导速度SCV)值的积分差治疗后两组比较差异均有统计学意义($P<0.05$)。[翁苓等.福建中医学院学报.2009,19(6):6~9,22]

105. 中药及针灸治疗糖尿病周围神经病变36例　治疗组36例,方药:黄芪30g,丹参20g,胆南星、知母各9g,生地、桑枝、玄参各15g,桃仁、红花、白芥子各10g,川芎、牛膝、木瓜各12g。日1剂,水煎服。并取穴:曲池、外关、内关、神门、合谷、足三里、阳陵泉、三阴交。针刺,平补平泻法,用温针灸,留针30分钟;日1次。对照组32例,用维生素B_{12}注射液500μg,每日1次,肌内注射。均控制血糖,对症处理,控制饮食。15日为1个疗程,治疗3个疗程。结果:两组分别显效(症状、体征基本消失)20例、6例,有效10例、9例,无效6例、17例,总有效率83.4%、46.9%($P<0.05$)。[高辉等.新疆中医药.2006,24(1):27~28]

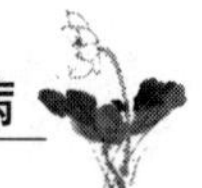

106. **灵异胶囊防治早期糖尿病性周围神经病变临床研究**　治疗组107例，用灵异胶囊（含全蝎等）1粒；对照组99例，用弥可保1粒；均每天3次，口服。均强化降糖、降血压治疗，减少合并用药。均8周为1个疗程。结果：两组分别显效（疼痛明显减轻，疼痛综合评定分值改善≥80%；神经生物电检测改善≥10%）19例、14例，有效69例、62例，无效19例、23例，总有效率82.24%、76.77%。疼痛综合评定中疼痛分级指数（PRI）、现有疼痛强度（PPI）、目测类比定级法（VAS）两组治疗前后自身及治疗后前2项组间比较差异均有统计学意义（$P<0.05$）。［姚政等．上海中医药杂志．2009，43(9)：14～16］

107. **当归四逆汤合四妙勇安汤治疗糖尿病周围神经病变疗效观察**　治疗组30例，方药：当归、生姜、大枣各12g，赤芍、牛膝各15g，桂枝10g，细辛5g，通草6g，玄参、金银花藤各30g。日1剂，水煎服。与对照组30例均用弥可保针500μg，隔天1次，肌内注射；小剂量阿司匹林；口服降糖药或胰岛素等。适当运动，饮食控制，疗程4周。结果：两组分别显效（症状消失，腱反射复常；肌电图NCV复常，或增加5m/s）15例、8例，有效13例、10例，无效2例、12例，总有效率93.3%、60.0%。下肢运动神经传导速度（MNCV）、感觉神经传导速度（SNCV）、空腹及餐后2小时血糖两组治疗前后自身及前2项治疗后组间比较差异均有统计学意义（$P<0.05$）。［颜日阳．实用中医内科杂志．2009，23(9)：78～79］

108. **自拟通络养营汤治疗糖尿病末梢神经炎37例临床研究**　治疗组37例，方药：全蝎3～6g，水蛭、当归各6～12g，地龙9～15g，川芎、赤芍、白芍各6～15g，薏苡仁、鸡血藤、牛膝各15～30g，葛根12～30g。气滞血瘀，加柴胡、红花、丹参；气血亏虚，加桂枝、黄芪；湿热阻络，加黄柏、泽泻、刘寄奴。日1剂，水煎服。与对照组30例均糖尿病西药常规治疗。均10日为1个疗程，治疗3个疗程。结果：两组分别显效（症状消失，神经传导速度指标复常)23例、7例,有效12例、13例,无效2例、10例,总有效率94.59%、66.67%($P<0.01$)。[杨玉星等.北京中医.2006,25(2):72~73]

109. 益气化瘀方治疗糖尿病周围神经血管病52例临床研究　治疗组52例,方药:黄芪30g,当归、川牛膝、川芎各15g,桃仁、红花、黄连、地龙各10g,苍术、砂仁、木瓜各20g,甘草6g。随症加减,日1剂,水煎分3次餐前服。与对照组48例均控制血糖,用诺和灵50R,早、晚餐前0.5小时脐周皮下注射。抗感染用抗生素。抗凝溶栓用肠溶阿司匹林50mg,每天顿服;抗栓酶0.75U,患侧股动脉注射,每天1次,用5天,间隔5天。改善微循环用灯盏花素15ml,加生理盐水250ml,静脉滴注。局部处理。均30天为1个疗程,疗程间隔5天,治疗3个疗程。结果:下肢麻木、疼痛、感觉异常两组总有效率分别为96.1%、58.3%,90.0%、53.8%,90.4%、69.5%(P均<0.01);腘动脉、足背动脉的内径、峰值流速,糖化血红蛋白、三酰甘油、纤维蛋白原、全血黏度两组治疗前后自身及治疗后组间比较差异均有统计学意义($P<0.01$或0.05)。[张玉峰等.中国中医药信息杂志.2008,15(12):17~19]

110. 自拟活血通络方治疗糖尿病周围神经病变临床观察　治疗组43例,方药:黄芪、鸡血藤、白芍各30g,当归15g,赤芍、桃仁、红花、生地黄、桂枝各10g。随症加减,日1剂,水煎服。对照组42例,用弥可保500μg,每天3次,口服。均用降糖药(或胰岛素)及维生素,保持血压稳定,控制饮食。疗程8周。结果:两组分别显效(症状消失或好转,深浅感觉及膝腱反射明显好转;肌电图示神经传导速度复常或增加≥5m/s)28例、12例,有效12例、19例,无效3例、11例,总有效率93%、73.8%($P<0.05$)。[刘雪梅等.中医药学报.2008,36(6):56~57]

111. 活血镇痛汤治疗糖尿病周围神经病变36例　治疗组36例,方药:丹参、葛根各20g,牛膝、川芎各15g,人参、西洋参、

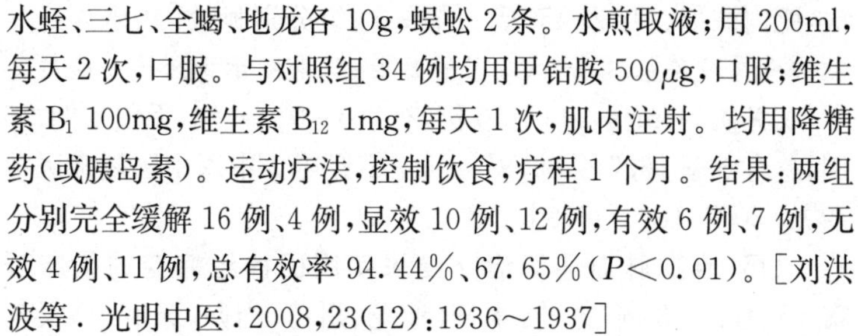

水蛭、三七、全蝎、地龙各 10g，蜈蚣 2 条。水煎取液；用 200ml，每天 2 次，口服。与对照组 34 例均用甲钴胺 500μg，口服；维生素 B_1 100mg，维生素 B_{12} 1mg，每天 1 次，肌内注射。均用降糖药（或胰岛素）。运动疗法，控制饮食，疗程 1 个月。结果：两组分别完全缓解 16 例、4 例，显效 10 例、12 例，有效 6 例、7 例，无效 4 例、11 例，总有效率 94.44%、67.65%（$P<0.01$）。［刘洪波等．光明中医．2008，23(12)：1936～1937］

112. 活血降糖胶囊治疗糖尿病周围神经病变临床观察　治疗组 30 例，方药：黄芪、西洋参、天花粉、丹参、三七，3 粒；与对照组均用弥可保 500μg；均每天 3 次，口服。均用口服降糖药、胰岛素。控制饮食，运动疗法，疗程 3 个月。结果：两组分别显效 8 例、5 例，有效 18 例、14 例，无效 4 例、11 例，总有效率 86.7%、63.4%（$P<0.05$）。［张月等．天津中医药大学学报．2008，27(4)：278～279］

113. 中西医结合治疗糖尿病周围神经病变疗效观察　治疗组 30 例，方用补阳还五汤加减：生黄芪、川芎、鸡血藤各 30g，当归 12g，赤芍 9g，丹参 15g，地龙、桃仁、红花各 10g。随症加减，日 1 剂，水煎服。对照组 28 例，用弥可保 500μg，每天 3 次，口服。均控制血糖、饮食，疗程 30 天。结果：两组分别显效（肌电图示神经传导速度复常或增加 5m/s）13 例、11 例，有效 14 例、10 例，无效 3 例、7 例。［夏正芹等．现代中西医结合杂志．2008，17(34)：5287～5288］

114. 中西医结合治疗糖尿病周围神经病变临床观察　治疗组 45 例，方用活血通络汤：黄芪 40g，鸡血藤、杜仲、土茯苓各 30g，川芎、地龙、路路通各 15g，牛膝、制乳香、制没药各 20g，红花 10g，桂枝 12g。日 1 剂，水煎取液 2L，浸泡手足，每次 40～60 分钟，早晚各 1 次。与对照组 42 例，均用胰岛素强化治疗，控制血压＜130/80mmHg；前列腺素 E_1 针 0.1mg，加生理盐水 250ml，静脉滴注，每天 1 次；甲钴胺腺苷 B_{12} 针 500μg，每天 1

次，肌内注射。疗程 45 天。结果：两组分别显效[肢体疼痛和(或)感觉障碍基本消失，或显著改善；肌电图示神经传导速度复常，或提高>5m/s]20 例、10 例，有效 19 例、16 例，无效 6 例、16 例，总有效率 86.7%、61.9%。[王宇铎等．中国中医基础医学杂志．2009，18(6)：479]

115. 自拟脉血通汤治疗糖尿病周围神经病变的临床观察 治疗组 33 例，方药：水蛭、地龙、川芎、当归、天麻、葛根各 10g，鸡血藤 20g，桂枝、牛膝各 15g，生黄芪 30g，日 1 剂，水煎服。对照组 30 例，用弥可保片 500μg，每天 3 次，口服。两组均用降糖药，口服(或胰岛素，皮下注射)，控制空腹、餐后 2 小时血糖分别<7mmol/L、9mmol/L。糖尿病基础教育，饮食控制。均 1 个月为 1 个疗程，治疗 2 个疗程。结果：两组分别显效(症状、体征消失或明显改善，腱反射复常或明显改善；肌电图示神经传导速度增加>5m/s)13 例、6 例，有效 17 例、15，无效 3 例、9 例，总有效率 90.91%、70.00%($P<0.01$)。[唐媛媛等．甘肃中医．2009，22(6)：6～7]

116. 益气温阳、活血通络验方对糖尿病末梢神经炎的远期疗效观察 两组各 30 例。治疗组 30 例，方药：黄芪 40g，人参、白芍、赤芍、牛膝、桃仁、桑枝各 15g，当归、乳香、没药、川芎各 10g，土鳖虫、地龙各 12g，细辛 3g，桂枝 6g，日 1 剂，水煎服。对照组用尼莫地平，每天 3 次，口服。原糖尿病药物均不变。两组均用维生素 B_1、维生素 B_6 各 100mg，每天 1 次，肌内注射。糖尿病饮食，疗程 80 天。结果：两组分别显效(自觉症状消失，腱、膝反射基本复常；肌电图示神经传导速度复常，或增加>5m/s) 8 例、7 例，有效 16 例、10 例，无效 6 例、13 例，总有效率 82.4%、58.1%($P<0.01$)。运动、感觉传导速度两组治疗前后自身及治疗后组间比较，糖化血红蛋白治疗组治疗前后比较，差异均有统计学意义($P<0.01$ 或 0.05)。[李惠萍等．中医药学报．2009，37(3)：58～60]

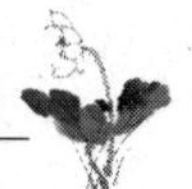

117. 中西医结合治疗糖尿病周围神经病变 60 例　方用血府逐瘀汤加减：柴胡、枳壳、牛膝、桃仁、红花、当归、川芎各 10g，桔梗 6g，生地、丹参、生黄芪各 30g，日 1 剂，水煎服。用川芎嗪 200mg/d，654-2（山莨菪碱）20～30mg/d，静脉滴注；用降糖药，使空腹、餐后 2 小时血糖分别＜7mmol/L、10mmol/L；控制饮食。治疗 60 例。结果：显效（痛止，神经传导速度提高 5m/s）32 例，有效 24 例，无效 4 例，总有效率 93.33%。血液流变学 3 项（全血高切、低切黏度，血浆黏度）指标、神经传导速度本组治疗前后比较均有显著差异（$P<0.01$）。[梁常禧等．广西中医药．2000，23(6)：13～15]

118. 补阳还五汤合六味地黄汤治疗糖尿病性末梢神经炎　治疗组 30 例，方药：生黄芪 60g，当归、山药、山茱萸、熟地各 15g，赤芍、川芎、地龙各 12g，红花、桃仁、泽泻、茯苓各 10g，丹皮 6g，丹参 30g。肢体麻木上肢加桂枝，下肢加牛膝。日 1 剂，水煎服。对照组 28 例，用维生素 B 族及镇痛药等对症处理。均控制血糖；糖尿病饮食。20 日为 1 个疗程，治疗 2 个疗程。结果：两组分别显效（症状消失；运动、感觉神经传导速度明显加快）16 例、7 例，有效 11 例、12 例，无效 3 例、9 例，总有效率 90%、67.86%（$P<0.05$）。运动、感觉神经传导速度治疗组治疗后均明显加快（$P<0.01$）。[滕书文．浙江中西医结合杂志．2000，10(11)：672～673]

119. 中西医结合治疗糖尿病周围神经病变临床观察　治疗组 39 例，方药：女贞子、旱莲草、吴茱萸、赤芍、川芎、地龙、陈皮各 10g，当归、丹参、鸡血藤、生黄芪各 30g，穿山甲、水蛭各 6g。日 1 剂，水煎服。并用前列腺素 E_1 100μg，加生理盐水 500ml，静脉滴注，日 1 次。对照组 36 例，用维生素 B_1 100mg，维生素 B_{12} 500μg，日 1 次，肌内注射。均常规控制血糖，疗程 30 日。结果：两组分别显效（肢体痛或感觉障碍基本消失或显著改善；神经传导速度复常或提高＞5m/s）10 例、2 例，有效 21 例、

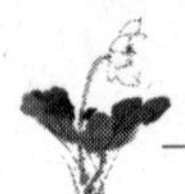

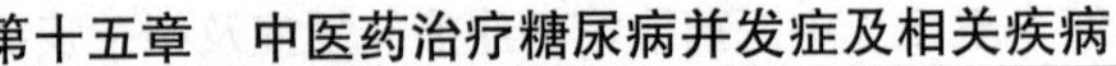

16例,无效8例、18例,总有效率79.41%、50%。[张志明.中国中医急症.2006,15(3):248～249]

120. 足浴疗法治疗糖尿病周围神经病变107例疗效观察　治疗组107例,方用豨莶通络液:豨莶草100g,红花、苦参各20g,鸡血藤、艾叶、忍冬藤各60g,五加皮、透骨草各30g。用艾叶、五加皮提取挥发油,药渣与余药水煎取浓缩液;加没药粉20g,上述挥发油、吐温及乙酯适量,搅匀,再加水至1L,用30ml,加开水3L,药温40～50℃,泡洗双足半小时,加温后再用1次;日4次。对照组53例,用维生素B_1 100mg,每日1次,腺苷辅酶维生素B_{12} 500μg,每周2次,肌内注射;肢痛明显并用消炎痛(吲哚美辛)25mg,每日3次,口服;温水浴足,日2～3次。两组均用达美康80mg,每日2次,口服;控制饮食。结果:两组分别临床控制11例、3例,显效64例、14例,有效23例、19例,无效9例、17例,总有效率91.59%、67.92%($P<0.01$)。[卜献春等.湖南中医杂志.2000,16(5):15～16]

121. 补阳还五汤加减治疗糖尿病性周围神经炎疗效观察　治疗组30例,方药:黄芪、鸡血藤各30g,当归尾、丹参、毛冬青各20g,桃仁、川芎各10g,红花6g,赤芍、地龙、生地各15g,细辛3g。口渴,加知母、天花粉;眩晕,加天麻、葛根;腰膝酸软,加枸杞子、寄生。日1剂,水煎服。对照组28例,用维生素B_1、维生素B_6各20mg,日3次,口服;维生素B_{12} 500μg,每日1次,肌内注射。均2周为1个疗程,治疗2个疗程。结果:两组分别显效(症状消失,踝反射复常)14例、6例,有效14例、9例,无效2例、13例,总有效率93.33%、53.57%($P<0.05$)。[高学清等.吉林中医药.2001,21(1):27]

122. 通络汤治疗糖尿病周围神经病变的临床观察　治疗组33例,方药:黄芪、鸡血藤各30g,地龙25g,川芎、乌梢蛇、姜黄各15g,红花10g,水蛭粉3g(分冲),葛根20g。日1剂,水煎分3次服。对照组30例,用维生素B_1 100mg,维生素B_{12}

500μg，日 1 次，肌内注射。两组均用原降糖药。结果：两组分别显效（症状消失，感觉及腱反射基本复常；肌电图神经传导速度复常或增加>5m/s）17 例、4 例，有效各 12 例，无效 4 例、14 例，总有效率 87.88%、53.33%（$P<0.05$）。血液流变学指标及肌电图变化治疗组治疗前后比较均有显著性差异（$P<0.01$ 或 0.05）。[戴晓霞．中医药信息．2001，18(3)：33～34]

123. 养阴益气活血法治疗糖尿病性围神经病变　治疗组 55 例，方药：黄芪 24g，怀山药、丹参各 15g，白芍、当归、川芎各 9g，葛根 30g，水蛭 0.3g（冲），日 1 剂，水煎服。对照组 37 例，用维生素 B_1 100mg，维生素 B_{12} 500μg，日 1 次，肌内注射。均控制饮食；酌用降糖药，使空腹血糖维持在<7.1mmol/L。疗程 30 日。结果：两组分别治愈 24 例、4 例，好转 25 例、10 例，无效 6 例、23 例，总有效率 89.09%、37.83%（$P<0.01$）。神经电生理、血液流变学 3 项（红细胞压积、全血比黏度、血浆比黏度）指标治疗组治疗前后及治疗后组间比较均有显著性差异（$P<0.01$ 或 0.05）。[韩振贵等．四川中医．1999，17(11)：20～21]

124. 中药内服配合刺五加液静滴治疗糖尿病性周围神经病变临床观察　治疗组 30 例，方用养阴益气活血汤：太子参、生地、鸡血藤、忍冬藤各 30g，生黄芪、生石膏各 40g，知母、麦冬、苍术、巴戟天各 15g，水蛭、乳香、没药、土鳖虫各 10g，牛膝 20g，细辛 6g，日 1 剂，水煎服。并用刺五加注射液 60ml，加生理盐水 250ml，静脉滴注，日 1 次，疗程间隔 3 日。对照组 15 例，用 654-2（山莨菪碱）10mg，维生素 B_1 20mg，日 3 次，口服。均常规口服降糖药。均 10 日为 1 个疗程，治疗 3 个疗程。结果：两组分别显效（症状消失，空腹血糖降至<7mmol/L，尿糖转阴）10 例、2 例，好转 19 例、7 例，无效 1 例、6 例，总有效率 96.7%、60%（$P<0.01$）。[彭仲杰等．黑龙江中医药．1999(5)：10～11]

125. 糖末汤治疗糖尿病周围神经病变的临床研究　治疗组 62 例，方药：绞股蓝、黄芪、黄精、路路通、丹参各 30g，太子

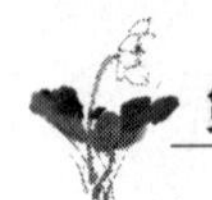

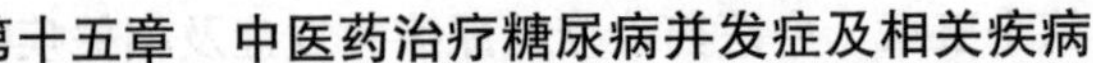

参、麦冬各 15g，川芎、郁金各 12g，地龙 6g。肢体麻木加当归、白芍，痛甚加元胡、徐长卿、羌活、独活，恶冷加淫羊藿、巴戟天；烦渴，加知母、生地、天花粉。日 1 剂，水煎服。对照组 30 例，用丹参注射液 16ml，加生理盐水 250ml，静脉滴注，日 1 次。两组均控制空腹血糖<7.1mmol/L，糖尿病饮食。均 15 日为 1 个疗程，间隔 3 日，治疗 1～2 个疗程。结果：两组分别显效（症状消失或明显好转，跟、膝腱反射复常或好转，肌电图神经传导速度复常或增加>5m/s）39 例、11 例，好转 19 例、10 例，无效 4 例、9 例，总有效率 93.5%、70%（$P<0.01$）。血液流变学 5 项、神经电生理 4 项（正中神经、尺神经、腓总神经及胫神经）指标治疗组治疗前后及治疗后组间比较均有显著性差异（$P<0.01$ 或 0.05）。[殷聚德等．中国中医药科技．2001，8(1)：9～10]

126. 足浴疗法治疗糖尿病性周围神经病变 74 例临床观察　治疗组 74 例，方药：黄芪 60g，丹参、赤芍、川芎、木瓜、伸筋草、透骨草、桂枝各 50g。水煎，药温 35～38℃，浸泡至膝盖，同时按摩腓肠肌、承山、足三里、涌泉等。每次 30 分钟，日 2 次；20 日为 1 个疗程。与对照组 52 例均用维生素 B_1 20mg，腺苷 B_{12} 500μg，弥可保 0.2g，日 3 次，口服；脉络宁 30ml，培他啶 500ml，静脉滴注，日 1 次。控制血糖及饮食。结果：两组分别显效 27 例、7 例，有效 43 例、30 例，无效 4 例、15 例，总有效率 94.6%、71.2%（$P<0.01$）。[赵彩霞等．河北中医药学报．2001，16(1)：25～26]

127. 糖神康治疗糖尿病周围神经病变 40 例临床观察　治疗组 40 例，方药：松针、黄芪各 15g，蚂蚁 20g，川芎、白芍、甘草、牛膝、车前子、当归、党参、玄参、熟地、鸡血藤、元胡、骨碎补各 10g。日 1 剂，水煎服。对照组 32 例，用阿司匹林 0.5g，每日 3 次，口服，弥可保注射液 500μg，每日 1 次，肌内注射。两组均常规用降糖药。30 日为 1 个疗程，治疗 1 个疗程。结果：两组分别显效（周围神经症状消失，腱反射复常）23 例、6 例，有效 14

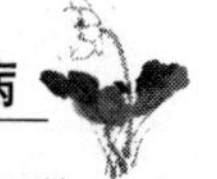

例、12 例，无效 3 例、14 例，总有效率 92.5%、56.25%。[郝明强．陕西中医函授．2001(2)：19]

128. **益气活血法治疗糖尿病周围神经病变 40 例临床观察** 治疗组 40 例，方用补阳还五汤加减：黄芪 60g，当归、地龙、莪术各 20g，红花、桃仁、川芎各 10g，赤芍 15g，鸡血藤 30g。足趾冷痛，加附子；肢体麻木，加僵蚕；筋脉挛急，加刘寄奴，日 1 剂，水煎服。与对照组 40 例均用维生素 B_{12}、弥可保各 500μg，日 3 次，口服；用磺脲或双胍类降糖药。控制饮食，治疗 8 周。结果：两组分别显效（症状消失或明显好转；深浅感觉及膝腱反射复常或明显好转，肌电图示神经传导速度复常或增加≥5m/s）17 例、4 例，有效 20 例、14 例，无效 3 例、22 例，总有效率 92.5%、45%（$P<0.01$）。神经传导速度治疗组治疗前后及治疗后组间比较均有显著性差异（$P<0.01$）；血糖两组治疗前后自身比较均有显著性差异（$P<0.01$）。[魏玲玲等．中医杂志．2001，42(7)：421～422]

129. **痿痹方治疗糖尿病周围神经病变的临床观察** 治疗组 38 例，方药：黄芪 50g，淫羊藿、姜黄、威灵仙、水蛭、乌梢蛇、骨碎补各 15g，䗪虫 10g，日 1 剂，水煎分 3 次服，每周用 6 次。对照组 30 例，用弥可保注射液 500μg，隔日 1 次，肌内注射。两组均用降糖药；疗程 4 周。结果：两组分别显效（症状消失，腱反射复常）21 例、4 例（$P<0.01$），有效 14 例、12 例，无效 3 例、14 例，总有效率 92.1%、53.3%（$P<0.01$）。空腹、餐后 2 小时血糖两组治疗前后自身比较均有显著性差异（$P<0.01$ 或 0.05）；腓总神经、胫神经、血胆固醇、甘油三酯、低及高密度脂蛋白胆固醇、全血黏度、血浆黏度及纤维蛋白原定量治疗组治疗前后及治疗后前 5 项组间比较均有显著性差异（$P<0.01$ 或 0.05）。[任爱华等．中国中西医结合杂志．2000，20(7)：543～544]

130. **中医药治疗糖尿病性周围神经病变的疗效观察** 治疗组 31 例，方用消糖通络汤：黄芪 30g，怀山药、苍术、玄参各

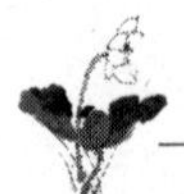

15g，五味子、白芥子各6g，黄连3g，鸡血藤、葛根、益母草各12g，水蛭、当归各10g，日1剂，水煎服。对照组22例，用维生素B_1 20mg，每日3次，口服。两组均用消渴丸1.25～2.5mg，每日3次，口服。2周为1个疗程，治疗2个疗程。结果：两组分别显效（麻木、刺痛等症状消失，空腹血糖＜6.1mmol/L）6例、2例，有效7例、2例，好转16例、11例，无效2例、7例。总有效率94%、53%（$P<0.01$）。［张颖．辽宁中医杂志．2000，27(8)：357］

131．益气活血通络方为主治疗糖尿病周围神经病变26例　治疗组26例，方药：黄芪、牛膝、鸡血藤各30g，归尾15g，桃仁、地龙各9g，川芎、黄连各12g，红花6g，丹参20g。阴虚热盛，加玄参、葛根、地骨皮；气阴两虚，加党参、生地、山药；阴阳两虚，加山萸肉、枸杞子、菟丝子。日1剂，水煎服。与对照组20例，均用维生素B_1 100mg，维生素B_{12} 250μg，日1次，肌内注射。酌情用降糖药；控制饮食，疗程4周。结果：两组分别显效（症状消失或明显好转，膝腱反射复常或明显好转，肌电图神经传导速度复常或增加＞5m/s）9例、2例，有效13例、9例，无效4例、9例。疗效治疗组优于对照组（$P<0.001$）。［姜兆顺等．中国中医药信息杂志．1999，6(11)：68］

132．中药熏洗治疗糖尿病周围神经病变33例　治疗组33例，方药：丹参、威灵仙、透骨草、鸡血藤各30g，赤芍15g，地龙、红花、木瓜、水蛭各10g，蜈蚣2条，全蝎、冰片各6g。肢冷痛，加桂枝、制草乌；热痛，加忍冬藤、络石藤；麻木、蚁走感，加僵蚕。水煎取液熏洗患处，每次＞1小时，日2次。对照组34例，用维生素B_1 100mg，维生素B_{12} 0.5mg，日1次，肌内注射。两组均用降糖药口服（或胰岛素注射）。均控制饮食，4周为1个疗程。结果：两组分别显效（症状消失，感觉、膝腱反射复常；或均明显好转）23例、8例，有效8例、17例，无效2例、9例，总有效率93.9%、73.5%（$P<0.01$）。［刘瑾．浙江中西医结合杂志．

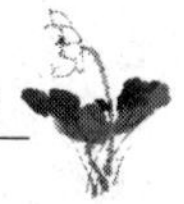

2002,12(3):162～163]

133. 加味桃红四物汤熏洗治疗糖尿病末梢神经炎 46 例
治疗组 46 例,方药:当归 30g,川芎、赤芍、桃仁、细辛各 20g,红花、桂枝、威灵仙各 10g。上肢,加桑枝;下肢,加牛膝。水煎取液熏洗患处,日 2 次。对照组 42 例,用维生素 B_1 100mg,维生素 B_{12} 500μg,日 1 次,肌内注射。均 14 日为 1 个疗程,治疗 2 个疗程。结果:两组分别显效 13 例、7 例,有效 21 例、13 例,无效 12 例、22 例,总有效率 73.9%、47.6%($P<0.05$)。[王文英等. 中医研究. 2002,15(1):31～32]

134. 中西医结合治疗糖尿病神经病变 36 例　药用黄芪、山药、玄参各 30g,西洋参 5g(另煎;或太子参 30g),当归、赤芍、金银花、连翘各 10g,红花、川芎各 6g。肾阴虚,去黄芪,加天冬、女贞子、旱莲草;肾阳虚,加附子、巴戟天、淫羊藿;脾虚湿盛,加苍术、佩兰、藿香;肝郁,加香附、八月札、佛手。日 1 剂,水煎服。并用维生素 B_1 100mg,维生素 B_{12} 500μg,隔日 1 次,肌内注射;酌情用降糖药。1 个月为 1 个疗程,治疗 1～6 个疗程,治疗 36 例。结果:治愈 27 例,好转 5 例,无效 4 例。[周庆风. 河南中医药学刊. 2002,17(4):38～39]

135. 糖络通合剂治疗糖尿病周围神经病变的临床观察
治疗组 33 例,方药:黄芪、丹参各 30g,生地、葛根、当归、牛膝、地龙各 20g,红花、桑枝、木瓜各 15g,水蛭 12g,日 1 剂,水煎服。与对照组 31 例均用维生素 B_1 100mg,隔日 1 次,肌内注射;腺苷辅酶 B_{12} 4 片,每日 3 次,口服。控制血糖、饮食。结果:两组分别显效 19 例、7 例,有效各 11 例,无效 3 例、13 例,总有效率 90.9%、58.1%($P<0.01$)。[邓晓明等. 四川中医. 2002,20(8):34～35]

136. 葛根五藤汤治疗糖尿病性多发性神经炎 100 例　方药:葛根、忍冬藤各 35g,络石藤、鸡血藤、夜交藤、钩藤各 25g,地龙 10g,水蛭 6g。口干苦,加生地、天花粉;多食、便秘,加生首乌、玄参；神疲不寐，加炒枣仁、绞股蓝；肥胖，加决明子、山楂。日 1 剂，水煎服。空腹血糖>8mmol/L 用降糖西药。15 日为 1 个疗程，用 1～3 个疗程，治疗 100 例。结果：显效（症状消失；半年无复发）85 例，好转 12 例，无效 3 例，总有效率 97%。[潘成平．吉林中医药．2001，21(5)：23]

137. 活血化瘀祛风通络法治疗糖尿病周围神经病变 30 例　治疗组 30 例，方药：桃仁、红花、当归、白附子、川芎、天麻各 10g，生黄芪 20g，豨莶草 15g，日 1 剂，水煎服。对照组 30 例，用维生素 B_1 100mg，维生素 B_{12} 500μg，日 1 次，肌内注射。两组均控制血糖及饮食，2 个月为 1 个疗程。结果：两组分别显效（主症消失或显著好转；肌萎缩，跟、膝腱反射，肌电图均显著改善）11 例、2 例，有效 16 例、13 例，无效 3 例、15 例，总有效率 90%、50%($P<0.05$)，神经电生理检查治疗组治疗前后及治疗后组间比较均有显著性差异($P<0.05$)。[刘克冕等．时珍国医国药．2001，12(10)：918]

138. 益气养阴活血法治疗糖尿病周围神经病变 82 例　治疗组 82 例，方药：黄芪、天花粉、丹参各 20g，太子参、生地各 15g，葛根、麦冬、川芎、红花、水蛭各 10g，山茱萸、玄参、当归各 12g，鸡血藤 30g，日 1 剂，水煎服。对照组 32 例，用维生素 B_1 100mg，维生素 B_{12} 500μg，日 1 次，肌内注射。均 1 个月为 1 个疗程。结果：两组分别治愈 32 例、2 例，好转 39 例、6 例，无效 11 例、24 例，总有效率 86.5%、25%($P<0.01$)。[姜希才等．吉林中医药．2000，20(2)：24]

139. 中西医结合治疗糖尿病周围神经病变　方用黄芪逐瘀汤：黄芪、鬼箭羽各 30g，当归、地龙各 12g，川芎、桃仁、红花、怀牛膝、苍术各 10g，山药 20g，玄参、麦冬各 15g。随症加减，日 1 剂，水煎服。并用 654-2 注射液 20mg，川芎嗪注射液 160mg，加生理盐水 250ml，静脉滴注，日 1 次。心、肾脏病变用胰岛素 4～6U，加生理盐水 250ml，静脉滴注。控制血糖及饮食。15 日

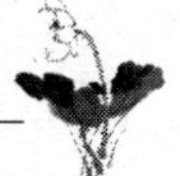

为1个疗程，疗程间隔1周，用1～2个疗程，治疗50例。结果：显效36例，有效12例，无效2例。［姚沛雨等．福建中医药．2000，31(2)：21～22］

140．左归四藤汤治疗糖尿病性周围神经病变50例　治疗组50例，方药：熟地30g，枸杞子、怀牛膝各15g，寄生、当归、鸡血藤、海风藤、络石藤、石楠藤各10g，山茱萸8g，红花、水蛭粉各5g，日1剂，水煎服。对照组30例，用维生素B_1 100mg，维生素B_{12} 500μg，肌内注射，日1次。均控制饮食，酌情用降糖药。2个月为1个疗程。结果：两组分别治愈20例、2例，好转23例、9例，无效7例、19例，总有效率86％、36.7％($P<0.01$)。神经电生理检查、血液流变学5项指标治疗组治疗前后及治疗后组间比较均有显著性差异($P<0.01$)。［肖正文．湖南中医药导报．1999，5(10)：26～27］

141．补阳还五汤加味治疗糖尿病合并周围神经病变35例　方药：生黄芪45g，桃仁、当归、赤芍、白芍、川芎、地龙各15g，红花10g，生地、丹参、牛膝、鸡血藤各30g，威灵仙12g。随症加减，日1剂，水煎服。12日为1个疗程，治疗35例。结果：痊愈14例，有效17例，无效4例，总有效率88.6％。［杨建宏．实用中医内科杂志．1999，13(3)：27］

142．弥可保联合中药治疗糖尿病周围神经病变30例　治疗组30例，方药：黄芪、当归、山萸肉各20g，生地、寄生、川芎各15g，怀山药、枸杞子、白芍、鸡血藤各30g，桂枝10g，水蛭、甘草各5g。随症加减，日1剂，水煎服。与对照组18例均用弥可保500μg，每周3次，肌内注射；并用降糖西药。2周为1个疗程，治疗2个疗程。结果：两组分别显效（症状消失，神经传导速度提高5m/s）12例、2例，有效17例、10例，无效1例、6例，总有效率96.7％、66.7％($P<0.01$)。［刘茜．天津中医．1999，16(5)：9～10］

143．养血祛风汤治疗糖尿病性周围神经病变33例　方药：生地20g，生黄芪、杭白芍、生甘草、鸡血藤各30g，当归、秦艽、羌活、独活各10g，威灵仙12g。冷痛，加桂枝、制川乌、制草乌；热痛，加忍冬藤、络石藤；手套状，加桃仁、红花；胀痛，加柴胡、郁金；抽掣蚁走痛，加炙蜈蚣、炙全蝎。日1剂，水煎服。控制血糖及饮食。7剂为1个疗程，用4个疗程，治疗33例。结果：显效（症状消失或明显缓解，跟、膝腱反射基本复常，下肢肌电图复常或明显改善）24例，有效8例，无效1例，总有效率97%。[吴志清等．黑龙江中医药．1999(1)：20～21]

144. 中西医结合治疗糖尿病周围神经病变的临床观察 治疗组42例，方用用补阳还五汤：黄芪120g，当归、赤芍各6g，地龙、川芎、红花、桃仁各3g。痛加制乳香、制没药。日1剂，水煎服。与对照组40例均用维生素B_1 100mg，维生素B_{12} 500μg，日1次，肌内注射。疗程30日。结果：两组分别显效（症状消失或明显好转；深浅感觉、腱反射基本复常，肌电图神经传导速度复常或增加>5m/s）28例、4例，有效12例、15例，无效2例、21例，总有效率95.2%、47.5%（$P<0.01$）。[王常锋等．现代中西医结合杂志．2002，11(4)：308～309]

145. 活络汤治疗糖尿病周围神经病变 治疗组35例，方药：黄芪30g，天花粉、葛根各20g，生地、乌梢蛇、威灵仙、桃仁、姜黄各15g，桂枝8g，太子参25g。日1剂，水煎分3次服。对照组30例，用维生素B_1 10mg，维生素B_{12} 500μg，日3次，口服。均控制饮食，酌情用降糖药。均4周为1个疗程，治疗1个疗程。结果：两组分别显效（症状消失，腱反射复常）19例、10例，有效13例、11例，无效3例、9例，总有效率91.4%、70%（$P<0.01$）。[龙邦宏．湖北中医杂志．2002，24(1)：31]

146. 云南灯盏花素治疗糖尿病周围神经病变30例 治疗组30例，用云南灯盏花注射液20ml（总黄酮900mg）；对照组30例，用山莨菪碱30mg，维生素B_6 500mg。均加生理盐水250ml，静脉滴注，日1次。并用维生素B_1 100mg，维生素B_{12} 500μg，日

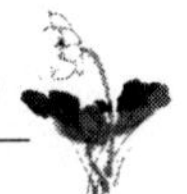

1次，肌内注射。均控制饮食、血糖，4周为1个疗程。结果：两组分别显效（症状消失或明显好转，膝腱、跟腱反射复常或明显好转，肌电图神经传导速度复常或增加>5m/s）16例、9例，有效13例、10例，无效1例、11例，总有效率96.7%、63.3%（$P<0.01$）。[佟爱华等．中原医刊．2002，29(2)：12～13]

147. 自拟舒筋散治疗糖尿病周围神经病变48例临床观察　治疗组48例，方药：蘑菇480g，木耳180g，炒苍术60g，黑杜仲、牛膝、炙没药、炙乳香各30g；蘑菇，加黄酒250g，浸拌12小时，蒸熟阴干后，与余药共研细末。每粒胶囊含生药2g，5粒，每日3次，餐后服。对照组42例，用维生素B_1注射液0.1g，维生素B_{12}注射液500μg，日1次，肌内注射。两组均控制血糖及饮食。15日为1个疗程，治疗2～3个疗程。结果：症状、体征两组分别显效32例、12例，35例、6例；有效各7例，各8例；总有效率81.25%、45.24%（$P<0.05$），89.6%、33.3%（$P<0.05$）。[聂轩等．中医杂志．2003，44(2)：119～120]

148. 补阳还五汤合六味地黄汤加减治疗糖尿病性周围神经病变　治疗组37例，方药：北黄芪30g，赤芍、山茱萸各12g，地龙6g，川红花、云茯苓各10g，桃仁18g，熟地、怀山药各15g，元参20g，泽泻9g。日1剂，水煎服。对照组37例，用维生素B_1 100mg，维生素B_{12} 500μg，日1次，肌内注射。两组疗程均30日。结果：两组分别治愈14例、2例，好转19例、9例，无效4例、26例，总有效率89.19%、29.73%（$P<0.01$）。正中神经及腓总神经电生理检查治疗组治疗前后及治疗后组间比较均有显著性差异（$P<0.01$）。[周晖．河南中医．2003，23(1)：29]

149. 理气化浊活血法对糖尿病周围神经病变的影响　治疗组30例，方用理气化浊冲剂（柴胡、枳壳、知母、黄柏、苏木、桃仁、红花各10g，赤芍、白芍各15g，生甘草6g，生薏苡仁、怀牛膝、鸡血藤各30g），每袋含生药15g，每次1袋；对照组30例，用强力天麻杜仲胶囊3粒。均日3次，口服。两组均用消渴丸

10～15粒，日3次，口服；控制饮食。4周为1个疗程。结果：症状、神经传导速度两组分别显效11例、8例，5例、2例；有效18例、16例，24例、21例；无效1例、6例，1例、7例；总有效率96.7%、80%（$P<0.05$），96.7%、76.7%（$P<0.05$）。[姜敏等．北京中医药大学学报．2003，26(1)：75～76]

150．加味补阳还五汤治疗糖尿病周围神经病变100例（附常规西药治疗43例对照）　治疗组100例，方药：黄芪、生地各30～60g，当归12g，赤芍、川芎各15g，桃仁、红花、全蝎各10g，地龙、知母、葛根各20g；鸡血藤30g，蜈蚣3条。腹胀，加枳实、厚朴；便秘，加玄参；腹泻，去知母、生地、当归，加焦白术、芡实；皮肤温度降低、发凉，加桂枝；行走困难，加续断、怀牛膝。日1剂，水煎服。对照组用维生素B_1、维生素B_2，丹参注射液、脉络宁类等，静脉滴注。均半个月为1个疗程，治疗4个疗程。结果：两组分别显效（症状明显好转）60例、83例，有效32例、13例，无效8例、22例，总有效率92%、48.8%（$P<0.01$）。[王秀珍．浙江中医杂志．2002，37(12)：520]

151．中西医结合治疗糖尿病周围神经病变60例观察　治疗组60例，气阴两虚，风寒湿侵：太子参、五味子、生地、狗脊、川断各15g，甘草10g，赤芍25g，牛膝、秦艽各20g，丹参、木瓜各30g，麦冬12g。肝肾阴虚，血瘀痰阻：寄生、秦艽、羌活、独活、川芎各15g，黄精、川断、生地、地龙各10g，狗脊12g，丹参30g，乌蛇、甘草各6g，土鳖虫、蜈蚣各3g。脾肾阳虚，痰瘀阻络：党参、山药、牛膝各20g，乌蛇、附子（先煎）各6g，肉桂、蜈蚣各3g，黄精、丹参各30g，熟地29g，地龙、半夏、杏仁、甘草各10g，桃仁15g。随症加减，日1剂，水煎服。与对照组40例均用维生素B_1、地巴唑各20mg，每日3次，口服；控制血糖，疗程8周。结果：两组分别治愈15例、0例，显效27例、3例，有效14例、21例，无效4例、16例，总有效率93.33%、60%（$P<0.01$）。[李俊成等．实用中医药杂志．2002，18(12)：25]

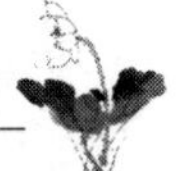

152. 黄芪桂枝五物汤结合蝮蛇抗栓酶治疗糖尿病周围神经病变疗效观察 治疗组32例，方药：黄芪30g，桂枝、丹参、红花、川芎各15g，白芍、生姜、当归各10g，甘草5g，大枣5枚。随症加减，日1剂，水煎服。并用蝮蛇抗栓酶1U，加生理盐水250ml，静脉滴注，日1次；用3周，间隔1周。对照组28例，用甲钴胺注射液500μg，每日1次，肌内注射；1个月后，改用片剂，500μg，每日3次，口服，用1个月。两组均用降糖药口服，4周为1个疗程。结果：两组分别显效13例、8例，有效15例、10例，无效4例、10例，总有效率87.5%、64.3%（$P<0.01$）。[芮以融．中国社区医师．2002，18(22)：38～39]

153. 自拟消渴解痹汤治疗糖尿病周围神经病变63例 治疗组63例，方药：人参、桂枝、枳壳、乌梅、当归、怀牛膝、川芎各10g，生黄芪、葛根各30g，石斛、丹参、鸡血藤各15g，生甘草6g。随症加减，日1剂，水煎服。对照组63例，用甲钴胺片0.5mg，每天3次，口服。均控制血糖，运动疗法，糖尿病饮食，2个月为1个疗程。结果：两组分别显效（肢体麻木、疼痛基本消失，跟、膝腱反射明显好转）23例、17例，好转37例、28例，无效3例、18例，总有效率95.2%、71.4%。[唐春林．广西中医药．2008，31(4)：21]

154. 中药浴治疗糖尿病对称性周围神经病变20例 治疗组20例，方药：威灵仙、黄芪、党参、当归、乳香、没药、麦门冬、木瓜、透骨草各30g，川芎、地龙各20g。阴虚，加生地黄、玄参；气虚，党参增量；病程长，加土鳖虫。水煎取液500ml，加水5L，浸患肢，每次30分钟，每天1次。出汗多，用麦门冬、党参、五味子，浓煎，代茶饮。对照组10例，用维生素B_1 100mg，维生素B_{12} 500μg，每天1次，肌内注射。均口服中、西药物降血糖，必要时用胰岛素，使空腹、餐后2小时血糖分别<7.8mmol/L、11.2mmol/L。控制饮食，适当运动。均15天为1个疗程，治疗4个疗程。结果：两组分别治愈11例、0例，好转9例、6例，无

效0例、4例。[崔育生．甘肃中医．2008,21(8):31～32]

155. 滋阴祛瘀法治疗糖尿病周围神经病变63例临床观察 方药:制首乌、乌梅肉、知母、牛膝各15g,生白芍、赤芍、沙参、鸡血藤各30g,生山药20g,麦冬18g,桑枝25g,桃仁12g,土鳖9g,丹皮10g。气虚,加黄芪、党参、太子参;阳虚,加肉桂、桂枝、制附子、淫羊藿、沙苑子;络脉痹塞,加水蛭、全蝎、蜈蚣;患处灼热、红肿或溃疡者,加二妙散。日1剂,水煎服。治前已服西药降糖药者继续服用。3周为1个疗程,治疗1～2个疗程,治疗63例。结果:显效36例,有效23例,无效4例,总有效率93.6%。[张勇等．河南中医．1994,14(1):34～35]

156. 丹参注射液静注治疗糖尿病周围神经炎37例 控制糖尿病:按其轻重予口服降糖药;首先控制饮食。用丹参注射液10～14ml(每毫升相当于原生药1.5g)加入50%葡萄糖注射液20ml中静脉推注,日1次。20日为1个疗程,疗程间隔10日,期间用复方丹参片4片,每日3次,口服。治疗37例。结果:优7例,良22例,中3例,差5例。[胡同斌．新中医．1989,21(2):23～24]

157. 舒筋通络汤治疗糖尿病周围神经病变47例临床研究 治疗组47例,方药:黄芪30g,丹参、葛根各20g,川芎10g,水蛭、全蝎、蜈蚣各6g,桂枝、伸筋草各18g,海风藤15g。肢体麻木加鸡血藤,冷痛加艾叶、附子、乳香、没药。日1剂,水煎服。对照组30例,用维生素B_1、维生素B_6,口服。两组均每天用弥可保0.5mg,肌内注射;双胍类[或(和)磺脲类,或胰岛素]降糖。1个月为1个疗程,治疗2～3个疗程。结果:两组分别显效(膝腱反射复常或明显好转;肌电图示神经传导速度复常或增加>5m/s)20例、3例,有效24例、14例,无效3例、13例,总有效率93.6%、56.7%($P<0.01$)。[褚桂克．河南中医学院学报．2007,22(2):46～47]

158. 丹参注射液与弥可保联合治疗糖尿病周围神经病变

的临床观察　治疗组30例，用丹参注射液20ml，加生理盐水250ml，静脉滴注，每天1次。与对照组30例均用弥可保500μg，每天3次，口服。均控制血糖，糖尿病饮食，疗程2周。结果：两组分别显效8例、2例，有效14例、8例，无效8例、20例，总有效率72.8%、36.7%($P<0.01$)。运动、感觉神经传导速度(正中神经、腓神经)两组治疗前后自身及治疗后两组间比较均有显著性差异($P<0.05$)。[岳超等．中医药信息．2007，24(2)：36～37]

159. 益气通络汤治疗糖尿病性周围神经病变30例　方药：黄芪30～60g，生地15g，丹参、鸡血藤各30g，当归12g，怀牛膝、木瓜、穿山甲片、地龙、路路通各9g，蜈蚣1～2条。阴虚，加山茱萸、麦冬、黄精等；阴阳两虚或糖尿病稳定后期，加桂枝，附片(少量)；湿热或足部溃疡，加玄参、苍术、黄连；腑气不通，加熟大黄、枳实等。日1剂，水煎服。糖尿病及并发症用常规治疗；肢端症状较重或伴心脑缺血性疾病用复方丹参液或脉络宁液20ml，加生理盐水500ml静脉滴注，日1次，10～14日为1个疗程，治疗30例。结果：痊愈13例，显效8例，有效7例，无效2例，总有效率为93%。[崔学锋．山东中医杂志．1994，13(8)：341]

(60～159：黄飞)

二、视网膜病变及其他眼疾

1. 中医对糖尿病视网膜病变的认识　综述：①对病因病机的认识；②治疗方法；③评述及展望。[周剑．中医杂志．1990，31(12)：45～47]

2. 辨证治疗糖尿病视网膜病变48例临床观察　阴虚胃热：熟地、石膏、白茅根各30g，知母、田七各6g、牛膝、麦冬、沙参各15g，泽兰9g，苏木10g。肝肾阴虚：枸杞子、怀山药、沙参、鸡血藤各 15g，菊花、山茱萸、泽泻、丹皮、麦冬各 10g，茯苓 12g，熟地、白茅根各 30g。肺肾阴虚：玄参、白芍各 30g，麦冬、生地各 20g，甘草、丹皮、冬桑叶、知母、白术、天花粉各 10g，黄柏 6g。阴虚火旺：知母、山萸肉、泽泻、茯苓、丹皮、旱莲草各 10g，黄柏 6g，熟地 30g，怀山药、侧柏炭各 15g，阿胶 5g。阴损及阳：肉桂、山茱萸、泽泻、丹皮、杜仲、狗脊各 10g，附子 5g，熟地 30g，怀山药 15g，茯苓 12g。随症加减，日 1 剂，水煎服。酌情用降糖药，控制饮食，总热量 25kcal/(kg·d)，其中蛋白质、脂肪分别 1g/(kg·d)、0.8g/(kg·d)，余以糖补充。治疗 48 例，病眼计 79 只。结果：显效、好转各 34 眼，无效 11 眼，总有效率 86.08%。[张懿先．湖南中医药导报．2003，9(9)：30～31]

3. 辨证分型治疗糖尿病视网膜病变　肝郁内热型：丹栀逍遥散合玉女煎加减；肝肾阴虚型：六味地黄丸加味；气阴两虚夹血瘀型：药用自制降糖通脉片，方药：生黄芪、黄精、天花粉、生地、麦冬、太子参、水蛭、泽兰叶、益母草、丹参等。经治 14～74 日，治疗 14 例，病眼 23 只。结果：显效 6 只眼，有效 15 只眼，无效 2 只眼。[魏军平．四川中医．1992，10(4)：47]

4. 糖尿病性视网膜病变证治经验　8 例(均双眼)中，单纯型 2 例，增殖型 6 例，除 1 例同时用激光外，其余皆用中药。阴虚燥热(2 例)：治以滋阴补肾、清热润燥，选用玉女煎、增液白虎汤等方加减；肺肾阴虚(2 例)：治以滋阴清热、益气生津，选用二冬汤或增液、生脉合芍药甘草汤等方加减；肾虚液少(4 例)：治以益阴壮水、润燥生津，用增液合六味地黄汤等方加减；阴虚及阳，则用金匮肾气汤等方加减。治疗 16 只病眼。结果：有效 9 只，无效 7 只(出血性青光眼 3 只，继发性视网膜剥离 1 只，视网膜大片机化萎缩 2 只，玻璃体积血 1 只)。有效者，视力及眼底检查均见改善。经辨证论治有好转。[姚芳蔚．上海中医药杂志．1983(9)：5]

5. 滋阴补肾活血药治疗糖尿病视网膜病变的初步观察

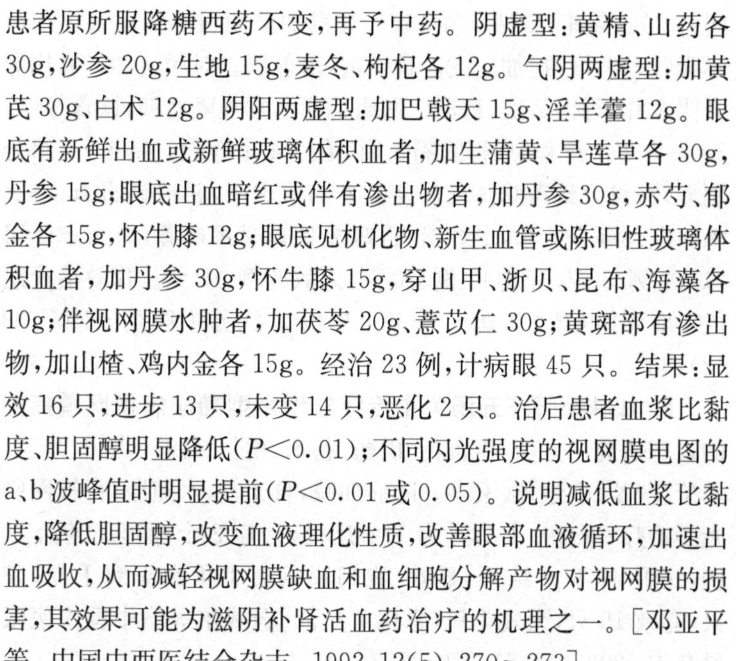

患者原所服降糖西药不变，再予中药。阴虚型：黄精、山药各30g，沙参20g，生地15g，麦冬、枸杞各12g。气阴两虚型：加黄芪30g、白术12g。阴阳两虚型：加巴戟天15g、淫羊藿12g。眼底有新鲜出血或新鲜玻璃体积血者，加生蒲黄、旱莲草各30g，丹参15g；眼底出血暗红或伴有渗出物者，加丹参30g，赤芍、郁金各15g，怀牛膝12g；眼底见机化物、新生血管或陈旧性玻璃体积血者，加丹参30g，怀牛膝15g，穿山甲、浙贝、昆布、海藻各10g；伴视网膜水肿者，加茯苓20g、薏苡仁30g；黄斑部有渗出物，加山楂、鸡内金各15g。经治23例，计病眼45只。结果：显效16只，进步13只，未变14只，恶化2只。治后患者血浆比黏度、胆固醇明显降低($P<0.01$)；不同闪光强度的视网膜电图的a、b波峰值时明显提前($P<0.01$或0.05)。说明减低血浆比黏度，降低胆固醇，改变血液理化性质，改善眼部血液循环，加速出血吸收，从而减轻视网膜缺血和血细胞分解产物对视网膜的损害，其效果可能为滋阴补肾活血药治疗的机理之一。[邓亚平等．中国中西医结合杂志．1992,12(5):270～273]

6. **益肾活血方治疗糖尿病性视网膜病变61眼临床及彩色多普勒眼动脉血流频谱观察(附单用西药治疗52眼对照)**　治疗组61眼，方用益肾活血方：生地、熟地、黄精、枸杞子各15g，石斛、当归、红花、葛根、鸡血藤、怀牛膝、杜仲、枳壳各10g，玄参20g，石决明24g(先煎)。日1剂，水煎服。与对照组均常规用降糖药。均1个月为1个疗程。结果：两组分别显效(视力提高>3行，眼底症状消失或减轻，视野扩大>10°～15°)27眼、13眼，好转25眼、19眼，无效9眼、20眼。疗效治疗组优于对照组($P<0.01$)。彩超示收缩期峰值、舒张末期及平均血流速度、平均血流速度时间、阻力指数治疗后两组比较均有显著性差异($P<0.01$)。[杨海燕等．浙江中医杂志．2001,36(1):30～31]

7. **益气活血方治疗糖尿病视网膜病变30例**　治疗组30例，方用益气活血方：黄芪、丹参各30g，人参、当归、川芎、石决明各20g，菊花、夏枯草各15g。气滞加柴胡、枳壳；眼底出血久不吸收丹参增量，加三七。日1剂，水煎服。对照组28例，用导升明2片，每天2次，口服。两组均西药常规降血糖，饮食控制。30天为1个疗程，疗程间隔1周，治疗4个疗程。结果：两组分别显效（视力提高0.3或恢复至发病前水平，视网膜出血、渗出吸收或大部分吸收，水肿消失，眼底供血明显改善，新生血管闭塞）11例、3例，有效13例、10例，无效6例、15例。疗效治疗组优于对照组（$P<0.05$）。［王玉中等．江苏中医药．2007，39(2)：33］

8. 加味补阳还五汤为主治疗非增殖型糖尿病视网膜病变的临床研究　方药：生黄芪、山药、苍术、桃仁、红花、当归、川芎、赤芍、茯苓、生地黄、玄参。随症加减，日1剂，水煎服；行视网膜光凝治疗；降糖。1个月为1个疗程，治疗2个疗程。经治20例，病眼40只。结果：显效（视网膜病变由Ⅲ期降到Ⅰ期）13只，有效19只，无效7只，恶化1只。［金威尔等．中国中医眼科杂志．2008，18(5)：270～272］

9. 益气祛瘀化痰方治疗糖尿病视网膜新生血管形成的临床研究　治疗组30例，方药：黄芪25g，当归、川芎各10g，浙贝母、葛根各12g，三七末6g。日1剂，水煎分2次服。对照组用导升明500mg，每天2次，口服。两组各30例，均2个月为1个疗程。结果：两组分别显效22例、7例，有效7例、13例，无效1例、10例，总有效率96.67%、66.67%。［梁凤鸣等．上海中医药杂志．2008，42(7)：25～27］

10. 养阴活血法治疗糖尿病视网膜病变的近期疗效观察　治疗组均在控制血糖的基础上用药。治疗组18例36只眼，方药：沙参、麦冬、枸杞、黄精、葛根、生地、花粉各15～30g。随症加减。日1剂，水煎服。丹参注射液30g加生理盐水250ml，日1次静脉滴注。对照组12例22只眼，单用上述汤剂。两组均治疗1个月。结果：视力变化治疗组和对照组分别显效8只眼、

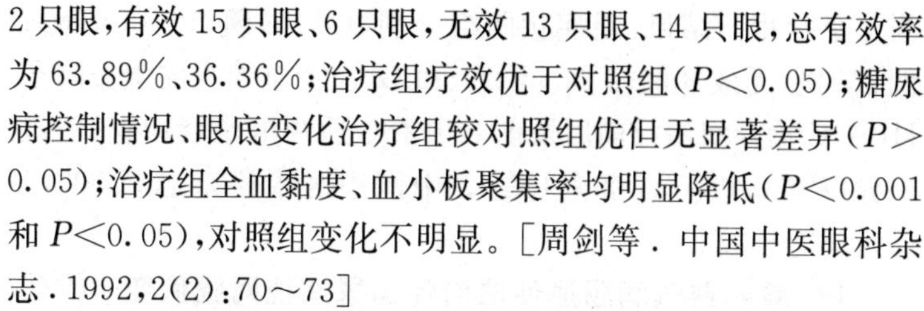

2只眼，有效15只眼、6只眼，无效13只眼、14只眼，总有效率为63.89%、36.36%；治疗组疗效优于对照组（$P<0.05$）；糖尿病控制情况、眼底变化治疗组较对照组优但无显著差异（$P>0.05$）；治疗组全血黏度、血小板聚集率均明显降低（$P<0.001$和$P<0.05$），对照组变化不明显。[周剑等．中国中医眼科杂志．1992，2(2)：70～73]

11. 益气养阴活血法治疗糖尿病视网膜病变50例　方药：黄芪、山药、玄参各30g，麦冬、苍术、葛根、丹参各15g，三七粉3g(分冲)。气虚甚，黄芪易炙品(或加人参、太子参)；阴虚，加生地、麦冬、天花粉；出血期，加血余炭、仙鹤草、藕节；视网膜渗出较多(或增殖型)，加海藻、昆布、浙贝母。日1剂，水煎服。1个月为1个疗程，用>2个疗程，治疗50例。结果：显效(视力进步≥4行或视力达到1.0；眼底检查病变明显改善)16例，有效27例，无效7例，总有效率86%。[剂新蕊等．实用中医药杂志．2007，23(4)：218～219]

12. 益气养阴活血法治疗糖尿病性视网膜病变40例临床观察　治疗组40例，单纯型、增殖型各20例，共74只眼，方用生脉饮合补阳还五汤加减：党参、麦门冬、黄芪、山药、玄参、茯苓各15g，五味子、苍术、当归、地龙各9g，桃仁、红花各5g，川芎6g，赤芍10g。随症加减。日1剂，水煎服。健康对照组20人。1个月为1个疗程，治疗2个疗程。结果：治疗组显效28眼，有效34眼，无效9眼，恶化3眼。内皮素-1水平治疗后下降，但仍高于健康对照组（P均<0.01）；治疗组视力明显上升，糖化血红蛋白明显下降（P均<0.05）。[林颖等．福建中医学院学报．2009，19(3)：1～3]

13. 贞杞胶囊对气阴两虚证非增殖期糖尿病视网膜病变的疗效评价　治疗组30例，方药：黄芪、女贞子、当归、红花、枸杞子、丹参，每粒0.3g，5粒；对照组24例，用多贝斯胶囊0.5g；均每天3次，口服。两组继续用原用胰岛素(或降糖药)。3个月为1个疗程。结果：眼症状两组分别显效12例、9例，有效15例、13例，无效3例、2例。FBG、PBG、血清血管内皮生长因子、HbA1C治疗组治疗前后及前3项治疗后两组比较均有显著性差异($P<0.05$)。[李全智等．中国中医眼科杂志．2007，17(6)：319～322]

14. 敛阴益气润肠通便法治疗糖尿病视网膜病变 方药：白芍、生首乌、黄芪、太子参各30g，生地40g，旱莲草15g，阿胶珠、赤芍、茜草炭、侧柏炭各10g，当归12g，决明子20g，三七粉6g。眼出血初期加仙鹤草，出血久加花蕊石；高血压加生龙骨、生牡蛎。日1剂，水煎服。并用常规治疗。1个月为1个疗程，治疗18例33只眼。结果：显效8眼，有效20眼，无效5眼。[王文长．中国医刊．2000，35(9)：51～52]

15. 自拟六味清睛汤治疗非增殖性糖尿病视网膜病变的临床观察 治疗组30例60只眼，方药：生地黄、山茱萸、怀山药、茯苓、牡丹皮、泽泻、枸杞子、菊花、木贼草、连翘、薄荷、车前子、茺蔚子、楮实子、石决明、苦瓜子、川芎、紫丹参、槐花、谷精草。日1剂，水煎服。对照组20例40只眼，用安多明1粒，每天3次，口服。两组均降糖用降糖药(或胰岛素)。调整生活方式。1个月为1个疗程，治疗2个疗程。结果：两组分别显效(视力提高0.6或恢复至发病前；眼底出血、渗出、水肿、微血管瘤减少，具备其中2项以上)22眼、12眼，有效32眼、18眼，无效6眼、10眼，总有效率90.0%、75.0%($P<0.05$)。FBG、2hPG、HbA1c两组治疗前后自身比较差异均有统计学意义($P<0.05$)。[刘家祥等．云南中医中药杂志．2010，31(1)：39～40]

16. 和肝法治疗糖尿病视网膜病变32例 方药：柴胡10g，当归、知母、赤芍各12g，枸杞子、白芍、苍术、佛手、生地、熟地、菟丝子各15g，黄芪、天花粉各30g，生山药20g，生甘草6g。肝气郁滞，去枸杞子、生山药，加郁金、葛根、茺蔚子；肝郁化火，去黄芪、菟丝子，加丹皮、炒栀子、石斛、谷精草、草决明；肝火上炎，

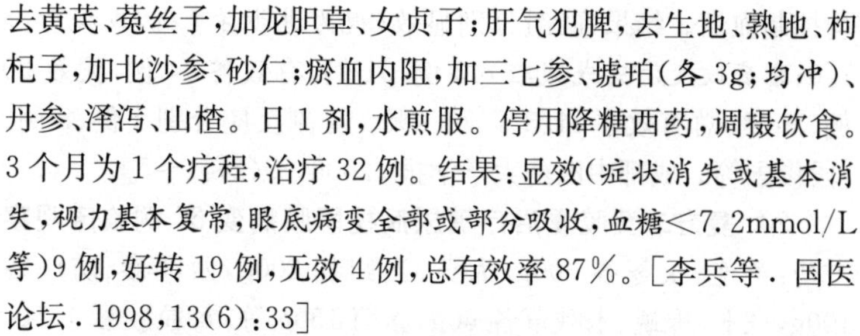

去黄芪、菟丝子，加龙胆草、女贞子；肝气犯脾，去生地、熟地、枸杞子，加北沙参、砂仁；瘀血内阻，加三七参、琥珀（各3g；均冲）、丹参、泽泻、山楂。日1剂，水煎服。停用降糖西药，调摄饮食。3个月为1个疗程，治疗32例。结果：显效（症状消失或基本消失，视力基本复常，眼底病变全部或部分吸收，血糖<7.2mmol/L等）9例，好转19例，无效4例，总有效率87%。[李兵等．国医论坛．1998，13(6)：33]

17. 复明散治疗糖尿病视网膜病变60例疗效观察　治疗组111只眼，方药：天花粉30g，山茱萸20g，鬼箭羽15g，红花、蝉蜕、木贼各5g，密蒙花、桑叶、菊花各10g，每袋6g，1袋。对照组40例75只眼，用明目地黄丸1丸；均日2次，口服；均用降糖药（或胰岛素）；糖尿病饮食。8周为1个疗程。结果：两组分别显效（视力≥1.0或进步≥4行）18眼、2眼，有效50眼、20眼，无效43眼、53眼，总有效率61.26%、29.33%。[柯向梅等．甘肃中医学院学报．2006，23(1)：28～30]

18. 通脉糖眼明胶囊治疗单纯性糖尿病性视网膜病变临床研究　均为2型糖尿病患者。治疗组38只眼，方药：黄芪、生地、枸杞子、女贞子、三七、青葙子等，每粒250mg，750mg/d。对照1组34只眼，用导升明胶囊1粒（500mg），每天3次，口服。两组与对照2组20只眼，均常规控制血糖。结果：3组分别非常显效4眼、2眼、0眼，显效6眼、4眼、0眼，有效18眼、18眼、6眼，无效10眼、10眼、14眼。疗效治疗组、对照1组均优于对照2组（$P<0.01$）。[徐寒松等．中华中医药杂志．2006，21(9)：567～569]

19. 中药复方芪明颗粒治疗糖尿病视网膜病变双盲双模拟随机对照多中心临床研究　治疗组107例，方药：黄芪、枸杞子、葛根、茺蔚子等，每袋4.5g，每次1袋，每日3次，冲服。对照组105例，用导升明胶囊0.5g，每日2次，口服。两组均分别用模拟导升明空白胶囊、模拟芪明颗粒空白颗粒，用量、用法同上。

均控制血糖。结果：两组分别显效（视力进步≥4 行，或视力≥1.0；眼底改变消失或减轻）43 例、31 例，有效各 44 例，无效 20 例、30 例，总有效率 81.3%、71.4%。见副反应分别 1 例、8 例。[段俊国等．成都中医药大学学报．2006，29(2)：1～5]

20. 复方二黄胶囊治疗糖尿病视网膜病变 67 例临床观察　方药：黄连、茯苓各 300g，大黄、当归各 200g，西洋参、防风各 100g，三七、蝉蜕、木贼草各 60g，赤芍 150g 等，每粒胶囊 1.5g，单纯型、增生型分别 4 粒、6 粒，每天 3 次，口服。常规糖尿病治疗。治疗 134 只眼，结果：显效（视力提高≥3 行，微血管瘤明显减少，出血渗出吸收，荧光渗漏消失）60 眼，有效 49 眼，总有效率 81.34%。[李静．国医论坛．2008，23(4)：29]

21. 降糖护目方治疗单纯型糖尿病性视网膜病变的临床观察　两组各 40 例，80 只眼。治疗组方药：生地黄 20g，天花粉、石斛、玄参各 12g，三七粉 3g（分冲），黄芪、茯苓、山药各 15g，赤芍、泽兰、鸡内金、陈皮各 10g，日 1 剂，水煎服。对照组用羟苯磺酸钙胶囊 0.5g，每天 3 次，口服。均用降血糖药，口服；对症处理，糖尿病饮食，均 4 周为 1 个疗程，治疗 3 个疗程。结果：两组分别显效（眼底病变减轻>3 项，视力提高>3 行）17 例、9 例，有效 21 例、23 例，无效 2 例、8 例，总有效率 95%、80%（$P<0.05$）。空腹血糖治疗后治疗组低于对照组（$P<0.01$）。[戎曙欣等．四川中医．2009，27(11)：109～110]

22. 复方丹参滴丸治疗早期糖尿病性视网膜病变的临床观察　治疗组 30 例 60 只眼，用复方丹参滴丸（丹参、三七、冰片等）15 粒，餐后含化。对照组 28 例 56 只眼，用羟苯磺酸钙 500mg。均每天 3 次，口服，均继用原降糖药；降压，降脂等，疗程 90 天。结果：视力改善两组分别显效（视力提高≥4 行）10 眼、7 眼，有效 29 眼、21 眼，稳定 21 眼、26 眼，加重 0 眼、2 眼。视力、视野、眼底微血管瘤及小出血点斑治疗组治疗前后及治疗前后及治疗后两组比较差异均有统计学意义（$P<0.01$ 或

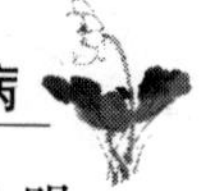

0.05)，肾功能及空腹血糖治疗前后两组均无明显变化。[金明等．中国社区医师．2009，25(16)：32～33]

23. 复方血栓通胶囊在糖尿病视网膜病变65例的疗效观察 方药（含三七、黄芪、丹参）2～3粒，每天3次，口服。并用维生素C、维生素E、肌苷、芦丁。其中12例行光凝治疗。控制血糖。疗程1～8周，治疗65例。结果：显效（眼底病变稳定，微血管病变数目明显减少或无增加，出血吸收，渗出物减少，视力提高>2行）14例，有效42例，无效9例。[高亚林等．中国实用医刊．2008，35(19)：61]

24. 蜂贝化瘀胶囊治疗2型糖尿病视网膜病变的研究 1组24例，方药：蜂胶、浙贝母、丹参、葛根、黄芪、黄精、生地黄、菟丝子等，制胶囊，每粒0.3g。每克相当于原生药3g。2组22例，用参芪降糖颗粒1g。均每天3次，餐后服。两组与3组17例，均用二甲双胍，格列喹酮。糖尿病饮食，适当运动。不用胰岛素。停用其他中药。均10周为1个疗程。结果：三组分别显效（视力提高；眼底出血、水肿、渗出、微血管瘤中有≥3项减轻，或玻璃体积血完全吸收）10例、9例、6例，有效8例、6例、4例，无效6例、7例、7例。见副反应分别3例、5例、2例。[孙晓东等．现代中西医结合杂志．2008，17(27)：4213～4215]

25. 中药合剂治疗糖尿病性视网膜病变的临床观察 治疗组30例56只眼，方用益气养阴化瘀合剂（生黄芪30g，黄精、丹参各15g，枸杞子12g，葛根10g，参三七3g等）每次20ml，每日3次；对照组20例36只眼，用达美康80mg，每日2次；均口服。1个月为1个疗程，治疗2个疗程。结果：两组分别显效（全身症状明显好转，视力增加>4行；眼底病变中有>3项减轻，或由Ⅲ期降至Ⅰ期；空腹血糖降至<7.2mmol/L；或较治疗前下降<30%）20眼、7眼，有效31眼、16眼，无效5眼、13眼，总有效率91.1%、63.9%（$P<0.01$）。主症、视力、眼底、血糖、血脂、血液流变学疗效治疗后组间比较均有显著性差异（$P<0.01$或

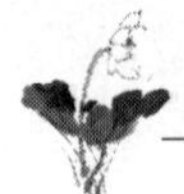

0.05)。[李涯松等. 南京中医药大学学报. 1999,15(5):279～281]

26. 中药治疗糖尿病视网膜病变的临床研究 方药:生地、旱莲草、车前子、金银花、丹参各15g,当归、赤芍、泽泻各10g,白茅根30g,三七(后下)、川芎各6g,菊花、昆布、海藻各12g。视网膜微血管瘤鲜红,散在小出血,去车前子、昆布,加桃仁、红花、红藤;微血管瘤暗红,散在片状出血,渗出多,玻璃体混浊,去菊花、白茅根,加牡蛎、土贝母;燥热津伤甚,加玄参、麦冬、石斛;烦躁,加远志、五味子。日1剂,水煎服。控制血糖。治疗48例,93只眼,结果:显效35眼,有效50眼,无效8眼,总有效率91.67%。[李进凯等. 中国基层医药. 2002,9(4):329]

27. 中西医结合治疗早期糖尿病性视网膜病变 方用糖网明方:黄芪、太子参、白术、黄精、生地、丹参等。阴虚重者,重用生地;气虚重者,重用生黄芪。日1剂,水煎服。并用降糖灵25mg,优降糖2.5mg,日2～3次,口服;或口服达美康等。30日为1个疗程,治疗19例,38只眼。结果:显效12眼,有效20眼。血糖治疗前后比较有显著性差异($P<0.001$);全血黏度各项值及纤维蛋白原治疗前后比较均有显著性差异($P<0.001$～0.05)[董军等. 中国中医眼科杂志. 1993,3(4):212～214]

28. 中西医结合治疗糖尿病视网膜病变47例(附单纯西药治疗20例对照) 治疗组79只眼,方药:当归、川芎、桃仁各10g,丹参、枸杞子、石斛、山药各30g,红参3g,黄芪20g,槐米、麦冬、生地各15g。出血期,加茜草6g、三七粉3g、旱莲草15g;增殖机化期,加水蛭10g,昆布、海藻各15g;黄斑水肿期,加泽泻、白茅根、车前草各30g。日1剂,水煎服。并用葛根素注射液400mg(每支2ml,含纯葛根素100mg),加生理盐水250ml,静脉滴注,日1次;15日为1个疗程,疗程间隔3日。与对照组36只眼均降血糖、血压及血脂;用维生素C、用维生素E、芦丁,口服;FFA示视网膜广泛无灌注区及黄斑渗漏先行视网膜光凝

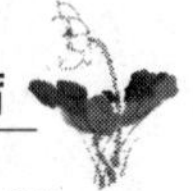

术。控制饮食。结果:两组分别显效35眼、8眼,有效37眼、13眼,无效7眼、15眼,总有效率91.14%、58.33%($P<0.001$)。[张跃红．浙江中医杂志．2002,37(9):387]

29. 中西医结合治疗糖尿病性视网膜病变临床观察　治疗组50只眼,方用参麦饮合归芍地黄丸加减:党参、生地、玄参、麦冬各15g,黄芪50g,白术、白芍、当归、茯苓、山萸肉、泽泻各10g,大蓟、小蓟、蒲黄、茜草各12g。初期,加侧柏叶、生槐花;中、后期,加丹参、夏枯草、焦山楂。日1剂,水煎服。与对照组71只眼均用激光光凝法;控制血糖。结果:两组分别有效(视力进步>2行,视网膜出血大部分吸收;荧光造影示新生血管消退,渗漏消失或减少)19眼、20眼,稳定29眼、38眼,恶化2眼、13眼,总有效率96%、81.7%($P<0.05$)。血液流变学5项指标治疗组治疗前后及治疗后组间比较均有显著性差异($P<0.01$)。[张明德等．上海中医药杂志．2002,36(4):25～26]

30. 中西医结合治疗糖尿病视网膜病变34例　治疗组65只眼,用栀子、黄芩、郁金各12g,夏枯草、知母、丹参、葛根各15g,生地20g,地骨皮、丹皮各10g,三七6g。口干甚,加沙参、石斛;口苦、溲黄赤、便秘,加龙胆草、元参;五心烦热、骨蒸潮热,加枸杞子、旱莲草、知母。日1剂,水煎服。与对照组30例58只眼均用胰岛素、优降糖、达美康等;控制血压,控制饮食。均4周为1个疗程,治疗2个疗程。结果:两组分别显效(微血管瘤数目明显减少,出血吸收,视力提高>2行)10眼、2眼,有效33眼、17眼,无效22眼、39眼,总有效率66.2%、32.7%($P<0.05$)。[曾敬等．吉林中医药．2004,24(8):34～35]

31. 中西医结合治疗糖尿病视网膜病变　治疗组40例74只眼,方药:当归、熟地黄、山茱萸、白术、麦冬、黄芪、丹参、枸杞子、茺蔚子、川芎、三七、赤芍。日1剂,水煎服。与对照组38例70只眼均行激光治疗。结果:两组分别有效(视力进步>2行,视网膜出血、渗出、水肿大部分吸收;荧光素眼底血管造影示新

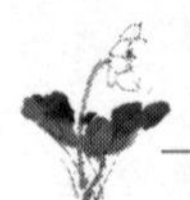

生血管消退，渗漏消失）48 眼、20 眼，稳定 21 眼、36 眼，恶化 5 眼、14 眼，总有效率 94%、80%（$P<0.01$）。[于文洲．现代中西医结合杂志．2007，16(36)：5424～5425]

32. 中西医结合治疗糖尿病视网膜病变 34 例疗效观察 治疗组 34 例，用路路通注射液（含从三七中提取的三七总皂苷）5ml，DY 多功能眼病治疗仪眼-枕入，用正极，每次 20 分钟每天 2 次。对照组 34 例，用路路通注射液 400mg，加生理盐水 500ml，静脉滴注，每天 1 次。两组均用羟本磺酸钙胶囊 0.5g，维生素 C 200mg，维生素 E 100mg，每天 3 次，口服。均 30 天为 1 个疗程。结果：两组分别显效（视力提高≥3 行，眼底出血、渗出、微血管瘤、视网膜水肿等>3 项有减轻）12 例、13 例，有效 18 例、16 例，无效 4 例、5 例，总有效率 88.24%、85.29%。[唐犀麟等．新中医．2009，41(2)：30～31]

33. 中药联合多贝斯治疗糖尿病视网膜病变临床研究 治疗组 23 例 40 只眼，方药：黄芪、枸杞子各 30g，红参 6g，当归、生地黄、赤芍各 20g，川芎、地龙各 12g，丹参、菊花各 15g，水蛭 10g。随症加减，日 1 剂，水煎服。与对照组 21 例 38 只眼均用多贝斯 0.5g，每天 3 次，口服。均用磺脲类降糖药，口服；和（或）用胰岛素，皮下注射。支持疗法及对症处理。糖尿病饮食，运动疗法。疗程 4 个月。结果：眼底病理变化两组分别消失或减轻 34 眼、21 眼，无变化 5 眼、16 眼，恶化各 1 眼。[徐艳．甘肃中医学院学报．2008，25(2)：24～26]

34. 综合治疗单纯性糖尿病视网膜病变的临床研究 治疗组 31 例 62 只眼，方用桃红四物汤加减：桃仁、红花、生地、当归、枳壳、丹参各 12g，赤芍、川芎各 10g，大黄 6g，熟地 20g，桔梗、甘草各 9g。病程短，去熟地，加川牛膝；病程长，去枳壳，加牡蛎；燥热津伤，加麦冬、石斛；烦躁失眠，加远志、五味子。日 1 剂，水煎服。并取穴：球后、攒竹、肝俞、脾俞、肾俞、血海、足三里、阴陵泉、曲池、三阴交（均平补平泻法）；太溪、太冲（均直刺 0.5～1

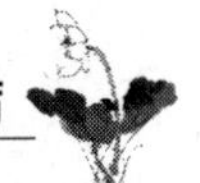

寸，提插捻转补法）均双。针刺，留针30分钟；日1次。对照组32例64只眼，单用上述汤剂。均用盐酸二甲双胍。对症处理，停用他药。1个月为1个疗程。结果：两组分别显效（出血及渗出吸收，荧光素渗漏消失，视力提高>2行）34眼、26眼，有效24眼、20眼，无效4眼、18眼，有效率93.55%、71.88%。[陈少基等．中国中医眼科杂志．2005，15(2)：60～71]

35．中药配合眼部电控川芎嗪离子导入治疗糖尿病视网膜病变　治疗组20例38只眼，方药：山茱萸、黄芪、石决明、大黄、生地、乳香、田七等。气滞血瘀，选加桃仁、红花、丹参；视盘水肿，选加车前子、瞿麦；脾气虚弱（或恢复期），选加党参、千斤拔、茯苓、白术；兼湿，选加土茯苓、佩兰、绵茵陈。日1剂，水煎服。用葛根素注射液0.4g，加生理盐水250ml，静脉滴注。用川芎嗪注射液40mg/4ml，用LD-1型离子导入仪正极，眼-枕导入法，电流强度1～2mA，每次20分钟，日1次。对照组20例40只眼，单用上述汤剂及葛根素注射液。两组均用拜唐苹、美迪康等。结果：两组分别显效14眼、6眼，有效19眼、17眼，无效5眼、17眼，总有效率86.84%、57.5%（$P<0.01$）。[王燕等．中国中医眼科杂志．2004，14(1)：17～18]

36．中药联合视网膜光凝治疗糖尿病视网膜病变的疗效观察　治疗组21例39只眼，肝肾阴虚证：生地、熟地、地龙各20g，山茱萸、枸杞子、五味子、白菊花各10g，泽泻9g，怀山药、茯苓、茺蔚子各15g，牡丹皮12g，蝉蜕8g；气阴两虚证：太子参、怀山药、茯苓、茺蔚子各15个，五味子6g，麦冬、泽泻各9g，生地、熟地、地龙各20g，山茱萸、枸杞子各10g，牡丹皮12g；脾虚气弱证：党参、茯苓、怀山药、莲子肉、扁豆、薏苡仁各10g，白术、甘草、五味子、砂仁（后下）、桔梗、鸡内金各6g，黄芪15g，鸡血藤、丹参各12g。随症加减，日1剂，水煎服。与对照组19例35只眼均用复方丹参注射液20ml，短效胰岛素（RI）3U，加5%葡萄糖注射液250ml，静脉滴注，每天1次。均行视网膜激光光凝术，均10天为1个疗程，治疗组治疗4～6个疗程，对照组治疗2～3个疗程。结果：两组分别显效16眼、7眼，有效17眼、20眼，无效6眼、4眼，恶化0眼、4眼，有效率84.6%、77.1%（$P<0.05$）。见并发症分别0例、2例。［金威尔等．中国中医眼科杂志．2007，17（4）：233～235］

37. 激光光凝配合补肝肾中药治疗糖尿病视网膜病变 治疗组50只眼，方用归芍地黄汤加减：当归、白芍、茯苓、山茱萸、白术、泽泻各10g，党参、生地、熟地、麦冬各15g，黄芪50g，大蓟、小蓟、生蒲黄、炒蒲黄、茜草各12g。日1剂，水煎服。与对照组71只眼均用氩氪激光器，波长568.2nm（或514.5nm），视网膜次全（或全）光凝、黄斑病变光凝疗法分别光斑200μm、100μm，能量200～350mW、150～350mW，曝光时间均0.1～0.2秒，光斑反应强度为Ⅲ级斑、视网膜呈浅灰（或灰）色。结果：两组分别有效（用＞3个月，视力进步＞2行，视网膜出血、渗出、水肿大部分吸收）19眼、20眼，稳定29眼、38眼，恶化2眼、13眼，总有效率96%、81.7%（$P<0.05$）。［任建萍等．中国中医眼科杂志．2003，13（2）：90～92］

38. 中药联合激光治疗糖尿病视网膜病变临床观察 治疗组19例34只眼，用益气养阴活血方：黄芪、生地各30g，丹皮、苍术、葛根、川芎、赤芍、木香各10g，益母草、元参、当归各15g，山药20g。随症加减，日1剂，水煎服。3周为1个疗程，疗程间隔1周，治疗3个疗程。与对照组17例33只眼均用激光治疗仪行视网膜光凝术：光斑直径250～400μm，时间0.15～0.2秒，以视网膜见灰白色反应光斑为度，光凝斑间距0.5～1个光斑。每月用3～4次，治疗总量800～2500点。控制血糖。结果：两组分别显效（视力提高＞4行，眼底指标改善＞3项，或新生血管萎缩）10例、2例，有效8例、5例，无效1例、10例。疗效治疗组优于对照组（$P<0.01$）。［马纲等．浙江中西医结合杂志．2004，14（12）：762～763］

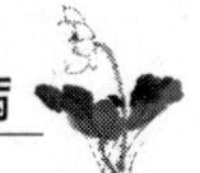

39. 中药配合激光治疗糖尿病性视网膜病变临床分析　两组分别60例107只眼，30例54只眼。均控制空腹血糖<10mmol/L，均用OMNI氪多波长激光机，增殖型(或增殖前期改变不伴有黄斑水肿)行广泛视网膜光凝术，黄斑水肿加做局部格栅光凝。治疗组60例107只眼，术后加用六君子汤加味：西洋参5g(或潞党参15g)，白术、茯苓、楮实子、枸杞子、夜明砂(包)各15g，橘皮、半夏各10g，菊花6g，甘草3g。血瘀，酌加生三七粉、当归、川芎、丹参、生蒲黄、五灵脂；水湿，酌加车前子、地龙；渗出多，酌加地龙、牡蛎。水煎服，每周4剂。30日为1个疗程，治疗3个疗程。结果：两组分别显效(视力提高>2行)18眼、3眼，有效45眼、16眼，稳定33眼、24眼，恶化各11眼，总有效率89.7%、79.6%。[王砚颖等．实用中医药杂志．2006，22(3)：133～134]

40. 中药合激光治疗糖尿病性视网膜病变临床观察　治疗组36例48只眼，于激光治疗首日开始，方药：寸冬、枸杞子、丹参各20g，生地、黄精、山萸肉、茯苓、郁金、旱莲草各15g，三七粉5g，日1剂，水煎分3次服；并用美多丽-P，扩瞳至7～8mm，倍诺喜表面麻醉，用美国IRISGL-532nm半导体激光治疗机及Ocu-1ar激光角膜镜光凝。对照1、2组分别25例、31例，50只眼、37只眼，分别用上述中药、激光治疗。均控制血糖；糖尿病饮食，疗程1～4个月。结果：3组分别视力提高33眼、31眼、13眼，稳定9眼、11眼、13眼，下降6眼、8眼、11眼。疗效治疗组、对照1组与对照2组比较均有显著性差异($P<0.01$或0.05)。[芦伟等．辽宁中医杂志．2005，32(3)：205～206]

41. 中药联合激光治疗糖尿病性视网膜病变疗效观察　治疗组33例61只眼，方药：生地黄、菊花各15g，玄参、牡丹皮、玉竹、知母、黄芩、槐花、陈皮、桔梗各10g，白茅根30g，白术、山药、茜草各12g。眼底出血较多(或反复新鲜出血)，加白及、三七粉。日1剂，水煎服。与对照组31例58只眼均用波长547nm

的氪黄激光行黄斑"C"字形格栅光凝；每眼分4次完成，均控制空腹血糖<7.8mmol/L。疗程1周。结果：视网膜新生血管萎缩程度、视力变化两组分别完全退缩40眼、28眼，4眼、8眼；部分退缩19眼、24眼，27眼、32眼；不变2眼、6眼，30眼、18眼。[孙瑞雪等．中国中医眼科杂志．2008，18(5)：264～266]

42. 中药离子导入治疗单纯性糖尿病性视网膜病变的临床观察　两组各24例。治疗组24例，方用血府逐瘀汤加减：桃仁12g，红花、生地黄、牛膝、当归各9g，川芎、桔梗各9g，赤芍、枳壳各6g，柴胡、甘草各3g。日1剂，水煎取液。患者坐位(或仰卧位)，药液浸湿纱布，置于眼睑上，镜架电极戴在眼上。另取纱布浸生理盐水，置于枕部电极上。导入电流0.5～0.8mA，每次15分钟，每天1次。对照组用怡开片2片，每天3次，口服。两组均用降糖药，口服(或胰岛素，皮下注射)。均2周为1个疗程。结果：两组分别显效(视力增进，症状消失，眼底微血管瘤、出血及渗出吸收)15例、9例，有效7例、5例，无效2例、10例。[刘桂霞等．中华中医药学刊．2009，27(10)：2174～2175]

43. 丹七地黄汤治疗糖尿病性视网膜出血161例临床观察　治疗组106例112只眼，方药：生地20g，赤芍12g，丹皮10g，炒蒲黄、石斛各15g，丹参30g，升麻6g，三七粉3g。日1剂，水煎服。对照组55例62只眼，用云南白药胶囊、通塞脉片各2粒，日2次，口服。均并用降糖西药，1个月为1个疗程。结果：两组分别显效(视力提高，眼底出血、渗出、水肿减轻)36眼、20眼，有效56眼、26眼，无效20眼、16眼，总有效率82.14%、74.19%。疗效治疗组优于对照组($P<0.01\sim0.05$)。[王大千．北京中医．1999，18(5)：25～26]

44. 辨证论治糖尿病并发眼底出血58例　急性期在辨证论治的基础上辅以止血药。阴虚内热：天花粉、丹参各30g，玄参、生地、知母、赤芍、白芍、女贞子各15g，黄柏、当归、丹皮、地骨皮各12g，旱莲草10g，生蒲黄6g。脾气虚弱，用归脾汤加减：

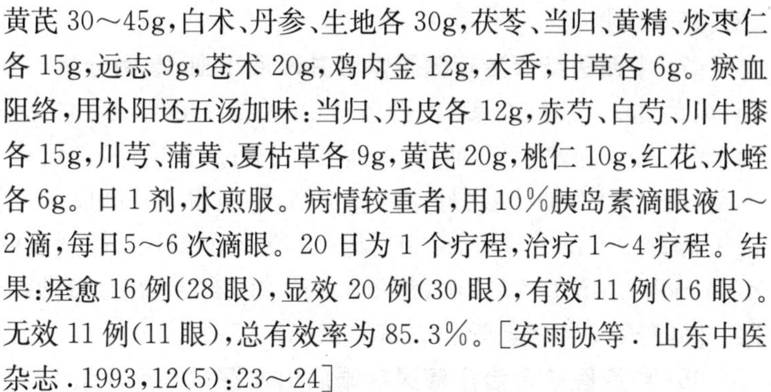

黄芪 30～45g，白术、丹参、生地各 30g，茯苓、当归、黄精、炒枣仁各 15g，远志 9g，苍术 20g，鸡内金 12g，木香，甘草各 6g。瘀血阻络，用补阳还五汤加味：当归、丹皮各 12g，赤芍、白芍、川牛膝各 15g，川芎、蒲黄、夏枯草各 9g，黄芪 20g，桃仁 10g，红花、水蛭各 6g。日 1 剂，水煎服。病情较重者，用 10%胰岛素滴眼液 1～2 滴，每日5～6 次滴眼。20 日为 1 个疗程，治疗 1～4 疗程。结果：痊愈 16 例(28 眼)，显效 20 例(30 眼)，有效 11 例(16 眼)。无效 11 例(11 眼)，总有效率为 85.3%。[安雨协等．山东中医杂志．1993，12(5)：23～24]

45. 活血化瘀治疗糖尿病性眼底出血 32 例临床观察　方药：黄芪 25g，生地、元参、丹参、葛根、桃仁、当归、菊花、青葙子各 15g，苍术 10g，水蛭、三七粉(冲服)各 1g。渗出，加昆布、海藻、贝母、夏枯草；水肿，加茯苓、车前子、泽泻、薏苡；视网膜前、玻璃体出血，加虎杖、郁金。日 1 剂，水煎服。原服西药降糖药继服或部分减少，停用其他中西药。治疗期间糖尿病饮食。治疗 32 例 47 只眼。结果：临床治愈 15 只眼，显效 12 只眼，好转 11 只眼，无效 9 只眼，总有效率 80%。治疗后血糖、胆固醇、甘油三酯及全血黏度、血浆黏度、红细胞电泳、红细胞压积、血沉方程 K 值、纤维蛋白原均较治疗前有明显变化($P<0.01$、0.05 或 0.01)。[李振中．河南中医．1993，13(2)：54～55]

46. 中西医结合治疗糖尿病眼底出血　肝肾阴虚、血热妄行：生地 20g，菊花、葛根各 12g，枸杞子、元参、寄生、牛膝、丹参、草决明各 15，当归、赤芍、石斛各 10g，三七粉 3g(冲)；气阴两虚、血溢脉外：太子参 30g，生黄芪 20g，生地、元参、丹参、枸杞子、草决明各 15g，知母、石斛、当归各 10g，菊花 12g，三七粉 3g(冲)。日 1 剂，水煎服。并用降糖药、维生素 C、维生素 E 口服；个别用胰岛素。治疗 27 例 36 只眼，30 日为 1 个疗程，治疗 3 个疗程。结果：显效(眼底出血完全吸收，视力恢复至发病前)27 眼，有效 5 眼，总有效率 88.9%。[凌彼达．北京中医．1999，18

(3):17～18]

47. 中西医结合治疗糖尿病合并眼底出血15例分析　方药:黄芪25g,生地、丹参、山药各15g,天冬12g,知母、地龙各9g,僵蚕6g。血热妄行,加茜草、蒲黄、三七;瘀血内停,加川芎、赤芍;瘀热伤阴,加沙参、丹皮。日1剂,水煎服。并高血压,用洛丁新5～10mg/d口服,控制血压<140/90mmHg。控制血糖<8mmol/L。治疗17只眼,疗程4～12周。结果:出血吸收12眼。[陈丹等.中医药学刊.2002,20(3):379]

48. 中西医结合治疗糖尿病眼底出血探讨　治疗组55例60只眼,早期(出血<2周)方药:墨旱莲、赤芍各15g,丹参、荆芥炭、川芎、怀牛膝、柴胡、黄芩、枳壳、白芍、牡丹皮各12g,刺蒺藜、仙鹤草、钩藤、白茅根各18g,夏枯草30g等;中期(2周～2个月)方药:赤芍、当归、生地各15g,白芍10g,红花6g,香附、木通、山楂、莪术、神曲各12g,郁金、茺蔚子各18g,甘草3g等;后期(>2个月)方药:枸杞子、杭菊花、生地、益母草、泽兰各15g,桃仁、丹参、昆布各10g,路路通、茺蔚子、贝母各12g,玄参、生牡蛎各25g,夏枯草18g,红花6g等。日1剂,水煎服。与对照组29例31只眼均出血期用维生素C、止血敏各3g,止血芳酸0.3g,加生理盐水250ml,静脉滴注,每天1次,治疗5天。静止期用尿激酶6kU,加生理盐水1ml,每天1次眼球后注射;均用西比林5mg,顿服。烟酸0.1g,每天3次,口服;安妥碘0.4g,每天1次,肌内注射。治疗组1周为1个疗程,治疗4个疗程;对照组1周为1个疗程,疗程间隔3天,治疗2个疗程。结果:两组分别痊愈23眼、4眼,显效23眼、9眼,有效10眼、9眼,无效4眼、9眼,总有效率93%、72%。[赵越筑.浙江中医药大学学报.2006,30(6):636～637]

49. 降糖复明汤为主治疗糖尿病眼底病变40例(附西医常规治疗19例对照)　治疗组70只眼,方药:白毛鹿茸草、三白草根各30g,鸡冠花、黄芪、薏苡仁、山药各15g,红参、茯苓、川芎、

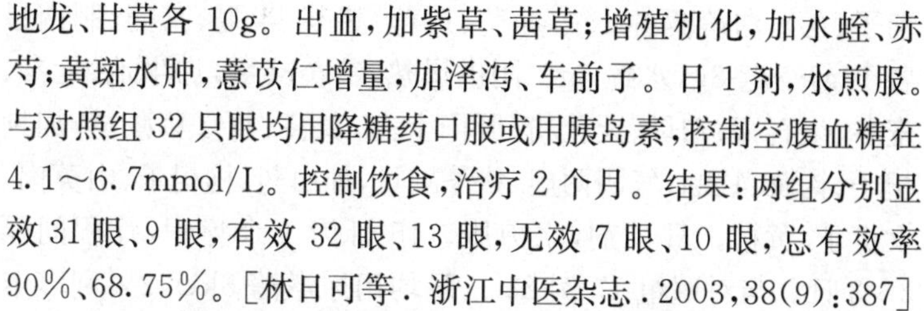

地龙、甘草各 10g。出血，加紫草、茜草；增殖机化，加水蛭、赤芍；黄斑水肿，薏苡仁增量，加泽泻、车前子。日 1 剂，水煎服。与对照组 32 只眼均用降糖药口服或用胰岛素，控制空腹血糖在 4.1～6.7mmol/L。控制饮食，治疗 2 个月。结果：两组分别显效 31 眼、9 眼，有效 32 眼、13 眼，无效 7 眼、10 眼，总有效率 90%、68.75%。[林日可等．浙江中医杂志．2003，38(9)：387]

50. 复明汤治疗糖尿病视网膜病变性玻璃体积血疗效观察　治疗组 36 例 50 只眼，用糖网 4 号方：黄芪 20g，生地、熟地、天冬、麦冬、党参、白茅根、丹参各 15g，山药、山茱萸、玄参、天花粉、白术、小蓟、生蒲黄、茺蔚子各 10g。日 1 剂，水煎分 3 次服。对照组 25 例 36 只眼，用安妥碘注射液 1 支，每天 1 次透入。治疗 1 个月。结果：分别痊愈 3 眼、1 眼，显效 16 眼、3 眼，有效 29 眼、15 眼，无效 2 眼、17 眼，总有效率 96%、52.8%($P<0.05$)。[王静等．中国中医药信息杂志．2007，14(3)：64]

51. 益气养阴活血方联合卵磷脂络合碘治疗糖尿病视网膜病变术后玻璃体积血 35 例　治疗组 37 只眼，于出血 3 天后，用益气养阴活血方：生黄芪 30g，生地黄、牡丹皮、益母草、玄参、苍术、葛根、当归、川芎、赤芍、山药各 10g，木香 6g。新鲜出血，加三七；陈旧出血，加莪术；黄斑水肿，加泽兰；硬性渗出，加陈皮。日 1 剂，水煎服。与对照组 21 例 21 只眼均用卵磷脂络合碘 1 片，每天 3 次餐后服；两组均玻璃体混浊无变化或加重行玻璃体灌洗术。控制血糖。治疗组 1 个月为 1 个疗程，治疗 2～4 个疗程；对照组治疗 3 个月。结果：玻璃体积血吸收、视力改善两组分别显效 26 眼、9 眼，23 眼、6 眼；有效 9 眼、6 眼，11 眼、8 眼；无效 2 眼、6 眼，3 眼、7 眼。随访半年，分别补充眼底激光治疗 14 眼、7 眼，再出血 4 眼、5 眼，再行灌洗术 5 眼、8 眼。[王玉等．山东中医杂志．2009，28(10)：687～688]

52. 逐瘀活血汤联合尿激酶治疗糖尿病玻璃体积血的临床研究　治疗组 18 例 25 只眼，方药：黄芪、地龙、丹参、益母草、车前子(包)、白蒺藜各 15g,赤芍、川芎、猪苓、半夏、菖蒲、制南星各 10g,三七 3g,水蛭 6g。阴虚燥热,黄芪减量,加生地、元参、麦冬、生石膏、知母、天花粉;肝阳上亢,黄芪、益母草减量,加枸杞子、钩藤、牡蛎;气阴两虚,猪苓减量,加山药、枸杞子、山萸肉、女贞子、黄精。日 1 剂,水煎服。15 日为 1 个疗程,疗程间隔 2~3 日。与对照组 17 例 23 只眼均用尿激酶 5kU,2%利多卡因注射液 1ml,地塞米松 2mg,球后注射,日 1 次;症状减轻后,递减至 5 日 1 次。10 次为 1 个疗程,治疗 2~3 个疗程。控制糖尿病。结果:两组分别显效(积血明显吸收,视力提高>5 行,血糖控制)7 眼、3 眼,有效 15 眼、14 眼,无效 3 眼、6 眼。疗效治疗组优于对照组($P<0.01$)。[周孝德等. 光明中医. 2004,19(6):27~29]

53. 糖尿病性黄斑水肿的分型及中药治疗 治疗组 62 例 110 只眼,方药:桃仁 6~12g,桂枝 3~9g,大黄 6~9g,生地、熟地、玄参、泽泻、丹参各 12g,黄芪 20g,甘草 6g。日 1 剂,水煎服。与对照组 60 例 106 只眼均用维生素 C 0.2g,每日 3 次,口服;西药控制血糖。均 2 个月为 1 个疗程,治疗 2~5 个疗程。结果:两组分别显效 53 眼、3 眼,有效 44 眼、10 眼,无效 13 眼、93 眼,总有效率 88.18%、12.26%($P<0.01$)。[贾万程等. 中国中医眼科杂志. 1999,9(4):212~214]

54. 贞莲明目胶囊治疗糖尿病视网膜黄斑水肿 55 例临床观察 治疗组 98 只眼,方药:女贞子、墨旱莲、泽泻、三七、生地、黄芪、枸杞子、葛根、大黄等,制成胶囊剂,6 粒,每天 3 次,口服。对照组 57 例 95 只眼,用维生素 B_1、维生素 C、维生素 E;羟苯磺酸钙 0.25g,每天 3 次;口服。均降压,降糖,控制饮食,禁烟酒。结果:两组分别显效(视力提高>4 行;黄斑区水肿出现皱褶,水肿消退,中心凹反光出现,渗漏消失或减少)20 眼、12 眼,有效 69 眼、52 眼,无效 9 眼、31 眼,总有效率 90.81%、65.26%。[李国建等. 光明中医. 2007,22(7):39~42]

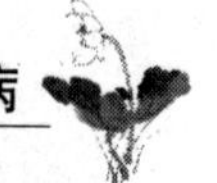

55. 活血利水法联合倍频固体激光治疗糖尿病弥漫性黄斑水肿的临床观察　治疗组28只眼，方用活血利水方：丹参、车前子各15g，川芎、当归、牛膝、泽泻、猪苓、茯苓各12g，生地黄10g，柴胡6g。随症加减，日1剂，水煎服。与对照组27只眼均用美多丽-P散瞳，爱尔卡因表麻，用法国产Fd－Nd：YAG激光机（倍频固体激光）行黄斑C形格栅光凝。治疗30～60天。结果：两组视力分别提高18眼、8眼，不变6眼、13眼，下降4眼、6眼；黄斑水肿消退22眼、10眼，未退6眼、17眼；吸收时间治疗组短于对照组（$P<0.01$）。[梁俊芳等．中国中医眼科杂志．2008，18(2)：70～72]

56. 中西医结合治疗糖尿病并发眼外肌瘫痪46例　方药：党参、熟地、当归、白芍、茯苓各15g，枸杞子、丹皮、山药各30g，三七粉4g（分冲），山茱萸、丹参、泽泻各12g，日1剂，水煎服。并用格列齐特80mg，每日2次，餐前服；血糖明显偏高倍量。同时用培他司汀20mg，加生理盐水250ml，静脉滴注，日1次。20日为1个疗程，治疗46例，1～3个疗程。结果：显效（症状消失，眼球运动复常；血糖6.1～7mmol/L）33例，有效12例，无效1例。[田兰军．中国乡村医药．2002，9(12)：10～11]

57. 中西医结合治疗糖尿病患者人工晶体植入术后炎性反应18例　均行白内障囊外摘除联合人工晶体植入术，术后用庆大霉素2万U，地塞米松2mg，结膜下注射。治疗组18例，方药：龙胆草、柴胡、泽泻、车前子（包）、知母、黄芩各10g，生石膏20g（先煎），当归尾、生地、昆布各15g。湿重加茯苓、赤小豆，肝肾亏虚加枸杞子、菊花。日1剂，水煎服。与对照组14例均用地塞米松5mg，妥布霉素16万U，加生理盐水500ml，静脉滴注，日1次；用3日。用双星明眼药水、点必舒眼药水滴眼，分别日2次、4次。均口服降糖药。结果：两组均治愈。治愈时间分别5.27±2.05、7.92±3.87（$P<0.05$）。随访半年，均无复发。[韩红波．中国中医药科技．2001，8(1)：54]

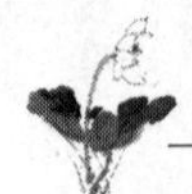

58. 中西医结合治疗糖尿病患者人工晶状体植入术后炎性反应的疗效观察　治疗组57例70只眼，用眼伤宁口服液（石决明、公英、丹参等。每支10ml，含生药20g）2支；与对照组53例63只眼均用消炎痛25mg，均日3次，口服；均术后第2日打开包扎，用0.025%地塞米松滴眼液及0.25%氯霉素滴眼液1～2滴，每日6次滴眼；术后1～3日用0.5%托品卡胺滴眼液散瞳；前房有纤维素性渗出用地塞米松2.5mg，隔日1次结膜下注射，用3次。均用降糖药及胰岛素控制血糖，控制饮食。疗程7日。结果：两组炎症消失分别53眼、34眼，减轻17眼、29眼。疗效治疗组优于对照组（$P<0.01$）。视力、角膜内皮纹状反应平均消退时间两组比较均有显著性差异（$P<0.05$、0.001）。［黄秀蓉等．中国中医眼科杂志．1999，9（1）：44～45］

（乔琳琳）

三、肾　病　变

1. 温肾活血汤治疗糖尿病肾病30例　方药：仙茅、淫羊藿、补骨脂、生地、熟地、黄芪、山萸肉各10g，怀山药、猪苓、茯苓、益母草、当归、丹参、葛根各15g。虚寒，加巴戟天、龟板、鳖甲；气虚，重用黄芪，加党参；腰酸，加杜仲、川断；血瘀，加全蝎、蜈蚣、地龙；水肿，加防己、车前子。日1剂，水煎服。疗程3个月。并控制饮食、控制血糖、限制蛋白质摄入量。结果：完全缓解5例，基本缓解9例，好转11例，无效5例，总有效率83.34%。临床积分值、尿素氮（BUN）、肌酐（SCr）、β_2-微球蛋白（β_2-MG）、尿蛋白量、空腹血糖、全血比黏度、红细胞电泳治疗前后比较均有显著性差异（$P<0.01$或0.05）。［方琦等．安徽中医学院学报．1996，15（2）：19～20］

2. 加减藿朴夏苓汤治疗糖尿病肾病32例　方药：藿香、厚朴、半夏各12g，茯苓、丹参、益母草各15g，砂仁5g，淡豆豉10g，白花蛇舌草20g，酒大黄3g。水肿，加冬瓜皮、木香、附子；尿蛋白不降，加五倍子、五味子；便秘，大黄增量。日1剂，水煎服。结果：显效（症状消失；24小时尿蛋白复常或下降＞1/2，血肌酐、尿素氮均复常或下降＞1/4）9例，有效20例，无效3例，总有效率90.6%。［周旭生．吉林中医药．2003，23(2)：16］

3. 48例糖尿病肾病的中医辨证论治　水肿，脾肾阳虚证：黄芪30g，党参12g，白术、车前子各10g，茯苓、猪苓各15g，熟附子、法半夏、陈皮、木香各9g，肉桂7g；心肾阳虚：白术、生龙骨、生牡蛎、茯神各15g，黄芪25g，桂枝9g，熟附子7g，丹参、葶苈子各10g，炙甘草12g。无水肿，阴虚阳亢：生地25g，知母12g，黄柏、丹皮各9g，天花粉30g，怀山药15g，沙参、枸杞子、泽泻各10g，石决明20g；脾虚胃逆：党参12g，黄芪20g，白术10g，茯苓15g，法半夏、陈皮、枳壳、佩兰各9g，生姜、木香各7g，吴茱萸6g。随症加减，日1剂，水煎分3次服。酌情用降糖、降压药等。结果：显效［主症消失；肾功能、血糖复常，尿糖≤(＋)］17例，有效25例，无效6例，总有效率87.5%。［郑经林．江西中医药．2001，32(5)：29］

4. 消渴益肾汤治疗糖尿病肾病疗效观察　两组各40例，均控制饮食、胰岛素或口服降糖药，血压高者口服巯甲丙脯酸（卡托普利）。治疗组加用消渴益肾汤：熟附子6g，淫羊藿、山药、丹参、川芎、益母草、芡实各30g，黄芪40g，白术、赤芍、生地、熟地各15g，山茱萸、猪苓、枸杞子各20g，大腹皮10g。口渴，加地骨皮；胸闷不适，加淡豆豉、降香；血压高，加珍珠母、豨莶草；舌有瘀斑或质紫黯，加水蛭粉冲服。日1剂，水煎服。结果：治疗组和对照组分别显效14例、3例，有效16例、11例，无效10例、26例，总有效率为75%、35%（$P<0.005$）。两组治疗后24小时尿蛋白、肌酐、血浆黏度比较均有显著性差异（$P<0.05$或0.01）。［张琪等．河北中医．1994，16(5)：8～9］

5. 糖尿病肾病分期辨治568例临床分析　早期268例，肝肾阴虚：黄精、生地、山萸肉、何首乌、旱莲草、女贞子、牛膝、黄连、赤芍、丹参等；肺肾阴虚：沙参、麦冬、元参、生地、山萸肉、地骨皮、黄连、丹皮、丹参等；阴阳气虚：党参、当归、金樱子、芡实、旱莲草、女贞子、生地、黄连、丹参等；脾肾阳虚：生黄芪、苍术、当归、猪苓、木香、砂仁、厚朴、芡实、金樱子、肉桂、黄连、川芎、山楂等。中、晚期 300 例，气血阴虚：太子参、当归、白术、猪苓、川芎、白芍、生地、牛膝、熟大黄、元明粉等；气血阳虚：生黄芪、当归、红参、猪苓、川芎、苍术、厚朴、附子、熟大黄、赤芍等；阴阳气虚：党参、当归、金樱子、芡实、旱莲草、女贞子、丹参、川芎、熟大黄、附子、泽泻、猪苓等；肺肾气虚：沙参、当归、桑白皮、麦冬、五味子、桃仁、杏仁、陈皮、熟大黄、冬虫夏草等；心肾气虚：太子参、麦冬、五味子、当归、川芎、丹参、泽泻、葶苈子、大枣、熟大黄等。均随症加减。结果：显效（症状基本消失，蛋白尿减少＞50％，肾功能、血红蛋白、血糖、体重正常或接近正常）68 例，好转 326 例，有效 134 例，无效 28 例，死亡 12 例。［吕仁和等．中国医药学报．1994，9(4)：5～8］

6. **中医治疗糖尿病肾病方剂研究综述**　①古代方剂；②现代方剂；③前途瞻望；④存在问题。［赵进喜．中医药信息．1994，11(1)：12～14］

7. **益气养阴、补肾活血法为主治疗糖尿病肾病 22 例**　药用黄芪、茯苓、猪苓、丹参、益母草各 30g，太子参 20g，山药 15g，麦冬、五味子、生地、枸杞子、山萸肉、泽泻各 10g。阴虚明显，加花粉 30g、沙参 10g；水肿明显，加葶苈子、桑白皮各 15g，泽兰 10g；肝郁气滞，加醋柴胡、枳壳、白芍各 10g；阳气虚，加肉桂 10g、淫羊藿 15g；大便不通，加熟大黄、枳实各 10g。日 1 剂，水煎服。配合低蛋白饮食、降血糖及降压利尿等。结果：显效 12 例，有效 8 例，无效 2 例，总有效率 90.9％。尿蛋白定量、血肌酐、尿素氮均显著下降（$P<0.05$）。［姜平等．北京中医学院学报．1993，16(6)：59］

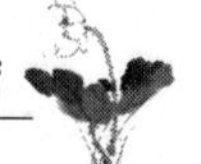

8. **补肾活血法治疗糖尿病早期肾病**　药用生地、枸杞子、太子参、葛根、赤芍各 15g，元参、花粉、丹参各 30g，山萸肉 10g。日 1 剂，水煎服。控制饮食，总热卡约 30cal/(kg·d)，优质低蛋白饮食。口服降糖药，胰岛素依赖型用胰岛素。1 个月为 1 个疗程。治疗共计 35 例。结果：显效 14 例，有效 18 例，无效 3 例，总有效率 91.4%。血清 β_2-MG、尿白蛋白水平显著下降($P<0.05$)。[罗苏生等．浙江中医院学报．1993，17(6)：12]

9. **芪丹益肾降糖丸治疗糖尿病肾病的临床研究**　治疗组 110 例，用芪丹益肾降糖丸(黄芪 12 份，山茱萸、熟地黄、山药各 6 份，茯苓 3 份，丹参、益母草各 2 份，川芎、三棱各 1.5 份，附子 1 份。制成水丸)8g，每天 3 次，口服。与对照组 100 例均用格列喹酮(或胰岛素)。高血压用卡托普利 20mg，每 8 小时 1 次，口服；效不佳，加硝苯地平缓释片 20mg，每 12 小时 1 次，口服。血脂高降血脂，糖尿病饮食，用 3 个月。结果：2 组分别显效[症状消失或明显改善；24 小时尿微量白蛋白排泄率和(或)24 小时尿蛋白定量下降≥70%]36 例、28 例，有效 55 例、49 例，无效 19 例、23 例，总有效率 82.73%、77%($P<0.05$)。空腹及餐后 2 小时血糖、糖化血红蛋白、24 小时尿蛋白定量、24 小时尿微量白蛋白排泄率、BUN、Cr、TC、TG、HDL-C、LDL-C 两组治疗前后自身及治疗后组间比较差异均有统计学意义($P<0.05$)。[周凤伟等．河北中医．2009，31(4)：497～499]

10. **中西医结合治疗糖尿病肾病 21 例临床观察**　肾功能亢进期：黄精 29g，丹参、生地、麦冬、葛根、花粉、芡实、川芎、当归、赤芍、桃仁、炮穿山甲各 10g，元参 15g。肾功能减退期：西洋参、太子参、灵芝草各 15g，黄精、鸡血藤、当归、丹参、赤芍、枸杞子、木瓜、苍术、白术、薏苡仁、茯苓、秦艽、陈皮、半夏各 10g。肾功能衰竭期：人参、麦冬各 20g，五味子 15g，丹参、桑皮、猪苓、泽兰、川芎、陈皮、半夏、生大黄、黄连各 10g；加用金匮肾气丸。肾病综合征：当归、黄芪各 20g，赤芍、川芎、桃仁、莪术、太子参各

15g，炮山甲、王不留行、苍术、白术、茯苓、泽兰、益母草、防己、车前子、淫羊藿各10g。均随症加减，日1剂，水煎服。糖尿病Ⅰ型用胰岛素20～48U/d；Ⅱ型用优降糖、达美康等，控制饮食。结果：显效［肾功能、血压复常，肌酐清除率＞1.34ml（s·1.73m^2），尿蛋白定量＜300mg/24h，尿蛋白定性＜（＋）］4例，有效12例，好转2例，无效3例。［袁小曼等．中西医结合实用临床急救．1997，4（7）：316～318］

11. **加味参芪地黄汤对糖尿病肾病尿蛋白含量的影响**　方药：生地20g，山药、益母草各15g，山萸肉、云茯苓各12g，泽泻、红花、丹皮各10g，生黄芪、太子参、白茅根、丹参各30g。脾虚湿困，加苍术、白术、砂仁；燥热，加生石膏、知母、地骨皮；水肿，泽泻、云茯苓加量，加车前子；失眠，加夜交藤、枣仁、百合；眼底有新鲜出血，去红花、丹参、益母草，生地加量，加三七粉。日1剂，水煎服。1～2个月为1个疗程。结果：42例中，显效（症状、体征缓解，尿蛋白定量、定性均为阴性）9例，良效28例，无效5例，总有效率为88.1％。治疗后尿蛋白含量及尿蛋白24小时定量均显著下降（$P<0.05$）。［陈艳等．中医杂志．1995，36（6）：347～348］

12. **糖肾宁治疗糖尿病肾病的临床研究**　治疗组60例，用糖肾宁（含生黄芪、太子参、生地、芡实、金樱子、山萸肉、川芎、丹参、水蛭、泽泻、大黄等。制成浓缩口服液，每毫升含生药2g）20ml，每日2次，口服。与对照组30例均低蛋白糖尿病饮食；高血压水肿限钠；糖适平30～120mg/d，开博通（卡托普利）25～75mg/d。均4周为1个疗程，用2个疗程。结果：两组分别显效25例、6例，有效29例、11例，无效6例、13例，总有效率为90％、56.7％（$P<0.05$）。治疗组临床症状及实验室指标改善均优于对照组（$P<0.05$）。［高彦彬等．中医杂志．1997，38（2）：96～99］

13. **糖肾康治疗糖尿病肾病的临床研究**　治疗组32例，用

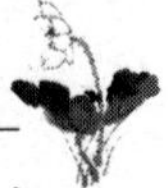

糖肾康：太子参、黄芪、生地、葛根、山萸肉、水蛭粉等，日1剂，水煎服。对照组17例，用糖适平60～120mg，控制不佳者加用美迪康0.75g。高血压用开博通37.5～150mg，均日分3次，口服。均饮食控制，适度运动。结果：两组分别显效（症状消失，早期患者GFR及尿蛋白恢复正常，中期患者GFR上升>10%，尿蛋白定量下降>1/3）16例、3例，有效11例、7例，无效5例、7例，总有效率84.38%、58.82%（$P<0.05$）。治疗后治疗组空腹血糖明显低于对照组（$P<0.05$）。[陈丁生等.北京中医药大学学报.1996,19(1):64～65]

14. 黄蜀葵花醇提物治疗糖尿病肾病的临床观察 治疗组35例，用黄蜀葵花醇提物0.4g，每日3次，口服。与对照组33例均用达美康<320mg/d（日用量为控制空腹血糖≤6.1mmol/L，餐后2小时血糖≤11.1mmol/L），开博通<150mg/d（日用量为控制舒张压12～13kPa）。均4周为1个疗程，治疗8周。结果：两组分别总有效率31.03%、85.71%（$P<0.01$）。mAlb、UP定量，血、尿β_2-MG，NAG，LPO及P-O_2治疗组治疗前后自身和与对照比较均有显著性差异（$P<0.001～0.05$）。[余江毅等.中国中西医结合杂志.1995,15(5):263～265]

15. 糖肾益汤对显性糖尿病肾病的临床疗效观察 方药：生黄芪30g，桃仁、泽泻各12g，生大黄、山药、桑螵蛸各10g，生地、女贞子、淫羊藿、丹参各15g。阴虚，加熟地、山茱萸；阳虚，加菟丝子、肉桂；尿少水肿，加车前子、益母草；伴眼底病变，加枸杞子、菊花；伴神经病变，加鸡血藤、地龙。日1剂，水煎服。并控制饮食，总热量30cal/(kg·d)，限制蛋白<0.8g/(kg·d)，血糖高者口服降糖剂或用小剂量胰岛素治疗；给予抗感染、调节水电解质平衡、降压等对症治疗。结果：治疗组45例中，显效21例，有效18例，无效6例，总有效率为86.6%。血糖、果糖胺、SCr、BUN、尿蛋白均明显降低，治疗前后比较均有均显著性差异（P均<0.01）。[周跃华等.四川中医.1994,12(10):

27～28]

16. 糖肾汤治疗糖尿病肾病32例　方药：黄芪、太子参各30g，山药、苍术、玄参、丹参、益母草各15g，川牛膝、怀牛膝、地龙、当归、赤芍、白芍、泽兰、泽泻各10g。血尿，加白茅根、大蓟、小蓟；便干，加生大黄；水肿，加车前子、防己、猪苓、茯苓、鹿角霜；蛋白尿量大，黄芪、益母草加倍；冠心病，加川芎、瓜蒌皮、桂枝、制半夏；眼底出血，去丹参、益母草、泽兰，加三七粉、茜草炭、旱莲草、生地。日1剂，水煎服。并用口服降糖药或胰岛素；糖尿病饮食。用3个月。结果：显效（症状、体征缓解，尿蛋白定量、定性均为阴性）9例，有效19例，无效4例，总有效率87.5%。症状9项总有效率88.97%；尿蛋白24小时定量治疗前后比较有显著性差异（$P<0.05$）。[王冠华等．湖南中医药导报．1997，3(5)：9～10]

17. 糖肾康胶囊治疗糖尿病肾病的临床观察　治疗组32例，用糖肾康胶囊（黄芪2份，当归、桃仁、赤芍、川芎各1份，丹参、益母草各1.5份。每粒合药粉0.5g，相当于生药4g）6～8粒，每日3次，口服。与对照组25例均用达美康80～320mg，每日分2～3次口服，或胰岛素按血糖水平调整剂量，日2～3次饭前30分钟皮下注射；心痛定（硝苯地平）5～20mg，每日3次，口服。均予糖尿病饮食，疗程6周。结果：两组分别显效（症状、体征消失，尿白蛋白定量<30mg/d，肾功能正常）10例、2例，有效18例、6例，无效4例、17例。治疗组尿蛋白、有效肾小球流量、血栓素B_2、血栓素B_2/6-酮-前列腺素$F_{1\alpha}$、过氧化脂质治疗前后自身及组间比较均有显著性差异（$P<0.01$或0.05）；治疗组空腹血糖及肾小球滤过率数治疗前后亦有显著性差异（$P<0.01$、0.05）。[桑雁等．中国中西医结合杂志．1996，16(7)：398～401]

18. 中药配合口服降糖药对2型糖尿病患者胰岛素抵抗及微量清蛋白尿的影响　方药：生黄芪、丹参、桑枝各30g，生地、

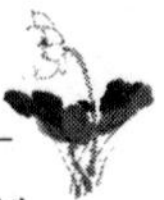

黄精、首乌、山楂、泽泻、虎杖、决明子各15g，桃仁12g，三七粉3g(分冲)，大黄、黄连各9g。日1剂，水煎服。并用糖适平30mg，拜唐苹50mg，日3次，口服。2个月为1个疗程。结果：治疗36例中，胰岛素敏感性指数及水平、空腹C肽、微量清蛋白尿、胆固醇及甘油三酯治疗前后比较均有显著性差异($P<0.01$或0.05)。[杨文军等．山东中医药大学学报．2003，27(4)：285～286]

19. 中西医结合治疗早期糖尿病肾病23例　治疗组用黄芪、生地、黄精、白茅根各30g，太子参25g，丹参、益母草各20g，赤芍15g。气阴两虚，加党参、葛根；血瘀，加桃仁。日1剂，水煎服。与对照组19例均用糖适平30～180mg，每日，以控制空腹血糖<8.3mmol/L为准；血压高用降压药。3个月为1个疗程。结果：两组分别显效(主症消失或明显改善，尿微量白蛋白、血或尿β_2-微球蛋白复常或较治前下降>50%)8例、4例，有效10例、5例，无效5例、10例。治疗组疗效优于对照组($P<0.05$)。[程汉桥等．中国中西医结合杂志．1996，16(6)：364～365]

20. 保肾降糖汤治疗糖尿病肾病的临床疗效观察　Ⅰ期(肾气虚型)用保肾降糖汤：黄芪30g，太子参、山药、苍术、生地、茯苓、枸杞子、天花粉各20g，泽泻、山萸肉、黄精、丹参各15g。Ⅱ期(阴阳两虚型)用保肾降糖汤去天花粉、黄精、太子参、苍术，加石韦、白茅根、淫羊藿、附子、肉桂各15g，菊花、益母草各20g。Ⅲ期(肾枯型)用保肾降糖汤去苍术、生地、天花粉、黄精，加土茯苓40g，车前子、半边莲各20g，熟地25g，菟丝子、首乌、金樱子、鹿茸各15g，桃仁、红花、大黄各10g。日1剂，水煎服。结果：治疗30例，显效(症状消失，血糖<7.8mmol/L，尿糖、尿蛋白阴性，24小时尿蛋白定量及血中BUN、CRE、β_2-MG复常)10例、有效16例、无效4例，总有效率86.6%。[韩轲等．长春中医学院学报．1997，13(1)：31]

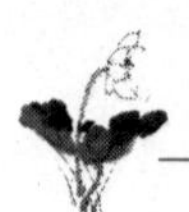

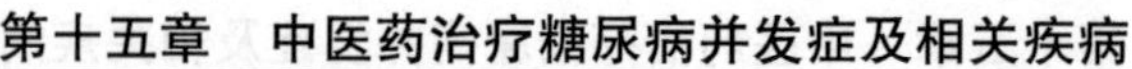

21. 中西医结合治疗糖尿病肾病38例疗效观察　治疗组用复方丹参注射液(每毫升相当于生药丹参、降香各1g)40ml，加生理盐水250ml，静脉滴注，日1次；并用益肾方口服液(黄芪、益母草各20g，熟地25g，丹参、山茱萸、山药各12g，茯苓、丹皮、泽泻各9g)50ml，每日1次，口服。与对照组20例均用达美康80～160mg，每日2次(或美吡达5～10mg，每日3次，或加美迪康0.25～0.5g，每日2次)；高血压加开博通25～75mg，每日分2～3次；均口服。4周为1个疗程。结果：两组分别显效(症状、体征基本消失，24小时尿蛋白定量<0.5g或降低>70%，血肌酐降低25%，血糖≤7.2mml/L或降低50%)16例、3例，有效18例、8例，无效4例、9例，总有效率89.5%、55%。血糖、24小时尿蛋白、总胆固醇、血肌酐、尿素氮及血液流变学等指标治疗组治疗前后及治疗后组间比较均有显著性差异($P<0.01$或0.05)。[杨丽珍．新中医．1998，30(9)：11～13]

22. 五苓散合血府逐瘀汤治疗糖尿病肾病160例　治疗组用猪苓、泽泻、茯苓、红花、牛膝、赤芍、玉米须各15g，丹参、桃仁、黄芪各20g，白术、桂枝、当归、熟地、川芎、桔梗、柴胡、枳壳、甘草各10g。日1剂，水煎服。与对照组120例，均用糖适平90～180mg(或诺和龙1～3mg)，每日分3次；高血压用卡托普利25～75mg，每日分2～3次；口服。糖尿病饮食。结果：两组分别显效73例、24例，有效76例、56例，无效11例、40例，总有效率93.1%、66.7%($P<0.05$)。[毛振营．光明中医．2003，18(6)：9～10]

23. 化瘀固肾散治疗糖尿病早期肾病94例临床观察　治疗组用方药：山茱萸、熟地、黄芪、赤芍各20g，巴戟天10g，当归、川芎各12 g，丹参、红花、川牛膝、芡实、玉米须各30g。便秘，加大黄；头晕，加葛根。制成单味浓缩颗粒剂。日1剂，分2次冲服。对照组61例，用卡托普利25mg，每日3次，口服。两组均西医常规治疗，控制饮食，15日为1个疗程。结果：两组分别显

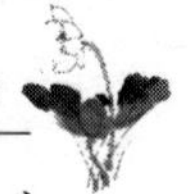

效84例、37例，有效7例、15例，无效3例、9例，总有效率96.81%、85.25%。[杨广智．山西中医．2003，19(6)：14～15]

24. 滋肾健脾化瘀方治疗早用糖尿病肾病41例 治疗组用方药：黄芪、菟丝子各30g，首乌、茯苓、泽泻各15g，丹参18g，三七粉3g，益母草20g。日1剂，水煎分3次服。对照组38例，用卡托普利25mg，每日3次，口服。两组均用糖适平90～180mg，每日分2～3次口服。控制血糖，糖尿病饮食，2个月为1个疗程。结果：两组分别临床控制6例、3例，显效23例、12例，有效9例、14例，无效3例、9例，总有效率92.68%、76.32%($P<0.05$)。尿微量清蛋白排泄率两组治疗前后自身及治疗后组间比较均有显著性差异($P<0.01$或0.05)。[刘承琴等．山东中医杂志．2003，22(11)：648～649]

25. 糖肾康复汤治疗糖尿病肾病临床观察 方药：黄芪、薏苡仁、桑椹子各30g，苍术、佩兰、益母草各15g，陈皮、半夏、厚朴、泽兰各10g，水蛭6g。痰湿盛，加草果、白蔻仁；痰热甚，加桑白皮、茯苓；阴虚阳亢致高血压，加钩藤、石决明、首乌；水肿，加茯苓皮、车前子、泽泻；浊毒潴留甚，加生大黄。日1剂，水煎服。降血糖，其中44例用降糖药口服，6例用胰岛素；血压高用心痛定10mg，每日2～4次，口服。结果：本组60例中，临床痊愈4例，显效11例，有效37例，无效8例。全血还原黏度、K值、24小时尿蛋白定量、尿NAG、尿白蛋白排泄率治疗后均明显降低($P<0.01$或0.05)。[宋述菊．吉林中医药．1998，18(6)：8～9]

26. 益气活血法治疗早期糖尿病肾病30例临床观察 治疗组用补阳还五汤加减：黄芪60g，当归、丹参各20g，赤芍、怀牛膝、熟地、菟丝子各15g，川芎12g，红花、桃仁、山茱萸各10g。日1剂，水煎服；用3个月。与对照组30例均用糖适平30～60mg，每日3次(或达美康80～160mg，每日2次)，口服。均控制饮食，适当运动。结果：两组分别显效(症状、体征基本消失；

尿蛋白排泄率＜20μg/min)12例、6例，有效15例、12例，无效3例、12例，总有效率90%、60%(P＜0.01)。[魏玲玲．中医杂志．2004,45(1):39～40]

27. 自拟益肾活血方治疗糖尿病肾病 两组各26例。治疗组用自拟益肾活血方：黄芪、生地、川芎各15g，山萸肉12g，泽泻、白术各10g，丹参、怀山药、益母草各20g，水蛭9g，附子5g。日1剂，水煎服。与对照组均降血糖及血压，对症处理。糖尿病饮食。均1个月为1个疗程，用2个疗程。结果：两组分别显效(症状、体征消失；24小时尿蛋白减少＞50%)14例、9例，有效10例、11例，无效2例、6例。疗效治疗组优于对照组(P＜0.05)。血液流变学5项指标治疗组治疗前后比较均有显著性差异(P＜0.01或0.05)。[钱荣江．中国中西医结合肾病杂志．2004,5(2):102]

28. 中医药治疗对糖尿病早期肾损害病人 β_2-MG、α_1-MG、uAlb水平的影响 治疗组与对照组各30例。治疗组用黄芪、黄精、山药、淫羊藿、公英各30g，白术、枸杞子、丹参、熟地各20g，菟丝子25g，大黄、土鳖虫各10g，水蛭5g，赤芍、川芎、土茯苓各15g。对照组用上方，去公英、土茯苓、大黄。均日1剂，水煎服。两组均用降糖药口服。优质、低蛋白饮食。结果：两组分别显效18例、17例，有效9例、8例，无效3例、5例，总有效率90%、83.33%(P＜0.05)。空腹血糖，尿 β_2-微球蛋白、α_1-微球蛋白及微量白蛋白两组治疗前后自身比较均有显著性差异(P＜0.01或0.05)。[高志扬等．中西医结合脑血管病杂志．2004,2(2):72～73]

29. 济生肾气丸治疗糖尿病肾病慢性肾功能不全临床观察 方药：熟附子、肉桂、甘草各10g，云苓、山药、党参、黄芪各15g，泽泻、山萸肉、丹皮、牛膝、益母草、川芎各12g，车前子30g，大黄9～15g。日1剂，水煎服。配合降糖、降压、利尿西药，低蛋白饮食。疗程30日。结果：本组32例中，显效(症状消失或减轻，

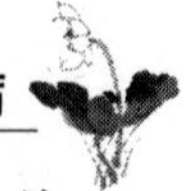

Ccr 增加及 SCr 降低均≥30%)13 例，有效 16 例，无效 3 例，总有效率 90.6%。SCr、BUN、Ccr 及尿蛋白定量治疗后均明显好转($P<0.01$)。[王晓蕴等．河北中西医结合杂志．1998,7(10):1594～1595]

30. 益气养阴药膳对早期糖尿病肾病疗效的影响　治疗组与对照组各 40 例。治疗组用焦山楂 30g，水煎取液；加山药粉、天花粉各 30g，瘦肉 50g，制成饼，蒸熟，午餐时用。用太子参 20g，黄芪、生地、丹参各 30g。水煎取液，加鸡肉丝 80g，制成羹，晚餐时用。与对照组均用糖适平 30～60mg，每日 2～3 次，口服。降压，降脂。停用其他抗凝药及活血化瘀中药，控制饮食。均 1 个月为 1 个疗程，用 2 个疗程。结果：两组分别显效(尿白蛋白排泄率复常或减少>50%)15 例、9 例，有效 21 例、19 例，无效 4 例、12 例，总有效率 90%、70%($P<0.05$)。[张穗娥等．广州中医药大学学报．2005,22(3):174～178]

31. 加减补阳还五汤对早期糖尿病肾病的临床疗效及作用机制探讨　治疗组 40 例，方药：黄芪 40g，当归尾、赤芍、红花、党参各 10g，川芎 9g，桃仁、熟大黄 6g，翻白草 20g，丹参 12g，甘草 1g。日 1 剂，水煎服。与对照组 20 例均降糖，控制饮食，不用其他活血化瘀及抗凝药。结果：尿白蛋白排泄率治疗后两组比较有显著性差异($P<0.01$)。动物实验结果表明，肾组织 MMP-9 的蛋白表达及其活性水平上升，PAI-1 的表达下降。[王秀芬等．中国中西医结合肾病杂志．2005,6(5):280～281]

32. 中西医结合治疗糖尿病肾病的临床观察　治疗组与对照组各 65 例。治疗组早期用糖肾康安汤：黄芪、山药各 30g，党参、茯苓、白术各 15g，山茱萸、泽泻各 12g，大黄 9g，益母草 20g。中期，加川芎 15g、丹参 20g、鬼箭羽 30g、水蛭 9g。日 1 剂，水煎服。与对照组均用胰岛素，中期加开博通。控制饮食。结果：两组分别显效 34 例、20 例，有效 30 例、34 例，无效 1 例、11 例，总有效率 98.46%、83.08%。[张琼等．中国中西医结合肾病杂

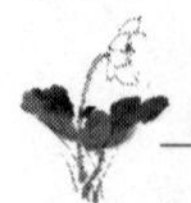

志．2005,6(6):352～354]

33. 从痰瘀论治临床期糖尿病肾病(附181例临床分析) 治疗组97例,用苍术、川芎、山萸肉各12g,生薏苡仁、茯苓、太子参各30g,川厚朴10g,怀山药、丹参、益母草各20g。随症加减,日1剂,水煎服。对照组84例中病情轻者,均用糖适平30mg,每日2次,餐前服,酌情增减量;对照组中病情重(或肾功能损害重)用胰岛素。均控制总热量摄入,用8周。结果:两组分别显效35例、12例,有效34例、26例,无效28例、46例,总有效率71.1%、45.2%。全血及血浆比黏度、全血还原黏度、血沉、血尿素氮及肌酐治疗组治疗前后及治疗后组间比较均有显著性差异($P<0.01$或0.05)。[刘洪陆等．国医论坛．1999,14(3):22～23]

34. 糖肾冲剂配合厄贝沙坦治疗糖尿病肾病的临床观察 治疗组与对照组各40例。治疗组用糖肾冲剂(含黄芪10g,川芎、三七、葛根各6g),日2次,冲服。与对照组均用厄贝沙坦150mg,每日1次,口服;用降糖药(或胰岛素);对症处理。糖尿病膳食,优质蛋白质饮食。均4周为1个疗程,用2个疗程。结果:血清肌酐、尿素氮、尿白蛋白排泄率、尿β_2微球蛋白及尿N-乙酰β-D氨基葡萄糖苷酶治疗组治疗前后及治疗后组间比较均有显著性差异($P<0.01$或0.05)。[向少伟．中国中西医结合肾病杂志．2004,5(11):657～658]

35. 中西医结合治疗糖尿病肾病的疗效观察 治疗组34例,用党参、丹参各20g,生黄芪、车前草各30g,地黄、山药、山茱萸、茯苓、川芎各15g,泽泻、益母草各12g,大黄9g。日1剂,水煎服。与对照组28例均用胰岛素;用蒙诺10～20mg,每日顿服。均控制饮食,4周为1个疗程,用1～2个疗程。结果:两组分别显效10例、6例,有效20例、13例,无效4例、9例。疗效治疗组优于对照组($P<0.05$)。[黄赛花等．湖北中医杂志．2004,26(11):11～12]

36. 中西医结合治疗糖尿病肾病疗效观察　两组各 20 例。治疗组用益肾汤：黄芪、益母草各 30g，熟地、元参各 15g，山茱萸、山药各 10g，茯苓、泽泻、丹皮各 12g，丹参 20g。气阴虚，加党参、麦冬、五味子；阴虚，加生地、沙参；阳虚甚，加仙茅、淫羊藿；水肿甚，加桑白皮、车前子。日 1 剂，水煎服。与对照组均用降糖药；高血压用降压药；口服。低蛋白饮食，均 6 周为 1 个疗程。结果：两组分别显效 8 例、3 例，有效 10 例、8 例，无效 2 例、9 例。疗效治疗组优于对照组（$P<0.05$）。[杨振领．辽宁中医学院学报．2004，6(6)：481～482]

37. 糖安康治疗糖尿病肾病临床研究(附 96 例病例报告)　治疗组 64 例，用糖安康（明沙参、黄芪、山茱萸、枸杞子、海马、蝼蛄、金樱子、猪苓、芡实、丹参、红花等）100ml，每日分 3 次口服。与对照组 32 例均用糖适平 30～180mg/d，口服，饮食控制。结果：两组分别显效（症状基本消失，早期病症 UAE 正常，24 小时尿蛋白定量降至>1/2，Cr 较前降低 1/4，GLU 接近正常或较前降低 1/3）22 例、4 例，有效 30 例、14 例，无效 12 例、14 例，总有效率 81.7%、58.1%（$P<0.05$）。症状改善、UAE、Ccr、尿蛋白、肾功能、HbA1c、GLU、血脂、血液流变学、动脉硬化指数各项指标治疗组治疗前后及治疗后组间比较均有显著性差异（$P<0.01$ 或 0.05）。[李青等．成都中医药大学学报．1999，22(1)：23～25]

38. 滋补肝肾法治疗糖尿病肾病临床观察　治疗组 30 例，用杞菊地黄汤加减：生地、丹参、苍术、白术、茯苓、枸杞子各 15g，山茱萸、丹皮、泽泻、菊花、黄芪各 10g，芡实、金樱子各 30g。口渴，加麦冬、五味子、天花粉；饥饿甚，生地增量，加知母、黄连、生石膏；尿多，合玉锁丹（含生龙骨、生牡蛎、茯苓、五倍子），或加金樱子、覆盆子；血压高，加泽兰、车前子、川牛膝等。日 1 剂，水煎服。1～2 个月后，改用肾灵Ⅱ号（上方加猪胰，制成水泛丸）6～9g，每日 2～3 次，口服。对照组 25 例，用卡托普利 25mg，每

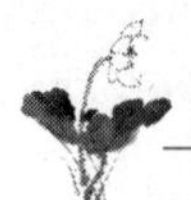
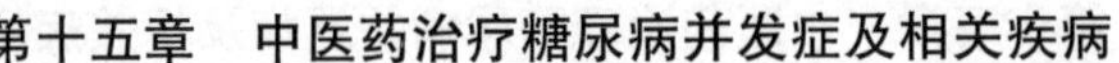

日3次，口服。两组均用优降糖、二甲双胍，维持血糖正常；对症处理。低糖、低脂及低蛋白饮食。均3个月为1个疗程。结果：两组分别完全缓解14例、5例，基本缓解8例、5例，部分缓解7例、8例，无效1例、7例，总有效率96.67%、72%（$P<0.05$）。[裴宏彬等．湖北中医杂志．2004,26(6):11～12]

39. 加减白茯苓丸治疗糖尿病肾病38例临床观察　加减白茯苓丸：白茯苓、天花粉、生黄芪、党参、熟地、怀山药各30g，川黄连10g，川萆薢12g，元参、干石斛、炙鸡内金、赤芍、苍术各15g，枸杞子、制首乌各20g，三七5g。肝肾气阴两虚型，加制黄精、山萸肉、乌梅；脾肾气阳两虚型，加淫羊藿、菟丝子；心肾阴阳两虚型，加淡附子、冬虫夏草（研吞）。随症加减，日1剂，水煎服。西药降糖等基础治疗。1个月为1个疗程，用3个疗程。结果：显效（症状消失，肾功能复常）15例，有效16例，无效7例，有效率81.6%。[王福仁．中国中医药科技．1997,4(2):125～126]

40. 中西医结合治疗糖尿病肾病30例疗效观察　治疗组用黄芪、太子参、泽泻各30g，丹参、冬虫夏草、白茅根各20g，枸杞子、白术、茯苓各15g。阳虚，加菟丝子、淫羊藿、葛根；血瘀，加桃仁、赤芍、红花。日1剂，水煎服。与对照组30例均用达美康≤240mg，口服；空腹、餐后2小时血糖控制在8.3mmol/L、11.1mmol/L。血压高均用巯甲丙脯酸≤150mg/d，口服，舒张压控制在11.3～12kPa。停用其他药。均3个月为1个疗程。结果：两组分别显效（症状消失或明显改善；尿mAlb、血或尿$β_2$-MG复常，或下降>50%）11例、6例，有效14例、10例，无效5例、14例，总有效率83.3%、53.3%（$P<0.05$）。[周明华．中国中西医结合急救杂志．1999,6(8):370～371]

41. 益气活血方合藻酸双酯钠针治疗早期糖尿病肾病临床研究　治疗组55例，用益气活血方（黄芪、丹参各20g，山药、白术各15g，生地12g，赤芍、葛根各10g，大黄6g，水蛭1g，淫羊藿

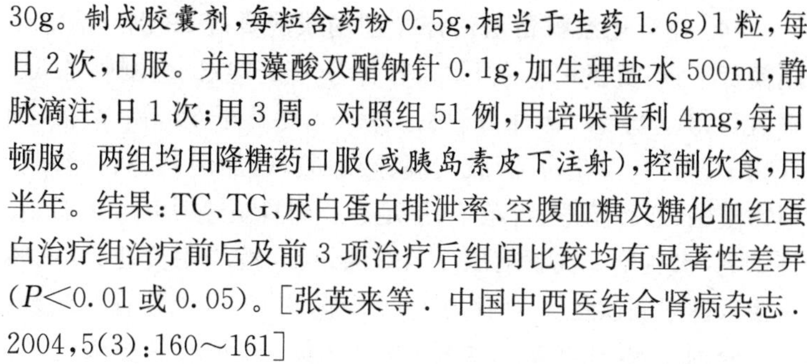

30g。制成胶囊剂，每粒含药粉 0.5g，相当于生药 1.6g）1 粒，每日 2 次，口服。并用藻酸双酯钠针 0.1g，加生理盐水 500ml，静脉滴注，日 1 次；用 3 周。对照组 51 例，用培哚普利 4mg，每日顿服。两组均用降糖药口服（或胰岛素皮下注射），控制饮食，用半年。结果：TC、TG、尿白蛋白排泄率、空腹血糖及糖化血红蛋白治疗组治疗前后及前 3 项治疗后组间比较均有显著性差异（$P<0.01$ 或 0.05）。[张英来等．中国中西医结合肾病杂志．2004，5(3)：160～161]

42. 益气滋肾汤对糖尿病肾病患者尿微量白蛋白排泄的影响　治疗组 32 例，用益气滋肾汤：党参、生黄芪各 30g，益母草、菟丝子、怀山药各 20g，丹参、芡实、山萸肉、女贞子各 15g。日 1 剂，水煎服。与对照组 30 例均酌情用胰岛素，拜唐苹或糖适平。高血压用依那普利 10mg（或拜心同 30mg），每日；周围神经病变用弥可保片剂 500μg，每日 3 次，口服（或针剂 500μg，每日 1 次，肌内注射）；视网膜病变用递法明片剂 0.2g，每日 3 次，口服等。低蛋白糖尿病饮食。均 1 个月为 1 个疗程，用 2 个疗程。结果：尿微量白蛋白排泄率两组治疗前后自身及治疗后组间比较均有显著性差异（$P<0.05$）。[赖延青等．江西中医药．2005，36(6)：18～19]

43. 加味真武汤治疗糖尿病肾病 30 例　均为肾虚血瘀型。方药：炮附子、白术、红花各 10g，茯苓、白芍、生姜、生地各 15g，生黄芪、丹参、白茅根各 30g，大黄末 5g（冲）。脾虚湿困，加苍术、白术、砂仁；水肿，加车前子、泽泻、茯苓；失眠，加夜交藤、枣仁、远志；眼底出血，去红花、丹参，生地增至 30g，加三七粉冲服。日 1 剂，水煎服。并口服降糖药（或胰岛素）。4～8 周为 1 个疗程。结果：显效（症状、体征缓解，尿蛋白定量、定性均转阴）8 例，有效 17 例，无效 5 例。尿蛋白定性治疗前后比较有显著性差异（$P<0.05$）。[唐晓军等．辽宁中医杂志．1999，26(7)：312]

44. 补肾化瘀解毒法治疗2型糖尿病肾病39例　治疗组用糖肾平方：黄芪12g，益母草、杜仲各15g，蜈蚣、金刚刺各5g，鸡血藤、菟丝子各8g，牛膝、桃仁各10g，冬葵子6g等。口渴，加五味子、乌梅、天花粉；四肢欠温、腰膝酸软，加肉苁蓉、补骨脂；视物模糊，加谷精草、青葙子；手足心及周身烦热，加生地、石斛。日1剂，水煎分3次餐前服。与对照组39例均用美迪康（或胰岛素），糖尿病饮食。20日为1个疗程，用2～3个疗程。结果：两组分别显效（症状基本缓解；空腹血糖、24小时尿蛋白定量、肾功能及血脂改善均＞50％）8例、2例，有效25例、19例，无效6例、18例，总有效率84.61％、53.8％（$P<0.01$）。［林伍弟．中医研究．2004，17(3)：22，24］

45. 益肾活血法治疗糖尿病肾病32例　方药：黄芪、薏苡仁、丹参、益母草各30g，赤芍、茯苓、泽泻各15g，白术、当归各10g。脾肾阳虚，加淫羊藿、肉苁蓉；心肾阴阳两虚，加附子、冬虫夏草等。日1剂，水煎服。并用西药控制血糖、血压。糖尿病饮食，肾衰竭，用优质低蛋白饮食。30日为1个疗程，用2个疗程。结果：显效8例，有效17例，无效7例，总有效率78.1％。［方建安．江苏中医药．2004，25(5)：25］

46. 糖肾方治疗早期糖尿病肾病48例临床观察　治疗组方药：黄芪、太子参各30g，生地15g，生大黄、水蛭各5g，僵蚕、萆薢、鬼箭羽各10g，石斛20g。日1剂，水煎服。与对照组36例均血糖高用糖适平30～60mg/d，血压高用开博通25～75mg/d，口服。控制饮食，总热量25kcal/(kg·d)，蛋白质0.6g/(kg·d)。均1个月为1个疗程，用2个疗程。结果：两组分别显效（症状、体征消失；尿微量白蛋白排泄下降＞50％）13例、3例，有效29例、14例，无效6例、19例，总有效率87.5％、47.22％（$P<0.01$）。［朱丽华．浙江中西医结合杂志．2003，13(6)：346～347］

47. 黄芪和大剂量抗氧化剂治疗糖尿病肾病40例观察

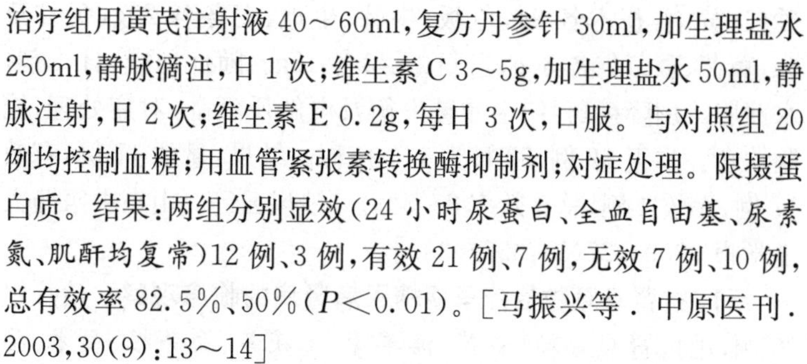

治疗组用黄芪注射液40～60ml，复方丹参针30ml，加生理盐水250ml，静脉滴注，日1次；维生素C 3～5g，加生理盐水50ml，静脉注射，日2次；维生素E 0.2g，每日3次，口服。与对照组20例均控制血糖；用血管紧张素转换酶抑制剂；对症处理。限摄蛋白质。结果：两组分别显效（24小时尿蛋白、全血自由基、尿素氮、肌酐均复常）12例、3例，有效21例、7例，无效7例、10例，总有效率82.5%、50%（$P<0.01$）。［马振兴等．中原医刊．2003，30(9)：13～14］

48. 中西医结合治疗糖尿病肾病46例近期临床观察　两组各23例。治疗组用益气养阴活血汤：黄芪、黄精、生地、白茅根各30g，丹参、益母草各20g，太子参25g，赤芍15g。日1剂，水煎服。与对照组均用美吡哒和（或）二甲双胍口服，血糖控制不满意加（或改）用胰岛素；高血压用卡托普利（或心痛定）。均控制饮食。结果：两组分别显效（症状、体征基本消失；24小时尿蛋白定量<0.5g，肾功能复常）4例、2例，有效16例、10例，无效3例、11例。疗效治疗组优于对照组（$P<0.05$）。［刘迅等．中国中西医结合肾病杂志．2003，4(3)：173］

49. 愈糖肾治疗消渴肾病的临床研究　治疗组40例，用愈糖肾：生黄芪30g，枸杞子、茯苓各20g，人参、益母草、黄精、黄连、山茱萸各15g，丹参25g，生地、山药各10g，大黄、甘草各5g。胸闷气短刺痛，加瓜蒌、薤白；眩晕，加钩藤、夜交藤、青葙子、决明子；四肢麻木，加豨莶草、地龙、桑枝；便秘，加当归、肉苁蓉。日1剂，水煎服。对照组30例，用糖脉康10g，每日3次，口服。均控制饮食。1个月为1个疗程，均用3个疗程。结果：两组分别显效（症状基本消失；蛋白尿减少>50%，肾功能复常，血糖、血脂接近正常）23例、9例，有效12例、11例，无效5例、10例，总有效率87.5%、66.7%（$P<0.05$）。［张凤瑞等．吉林中医药．2003，23(4)：10～11］

50. 潜阳丹加味治疗糖尿病肾病疗效观察　方药：制附子、

砂仁、黄柏、苍术各 9g，龟板、牛膝、生地、麦冬各 20g，炙甘草 6g，黄芪、薏苡仁各 30g，当归、元参各 18g。随症加减，日 1 剂，水煎服。用降糖药，纠正酸碱失衡及电解质紊乱，对症处理，控制饮食。本组 32 例，50 日为 1 个疗程。结果：显效 11 例，有效 17 例，无效 4 例，总有效率 87.5%。[沙风云等．山东中医药大学学报．2003，27(5)：357～358]

51. 抗肾衰颗粒治疗早期糖尿病肾病的临床观察　治疗组 30 例，用抗肾衰颗粒（黄芪、淫羊藿、土茯苓、白茅根、白术、蚕砂、赤芍、菖蒲、川芎、郁金、生大黄）1 袋，每日 2 次，口服。对照组 26 例，用卡托普利 6.25～25mg，每日 3 次，口服。两组均用降糖药（或胰岛素）；控制饮食，3 个月为 1 个疗程。结果：两组分别显效 12 例、4 例，有效 15 例、10 例，无效 3 例、12 例，总有效率 90%、53.8%（$P<0.05$）。[李桂明等．中国中西医结合肾病杂志．2003，4(9)：540]

52. 益肾胶囊与西药治疗早期糖尿病肾病疗效分析　两组各 50 例。治疗组用益肾胶囊（含黄芪、潼蒺藜、益母草各 30g，仙鹤草 20g，党参、熟地、泽泻、茯苓各 15g，山茱萸、山药、丹皮各 12g。每粒含生药 0.38g）3 粒，每日 3 次，口服。与对照组均用格列齐特 80mg 或（和）二甲双胍 250mg，晨顿服；血糖＞8mmol/L，上药倍量，分别日 2、3 次，口服。高血压用心痛定 10mg，每日 3 次，口服。不用血管转化酶抑制剂、保肾药及抗凝剂等，低盐低脂优质蛋白饮食，用 3 个月。结果：两组分别显效（症状、体征消失；24 小时尿 ARE＜30mg）18 例、4 例，有效 25 例、26 例，无效 4 例、20 例，总有效率 92%、60%。血及尿 β_2-MG、尿 ALB、FBG。治疗组治疗前后及前 3 项治疗后组间比较均有显著性差异（$P<0.01$）。[杨成志等．实用中医药杂志．2005，21(4)：196～197]

53. 通络保肾汤治疗糖尿病肾病 128 例　两组各 64 例。治疗组方药：水蛭 3～10g，当归 20g，红花、女贞子、芡实、花粉、

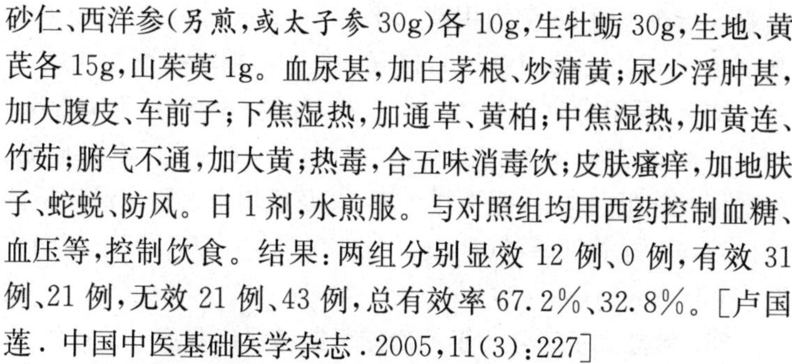

砂仁、西洋参(另煎,或太子参30g)各10g,生牡蛎30g,生地、黄芪各15g,山茱萸1g。血尿甚,加白茅根、炒蒲黄;尿少浮肿甚,加大腹皮、车前子;下焦湿热,加通草、黄柏;中焦湿热,加黄连、竹茹;腑气不通,加大黄;热毒,合五味消毒饮;皮肤瘙痒,加地肤子、蛇蜕、防风。日1剂,水煎服。与对照组均用西药控制血糖、血压等,控制饮食。结果:两组分别显效12例、0例,有效31例、21例,无效21例、43例,总有效率67.2%、32.8%。[卢国莲. 中国中医基础医学杂志. 2005,11(3):227]

55. 中西医结合治疗糖尿病肾病的临床研究　治疗组40例,用益肾活血方:生地20g,生黄芪、丹参、益母草各30g,山药、山萸肉、女贞子、茯苓、泽泻各15 g,姜半夏、川芎各10g,制大黄8g。气阴虚,加太子参、五味子;阴虚,加麦冬、枸杞;瘀血甚,加桃仁、红花;痰浊甚,加胆南星、陈皮;水肿甚,加车前子、桑白皮。日1剂,水煎服。与对照组36例均降血糖,降压,降脂,控制饮食等,用3个月。结果:两组分别显效18例、5例,有效17例、16例,无效5例、15例,总有效率87.5%、58.3%($P<0.05$)。[刘其刚. 上海中医药杂志. 2005,39(2):29～30]

56. 百令胶囊治疗早期糖尿病肾病疗效观察　治疗组40例,用百令胶囊(由蝙蝠蛾多毛孢真菌制成)5粒,每日3次,口服。与对照组20例均用依那普利片10mg,每日顿服。均控制血糖,高血压降压(不用血管紧张素转换酶抑制剂),均8周为1个疗程。结果:两组分别症状基本消失19例、4例,好转14例、5例,无变化7例、11例。疗效治疗组优于对照组($P<0.05$)。尿微量白蛋白、C-反应蛋白、BUN、β_2-微球蛋白治疗组治疗前后及前两项治疗后组间比较均有显著性差异($P<0.01$或0.05)。[阎镛等. 中国中西医结合肾病杂志. 2005,6(1):46～47]

57. 益气活血法治疗早期糖尿病肾病36例疗效观察　治疗组用当归、赤芍、牛膝、枸杞子、菟丝子各15g,黄芪50g,川芎、山茱萸各12g,红花、桃仁各10g,丹参、熟地各20g。日1剂,水煎服。与对照组 36 例均用糖适平 90～180mg，每日 3 次（或达美康 80～160mg，每日 2 次），口服。低蛋白糖尿病饮食，用 3 个月。结果：两组分别显效 14 例、7 例，有效 18 例、15 例，无效 4 例、14 例，总有效率 88.89%、61.11%（$P<0.01$）。空腹血糖、糖基化血红蛋白、尿白蛋白排泄率、高及低切全血黏度治疗后两组比较均有显著性差异（$P<0.01$ 或 0.05）。[万云莉．河南中医．2005，25(1)：38～39]

58. 桃红二子汤合一平苏治疗早期糖尿病肾病 治疗组 32 例，用桃红二子汤（杨继荪方）：桃仁泥 9g，红花 6g，菟丝子、猪苓 12g，枸杞子、细生地、黄芪、怀山药、益母草、炒川芎、紫丹参、忍冬藤各 15g，玉米须 30g。随证加减，日 2 剂，水煎服；并用一平苏 2.5～5mg，每日顿服。对照 1 组、2 组分别 42 例、34 例，分别用桃红二子汤、一平苏。对照 1 组高血压并用钙离子拮抗剂。3 组均用降糖药口服，酌情加用胰岛素，控制血糖及餐后 2 小时血糖分别为 6～8mmol/L、7～9mmol/L。均控制饮食，用 3 个月。结果：BUN、Ccr、UAE、血浆 ET 及血清 TNF-α 三组治疗前后自身及治疗后治疗组与两对照组比较均有显著性差异（$P<0.05$）。见副反应分别为 5.89%、8.9%、6.52%。[姚定国等．浙江中西医结合杂志．2003，13(8)：474～476]

59. 益气补肾活血法辅助治疗早期糖尿病肾病的临床观察 治疗组 56 例，用益气补肾活血汤：黄芪 50g，丹参 20g，熟地、益母草各 15g，生地、山茱萸、菟丝子、枸杞子、玄参、元胡、赤芍各 10g，山药 30g，五味子 8g 等。日 1 剂，水煎服。与对照组 52 例均用诺和灵 30R 10～20U，每日 2 次，餐前 30 分钟皮下注射；根据血糖值调整用量。并用 ACEI（或 ARB）制剂等。均控制饮食，适量运动，8 周为 1 个疗程。结果：两组分别显效（症状基本消失；尿白蛋白排泄率＜20μg/min，并较治疗前下降≥50%）23 例、10 例，有效 28 例、21 例，无效 5 例、21 例，总有效率 91.07%、59.61%（$P<0.01$）。[余毅等．中国中西医结合肾病

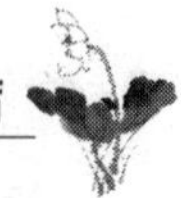

杂志.2005,6(7):389～392]

60. 补肾活血与降浊祛毒法治疗糖尿病肾病肾衰竭的临床观察　治疗组52例,用熟地、丹参各30g,山萸肉15g,山药、泽泻、酒大黄、全蝎、地龙各10g,茯苓12g。胃寒甚(或腹泻),加制附子、淫羊藿、肉桂、砂仁;外感甚,加蝉蜕、荆芥;便秘、热毒内盛,大黄增量(或加黄连);贫血甚,加黄芪、当归、首乌;血压高,加天麻、钩藤、夏枯草;浮肿尿少,加车前草等。日1剂,水煎服。与对照组30例均降糖,控制血压,降脂等。优质低蛋白饮食。10日为1个疗程,用4～6个疗程。结果:两组分别总有效率88%、66%。总胆固醇、甘油三酯、高切全血黏度、血浆黏度、红细胞聚积、BUN、SCr治疗后两组比较均有显著性差异($P<0.05$)。[吉春玲.中国中西医结合肾病杂志.2005,6(8):487～488]

61. 自拟蛭军糖肾汤治疗糖尿病肾病64例　治疗组用自拟蛭军糖肾汤:水蛭(研末,分3次冲)、葛根、柴胡各10g,大黄6g,丹参、益母草、白花蛇舌草各30g,生黄芪50g,黄精20g。阴虚内热,加天花粉、生地;肾阳虚,加附子、冬虫夏草、干姜;呕吐、恶心,加半夏、黄连。日1剂,水煎服。与对照组30例均用糖适平30～150mg,卡托普利25～50mg,每日口服。均糖尿病优质低蛋白饮食,水肿甚限钠盐,4周为1个疗程。结果:两组分别显效(症状基本消失,尿白蛋白排泄率复常,24小时尿蛋白定量下降>1/2,血肌酐下降1/4,血浆白蛋白接近35g/L)24例、7例,有效34例、9例,无效6例、14例,总有效率91%、53%($P<0.05$)。[吴良侠.南京中医药大学学报.1999,15(4):253～254]

62. 中西医结合治疗糖尿病肾病56例　治疗组用制苍术、葛根、鬼箭羽、益母草、玉米须、地龙各15g,玄参12g,川芎、红花各10g。脾虚,加黄芪、党参、茯苓、陈皮;肾虚,加川断、寄生、怀山药、枸杞子;阴虚,加生地、麦冬、天花粉;水湿壅盛,加泽泻、车

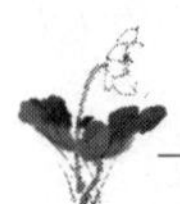

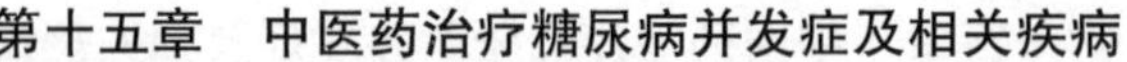

前子、猪苓、茯苓皮、大腹皮等；浊阴上泛，加半夏、陈皮、苏梗、佩兰、竹茹等；便秘，加大黄。日1剂，水煎服。与对照组28例均用西药控制血糖及血压，用2～3个月。结果：两组分别显效（症状、体征消失，尿蛋白<0.5g/24小时，肾功能复常）14例、5例，有效33例、15例，无效9例、8例，总有效率83.9%、71.4%（$P<0.05$）。Upr、NAG、LPO、SOD、血液流变学3项（全血比低切黏度、血浆比黏度、红细胞压积）指标治疗组治疗前后比较均有显著性差异（$P<0.01$或0.05）。[盛梅笑．北京中医药大学学报．1999，22(4)：65～66]

63. 健脾固肾汤治疗早期糖尿病肾病40例　治疗组用健脾固肾汤：党参、芡实、获苓、丹参各15g，白术12g，金樱子10g，女贞子20g，旱莲草、山药、益母草、生黄芪各30g，甘草6g。湿热，加半枝莲、黄芩、白花蛇舌草。日1剂，水煎分3次服。对照组20例，酌情用卡托普利12.5～50mg，每日3次，口服。两组均用胰岛素，皮下注射（或糖适平，口服）。均控制饮食；摄蛋白质0.8g/(kg·d)。1个月为1个疗程，用2个疗程。结果：两组分别显效（尿微量白蛋白排泄率下降≥50%）26例、10例，有效10例、5例，无效4例、5例，总有效率90%、75%。[王秀珍．浙江中医杂志．2004，39(8)：332]

64. 仙黄合剂治疗糖尿病肾病31例临床观察（附单用西药治疗30例对照）　治疗组用仙黄合剂（每100ml含生黄芪60g，淫羊藿、桃仁各30g，当归、杜仲、生水蛭各15g，川芎40g，枸杞子20g，女贞子、旱莲草、芡实、金樱子各45g）30ml，每日2次，口服。与对照组均用降糖药，口服（或胰岛素，皮下注射）维持空腹、餐后2小时血糖分别为4～7.8mmol/L、<11.1mmol/L，糖化血红蛋白<8%；降血压。结果：两组分别显效（24小时尿蛋白<0.3g，或24小时尿白蛋白定量减少≥50%）20例、10例，有效6例、9例，无效5例、11例。[李世宏等．浙江中医杂志．2004，39(7)：288]

65. 中西医结合治疗糖尿病肾病　治疗组28例，方药：葛根30g，生地、玄参、丹参、怀山药各15g，黄芪20g，冬虫夏草3g(分冲)，生大黄10g(后下)。阴虚内热型，加天花粉10g；气阴亏损型，加太子参30g、麦冬10g；阳虚水泛型，合真武汤。日1剂，水煎服。与对照组26例均用胰岛素、洛丁新、尼群地平、舒降之、肠溶阿司匹林等；对症处理，均1年为1个疗程。结果：两组分别完全缓解6例、2例，部分缓解21例、20例，无效1例、4例。[邓武洪等．中国中西医结合肾病杂志．2004，5(7)：415～416]

66. 肾康宁汤治疗早期糖尿病肾病48例临床观察　治疗组用肾康宁汤：党参、山药、茯苓、枸杞子、首乌、女贞子各15g，黄芪40g，制半夏、地龙各10g，丹参20g，桃仁、川芎各12g，益母草30g，炙甘草6g。日1剂，水煎服。对照组30例，用开博通12.5mg，每日3次，口服。均常规用糖适平(或胰岛素)；控制饮食。结果：两组分别显效(尿白蛋白排出率复常或下降≥70%)15例、6例，有效29例、16例，无效4例、8例，总有效率91.67%、73.33%($P<0.05$)。[唐爱华等．四川中医．2003，21(4)：37～38]

67. 自拟益肾活血汤为主治疗糖尿病肾病32例(附百令胶囊为主治疗27例对照)　治疗组方药：黄芪40g，怀山药50g，川芎、桃仁、半边莲、半枝莲各15 g，茯苓30g，生地、白术各20g。肌酐高，加大黄、落得打；面浮肿，加车前子、薏苡仁；尿酸高，加土茯苓、六月雪；阴虚，加麦冬、川石斛；阳虚，加淫羊藿、狗脊；血尿，加白茅根、仙鹤草。日1剂，水煎服。对照组用百令胶囊5粒，每日3次，口服。均控制血压、血糖、血脂等，控制饮食。3个月为1个疗程。结果：两组分别显效(症状基本消失；尿蛋白减少>70%，肌酐、尿素氮复常)16例、8例，有效14例、11例，无效2例、8例。疗效治疗组优于对照组($P<0.05$)。[童燕龄．浙江中医杂志．2005，40(3)：113]

68. 中西医结合治疗糖尿病肾病蛋白尿期32例疗效观察 治疗组用保肾汤：黄芪、芡实各30g，西洋参(另炖，或太子参30g)、水蛭、菟丝子各10g，冬虫夏草3g(分冲)，茯苓、丹参、益母草各20g，炒白术、山茱萸、牛膝各15g，泽兰12g。水肿甚，加茯苓皮、车前子、淫羊藿；血压高，加天麻、石决明、钩藤；视力模糊，加菊花、密蒙花、青葙子；纳呆，加焦山楂、焦神曲、焦麦芽、鸡内金；血脂高，加草决明、焦山楂；肌酐、尿素氮高，加大黄、蒲公英、生龙骨、生牡蛎。日1剂，水煎服；用7日，间隔3日。与对照组20例均降血糖；血压、血脂高降压、降脂，水肿用利尿剂。均糖尿病饮食，高血压、水肿限钠，用半年。结果：两组分别显效11例、3例，有效18例、10例，无效3例、7例。疗效治疗组优于对照组($P<0.05$)。尿蛋白及其排泄率、糖基化血红蛋白、空腹血糖、BUN、SCr、HDL－C、TC、TG治疗组治疗前后及治疗后组间比较均有显著性差异($P<0.05$)。[张月珍等．山东中医杂志．2005.24(3)：159～160]

69. 益气养阴活血和络法治疗糖尿病肾病40例 方药：生黄芪、太子参、怀山药、葛根、桑枝各30g，生地12～20g，玄参12g，丝瓜络、赤芍各10g，桃仁6～12g，川芎20g，牛膝15g。阳虚浮肿甚，加淡附子、淫羊藿、猪苓、茯苓、泽泻；视物模糊，加女贞子、决明子、白菊花。日1剂，水煎服。并用降糖药口服(或用胰岛素)；降血压及血脂等对症处理。控制饮食；摄蛋白质0.8g/(kg·d)。15日为1个疗程，用4～6个疗程。结果：显效15例，有效20例，无效5例，总有效率87.5%。[林爱武．中国中西医结合肾病杂志．2003,4(11)：663～664]

70. 荆防参芪汤治疗糖尿病肾病46例疗效观察 治疗组用荆防参芪汤：荆芥、防风、羌活、独活各6g，黄芪、泽兰各30g，丹参、泽泻各15g，川芎、益母草、丹皮各10g。日1剂，水煎分3次服。与对照组38例，均用胰岛素，ACEI，抗凝及抗血小板积聚药；支持疗法及对症处理。15日为1个疗程，用2个疗程。

结果：两组分别尿蛋白减少(++)23例、15例，减少(+)16例、9例，无效7例、14例，总有效率84.78%、63.16%($P<0.05$)。[贾改民．河南中医学院学报．2005，20(1)：50，52]

71. 中西医结合治疗早期糖尿病肾病40例临床研究　治疗组用太子参、黄芪各15～30g，山药、丹参、益母草各20～30g，生地10～20g，山萸肉、黄连、麦冬、葛根、丹皮、泽泻各10g，茯苓、枸杞子各10～15g。肢体痛，加地龙、土鳖虫、全蝎。日1剂，水煎服。与对照组20例均用糖适平30～60mg，每日3次餐前服(或用胰岛素，皮下注射)；血压高，用洛丁新10～20mg，每日顿服；用血管紧张素转换酶抑制剂见咽痒、咳嗽等，用缬沙坦80～160mg，每日顿服。均糖尿病饮食，用2个月。结果：两组分别显效(症状消失；尿微量白蛋白排泄率复常)23例、5例，有效12例、6例，无效5例、9例。疗效治疗组优于对照组($P<0.01$)。[王荣欣等．江苏中医药．2005，26(1)：14～16]

72. 健脾益肾活血法治疗糖尿病肾病29例　方药：生黄芪30g，党参、苍术、白术、水蛭各10g，怀山药、首乌、灵芝、丹参、制大黄各15g。肾阳虚，加胡芦巴、淫羊藿；阴虚燥热，加丹参、生地、知母；瘀血甚，加制大黄、泽兰叶、桃仁、红花；水肿甚，加车前子、泽泻、猪苓；痰浊内阻、恶心呕吐，加温胆汤。日1剂，水煎分3次服。用胰岛素(或糖适平30～60mg，每日2次)；科素亚(氯沙坦钾片)50mg，每日1次；低蛋白血症、少尿及水肿甚用白蛋白静脉滴注。蛋白摄入量0.8g/(kg·d)。28日为1个疗程。结果：显效(症状基本消失；24小时尿蛋白定量下降>50%，尿素氮、肌酐均下降>30%)13例，有效11例，无效5例。[张彤．时珍国医国药．2003，14(9)：545～546]

73. 补肾排浊汤治疗糖尿病肾病　两组各60例。治疗组用补肾排浊汤：白花蛇舌草、野菊花、山药、菟丝子、云苓各20g，大黄、枸杞子、肉桂各10g，杜仲、丹参、太子参、白术各15g，黄芪30g，水蛭6g。日1剂，水煎服。与对照组均用糖适平30mg，每

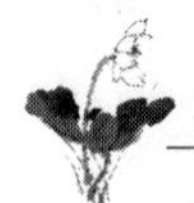

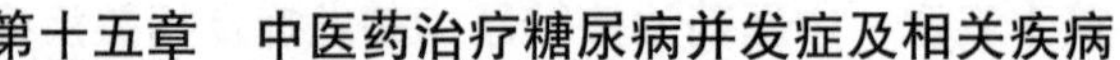

天3次；洛汀新（贝那普利）10mg，每天1次；口服。均糖尿病教育，饮食指导。8周为1个疗程，用2个疗程。结果：两组分别显效（症状消失或明显改善；24小时尿蛋白定量下降>70%）18例、9例，有效35例、31例，无效7例、20例，总有效率88.3%、66.7%（$P<0.05$）。［赵立新等．四川中医．2008，26（5）：63］

74. 益肾降氮汤治疗糖尿病肾病的疗效观察　治疗组58例，用益肾降痰汤：冬虫夏草2g，大黄粉9g（剂量据排便情况调整，以质软、每天2～3次为度），三七粉、西洋参各5g（前4味药均研粉，分冲），黄芪60g，刘寄奴15g。日1剂，水煎服。与对照组32例均用胰岛素（诺和灵，或糖适平）；高血压用洛汀新，蒙诺（或血管紧张素受体拮抗剂）；高血脂用他汀类药。均饮食控制，用3个月。结果：两组分别显效（症状消失或减轻；尿白蛋白排泄率或尿蛋白复常，或下降>50%，其余指标改善>30%）21例、7例，有效29例、15例，无效8例、10例，总有效率86.2%、68.8 %。［陈小燕等．光明中医．2008，23（6）：781～783］

75. 黄芪当归合剂治疗糖尿病肾病30例疗效观察　治疗组用黄芪当归合剂（含黄芪50g，当归30g），日1剂，口服。与对照组30例均用降糖药，胰岛素；钙离子拮抗剂，α-受体阻滞剂；降血脂，优质低蛋白（每天0.6～0.8g/kg），糖尿病饮食。12周为1个疗程。结果：两组分别显效（症状消失；空腹血糖<7.2mmol/L，尿蛋白定量<0.3g/24h或下降>1/2，SCr下降>1/3）14例、6例，有效13例、11例，无效3例、13例，总有效率87.09%、56.67%（$P<0.01$）。［李世云等．新中医．2008，40（6）：21～22］

76. 糖肾康治疗糖尿病肾病30例　治疗组用糖肾康：黄芪30g，牛蒡子、益智仁、生地黄各10g，山茱萸6g，丹参15g。日1剂，水煎服。对照组30例，用氯沙坦片50mg每天顿服。两组均用糖适平，疗效不佳加胰岛素或二甲双胍；餐后血糖高加拜唐苹。血压高每天用硝苯地平缓释片20～40mg，口服。均糖尿病饮食,3 个月为 1 个疗程。结果:两组分别显效(症状消失;24 小时尿蛋白定量复常或下降>1/2,肾功能复常)9 例、5 例,有效 16 例、14 例,无效 5 例、11 例,总有效率 83.3%、63.3%($P<0.05$)。[彭乐明等. 上海中医药杂志. 2007,41(10):34～36]

77. 中西医结合治疗糖尿病肾病 30 例临床观察　治疗组用益气养阴通络方:生黄芪、鬼箭羽、丹参各 30g,太子参、山茱萸、山药、茯苓、泽泻各 15g,生地黄 25g,牡丹皮、水蛭、大黄、桂枝各 10g,桃仁 12g。日 1 剂,水煎服。与对照组 30 例均用格列喹酮(糖适平)30～60mg,每天 3 次,口服(或用诺和灵 30R 胰岛素注射液);高血压,用氯沙坦(科素亚)50～100mg,和(或)非洛地平(波依定)每天 1 次,口服;高血脂,用氟代他汀(来适可)40mg,每晚 1 次,口服。糖尿病饮食,优质低蛋白(每天蛋白质 0.6～0.8g/kg)饮食。结果:两组分别显效(尿白蛋白排泄率或 24 小时尿蛋白定量下降>2/3,SCr 下降>1/4)9 例、5 例,有效 16 例、14 例,无效 5 例、11 例,总有效率 83.3%、63.3%($P<0.05$)。[张小庆等. 江苏中医药. 2007,39(9):30～31]

79. 综合疗法治疗糖尿病肾病 126 例　治疗组 65 例,用太子参、党参各 20g,丹参、生地、牡丹皮、茯苓、益母草各 15g,山药 30g,山茱萸、泽泻各 10g,生大黄 6g(后下)日 1 剂,水煎服。黄芪注射液 20ml,加葡萄糖注射液(或生理盐水)静脉滴注,每天 1 次。与对照组 61 例均用糖适平(或胰岛素);洛汀新 10mg,每天顿服;血压高,加钙离子拮抗剂;总胆固醇高,用阿托伐他汀 10mg,甘油三酯高,用力平之 0.2g,每天睡前服。低蛋白饮食。均 15 天为 1 个疗程,用 3～5 个疗程。结果:两组分别显效(症状、体征消失;尿白蛋白排泄率下降>50%)44 例、16 例,有效 18 例、29 例,无效 3 例、16 例,总有效率 96.7%、73.7%。[郑粤文. 吉林中医药. 2007,27(6):23～24]

80. 清泻通瘀方治疗糖尿病肾病 40 例临床观察　治疗组用清泻通瘀方:制附子、薏苡仁、焦山楂、焦神曲各 15g,制大黄

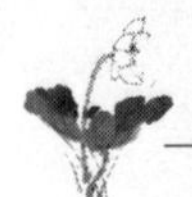

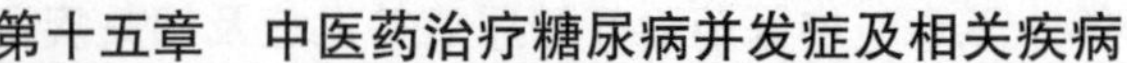

30g，天麻、黄芩、黄柏、肉桂各9g，黄连3g，炮姜4.5g。日1剂，水煎餐后服。对照组40例，用科素亚50mg，每天顿服。均降糖，降血压，降脂及控制感染，3个月为1个疗程。结果：两组分别显效（症状消失；尿白蛋白排泄率复常或下降>1/2，24小时尿蛋白定量及肾功能指标复常或改善>50%）15例、3例，有效20例、7例，无效5例、30例，总有效率87.5%、25%。[要全保等．中国中医药科技．2007，14(3)：202～203]

81. **降糖益肾汤治疗早期糖尿病肾病的临床观察**　两组各30例。治疗组用降糖益肾汤：黄芪、益母草各30g，当归、金樱子、芡实各15g，水蛭、地龙、大黄各10g。日1剂，水煎服。与对照组均用糖适平30～60mg，每天3次，口服（或诺和灵30R 16～30U，早、晚餐前皮下注射）；均对症处理，低蛋白低脂低盐饮食，3个月为1个疗程。结果：两组分别显效（症状、体征消失；血肌酐、尿素氮复常，24小时尿蛋白定量下降>2/3）12例、6例，有效14例、11例，无效4例、13例，总有效率86.67%、56.67%（$P<0.01$）。[徐建欣．四川中医，2007，25(6)：78]

82. **中西医结合治疗糖尿病肾病36例**　治疗组用黄芪18g，山药30g，黄精、葛根、泽泻各15g，丹参、茯苓各20g，浙贝母10g，生地12g，菟丝子24g等。日1剂，水煎服。与对照组36例均用糖适平，洛汀新，他汀类药，口服。均控制饮食，4周为1个疗程，用2个疗程。结果：两组分别显效（症状、体征消失；24小时尿蛋白量<0.5g或下降>2/3，血肌酐复常或下降>1/3，空腹血糖<7mmol/L或下降1/2）4例、0例，有效25例、12例，无效7例、24例，总有效率80.6%、33.3%。[宋广军．中国医药信息．2007，24(4)：38～39]

83. **肾康注射液与低分子肝素联合治疗糖尿病肾病118例临床研究**　均常规降血糖1周后。1组40例，用肾康注射液（大黄、黄芪、丹参、红花。每毫升含生药0.5g）20ml，胰岛素2～3U，加5%葡萄糖注射液，静脉滴注。2组38例，用低分子肝素

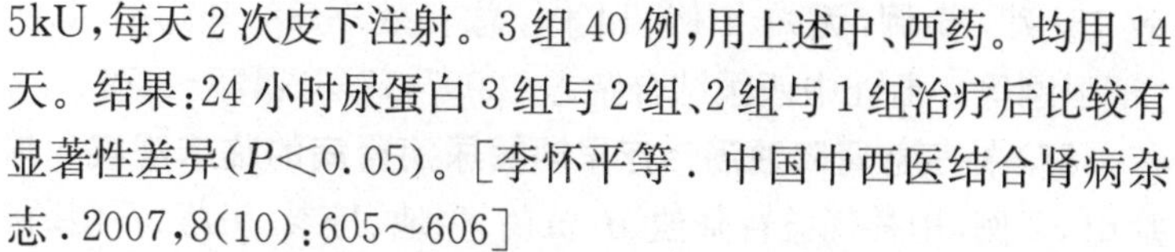

5kU,每天2次皮下注射。3组40例,用上述中、西药。均用14天。结果:24小时尿蛋白3组与2组、2组与1组治疗后比较有显著性差异($P<0.05$)。[李怀平等．中国中西医结合肾病杂志．2007,8(10):605～606]

84. 肾元胶囊对早期糖尿病肾病治疗作用的临床观察　治疗组48例,用肾元胶囊(瓜子金、水蛭、益母草。每粒0.4g)3～4粒;对照组42例,用保肾康片3片;均每天3次,口服。两组均用降糖药,口服(或胰岛素,皮下注射)。均优质低蛋白饮食,30天为1个疗程。结果:两组分别显效(尿白蛋白排泄率复常,或下降50%)23例、17例,有效18例、11例,无效7例、14例,总有效率85.42%、66.67%($P<0.05$)。[董安民等．中国中西医结合肾病杂志,2007,8(9):548～549]

85. 益气化瘀法治疗糖尿病肾病34例临床观察　用加味补阳还五汤:黄芪30g,川芎、赤芍各12g,当归、天花粉、茯苓各20g,白术15g,桃仁、红花各10g。口渴多饮、心悸、气短、头晕无力、舌红、脉细,加太子参、麦冬、生地黄;面浮身肿、按之凹陷不起、尿量减少、怯寒神疲、舌淡苔白、脉沉细,加附子、干姜、淫羊藿、杜仲;血尿素氮、肌酐明显升高,加生牡蛎、蒲公英、生大黄。日1剂,水煎服。并用胰岛素,心痛定,贝那普利。优质低蛋白高热量饮食,限钠盐,用60～200天。结果:显效(症状消失>70%;肾功能明显改善,空腹血糖<7.0mmol/L,血肌酐下降30%,24小时尿蛋白下降1/2)9例,有效19例,无效6例,总有效率82.35%。[王延宾等．国医论坛．2007,22(5):24]

86. 活血化瘀法治疗早期糖尿病肾病36例疗效观察　治疗组用血府逐瘀汤加减:桃仁20g,生地、红花、赤芍、牛膝、水蛭、地龙、丹参各15g,川芎、当归各20g。日1剂,水煎服。与对照组36例均用亚莫利1～4mg,每天1次(或达美康160～320mg,每天2次),口服。均低蛋白糖尿病饮食,用3个月。结果:两组分别显效(尿白蛋白排泄率<20μg/min)14例、7例,有

效 18 例、15 例，无效 4 例、14 例，总有效率 88.9%、61.1%。[郁卫刚等．浙江中西医结合杂志．2007，17(8)：478～479]

87. 补气益肾降浊汤治疗早期糖尿病肾病的临床观察 治疗组 32 例，用补气益肾降浊汤：黄芪、生地、丹参、川芎、石斛、茯苓各 15g，山茱萸 6g，山药 20g，玉米须 30g。日 1 剂，水煎服。与对照组 30 例均用前列地尔 100pg，加生理盐水 250ml。均控制血糖、血压，预防感染，支持疗法及对症处理，限制摄入蛋白。1 个月为 1 个疗程，用 3 个疗程。结果：两组分别显效(症状基本消失；尿白蛋白排泄率＜20μg/min，且较治疗前下降≥50%)19 例、10 例，有效 10 例、12 例，无效 3 例、8 例，总有效率 90.62%、73.33%($P<0.05$)。[葛星．浙江中医药大学学报．2007，31(4)：443～444]

88. 中药联合贝那普利治疗糖尿病肾病的临床观察 两组各 54 例。治疗组用益肾排浊汤：大黄 6g，黄芪 30g，茯苓、泽泻各 15g，赤芍、丹参各 20g，麻黄 10g，半夏 12g，日 1 剂，水煎服。10 天为 1 个疗程，疗程间隔 3 天，用 3 个疗程。与对照组均用盐酸贝那普利 5mg，每天顿服，每 2 周调整用量，至每天 10～20mg。均用糖适平，口服(或胰岛素，皮下注射)；纠正水、电解质及酸碱失衡。均低钠低磷饮食，每天摄入蛋白质 0.4～0.6g/kg。3 个月为 1 个疗程。结果：两组分别治愈 5 例、4 例，显效 27 例、22 例，有效 14 例、13 例，无效 8 例、15 例，总有效率 85.18%、72.22%。24 小时尿蛋白总量、血肌酐及肌酐清除率治疗后两组比较均有显著性差异($P<0.01$ 或 0.05)。[王玉中等．中国中西医结合杂志．2007，27(8)：683～685]

89. 益肾降浊汤治疗早期糖尿病肾病临床观察 两组各 30 例。治疗组用益肾降浊汤：黄芪、丹参、熟地黄、泽泻、玉米须各 30g，山药、山茱萸、茯苓各 15g，牡丹皮、桃仁、红花各 12g，水蛭 10g。随症加减，水煎服。与对照组均用胰岛素，糖适平，二甲双胍(或拜唐苹)；捷赐瑞(赖诺普利)10mg，每天顿服。低蛋白、糖尿病饮食，用 8 周。结果：两组分别显效（尿白蛋白排泄率或 24 小时尿蛋白定量下降＞2/3，血肌酐下降＞1/4）10 例、6 例，有效 15 例、10 例，总有效率 83.33%、53.33%。[崔维强等．四川中医．2008，26(7)：56～57]

90. 参芎葡萄糖注射液联合坎地沙坦酯治疗早期糖尿病肾病的疗效观察　两组各 30 例。治疗组用参芎葡萄糖注射液（丹参素 20mg，盐酸川芎嗪 100mg，葡萄糖 5g，甘油 1ml）200ml（每 3g 葡萄糖加胰岛素 1U），静脉滴注，每天 1 次；用 15 天。与对照组均用坎地沙坦酯，效不佳加非洛地平缓释片；调脂；降糖等。糖尿病教育，控制饮食，合理运动。结果：尿白蛋白排泄率、胆固醇、甘油三酯、收缩压、舒张压、空腹及餐后血糖两组治疗前后自身及首项治疗后组间比较差异均有统计学意义（$P<0.01$ 或 0.05）。[楼南芳等．中国基层医药．2008，15(8)：1340～1341]

91. 益气养肾汤治疗早期糖尿病肾病 30 例临床观察　治疗组用益气养肾汤：黄芪 30g，党参、山药、麦冬、赤芍、牛膝、生地黄、熟地黄各 15g，山茱萸、黄柏、红花、菟丝子各 10g，丹参 20g。日 1 剂，水煎服。与对照组 30 例均西药降糖，降压，降脂等，控制饮食，用 4 周。结果：两组分别完全缓解 5 例、2 例，显效 10 例、7 例，有效率各 12 例，无效 3 例、9 例，总有效率 90.0%、70.0%。[李淑胜．中医药导报，2008，14(7)：32～33]

92. 糖肾康联合西药治疗 4 期糖尿病肾病的临床研究　3 组各 50 例。治疗组用糖肾康（含冬虫夏草、川芎、黄芪、芡实、金樱子、桃仁、山药、红花、赤芍等）100ml（含生药 100g），每天 2 次，口服。用黄芪注射液 20ml，复方丹参、灯盏花素各 20mg，静脉滴注，每天 1 次。并用 PGE_1 0.1mg，低分子肝素 5kU，每天 1 次，皮下注射，用 5 日，间隔 2 日。两对照组分别用上述中、西药。均控制血糖，降压，降脂，饮食治疗等，用 4 周。结果：3 组分别完全缓解 29 例、6 例、5 例，显效 10 例、3 例、4 例，有效 8 例、21 例、19 例，总有效率 94%、60%、56%。[王绪朝等．中国

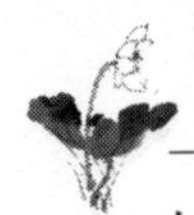

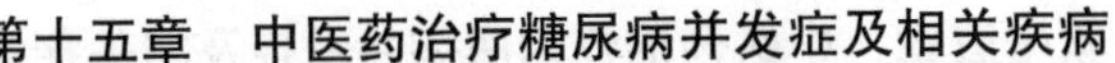

中西医结合肾病杂志.2008,9(7):627～628]

93. 芪丹益肾降糖胶囊对糖尿病肾病患者血液NO、ET-1、SOD含量的影响 治疗组45例,用芪丹益肾降糖胶囊(黄芪、丹参、生地黄、白术、水蛭、牛膝、当归、山茱萸、蜈蚣等。每粒0.35g,相当于生药1.05g);对照组43例,用降糖舒胶囊(每粒0.35g);均5粒,每天3次,口服。两组均用糖适平30mg,每天3次,口服(或用诺和灵30R,分2次皮下注射)。高血压用卡托普利25mg,每天3次,口服。基础治疗,控制饮食,糖尿病健康教育。均3个月为1个疗程。结果:两组分别显效18例、12例,有效24例、16例,无效3例、15例,总有效率93.33%、65.12%($P<0.05$)。NO、ET-1、SOD两组治疗前后自身及治疗后组间比较差异均有统计学意义($P<0.01$或0.05)。[贾凤新等.中国中西医结合肾病杂志.2008,9(7):653～634]

94. 益气活血利水法为主治疗糖尿病肾48例 治疗组用生黄芪50g,当归、川芎、红花、地龙各10g,鸡血藤、白僵蚕、川牛膝各15g,泽兰、益母草各30g,水蛭5g。随症加减,日1剂,水煎服。与对照组32例均用诺和灵30R,每天2次皮下注射;洛汀新10～20mg,口服。均低糖低脂蛋白饮食;水肿和高血压低盐饮食。2周为1个疗程,用2个疗程。结果:两组分别显效(症状消失;24小时尿蛋白定量减少>50%)18例、5例,有效22例、11例,无效8例、16例,总有效率83.3%、50%($P<0.05$)。[陈军.辽宁中医药大学学报.2009,11(1):109]

95. 滋肾活血利水治疗糖尿病肾病42例疗效观察 治疗组用黄芪20g,党参、山茱萸、山药、茯苓、白术各10g,女贞子、丹参各15g,泽泻、葛根、独活、川芎各9 g。随症加减,日1剂,水煎服。与对照组38例均用糖适平片100～120mg。(或胰岛素诺和灵30R);苯那普利10mg,口服。均控制血糖、血压,低蛋白饮食,用8周。结果:两组分别显效(症状基本消失:尿微量白蛋白或尿蛋白复常或下降>50%,空腹血糖、血肌酐、尿素氮、血压血脂等复常或改善>30%)15例、7例,有效22例、14例,无效5例、17例,总有效率88.1%、55.26%($P<0.05$)。[冯建文.浙江中医药大学学报.2009,33(1):61~63]

96. 中西医结合治疗糖尿病肾病40例临床观察　治疗组用大黄糖肾汤:大黄6g(后下),生黄芪、益母草各30g,熟地黄、泽泻、丹参、沙参、茯苓各15g,山茱萸12g,牡丹皮10g,水蛭粉3g(分冲)。日1剂,水煎服。与对照组38例均用降糖药,口服(或用胰岛素),控制空腹、餐后2小时血糖分别<7mmol/L、10mmol/L。高血压用血管紧张素转换酶抑制剂(或血管紧张素受体阻断剂),控制血压<120/70mmHg。优质低蛋白糖尿病饮食。10天为1个疗程,用3个疗程。结果:两组分别显效(24小时尿蛋白定量减少>40%)13例、10例,有效21例、13例,无效6例、15例,总有效率85%、60.5%。[刘大奎.江苏中医药.2009,41(2):31~32]

97. 益气养阴活血法治疗临床糖尿病肾病50例　治疗组用生黄芪30g,生白术、茯苓、泽兰、赤芍、桑白皮、麦冬、知母各10g,北沙参、丹参、冬桑叶各20g,当归、桑椹子、玉米须各15g,五味子6g。日1剂,水煎服。与对照组53例均用诺和灵、来适可、肠溶阿司匹林、代文片等。均4~8周为1个疗程。结果:两组分别显效20例、15例,有效24例、23例,无效6例、15例,总有效率88%、71.7%($P<0.05$)。24小时尿蛋白定量两组治疗前后自身及治疗后组间比较均有显著性差异($P<0.01$或0.05)。[孙蓉媚等.浙江中西医结合杂志.2006,16(9):577~578]

98. 补肾活血法治疗早期糖尿病肾病血瘀证76例临床观察　治疗组用生黄芪、山药各30g,地黄、丹参各15g,山茱萸、泽兰、菟丝子、鬼箭羽各12g,牡丹皮、肉苁蓉各9g,水蛭、全蝎各3g,熟大黄6g。随症加减,日1剂,水煎服。对照组60例,用血管紧张素Ⅱ受体阻滞剂安博维(厄贝沙坦)1.50mg,每天顿服。

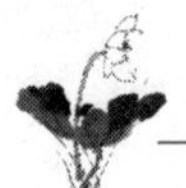
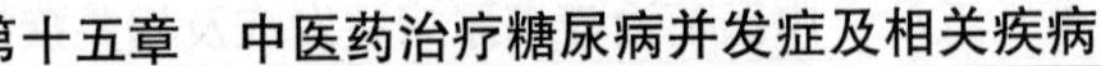

两组均常规糖尿病基础治疗，保持空腹、餐后2小时血糖4.4～7.0mmol/L、4.4～11.1mmol/L，血压<140/90mmHg。均8周为1个疗程。结果：两组分别显效（症状、体征总积分值下降≥70%，实验室检查指标基本复常）28例、14例，有效40例、26例，无效8例、20例，总有效率89.5%、66.4%。［陈慧等．中国中医药科技．2009，16(1)：10］

99. 九味地黄汤治疗中老年早期糖尿病肾病临床观察　治疗组54例，用九味地黄汤（熟地黄、山茱萸、山药、茯苓、泽泻、牡丹皮、黄芪、丹参、益母草等）。日1剂，水煎早餐前、晚睡前服。与对照组30例均每天用厄贝沙坦片75～150mg。继用原降糖、降压及治疗冠心病药。均糖尿期饮食，糖尿病教育，8周为1个疗程。结果：两组分别显效（症状、体征明显缓解；尿蛋白定量、定性均阴性）29例、11例，有效21例、14例，无效4例、5例，总有效率92.59%、83.33%（$P<0.01$）。［白桦等．内蒙古中医药．2009，28(2)：1～4］

100. 温肾健脾法治疗早期糖尿病肾病的临床观察　治疗组48例，用制附子10g，肉桂6g，怀牛膝、车前子、山药、山茱萸、茯苓、牡丹皮各15g，熟地黄20g，泽泻12g。气虚甚，加党参、黄芪；血瘀甚，加当归、川芎；湿热，加滑石、玉米须；燥结，加大黄、芒硝；阴虚，加黄精、玉竹。日1剂，水煎服。与对照组42例均每天用糖适平30～120mg；血压高，用卡托普利25～75mg；口服。均适量运动，优质低蛋白糖尿病饮食，6周为1个疗程。结果：两组分别显效（症状消失；24小时尿蛋白定量下降>1/3，Ccr升高1/4，SCr下降1/4，FBG、HbA1c复常或下降>1/3）23例、17例，有效18例、11例，无效7例、14例，总有效率85.42%、66.67%。［周硕果．四川中医．2009，27(1)：74～75］

101. 自拟保肾方治疗早期糖尿病肾病及对C-反应蛋白的影响　两组各28例，治疗组用自拟保肾方：女贞子、墨旱莲、山茱萸各15g，黄芪、丹参各20g，西洋参5g，牡丹皮、茯苓各12g。

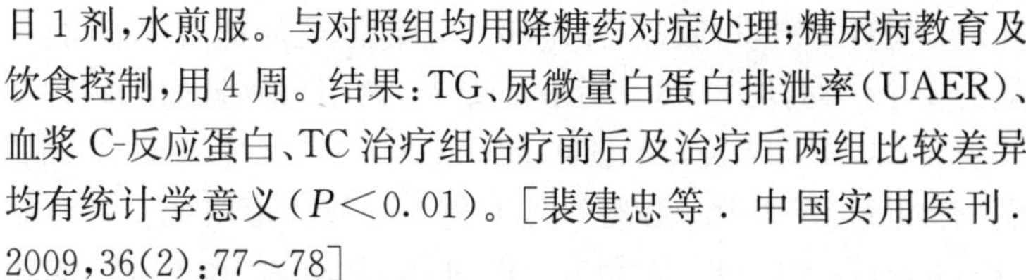

日 1 剂，水煎服。与对照组均用降糖药对症处理；糖尿病教育及饮食控制，用 4 周。结果：TG、尿微量白蛋白排泄率（UAER）、血浆 C-反应蛋白、TC 治疗组治疗前后及治疗后两组比较差异均有统计学意义（$P<0.01$）。[裴建忠等．中国实用医刊．2009，36（2）：77～78]

102. 益气补肾祛瘀化浊法合金水宝胶囊治疗糖尿病肾病 42 例疗效观察　用黄芪、益母草各 30g，太子参、白术、山药、山茱萸、熟地、黄精、车前子各 15g，茯苓、当归、党参、白花蛇舌草各 20g。随症加减，日 1 剂，水煎服。用金水宝胶囊 3 粒，每日 3 次；并用糖适平（或胰岛素静注）；血压高，用卡托普利；口服。控制饮食，1 个月为 1 个疗程。结果：显效（症状消失；肾功能、血糖及血脂均复常）21 例，有效 18 例，无效 3 例。[韩毅敏．云南中医中药杂志．2002，23（6）：15～16]

103. 生脉注射液治疗糖尿病肾病临床观察　两组各 30 例。治疗组用生脉注射液（含红参 1 份，五味子 1.56 份，麦冬 1.32 份）30ml，加胰岛素 3U，加 5%葡萄糖注射液 250ml，静脉滴注，日 1 次。与对照组均用糖适平 30mg，每日 3 次，口服（或胰岛素 8～24U，每日 1～3 次，皮下注射）；高血压，用拜心通 30mg，每日顿服；水肿＞中度，用速尿（呋塞米）40mg，每日 1 次。控制饮食，每日食蛋白 0.6～0.8g/kg。10 日为 1 个疗程，疗程间隔 3～5 日，用 3 个疗程。结果：两组分别显效（症状、体征消失；24 小时尿蛋白定量＜300mg，血脂、血液流变学指标均复常）13 例、8 例，有效 4 例、10 例，无效 3 例、12 例，总有效率 90%、60%。[任月运．中国中西医结合肾病杂志．2002，3（12）：725～726]

104. 补肾益气活血化瘀联合依那普利治疗糖尿病肾病　治疗组 24 例，方用黄芪 20g，附子、熟地、桂枝、白术、泽泻、茯苓、川芎各 10g，山茱萸 12g，益母草 30g，山药、丹参各 15g。随症加减，日 1 剂，水煎服。与对照组 22 例均用依那普利

10mg，每日 2 次，口服；用胰岛素。均低盐、优质低蛋白饮食。4 周为 1 个疗程，用 2～3 个疗程。结果：两组分别显效（症状、体征消失；24 小时尿蛋白定量减少＞50％，肌酐下降 1/4）12 例、7 例，有效 11 例、9 例，无效 1 例、6 例。疗效治疗组优于对照组（$P<0.05$）。24 小时尿蛋白定量、肌酐、尿素氮、血压及空腹血糖两组治疗前后自身及前 3 项治疗后组间比较均有显著性差异（$P<0.01$ 或 0.05）。[芮以融．浙江中西医结合杂志．2002，12(12)：762～763]

105. 糖肾平汤治疗早期糖尿病肾病 32 例　治疗组用糖肾平汤：太子参、黄芪各 20g，山茱萸、生地、怀山药、金樱子、玉米须、川芎各 15g，桑螵蛸、茯苓、鬼箭羽各 12g，僵蚕 10g，水蛭 4g。日 1 剂，水煎服。与对照组 30 例均用糖适平 30～120mg/d（或加拜唐苹 50～300mg/d）；高血压用贝那普利 10mg/d（或加波依定 5mg/d）；口服。均控制饮食，8 周为 1 个疗程。结果：两组分别显效（主症消失或明显改善；空腹血糖＜7mmol/L，尿微量白蛋白复常或下降＞50％）8 例、3 例，有效 21 例、9 例，无效 3 例、18 例，总有效率 90.63％、40％（$P<0.01$）。[邱英明．福建中医药．2001，32(5)：7～8]

（1～105：范婷）

106. 糖肾康散治疗 2 型糖尿病肾病临床观察　用糖肾康散（含丹参、天花粉、黄芪各 30g，川芎、益母草、太子参、山药各 20g，天麻、黄芩、三七粉、五味子各 15g）20g，每日 2 次，餐前半小时服。并血压＞19/12kPa 用卡托普利 25mg，每日 2 次，口服。糖尿病饮食。结果：本组 32 例中，显效（症状消失或明显改善；空腹血糖＜7.2mmol/L，尿蛋白转阴，或分别下降≥30％、70％）15 例，有效 13 例，无效 4 例，总有效率 87.5％。[李增战．陕西中医函授．2001，(5)：22]

107. 中西医结合治疗糖尿病肾病临床观察　肾功能代偿期，用黄芪、太子参各 20g，炮穿山甲、丹参、川芎、赤芍、桃仁、益

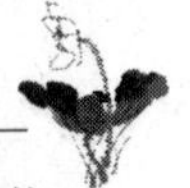

母草各 10g;失代偿期,用生大黄、白术、甘草、茯苓、丹参、川芎各 10g,黄芪 20g,五味子 15g。日 1 剂,水煎服;并Ⅰ型常规用胰岛素;Ⅱ型常规用口服降糖药,糖尿病饮食;均控制血糖<7.8mmol/L。治疗组 28 例,14 日为 1 个疗程,用 1～3 个疗程。结果:显效(水肿消退,肾功能、血压复常)6 例,有效 16 例,好转、无效各 3 例。血压、尿蛋白定量及肌酐清除率治疗前后比较均有显著差异($P<0.01$)。[许志华等. 中国中西医结合肾病杂志. 2001,2(9):548]

108. 益气滋肾化瘀汤治疗糖尿病肾病 22 例 本组均属脾肾气阴两虚夹瘀者,继用口服降糖药,并用益气滋肾化瘀汤:生黄芪、太子参、黄精、丹参、益母草、白茅根各 30g,熟地、山萸肉、泽泻、云茯苓、五味子各 15g,山药、川芎、泽兰各 10g。阴虚甚,加天冬、麦冬、石斛;脾虚湿困,加苍术、白术;水肿明显,加泽泻、车前子(包)、冬瓜皮;瘀血明显,加桃仁、红花。用 2～3 个月。结果:显效 8 例,好转 11 例,无效 3 例,总有效率 86.28%。治疗后血糖和 24 小时尿蛋白均较治疗前明显下降(P 均<0.05)。[马茂芝. 时珍国药研究. 1994,5(2):11～12]

109. 平糖保肾丸治疗糖尿病肾病 86 例临床观察 治疗组用平糖保肾丸(含黄芪、枸杞子、生地黄、山茱萸、白芍、猪苓、茯苓、川牛膝、赤芍)12g,每天 2 次,口服。血压>20/12kPa 加用尼莫地平 20mg,每天 2 次,口服。对照组 36 例,用依那普利片 10mg,每天顿服。两组均用胰岛素,糖适平。均 8 周为 1 个疗程。结果:两组分别显效(症状消失或明显改善;24 小时尿蛋白定量下降≥70%)40 例、10 例,有效 38 例、15 例,无效 8 例、11 例,总有效率 90.70%、69.44%。24 小时尿蛋白定量、24 小时尿白蛋白排泄率、TC、TG、空腹及餐后 2 小时血糖两组治疗前后自身及前 4 项治疗后组间比较差异均有统计学意义($P<0.01$ 或 0.05)。[马显振. 中国中医急诊. 2010,19(1):35～36]

110. 滋阴消渴胶囊治疗糖尿病肾病的临床研究 治疗组45例，用滋阴消渴胶囊（含人参、黄芪、红花、北沙参、山药、枸杞子、熟地黄、黄精、麦门冬、赤芍、知母、老头草等）口服。与对照组42例均每天用糖适平30～90mg；高血压，用安博维150mg。优质低蛋白糖尿病饮食，糖尿病教育。均4周为1个疗程，用3个疗程。结果：两组分别显效（症状基本消失；24小时尿蛋白复常，或<0.5g，或下降>2/3；空腹血糖复常或下降1/2）18例、11例，有效23例、19例，无效4例、12例，总有效率91.11%、73.81%（$P<0.01$）。空腹血糖、蛋白尿、尿白蛋白排泄率、血肌酐、尿素氮、尿β_2-微球蛋白、总胆固醇、三酰甘油、高密度脂蛋白胆固醇、血浆黏度、纤维蛋白原、高及低切全血黏度治疗组治疗前后及治疗后两组比较差异均有统计学意义（$P<0.01$或0.05）。[贾志刚等．长春中医药大学学报．2010，26(1)：18～20]

111. 益肾汤治疗中晚期糖尿病肾病38例 治疗组用益肾汤：益母草20g，黄芪30g，当归、桃仁、酒大黄（以每天大便1～2次为度）各10g，党参、丹参、焦白术、生地、山茱萸、山药各15g。日1剂，水煎服。与对照组30例均用西药控制血糖，降压等。优质低蛋白饮食，3个月为1个疗程。结果：两组分别显效（症状、体征减轻；血压、空腹血糖、肾功能复常，尿蛋白阴性或24小时尿蛋白定量减少）18例、6例，有效16例、17例，无效4例、7例，总有效率89.5%、76.7%。[黄健等．山东中医杂志．2007，26(3)：161～162]

112. 丹芪饮治疗早期糖尿病肾病临床疗效观察 治疗组34例，用丹芪饮：生黄芪、茯苓各40g，覆盆子10g，女贞子、墨旱莲、焦白术、泽泻、丹参、怀牛膝、杜仲炭各15g。日1剂，水煎分3次服。与对照组32例均用黄葵胶囊（每粒含生药黄葵0.5g）5粒，每天3次，口服。均用糖适平（或胰岛素）控制血糖。均糖尿病饮食。4周为1个疗程，用2个疗程。结果：两组分别显效14

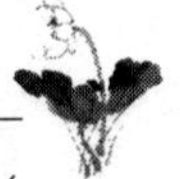

例、8例，有效15例、10例，无效5例、14例，总有效率85.29%、56.25%（$P<0.01$）。餐后2小时血糖、尿微量白蛋白、24小时尿白蛋白排泄率、转化生长因子-β_1、血及尿β_2-微球蛋白治疗组治疗前后及治疗后两组比较差异均有统计学意义（$P<0.01$或0.05）。［李丽琦等．中国中西医结合肾病杂志．2010，11(2)：154～155］

113. 参芪地黄汤合补阳还五汤化裁治疗早期糖尿病肾病疗效观察　治疗组31例，方用党参15g，黄芪30g，生地黄、山药、山茱萸、当归、川芎各10 g，牡丹皮、茯苓、泽泻、赤芍、桃仁各9g，红花8g，地龙6g。随症加减，日1剂，水煎服。与对照组30例均控制血糖、血压，调节血脂，抗凝等，控制饮食。均4周为1个疗程，疗程间隔2～3天，用2个疗程。结果：两组分别显效（症状消失；24小时尿白蛋白排泄率复常或下降>2/3，空腹血糖<7mmol/L或下降>1/2，肾功能复常）12例、7例，有效14例、11例，无效5例、12例，总有效率83.9%、60.0%（$P<0.05$）。［安东林．甘肃中医学院学报．2010，27(1)：36～37］

114. 解毒扶正汤联合西药对糖尿病肾病Ⅳ期85例疗效观察　治疗组用解毒扶正汤：大黄20g，蒲公英、丹参、生地、枸杞子、鸡血藤、党参、牡蛎、川芎、当归各12g，黄芪30g，益母草15g，炙甘草6g等。日1剂，水煎分3次餐后服。与对照组85例均用格列喹酮15mg，每天2次餐前；胰激肽原酶240U，每天3次；依那普利10mg，每天分1～2次；口服。均糖尿病饮食，8周为1个疗程。结果：两组分别显效（症状基本消失；尿白蛋白排泄率或尿蛋白、FBG、BP、BUN、血脂复常或改善>50%）45例、25例，有效29例、37例，无效11例、23例，总有效率86.5%、73.2%（$P<0.05$）。［范修云等．中国中西医结合肾病杂志．2007，8(3)：164～165］

115. 血府逐瘀汤为主治疗糖尿病肾病48例疗效观察　治疗组用血府逐瘀汤：当归、生地各15g，红花、桃仁、赤芍、川芎、

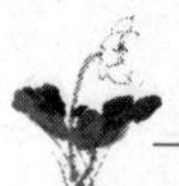

柴胡、枳壳、怀牛膝各12g，桔梗、甘草各6g。肝肾气阴两虚致瘀型，加太子参、沙参、山茱萸、枸杞子等；脾肾阳虚致瘀型，加黄芪、党参、茯苓、杜仲、菟丝子等；阴阳两虚致瘀型，加熟附子、肉桂、补骨脂、冬虫夏草等。日1剂，水煎服。与对照组38例均控制血糖、血压、胆固醇，控制饮食，优质低蛋白饮食，用2个月。结果：两组分别显效22例、12例，有效19例、15例，无效7例、11例，总有效率85.4%、71.1%（$P<0.05$）。空腹血糖、24小时尿蛋白定量、尿白蛋白排泄率、血清肌酐、血浆白蛋白、血尿素氮治疗组治疗前后及治疗后前4项组间比较均有显著性差异（$P<0.01$ 或 0.05）。[阎奇等．中国中医药信息杂志．2007，14(4)：70～71]

116. 中西医结合治疗糖尿病肾病35例观察 治疗组用黄芪30g，党参、枸杞子、川芎各15g，牡丹皮、陈皮各6g，赤芍、山药各12g，制大黄10g，水蛭、全蝎各3g。随症加减，日1剂，水煎服。与对照组35例均西医常规治疗，用3个月。结果：两组分别显效11例、7例，有效15例、12例，无效9例、16例。[龚时贤．浙江中医杂志．2008，43(9)：534]

117. 降白灵胶囊治疗60例糖尿病肾病的临床观察 两组各30例。治疗组用降白灵胶囊（黄芪、芡实、牛蒡子、半枝莲、白花蛇舌草、萆薢、土茯苓、赤芍等），每天3次，口服。与对照组均降糖，降血压，纠正酸中毒、电解质紊乱等。糖尿病教育，控制饮食，适量运动，用2个月。结果：两组分别显效（症状消失或好转；肾功能复常或指标下降≥1/4，血糖、糖化血红蛋白复常或接近正常）10例、6例，有效16例、13例，无效4例、11例，总有效率86.67%、63.33%。[易志宏等．中医药学报．2008，36(5)：27～29]

118. 糖肾通络方对早期糖尿病肾病患者血清Ⅳ型胶原及尿微量清蛋白排泄率的影响 治疗组25例，用糖肾通络方（含黄芪、当归、红花、莪术、菟丝子、生地黄、山茱萸、茯苓、淫羊藿、

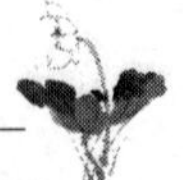

地龙、五味子等。均免煎颗粒剂），每天2次冲服。对照组20例，用苯那普利10mg，每天顿服。两组均用糖适平、二甲双胍（或胰岛素）；心理治疗等。控制饮食，加强运动，用3个月。结果：两组分别完全缓解2例、0例，显效6例、2例，有效13例、9例，无效4例、9例。血清Ⅳ型胶原、Ccr、Uaer两组治疗前后自身及前2项治疗后组间比较差异均有统计学意义（$P<0.01$）。[徐丽梅等．安徽中医学院学报．2008，27(5)：19～22]

119．**糖肾消饮治疗早期糖尿病肾病疗效观察**　两组各40例。治疗组用糖肾消饮：太子参、女贞子、益母草、芡实各24g，黄芪60g，当归、山茱萸、鬼箭羽各15g，熟地黄、水蛭各10g，丹参30g，金樱子20g。日1剂，水煎服。对照组用缬沙坦80mg，每天顿服。均用胰岛素控制空腹及餐后2小时血糖分别≤7mmol/L、≤10mmol/L；血压控制至<140/90mmHg。禁用血管紧张素转换酶抑制剂类及血管紧张素Ⅱ受体拮抗剂类降压药，疗程12周。结果：两组分别显效（症状基本消失；24小时尿微量白蛋白<30mg）16例、9例，有效18例、16例，无效6例、15例，总有效率85％、62.5％。[王志萍等．中国中医急诊．2008，17(4)：466～467]

120．**肾泰安颗粒治疗早期糖尿病肾病30例临床观察**　治疗组用肾泰安颗粒（黄芪、山茱萸、巴戟天、鳖甲、酸枣仁）1袋，每天3次，口服。与对照组30例均依据病情分别用糖适平、诺和龙、胰岛素等；对症处理。均每天控制蛋白质0.8g/kg；合理安排三大营养素，疗程3个月。结果：两组分别显效（症状消失；UAER复常，或减少≥50％）11例、5例，有效15例、12例，无效4例、13例，总有效率86.67％、56.67％（$P<0.05$）。[富利燕等．吉林中医药．2008，28(3)：172～173]

121．**降糖康肾汤结合西药治疗糖尿病肾病疗效观察**　治疗组46例，用降糖康肾汤：黄芪、芡实各30g，当归、白术、生地黄、熟地黄、山茱萸、枸杞子、女贞子、制大黄各10g，茯苓、苍术、丹参、墨旱莲、益母草各 15g，金樱子 25g，山药 20g。日 1 剂，水煎服。与对照组 42 例均酌用糖适平，拜唐苹，胰岛素；洛汀新 10mg，每天顿服；抗感染；降血压及对症处理等。均低脂低盐优质低蛋白糖尿病饮食，用 6 个月。结果：两组分别显效（症状消失；空腹血糖＜7.2mmol/L，24 小时尿蛋白定量＜0.3g 或下降＞1/2，SCr 下降＞1/3）19 例、13 例，有效 24 例、19 例，无效 3 例、10 例，总有效率 93.5%、76.2%（$P<0.01$）。［庞学丰等．广西中医药．2008，31(2)：10～13］

122. 利湿化瘀法治疗糖尿病肾病临床观察　治疗组 30 例，用薏苡仁、丹参各 30g，玉米须、茯苓、白茅根、菟丝子各 15g，当归 12g，鬼箭羽 10g，黄芪 20g。随症加减，日 1 剂，水煎服。与对照组 28 例均用盐酸二甲双胍 0.5～2g，每天分 2～3 次；必要时配合拜唐苹、胰岛素；赖诺普利 10mg，ACEI 不能耐受，用氯沙坦 50mg，每天 1～2 次，口服。均控制血压、饮食。均 1 个月为 1 个疗程，用 2 个疗程。结果：两组分别显效［空腹血糖≤6.1mmol/L，糖化血红蛋白＜7%，血压＜130/80mmHg，尿白蛋白排泄率＜200μg/min，Fbg（2.25±0.5）g/L］12 例、8 例，有效 15 例、14 例，无效 3 例、6 例。［玄绪丽等．中国中西医结合肾病杂志．2008，9(3)：265～266］

123. 参芪地黄汤为主治疗糖尿病肾病 127 例　方药：太子参、山药、泽泻各 15g，黄芪 30g，山茱萸 10g，牡丹皮 9g，茯苓、生地各 12g。气虚，太子参、黄芪增量；阴虚，加玄参、知母；便秘，加玄参、当归、何首乌；眩晕，加牡蛎、龙骨、钩藤、生白芍；咽干口渴，加麦冬、沙参；阳虚，稍加淡附子、肉桂；唇舌紫黯，加桃仁、红花、赤芍；水肿，合五皮饮；恶心呕吐，加半夏、竹茹。日 1 剂，水煎服。西药控制血糖、血压及水肿，用 3 个月。结果：显效（空腹、餐后血糖分别＜7.2mmol/L、8.3mmol/L，尿白蛋白排泄率减少≥75%，24 小时尿蛋白定量＜0.3g）41 例，有效 58 例，无效 28 例，总有效率 77.95%。［楼季华．浙江中医杂志．2006，41

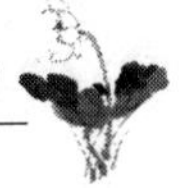

(12):708]

124. 芪地益气养阴活血方治疗Ⅲ、Ⅳ期糖尿病肾病的临床观察　治疗组48例,用芪地益气养阴活血方:黄芪、益母草各30g,生地、川草、泽泻各20g,葛根、山药、丹参、茯苓各20g,大黄、生甘草各10g。水肿,加冬瓜皮、防己、车前子;血压高,加天麻、石决明、钩藤;血脂高,加草决明、焦山楂;阴虚甚,加麦冬、枸杞子、五味子。日1剂,水煎服。与对照组47例均用糖适平30～180mg,每天分2～3次,口服;效果不佳用胰岛素。高血压用福辛普利钠(蒙诺)10mg,每天顿服;血压仍高加非洛地平(波依定)等。干咳甚,改用缬沙坦(代文)。均对症处理等,控制饮食,用3个月。结果:两组分别显效23例、11例,有效20例、21例,无效5例、15例,总有效率89.6%、68.1%。尿素氮、血肌酐、24小时尿蛋白定量、尿白蛋白排泄率及血液流变学4项(全血高及低切黏度,血浆高切黏度,纤维蛋白原)指标治疗组治疗前后及治疗后组间比较均有显著性差异($P<0.01$或0.05)。[邹丽红等.中国中西医结合杂志.2006,26(11):1023～1026]

125. 中西医结合治疗糖尿病肾病204例临床观察　治疗组104例,用参黄地黄汤:太子参20g,山药30g,生地、牡丹皮、茯苓、益母草各15g,山茱萸、泽泻各10g,生大黄6g(后下)。日1剂,水煎服。并用黄芪注射液20ml,川芎嗪注射液120mg,分别加生理盐水静脉滴注,每天1次。与对照组100例均用糖适平(或胰岛素);洛汀新10mg,每天1次,口服;对症处理。均糖尿病饮食,半个月为1个疗程,用3～5个疗程。结果:两组分别显效(尿蛋白排泄率下降>50%)69例、25例,有效31例、47例,无效4例、28例,总有效率96.1%、72%。[杨玉莲.光明中医.2006,21(10):53～54]

126. 辨证分型治疗糖尿病肾病58例　脾虚湿盛,用实脾饮合温脾汤加减:淡附子、炮姜、炒白术、川厚朴、木瓜、木香、草果仁、大腹皮、党参各10g,茯苓15g,大黄、炙甘草各6g,生姜5

片,大枣 5 枚。肝肾阴虚,用麦味地黄汤加减:山药 18 g,山茱萸、牡丹皮、五味子、杭白菊各 10g,生地、茯苓、枸杞子各 15g,泽泻、麦冬各 12g。肾虚水停,用真武汤合济生肾气丸加减:淡附子、桂枝、酒芍、山茱萸、川牛膝各 10 g,白术、茯苓、山药各 15g,熟地、泽泻各 12g,生姜 5 片。浊毒血瘀,用补阳还五汤合四妙勇安汤加减:黄芪 60g,当归、猪苓、茯苓各 15g,赤芍、地龙、川芎、桃仁、红花、甘草各 10g,金银花、党参各 30g。日 1 剂,水煎服。30 天为 1 个疗程,用≤6 个疗程。结果:显效(主症消失;实验室指标复常或明显好转)37 例,好转 18 例,无效 3 例,总有效率 94.8%。[吴家瑜.中医药学刊.2006,24(9):1716]

127. 补肾活血汤治疗糖尿病肾病蛋白尿 40 例临床观察
治疗组用补肾活血汤:生地黄、黄芪、丹参各 30g,淫羊藿、赤芍、益母草各 15g,山药、山茱萸、芦根、水蛭各 20g,制大黄 9g,炮穿山甲粉 5g。日 1 剂,水煎分 3 次服。对照组 40 例,用卡托普利片 25mg,每天 3 次,口服。两组均用糖适平片(或胰岛素),将空腹及餐后 2 小时血糖控制在<6.1mmol/L、8mmol/L。用 8 周。结果:两组分别显效(症状、体征基本消失;24 小时尿蛋白定量下降>1/2)30 例、12 例,有效 7 例、15 例,无效 3 例、13 例,总有效率 92.5%、67.5%。[李峰梅.四川中医.2008,26(10):76]

128. 疏血通、黄芪注射液联合西药治疗早期糖尿病肾病临床观察　治疗组 38 例,用疏血通注射液(水蛭、地龙)6～10ml,黄芪注射液(含黄芪)30～60ml,加生理盐水 250ml,静脉滴注,每天 1 次。与对照组 36 例均用达美康 80～160mg,每天 2 次(或格列吡嗪片 5～10mg,每天 3 次),口服。均优质低蛋白糖尿病饮食,3 周为 1 个疗程。结果:两组分别显效 16 例、8 例,有效 19 例、14 例,无效 3 例、14 例,总有效率 92.1%、61.1%($P<0.01$)。血液流变学(全血黏度、血浆黏度、血纤维蛋白原)及血脂(胆固醇、甘油三酯、高密度脂蛋白胆固醇)各 3 项、空腹血糖、糖基化血红蛋白、尿 β_2 微球蛋白、尿白蛋白排泄率治疗组治疗

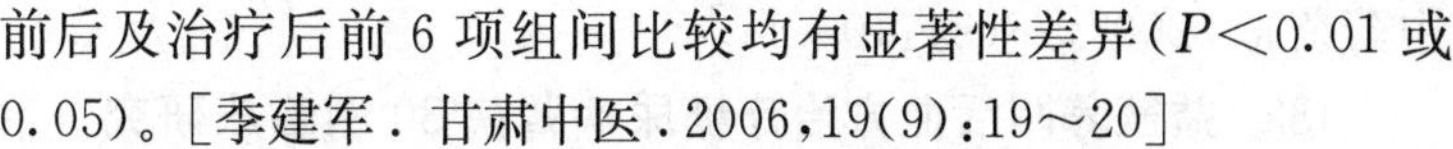

前后及治疗后前 6 项组间比较均有显著性差异($P<0.01$ 或 0.05)。[季建军.甘肃中医.2006,19(9):19~20]

129. 益肾降浊汤治疗早期糖尿病肾病 35 例 治疗组用益肾降浊汤:黄芪、生地、丹参、川芎、石斛、茯苓各 15g,山茱萸 6g,山药 20g,玉米须 30g。日 1 剂,水煎服。与对照组 35 例均降血糖、控制血压等,糖尿病饮食。1 个月为 1 个疗程,用 2 个疗程。结果:两组分别显效 19 例、8 例,有效 11 例、10 例,无效 5 例、17 例,总有效率 85.71%、51.43%。尿白蛋白排泄率、胆固醇、甘油三酯治疗组治疗前后及治疗后组间比较均有显著性差异($P<0.01$ 或 0.05)。[虞挺.江西中医药.2006,37(10):23~24]

130. 止消保肾汤对早期糖尿病肾病 NO 及 SOD 的影响 两组各 34 例。治疗组用止消保肾汤:生黄芪、山药、金樱子各 30g,生地、川芎、丹参各 20g,莪术 10g,芡实 15g。用煎药机水煎,取液 200ml。用 100ml,每天 2 次,口服。对照组用洛汀新 10mg,每天顿服。均用胰岛素、糖适平(或加拜唐苹),8 周为 1 个疗程。结果:24 小时尿微量白蛋白排泄率、血清一氧化氮、超氧化物歧化酶两组治疗前后自身及治疗后组间比较均有显著性差异($P<0.01$ 或 0.05)。[范冠杰等.北京中医药大学学报.2007,30(3):210~212]

131. 降糖保肾胶囊治疗糖尿病肾病 100 例临床研究 治疗组用降糖保肾胶囊(柴胡、丹参、薏苡仁、葛根、白茅根各 20g,益母草、当归、茯苓 15g,水蛭 10g,黄芪 60g,怀山药、山茱萸各 30g。制成胶囊剂,每粒 0.3g,相当于生药 5g)4 粒,每天 3 次,口服。对照组 60 例,用洛汀新 10mg(或代文 80mg),每天口服。均用糖适平、胰岛素,降压,抗感染,降血脂,利尿等。均优质低蛋白饮食。1 个月为 1 个疗程,用 2 个疗程。结果:两组分别显效(症状、体征明显减轻;血压、肾功能复常,尿蛋白阴性或减少≥1g/24h,血糖复常或<8mmol/L)38 例、16 例,有效 54 例、30 例,无效 8 例、14 例,总有效率 92%、76%。[杨华等.云南中医

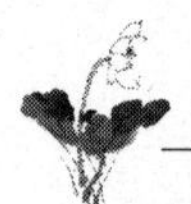

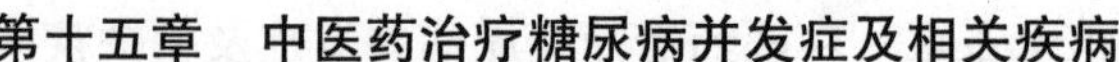

中药杂志.2007,28(3):10～11]

132. 益气养阴活血方治疗糖尿病肾病30例临床研究　治疗组用益气养阴活血方:生黄芪、太子参、丹参各30g,麦冬、五味子各15g,当归、熟大黄、赤芍各10g,川芎20g,水蛭6g。日1剂,水煎服。与对照组30例均用糖适平30～60mg,每天3次,口服(或诺和灵30R胰岛素注射液,每天分2次皮下注射);高血压,用蒙诺10～20mg每天分1～2次,口服。均优质低蛋白饮食,3个月为1个疗程。结果:两组分别显效(症状、体征基本消失;尿微量白蛋白下降>2/3,24小时尿蛋白定量<0.5g或下降>2/3,血肌酐下降>1/4,空腹血糖<7.2mmol/L或下降1/2)9例、6例,有效14例、9例,无效7例、15例,总有效率76.7%、50%。[谌洁等.中医杂志.2006,47(11):841～843]

133. 保元胶囊治疗糖尿病肾病的临床研究　3组各20例。治疗组用保元胶囊(含黄芪、当归、冬虫夏草、生地、山药、山茱萸、白花蛇舌草等)5粒,每天3次,口服。并用苯那普利20mg,每天口服。对照1组、2组分别用上述中、西药。均西医常规降血糖,用4周。结果:血肌酐、尿蛋白定量、血浆白蛋白、平均动脉压、总胆固醇、甘油三酯治疗组治疗前后及前3项治疗后与两对照组比较均有显著性差异($P<0.01$或0.05)。[李青等.中华中医药杂志2006,21(11):685～686]

134. 中西医结合治疗早期糖尿病肾病的临床研究　两组各30例。治疗组用熟地、山茱萸各10g,茯苓20g,黄芪25g,赤芍12g,女贞子、麦冬、鸡血藤、山药、西洋参各15g,五味子6g。水煎服。与对照组均用洛汀新10mg,每天口服;常规西药降血糖。控制饮食,每天蛋白质摄入量0.6g/kg。用3个月。结果:两组分别显效10例、5例,有效16例、17例。空腹及餐后2小时血糖、糖化血红蛋白、尿白蛋白排泄率两组治疗前后自身及治疗后组间比较均有显著性差异($P<0.01$)。[岳超等.中医药学报.2007,35(1):60～62]

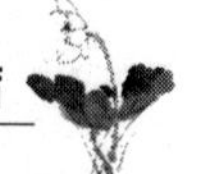

135. 排毒保肾汤治疗糖尿病肾病50例　方药：白花蛇舌草、野菊花、山药、菟丝子、茯苓各20g，大黄、枸杞子、肉桂各10g，黄芪30g，杜仲、丹参、太子参、白术各15g，水蛭6g。气阴两虚甚，黄芪、枸杞子增量（或太子参易西洋参）；脾肾阳虚甚，加淫羊藿、金樱子。日1剂，水煎服。并西医常规治疗。4周为1个疗程，用2个疗程。结果：显效（24小时尿蛋白定量下降≥50%）17例，有效28例，无效5例，总有效率90%。[郭金玲．江西中医药．2007，38(1)：37]

136. 益气养阴活血法治疗早期糖尿病疗效观察　治疗组34例，用益气养阴活血汤：苍术、山药、生地黄各15g，玄参20g，黄芪30g，人参6g，麦冬、当归、川芎、五灵脂各9g，茯苓12g。随症加减，日1剂，水煎服。对照组32例，用六味地黄丸8丸，每天3次，口服。均用糖适平（或克糖利），口服（或胰岛素，皮下注射）；降压。均饮食及运动疗法，7天为1个疗程，用3～4个疗程。结果：两组分别显效（尿白蛋白排泄率<20μg/min，空腹、餐后血糖<7.2mmol/L、8.3mmol/L）16例、6例，有效各14例，无效4例、12例，总有效率88.24%、62.50%（$P<0.05$）。[石冬辉．山东中医杂志．2008，27(12)：807～808]

137. 糖肾2号方与依那普利联合治疗早期糖尿病肾病的临床对照观察　治疗组31例，用糖肾2号方：黄芪、山药、鬼箭羽各30g，白术、玄参、泽兰叶、白茅根各15g，知母12g，王竹20g，炒桃仁、泽泻各10g，大黄5g。隔天1剂，水煎服。并用依那普利5mg，每天2次。对照1组、2组各30例，分别用上述中、西药。3组均用诺和灵30R，每天2次皮下注射。糖尿病饮食及健康教育，适量运动，用3个月。结果：尿微量白蛋白排泄率（UAER）、尿β_2-微球蛋白、SCr 3组治疗前后自身及治疗后治疗组与两对照组比较差异均有统计学意义（$P<0.01$或0.05）。[鲍正宏等．北京中医药大学学报（中医临床版）．2008，15(6)：22～23]

138. 中西医结合治疗早期糖尿病肾病疗效观察 两组各30例。治疗组用都气加味汤:生地黄、泽泻、茯苓、益母草各12g,山茱萸、五味子、牡丹皮各9g,炒山药15g,黄芪、玉米须各30g。日1剂,水煎餐后服。与对照组均用替米沙坦40mg,每天顿服。均空腹血糖维持在4.4～7.0mmol/L,血压<130/80mmHg。均优质低蛋白饮食,30天为1个疗程。结果:两组分别显效(24小时尿白蛋白排泄率复常)12例、7例,有效14例、12例,无效4例、11例,总有效率86.6%、63.3%($P<0.05$)。[田玉生等.长春中医药大学学报.2008,20(6):688]

139. 中西医结合治疗糖尿病肾病44例疗效观察 用糖肾方:丹参、芡实各30g,黄芪15～30g,生地黄、熟地黄各20g,金樱子、桑螵蛸、益智仁、五倍子各15g,山药、山茱萸各12g,川芎10g,牡丹皮、茯苓、泽泻各9g,水蛭6g。随症加减,日1剂,水煎服。并用降糖药,口服(或用胰岛素)。糖尿病饮食,用3个月。结果:显效30例,好转8例,无效6例,总有效率86.36%。[刘云等.山西中医.2008,24(11):20]

140. 中西医结合治疗糖尿病肾病36例疗效观察 治疗组用党参、生地黄各20g,黄芪50g,当归、赤芍各12g,丹参30g,山药、山茱萸、芡实、菟丝子各15g,茯苓25g,大黄9g,甘草6g。日1剂,水煎服。与对照组36例均用普通胰岛素(或笔式胰岛素,皮下注射);蒙诺10～20mg,每天顿服。均控制饮食,4周为1个疗程,用1～2个疗程。结果:两组分别显效26例、17例,有效8例、12例,无效2例、7例,总有效率94.44%、80.56%($P<0.05$)。[陈朝阳.云南中医中药杂志.2008,29(11):14～15]

141. 糖尿病肾病的中西医治疗进展 综述:①糖尿病肾病(DN)的病因病理及临床表现;②中医对DN病机的认识;③治疗进展(限制蛋白摄入、控制血糖、控制血压、替代治疗、中医治疗);④小结与展望。[陈丁生等.北京中医学院学报.1993,16

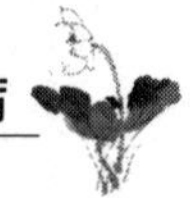

(6):49～51]

142. 糖肾汤治疗早期糖尿病肾病疗效观察　两组各45例。治疗组用糖肾汤:生黄芪30g,太子参、熟地黄、当归、赤芍、茯苓、丹参、白术、益智仁各15g,川芎、泽泻、黄精、牛膝各12g,苍术10g。日1剂,水煎服。与对照组均用降糖药(或胰岛素)控制血糖;高血压用福辛普利10～20mg(或缬沙坦80mg),每天顿服;高脂血症用辛伐他汀20mg,每天顿服;水肿甚,用速尿20mg,每天顿服。优质低蛋白糖尿病饮食,每天摄入优质蛋白质0.8g/kg。均30天为1个疗程,用2个疗程。结果:两组分别显效(症状明显改善;尽微量白蛋白排泄率下降≥50%)28例、12例,有效10例、18例,无效3例、10例,总有效率92.68%、75%;脱落4例、3例。[潘满立等.北京中医药.2009,28(4):289～290]

143. 中西医结合治疗早期糖尿病肾病40例临床观察　治疗组用玉米须汤:玉米须60g,炙黄芪30g,炒白术、熟地黄、山药各15g,丹参、川芎各10g。日1剂,水煎服。与对照组40例均用诺和灵R,每天3次餐前;诺和灵N,晚睡前;皮下注射。用洛汀新,拜心同,氟伐他汀(或非诺贝特),口服。均停用口服降糖药,糖尿病饮食,运动疗法。均12周为1个疗程。结果:两组分别显效(症状消失;尿微量白蛋白排泄率下降>50%)12例、6例,有效22例、10例,无效6例、24例,总有效率85%、40%($P<0.05$)。[刘志伟等.江苏中医药.2009,41(3):37～38]

144. 柔肝健脾益肾活血法防治早期糖尿病肾病34例临床观察　治疗组用糖肾汤:醋柴胡6g,白芍、山茱萸、白茯苓、鬼箭羽、覆盆子各15g,生黄芪、生地黄、薏苡仁、菟丝子各30g,制黄精、制大黄、红景天、绿萼花各10g,黄连5g,肉桂2g。日1剂,水煎服。与对照组30例均降血糖用糖适平,酌加拜唐苹、胰岛素;降压用氨氯地平、缬沙坦;调血脂,抗凝;心理及饮食指导,活动等。均4周为1个疗程,用2个疗程。结果:两组分别显效

(症状、体征基本消失;尿微量白蛋白<30mg/24h)24例、10例,有效8例、12例,无效2例、8例,总有效率94.12%、73.33%。尿微量清蛋白(UAER)、血脂2项(TC、Tg)指标两组治疗前后自身及治疗后组间比较差异均有统计学意义($P<0.01$或0.05)。[邓宝华等.山东中医药杂志.2009,28(3):156~158]

145. 芪药消渴胶囊治疗早期糖尿病肾病临床观察　治疗组32例,用芪药消渴胶囊(含西洋参、黄芪、生地黄、麦冬、知母、山药、山茱萸、枸杞子、葛根、天花粉、五倍子、五味子。每粒0.4g)6粒。对照组28例,用卡托普利12.5mg;均每天3次,口服,均控制血糖。糖尿病饮食,多运动。用1个月。结果:两组分别显效(尿蛋白定量减少≥70%)8例、2例,有效20例、15例,无效4例、11例。[袁志敏等.中国中医基础医学杂志.2009,15(4):296]

146. 灯盏细辛注射液对早期糖尿病肾病患者尿微量白蛋白排泄率的影响　两组各30g。治疗组用灯盏细辛注射液(含灯盏细辛。每支10ml,含总黄酮45g)30ml,加生理盐水250ml,静脉滴注,每天1次。与对照组均用降糖药(或胰岛素);高血压用ACEI(或ARB)类以外的降压药。禁用其他降脂、抗凝、抗血小板聚集等药,用2周。结果:尿微量白蛋白排泄率、尿纤维蛋白降解产物及血液流变学4项(血浆黏度、纤维蛋白原、全血高及低切黏度)指标治疗组治疗前后及治疗后两组比较差异均有统计学意义($P<0.01$或0.05)。[陈伟栋.中国中西医结合肾病杂.2009,10(11):996~997]

147. 益气养阴活血方对早期糖尿病肾病患者胱抑素C水平的影响　两组各30例。治疗组用益气养阴活血方:黄芪、丹参各20g,太子参、山药、女贞子、玄参各15g,枸杞子、大黄、当归、炙甘草各10g等。日1剂,水煎服。与对照组均用降糖、降压、降脂。禁烟;限盐,优质低蛋白饮食;减肥,多运动,用3个月。结果:两组分别显效(症状消失;尿白蛋白排泄率复常或下

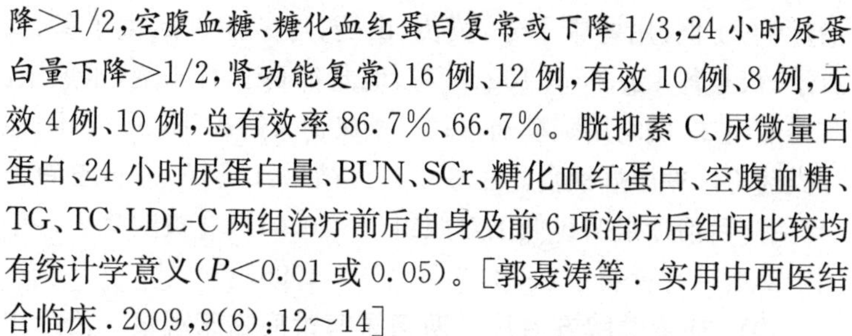

降>1/2，空腹血糖、糖化血红蛋白复常或下降1/3，24小时尿蛋白量下降>1/2，肾功能复常）16例、12例，有效10例、8例，无效4例、10例，总有效率86.7%、66.7%。胱抑素C、尿微量白蛋白、24小时尿蛋白量、BUN、SCr、糖化血红蛋白、空腹血糖、TG、TC、LDL-C两组治疗前后自身及前6项治疗后组间比较均有统计学意义（$P<0.01$或0.05）。[郭聂涛等．实用中西医结合临床．2009，9(6)：12～14]

148. 芪药消渴胶囊治疗气阴两虚型糖尿病肾病47例　治疗组用芪药消渴胶囊（西洋参、黄芪、生地黄、山药、山茱萸、枸杞子、麦门冬、知母、天花粉、葛根、五味子、五倍子。每粒0.45g）6粒，每天3次，口服。与对照组31例均降糖、降压、调脂等。控制饮食，运动，用3个月。结果：两组分别显效（症状基本消失；24小时尿蛋白定量下降≥50%）30例、13例，有效11例、10例，无效6例、8例，总有效率87.23%、74.19%（$P<0.05$）。[陈伟铭等．现代中医药，2009，29(6)：19～20]

149. 真武汤合六君子汤加减辅治糖尿病肾病氮质血症疗效观察　治疗组42例，用炮附子30g（先煎），党参、白术、茯苓、芍药、葛根各20g，半夏10g，陈皮、泽泻各15g。日1剂，水煎服。对照组38例，用尿毒清（无糖颗粒剂，每袋5g）1袋，每天4次温开水冲服。均根据病情用胰岛素强化治疗>1个月。糖尿病知识教育和饮食控制。用3个月。结果：两组分别显效（UAE 20～200μg/min，空腹及餐后2小时血糖分别<8.3mmol/L、10.0mmol/L）20例、8例，有效16例、10例，无效6例、20例，总有效率88.2%、47.4%（$P<0.05$）。SCr、SBP两组治疗前后自身比较，尿蛋白定量、BUN、空腹及餐后2小时血糖、DBP治疗组治疗前后比较，及上述7项指标治疗后组间比较，差异均有统计学意义（$P<0.01$或0.05）。[李雪梅．浙江中西医结合杂志．2009，19(12)：748～749]

150. 肾康Ⅰ号对气阴两虚型糖尿病肾病U-MA的干预作用

治疗组 24 例，用肾康Ⅰ号：黄芪、山药、丹参各 30g，太子参、女贞子、茯苓各 15g，泽泻 10g，红花、地龙各 6g。日 1 剂，水煎服。与对照组 22 例均用降糖药，口服（或胰岛素）；ACEI 或 ARB；他汀类药等。糖尿病饮食。用 3 个月。结果：U-MA（尿微量白蛋白）治疗后治疗组明显低于对照组（$P<0.01$）。［黄明辉等．中国中西医结合肾病杂志．2009，10（12）：1096］

151. 补肾健脾方治疗早期糖尿病肾病临床观察　治疗组 35 例，用补肾健脾方（含巴戟天、淫羊藿、杜仲、太子参、白扁豆、山药、何首乌、墨旱莲、党参、白术、茯苓、大黄等），日 1 剂，水煎服。对照组 30 例，用氯沙坦 50mg，每天顿服。两组均糖尿病基础治疗及西药降糖（用胰岛素促泌剂，α 糖苷酶抑制剂，双胍类，格列酮类，不超过 2 种），3 个月为 1 个疗程。结果：两组分别显效（中医症状、体征明显改善好转，证候积分下降≥2/3，尿微量白蛋白复常或减少＞50％，血脂、血糖复常或改善≥30％）7 例、3 例，有效 24 例、17 例，无效 4 例、10 例，总有效率 88.57％、66.67％（$P<0.05$）。［李花民等．河北中医药学报．2009，24（3）：11～12］

152. 中西医结合治疗早期糖尿病肾病 66 例　治疗组 32 例，用芪黄汤：熟地黄 25g，黄芪 30g，山茱萸、丹参、枸杞子、菟丝子、茯苓、女贞子各 15g，山药 2 0g，泽兰、红花、大黄各 10g。日 1 剂，水煎服。与对照组 34 例均用瑞格列奈（诺和龙）2～4mg，每天 3 次，口服；必要时用胰岛素，皮下注射。用普萘洛尔，口服。均糖尿病饮食，3 个月为 1 个疗程。结果：两组分别显效（症状基本消失；空腹血糖复常，24 小时尿白蛋白排出率复常或下降＞2/3）8 例、4 例，有效 12 例、8 例，总有效率 62.50％、35.29％。24 小时尿微量白蛋白、血肌酐、尿素氮治疗组治疗前后及治疗后前 2 项两组比较差异均有统计学意义（$P<0.05$）。［林道强等．南京中医药大学学报．2009，25（5）：394～395］

153. 中西医结合治疗糖尿病肾病临床观察　两组各 34

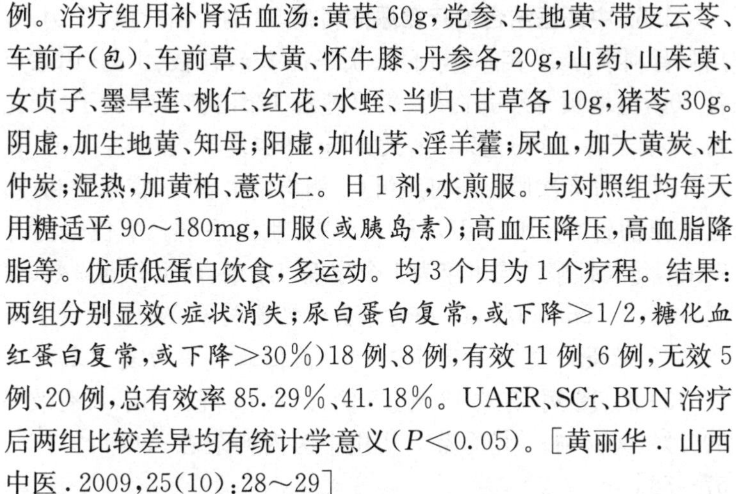

例。治疗组用补肾活血汤：黄芪 60g，党参、生地黄、带皮云苓、车前子（包）、车前草、大黄、怀牛膝、丹参各 20g，山药、山茱萸、女贞子、墨旱莲、桃仁、红花、水蛭、当归、甘草各 10g，猪苓 30g。阴虚，加生地黄、知母；阳虚，加仙茅、淫羊藿；尿血，加大黄炭、杜仲炭；湿热，加黄柏、薏苡仁。日 1 剂，水煎服。与对照组均每天用糖适平 90～180mg，口服（或胰岛素）；高血压降压，高血脂降脂等。优质低蛋白饮食，多运动。均 3 个月为 1 个疗程。结果：两组分别显效（症状消失；尿白蛋白复常，或下降＞1/2，糖化血红蛋白复常，或下降＞30％）18 例、8 例，有效 11 例、6 例，无效 5 例、20 例，总有效率 85.29％、41.18％。UAER、SCr、BUN 治疗后两组比较差异均有统计学意义（$P<0.05$）。［黄丽华．山西中医．2009，25(10)：28～29］

154. 花芪益肾通络方治疗早期糖尿病肾病 62 例　治疗组 62 例，方用花芪益肾通络方：红花 10g，生黄芪 20g，水蛭 3g（分冲），丹参、黄精各 15g。日 1 剂，水煎服。对照组 58 例，用依那普利 5mg，每天顿服。均降糖，控制饮食，运动疗法，用 1 个月。结果：两组分别显效 21 例、11 例，有效 36 例、25 例，无效 5 例、22 例，总有效率 91.93％、62.07％（$P<0.05$）。24 小时尿蛋白排出量、血肌酐水平治疗组治疗前后比较均有显著性差异（$P<0.01$、0.05）。［袁志敏．陕西中医学院学报．2007，30(6)：25～26］

155. 益气养阴活血法治疗早期糖尿病肾病 60 例临床观察　两组各 30 例。治疗组方药：黄芪、太子参、丹参各 30g，生地黄 25g，玄参、葛根、怀山药、女贞子、枸杞子各 15g，苍术、当归各 9g，制大黄 10g。日 1 剂，水煎服。与对照组均用胰岛素（或降糖药）；降压，降脂等。糖尿病肾病饮食，用 2 个月。结果：两组分别显效（肾功能复常，24 小时尿微量白蛋白排泄量减少≥50％）11 例、5 例，有效 14 例、12 例，无效 5 例、13 例，总有效率 83.2％、56.4％。［谢瑜．光明中医．2007，22(12)：72～74］

156. 中西医结合治疗糖尿病肾病92例　治疗组92例,方用强肾利水方:黄芪50g,白术、茯苓各25g,桂枝、山药、山茱萸各20g,生地黄、泽泻、白芍、墨旱莲各12g,当归、女贞子、天花粉、车前子各15g,丹参18g,大黄5g,冬虫夏草、甘草各10g。日1剂,水煎分3次服。与对照组94例均用诺和锐,雷米普利;胰激肽原酶针(怡开)40IU,每天1次,肌内注射。辛伐他汀片20mg,每天顿服。均半年为1个疗程。结果:两组分别显效(空腹血糖<7.2mmol/L,24小时尿蛋白定量或肾功能复常或下降>30%,尿蛋白复常或下降>1/2,糖化血红蛋白复常或下降1/3)39例、19例,有效43例、38例,无效10例、37例,总有效率89.1%、60.6%。[杨秀芬.实用中医内科杂志.2007,21(6):57~58]

157. 火把花根片治疗糖尿病肾病308例临床研究　治疗组308例,方用火把花根片5片,每天3次,口服。对照1组30例,气阴两虚型,用党参、麦冬、山药、茯苓各15g,五味子6g,山茱萸、牡丹皮、泽泻、桑螵蛸各10g,金樱子30g;阴阳两虚、血瘀水停型,用熟附子、熟地黄、山茱萸、牡丹皮、桃仁、川芎、桑螵蛸各10g,肉桂末1g(分冲),生地黄、山药、泽泻15g,茯苓20g,益母草、金樱子各30g。日1剂,水煎服。对照2组30例,用科素亚50mg,每天顿服。均控制血糖、血压,糖尿病饮食,用3个月。结果:3组分别临床控制3例、2例、0例,显效17例、7例、1例,有效9例、20例、24例,无效1例、1例、5例,总有效率96.7%、96.7%、84.3%。TC、TG、HDL-C、LDL-C 3组治疗前后自身及治疗后治疗组与两对照组比较均有显著性差异($P<0.05$)。[杨小红等.新中医.2007,39(11):75~77]

158. 早期糖尿病肾病优化治疗方案的临床研究　治疗组28例,用糖肾平方:太子参、黄芪各20g,山茱萸、生地黄、山药、金樱子、丹参各15g,桑螵蛸、鬼箭羽各12g,玉米须、土茯苓各30g,僵蚕10g,水蛭6g。日1剂,水煎,分3次服。并用贝那普

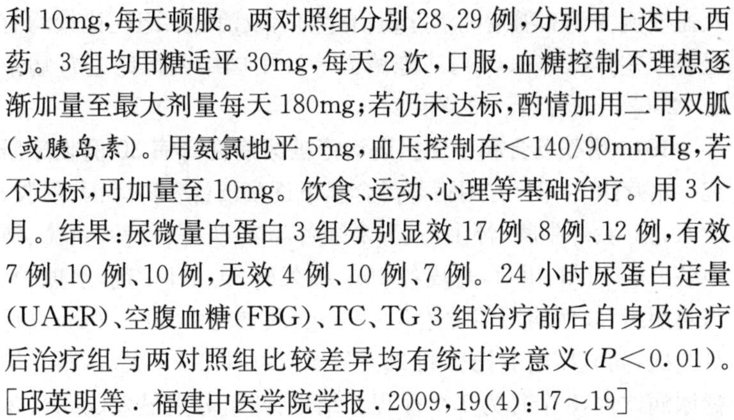

利 10mg，每天顿服。两对照组分别 28、29 例，分别用上述中、西药。3 组均用糖适平 30mg，每天 2 次，口服，血糖控制不理想逐渐加量至最大剂量每天 180mg；若仍未达标，酌情加用二甲双胍（或胰岛素）。用氨氯地平 5mg，血压控制在＜140/90mmHg，若不达标，可加量至 10mg。饮食、运动、心理等基础治疗。用 3 个月。结果：尿微量白蛋白 3 组分别显效 17 例、8 例、12 例，有效 7 例、10 例、10 例，无效 4 例、10 例、7 例。24 小时尿蛋白定量（UAER）、空腹血糖（FBG）、TC、TG 3 组治疗前后自身及治疗后治疗组与两对照组比较差异均有统计学意义（$P<0.01$）。[邱英明等．福建中医学院学报．2009，19(4)：17～19]

159. 益气养阴合剂治疗糖尿病肾病临床研究　两组各 30 例。治疗组用方药：黄芪、党参、知母、葛根、黄精、苦瓜藤、杜仲、覆盆子、怀牛膝、芡实、苍术、丹参等。随症加减，日 1 剂，水煎分 3 次服。对照组用厄贝沙坦片 150mg，每天顿服。均用降糖药（或胰岛素），高血压用降压药。优质低蛋白饮食。均 8 周为 1 个疗程。结果：两组分别显效（症状、体征明显改善，证候积分减少≥70%；尿白蛋白排泄率复常或减少≥50%）12 例、6 例，有效 15 例、14 例，无效 3 例、10 例，总有效率 90.0%、66.6%。[张志忠等．中华中医药学刊．2009，27(8)：1755～1757]

160. 中西医结合治疗糖尿病肾病临床观察　治疗组 34 例，方药：生地、党参、黄芪、丹皮各 15g，元参 9g，枸杞子、苍术各 10g。瘀血，酌加丹参、益母草、泽兰、桃仁、红花、川芎等；水湿，酌加牛膝、车前子、玉米须、冬瓜皮、赤小豆等，甚者再加行气药；湿热，酌加黄柏、萹蓄、瞿麦、土茯苓等。日 1 剂，水煎服。与对照组 30 例均用糖适平 100～120mg，开博通 25～75mg，每日口服。控制饮食，蛋白质摄入 0.6～0.8g/(kg·d)。用 8 周。结果：两组分别显效（浮肿消退，血压≤125/75mmHg，尿蛋白排泄率 UAER 下降≥70%）18 例、6 例，有效 12 例、13 例，无效 4 例、11 例，总有效率 88.2%、63.3%（$P<0.05$）。UAER、TC、TG

及血液流变学6项指标治疗组治疗前后及治疗后组间比较均有显著性差异($P<0.01$)。[陈培智等．中国中西医结合肾病杂志．2002,3(3):145~147]

161. 猪苓汤合膈下逐瘀汤治疗糖尿病性肾病30例临床研究　治疗组30例，方用猪苓汤合膈下逐瘀汤：猪苓、泽泻、阿胶、滑石、赤芍、怀牛膝、怀山药、玉米须各15g，茯苓、丹参、黄芪、熟地各20g，当归、川芎、丹皮各10g，山茱萸6g。日1剂，水煎服。与对照组20例均用美吡达5~25mg(或糖适平30~60mg)，每日3次，高血压用卡托普利25~75mg，每日2~3次，口服。均糖尿病饮食，3个月为1个疗程。结果：两组分别显效(症状、体征基本消失；24小时尿蛋白定量<0.5g或下降>2/3，血清肌酐下降>1/4，空腹血糖≤7.2mmol/L或下降1/2)13例、4例，有效14例、8例，无效3例、8例，总有效率90%、60%($P<0.05$)。[李乐梅．中医杂志．2002,43(3):189~190]

162. 中西医结合治疗糖尿病肾病的临床研究　治疗组54例，阴虚内热方药：党参20g，石膏30g，知母、天花粉、沙参、麦冬、石解各15g，山药25g，黄连10g。气阴亏损方药：党参20g，麦冬、生地黄、山药、玄参、天花粉、知母各15g，五味子、淡竹叶各9g，黄芪、石膏各30g，牡丹皮、赤芍各12g。阴阳两虚方药：熟附子、桂枝各9g，山茱萸、桃仁各10g，熟地黄、泽泻、茯苓、山药、桑螵蛸各15g，牡丹皮、覆盆子、赤芍各12g。阳虚水泛方药：熟附子、桂枝各9g，干姜5g，茯苓、白芍、熟地黄、山药、泽泻、牛膝、丹参各15g，白术、牡丹皮、车前子各12g，山茱萸10g，甘草6g，益母草25g。日1剂，水煎服。与对照组42例均西医常规治疗。限摄钠，禁烟。用3个月。结果：两组分别显效(症状、体征消失或明显改善；空腹、餐后2小时血糖分别<7.2mmol/L、8.3mmol/L；24小时尿微量白蛋白减少≥75%，尿蛋白定量<0.3g/24h)15例、8例，有效25例、14例，无效14例、20例，总有效率74.07%、52.38%($P<0.01$)。[伍新林等．中国中西医结

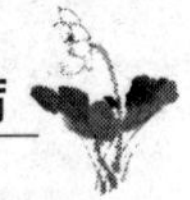

合肾病杂志.2008,9(1):51～53]

163. 通脉活血汤治疗糖尿病肾病 30 例临床观察　治疗组30例,方用通脉活血汤:生黄芪、葛根、茯苓、怀山药各15g,丹参30g,川芎6g,水蛭、地龙10g。日1剂,水煎服。对照组30例,用洛汀新10～20mg,每天顿服。均控制血糖、饮食及运动疗法,用2个月。结果:两组分别痊愈5例、3例,显效15例、7例,有效8例、13例,无效2例、7例,总有效率93.33%、76.69%($P<0.05$)。[林小东等.浙江中医杂志,2008,43(2):90～91]

164. 卢氏保肾丸治疗糖尿病肾病伴大量蛋白尿的临床观察　治疗组22例,方用卢氏保肾丸(茯苓、黄芪、太子参、怀山药、丹参、熟地黄、牡丹皮、当归、生山楂、泽泻、山茱萸、雷公藤、大黄、党参等。卢义明方)6g,每天3次,口服。与对照组20例均用胰岛素;伴高血压用洛汀新(或非洛地平)。用4周。结果:两组分别显效(24小时尿蛋白定量<2.9g)10例、5例,有效8例、7例,无效4例、8例。[张建国等.湖北中医杂志.2008,30(2):39～40]

165. 补阳还五汤加味治疗糖尿病肾病 38 例　方用补阳还五汤加味:生黄芪30g,川芎10g,当归12g,桃仁、赤芍各15g,红花、地龙各20g。蛋白尿,加山药、白茅根、白花蛇舌草;尿少水肿,加车前草、旱莲草、猪苓;夜尿甚,加山萸肉、菟丝子;镜下血尿,加生荷叶、生地榆;高血压,加夏枯草、怀牛膝。水煎服。治疗38例,结果:显效(症状、体征缓解;尿蛋白转阴)6例,有效23例,无效9例,总有效率76.32%。[白清.上海中医药杂志.2002,36(2):20～21]

166. 中药三七注射液对显性糖尿病肾病并高凝状态的影响　两组各30例。治疗组方用三七注射液;对照组用丹参注射液;均10ml,加生理盐水250ml,静脉滴注,日1次。2周为1个疗程,疗程间隔1周;用2个疗程。两组均用黄芪15g,白术、山药、党参、茯苓、泽泻、淫羊藿、牛膝各12g,巴戟天9g,甘草6g。

水湿证，加大腹皮、冬瓜皮各15g；湿热证，加车前草15g、制商陆12g；湿浊证，加藿香、佩兰各9g。随症加减，水煎服。并用降糖、降压药，控制糖化血红蛋白、血压分别＜8%、≤18/11.2kPa。对症处理。控制饮食。结果：两组分别显效（症状、体征消失，尿蛋白排出率复常或下降＞2/3）11例、9例，有效16例、15例，无效3例、6例，总有效率90%、80%（$P<0.01$）。血浆白蛋白及血液高凝状态5项指标治疗组治疗前后及治疗后组间比较均有显著性差异（$P<0.01$ 或 0.05）。[占永力等．中国中西医结合肾病杂志．2002，3(1)：23～25]

167. 益肾通络解毒汤治疗消渴肾病气阴两虚兼瘀毒型的临床研究　两组各30例。治疗组方用益肾通络解毒汤：生地黄20g，人参10g，枸杞子30g，黄芪50g，土茯苓100g，大黄、甘草各5g，丹参15g。日1剂，水煎3餐后及睡前服。与对照组均用洛汀新10mg，每天顿服。均控制血糖、饮食，运动疗法。均4周为1个疗程。结果：两组分别显效[尿常规示蛋白减少（＋＋），肾功能复常]17例、10例，有效8例、9例，无效5例、11例，总有效率83.3%、63.3%。[南一等．辽宁中医杂志．2008，35(1)：75～77]

168. 苦芪方治疗糖尿病肾病及对血糖血脂影响的临床研究　治疗组35例，方用苦芪方：黄芪、苦瓜干各15g，山药20g，益母草30g，玄参、牛蒡子各10g，番石榴、天花粉各12g，甘草6g。日1剂，水煎服。对照组25例，用科素亚（氯沙坦）1片（50mg），每日晨顿服。两组均降糖，降压，降脂，控制感染，糖尿病教育。禁用除血管紧张素酶抑制剂、血管紧张素受体拮抗剂以外的降压药。均3个月为1个疗程。结果：两组分别显效10例、3例，有效18例、13例，无效7例、9例。疗效治疗组优于对照组（$P<0.05$）。高及低密度脂蛋白胆固醇、餐后2小时血糖、血清胆固醇、24小时尿蛋白定量、尿白蛋白排泄率治疗组治疗前后比较均有显著性差异（$P<0.05$）。[李宏春．新中医．

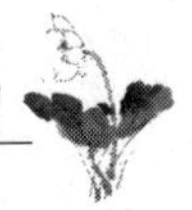

2006,38(2):36～38]

169. 黄葵胶囊联合雷公藤多苷片治疗糖尿病肾病的临床疗效观察　两组各 34 例,均用黄葵胶囊(主要成分为黄葵蜀花)5 粒;治疗组并用雷公藤多苷片 20mg,均每天 3 次,口服。均用糖适平或(和)拜唐苹,口服;血糖控制不佳时,加用(或改用)胰岛素。高脂血症,用他汀类降脂药;水肿甚,用利尿剂,口服;低蛋白血症甚,适量补充白蛋白。低糖优质低蛋白饮食,适当体育锻炼。用 8 周。结果:两组分别显效(症状、体征基本消失;24 小时尿蛋白定量下降＞50%,BUN、SCr 下降＞30%)17 例、6 例,有效 12 例、13 例,无效 5 例、15 例,总有效率 85%、56%($P<0.05$)。治疗后 4 周、8 周、12 周的 24 小时尿蛋白定量、BUN、Cr、CHO、TG 两组治疗前后及同一时间点治疗后组间比较均有统计学意义($P<0.05$)。见副反应分别 4 例、3 例,改为餐后用药及延长给药间隔时间后症状逐渐消失。[张连云等.现代中西医结合杂志.2010,19(2):142～143,155]

170. 中西医结合治疗糖尿病肾病 22 例临床观察　治疗组 22 例,方用五苓散合桃红四物汤加减:茯苓、泽泻、熟地黄、黄精各 15g,猪苓、炒白术、红花各 12g,桂枝 9g,桃仁、当归、白芍、太子参各 10g。随症加减,日 1 剂,水煎服。与对照组 20 例均用诺和灵 30R,糖适平,达美康(或糖适平,加拜唐苹);根据血压酌用坎地沙坦,依那普利,口服。调脂,抑制血小板聚集等。控制饮食,运动锻炼。均 2 周为 1 个疗程,用 2 个疗程。结果:两组分别显效(症状消失;24 小时尿蛋白定量减少＞50%)17 例、12 例,有效 3 例、4 例,无效 2 例、4 例。[冯占荣等.国医论坛.2010,25(1):33]

171. 益气养阴通化汤治疗糖尿病肾病蛋白尿 31 例疗效观察　均停用血管紧张素转换酶抑制剂、血管紧张素受体拮抗剂 1 周。治疗组 31 例,方药:生地黄、黄芪、白术、地骨皮、鹿衔草、赤芍、茯苓各 15g,山药 20g,桂枝 9g,丹参 18g,通草 6g。日 1

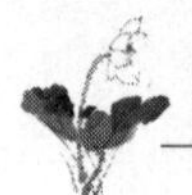

剂，水煎服。与对照组30例均用洛汀新10mg，每天1次。血压控制不理想，加用钙阻滞剂（或α-受体阻滞剂，或β-受体阻滞剂），控制血压至17.3/12kPa；控制血糖。糖尿病教育，控制饮食。2个月为1个疗程。结果：尿蛋白定量、肾功能（Cr，BUN，Ccr），胱抑素C治疗组治疗前后及治疗后两组比较差异均有统计学意义（$P<0.05$）。［魏仲南等．福建中医学院学报．2010，20(1)：3～5］

172. 益气养阴活血法治疗早期糖尿病肾病46例　治疗组46例，方用肾消方：黄芪30g，党参、丹参各20g，熟地黄、山药、枸杞子、牛膝、赤芍、益母草各15g，黄精、玄参各10g，红花6g。日1剂，水煎服。与对照组42例均用胰岛素控制血糖。糖尿病饮食。结果：两组分别显效（症状基本消失；尿白蛋白排泄率<20μg/min，并较前下降≥50%）19例、5例，有效23例、20例，无效4例、17例，总有效率91.3%、59.5%。［黄谨武．福建中医药．2010，42(1)：17～18］

173. 消渴漏微方治疗早期糖尿病肾病的临床研究　两组各36例。治疗组方用消渴漏微方（黄芪、熟地黄各25g，茯苓20g，枸杞子、玄参、覆盆子、益母草、丹参、菟丝子、淫羊藿、苍术各15g，蛇床子、黄连各10g。颗粒剂），日1剂，分2次冲服。对照组用厄贝沙坦片150mg，每天顿服。均空腹血糖升高，用格列喹酮片（糖适平）30mg，每天3次，餐前服；餐后血糖升高，用阿卡波糖片（拜唐苹）50～100mg，每天3次，进餐时同服。血糖控制不理想，加用（或改用）诺和灵30R。糖尿病肾病（DN）饮食，适当运动，用8周。结果：两组分别临床治愈5例、4例，显效11例、8例，有效15例、12例，无效5例、12例，总有效率86.11%、66.67%（$P<0.05$）。尿白蛋白排泄率、血浆黏度、高及低切全血黏度、餐后2小时血糖（2hPBG）、血脂4项（TC、TG、HDL-C、LDL-C）指标两组治疗前后自身及前2项治疗后组间比较，空腹血糖（FBG）治疗组治疗前后及治疗后两组比较，差异均有统计

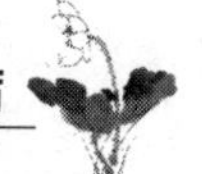

学意义。（$P<0.01$ 或 0.05）。[唐晨光等．新中医．2010，42(2)：41～43]

174. 芪术汤治疗糖尿病肾病的疗效观察 治疗组 31 例，方药：黄芪 30g，当归、苍术各 15g，黄柏、水蛭、地龙、大黄各 10g。日 1 剂，水煎服。与对照组 30 例均用糖适平、拜唐苹口服；症甚用普通胰岛素和（或）诺和灵胰岛素，每日 3 次，餐前 30 分钟皮下注射。糖尿病饮食，均 2 个月为 1 个疗程。结果：两组分别显效（症状消失；空腹血糖<7.2mmol/L，24 小时尿蛋白<0.3g 或下降>1/2，血肌酐下降>1/3）13 例、6 例，好转 14 例、11 例，无效 4 例、13 例，总有效率 87.09%、56.67%（$P<0.01$）。[赵治蕊等．中国中西医结合肾病杂志．2006，7(4)：230～231]

175. 中西医结合治疗糖尿病肾病临床观察 脾虚痰阻型：黄芪、丹参各 20g，党参、山药、苍术、茯苓、扁豆各 15g，炒白术、制半夏各 10g，砂仁 6g（后下）。肾虚血瘀型：熟地 12g，山药、益母草各 15g，山萸肉、丹皮、赤芍、菟丝子、女贞子各 10g，丹参、旱莲草各 30g。并用复方丹参注射液 20ml，加生理盐水 200ml，静脉滴注，每日 1 次。肝肾阴虚型：生地、山药、丹参、枸杞子各 15g，山萸肉、白芍、泽泻、菊花、黄精各 10g，龟板 20g（先煎）水煎服。均用糖适平 30mg，每日 2 次，血压高用巯甲丙脯酸 25mg，每日 3 次，口服。限制蛋白质摄入，忌烟酒。治疗组 27 例，2 个月为 1 个疗程。结果：显效（症状明显减轻，空腹血糖<7mmol/L，尿糖、尿蛋白、血尿素氮、肌酐复常）15 例，有效 10 例，无效 2 例。[应土贵．浙江中西医结合杂志．2000，10(2)：79～80]

176. 白茯苓丸加减治疗早期糖尿病肾病的临床研究 治疗组 32 例，方用白茯苓丸加减（白茯苓、天花粉、黄连、萆薢、人参、玄参、熟地、覆盆子、石斛、蛇床子、鸡内金、磁石），随症加减，日 1 剂，水煎服。对照组 30 例，用开博通 12.5～50mg，每日，口服。均糖尿病饮食，蛋白质摄入 0.6～0.8g/(kg·d)，酌情用降糖及降压药。均 1 个月为 1 个疗程，用 2 个疗程。结果：两组分

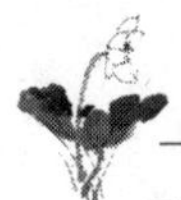

别显效(症状消失,尿蛋白排泄率复常或定量下降≥1/2)13 例、5 例,有效 17 例、13 例,无效 2 例、12 例,总有效率 93.8%、60%(P<0.05)。尿蛋白、系列微蛋白(血、尿 β_2-MG,UAE)、血糖、血脂治疗组治疗前后及治疗后组间比较均有显著性差异(P<0.05 或 0.01)。[吴深涛等. 中国中医药科技. 1999,6(5):289～290]

177. 糖肾安治疗早期糖尿病肾病 34 例临床观察　治疗组方用糖肾安(首乌、菟丝子、石斛、桑椹子、肉苁蓉、生晒参、金樱子、五倍子、丹参、川芎、绿豆衣。制成口服液)50ml,每日 3 次;对照组 33 例,用开博通片 25mg,每日 2 次。两组均用达美康 40～80mg,每日 2 次;均口服。4 周为 1 个疗程,用 2 个疗程。结果:两组分别显效(24 小时尿白蛋白排出率<30mg)8 例、7 例,有效 25 例、22 例,无效 1 例、4 例,总有效率 97.1%、87.9%。[鲁万强等. 新中医. 1999,31(12):15～16]

178. 糖康平散治疗糖尿病肾病疗效分析　治疗组 36 例,方用糖康平散(黄芪、山药、益母草各 30g,茯苓、麦冬、川芎、苍术、当归各 10g,枸杞子 15g)20g,每日 2 次,冲服;血压>18.61/12kPa,加用尼群地平 10mg/d,口服。对照组 30 例,用巯甲丙脯酸 25mg,每日 2 次,口服,血压>18.61/12kPa,改每日 3 次。两组均用胰岛素(或糖适平)。用 8 周。结果:两组分别显效[症状消失或明显改善;24 小时尿白蛋白排泄率和(或)24 小时尿蛋白定量下降≥70%]16 例、6 例,有效 16 例、14 例,无效 4 例、10 例,总有效率 88.9%、66.7%(P<0.05)。24 小时尿白蛋白排泄率、24 小时尿蛋白定量、空腹及餐后 2 小时血糖、糖基化血红蛋白两组治疗前后自身及前 2 项治疗后组间比较均有显著性差异(P<0.01 或 0.05)。总胆固醇及甘油三酯治疗组治疗前后及治疗后组间比较均有显著性差异(P<0.01 或 0.05)。[韩瑞卿. 中国中西医结合杂志. 2001,21(1):62～63]

179. 中西医结合治疗糖尿病肾病 60 例临床分析　两组各

30例。治疗组方药：附子6～10g，白术、白芍、茯苓、丹参、益母草各15g，太子参15～30g，黄芪30g，川芎、杜仲、淫羊藿各10g，泽泻、当归各12g，红花5～10g。日1剂，水煎服。与对照组均用优降糖2.5～5mg，每日3次（或胰岛素6～20U，每日1～3次皮下注射），洛汀新5～10mg，每日2次，口服。均1个月为1个疗程。结果：两组分别显效12例、2例，有效15例、6例，无效3例、22例，总有效率90%、26.67%（$P<0.01$）。尿白蛋白、24小时蛋白定量，血BUN、SCr及空腹血糖两组治疗前后自身及治疗后组间比较均有显著性差异（$P<0.01$或0.05）。血压分别复常30例、15例，水肿显效12例、2例。［桑健．中国中西医结合肾病杂志．2001，2(5)：298～299］

180. 肾康丸治疗早期糖尿病肾病的临床研究 两组各40例。治疗组方用肾康丸（黄芪、金樱子、水蛭、益母草、山楂等）6g，每日2次；对照组用开博通12.5mg，每日3次；均口服；均控制血糖、饮食。6周为1个疗程，用1～2个疗程。结果：两组分别显效（尿白蛋白排泄率<30mg，每日）15例、6例，有效22例、23例，无效3例、11例，总有效率92.5%、72.5%。［陈国宝等．浙江中医杂志．2006，41(5)：260～261］

181. 春泽汤合泻白散加减治疗糖尿病肾病临床观察 两组各30例。治疗组方用春泽汤合泻白散加减：党参、泽泻、猪苓、桑白皮、地骨皮、益母草、薏苡仁各30g，白术、茯苓、淫羊藿、生何首乌各20g，桂枝、葶苈子、藿香各15g，白豆蔻10g。日1剂，水煎分3次服。用桑白皮40g，薏苡仁、茯苓各60g，赤小豆20g，鲫鱼200g。日1剂，加水1L，熬汤300ml，分多次服。与对照组均用西药降糖。饮食控制，多运动，用1个月。结果：两组分别显效（症状、体征明显改善，证候积分减少≥70%）10例、5例，有效17例、12例，无效3例、13例，总有效率90.33%、56.67%（$P<0.05$）。［杨山．实用中医内科杂志．2009，23(3)：52～53］

182. 中西医结合治疗糖尿病肾病蛋白尿60例　两组各30例。治疗组方用糖肾康片(黄芪、泽泻、山药、葛根、丹参、益母草、山楂、水蛭、制何首乌等),口服;随症加减。与对照组均西医常规治疗。1个月为1个疗程,用2～3个疗程。随访3～6个月。结果:两组分别显效(免疫荧光法见尿蛋白减少0.2～1g/24h,肾功能复常)12例、9例,有效17例、15例,无效1例、6例,总有效率96.7%、80.0%($P<0.05$)。[刘志霞等.河南中医.2009,29(3):271～272]

183. 药物配合心理疗法治疗糖尿病肾病的临床研究　治疗组48例,方用益肾活血方:黄芪20g,熟地、丹参各25g,山茱萸、山药、沙参各15g,茯苓、水蛭各10g,牡丹皮、泽泻各9g,鬼箭羽30g。脾虚湿困,加苍术、白术;湿热,加生石膏、知母、地骨皮;水肿,泽泻、茯苓增量;失眠,加夜交藤、炒酸枣仁;眼底新鲜出血,去丹参、水蛭,加三七。日1剂,水煎服。配合支持性、个别、集体及家庭心理疗法。与对照组21例均用糖适平30～180mg/d;控制血压。低蛋白糖尿病饮食。结果:两组分别显效(症状消失;空腹血糖复常或下降>1/3)16例、4例,有效24例、8例,无效8例、9例。疗效治疗组优于对照组($P<0.05$)。[邬金玲等.天津中医药.2006,23(1):24～26]

184. 活血化瘀法改善糖尿病肾病水肿的疗效观察　两组各30例。治疗组方药:赤芍、川芎、当归各12g,丹参、泽兰各15g,红花8g。日1剂,水煎服;川芎嗪0.3g,加生理盐水200ml,静脉滴注;继与对照组均用速尿60～80mg,加生理盐水50ml,静脉滴注。控制血糖、血压。2周为1个疗程,用1个疗程。结果:两组分别显效(水肿消失)5例、2例,有效20例、17例,无效5例、11例,总有效率83.3%、63.3%($P<0.05$)。尿量、血液流变学4项(血浆黏度、全血低切黏度、血小板黏附率、红细胞刚性指数)指标治疗组治疗前后及治疗后组间比较均有显著性差异($P<0.01$或0.05)。[吉勤等.中国中西医结合肾

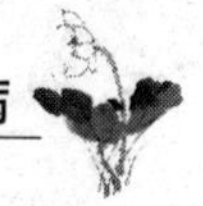

病杂志. 2006,7(2):109～110]

185. 健脾益肾祛瘀汤治疗糖尿病肾病46例临床观察 治疗组24例,方药:党参20g,黄芪30g,茯苓、怀山药、菟丝子、川芎、泽泻、枸杞子各10g,补骨脂、丹参、葛根各15g,豆蔻6g。日1剂,水煎服。与对照组22例均控制血糖、血压、饮食。2周为1个疗程,用2个疗程。结果:两组分别显效(24小时尿蛋白定量下降70%)7例、3例,有效14例、10例,无效3例、9例。[周珂等. 中医药导报. 2007,13(6):25～27]

186. 益气养阴活血法治疗早期糖尿病肾病探析 治疗组40例,方用降糖益肾汤加减:黄芪50g,生地、丹皮、淫羊藿、丹参、川芎、泽泻各15g,黄精10g,女贞子、枸杞子、山茱萸、茯苓各20g。浮肿,加大腹皮、益母草;肢麻,加鸡血藤、三七粉。日1剂,水煎服。与对照组20例均酌情用降糖及降压药,不用降脂及抗凝药;控制饮食。结果:两组分别显效(症状消失;尿白蛋白排泄率复常)24例、6例,有效13例、7例,无效3例、7例,总有效率92.5%、65%($P<0.01$)。血糖、血脂及血液流变学各项指标治疗组治疗前后及治疗后组间比较均有显著性差异($P<0.01$或0.05)。[薛丽辉. 辽宁中医杂志. 2002,29(3):154]

187. 中西医结合治疗糖尿病肾病慢性肾衰竭39例临床研究 治疗组39例,方药:黄芪、党参各30g,茯苓、白术、淫羊藿、泽泻、丹参各15g,砂仁(后下)、陈皮、红花各6g,半夏12g,桃仁10g。日1剂,水煎服。并用通脉口服液10～20ml,大黄胶囊2粒,每日3次,口服。用结肠透析液(含大黄、公英、牡蛎等)50ml,加生理盐水100ml,保留灌肠,日1次。与对照组33例均西医对症处理。控制饮食。结果:两组分别显效10例、5例,有效17例、8例,稳定8例、6例,无效4例、14例,总有效率89.7%、57.6%($P<0.01$)。BUN、Hb、HCT、ALB及血脂4项指标治疗组治疗前后及治疗后组间比较均有显著性差异($P<0.01$)。随访3年,分别复发8例、19例($P<0.05$)。[王立新

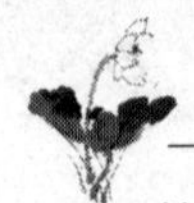

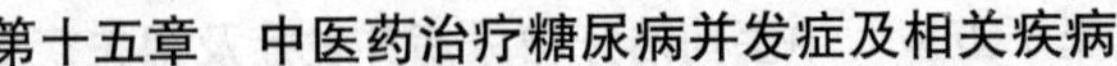

等．实用医学杂志．2002,18(7):775～776]

188. 护肾合剂治疗中晚期糖尿病肾病临床疗效观察　治疗组38例，方用护肾合剂（生黄芪50g，当归、泽泻各10g，太子参、川芎、山药、丹参各30g，茯苓、炒白术、山萸肉、制大黄各15g，川石斛、生地各20g。制成口服液，每袋100ml）1袋，每日2次，口服。与对照组30例均用胰岛素注射液，降压及对症处理；控制饮食。3个月为1个疗程。结果：两组分别显效12例、4例，有效22例、19例，无效4例、7例，总有效率89.47%、76.67%（$P<0.05$）。[高祥福等．中国中西医结合肾病杂志．2003,4(7):404～405]

189. 中西医结合治疗糖尿病肾病33例　治疗组，肝肾气阴两虚型：生地、枸杞子、太子参各15g，山萸肉10g，丹参、元参、生黄芪、各20g，天花粉30g；脾肾气阳两虚型：党参、黄芪、淫羊藿、丹参各20g，猪苓、山药、茯苓、赤小豆各30g，制附子10g，泽泻15g，水蛭1g；心肾气阳两虚型：西洋参、五味子、桂枝各10g，猪苓50g，麦冬、泽泻各10g，葶苈子、生黄芪、茯苓、鱼腥草各30g，丹参20g。日1剂，水煎服。与对照组28例均西药控制血糖及血压；限摄钠，控制饮食。4周为1个疗程，用2个疗程。结果：两组分别显效6例、1例，有效13例、3例，无效14例、4例，总有效率57.4%、14.3%（$P<0.01$）。[徐延等．四川中医．2002,20(6):38～39]

190. 益肾扶脾化瘀降浊法治疗糖尿病肾病64例临床观察　治疗组方用益肾化瘀汤：生黄芪、太子参、生山药、炒薏苡仁、丹参、益母草各30g，白术、茯苓各20g，当归15g，陈皮、法半夏各12g，生大黄6g。随症加减，日1剂，水煎服。对照组40例，高血压用心痛定、卡托普利口服。两组均用糖适平30～180mg，每日，口服，维持血糖<8.3mmol/L。2个月为1个疗程。结果：两组分别显效（症状、体征缓解；24小时尿蛋白定量下降>50%，BUN、Cr均下降>30%）26例、3例，有效35例、21例，无

效3例、16例,总有效率95.3%、60%。[张泽生等.新中医.2001,33(11):36~37]

191. 降糖愈肾汤治疗糖尿病肾病50例(附西药治疗48例对照)　治疗组50例,方用降糖愈肾汤:首乌、山药、旱莲草、女贞子、芡实各30g,山萸肉12 g,冬虫夏草6g,水蛭10g,赤芍20g,甘草5g。随症加减,日1剂,水煎服。对照组用卡托普利25mg,硝苯地平10~20mg,日3次,口服。两组均用达美康口服;对症处理;控制饮食。结果:两组分别痊愈24例、6例,显效16例、8例,好转5例、15例,无效5例、19例,总有效率90%、60.4%($P<0.01$)。随访1年,分别复发3/39例、8/14例。[段玉环等.浙江中医杂志.2001,36(12).511]

192. 膈下逐瘀汤治疗糖尿病性肾病30例　方用膈下逐瘀汤加减:当归、赤芍、鬼箭羽各15g,川芎、丹皮、红花、牛膝各12g,桃仁、乌药、云苓各10g,大黄8g(后下),黄芪30g。随症加减,日1剂,水煎服。并用生大黄10g,生牡蛎30g,白花蛇舌草、土茯苓各20g,附子6g,取水煎浓缩液100ml,保留灌肠,日1次。用黄芪针60ml,复方丹参针20ml,加5%葡萄糖注射液250ml,静脉滴注;诺和灵R 4U,酌情选用适当剂型;配合血管紧张素转化酶抑制剂类。15日为1个疗程,用2个疗程。结果:显效7例,有效17例,无效6例,总有效率80%。[姚沛雨等.时珍国医国药.2000,11(9):839]

193. 小四五颗粒治疗糖尿病肾病临床观察　两组各30例。治疗组方用小四五颗粒(柴胡、人参各18g,熟地24g,黄芩、半夏、生姜、白术、茯苓、泽泻、猪苓、桂枝、白芍、川芎各10g,当归、甘草各6g,大枣3枚。每袋3g)1袋,每日2次,口服。对照组用开博通12.5mg,每日3次,口服。两组均用达美康80~320mg,高血压用心痛定30~60mg,每日口服;糖尿病饮食。结果:治疗组显效(症状、体征消失,尿UAE、尿蛋白定量下降75%以上,肾功能正常)10例,有效(症状、体征减轻,尿蛋白定

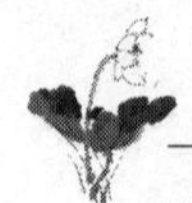

量较治疗前下降50%以上，肾功能改善）17例，无效3例，总有效率90%；对照组有效20例，无效10例，总有效率66.7%，治疗组明显优于对照组。［成玉斌等．中国医刊．2000，35(8)：43～44］

194. 中西医结合治疗早期糖尿病肾病临床观察 治疗组32例，方药：川芎、赤芍、当归、红花各10g，泽兰、益母草、丹参、黄芪各30g，川牛膝15g，水蛭5g。阴虚甚，加生地、麦冬；燥热盛，加知母、葛根；肾虚甚，加枸杞、炒杜仲；湿甚，加茯苓、大腹皮。日1剂，水煎服。与对照组30例均用糖适平30～120mg，依那普利5～20mg，每日口服；控制饮食，4周为1个疗程，用2个疗程。结果：两组分别显效（症状基本消失；血糖、24小时尿微量白蛋白排泄率复常或下降>2/3）21例、8例，有效10例、8例，无效1例、4例，总有效率96.8%、80%。［陈军．湖北中医杂志．2001，23(11)：21］

195. 中医辨证配合口服木糖醇治疗糖尿病肾病疗效观察 治疗组30例，气阴两虚、肝肾不足型：黄芪、葛根各30g，麦冬15g，五味子3g，生地、丹皮、山茱萸、枸杞子、山药、天花粉各9g，茯苓12g；脾肾两虚、瘀血阻络型：黄芪30g，人参6g，生地、山茱萸、山药、泽泻、桃仁、地龙各9g，水蛭3g，茯苓15g；阳虚血瘀、水气凌心型：制附子6g，肉桂3g，茯苓15g，黄精、冬瓜皮、冬葵子各30g，五加皮、白术各9g，泽兰叶、丹参各12g；湿浊潴留、上逆犯胃型：大黄、熟附子各6～15g，细辛、水蛭各3g，西洋参6g，佩兰、砂仁、鸡内金、地龙各9g，牵牛子6～12g，薏苡仁15g。日1剂，水煎服。并用木糖醇50g，每日分4～5次，口服。对照组28例，用卡托普利12.5mg，每日3次，口服。两组均控制血糖及饮食，用2个月。结果：两组分别显效（症状基本缓解；血肌酐、尿素氮改善，或尿蛋白减少>50%）4例、3例，有效20例、12例，无效4例、8例，发展2例、5例，总有效率80%、53.57%（$P<0.05$）。随访半年，总有效率分别86.67%、60.71%（$P<$

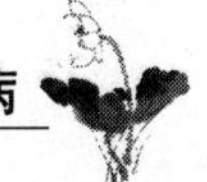

0.05)。[程益春等．山东中医药大学学报．2003,27(1):48～49]

196. 通脉降糖保肾汤治疗糖尿病肾病186例 方用通脉降糖保肾汤:太子参、黄芪、川芎、泽泻、牛膝各15g,生地20g,丹参、葛根、茯苓、益母草各30g,当归、赤芍、黄连各10g。随症加减,日1剂,水煎服。空腹血糖>12.1mmol/L,继用降糖药;停用其他药。1个月为1个疗程,用3个疗程。结果:显效(症状消失;尿蛋白减少>50%,定量<0.15g/24h;血糖、血脂大致复常)107例,有效68例,无效11例,总有效率94.09%。[孙幼薇等．辽宁中医杂志．2002,29(9):547]

197. 固肾汤治疗糖尿病肾病56例临床观察 治疗组56例,方用固肾汤:黄芪、太子参、生地、黄葵各30g,茯苓、山药、白术、泽泻、丹参、当归、赤芍、川芎15g。日1剂,水煎服。对照组30例,用卡托普利12.5mg,每日3次,口服。两组均常规用胰岛素(或降糖药)。3周为1个疗程,用2个疗程。结果:两组分别显效19例、7例,有效31例、14例,无效6例、9例,总有效率89.3%、70%($P<0.05$)。[马健等．中医药信息．2002,19(4):34～35]

198. 中西医结合治疗糖尿病肾病的临床研究 治疗组48例,方用益肾活血方:黄芪20g,熟地、丹参各25g,沙参、山茱萸、山药各15g,茯苓、水蛭各10g,丹皮、泽泻各9g,鬼箭羽30g。随症加减,日1剂,水煎服。与对照组21例均用糖适平30～180mg/d,洛汀新10～20mg/d,口服。低蛋白、糖尿病饮食,高血压限摄钠。4周为1个疗程,用3个疗程。结果:两组分别显效(症状基本消失;空腹血糖接近正常或下降1/3,24小时尿蛋白复常或定量下降>1/2)16例、4例,有效24例、8例,无效8例、9例,总有效率83.33%、57.14%($P<0.05$)。[黄立芳等．中国中医药信息杂志．2002,9(7):10～12]

199. 活血化瘀法为主治疗糖尿病肾病56例疗效观察 治

疗组56例，方药：丹参、赤芍、川芎、益母草、生地各15g，桃仁、当归、山萸肉，车前子、泽泻各12g，黄芪20g，红花9g。日1剂，水煎服。与对照组47例均常规用糖适平、开博通口服。均糖尿病饮食；禁烟酒。2个月为1个疗程。结果：两组分别显效23例、5例($P<0.05$)，好转29例、26例，无效4例、16例，总有效率92.86%、65.96%($P<0.05$)。尿蛋白定量、血肌酐、尿素氮治疗组治疗前后及治疗后组间比较均有显著性差异($P<0.01$或0.05)。[夏迎春等．中国中医急症．2002,11(5):357～358]

200. 中西医结合治疗糖尿病肾病66例临床观察 治疗组66例，方用益肾化瘀方：黄芪30g，太子参20g，丹参、益母草、茯苓各15g，山茱萸、熟地、泽泻各12g，大黄10g。日1剂，水煎服。与对照组40例均用糖适平30mg，每日3次，餐前服，卡托普利12.5～25mg，每日2次，口服。均不用影响血流变药物，4周为1个疗程。结果：两组分别显效(症状、体征缓解；24小时尿蛋白排除率下降>30%，尿蛋白定性转阴)40例、13例，有效21例、20例，无效5例、7例，总有效率92.4%、82.5%($P<0.05$)。[罗霄山等．湖南中医药导报．2002,8(11):654～655]

201. 糖肾停汤治疗糖尿病肾病的临床研究 治疗组42例，方用糖肾停汤：大黄、水蛭、丹参、肉桂、仙鹤草各10g，黄芪、山药各15g。日1剂，水煎服。对照组21例，用开博通12.5mg，每日3次，口服。两组均用糖适平30～120mg/d，口服；控制饮食，用8周。结果：两组分别显效(症状、体征消失；24小时尿蛋白定量较治疗前减少>50%，肾功能明显改善)18例、4例，有效19例、14例，总有效率88.1%、66.7%($P<0.05$)。[李磊等．中医药信息．2000,17(6):35～36]

202. 糖肾灵治疗糖尿病肾病慢性肾功能不全30例 治疗组30例，方用糖肾灵(生地、熟地、山茱萸、丹皮、茯苓、生大黄、熟附子各10g，山药、炙黄芪、川牛膝各15g，泽泻、益母草各20g，莪术30g。水煎取液400ml)20ml；对照组30例，用保肾康

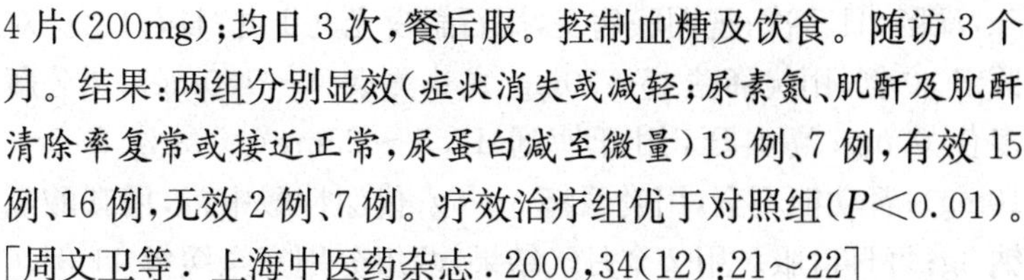

4片(200mg)；均日3次，餐后服。控制血糖及饮食。随访3个月。结果：两组分别显效(症状消失或减轻；尿素氮、肌酐及肌酐清除率复常或接近正常，尿蛋白减至微量)13例、7例，有效15例、16例，无效2例、7例。疗效治疗组优于对照组($P<0.01$)。［周文卫等．上海中医药杂志．2000,34(12):21～22］

203. 中药肾病3号治疗糖尿病肾病100例　方药：太子参、黄芪、首乌、龟板、丹皮、猪苓、茯苓、泽泻、金樱子、芡实、山药、莲子、楮实子、白术、鸡内金、桔梗。每包50g，每次5g，每日3次，口服。6周为1个疗程。结果：临床缓解(症状消失，尿糖、尿蛋白均转阴，空腹血糖<6.1mmol/L)20例，显效36例，有效39例，无效5例，总有效率95%。尿蛋白转阴38/95例。［郭连川等．辽宁中医杂志．1998,25(2):89］

204. 益气养阴活血清利法治疗晚期糖尿病肾病(附38例临床疗效观察)　方药：太子参、生黄芪、茯苓、泽泻、丹参、益母草、白茅根各15～30g，生地10～15g，丹皮、山药、泽兰、黄精各10g，天花粉15g，黄连6～10g。随症加减。日1剂，水煎服。酌予降糖、降压、限制蛋白质摄入、抗感染、强心利尿、调节水电解质及酸碱平衡。3个月为1个疗程，治疗2个疗程以上。治疗晚期糖尿病肾病38例。结果：显效14例，有效16例，无效8例，总有效率78.95%。［刘宏伟等．辽宁中医杂志．1993,20(10):18～20］

205. 中药为主治疗糖尿病肾病30例疗效观察　治疗组方用消渴丸：炙大黄10g，黄芪、太子参、玉米须各30g，丹参20g、龙胆草、制首乌、巴戟天各15g，冬虫夏草3g(分冲)，20～30粒/日，口服。脾肾阳虚，大黄减量，加附子、干姜、川黄连、沉香；恶心呕吐、大便色黑，酌加石斛、地榆、焦白芍、炒川连、紫苏叶；感冒继发感染，用银翘散加蝉蜕、浮萍、公英、山豆根。日1剂，水煎分3次服。并失眠健忘、腰膝酸软，用杞菊地黄丸1丸，每日2次，口服；肾功能不全、便秘，用大黄、牡蛎、芦荟各10g，珍珠母

5g,灌肠,日1次;视网膜病变,用石斛夜光丸1丸/日,口服。对照组30例,用优降糖15～20mg(或达美康80～160mg),雷公藤多苷60mg;高血压,用开博通12.5～25mg(或络活喜5～10mg);肾功能不全,用爱西特3～6g;代谢性酸中毒,用碳酸氢钠3g;每日口服。用2个月。结果:两组分别完全缓解11例、0例,部分缓解17例、19例,无效2例、11例,总缓解率93.3%、63.3%($P<0.05$)。[王喆等.中医药学刊.2001,19(3):245,249]

206. 中西医结合治疗糖尿病肾病78例临床观察 治疗组方用糖尿病方(叶任高方):生地、生黄芪各25g,元参、葛根各15g,山萸肉、枸杞子各8g,丹参20g,丹皮9g等。日1剂,水煎服。与对照组60例均用糖适平10～60mg,每日3次,口服;酌用开博通。两组均糖尿病饮食。8周为1个疗程。结果:两组分别显效(症状、体征基本消失;24小时尿蛋白定量<500mg或下降>2/3,血糖<7.2mmol/L或下降>1/2,血肌酐、尿素氮均下降>1/3)31例、6例,有效41例、31例,无效6例、23例,总有效率92.3%、61.7%($P<0.05$)。[蒋文功等.中国中西医结合肾病杂志.2001,2(8):479～480]

207. 益气复胰汤治疗糖尿病肾病136例 方用益气复胰汤:柴胡、佛手各10g,荔枝核、丹参各20g,黄芪50g,怀山药30g,茯苓、山萸肉、枸杞子、田三七各15g。阳虚,加肉桂、附子;阴虚,加丹皮、白芍。日1剂,水煎服;3个月为1个疗程。原用降糖西药渐减量至停用,用4个疗程。治疗糖尿病肾病136例。结果:临床治愈32例,有效77例,无效27例,总有效率80.5%。[陈裕传等.河南中医药学刊.2000,15(3):11～12]

208. 糖肾康胶囊治疗糖尿病肾病的临床观察 两组各64例。治疗组方用糖肾康胶囊(柴胡、郁金、西洋参、白花蛇舌草、水蛭、白芥子各1.5份,白僵蚕1.7份,黄芪2份,附子、水红花子、风眼草各1份。制成胶囊,每粒含生药2g)4～6粒,每日3

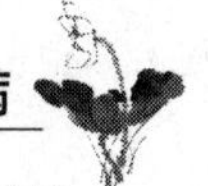

次，口服。对照组用卡托普利25～75mg/d，分2～3次口服。两组均控制饮食，适量运动，控制血糖。2个月为1个疗程，用2个疗程。结果：两组分别显效（血糖<7.8mmol/L，24小时尿蛋白及血脂降低均>50%）34例、19例，有效24例、26例，无效6例、19例，总有效率90.5%、70.3%（$P<0.05$）。[佟杰等．河北中医．1999，21(9)：265～266]

209. 糖肾合剂治疗糖尿病肾病的临床观察　治疗组48例，方用糖肾合剂（黄芪30g，丹参20g，三七3g，山楂、生地各15g，知母、益母草、葛根各10g，大黄4.5g），日1剂，水煎分3次餐前半小时服。与对照组45例均分别用胰岛素(45±18.5)U、(46.6±19)U，分3次餐前半小时皮下注射。2个月为1个疗程。结果：平均动脉压、24小时尿白蛋白、血浆内皮素、血浆α-颗粒膜蛋白140、红细胞超氧化物歧化酶、过氧化脂质治疗组治疗前后及空腹、餐后2小时血糖两组治疗前后自身比较均有显著性差异（$P<0.01$或0.05）。[畲宗阳等．中国中西医结合杂志．1999，19(9)：524～526]

210. 化瘀活血通络法治疗糖尿病肾病82例　方药：苍术、胆南星、半夏、僵蚕、地龙、川芎、佩兰各10g，薏苡仁15g，桔梗6g。痰湿甚，半夏易姜半夏，加厚朴、砂仁；痰热甚，加桑白皮、黄芩、全瓜蒌；早期肝肾阴虚，去胆南星、苍术、半夏，加首乌、桑椹子；中期脾肾两虚，加太子参、白术、山茱萸、金樱子；晚期浊毒潴留，加生大黄；水肿，加茯苓皮、车前子、益母草。水煎服。控制饮食，常规降压、降血糖。治疗糖尿病肾病82例，结果：显效（症状及肾功能改善，24小时尿蛋白定量下降>50%）10例，有效56例，无效16例，总有效率80.49%。[许陵冬等．辽宁中医杂志．2000，27(1)：17～18]

211. 通络益肾合剂治疗糖尿病肾病临床观察　治疗组40例，方用通络益肾合剂：制大黄、牛膝各10g，丹参30g，川芎、益母草、菟丝子各15g，党参、首乌各12g。日1剂，水煎服。对照组 20 例，用包醛氧化淀粉 5g，肾炎康复片 5 片，日 3 次，口服。两组均控制血糖、稳定血压及对症处理；控制饮食。4 周为 1 个疗程，用 3 个疗程。结果：两组分别显效（血压复常，24 小时尿蛋白定量下降＞50％，血肌酐下降＜150μmol/L，血尿素氮下降＜7mmol/L，内生肌酐清除率上升＞25％）11 例、3 例，有效 18 例、8 例，无效 11 例、9 例，总有效率 72.5％、55％（$P<0.05$）。UPro、Uβ_2-MG、SCr、BUN 治疗组治疗前后及治疗后组间比较均有显著性差异（$P<0.01$ 或 0.05）。[林芝韵等．上海中医药杂志．2000，34(8)：10～12]

（106～211：常婧舒）

四、糖尿病足（下肢血管病变）

1. 中药内服并浸泡治疗糖尿病足的临床对照观察 两组各 20 例。治疗组方药：生黄芪 60～90g，玄参 60g，鸡血藤 30g，川牛膝 12g。热毒型，加仙方活命饮（或四妙勇安汤）；湿热型，加四妙散；阴虚型，加知柏地黄汤；脾虚型，加参苓白术散；气血两虚型，加八珍汤。日 1 剂，水煎服。并初期用忍冬藤 100g，苦参、赤芍各 30g，黄柏、丹皮、苏木各 20g，红花 15g；中期用忍冬藤 100g，九里明 60g，苦参 30g，百部、黄柏、土茯苓各 20g，苍术、皂角刺各 15g；后期用忍冬藤 60g，桂枝、细辛、丹参各 30g，当归 20g，红花、川芎各 15g；久不愈加黄芪 60g，五倍子、白及各 15g。日 1 剂，水煎，清疮后，浸泡患足，日 2 次。对照组用山莨菪碱 20mg，加生理盐水 500ml，静脉滴注，日 1 次。清疮后，覆盖无菌纱布；脓液排净后，覆康复新滴剂纱布。两组均控制血糖，用抗生素，用 2 个月。结果：两组分别治愈 11 例、6 例，好转 6 例、5 例，无效 3 例、9 例。疗效、血脂、高密度脂蛋白、全血黏度治疗组治疗前后及治疗后组间比较均有显著性差异（$P<0.01$ 或 0.05）。[刘毅斌．广西中医药．1999，22(2)：5～7]

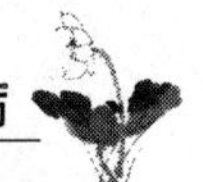

2. 中药内服、外用治疗糖尿病足早期的临床研究 两组各20例。治疗组方用健脾清化颗粒(党参、山药、生地黄、黄连、全蝎等)1袋,每天3次,口服;温通散(含没药、红花、苏木、路路通、艾叶等)2袋,用控温足浴器,制成熏洗液3L,温度38~42℃,熏洗足部,每次20分钟,每天1次。对照组用健脾清化颗粒及温通散安慰剂。两组均降糖,降压,降脂等,用16周。结果:两组分别完全缓解2例、1例,显效8例、3例,有效7例、3例,无效2例、12例,失访各1例。足部感觉异常(VAS)积分、双侧踝肱比指数(ABI)、腓肠神经传导速度治疗组治疗前后及首项治疗后两组比较差异均有统计学意义($P<0.01$或0.05)。[王丽娟等.中华中医药杂志.2009,24(8):1004~1006]

3. 糖尿病足62例临床小结 阴虚火盛血瘀型:生黄芪15~30g,山萸肉10~20g,地龙6~15g,丹参30g,苍术6g,玄参、知母、桑螵蛸、云苓各15g,当归、白芍各12g,生地、丹皮、枸杞、益母草各20g,肉桂3g;推上段夹脊穴,揉压曲池、肾俞、足三里、气冲穴。气虚血瘀型:生黄芪30~50g,党参18g,白术、地骨皮、牛膝、云苓、川芎各15g,三七5g,白芍、山萸肉、山药各20g,赤芍、元胡各12g,蕲蛇10g,僵蚕、黄连各6g;推中段夹脊穴,揉压百会、中脘、关元、脾俞、肾俞、足三里、气冲穴。阳虚血瘀型:生黄芪30~50g,丹参、益母草、山药各30g,芡实、熟地各20g,菟丝子15~30g,焦术15g,生晒参、三棱各9g,当归、白芍各12g,苍术9~15g,附子6~12g,肉桂3~6g;推中、下段夹脊穴,揉压脾俞、肾俞、命门、八髎、天枢、关元、足三里、气冲穴。足部溃烂,可外敷蜂蜜黄连膏、庆大霉素冲洗溃面、神灯照射等。治疗糖尿病足62例。结果:治愈46例,显效8例,有效7例,无效1例,总有效率为98.39%。[刘祖高.湖北中医杂志.1992,14(4):8~9]

4. 辨证为主治疗糖尿病足的临床观察 气血亏虚、湿毒内蕴型:生黄芪30g,党参、生薏苡仁、白芷各15g,当归、白术、黄柏、土贝母、天花粉各10g，土茯苓20g，皂刺6g。湿热下注、瘀毒阻络型：苍术、黄柏、土贝母、白芷各12g，牛膝、紫花地丁、生地、赤芍各15g，生薏苡仁20g，栀子、柴胡各10g，皂刺6g。毒热炽盛、络脉瘀阻型：金银花20g，玄参、甘草、牛膝、赤芍、公英、紫花地丁、丹参各15g，当归、丹皮、野菊花、天花粉、白芷、桃仁各10g，皂刺6g。阳虚寒凝、痰瘀阻络型：生黄芪20g，当归、川芎、桃仁、红花、地龙、肉桂、制半夏各10g，熟地、鹿角胶、鸡血藤各15g，茯苓12g，水蛭6g。日1剂，水煎服。局部清创换药，新鲜疮面用雷佛奴尔（或庆大霉素）、胰岛素及654-2湿敷；合并骨髓炎切除死骨，切开窦道。控制血糖，抗感染。经治16例，4周为1个疗程，用1～5个疗程。结果：临床治愈8例，显效4例，有效、无效各2例。［唐咸玉等．辽宁中医杂志．2003，30（1）：30～31］

5. 益气养阴活血化瘀法治疗早期糖尿病足30例 方药：黄芪30～45g，生地、玄参、地龙、焦山楂各10～15g，天花粉、葛根、川牛膝、川芎、元胡各20～30g。气虚甚，加红参；瘀热，加丹皮、黄柏、知母；痛甚，加乳香、没药。日1剂，水煎分3次服。并控制血糖，降压，降脂等。15日为1个疗程，用2～4个疗程。结果：痊愈15例，显效10例，有效3例，无效2例，总有效率93.3％。［陈其华．江西中医药．2005，36（5）：24］

6. 清法治疗糖尿病足（附33例报告） 湿热重证，方用三黄消炎冲剂（大黄、黄连、黄柏、银花、甘草）；湿毒重证，方用胡黄连解毒冲剂（胡黄连、茵陈、苦参、黄柏、甘草）；均1包，每日3次，口服。清创，用蚕食法清除深部腐烂肌腱，消灭潜行空腔；用捞底膏（或疮疡膏）外敷，窦道引流不畅用一升散（或中提毒丹）纸捻填入引流。用降糖药。治疗糖尿病足33例，结果：临床痊愈24例，显效5例，好转3例，无效1例，总有效率97％。［吴伟达等．中国中西医结合外科杂志．2000，6（3）：167～168］

7. 黄芪桂枝五物汤配合血塞通治疗早期糖尿病足21例

治疗组方用黄芪桂枝五物汤：黄芪30g，桂枝、白芍、元参、红花、刘寄奴、桑枝、白蔹、鸡血藤、川牛膝各10g，当归、沙参各15g，生姜3片，大枣3枚。日1剂，水煎服；第3煎外洗，日2次。与对照组17例均用血塞通注射液400mg，加生理盐水250ml，静脉滴注，日1次；山莨菪碱1mg/kg，每日分3次口服。15日为1个疗程，疗程间隔3日。结果：两组分别治愈13例、4例，显效各4例，有效3例、4例，无效1例、5例。疗效治疗组优于对照组($P<0.05$)。[王兵．河南中医．2003，23(11)：5～6]

8. **复方长皮膏合补阳还五汤加味治疗糖尿病足25例**　创面消毒、清创后，方用复方长皮膏(广丹3.6g，煅石膏12g，象皮粉4.8g，冰片1g，飞滑石1.2g，密陀僧2.4g，紫草18g，当归24g，麻油300g，蜂蜡等)，每天1次外敷患处。并用补阳还五汤加味：生黄芪、生地、鸡血藤各20g，当归、赤芍、桃仁、红花、地龙各10g，忍冬藤30g，怀牛膝15g，川芎5g。日1剂，水煎服。控制血糖；用>25天。治疗糖尿病足25例。结果：溃疡全部愈合。[张喜军等．中医外治杂志．2007，16(1)：9]

9. **氦氖激光配合加味桃红四物汤治疗糖尿病足临床观察**　治疗组62例，方用加味桃红四物汤：当归、牛膝、桃仁各12g，川芎、赤芍、白芍、生地、红花、葛根各10g，桂枝8g。日1剂，水煎服。并用HJZ-I型激光仪，波长632.8A，输出功率2～3mV，上肢正中静脉穿刺，留置外套管，管内导入激光针，氦氖激光血管内照射，每次30分钟，日1次。用胰岛素控制血糖，控制饮食。对照组22例，用丹参注射液20ml，加生理盐水250ml，静脉滴注，日1次。结果：症状(麻木疼痛，皮肤颜色、温度及足背动脉)分别总有效率83.8%～95.1%、36.37%～54.5%。血液流变学4项指标治疗组治疗前后及治疗后组间比较均有显著性差异($P<0.01$或0.05)。[吕蕾等．中国中医基础医学杂志．2003，9(6)：58～59]

10. **内托生肌散为主治疗糖尿病足48例**　方用内托生肌

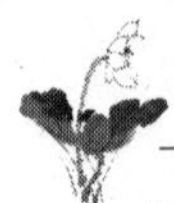

散：生黄芪、天花粉各20g，生乳香、生没药、丹参各10g，甘草6g，生白芍12g。痛甚，加蜈蚣、全蝎、元胡；内热，加生地。日1剂，水煎分3次服。并用生理盐水清洁换药；用降糖药。治疗糖尿病足48例。结果：治愈29例，好转16例，无效3例，总有效率93.7%。[李云慧．广西中医药．2000，23(4)：26～27]

11. 丹血蛭甲逍遥汤治疗糖尿病足34例临床观察　治疗组方用丹血蛭甲逍遥汤：丹参、白芍各30g，鸡血藤60g，柴胡、当归、水蛭、穿山甲各10g。气虚甚，加黄芪、党参；阴虚，加枸杞子、生地；湿热毒，加玄参、牛膝、龙胆草、蜂房、白花蛇舌草；便秘，加生大黄；阳虚，加鹿角霜、桂枝、黄芪；眼底病，加枸杞子、茜草、三七粉；冠心病，加川芎、瓜蒌、全蝎；血压高，加杜仲、葛根、钩藤；肾病，加益母草、黄芪；周围神经病，加刘寄奴、桂枝。日1剂，水煎服。与对照组30例均干性坏疽蚕食坏死组织后，用灭菌黄连纱条浸滋养液，湿敷创面；湿性用双氧水清创，蚕食坏死组织，生理盐水冲洗后，用白及等中药灭菌干粉，外撒创面；渗出液减少后，再用上述滋养液湿敷。混合性酌情切除(或截去)坏死组织。并用丹参注射液40ml，酌情加蝮蛇抗栓酶0.5U，加生理盐水250ml，静脉滴注；山莨菪碱注射液10mg，川芎嗪100mg，股动脉注射。用胰岛素及抗生素；控制饮食。结果：两组分别显效14例、10例，有效18例、14例，无效2例、6例，总有效率94.1%、80%($P<0.05$)。[王智明等．中西医结合心脑血管病杂志．2004，2(5)：298～299]

12. 糖足康合剂治疗糖尿病足的临床研究　两组各20例。治疗组方用糖足康合剂：黄芪、天花粉、金银花、紫丹参、车前草各30g，怀山药、黄柏、水蛭各20g，川牛膝15g。对照组用黄芪、天花粉、薏苡仁各30g，怀山药、太子参各20g，五味子、天冬、麦冬各10g。均日1剂，水煎服。两组均血糖高用胰岛素皮下注射(或口服降糖药)；感染甚，酌用抗生素。破溃、坏疽及创面感染常规清创、换药，酌行截趾除、清创缝合及肢体高位截除术。

不用其他中药，8 周为 1 个疗程。结果：两组分别痊愈 6 例、2 例，显效 9 例、8 例，好转 3 例、6 例，无效 2 例、4 例。疗效治疗组优于对照组（$P<0.05$）。[陆炯等．南京中医药大学学报．2004，20(3)：160～161]

13. 中药外用治疗糖尿病足 108 例　均糖尿病足 1 级用无菌注射器抽出内容物，用 2.5%碘酒；2 级、3 级切开排脓引流，用蚕食法清除坏死组织，注意保护肌腱及韧带。治疗组 108 例，方药：苦参、金银花各 20g，白及 15g，乳香、没药、黄柏、白芷各 12g，白鲜皮、当归各 10g，黄连、甘草各 9g。使用时均换算成免煎颗粒，加温水 2.5～3L，泡洗患足，药温≤40℃，每次 20～25 分钟，每天 1～2 次。对照组 110 例，用呋喃西林液，每天 1～2 次湿敷患处。两组均控制血糖；用广谱抗生素，静脉滴注。30 天为 1 个疗程。结果：两组分别治愈 77 例、47 例，好转 22 例、31 例，无效 9 例、32 例，总有效率 91.67%、70.91%（$P<0.01$）。[杨一丁等．中医外治杂志．2009，18(6)：22～23]

14. 糖尿外洗方熏洗治疗早期糖尿病足疗效观察　治疗组 31 例，用糖尿外洗方：透骨草、艾叶、木瓜、苏木、红花、赤芍、川芎各 50g，桂枝 20g，川椒、白芷各 30g，川乌、草乌、生麻黄各 10g，水煎取液；对照组 30 例，用开水；均先熏，以患者能耐受为度；待温度降至 40℃左右，再将患足放入浸泡；每次 30 分钟；每天 1 次。两组均用胰岛素；降脂，降压等。控制饮食。3 周为 1 个疗程，用 2 个疗程。结果：两组分别显效（TCSS 评分下降≥60%，踝臂指数 ABI 上升≥0.5）13 例、1 例，有效 16 例、4 例，无效 2 例、25 例，总有效率 90.6%、16.7%（$P<0.05$）。空腹及餐后血糖两组治疗前后自身，TCSS 评分、ABI 治疗组治疗前后及治疗后两组比较，差异均有统计学意义（$P<0.05$）。[马健等．实用中医内科杂志．2009，23(7)：8～9]

15. 化瘀通脉汤外洗治疗糖尿病足 105 例　治疗组 55 例，方用化瘀通脉汤：赤芍、桃仁、红花、桂枝、乳香、没药、防风、蝉蜕各10g，当归30g，生地、牛膝、透骨草各15g，川芎、白芷各20g，细辛6g，独活18g。日1剂，水煎取液3.5L，药温40℃，浸泡双足，每次30分钟，每天2次。与对照组50例均用前列腺素E_1 100μg，654-2(山莨菪碱)20mg，加生理盐水，静脉滴注，每天1次。两组均用降糖药(或胰岛素)，控制饮食。10天为1个疗程，用2个疗程。结果：两组分别显效(症状消失，深浅感觉、跟腱反射、皮温复常，足背动脉搏动明显增强)42例、22例，有效10例、16例，无效3例、12例，总有效率94.5%、76%($P<0.05$)。[张锋等．山东中医杂志．2007，26(6)：386～387]

16. 祛腐生肌系列局部治疗糖尿病足的临床研究　四组各15例。早期：扩创后，Ⅰ组、Ⅱ组用双黄连粉针剂1.8kg，加生理盐水250ml；Ⅲ组、Ⅳ组用灭滴灵；冲洗患处。中期：Ⅰ组、Ⅲ组用化管药条(含朱砂、雄黄各15g，水银、白矾各30g，火硝120g，皂矾18g)；Ⅱ组、Ⅳ组用生理盐水纱条；引流。后期：四组均用祛腐生肌膏(含炉甘石20g，珍珠层粉47g，黄丹8g，冰片2.5g，石炭酸5g，凡士林800g)外敷患处。四组均控制血糖、改善微循环及抗感染等。结果：四组分别痊愈6例、4例、4例、3例，显效7例、7例、9例、3例，有效2例、4例、2例、9例。疗效Ⅰ组均优于余3组($P<0.01$或0.05)，Ⅱ组及Ⅲ组均优于Ⅳ组($P<0.05$)。[王建春等．中医外治杂志．2001，10(6)：6～7]

17. 愈疽膏外敷治疗糖尿病足的临床观察　治疗组46例，方用愈疽膏(黄连、黄柏各30g，白芷20g，血竭、铅丹各5g，乳香10g，冰片3g，蜂蜡50g，麻油450g)，外敷患处。对照组23例，用敏感抗生素，加654-2，湿敷患处。两组均控制血糖，改善微循环，抗感染等。1个月为1个疗程，用1个疗程。结果：两组分别治愈26例、10例，有效17例、5例，无效3例、8例。疗效治疗组优于对照组($P<0.01$)。[李洵等．中医药学报．2005，33(3)：20]

18. 中药油膏治疗糖尿病足的疗效观察　治疗组22例，清

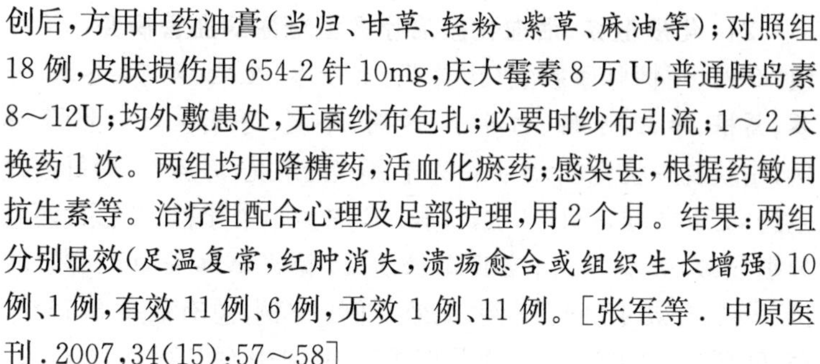

创后，方用中药油膏（当归、甘草、轻粉、紫草、麻油等）；对照组18例，皮肤损伤用654-2针10mg，庆大霉素8万U，普通胰岛素8～12U；均外敷患处，无菌纱布包扎；必要时纱布引流；1～2天换药1次。两组均用降糖药，活血化瘀药；感染甚，根据药敏用抗生素等。治疗组配合心理及足部护理，用2个月。结果：两组分别显效（足温复常，红肿消失，溃疡愈合或组织生长增强）10例、1例，有效11例、6例，无效1例、11例。[张军等．中原医刊．2007，34(15)：57～58]

19. 中药外敷治疗糖尿病足的疗效观察　治疗组与对照组分别48例、30例，均用1%碘伏消毒创周皮肤，再分别用3%过氧化氢溶液、无菌生理盐水依次清洗，去除疮面坏死组织、骨坏死及窦腔内的老化白色假膜等，再分别用3%过氧化氢溶液，普通胰岛素40～80U，加生理盐水250ml，依次清洁创面。治疗组方药：血竭、乳香、没药、煅石膏各90g，煅石决明750g，冰片30g，麝香9g。研末，每次用适量，调敷创面。对照组用胰岛素4～20U，山莨菪碱10mg，浸泡盐水纱条，覆盖创面。均每天换药1次。两组均控制血糖，抗感染，改善微循环，营养神经，纠正贫血等。结果：两组分别痊愈38例、13例，显效各6例，有效3例、4例，无效1例、7例。总有效率98%、77%。[李亚美等．现代中西医结合杂志．2008，17(1)：39～40]。

20. 凉润通络法治疗糖尿病下肢血管病变60例临床观察　均用胰岛素1～2周，血糖稳定后。治疗组60例，方药：生地、生石膏、女贞子、墨旱莲各20g，栝楼12g，百合、白芍、木瓜、川芎、蒲黄、五灵脂、元胡、枳实各10g。日1剂，水煎服。对照组30例，用丹参注射液16ml，加生理盐水200ml，静脉滴注，每天1次。两组均控制饮食，停用扩血管及抗血小板药。结果：两组分别治愈16例、0例，显著好转35例、11例，进步6例、9例，无效3例、10例，总有效率95%、67%。[赵梅萍等．时珍国医国药．2007，18(4)：929～930]

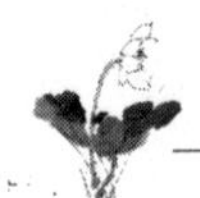

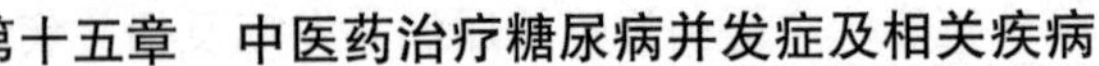

21. 化痰散结、活血化瘀治疗2型糖尿病血管病变　治疗组80例，用糖脉康胶囊（生黄芪、太子参、生地、元参、苍术、丹参、葛根、泽兰、水蛭、白芥子、泽泻、半夏、海藻等）；对照组38例，用胰复康胶囊（上方去白芥子、泽泻、半夏、海藻）。均每粒含生药0.5g，4粒，每日3次，口服，12周为1个疗程。结果：两组分别显效（症状消失；空腹血糖复常，糖化血红蛋白＜6%）29例、9例，有效42例、19例，无效9例、10例，总有效率8.75%、73.68%（$P<0.05$）。[尹翠梅等．中国中医基础医学杂志．2006，12(3)：202～204]

22. 论化痰散结活血化瘀法治疗2型糖尿病血管病变　治疗组78例，用糖管停胶囊（含生黄芪、太子参、生地黄、元胡、苍术、丹参、葛根、地鳖虫、水蛭、白芥子、制南星、半夏、贝母等）；对照组36例，用糖复康胶囊（上方去白芥子、制南星、半夏、贝母等）。均每粒含生药0.5g，4粒，每天3次，口服。控制饮食，用主食固定方法。用12周。结果：两组分别显效（症状消失；空腹血糖复常，糖化血红蛋白＜6%）29例、9例，有效41例、18例，无效8例、9例，总有效率89.74%、75.00%（$P<0.05$）。[董志等．中国中医基础医学杂志．2008，14(6)：441～442]

23. 糖敏康颗粒治疗2型糖尿病下肢血管病变的临床研究　两组各32例。治疗组方用糖敏康颗粒（生黄芪、绞股蓝、怀山药、葛根、山茱萸、紫丹参、荔枝核等。均免煎颗粒剂），日1剂，水冲服。与对照组均降糖，降压，扩冠等。停用其他中药及一般预防用药，2个月为1个疗程。结果：两组分别显效（症状积分下降≥2/3，体征指数改善≥20%；实验室指标复常，或下降≥30%）12例、8例，有效13例、9例，无效4例、13例，总有效率86.2%、56.7%；失访3例、2例。[王文锐等．中国中医药科技．2009，16(2)：90～91]

24. 内外合治糖尿病下肢血管病变90例临床观察　治疗组9例，方用消渴痹通（黄芪、桑枝各15g，豨莶草、牛膝各7.5g，鸡血藤10g，全蝎2.5g，威灵仙5g。每丸0.3g，每瓶50丸）6丸，每天3次，口服。用温经通络方：肉桂、红花、艾叶、鸡血藤各15g，透骨草25g，伸筋草20g。放入纱布袋中，水煎取液，药温约40℃，浸泡双足。每次20分钟，每天1次。对照组90例，用40℃左右清温水，浸泡洗足，用法、疗程同治疗组。两组均糖尿病基础治疗，4周为1个疗程，用2个疗程。结果：两组分别显效（彩色Doppler检查指标基本复常）60例、33例，有效21例、24例，无效9例、33例，总有效率90%、63.33%。［王秀阁等．中国中医药科技．2008，15(4)：307～308］

25. 通脉消斑方治疗糖尿病下肢血管病变疗效观察　治疗组100例，方用通脉消斑方：生黄芪50g，桃仁、红花各12g，川芎10g，广地龙15g，全蝎3g，制何首乌、泽泻各20g，生山楂30g。随症加减，日1剂，水煎服。对照组50例，用肠溶阿司匹林片50mg，每天2次，口服。2个月为1个疗程，用2个疗程。结果：手足麻木、疼痛、感觉异常两组分别显效＋有效51/58例、8/24例，18/24例、6/15例，38/46例、5/20例。见副反应分别5例、3例。［程秀萍．浙江中西医结合杂志．2008，18(6)：354，357］

26. 祝氏降糖生脉方加味治疗2型糖尿病下肢血管病变的临床观察　两组各20例。治疗组方用祝氏降糖生脉方加味（祝谌予方）：生黄芪、生地黄、熟地黄、丹参各30g，天花粉20g，北沙参、生山楂、川牛膝各15g，麦冬、五味子各10g。日1剂，水煎分3次服。与对照组均用前列地尔100μg，加生理盐水250ml，静脉滴注，每天1次。均控制血糖、血脂、饮食。4周为1个疗程。结果：两组分别显效10例、11例，有效8例、7例，无效各2例。症状（多食易肌、口渴喜饮、五心烦热）改善，降低餐后2小时血糖、总胆固醇、低密度脂蛋白胆固醇，治疗组均优于对照组（$P<0.01$或0.05）。［吴小慧等．贵阳中医学院学报．2008，30(1)：39～42］

27. 络泰治疗糖尿病下肢血管病变18例　治疗组18例，

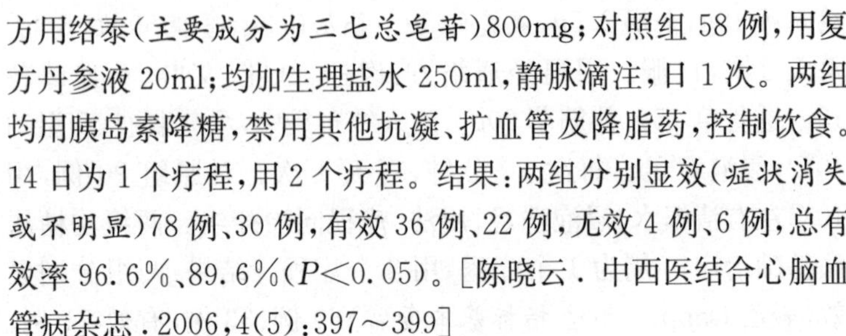

方用络泰(主要成分为三七总皂苷)800mg;对照组 58 例,用复方丹参液 20ml;均加生理盐水 250ml,静脉滴注,日 1 次。两组均用胰岛素降糖,禁用其他抗凝、扩血管及降脂药,控制饮食。14 日为 1 个疗程,用 2 个疗程。结果:两组分别显效(症状消失或不明显)78 例、30 例,有效 36 例、22 例,无效 4 例、6 例,总有效率 96.6%、89.6%($P<0.05$)。[陈晓云.中西医结合心脑血管病杂志.2006,4(5):397～399]

28. 通络养阴法治疗消渴病肢痛症 65 例　方药:黄芪、葛根各 30g,牡丹皮、野木瓜各 15g,沙参、丹参、威灵仙各 10g。阳虚寒凝血瘀型,黄芪改 20g,加人参、牛膝各 10g,当归、延胡索各 15g,肉桂 5g;气虚血瘀痹阻型,黄芪、葛根均改 20g,加当归 10g、郁金 15g;久瘀湿毒型,沙参改 15g,加郁金 15g、当归 10g、桔梗 9g、甘草 6g;气血双亏型,加人参、阿胶(烊)各 10g,当归 15g。日 1 剂,水煎服。治疗消渴病肢痛症 65 例。结果:痊愈 30 例,显效 21 例,有效 14 例。[高明丰.实用中医药杂志.2006,22(6):337]

29. 芪蛭通脉饮治疗 2 型糖尿病下肢动脉病变 26 例　治疗组 26 例,方用芪蛭通脉饮:黄芪、生地、玉竹各 30g,当归、葛根各 15g,赤芍、川芎、地龙各 10g,海藻 20g,生水蛭、大黄、莪术各 0.6g(均分冲)。日 1 剂,水煎分 3 次服。对照组 24 例,用复方丹参片 3 片,每日 3 次,口服。两组均控制血糖及饮食,2 个月为 1 个疗程。结果:空腹血糖、血脂、全血比黏度、红细胞压积、眼动脉及足背动脉收缩期血流量治疗组治疗前后及首项治疗后组间比较均有显著性差异($P<0.01$ 或 0.05)。[张昱等.江苏中医药.2006,27(2):36～37]

30. 温肾健脾法治疗早期糖尿病动脉硬化闭塞症 93 例　治疗组 46 例,方药:附子、肉桂、干姜、赤芍、桃仁、川牛膝、甘草各 9g,生黄芪 24g,党参、当归、玄参各 18g,红花 12g,苏木、山药各 15g,陈皮 6g。日 1 剂,水煎服。对照组 47 例,用活血通脉胶

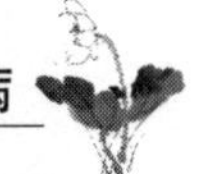

囊4粒,每天3次,口服。两组均用胰岛素。禁烟,低盐低脂糖尿病饮食,用2个月。结果:两组分别治愈4例、0例,好转32例、28例,未愈10例、19例,总有效率78.26%、59.57%。[鞠上等．中国中西医结合外科杂志．2007,13(6):527～529]

31. 益气活血法治疗糖尿病肢体动脉闭塞症的临床研究　两组各30例。治疗组方药:黄芪、当归各30g,制水蛭、地龙各9g。日1剂,水煎服。与对照组均用复方丹参注射液,静脉滴注。控制血糖,用4周。结果:两组分别治愈3例、1例,显效17例、9例,进步8例、12例,无效2例、8例。总有效率93.33%、73.33%($P<0.05$)。血脂(极低、低及高密度脂蛋白)、内皮功能(内皮素-1、血栓素B_2、一氧化氮)各3项指标治疗组治疗前后及治疗后组间比较均有显著性差异($P<0.01$或0.05)。[刘春梅等．山东中医药大学学报．2006,30(6):449～451]

32. 当归四逆汤合路路通注射液治疗糖尿病下肢动脉硬化闭塞症的临床观察　治疗组21例,方用当归四逆汤加减:当归、生地、天花粉各15g,白芍、通草各10g,桂枝、西洋参各6g,细辛3g,鸡血藤30g。日1剂,水煎服。对照组19例,溃疡感染用抗生素,局部换药。两组并分别用路路通注射液500mg、前列腺素E_1注射液100mg,静脉注射,日1次;均选用胰岛素。15日为1个疗程,疗程间隔3～5日。结果:两组分别近期治愈10例、8例,显效6例、5例,有效4例、3例,无效1例、3例。[汪艳娟等．中国中医基础医学杂志．2004,10(1):60～62]

33. 补阳还五汤对糖尿病闭塞性动脉硬化症的临床研究　方用补阳还五汤加减:黄芪60g,当归、地龙、莪术各20g,赤芍15g,川芎、桃仁、红花各10g,鸡血藤30g。虚寒证,加附子温经散;瘀滞证,莪术增量,加丹参;气血两虚证,黄芪、当归增量。日1剂,水煎服。酌情并用降糖药及对症处理;不用降脂及扩张血管药。用6日,间隔1日,用10周。治疗糖尿病闭塞性动脉硬化症36例。结果:治愈11例,显著好转19例,进步、无效各3

例，总有效率91.7%。血液流变学（全血低切黏度、高切黏度，血浆黏度，红细胞压积）、血脂（TC、TG、$apoA_1$、$apoB_{100}$）治疗前后比较均有显著性差异（$P<0.01$或0.05）。［刘孟安等．中国医药学报.1998,13(6):21～22］

34. 芪蛭顾步胶囊治疗糖尿病并发动脉硬化性闭塞症63例疗效观察　治疗组63例，方用芪蛭顾步胶囊（黄芪、水蛭、地龙、丹参、川芎、玄参、石斛、牛膝等。研细末，过100目筛，装胶囊。每粒含生药0.3g)5粒，每天3次，口服。与对照组58例均控制血糖，扩血管等；足部溃疡、坏疽常规清创，换药。4周为1个疗程，用1～3个疗程。结果：两组分别显效（症状及体征基本或大部分消失，创面愈合；肢体血流图大致复常）31例、21例，有效26例、20例，无效6例、17例，总有效率90.5%、70.7%。［缠双鸾等．新中医．2008,40(6):23～24］

35. 疏血通注射液治疗糖尿病下肢动脉硬化闭塞症临床观察　治疗组180例，方用疏血通注射液（水蛭、地龙）8ml，加5%葡萄糖注射液250ml；重组人胰岛素R 4U；静脉滴注，每天1次。对照组80例，用前列地尔（主要成分为前列腺素E_1）10μg，加0.85%盐水100ml，静脉滴注，每天1次。两组均降糖用胰岛素强化治疗，控制血压血脂等。用4周。结果：两组分别痊愈12例、6例，显效98例、20例，有效60例、42例，无效10例、12例，总有效率94.4%、85.0%（$P<0.01$）。股浅动脉、胫后动脉、足背动脉的血管内径、血流量、峰值流速治疗组治疗前后及治疗后两组比较差异均有统计学意义（$P<0.01$或0.05）。［冯琨等．中国中西医结合杂志．2009,29(3):255～257］

36. 中药内外并用治疗糖尿病下肢动脉闭塞38例　方药：黄芪50g，党参、鸡血藤各30g，乌梢蛇、赤芍、乳香、地龙、牛膝、桂枝各15g，红花、当归、玄参各20g，没药、水蛭、虎杖各10g。日1剂，水煎服；用川芎、川乌、附子、透骨草、伸筋草、地肤子各25g，木瓜50g，红花、干姜各30g，地龙、秦艽各20g。水煎取液，

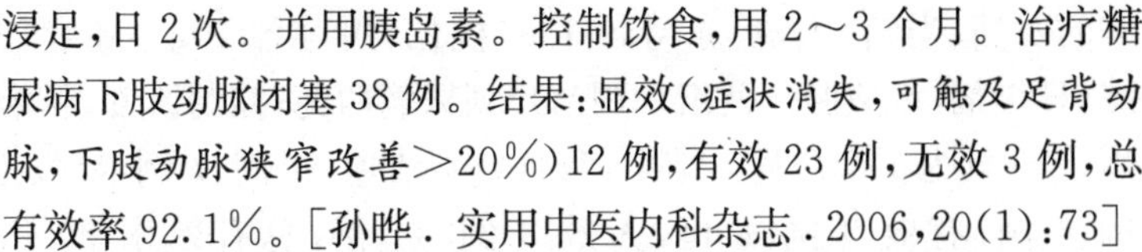

浸足，日2次。并用胰岛素。控制饮食，用2～3个月。治疗糖尿病下肢动脉闭塞38例。结果：显效（症状消失，可触及足背动脉，下肢动脉狭窄改善>20%）12例，有效23例，无效3例，总有效率92.1%。［孙晔．实用中医内科杂志．2006，20(1)：73］

37. 扶正托毒法为主治疗糖尿病合并足部溃疡16例　方药：生黄芪30g，当归、皂角刺各15g，炒穿山甲9g，川芎、苍术、知母、牛膝各10g，葛根20g。随症加减，日1剂，水煎服。并无菌清创，切除坏死组织，用雷佛奴尔纱条包扎。控制血糖；感染甚，用抗生素静脉滴注。治疗糖尿病合并足部溃疡16例。结果：痊愈11例，好转5例。［仇绍晨．实用中西医结合临床．2005，5(2)：44］

38. 养肝生肌汤治疗糖尿病足溃疡30例疗效观察　治疗组30例，方用养肝生肌汤：当归、益母草、鸡血藤、忍冬藤、黄芪各15g，生地、白芍各18g，条参、枸杞子、生白术各12g，川楝子6g，醋柴胡、甘草、三七粉各9g。日1剂，水煎分3次餐后服；溃疡愈合后，将养肝生肌汤改丸剂。与对照组28例均依次用前列地尔0.1mg，复方丹参液20ml，静脉滴注，日1次；各用15日。腺苷钴胺3片，每日3次，口服。用降糖药。用双氧水20ml，清创，再用浸复方黄连液敷料包扎，2日换药1次。限制患肢活动。15日为1个疗程，用4～6个疗程。结果：两组分别痊愈24例、8例，显效2例、4例，有效2例、3例，无效2例、13例，总有效率93%、54%。［安峻青．现代中西医结合杂志．2004，13(24)：3280～3281］

39. 自制愈疡膏治疗2型糖尿病并发坏疽、溃疡30例　均清创后，治疗组30例，方用自制愈疡膏（当归100g，白花、血竭、五爪金龙各25g，甘草60g，紫草20g，鸡血藤50g，大黄、苍术各15g。粉碎，过140目筛。加蜂蜜720g，调匀）；对照组32例，用普生创灼膏；均外敷（或做成药纱条，用于深部伤口引流），消毒纱布包扎，2日1次。治疗组并用糖尿病Ⅰ号：黄芪、天花粉各

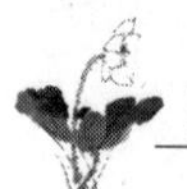

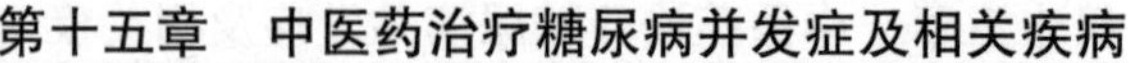

20g，黄精、当归、生地、赤芍各15g，桃仁、川芎各10g。随症加减，日1剂，水煎服。两组均用治疗糖尿病西药；控制饮食，忌烟酒。30日为1个疗程。结果：两组分别治愈11例、7例，显效7例、6例，有效9例、8例，无效3例、11例，总有效率90%、65.6%（$P<0.05$）。［刘洪武等．安徽中医临床杂志．1999，11（2）：101］

40. 黄芦膏外涂治疗糖尿病足溃疡31例　用2%碘酒消毒创面外周皮肤，75%乙醇溶液脱碘；清除坏死组织，用0.75%碘伏液清创。方用黄芦膏（生大黄、金银花、黄柏、生黄芪各20g，丹参、当归各10g。研末；用时加鲜芦荟汁调糊），涂创面，凡士林油纱覆盖，敷料包扎；每日换药1次。结果：痊愈28例，好转2例，无效1例，总有效率96.77%。［于福源等．中医外治杂志.2003，12(3)：7］

41. 生蜂蜜合云南白药外敷治疗糖尿病足部溃疡33例疗效观察　治疗组33例与对照组30例均清创，扩创，减张，减压等，逐渐清除坏死及失活组织，无菌生理盐水冲洗，高流量氧气吹5～10分钟，尽可能吹干。治疗组用云南白药1g，生蜂蜜10ml，搅匀，涂抹创面，厚度≤2mm（或用浸渍方用的无菌纱条填塞创面），外敷2～3层无菌纱布。对照组用0.5%雷佛奴尔纱条合654-2注射液10mg，湿敷创面。均每天换药1次。两组均控制血糖，抗感染，扩张血管，抗凝，活血，营养神经，平衡全身代谢，支持疗法及对症处理。合理饮食，用4周。结果：两组分别痊愈12例、9例，有效18例、14例，无效3例、7例，总有效率90.9%、76.7%（$P<0.05$）。［邓建华等．新中医．2007，39(9)：86～87］

42. 2型糖尿病并发坏疽、溃疡、脓肿42例疗效观察　方药：红花6g，桃仁、川芎、当归、穿山甲各10g，赤芍、丹参、黄芪、党参各15g。阴虚，加生地、麦冬、石斛、天花粉、龟板、鳖甲；热毒盛，加公英、金银花、黄连；阳虚，加制附子、肉桂。日1剂，水

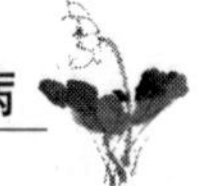

煎服。清创后剪除坏死组织,用湿润烧伤膏外涂,并制药纱条引流,日1～2次。控制饮食,酌情用达美康40～80mg,每日2～3次饭前半小时口服;效果不佳者用胰岛素皮下注射。15日为1个疗程。治疗2型糖尿病并发坏疽、溃疡、脓肿42例。结果:治愈24例,显效18例。[曾灏等. 新中医. 1997,29(10):26～27]

43. 自拟消疽汤治疗糖尿病坏疽的临床观察　方用自拟消疽汤:熟地、天花粉、地龙各30g,山药、桑白皮、当归、黄柏、僵蚕各20g,玄参18g,丹参、金银花各25g,公英28g,蜈蚣2条。随症加减,日1剂,水煎服。血糖过高,短期用胰岛素。创面感染甚,用抗生素,较轻用2%普鲁卡因10ml,妥拉苏林50mg,山莨菪碱10～30mg(或肝素针1.25万U,或蝮蛇抗栓酶0.75U),股动脉注射,日1次,5次为1个疗程,疗程间隔5日。治疗83例,15日为1个疗程,用2～3个疗程。结果:显效(主症消失,理化检查明显好转)36例,有效38例,无效9例。[董鸿涛. 河南中医. 1999,19(4):44]

44. 中药治疗糖尿病下肢坏疽80例　两组各40例。治疗组方药:天花粉20g,熟地、山药、丹皮、当归、葛根、连翘各15g,泽泻30g,知母、盐炒黄柏、川芎、黄连、荷叶各10g,金银花40g。日1剂,水煎服;与对照组均用西医及创口敷药治疗。1个月为1个疗程。结果:两组分别愈合9例、3例,显效15例、10例,有效12例、14例,无效4例、13例,总有效率90%、67.5%($P<0.01$)。血液流变学6项(全血比黏度高、低切,血浆比黏度,红细胞电泳时间,红细胞压积,纤维蛋白原)指标改善治疗组均优于照组($P<0.05$)。[王红. 天津中医学院学报. 2000,19(3):21～22]

45. 整体清法治疗糖尿病足肌腱变性坏死症(筋疽)的临床研究　两组各30例。治疗组方用清筋汤(黄连、苦参、茵陈蒿、大黄等),日1剂,水煎服;清开灵注射液30ml,加生理盐水

250ml，静脉滴注，每天1次。行祛腐清筋术：局部切开排脓，清除深部腐烂变性肌腱，用捞底膏、疮疡膏，外敷，每天换药1次；每周1～2次。对照组用四妙勇安汤，日1剂，水煎服；血塞通注射液0.4g，加生理盐水250ml，静脉滴注，每天1次。外科常规清创术，每天换药1次；每周1～2次。均1个月为1个疗程。结果：两组分别痊愈24例、16例，显效4例、7例，无效2例、7例，总有效率93.33%、77.66%。［张磊等．中国社区医师．2008，24(14)：43，40］

46. 糖尿病足肌腱变性坏死症（筋疽）的临床研究　①内治法：急性期湿热重者用三黄消炎冲剂（含黄芩、黄连、制川大黄等）2包/日，七花消炎冲剂（含重楼、银花等）3包/日；湿毒重者用胡黄连解毒冲剂（含胡黄连、苦参、茵陈等）2包/日。缓解期用清脉健步冲剂（含黄芪、首乌、僵蚕、菝葜等）。恢复期用益气通脉片。均口服。并常规用降糖药，酌情选用抗生素，支持及对症疗法。②外治法：局部红肿者及时切开，清除腐筋，窦道及穿透性溃疡要引流通畅，外插九一丹或二宝丹线，捞底膏外敷。并用陈兰花洗剂、0.5%甲硝唑液清洗局部。治疗糖尿病足肌腱变性坏死症（筋疽）143例。结果：临床治愈115例占80.5%，显效23例占16.1%，无效5例占3.5%，总有效率96.5%。124例随访1～2年，复发11例(8.9%)，再次治疗均有效。［奚九一等．上海中医药杂志．1996，(5)：1～4］

47. 解毒化疽膏治疗糖尿病坏疽临床观察　治疗组50例，清创后，撒白降丹，方用解毒化疽膏（玄参、生地黄、蒲公英、紫花地丁、白芷、当归各15g，黄连、黄芩、黄柏、大黄、牡丹皮、乳香、没药、川芎各10g，白及12g，黄丹200g，麻油500ml）外敷患处；每天1次。创面坏死组织清除后，撒生肌散，上覆解毒化疽膏；2天1次。与对照组30例均用丹参注射液20～30ml，加生理盐水250ml，静脉滴注；降糖，抗感染，恢复神经功能，清创。10天为1个疗程，用1～3个疗程。结果：两组分别治愈50例、7例，显效 0 例、7 例，有效 0 例、6 例，无效 0 例、10 例，总有效率 100%、66.7%（$P<0.01$）。［买建修．中医研究．2009，22（4）：38～39］

48. 苍竭膏外敷治疗糖尿病坏疽 30 例临床观察　治疗组与对照组各 30 例，均用生理盐水和矾冰清创，蚕食法清除坏死组织。治疗组方用苍竭膏（苍术 50g，川芎、黄连各 30g，三七、当归各 20g，紫草 10g，大黄 15g。浸麻油数日，文火熬枯，取滤油，煎沸，加血竭 30g，白蜡，溶解后离火；加轻粉 15g，搅匀，冷却成膏。消毒）；对照组用金黄如意膏；均涂无菌纱布上，外敷患处，无菌敷料覆盖，每日换药 1 次。7 日为 1 个疗程，用 4 个疗程。结果：两组分别痊愈 13 例、8 例，显效 11 例、9 例，有效 4 例、7 例，无效 2 例、6 例，总有效率 93.3%、80%（$P<0.05$）。［赵鸿等．湖南中医药导报．2004，10（5）：28～29］

49. 糖足方治疗糖尿病足及其对血浆 NO、ET、VEGF 的影响　治疗组 52 例，方用糖足方：黄芪 20g，当归、莪术各 10g，生地、川牛膝、虎杖各 15g，玄参 12g。制成水煎剂，用 1 袋（100ml），每天 2 次，口服。对照组 51 例，用 654-2 20mg，加生理盐水 500ml，静脉滴注，每天 1 次。两组均干性、湿性坏疽分别行手术切除尸干部分、切开脓腔后用雷佛奴尔纱布湿敷患处 7～10 天；混合性坏疽酌用上述两法；至新鲜疮面暴露后，均继用庆大霉素、川芎嗪、654-2、胰岛素、加生理盐水，湿敷患处。控制血糖，酌用抗生素，心理疗法，糖尿病饮食，用 4～12 周。结果：两组分别愈合 27 例、13 例，不愈合 19 例、22 例，截趾 5 例、12 例，截肢 1 例、4 例。血浆内皮素（ET）、血管内皮生长因子（VEGF）、一氧化氮（NO）治疗组治疗前后及治疗后组间比较均有显著性差异（$P<0.01$ 或 0.05）。［范冠杰等．广州中医药大学学报．2006，23（5）：383～386］

50. 丁香浴足方熏洗治疗对早期糖尿病足微循环影响的临床观察　两组各 30 例。治疗组用丁香浴足方：丁香、红花、小茴香各 5g，川芎、川椒各 10g，藿香、当归、独活各 15g，桂枝、艾叶各20g。日1剂，水煎取液；对照组用温水；均温度45～48℃，熏洗患足，每次30分钟，每天1次。两组均用当归四逆汤加减，日1剂，水煎服；西药控制血糖，使空腹、餐后2小时血糖分别<8mmol/L、11.1mmol/L。10天为1个疗程，用2个疗程。结果：两组分别治愈14例、3例，显效11例、8例，有效4例、14例，无效1例、5例，总有效率96.07%、83.33%（$P<0.05$）。[张冷等．时珍国医国药．2007，18(6)：1479～1480]

51. 益气养阴活血化瘀法对2型糖尿病血管炎症患者TNF-α影响的临床研究　两组各20例。治疗组方药：人参、川芎、麦门冬、丹参、玄参各10g，山茱萸、生地黄各15g，黄芪、山药各30g，黄连6g。阴虚热，加葛根、生石膏、知母；痰湿，加苍术、藿香；瘀，加红花、桃仁等。日1剂，水煎分3次餐前服。与对照组均用降糖药；酌情降压，降脂。不用有明确抗炎作用的药物。糖尿病饮食，适量运动。用4周。结果：两组分别显效10例、3例，有效8例、3例，无效2例、14例。症状积分、TG两组治疗前后自身比较，C-反应蛋白（CRP）、肿瘤坏死因子α（TNF-α）治疗组治疗前后比较，及上述4项指标治疗后组间比较，差异均有统计学意义（$P<0.01$或0.05）。[殷丽平等．甘肃中医．2010，23(1)：17～19]

52. 通脉方对2型糖尿病早期下肢动脉血管病变患者动脉粥样硬化的影响　治疗组22例，方用通脉方：黄芪、茯苓、鬼箭羽各30g，桂枝9g，鹿角霜10g，川牛膝15g等。日1剂，水煎餐后服。对照组20例，用西洛他唑（培达）50mg，每天2次，口服。停用其他抗血小板及抗凝药，用3个月。结果：斑块厚度、右足背动脉及两侧胫后动脉的内中膜厚度（IMT）、空腹及餐后2小时血糖、胰岛素敏感指数治疗后治疗组均低于对照组（$P<0.01$或0.05）；血清基质金属蛋白酶-9（MMP-9）、IL-6治疗组治疗后均明显降低（$P<0.05$）。脱落分别1例、2例。[左光亮等．中国中西医结合杂志．2009，29(4)：296～299]

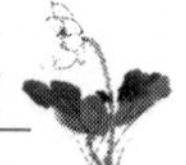

53. 脉苏散对糖尿病肢体动脉闭塞症血栓素 B_2 及 6-酮-前列腺素 F_{1a} 的影响　两组各 30 例。治疗组方用脉苏散(玄参、黄芪、金银花、苍术、石斛、蜈蚣、水蛭等),日 1 剂,每天分 3 次;对照组用通心络胶囊 3 粒,每天 3 次;均口服。两组均用丹参注射液 20ml,加生理盐水,静脉滴注,每天 1 次。均控制血糖,用 60 天。结果:两组分别治愈 2 例、1 例,显效 21 例、12 例,有效 6 例、15 例,无效 1 例、2 例。血栓素 B_2、6-酮-前列腺素 F_{1a}、血液流变学 3 项(高、中、低切全血黏度)指标及红细胞变形指数、纤维蛋白原两组治疗前后自身比较均有显著性差异($P<0.01$ 或 0.05)。[侯玉芬等. 山东中医药大学学报. 2007,31(2):112～114]

54. 中西医结合治疗糖尿病高危足临床观察　两组各 43 例。治疗组用糖足方:红花、鸡血藤、花椒、炮附子、赤芍各 30g,桂枝、桑枝、木瓜各 20g,川芎、水蛭各 15g,川乌、细辛各 10g。随症加减,日 1 剂,水煎取液 1L,放入足浴桶内,加温水至 2L,恒温 40℃泡足,水面在踝关节 20cm 以上(没过足三里)。对照组用温水。均每次浸泡、振动 20 分钟,每天 2 次。两组均用消渴饮加减:生黄芪 30g,太子参、丹参、白芍各 15g,麦门冬、五味子、桃仁、红花、地龙、当归各 10g。日 1 剂,水煎服。并用前列地尔(凯时)10μg,加生理盐水 100ml,静脉滴注,每天 1 次。糖尿病基础治疗,控制血脂、血压。均控制饮食,4 周为 1 个疗程。结果:两组分别显效(皮肤凉、颜色紫褐、麻木、刺痛、灼痛、感觉迟钝或丧失等症状消失或基本消失;压力指数基本复常)26 例、9 例,有效 12 例、15 例,无效 3 例、16 例,总有效率 92.68%、60.00%;退出 2 例、3 例。踝肱压指数、全血黏度、HbA1c、FBG、TG、CH0 治疗组治疗前后及治疗后两组比较差异均有统计学意义($P<0.01$ 或 0.05)。[王竹风等. 中国中医药信息杂志. 2010,17(1):53～54]

55. 中西医结合治疗糖尿病足 20 例临床分析　方药:生黄

芪 30g，干地黄、山萸肉、丹参、赤芍各 15g，玄参、当归、牛膝、水蛭各 10g。湿热毒蕴，加连翘、赤小豆、黄连、苍术；阳虚甚，加桂枝、附子、细辛。日 1 剂，水煎服。用大黄 20g，黄连 6g，公英 30g，当归、赤芍、红花各 10g。水煎熏洗患处，每次 20～30 分钟，日 1～2 次。用山莨菪碱 10mg，庆大霉素 8 万 U，普通胰岛素 8U，加生理盐水 10ml 浸无窗纱布，湿敷患处，每晚 1 次。并用西药控制血糖，抗感染等。15 日为 1 个疗程，用 4 个疗程。治疗糖尿病足 20 例。结果：痊愈 11 例，显效 5 例，无效 4 例。[肖昌庆等．安徽中医临床杂志. 1998，10(6)：366～367]

56. 糖尿病足的临床特点及中西医结合治疗（附 50 例分析） 治疗组方用消疽汤（苍术、玄参、虎杖、黄柏、毛冬青、北黄芪、泽泻）加减。每日1～2 剂。并用消渴丸口服，血糖控制差改用胰岛素。川芎嗪 80mg，每日 1 次；清开灵、双黄连；均静脉滴注。感染甚，并发脓毒血症，用抗生素。对症治疗。足底、跟坏疽切开扩创，创腔用双黄连持续静脉滴注、冲洗（或用渴疽洗方：大黄、毛冬青、枯矾、马勃、元明粉。温洗）；好坏组织分界不清用蚕食法清创；坏死组织大部分脱落用祛腐生肌膏外敷，日 1～2 次；坏疽近趾跖关节（或分界清楚）酌行趾跖关节离断（或清创缝合）术，>Ⅲ级（或并发脓毒败血症）行高位截肢。对照组 30 例，用胰岛素；抗感染，支持治疗。局部换药，日 1 次，酌情清创、行高位截肢。两组均用 654-2 20mg，加林格氏液 500ml，静脉滴注，日 1 次；控制饮食。1 个月为 1 个疗程，用 1～3 个疗程。结果：两组分别治愈 37 例、13 例，好转 11 例、14 例，无效 2 例、3 例，截肢 6 例、11 例。[蔡炳勤等．中国中西医结合外科杂志. 1999，5(2)：74～75]

57. 中西医结合治疗糖尿病足 26 例 感染期：银花30～40g，黄柏、丹皮、革薢、苍术、丹参、赤芍、牛膝各 15g，玄参、茯苓各 30g。成脓不溃，加皂角刺、穿山甲；痛，加乳香。日 1 剂，水煎服。感染基本控制：北黄芪 30～40g，党参、怀山药各 20g，当归15～30g，赤芍、薏苡仁、茯苓、牛膝各15g，白术10g，丹参30g。日1剂，水煎服。并用血栓通10ml（或交替用脉络宁、丹参注射液静脉滴注），静脉滴注，日1次。控制血糖、抗感染、补充白蛋白（或血浆）；局部处理。14日为1个疗程，酌用2个疗程，平均用（60±44）日。治疗糖尿病足26例。结果：痊愈18例，好转8例。［方湃等．中国中医药科技．1999，6（1）：57～58］

58. 中西医结合治疗糖尿病足55例疗效观察　治疗组55例，方用脉炎冲剂（党参、黄芪、丹参各30g，当归、甘草各25g，白芍、牛膝、金银花、黄柏、茵陈、生地、山药、川芎各20g。辨证加减），口服。与对照组45例均用蝮蛇抗栓酸0.75U，复方丹参注射液20～30ml，654-2 20mg，林格氏液500ml，静脉滴注，日1次。用抗生素，同时控制血糖。创面界限不清用蚕食清创法。界限清楚的干性坏疽行一次性清创（或截肢术），抗生素纱布外敷创面；继发坏死性筋膜炎切开引流，切除坏死组织后，持续灌洗。结果：两组分别治愈40例、15例，显效9例、14例，好转3例、6例，无效3例（截趾）、10例（小腿截肢7例，截趾3例），总有效率94.5%、77.8%（$P<0.05$）。［梁永清等．中国中西医结合外科杂志．2003，9（5）：381～383］

59. 中西医结合治疗糖尿病足90例临床研究　血脉瘀阻：金银花30g，玄参、甘草、牛膝、赤芍、蒲公英、地丁、丹参各15g，当归、牡丹皮、野菊花、白芷、桃仁各10g，皂刺6g。热毒伤阴：黄芪50g，玄参20g，知母15g，赤芍、桃仁各10g，生地30g，大黄、牛膝各12g，甘草6g。湿热壅盛：生地、牡丹皮、泽泻、蒲公英各20g，赤芍10g，黄柏、当归各15g，金银花、玄参各30g。气血两虚：熟地、党参各30g，当归、桃仁、山茱萸、白术各15g，白芍45g，川芎、茯苓各12g，红花20g，黄芪60g。寒湿阻络：生黄芪20g，当归、赤芍、桃仁、红花、地龙、肉桂、制半夏各10g，熟地、鹿角胶、鸡血藤各15g，茯苓12g，水蛭6g。随症加减，日1剂，水

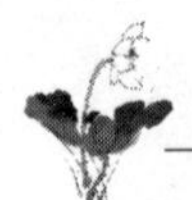

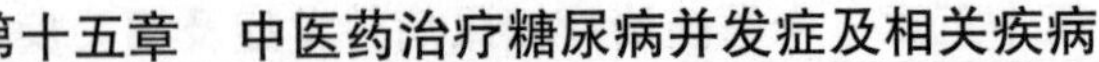

煎服。清创,酌行切开引流术、冲洗疗法、垫棉法及截肢术。降血糖,抗感染,改善微循环,支持治疗。治疗糖尿病足 90 例。结果:治愈 19 例,显效 22 例,有效 33 例,无效 16 例,有效率 82.2%。[都宾宾等. 河南中医. 2006,26(3):27~29]

60. 中西医结合治疗糖尿病足 50 例 方药:蚤休、蒲公英各 15g,黄芪、芒硝(包,后下)各 20g,皂角刺、大枣、乌贼骨、地丁、柴胡各 10g,桂枝、生甘草各 6g,制乳香、制没药各 4g。水煎,取液 2L,清创后泡足。每次 2 小时。并用胰岛素 20U,庆大霉素 24U,加生理盐水 500ml,湿敷患足,每次 5~6 小时。日 1 次。用 654-2 10mg,患侧股动脉穿刺注射,日 1 次;7 日后,改用片剂口服(或肌内注射)。保持患足干燥,保温,适当按摩。治疗糖尿病足 50 例。结果:治愈 20 例,显效 21 例,有效 9 例。[李艳芳. 湖北中医杂志. 2006,28(3):44]

61. 中西医结合治疗糖尿病足 12 例报告 方用四妙勇安汤:当归 60g,玄参、银花各 30g,甘草 10g。日 1 剂,水煎服。清创后,用 654-2 1 支,庆大霉素 8 万 U,加适量生理盐水,湿敷患处。局部有脓肿或引流不畅者,切开引流。加用抗生素,用优降糖或达美康 11 例,普通胰岛素皮下注射 1 例。5 日为 1 个疗程,治疗 2 个月~半年。治疗糖尿病足 12 例。结果:足趾完整、坏疽面消失、遗留瘢痕组织 11 例,切除坏疽 1 例。空腹血糖至正常 2 例,7.84~8.96mmol/L10 例。[章士美. 江苏中医. 1995,16(5):22]

62. 中西医结合治疗糖尿病足病的疗效观察 治疗组 46 例,方用疏肝汤:生地、天花粉、鸡血藤、牛膝各 30g,柴胡、郁金、丹参、薄荷各 10g,当归、黄芪各 15g,木瓜 18g,山楂 24g。日 1 剂,水煎服。用枯矾、红花、露蜂房、生甘草、紫草各 10g,乌梅、黄连各 20g,大黄、苦参各 30g。水煎取液,温洗患足,每次 30 分钟,每天 1~2 次。并用疏血通注射液 6ml,静脉滴注。对照组 33 例,用盐酸丁咯地尔 0.2mg,静脉滴注;用胰岛素 6U,庆大霉素24万U，加生理盐水250ml、外敷患足，每天1次。两组均降血糖，抗感染。用14天。结果：血浆内皮素、血栓素、尿蛋白、血液流变学4项(全血高及低切黏度，血浆高切黏度，血细胞比容)指标及溃疡愈合平均时间治疗后两组比较均有显著性差异($P<0.01$或0.05)。[彭正清等．湖北中医杂志．2007，29(1)：26～27]

63. 中西医结合治疗糖尿病足32例临床观察　治疗组32例，瘀血阻络：生地、川芎各15g，桃仁、红花、当归、水蛭、牛膝、延胡索各10g，赤芍20g，柴胡8g，桔梗6g；湿热毒盛兼瘀：金银花、地丁各30g，玄参、黄柏、当归各15g，生薏苡仁、赤芍、丹参各20g，牛膝12g，甘草10g；气阴两虚兼瘀：太子参、黄芪、牡丹皮、忍冬藤、丹参、鸡血藤各20g，熟地、玄参、石斛各15g，山药30g，山茱萸、泽泻各10g；阳虚血瘀：熟地15g，鹿角、白芥子、水蛭、牛膝各10g，姜炭3g，麻黄4g，丹参20g，桂枝、甘草各6g。日1剂，水煎服。0级、Ⅰ级方药：透骨草、忍冬藤、土茯苓各30g，苏木、穿山甲各10g，当归、路路通、黄柏各15g，乳香、没药各20g，细辛6g。水煎，取滤液2L，药温38～40℃，熏洗患足，每次30分钟；每天1次。与对照组30例均降糖，扩张血管，改善微循环，抗凝，营养神经，抗感染，局部伤口处理。糖尿病饮食。结果：两组分别痊愈9例、5例，显效12例、8例，有效8例、10例，无效3例、7例，总有效率90.6%、76.7%。[杨玉莲．中国中医药信息杂志．2006，13(12)：77～78]

64. 中西医结合治疗糖尿病足38例疗效分析　方药：黄芪、生地、玄参、丹参、桃仁、红花各30g，苍术6g，山药、麦冬各10g，葛根15g，地鳖虫20g。日1剂，水煎服。用防风、艾叶各30g，花椒20g。水煎取液，熏洗患肢，每次15分钟，日1次；1～5级先清创，再湿敷；用葛根素，培达。清创，局部用庆大霉素、甲硝唑清洗(或湿敷)，霉菌用派瑞松外涂。控制血糖，血压高降压，血脂高降脂。用5～30日。治疗糖尿病足38例。结果：治

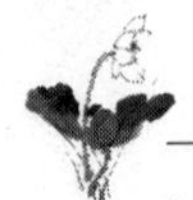

愈 15 例，显效 8 例，有效 11 例，无效 4 例，总有效率 88.9%。[张莉等．中国中西医结合外科杂志．2005，11(1)：45～46]

65. **中西医结合治疗糖尿病足 36 例临床观察**　方用托里消毒散加减：金银花 10～20g，黄芪 10～30g，紫花地丁、川芎、赤芍、天花粉、生地、麦冬、白芷、玄参、牛膝、黄柏各 10g，皂角刺 6～10g。日 1 剂，水煎服。用脉络宁注射液 20ml，山莨菪碱注射液 20～30mg，精制蝮蛇抗栓酶 0.75U，均加生理盐水 250～500ml，静脉滴注，日 1 次。控制血糖，抗感染。麻醉后，彻底清除坏死组织，1 周后(或创面感染，或有残留腐肉未脱)用敏感抗生素湿纱布；感染控制、腐肉脱净后，用山莨菪碱注射液 5 mg，胰岛素 2U，贝复济 1～3ml，生肌玉红膏适量，调匀；均外敷患处，每日换药 1 次。3 例行植皮术。治疗糖尿病足 36 例。结果：均治愈。[张志明．新中医．2004，36(3)：35～36]

66. **中西医结合治疗糖尿病病足 48 例临床观察**　治疗组 28 例，方药：党参、鸡血藤各 20g，黄芪、丹参各 30g，制附子、桃仁、当归、牛膝、川断、羌活、独活各 15g，红花、乳香、没药、桂枝各 10g，杜仲 12g。3 日 1 剂，水煎取液，熏洗患处，每次 1 小时，日 3 次。与对照组 20 例均用复方丹参注射液 20ml，加生理盐水 250ml，静脉滴注，日 1 次；参照血糖值，用胰岛素静脉滴注(或皮下注射)；优降糖、降糖灵各 1 片，日 3 次，口服。15 日为 1 个疗程，用 3 个疗程。结果：两组分别显效(症状基本消失；足部脉搏复常)18 例、7 例，有效 9 例、8 例，无效 1 例、5 例。疗效治疗组优于对照组($P<0.05$)。[程业梅．黑龙江中医药．2003，(3)：15～16]

67. **中西医结合治疗糖尿病足疗效观察**　两组各 36 例。治疗组方用活血通络汤：黄芪、党参各 30g，桃仁、红花、川芎、香附、当归、地龙、没药、路路通各 10g。腹胀不思饮食，加茯苓、木香、砂仁；腰膝酸软、耳鸣，加熟地、山萸肉、狗脊；四肢浮肿，加车前子、泽泻；失眠多梦，加枣仁、炙远志。日 1 剂，水煎服。并用活血生肌膏(含大黄、三七、儿茶、血竭、冰片各等量,研细末。生芙蓉叶、芙蓉花捣泥)外敷患处,日 1 次。对照组清创后,用胰岛素 10U,654-2 10mg,庆大霉素 8 万 U,浸纱布,湿敷患处,日 1 次。两组均用川芎嗪 160mg,加生理盐水 250ml,静脉滴注,日 1 次;阿司匹林 100mg,每日顿服。控制血糖,抗感染;用 180 日。结果:两组分别治愈 33 例、26 例,无效 3 例、10 例,总有效率 91.7%、72.2%($P<0.05$)。[潘海洋等．四川中医. 2002,20(11):29～30]

68. 中西医结合治疗糖尿病足 41 例(附西药对照组 38 例)　治疗组方用降糖饮加减:黄芪 60g,天花粉、玄参、当归、山茱萸、葛根、熟地各 30g,白术、太子参、丹参、川牛膝、地龙、全蝎各 15g,甘草 10g。血瘀气虚,加白术、红花、水蛭;阳虚,加肉桂、制附子、穿山甲;热毒炽盛,加土茯苓、金银花、地丁、公英;湿热瘀滞,加木瓜、黄柏、薏苡仁;痛甚,加制乳香、元胡。日 1 剂,水煎服。并用脉络宁 20ml,654-2 20mg,加生理盐水 500ml,静脉滴注,日 1 次;15 日为 1 个疗程,疗程间隔 5 日。用通塞脉片、丹参片各 4 片,日 3 次,口服。与对照组均并发神经病变用维生素 B_1 30mg,血管病变用 654-2 20mg,日 3 次,口服。溃疡继发感染清疮后,用抗生素适量,加生理盐水,湿敷,每日换药 1 次。控制血糖、饮食。结果:两组分别痊愈 17 例、9 例,显效 18 例、12 例,有效 4 例、8 例,无效 2 例、9 例,总有效率 92.7%、73.6%($P<0.05$)。[阎领全等．辽宁中医杂志. 2003,30(12):1011～1012]

69. 中西医结合治疗糖尿病足 50 例　方药:公英、紫花地丁、山药、天花粉、生黄芪各 30g,生薏苡仁 15g,穿山甲、当归尾、赤芍各 12g,三七 10g。后期加鹿角霜。日 1 剂,水煎服。并用血栓通 280～350mg,静脉滴注(或静注),日 1 次。患足用 1/5000呋喃西林外洗,酌情清除少量坏死组织,再用止痛生肌膏外敷。控制血糖、抗感染。治疗糖尿病足 50 例,结果:临床治愈

42例，好转8例。[戴莲仪．新中医．2000，32(10)：38～39]

70. **中西医结合治疗糖尿病足18例**　气阴两虚证，方用八珍汤加减；阳虚血瘀证，用阳和汤加减；水煎服。两证分别用当归、鸡血藤各30g，党参、黄芪、旱莲草、益母草、首乌各15g，蛇床子、甘草各10g；金银花、公英、苦参各30g，大黄、黄柏、赤芍各15g，黄连、紫草各10g，硼砂3g(后下)；日1剂，水煎取液，熏洗患处，每次30～40分钟。再用三黄膏(含黄连、黄柏、黄芪、当归各30g，白芷20g，血竭5g，冰片3g，蜂蜡50g，麻油500g，苯妥英钠粉1g)外涂，祛腐生肌散(含冰片、珍珠、麝香、轻粉各20g，654-2 50mg)撒创面。日2次。清创，分泌物多引流。阿司匹林50mg，每日3次，口服。用胰岛素，抗生素。用川芎嗪注射液160mg，加生理盐水500ml，静脉滴注，日1次；2周为1个疗程。治疗糖尿病足18例。结果：治愈13足，好转4足，无效1足。[马雪等．中国中西医结合外科杂志．2004，10(1)：37～38]

71. **中西医结合治疗糖尿病足63例**　治疗组63例，方药：党参、黄芪、丹参、毛冬青各30g，当归、甘草各25g，通筋草、黄柏、茵陈、生地、山药、白芍、牛膝、金银花、川芎各20g。随症加减，日1剂，水煎服。与对照组30例均用蝮蛇抗栓酶0.75U，复方丹参注射液20～30ml，654-2 20mg，加生理盐水，静脉滴注，日1次。并用降糖药；创面对症处理。控制饮食，禁肥甘之品。20～30日为1个疗程，用3～5个疗程。结果：两组分别临床治愈40例、15例，显效9例、3例，好转11例、2例，无效3例、10例，总有效率95.3%、66.7%($P<0.05$)。[敖雪仁等．中国中西医结合杂志．2004，24(12)：1133～1134]

72. **中西医结合治疗糖尿病足40例**　方用脉炎灵胶囊(黄柏、川郁金各20g，苍术、当归、山慈菇、全蝎各15g，薏苡仁30g，水蛭50g，地龙、血竭、炒穿山甲各12g。研极细粉，装0号胶囊。每粒0.3g)3g，每日3次，口服。并用蝮蛇抗栓酶0.75U，654-2 20mg，加生理盐水300ml，静脉滴注，日1次。湿性坏疽用75%

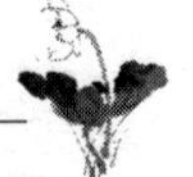

乙醇溶液清创面周围，用胰岛素 1U，庆大霉素 8 万 U，浸无菌纱条敷患处；2 日 1 次。并抗感染，降糖。1 个月为 1 个疗程，用 2～4 个疗程。治疗糖尿病足 40 例。结果：治愈 23 例，好转 13 例，无效 4 例，总有效率 90%。[蒋希林．现代中西医结合杂志．2001，10(8)：748～749]

73. 中西医结合治疗糖尿病足溃疡 23 例　治疗组 23 例，方药：黄芪、党参各 30g，赤芍、地龙干、薏苡仁、元参各 15g，川芎、当归、苍术、桃仁、红花各 10g。随症加减，日 1 剂，水煎服。对照组 20 例，用 654-2 10mg，加生理盐水 250ml，静脉滴注，日 1 次。两组均常规用胰岛素，抗生素，清创；控制饮食。15 日为 1 个疗程，用 2～4 个疗程。结果：两组分别显效（溃疡愈合＞80%；血糖复常，尿糖转阴）10 例、4 例，有效 10 例、8 例，无效 3 例、8 例。疗效治疗组优于对照组（$P<0.05$）。[徐晞等．福建中医药．2002，33(6)：28～29]

74. 中西医结合治疗糖尿病足坏死性筋膜炎的临床研究　两组各 30 例。治疗组方用清养脱疽汤：黄芪、当归、首乌、公英、泽兰、丹参各 15g，黄柏、茵陈、伸筋草、地龙、牛膝各 10g。日 1 剂，水煎服。清除坏死组织、腐败及变性肌腱，用抗真菌及厌氧菌中西药，清洗、外敷患处，日 1 次。对照组清创后，用 3%双氧水冲洗，0.5%甲硝唑溶液、氯亚明交替清洗、外敷患处；坏死分界后，蚕食法清创，日 1 次。两组均控制血糖，酌情用抗生素，支持疗法及对症处理。结果：两组分别痊愈 10 例、3 例，显效 9 例、4 例，好转 3 例、4 例，无效 8 例、19 例，总有效率 73.33%、36.67%（$P<0.01$）。[杜猛等．湖北中医杂志．2003，25(5)：23～24]

75. 中西医结合治疗糖尿病坏疽的临床观察　治疗组 20 例，脉络寒凝：黄芪、怀牛膝、元参各 30g，桂枝、制附子各 10g，炮穿山甲、苏木各 15g，鸡血藤 20g，当归 12g，通草 6g；脉络热毒：金银花、连翘、元参、薏苡仁各 30g，生甘草 10g；阴阳两虚：生黄芪、益母草、元参各30g，制附子、白术、桂枝各10g，党参12g，云茯苓25g，当归、川芎各20g。日1剂，水煎服。前两型分别用附子、肉桂、红花各10g，苏木30g，干姜15g，黄连、黄柏各10g，公英20g，银花藤15g。日1剂，水煎，熏洗患处，用湿润烧伤膏包扎，每晚1次；3日换药1次。与对照组15例均用降糖药；654-2片10mg，每日3次，口服；低分子右旋糖酐500ml，静脉滴注，日1次。控制饮食。14日为1个疗程，间隔1周，用2～4个疗程。结果：两组分别显效（溃疡愈合，肢端肤色供血好转）14例、8例，有效各5例，无效1例、2例。疗效治疗组优于对照组（$P<0.05$）。［赵刚．中原医刊．2004，31(16)：35～36］

76. 中西医结合治疗糖尿病性肢端坏疽42例　方用加味四妙勇安汤：金银花、玄参各30g，当归、鸡血藤、牛膝各18g，赤芍、丹参、首乌各15g，地龙、泽泻各12g，黄芪24g，甘草9g。热甚，加公英、连翘；肿甚，加防己、赤小豆；脓出不畅，加天花粉、白芷；阴虚火旺，加生地、知母。日1剂，水煎服。并用复方丹参注射液20ml，加生理盐水500ml，静脉滴注，日1次；15日为1个疗程，疗程间隔3日，用2个疗程。湿性坏疽脓成切开，用八二丹药线引流；肉芽新鲜用抗生素湿敷（或白灵药外敷）创面；其中手术治疗25例。并用降糖西药，敏感抗生素及对症处理。治疗糖尿病性肢端坏疽42例。结果：临床治愈11例，显效17例，有效9例，无效5例。［李刚等．山东中医杂志．2001，20(1)：29］

77. 中西医结合治疗糖尿病肢端坏疽32例　方用降糖饮：人参、黄连、五味子、葛根、淫羊藿、水蛭各10g，黄芪、女贞子各20g，天花粉、山药各30g，生地15g。随症加减，日1剂，水煎服。并用消栓灵、川芎嗪、丹参、654-2、利多卡因、普鲁卡因、刺五加等注射液，静脉滴注，10～15日为1个疗程；0.25%普鲁卡因20ml，消栓灵0.28U，654-2 10mg，妥拉苏林25mg，患肢股动脉注射，15日为1个疗程；均日1次，疗程间隔5～7日。湿性坏疽用抗生素液（或黄马酒）湿敷，干性用白药膏（或硝酸银）包敷，

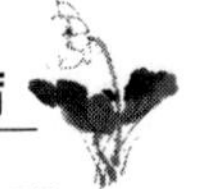

常规用红药膏、鸡蛋油、玉红膏、生肌散(或有效抗生素)等。配合降糖及降血脂药,控制感染,酌情手术。治疗糖尿病肢端坏疽32例。结果:临床治愈18例,显著好转7例,有效3例,无效、死亡各2例,总有效率87.5%。[董守义等.中国中西医结合外科杂志.1999,5(5):306～307]

78. 中西医结合治疗糖尿病肢端坏疽60例　方药:当归、香附各15g,川芎9g,三七3g,血竭、乳香、没药、元胡各10g,丹参30g,水蛭5g。随症加减,日1剂,水煎服。用当归、赤芍、桃仁、鸡血藤各30g,川芎、红花、牛膝、丹参、元参、金银花各20g,制乳香、制没药各15g,地龙10g,三七12g,血竭、儿茶各5g;加2倍量50%乙醇溶液浸泡5日。每日洗患处3～4次,用1～3个月。并用罂粟碱90mg,加生理盐水250ml,静脉滴注,日1次。美吡达15～30mg,二甲双胍0.75～1.5g,每日口服。用胰岛素,控制空腹血糖<7.2mmol/L。抗感染,控制饮食。1个月为1个疗程,用2～3个疗程。治疗糖尿病肢端坏疽60例。结果:痊愈45例,好转10例,截肢3例,死亡2例,总有效率91.7%。[闫庆旭等.山东中医杂志.2002,21(9):549～550]

79. 中西医结合治疗糖尿病坏疽21例　方用通脉愈疽汤:全蝎、牛膝、当归、金银花各10g。随症加减,日1剂,水煎服。未形成脓腔用金黄膏外敷;形成脓腔切开引流。坏疽与健康组织界限清楚,清除坏死组织,湿敷抗生素纱条,周围红肿处用金黄膏外敷;大部分坏死组织清除后,用生肌玉红膏换药。用脉络宁注射液20ml,加生理盐水250ml,静脉滴注,每天1次;2周为1个疗程,疗程间隔5～7天,用3～5个疗程。感染用抗生素及支持疗法,控制血糖。治疗糖尿病坏疽21例。结果:治愈15例,好转4例,无效2例。[朱军伟等.山西中医学院学报.2008,9(4):32]

80. 中西医结合治疗糖尿病周围血管病45例　血瘀型,用活血通脉汤加减:当归、黄芪、川芎、牛膝各15g,地龙10g,丹参

18g。湿热型，用神妙汤加减：金银花、薏苡仁各 30g，连翘、茯苓、牛膝、泽泻、苍术、黄柏、桃仁、红花、赤芍、当归各 10g。热毒型，用四妙活血汤加减：金银花、公英各 30g，生地、玄参、紫花地丁、牛膝各 15g，丹皮、赤芍、苍术、黄柏各 12g，没药 6g。脾肾阳虚型，用肾气丸加减：熟地、丹参、鸡血藤各 30g，丹皮、茯苓、山药、山茱萸、泽泻、当归、川芎各 12g，附子、肉桂、淫羊藿各 10g，水煎服。用消栓灵注射液、复方丹参注射液（或葛根素注射液），加生理盐水，静脉滴注；10～15 日为 1 个疗程。酌情用降糖药，支持疗法及对症处理。创面用化腐散、化腐生肌散等外敷；酌情切开引流，坏死组织及趾、肢切除。治疗 45 例，结果：临床治愈 12 例，显效 9 例，进步 17 例，无效 7 例，总有效率 84.4%。[张恒龙等．山东中医药大学学报．2001，25(4)：281～282]

81. **中药辨证分型治疗糖尿病肢体血管病变 64 例**　气虚血瘀：黄芪 60g，当归、桃仁、红花、赤芍、丹参、牛膝各 30g，川芎、鸡血藤各 15g，刘寄奴 20g，陈皮 12g。寒凝血瘀：当归、山药、山萸肉、丹参各 30g，熟地、枸杞子、制附子、肉桂、牛膝各 20g，白芥子 15g。湿热下注：金银花 30g，当归、赤芍、连翘各 15g，玄参、牛膝各 20g，黄柏、黄芩、栀子、苍术、防已、丹皮各 12g。热毒炽盛：金银花 30～60g，公英、玄参各 30g，紫花地丁、当归、丹皮、生甘草各 20g，连翘 15g，红花 12g，元胡 18g。日 1 剂，水煎服。并用胰岛素，抗生素，局部处理，改善血液循环，营养周围神经等，控制饮食。治疗 64 例。结果：临床治愈 39 例，显效 23 例，进步 2 例。[刘渊等．中医药临床杂志．2005，17(3)：293]

（石　杨）

五、心血管病变

1. **糖尿病兼有冠心病的辨证分型与治疗**　①心脾阳虚型，治以益气健脾、化瘀通脉。主方：炙黄芪、党参、白术、茯苓、山药

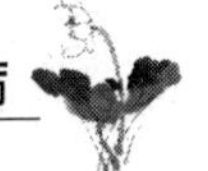

各 9g，桂枝、降香各 6g，丹参、山楂各 12g。另服止消膏（桃树胶 16g，蚕茧 9g，五倍子 3g，为 1 日吞服量）。②阴虚火旺型，治以滋阴泻火、活血养心。主方：生地，百合、生石决明各 15g，知母、当归、赤白芍、丹皮、山楂、麦冬各 9g，黄柏、生甘草各 6g，五味子 4g，另服止痛膏。治疗 30 例，均每日服 1 剂，3 个月为 1 个疗程。结果：显效 7 例，好转 14 例，无效 9 例。［屠伯言等．山东中医杂志．1983，2(2)：11］

2. 益气养阴活血法治疗糖尿病性冠心病　方药：黄芪、山药、生地、玄参、丹参各 30g，太子参、茯苓、白术、红花各 10g，苍术、知母各 15g，天花粉 20g。烦渴多饮、口干，加沙参、麦冬；血糖高、饥饿感甚，加玉竹、熟地；尿频量多，加益智仁、桑螵蛸；神疲乏力、气短，黄芪增量，加人参；心烦失眠，加五味子、枣仁、首乌、钩藤、生石决明。日 1 剂，水煎服。原用胰岛素（或降糖药）逐渐减量。治疗 46 例，15 日为 1 个疗程，用 2～4 个疗程。结果：显效（症状基本消失；空腹血糖＜7.2mmol/L，心电图复常或基本复常）15 例，有效 24 例，无效 7 例，总有效率 85%。［刘亚君．湖北中医杂志．2001，23(8)：20］

3. 止消通脉清热饮治疗糖尿病合并冠心病的临床观察　用止消通脉清热饮（含太子参、黄精、葛根、丹参、桃仁、枳实、玄参、皂角刺、大黄等）1 支，每日 3 次，口服。治疗 50 例。结果：显效（主症消失或明显减轻，EKG 大致正常或正常，空腹血糖＜6.67mmol/L，24 小时尿糖定量＜5g）14 例，有效 30 例，无效 6 例，总有效率 88%。糖代谢、血脂、血液流变学 6 项指标（血浆黏度及红细胞压积除外）及心功能治疗前后均有显著性差异（P＜0.01 或 0.05）。［胡继玲．中国医药学报．1996，11(3)：57～58］

4. 参乌冠心冲剂治疗糖尿病性冠心病 45 例观察　治疗组 45 例，用参乌冠心冲剂（含红参、黄芪、葶苈子、附子、茯苓、赤芍、乌药、葶苈子等。每袋 15g，相当于生药 45g）2 袋，每天 3

次,口服。与对照组 30 例均用达美康 80～320mg,二甲双胍 0.5～2g,每天分 2～3 次口服(或胰岛素,每天 3 次,餐前皮下注射);洛汀新 10mg,肠溶阿司匹林 50mg,每天顿服;硝酸甘油 20mg,静脉滴注,每天 2 次。均心电监护,镇痛,镇静,吸氧,抗血小板聚集,抗凝,降压,降脂等。糖尿病饮食,2 个月为 1 个疗程。结果:两组分别显效(症状基本消失;心电图复常,空腹血糖、餐后 2 小时血糖及 24 小时尿糖定量分别<7.2mmoL/L、<8.3mmoL/L、<10g)17 例、8 例,有效 25 例、15 例,无效 3 例、7 例,总有效率 93.33%、76.67%($P<0.05$)。[孙元莹等. 长春中医药大学学报. 2006,22(4):1921]

5. 逐瘀通脉胶囊治疗糖尿病性冠心病 36 例临床研究　治疗组 36 例,用逐瘀通脉胶囊(含水蛭、虻虫、大黄、桃仁等)2 粒,每天 3 次,口服。与对照组 30 例均用达美康 80～320mg,二甲双胍 0.5～2g,每天分 2～3 次,口服(或胰岛素,每天 3 次,餐前皮下注射);洛汀新 10mg,肠溶阿司匹林 50mg,每天顿服;硝酸甘油 20mg,静脉滴注,每天 2 次。糖尿病饮食。4 周为 1 个疗程。结果:两组分别显效(症状消失;空腹、餐后 2 小时血糖分别<7.2mmol/L、8.3mmol/L,24 小时尿糖定量<10g,或血糖、24 小时尿糖下降<30%,心电图复常)14 例、8 例,有效 19 例、15 例,无效 3 例、7 例,总有效率 91.67%、76.67%($P<0.05$)。[利元莹等. 国医论坛. 2008,23(6):25～26]

6. 化痰逐瘀场治疗糖尿病冠心病 37 例临床观察　治疗组方药:党参、茯苓、丹参各 20g,陈皮、桃仁、红花各 10g,法半夏、全栝楼、胆南星、郁金、石菖蒲、赤芍、延胡索各 15g。日 1 剂,水煎服。对照组 36 例,用消心痛 10mg,每天 3 次,口服。两组均降糖用二甲双胍。控制饮食,适量运动。用 2 个月。结果:症状、心电图两组分别显效 25 例、12 例,16 例、9 例;有效 10 例、14 例,16 例、15 例;无效 2 例、10 例,5 例、12 例;总有效率 94.6%、72.2%,86.5%、66.7%。空腹血糖(FBG)、糖化血红蛋

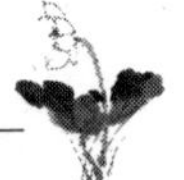

白(HbA1c)、空腹血浆胰岛素(FINS),胰岛素敏感性指数(IAI),血脂6项(TC、TG、HDL-C、LDL-C、ApoA-1、AP0B)指标,两组治疗前后自身及治疗后组间比较差异均有统计学意义($P<0.01$或0.05)。[冯鑫等．四川中医．2010,28(1):56～58]

7. 痰瘀双清散治疗2型糖尿病痰瘀互结型胸痹的临床疗效探讨　两组各30例。治疗组用方:栝楼4g,法半夏0.9g,枳实1.4g,丹参3.6g,葛根3g。为栝楼薤白半夏汤、枳实薤白桂枝汤化裁而成。为免煎颗粒剂,日1剂,冲服。对照组用拜阿司匹林100mg,每天顿服。两组均继用原降糖药。用4周。结果:两组分别显效(胸痹症状消失或基本消失)12例、5例,有效各8例,无效6例、7例,加重4例、10例,总有效率66.67%、43.33%。甘油三酯治疗后治疗组低于对照组($P<0.05$)。[周冰峰等．内蒙古中医药．2009,28(9):1～3]

8. 消渴安胶囊治疗糖尿病性冠心病的临床研究　治疗组40例,用消渴安胶囊(含人参、麦冬、川芎,红花各15g,黄芪、葛根、丹参各30g,砂仁9g,水蛭12g等。每粒含生药0.4g)3粒;对照组20例,用降糖甲片6片;均日3次,餐前半小时服;3个月为1个疗程。结果:心电图疗效两组分别显效15例、0例,有效17例、4例,无效8例、16例,总有效率80%、20%($P<0.05$)。空腹血糖、24小时尿糖、血脂(TG、HDL)、血清SOD治疗组治疗前后及治疗后组间比较均有显著性差异($P<0.01$);或血液流变学(高、低切全血黏度,血浆黏度,红细胞压积,纤维蛋白原)指标及血清胰岛素释放值治疗组治疗前后比较均有显著性差异($P<0.01$)。[马晓霖等．河南中医．1998,18(6):352～353]

9. 自拟苍玄山黄汤加味治疗糖尿病合并冠心病21例疗效观察　基本方:苍术、玄参各10g,山药20g,黄芪30g,丹参15g,葛根9g。并发心绞痛前,加檀香、乳香、川芎、红花、丹参、菊花、羌活;并发心肌梗死,合用四逆加人参汤。对照组 20 例。结果:临床症状和心电图疗效分别显效 10 例、6 例,有效 7 例、10 例,无效 3 例、4 例,加重 1 例、10 例,有效率 80.7%、76.2%。[秦崎等.中医药研究.1994(4):25～37]

10. 人参汤合枳实薤白桂枝汤治疗糖尿病无症状性心肌缺血 35 例 用人参 15g,桂枝、白术、炙甘草、薤白、栝楼、枳实、熟地、川朴各 12g,干姜、山茱萸各 9g,附子 6g。制成汤剂。1 袋(150ml),每日 2 次,口服。控制血糖。10 天为 1 个疗程,用 3 个疗程。结果:显效(ST 段复常或基本正常)17 例,有效 10 例,无效 8 例,总有效率 77.14%。[沈丹蕾等.陕西中医.2006,27(7):776～777]

11. 降糖生脉饮治疗糖尿病合并心肌缺血型冠心病 100 例疗效观察 两组各 50 例。治疗组用降糖生脉饮:人参、苍术、当归、熟地黄、麦冬、赤芍、炙甘草各 10g,黄芪 30g,山药、丹参、川芎各 15g,玄参 12g,五味子 6g,元胡 9g。随症加减,日 1 剂,水煎服。与对照组均西医常规治疗。控制饮食,锻炼。4 周为 1 个疗程,用 2 个疗程。结果:两组分别显效 20 例、11 例,有效 27 例、23 例,无效 3 例、16 例,总有效率 94%、68%。治疗组见副反应 8 例。[李春亮等.时珍国医国药.2008,19(7):1685～1686]

12. 糖心通脉汤治疗糖尿病合并冠心病心绞痛临床研究 两组各 33 例。治疗组用糖心通脉汤(含黄芪、太子参、麦冬、五味子、枸杞子、生地、玄参、丹参、川芎、枳壳、水蛭、三七粉),日 1 剂,水煎服。对照组用消心痛 30mg,每日 3 次,口服。均用降糖药口服;小剂量胰岛素皮下注射;控制饮食。用 4 周。结果:心功能(E 峰、A 峰、E/A)治疗组及证候总积分、糖化血红蛋白、血脂(胆固醇、载脂蛋白 A 及 B、脂蛋白),两组治疗前后自身及治疗后组间比较均有显著性差异($P<0.01$ 或 0.05)。心电图及心绞痛总有效率、硝酸甘油停减率、甘油三酯、空腹及餐后 2 小

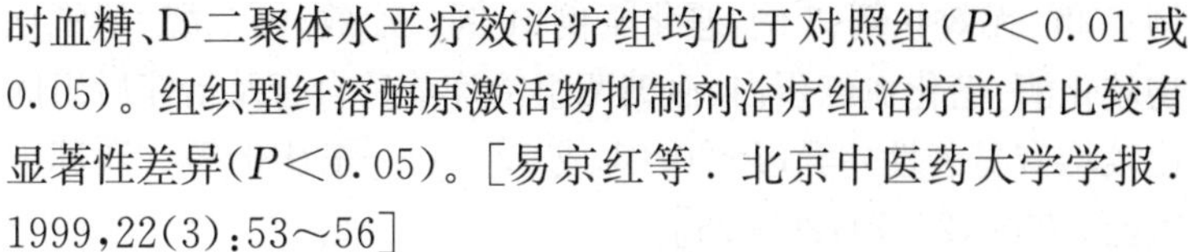

时血糖、D-二聚体水平疗效治疗组均优于对照组（$P<0.01$或0.05）。组织型纤溶酶原激活物抑制剂治疗组治疗前后比较有显著性差异（$P<0.05$）。[易京红等．北京中医药大学学报．1999，22(3)：53～56]

13. 活血化瘀通络法治疗糖尿病合并冠心病心绞痛32例 治疗组用活血化瘀通络方：丹参20g，红花、地龙、当归、葛根各10g，三七粉3g，降香6g，薤白、枳壳、太子参各12g。随症加减，日1剂，水煎服。与对照组32例均用鲁南欣康（单硝酸异山梨酯）20mg，倍他洛克25mg，每天2次，口服；用降糖药。发作时用硝酸甘油，舌下含化；不稳定型心绞痛用硝酸甘油，静脉滴注；阿司匹林100mg；每天1次。控制饮食。用4周。结果：心绞痛、心电图两组分别显效16例、9例，19例、10例；有效14例、13例，10例、9例；无效2例、10例，3例、13例；总有效率93.8%、68.7%（$P<0.05$），90.6%、59.4%（$P<0.01$）。[舒仪琼等．安徽中医学院学报．2006，25(6)：11～13]

14. 葛根饮治疗糖尿病性心肌梗死60例分析 两组各30例，均为气阴亏虚型。治疗组用葛根饮2号（含葛根、生地各30g，西洋参、瓜蒌各15g，党参、丹参、麦冬各20g，降香、郁金、炙甘草各10g，薤白12g。每瓶300ml。周海平方）150ml，每日2次，口服（或鼻饲）；与对照组均西医常规治疗。7日为1个疗程，用2个疗程。结果：两组分别显效（症状、体征明显减轻）12例、7例，有效17例、15例，无效1例、8例，总有效率96.7%、73.3%。（$P<0.05$）。[王儒平等．中医药学刊．2004，22(2)：361～362]

15. 葛根饮-2对糖尿病心肌梗死氧自由基影响的临床研究 两组各21例。治疗组用葛根饮-2：葛根、生地各30g，西洋参、栝楼各15g，党参、麦冬、丹参各20g，薤白12g，降香、郁金、炙甘草各10g。日1剂，水煎服（或鼻饲）；与对照组均西医常规治疗。用2周。结果：两组分别痊愈2例、1例，显效7例、4例，有效11

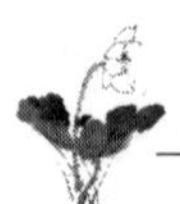
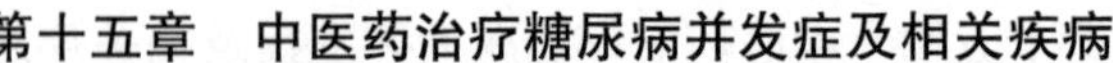

例、9例，无效0例、3例，恶化1例、4例。疗效、丙二醛、超氧化物歧化酶、糖化血红蛋白、血糖两组治疗前后自身及治疗后组间比较均有显著性差异（$P<0.01$或0.05）。[王儒平等．江苏中医药．2006,27(7):26～28]

16. 益气养阴化痰祛瘀汤治疗糖尿病并AMI疗效观察 AMI即急性心肌梗死。两组各45例。治疗组用益气养阴化痰祛瘀汤：黄芪100g，人参10g（另炖），麦冬、天花粉各20g，五味子、法半夏、瓜蒌、薤白、元胡各15g，丹参30g，三七粉6g。日1剂，水煎分3次服。与对照组均控制血糖、血脂及血压，扩冠，抗心律失常、心衰、心源性休克等。均4周为1个疗程。结果：两组分别显效（症状消失；心功能改善2级，心电图无梗死扩展及延展；空腹血糖<7.2mmol/L）18例、11例，有效14例、12例，无效6例、9例，恶化7例、13例。疗效治疗组优于对照组（$P<0.05$）。[李跃春等．现代中西医结合杂志．2002,11(18):1772～1773]

17. 益气养阴活血法治疗糖尿病性心脏病疗效观察 治疗组68例，用人参20g，元参、生地、五味子各15g，黄芪、丹参各30g，麦冬12g，黄连3～15g，甘草6g。日1剂，水煎分3次服。对照组29例，用达美康80mg，每日2次，口服。用3周。结果：两组分别显效20例、9例，有效26例、11例，无效22例、9例。疗效、心律失常及心电图示心肌缺血改善治疗组均优于对照组（$P<0.01$或0.05）。[梁隽婷等．中医药信息．2003,24(3):39]

18. 活血化瘀法治疗糖尿病性心血管病变 采用本法配用清热益阴之品，拟订了三消散（丹参、炒黑豆、蚕蛹各200g，首乌、杞子、炒核桃仁各100g，茯苓50g，川芎、炒鸡内金各30g，研末，每饭前服20g，每日3次）和三消饮（蚕壳20枚，生黄芪30g，生地、益母草、赤芍各15g，干番石榴叶10g，煎汤代茶）获得满意疗效。疖肿频生，皮肤瘙痒者，配用温清饮（黄连、黄芩、黄柏、栀

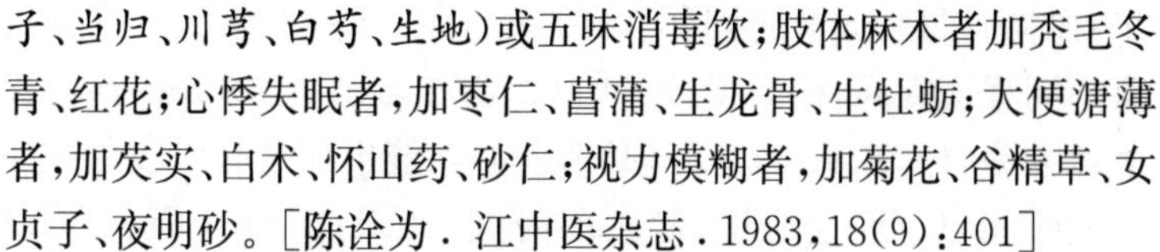

子、当归、川芎、白芍、生地)或五味消毒饮;肢体麻木者加秃毛冬青、红花;心悸失眠者,加枣仁、菖蒲、生龙骨、生牡蛎;大便溏薄者,加芡实、白术、怀山药、砂仁;视力模糊者,加菊花、谷精草、女贞子、夜明砂。[陈诠为.江中医杂志.1983,18(9):401]

19. 益气养阴活血法治疗糖尿病心血管自主神经病变29例　治疗组用黄芪50g,山药、丹参各20g,葛根、麦冬、贝母、川芎各15g。燥热甚,加知母、生地;湿甚,加茯苓、苍术;血瘀甚,加赤芍;气虚甚,加太子参;阴虚甚,加生地;阳虚甚,加菟丝子。日1剂,水煎服。与对照组27例,均继续常规治疗,疗程6周。结果:治疗组较对照组心血管迷走、交感神经功能均有显著性差异($P<0.05$)。[孙腾等.辽宁中医学院学报.2002,4(1):25~26]

20. 益气养阴活血法治疗糖尿病心血管自主神经病变的临床观察　治疗组19例,用茯苓参脉汤:人参(另炖)、三七各6g,麦冬12g,五味子、川芎、枸杞子、生地黄各10g,生黄芪、茯苓、生山药、天花粉各30g,丹参、山楂各15g。随症加减,日1剂,水煎服。与对照组18例均常规西药治疗。2个月为1个疗程。结果:两组分别有效15例、8例,无效4例、10例。空腹血糖、心脏自主神经功能试验4项(呼吸差、立卧位心率差、乏氏指数、卧位心率)及血液流变学3项(全血高切黏度、血浆黏度、红细胞最大变形指数)指标,治疗组治疗前后及治疗后两组比较差异均有统计学意义($P<0.01$或0.05)。[彭伟献.中国中医药科技.2008,15(2):135~136]

21. 降糖甲片治疗糖尿病58例的左心功能测定初步观察　38例均为非胰岛素依赖型糖尿病患者,中医辨证气阴两虚型29例,阴虚热盛型4例,阴阳两虚型5例。治疗前测3次空腹血糖,其均值>150mg%者,均予口服降糖甲片(含黄芪、太子参、黄精、生地、天花粉等药。每片含生药2.3g)6片,每日3次;其中7例用西药。3个月为1个疗程,有效者不受疗程限制。结果：血糖、尿糖、血清胆固醇、纤维蛋白原下降，血浆胰岛素浓度有不同程度提高，糖耐量改善[以上指标与治疗前比较，均有显著性差异($P<0.05$ 或 <0.01)]，左心功能也随之有所改善左室射血时间(LVET)延长，射血前时间(PEP)缩短，PEP/LVET 比值下降，治疗前后比较均有显著性差异($P<0.01$ 或 <0.05)。[林兰等．中西医结合杂志．1987,7(3):148～150]

22. 稳心降糖饮治疗糖尿病并发心律失常 64 例　稳心降糖饮含太子参、珍珠母(先煎)各 30g，炙甘草、玄参、生地、葛根、白芍、五味子、枣仁、当归各 15g，川芎 10g，黄连 6g。随症加减，日 1 剂，水煎服。1 个月为 1 个疗程，用 3 个疗程。结果：临床治愈 26 例，显效 22 例，有效 11 例，无效 5 例，总有效率 92.2%。[袁运硕．江苏中医药．2005,26(6):20]

六、高血压及低血压

1. 辨证治疗糖尿病并发高血压症　肝肾阴虚、肝阳上亢型：生地、熟地、玄参、枸杞子、女贞子、旱莲草、菊花、钩藤、石决明、生牡蛎、代赭石、川牛膝。木郁化火生风，风阳上扰型：夏枯草、丹皮、山栀、羚羊角粉、生地、石斛、钩藤、生牡蛎、石决明、制川军、龟板、代赭石、川牛膝。痰湿中阻，浊阴不降型：法半夏、茯苓、橘红、天麻、苍术、白术、朴花、薏苡仁、菖蒲、远志、建曲；偏热，加黄芩、川连、竹茹；偏寒，加砂仁、桂枝、草果仁；脾虚，加太子参、生黄芪；血脂增高，加草决明、制首乌、泽泻、炒山楂。气阴两虚，瘀血阻络型：生黄芪、太子参、生地、北沙参、石斛、刘寄奴、丹参、赤芍、桃仁、红花、益母草、代赭石、川牛膝。阴阳并损，虚阳上僭型：当归、生地、熟地、山萸肉、黄柏、知母、仙茅、淫羊藿、生牡蛎、磁石、代赭石、川牛膝。临证还应辨证论治、侧重肝肾、制方遣药、标本兼顾，并注意摄生调养。[李兰舫．江苏中医．1993,14(9):41～43]

2. 平肝活血胶囊治疗糖尿病并高血压 122 例　治疗组 122 例，用平肝活血胶囊（含僵蚕、郁金、首乌、牛膝各 1.5 份，石决明、钩藤、桃仁、柴胡、夜交藤、合欢皮各 1 份，白芍、枣仁、川芎各 2 份，五味子、生地各 3 份，水蛭 0.2 份，菊花 1.2 份。共研细末，每粒 0.5g）4～6 粒，每日 3 次，餐后服。对照组 60 例，用硝苯地平 10～20mg，每日 2～3 次，口服。两组均控制饮食，口服降糖药。1 个月为 1 个疗程，用 1～2 个疗程。结果：两组分别显效（症状消失或明显减轻；舒张压复常或下降≥20mmHg）81 例、42 例，有效 27 例、11 例，无效 14 例、8 例，总有效率 88.5％、86.7％。症状、血糖、血脂（TC、Tg）治疗前后组间比较均有显著性差异（$P<0.01$ 或 0.05）。［佟杰等．山东中医杂志．2000，19(2)：78～79］

3. 加用芪术降压方治疗 2 型糖尿病并高血压疗效观察　治疗组 45 例，用芪术降压方：黄芪 30g，白术、党参、茯苓、丹参、远志、牛膝各 15g，夜交藤 40g，钩藤 10g，红花 6g，半夏 12g。日 1 剂，水煎服。与对照组 17 例均用卡托普利 25mg，每日 3 次（或依那普利 10mg，每日 2 次），口服。并发症甚用胰岛素皮下注射，无并发症用二甲双胍（或加达美康）口服。均 2 周为 1 个疗程。结果：两组分别显效（收缩压、舒张压复常或接近正常，或分别下降≥30mmHg、20mmHg）18 例、4 例，有效 23 例、6 例，无效 4 例、7 例，总有效率 91.11％、58.82％（$P<0.05$）。空腹及餐后 2 小时血糖两组治疗前后自身及治疗后组间比较均有显著性差异（$P<0.01$）。［何志明等．广西中医药．2003，26(1)：18～19］

4. 三芪丹颗粒治疗 2 型糖尿病合并高血压的临床观察　均控制饮食，适量运动，糖尿病教育 2 周。治疗组 20 例，用三芪丹颗粒（含黄芪、桑椹、丹参、三七。每袋 8g）1 袋，每天 2 次，口服。与对照组 25 例均用格列吡嗪缓释片 5～10mg，吡格列酮 15mg，每天 1 次；盐酸二甲双胍 250mg，每天 3 次，硝苯地平缓

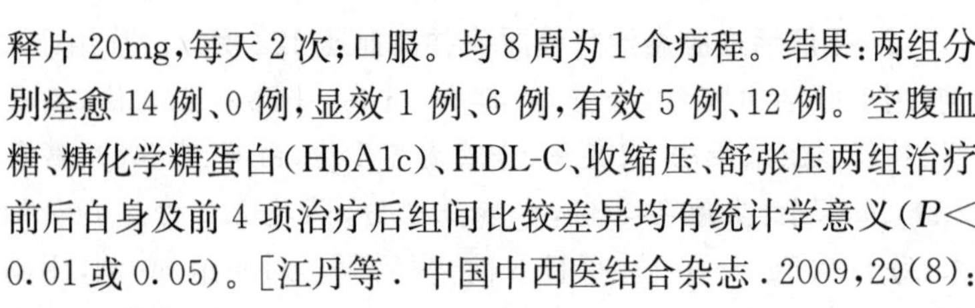

释片 20mg，每天 2 次；口服。均 8 周为 1 个疗程。结果：两组分别痊愈 14 例、0 例，显效 1 例、6 例，有效 5 例、12 例。空腹血糖、糖化学糖蛋白（HbA1c）、HDL-C、收缩压、舒张压两组治疗前后自身及前 4 项治疗后组间比较差异均有统计学意义（$P<0.01$ 或 0.05）。［江丹等．中国中西医结合杂志．2009，29（8）：737～739］

5. 滋肾降糖丸治疗 2 型糖尿病合并高血压的临床观察　两组各 60 例。治疗组用滋肾降糖丸（含黄芪、党参、生地黄、熟地黄、怀牛膝、黄精、骨碎补、五味子、淫羊藿、三七、龟板、鳖甲）2g；对照组用依那普利 10mg；均每天 3 次，口服。两组均用达美康，口服；对症处理，控制饮食，适当锻炼，1 个月为 1 个疗程。结果：两组分别显效（症状明显改善；空腹及餐后血糖复常，或下降＞40%；糖化血红蛋白值＜6.2%，或下降＞30%；舒张压复常，或下降≥20mmHg）24 例、16 例，有效 30 例、22 例，无效 6 例、22 例，总有效率 90%、63.3%（$P<0.01$）。［高允珊等．中国中医基础医学杂志．2007，13（10）：782～783］

6. 中西医结合治疗糖尿病直立性低血压晕厥临床观察　治疗组 42 例，用益气填精汤：人参（另煎）、麦冬、五味子、鹿角胶（烊化）、枸杞子、丹参、川芎各 10g，生黄芪 30g，龟板、熟地各 20g，升麻 5g。日 1 剂，水煎服。与对照组 19 例均用美吡哒 5mg，每日 3 次，口服；糖尿病饮食、运动治疗，用 2 个月。结果：两组分别痊愈 22 例、1 例（$P<0.05$），无效 20 例、18 例。空腹血糖两组治疗前后自身比较均有显著性差异（$P<0.01$）。痊愈后随访＞1 年，均无复发。［梁苹茂等．中国中医急症．2002，11（1）：21］

七、脑血管病变及相关脑病

1. 辨证治疗糖尿病合并脑血管病 30 例　阴虚阳亢型：生

地、钩藤、怀山药、泽泻、泽兰、炙龟板、牛膝各15g，枸杞子12g，菊花、山茱萸、丹皮、川芎、白僵蚕各10g，生石决、醋赭石各30g。气虚血瘀型：生黄芪30g，赤芍、生地、麦冬、归尾、益母草各15g，丹参、玄参、川芎各20g，桃仁、黄精、地龙、牛膝各12g，白僵蚕10g。风痰瘀阻型：陈胆星8g，全瓜蒌30g，郁金、菖蒲、白僵蚕各10g，葛根、生山楂各15g，远志、陈皮各6g，川芎、丹参、泽泻各20g。随症加减，日1剂，水煎服。血压≥18.7/12kPa，选用罗布麻片、钙离子拮抗剂治疗。控制血糖，注意饮食。6周为1个疗程。结果：痊愈4例，显效10例，好转13例，无效3例，总有效率90%。空腹血糖、甘油三酯、高及低密度脂蛋白治疗前后比较均有显著性差异（$P<0.01$、0.05）。[戴云等．辽宁中医杂志．1997，24(11)：496～497]

2. 益气活血法治疗2型糖尿病并发脑梗塞的疗效观察　两组各40例。治疗组用灯盏细辛注射液（含灯盏花提取物）40ml，黄芪注射液60ml，分别加生理盐水250ml，静脉滴注。每天1次。与对照组均用肠溶阿司匹林100mg，每天顿服。胞二磷胆碱0.75g，加生理盐水250ml，静脉滴注，每天1次。控制血糖，调整血压，吸氧，维持水、电解质及酸碱平衡，必要时降颅压。康复训练。10天为1个疗程，用3个疗程。结果：两组分别基本恢复15例、7例，显著进步10例、8例，进步6例、5例，稍进步各6例，无变化3例、14例，总有效率92.5%、65.0%（$P<0.05$）。[姚灿坤等．时珍国医国药．2008，19(4)：968～969]

3. 补阳还五汤对糖尿病并发脑梗死的治疗作用　治疗组65例，用补阳还五汤：黄芪60g，归尾、赤芍、地龙、川芎各6g，桃仁、红花、僵蚕各3g。日1剂，水煎服（或胃管注入）。与对照组72例均西医常规治疗。1个月为1个疗程。结果：两组分别基本治愈19例、10例，显著进步30例、25例，进步9例、12例，无变化5例、20例，恶化2例、5例，总有效率89.1%、65%。[方懿珊等．中西医结合心脑血管病杂志．2005，3(7)：598～599]

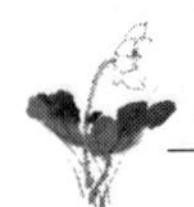

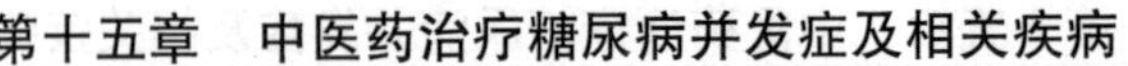

4. **补阳还五汤合双效降糖汤治疗12例糖尿病脑梗塞临床观察**　药用黄芪、天花粉各30g,赤芍、淫羊藿各15g,地龙、土鳖虫各9g,桃仁6g,红花10g,苍术12g,水蛭3g。言语謇涩,加菖蒲、郁金;手足肿胀,加茯苓、桂枝;便秘,加枳实、大黄;阴虚口渴,加辽沙参、麦冬;小便灼痛,加地肤子、土茯苓、银花、连翘;关节、肌肉强痛,加伸筋草、千年健、桑枝、威灵仙;小便频数,加益智仁、山茱萸、桑螵蛸。日1剂,水煎服。结果:基本痊愈6例,显著进步4例,进步2例。[杨建屏.中医药研究.1993(6):25]

5. **益气养阴、活血化痰为法拟方治疗糖尿病脑梗死70例**　治疗组用黄芪、丹参、桑枝、瓜蒌、鲜竹沥各30g,水蛭5g,枸杞子、麦冬、苍术各10g,生山楂20g,地龙15g,穿山甲6g,菖蒲12g。随症加减,日1剂,水煎服。对照组33例,用维脑路通(曲克芦丁)0.2g,每日3次,口服。两组均继用原降糖药。梗塞范围大、脑水肿头痛甚,用脱水剂等。30日为1个疗程,用3个疗程。结果:两组分别显效(症状、体征基本消失或明显改善;尿糖转阴,血脂及血液流变学指标基本复常,空腹血糖<6.7mmol/L)41例、8例,有效24例、16例,无效5例、9例,总有效率92.9%、72.7%($P<0.05$)。[郭清华等.安徽中医临床杂志.2002,14(6):453～454]

6. **益气养阴活血法治疗糖尿病性脑梗塞58例分析**　治疗组30例,用黄芪、黄精、葛根、丹参各30g,太子参、苍术各15g,生地、当归、川芎、赤芍各10g。舌红少津,加石斛、麦冬、玄参;腰膝酸软,加杜仲、续断、寄生;风痰阻络,加远志、菖蒲、郁金;痰热甚,去苍术、生地,加胆南星、竹沥、川贝;便秘,加酒大黄。日1剂,水煎服。与对照组28例均用肠溶阿司匹林50mg,每日2次,尼莫地平30mg,每日3次,口服;川芎嗪160mg,加生理盐水250ml,静脉滴注,日1次。均控制血糖,3周为1个疗程。结果:两组分别基本痊愈5例、2例,显效16例、10例,有效8例、10例,无效1例、6例,总有效率96.7%、78.6%($P<0.05$)。

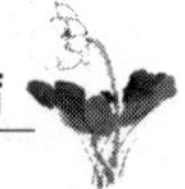

[曹爱梅．实用中医内科杂志．2002,16(3):163]

7. 益阴活血通络法治疗糖尿病脑梗塞临床疗效分析　药用生地、山茱萸各12g,山药10g,白芍9g,牡蛎、丹参各30g,黄芪20g,地龙18g,川芎15g。高血压,加夏枯草、牛膝;高血脂,加泽泻、茵陈、山楂;高黏血症,加红花、桃仁、水蛭。日1剂,水煎服。2周后,并用脉络宁注射液(或复方丹参液)20ml,加生理盐水250ml,静脉滴注,日1次。西医常规治疗糖尿病。治疗43例,用4～6周。结果:痊愈7例,显效24例,好转9例,无效2例,死亡1例。[李理等．中国中医药信息杂志．1998,5(5):43]

8. 滋阴活血法治疗糖尿病性脑梗死30例分析　治疗组用生地、熟地、女贞子、玄参各15g,川芎、地龙、山茱萸、僵蚕各10g,全蝎5g,黄芪、天花粉、丹参各20g,当归9g。肝阳上亢,加钩藤、菊花、石决明;痰湿内阻,加法半夏、石菖蒲;神疲乏力、自汗尿频,加党参、山药;胸闷胸痛,加栝楼、薤白;血糖较高,加石膏、知母;尿糖不降,生地增量;血脂高,加山楂、决明子;血压高,加夏枯草、珍珠母。日1剂,水煎服。并用脉络宁40ml,加生理盐水250ml,静脉滴注,每天1次。对照组30例,用糖适平片30～60mg,每天1～2次,口服;复方丹参注射液16ml,加生理盐水250ml,静脉滴注,每天1次。两组均对症处理,停用其他血管扩张剂。1个月为1个疗程。结果:两组分别基本痊愈6例、3例,显效15例、11例,有效7例、9例,无效2例、7例,总有效率93.3%、76.7%。[冯骏等．实用中西医结合临床．2006,6(6):18～19]

9. 滋阴通脉法治疗糖尿病性脑梗塞120例　治疗组用北黄芪30g,生地、水蛭粉、全蝎末各5g,怀山药、天花粉、丹参、麦冬、玄参、北山楂各15g,川芎、山茱萸、地龙、僵蚕各10g。日1剂,水煎服。并用脉络宁40ml,加生理盐水250ml,静脉滴注,日1次。对照组60例,用糖适平片30～60mg,每日1～2次,口服；复方丹参注射液 16ml，加生理盐水 250ml，静脉滴注，日 1 次。两组均对症处理，停用抗凝及血管扩张药。1 个月为 1 个疗程。结果：两组分别临床治愈 40 例、10 例，显效 45 例、18 例，有效 27 例、12 例，无效 8 例、20 例，总有效率 93.3%、66.7%（$P<0.05$）。神经功能改善治疗组优于对照组（$P<0.05$）。[刘继明．河南中医．2002，22(1)：36～37]

10. 补肾活血法治疗糖尿病性脑梗死 70 例　治疗组用生地、熟地、黄精、枸杞子、葛根各 30g，山萸肉、丹皮、麦冬、当归、桃仁、川芎各 10g，山药、赤芍各 15g，牛膝、地龙各 20g。肾阳虚，加淫羊藿、附子；痰浊，加瓜蒌、胆南星、半夏；气虚甚，加西洋参、黄芪。日 1 剂，水煎服。与对照组 42 例均用丹参注射液 20ml，尼可林 0.5g，加生理盐水 500ml，静脉滴注；用胰岛素；对症处理。28 日为 1 个疗程。结果：两组分别痊愈 28 例、10 例，显效 21 例、10 例，有效 18 例、15 例，无效 3 例、7 例，总有效率 95.7%、83.3%（$P<0.05$）。血糖、血脂 2 项及血液流变学 5 项指标治疗组治疗前后比较均有显著性差异（$P<0.01$）。[赵世珂等．江苏中医药．2002，23(1)：17]

11. 通脉降糖饮治疗糖尿病性脑梗死 32 例临床观察　治疗组用通脉降糖饮：天花粉、葛根各 20g，枸杞子、生地、广地龙各 12g，山萸肉、炙僵蚕、川芎各 10g，菖蒲、丹参、鸡血藤各 15g。日 1 剂，水煎服。对照组 32 例，用优降糖 2mg，每日顿服；脉络宁 40ml，加生理盐水 250ml，静脉滴注，日 1 次。两组均对症处理，15 日为 1 个疗程，用 4 个疗程。结果：两组分别临床治愈 5 例、4 例，显效 18 例、10 例，有效 6 例、11 例，无效 3 例、7 例，总有效率 90.63%、78.13%。[滕士超．江苏中医药．2003，24(12)：17～18]

12. 复元醒脑汤对糖尿病并发急性脑梗塞胰岛素抵抗的干预作用　两组各 56 例。治疗组用复元醒脑汤：人参、大黄（后下）各 9g，水蛭 12g，天南星、三七各 15g。水煎，每次 200ml，每

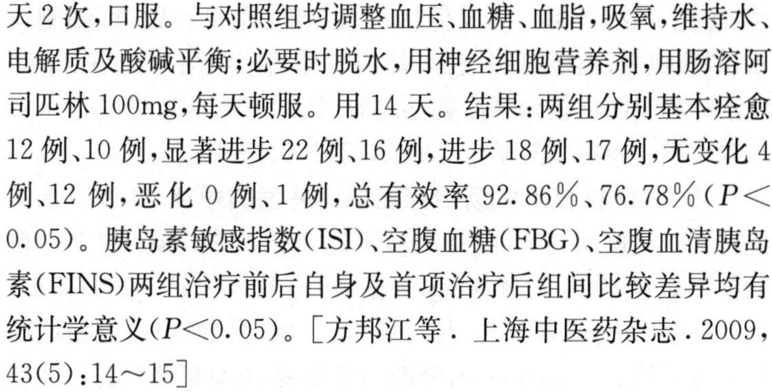

天2次，口服。与对照组均调整血压、血糖、血脂，吸氧，维持水、电解质及酸碱平衡；必要时脱水，用神经细胞营养剂，用肠溶阿司匹林100mg，每天顿服。用14天。结果：两组分别基本痊愈12例、10例，显著进步22例、16例，进步18例、17例，无变化4例、12例，恶化0例、1例，总有效率92.86%、76.78%（$P<0.05$）。胰岛素敏感指数（ISI）、空腹血糖（FBG）、空腹血清胰岛素（FINS）两组治疗前后自身及首项治疗后组间比较差异均有统计学意义（$P<0.05$）。［方邦江等．上海中医药杂志．2009，43(5)：14～15］

13. 温胆汤加味治疗糖尿病性脑梗死临床观察　两组各32例。治疗组用温胆汤加味：陈皮、枳实、竹茹、僵蚕、地龙各10g，法半夏9g，茯苓15g，胆南星、大黄各6g，黄芪20g，葛根30g，全蝎5g，鸡血藤25g。便秘，加栝楼仁、火麻仁；上肢偏瘫，加桑枝、片姜黄；下肢痿软乏力，加牛膝、续断；语言謇涩，加石菖蒲、远志；手脚麻木，加鸡血藤、豨莶草、乌梢蛇；头晕目眩，加天麻、钩藤；口苦、热象甚，加黄连。日1剂，水煎服。对照组用灯盏花素粉针注射液30mg，加生理盐水250ml，静脉滴注，每天1次。两组均用胰岛素（或降糖药），颅压高用甘露醇（或甘油果糖）；支持疗法及对症处理。14天为1个疗程，用2个疗程。结果：两组分别基本痊愈1例、0例，显著进步11例、2例，进步18例、22例，无变化2例、7例，恶化0例、1例，总有效率93.8%、75%。［姚欣艳等．中华中医药学刊．2009，27(4)：867～869］

14. 自拟降糖活血汤治疗糖尿病脑梗塞42例　治疗组用自拟降糖活血汤：黄芪30g，太子参、黄精、川芎、地龙各15g，葛根、丹参各20g，水蛭3g（研末，分冲）。随症加减，日1剂，水煎服。与对照组41例均用曲克芦丁注射液360mg，胞二磷胆碱0.5g，加生理盐水250ml，静脉滴注，每天1次。脱水，控制血压，降血糖。28天为1个疗程。结果：两组分别基本痊愈13例、7例，显著进步14例、8例，进步12例、15例，无变化3例、9

例，恶化0例、2例。高及低切全血黏度、血浆黏度、红细胞压积、空腹血糖、血清总胆固醇、甘油三酯治疗组治疗前后及前2项治疗后组间比较均有显著性差异($P<0.01$或0.05)。[黄春晖等．福建中医学院学报．2007，17(2)：11～12]

15. 加味桃核承气汤治疗糖尿病并发脑梗死48例　治疗组用加味桃核承气汤：黄芪30g，生地20g，玄参15g，麦门冬、桃仁各12g，桂枝、生大黄各9g，芒硝5g(分冲)，甘草3g。日1剂，水煎顿服(或胃管注入)。与对照组52例均抗血小板凝集用肠溶阿司匹林75～100mg/d；降糖用胰岛素(或口服降糖药)；降脂用辛伐他汀；颅内水肿用胞二磷胆碱、葛根素注射液，静脉滴注；必要时加甘露醇。1个月为1个疗程。结果：两组分别治愈19例、13例，显著进步16例、14例，进步8例、10例，无效2例、8例，恶化2例、4例，死亡1例、3例，总有效率89.6%、71.1%($P<0.05$)。[陈文娟等．中西医结合心脑血管病杂志．2006，4(3)：194～195]

16. 祛瘀降脂汤治疗糖尿病合并脑梗塞疗效观察　用祛瘀降脂汤：丹参、首乌、葛根、蒲黄、生地、川芎、毛冬青各20g，山楂、黄芪各40g。日1剂，水煎服。并用复方丹参注射液20ml，加生理盐水250ml，静脉滴注，日1次。本组46例中，单纯语言障碍、单侧肢瘫伴语言障碍、单侧肢体完全、不完全性瘫分别3例、16例、6例、21例。30日为1个疗程。结果：分别治愈2例、8例、2例、12例，好转1例、7例、3例、7例，无效0例、1例、1例、2例。有效率91.3%。血糖及血脂分别复常6/15例、12/31例。[石喜之等．长春中医学院学报．1999，15(2)：18]

17. 葛黄汤加减治疗糖尿病性脑梗死40例　葛黄汤加减：葛根60g，黄芪、炒苍术、菟丝子、丹参各30g，水蛭、红花各10g，桃仁、川芎、山药各12g。随症加减，日1剂，水煎分4次服；30日为1个疗程。对照组40例，用维脑路通0.4g，加5%葡萄糖盐水500ml，静脉滴注，日1次，15日为1个疗程，疗程间隔3

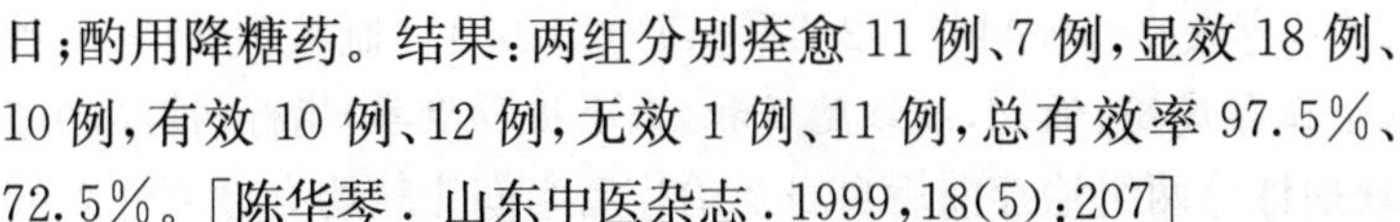

日;酌用降糖药。结果:两组分别痊愈11例、7例,显效18例、10例,有效10例、12例,无效1例、11例,总有效率97.5%、72.5%。[陈华琴．山东中医杂志．1999,18(5):207]

18. 葛黄胶囊治疗糖尿病性脑梗塞疗效观察　治疗组42例,用葛黄胶囊(含葛根、黄芪、炒苍术、丹参、菟丝子、枸杞子、菖蒲各30g,水蛭、桃仁、川芎各12g,红花、酒制大黄各10g。每粒0.5g)4粒,每日3次,口服;酌用降糖药。对照组40例,用维脑路通0.4g,加生理盐水250ml,静脉滴注,日1次。两组均西医对症处理;停用其他治本病药。2周为1个疗程。结果:两组分别基本治愈15例、10例,显效14例、10例,有效各12例,无效1例、8例,总有效率97.61%、80.01%($P<0.01$)。血液流变学4项、凝血功能5项指标两组治疗前后自身比较均有显著性差异($P<0.05$)。[陈华琴等．中国中医急症．2002,11(1):14～15]

19. 自制葛黄胶囊治疗糖尿病性脑梗死疗效观察　治疗组42例,用自制葛黄胶囊(含葛根、黄芪、炒苍术、丹参、菟丝子、枸杞子、菖蒲各2份,水蛭、桃仁、红花、川芎、酒大黄各1份。每粒0.5g)4粒,每日3次,口服。对照组40例,用维脑路通0.4g,加生理盐水250ml,静脉滴注,日1次。两组均用降糖西药,对症处理。停用其他药,2周为1个疗程。结果:两组分别基本治愈15例、10例,显效14例、10例,有效各12例,无效1例、8例,总有效率97.62%、80%($P<0.05$)。血液流变学3项指标治疗组治疗前后及治疗后组间比较均有显著性差异($P<0.01$或0.05)。[申宝山．安徽中医临床杂志．2002,14(4):157～158]

20. 葛根通络饮治疗糖尿病脑梗死36例临床观察　治疗组用葛根通络饮:葛根20g,丹参、夏枯草各25g,太子参15g,僵蚕10g。日1剂,水煎服。与对照组36例均用维脑路通3片,尼莫地平片40mg,日3次,口服;用胰岛素。未用抗凝剂、溶栓剂及降脂药。用3周。结果:两组分别基本治愈11例、6例,显著进步12例、7例,进步11例、13例,无变化2例、8例,恶化0例、

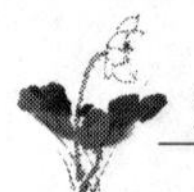

2 例，有效率 94.44%、72.22%（$P<0.05$）。血液流变学 4 项（全血黏度高、低切，红细胞压积，血小板黏附率）指标、神经功能缺损评分两组治疗前后自身及治疗后组间比较均有显著性差异（$P<0.01$）。[宫卫星等．中医杂志．2005，46(3)：200～202]

21．脑心康合六味地黄软胶囊在糖尿病性脑梗死中的应用　治疗组 38 例，用脑心康胶囊（含水蛭、地龙、天麻、羚羊角粉、藏红花、郁金、猪大脑等。黄星楼方。每粒 0.25g）2 粒，每日 3 次，六味地黄软胶囊 3 粒（每粒 0.38g），每日 2 次，口服。与对照组 34 例均用脑益嗪（桂利嗪）25mg，每日 3 次，肠溶阿司匹林 75mg，每日 1 次，口服；脑复康（吡拉西坦）8g，胞二磷胆碱 0.5g，维生素 C 3g，维生素 B_6 0.2g，三磷酸腺苷 40mg，辅酶 A 100U，静脉滴注，日 1 次。均控制血糖，对症处理，2 周为 1 个疗程。结果：两组分别基本痊愈 9 例、6 例，显著进步 21 例、10 例，进步 5 例、11 例，无变化 3 例、7 例。血液流变学 7 项（全血黏度高、中、低切，血浆黏度，红细胞压积及聚集指数，纤维蛋白原）指标两组治疗前后自身及治疗后组间比较均有显著性差异（$P<0.01$ 或 0.05）。[阚鲁．贵阳中医学院学报．2005，27(1)：34～35]

22．参麦注射液合滋水清肝饮对糖尿病性脑梗死病人内皮功能的影响　治疗组 32 例，用滋水清肝饮：生地 20g，山茱萸、茯苓、柴胡、栀子、地龙、郁金各 10g，当归、白芍各 15g，全蝎 3g，菖蒲 6g，甘草 5g。水煎，取液 150ml，每日 2 次，口服。用参麦注射液 40ml，加生理盐水 250ml，静脉滴注，日 1 次。对照组 30 例，用抗凝、降脂及护脑西药。两组均用胰岛素；酌用抗生素、脱水剂、维生素等。15 日为 1 个疗程，用 2 个疗程。结果：内皮功能 4 项（ET、CGRP、ET/CGRP、NO）指标两组治疗前后自身及治疗后组间比较均有显著性差异（$P<0.01$ 或 0.05）。[汪艳娟等．中西医结合心脑血管病杂志．2005，3(2)：123～124]

23．糖脑康治疗糖尿病性脑梗死 30 例临床观察　治疗组

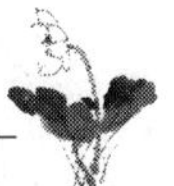

用糖脑康：熟地、山茱萸、石斛、麦冬、首乌、鸡血藤各20g，豨莶草15g，桃仁、地龙、菖蒲各10g；对照组30例，用黄芪60g，当归、赤芍各15g，地龙、川芎、桃仁、红花各10g；均日1剂，水煎服。两组并分别用脉络宁、黄芪注射液各20ml，均加生理盐水250ml，静脉滴注，日1次。两组均用降糖及脱水药，支持疗法。不用抗凝及扩血管药。4周为1个疗程。结果：两组分别基本治愈5例、2例，显效10例、7例，有效12例、9例，无效2例、11例，恶化各1例，总有效率90%、60%（$P<0.01$）。［王玲等．新中医．2004，36（1）：38～39］

24. 丹奥联合加味补阳还五汤治疗糖尿病性急性脑梗死的疗效观察　治疗组40例，用加味补阳还五汤：生黄芪60g，当归、桃仁、红花、地龙各10g，生地30g，麦冬、赤芍、川芎各15g。日1剂，水煎服。与对照组42例均用丹奥（奥扎格雷）40mg，加生理盐水250ml，静脉滴注，日2次。空腹血糖6.5～11.1mmol/L、>11.1mmol/L分别用口服降糖药、胰岛素。酌情降颅压，对症处理，控制饮食。14日为1个疗程。结果：两组分别基本痊愈18例、11例，显著进步15例、12例，进步4例、9例，无效3例、10例，总有效率92.5%、76.2%（$P<0.05$）。［吕冰峰等．中西医结合心脑血管病杂志．2004，2（5）：307～308］

25. 降糖活血方治疗糖尿病性脑梗塞疗效观察　治疗组38例，用降糖活血方：益母草30g，广木香、川芎、当归各10g，白芍、赤芍各12g，丹参、川牛膝、葛根各15g。痰浊内蕴，加制半夏、胆南星、枳实、天竺黄；气虚，加黄芪、党参、太子参、白术、山药；阴虚，加天花粉、麦冬、元参。日1剂，水煎服。对照组35例，用肠溶阿司匹林50～100mg，每日1次，尼莫地平20～30mg，每日3次，口服；胞二磷胆碱0.5g，加生理盐水250ml，静脉滴注，日1次。酌用降糖西药。均15日为1个疗程，用2个疗程。结果：两组分别基本痊愈13例、10例，显效13例、7例，有效各9例，无效及恶化3例、9例，总有效率92.11%、74.29%（$P<0.05$）。

空腹血糖、高密度脂蛋白、全血黏度、全血还原黏度治疗组治疗前后及治疗后组间比较均有显著性差异（$P<0.01$ 或 0.05）。[丁自娟．中国中医急症．2002，11（2）：100～101]

26. 活络育阴汤治疗糖尿病合并脑梗死的临床研究　治疗组 30 例，用活络育阴汤：血竭粉 1.5g（分冲），川芎、生蒲黄、黄精、生地各 15g，地鳖虫、砂仁各 10g，海蛤壳 30g，瞿麦 20g；对照组 32 例，用中汇糖脉康（含黄芪、生地、丹参、赤芍、黄精、牛膝等），均水煎服。两组均用清开灵注射液 40ml，加生理盐水 250ml，静脉滴注，日 1 次。停用其他降糖药，糖尿病饮食。1 个月为 1 个疗程，用 2 个疗程。结果：两组分别基本痊愈 10 例、4 例，显效 9 例、7 例，有效 5 例、11 例，无效 6 例、10 例，总有效率 80%、68.75%（$P<0.01$）。空腹及餐后 2 小时血糖、24 小时尿糖定量、TCH、TG 及血液流变学 5 项指标治疗组治疗前后及治疗后组间比较均有显著性差异（$P<0.01$ 或 0.05）。[李丰衣等．山东中医药大学学报．2002，26（2）：120～123]

27. 中西医结合治疗糖尿病并发腔隙性脑梗塞 32 例　用生黄芪 30g，太子参、生地各 15g，麦冬、当归、赤芍各 12g，川芎 9g，丹参 20g，地龙 10g，三七粉 3g（冲）。眩晕，加珍珠母、怀牛膝；语言謇涩，加菖蒲、郁金；肢体麻木，加鸡血藤、姜黄；便秘，加郁李仁、枳实。日 1 剂，水煎服。并用川芎嗪 120mg，加生理盐水（血压高或肾功能不全者加 5%葡萄糖注射液，胰岛素 8～12U）500ml，静脉滴注，日 1 次，15 日为 1 个疗程，疗程间隔 1 周。空腹血糖＞11.1mmol/L 16 例，用胰岛素（RI）皮下注射，用口服降糖药 16 例。用 40 日。结果：痊愈 6 例，显效 16 例，好转 7 例，无效 3 例，总有效率 90.63%。[郭俊杰等．山西中医．1997，13（1）：19～20]

28. 中西医结合治疗糖尿病并急性脑梗塞 40 例观察　治疗组用通栓饮：太子参、当归、生黄芪各 30g，玄参、生地、鳖甲、丹参、赤芍各 15g，穿山甲、地龙各 10g，水蛭 6g（研吞）。痰热腑

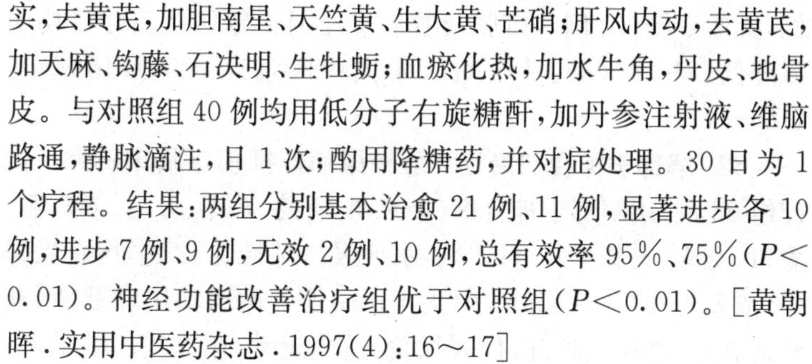

实，去黄芪，加胆南星、天竺黄、生大黄、芒硝；肝风内动，去黄芪，加天麻、钩藤、石决明、生牡蛎；血瘀化热，加水牛角，丹皮、地骨皮。与对照组 40 例均用低分子右旋糖酐，加丹参注射液、维脑路通，静脉滴注，日 1 次；酌用降糖药，并对症处理。30 日为 1 个疗程。结果：两组分别基本治愈 21 例、11 例，显著进步各 10 例，进步 7 例、9 例，无效 2 例、10 例，总有效率 95%、75%（$P<0.01$）。神经功能改善治疗组优于对照组（$P<0.01$）。[黄朝晖．实用中医药杂志．1997(4)：16～17]

29. 活络正容汤治疗糖尿病性颅神经麻痹　活络正容汤：川芎、法半夏各 15g，当归 12g，丹参 30g，红花、地龙、白附子、僵蚕、防风、白芷各 10g，全蝎、胆南星、羌活各 9g，甘草 6g。随症加减，日 1 剂，水煎服。控制血糖，糖尿病饮食。治疗 31 例，2 周为 1 个疗程，用 1～2 个疗程。结果：痊愈 25 例，有效 4 例，无效 2 例，总有效率 93.5%。随访＞2 年，均未复发。[刘玉霞等．山东中医杂志．2000，19(9)：541]

30. 2 型糖尿病患者中医辨证分型与脑功能关系的研究　本病 51 例，分为阴虚热盛、气阴两虚和阴阳两虚型；正常对照组 30 名，进行记忆、思维、运动、情绪和脑诱发电位等脑功能测定。结果表明：阴虚热盛型脑功能尚接近正常，气阴两虚型和阴阳两虚型脑功能均明显减退。提示本病不同证型有其不同的病理生理基础，各证型间的脑功能变化有一定的规律。[刘德山等．中国中西医结合杂志．1994，14(8)：454～457]

31. 中西医结合治疗糖尿病伴发癫痫临床观察　两组各 25 例。治疗组用加味玉泉汤（含龟甲、天花粉、葛根、麦门冬、茯苓、乌梅、生黄芪等）。日 1 剂，水煎服。与对照组均用清开灵注射液 40ml，加生理盐水 250ml，静脉滴注，每天 1 次；盐酸二甲双胍片 850mg，每天顿服。用 2 个月。结果：糖尿病两组分别痊愈 3 例、1 例，显效 5 例、3 例，有效 15 例、11 例，无效 2 例、10 例。癫痫两组分别完全控制 4 例、2 例，显效 6 例、5 例，有效 10 例、8

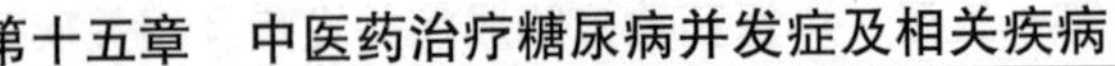

例，无效5例、10例。口服及餐后2小时血糖两组治疗后均明显降低（$P<0.05$）。[金曦．中国中医急症．2009，18（11）：1784～1785]

32. 解郁宁神合剂治疗2型糖尿病伴抑郁症临床研究　治疗组35例，用解郁宁神合剂（含柴胡、芍药、茯苓、丹参、石菖蒲、香附、龙骨、炙鳖甲）。日1剂，水煎服。对照组32例，用百忧解（盐酸氟西汀）20～40mg，每天早晨口服。两组均用降糖药（或胰岛素）。糖尿病教育，控制饮食，适当运动，用8周。结果：两组分别显效12例、9例，有效16例、14例，总有效率80.0%、71.9%。空腹血糖、糖化血红蛋白、汉密尔顿抑郁自评量表（SDS）评分及中医症状总评分两组治疗前后自身比较差异均有统计学意义（$P<0.01$或0.05）。见副反应分别0例、5例。[贾素庆等．浙江中西医结合杂志．2009，19（10）：603-605]

33. 自拟地黄枣仁汤治疗糖尿病失眠症30例临床观察　自拟地黄枣仁汤含酸枣仁、夜交藤各30g，生地、茯神、丹参各20g，山药、山茱萸、枸杞子、桑椹、合欢皮、五味子、川芎各15g，炙甘草10g。随症加减，日1剂，水煎分3次服（睡前多服）。并用降糖药，控制饮食。结果：治愈8例，显效16例，好转6例。[王昆．中国民族民间医药杂志．2006（3）：146]

34. 渴寐方治疗糖尿病伴失眠30例　渴寐方：生地、茯神、牡丹皮、枸杞子、五味子、葛根、丹参、川芎、百合15g，泽泻10g，黄连6g，知母、炒酸枣仁、石菖蒲、合欢花各20g，琥珀粉3g（分冲）。日1剂，水煎餐后服。并西医常规治疗糖尿病。1个月为1个疗程，用2个疗程。结果：痊愈7例，显效8例，无效5例，总有效率83.3%。[赵健美等．中医研究．2007，39（1）：37-38]

（五至七：李守然）

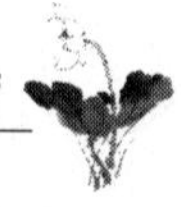

八、胃肠病变

1. 自拟参芪二术汤治疗脾虚气滞型糖尿病性胃轻瘫 66 例 自拟参芪二术汤:党参、莱菔子各 15g,黄芪 20g,白术、莪术、茯苓、陈皮、佛手、木香各 10g,砂仁 5g。气滞甚,加枳壳、槟榔;纳谷不振,加炒麦芽、焦山楂、炒神曲、鸡内金;呕吐甚,加法半夏、竹茹;便溏,加炒扁豆、山药、苍术。日 1 剂,水煎餐前服。并用优降糖、格列吡嗪、二甲双胍等,口服;6 例用胰岛素。控制饮食,10 日为 1 个疗程。结果:显效 41 例,有效 19 例,无效 6 例,总有效率 90.91%。[花村等.安徽中医临床杂志.2003,15(5):380～381]

2. 乌梅丸治疗糖尿病性胃轻瘫 42 例临床观察 治疗组用乌梅丸加减:党参 18g,当归、桂枝、乌梅、黄柏各 10g,花椒、黄连各 4g,干姜、细辛各 6g,附子 12g(先煎)。日 1 剂,水煎餐前服。对照组 42 例,用吗丁啉(多潘立酮)20mg,每日 3 次,餐前服。均控制血糖。4 周为 1 个疗程。结果:两组分别治愈 12 例、10 例,显效 13 例、12 例,有效 9 例、11 例,无效 8 例、9 例,总有效率 81%、78.6%。治愈者随访半年,分别复发 1 例、3 例。见副反应分别 5 例、14 例。[邹世昌.新中医.2001,33(12):34～35]

3. 连苏畅中饮治疗糖尿病胃轻瘫临床观察 两组各 30 例。治疗组用连苏畅中饮:黄连、苏叶各 4g,吴茱萸、甘草各 3g,蔻仁 5g,百合、太子参各 20g,乌药、柴胡、川楝子各 10g。日 1 剂,水煎餐前服。对照组用西沙必利 5mg,每日 3 次,餐前服。两组均用降糖药,口服;酌用胰岛素。心理疗法,糖尿病饮食。4 周为 1 个疗程。结果:两组分别显效 20 例、17 例,有效 5 例、7 例,无效 5 例、6 例。总有效率 83.3%、80%。治疗组能明显改善胃排空功能($P<0.05$)。[汪艳娟等.湖南中医学院学报.

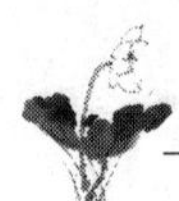

2004,24(2):45～46]

4. 胃肠舒治疗糖尿病性胃轻瘫的临床观察 两组各48例。治疗组用胃肠舒:党参、炒白术、神曲、枳实、川芎各10g,茯苓、半夏、丹参各12g,柴胡8g,炙甘草6g。日1剂,水煎服。对照组用贝络纳(莫沙必利)5mg,每日3次,口服。两组均继续控制血糖。4周为1个疗程。结果:两组分别显效30例、29例,有效8例、7例,好转6例、7例,无效4例、5例,总有效率91.7%、89.6%。餐后2小时血糖治疗组治疗前后比较有显著性差异($P<0.05$)。胃窦十二指肠压力Ⅱ、Ⅲ相,体表胃电图两组治疗前后自身比较均有显著性差异($P<0.01$或0.05)。见副反应分别13例、21例。[钟毅等.中国中西医结合杂志.2005,25(3):203～206]

5. 半夏泻心汤治疗糖尿病胃轻瘫50例 用半夏泻心汤加减:太子参、山药各20g,黄连9g,黄芩、法半夏、大枣、百合、台乌药、炒苍术、鸡内金、麦芽各15g,干姜、砂仁各6g。日1剂,水煎分3次服。用9～30日。结果:治愈32例,显效9例,有效7例,无效2例,总有效率96%。[唐廷汉.四川中医.2001,19(9):35]

6. 舒肝化瘀汤治疗糖尿病性胃轻瘫86例 舒肝化瘀汤:柴胡、川楝子、川朴各20g,焦山楂、焦神曲、焦麦芽各30g,沙参、丹参、枳壳各15g,广木香、红花各10g,桃仁12g。日1剂,水煎餐前服。对照组80例,用吗丁啉10mg,每日3次,餐前服。两组均控制血糖。2周为1个疗程,用2个疗程。结果:两组分别临床治愈26例、13例,有效54例、45例,无效6例、22例,总有效率93.02%、72.5%($P<0.05$)。[张彤.时珍国医国药.2004,15(5):294]

7. 健脾运中方治疗糖尿病胃轻瘫36例临床观察 治疗组用健脾运中方:生黄芪、石斛各30g,白术、台党参、怀山药、广木香、焦神曲、焦麦芽、莪术各10g,太子参15g,元参20g,缩砂仁

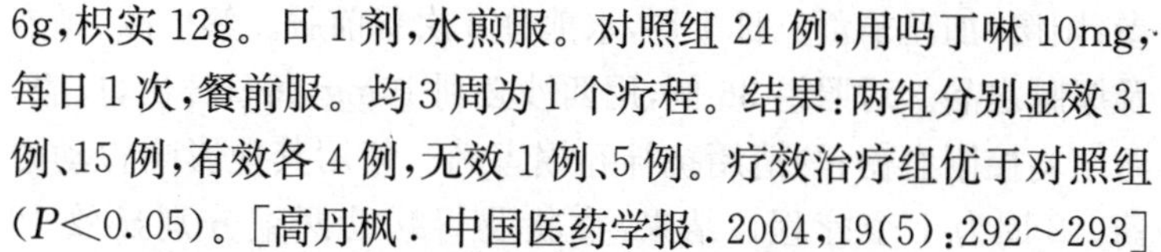

6g，枳实12g。日1剂，水煎服。对照组24例，用吗丁啉10mg，每日1次，餐前服。均3周为1个疗程。结果：两组分别显效31例、15例，有效各4例，无效1例、5例。疗效治疗组优于对照组（$P<0.05$）。[高丹枫．中国医药学报．2004，19(5)：292～293]

8. **中西医结合治疗糖尿病性胃轻瘫48例**　治疗组用枳壳、厚朴、党参、麦芽、白芍、柴胡、刺猬皮、五灵脂（包）各10g，白术、半夏、茯苓各15g，生大黄6g，炙甘草5g。便秘甚，生大黄改后下；上腹痛甚，白芍增量；气滞甚，加川楝子、郁金；少气、乏力，加黄芪。日1剂，水煎服。与对照组46例均用西沙必利5～10mg，每日3次，口服。控制血糖。结果：两组分别显效（症状消失，胃排空率复常）16例、12例，有效25例、18例，无效7例、16例，总有效率85.42%、65.22%（$P<0.05$）。[朱晋龙．广西中医药．2005，28(1)：34]

9. **凉润通络中药对糖尿病胃轻瘫患者血清胃泌素及体表胃电图的影响**　治疗组28例，用生地、生石膏、女贞子、旱莲草各20g，百合、木瓜各15g，当归、川芎、蒲黄、五灵脂、元胡、枳实各10g，瓜蒌12g，芦荟0.3g。水煎取液，每袋150ml；1袋，每日2次，口服。对照组25例，用西沙必利10mg，每日3次，餐前服。两组均控制血糖。治疗前1周停用影响消化道运动功能的药物，4周为1个疗程。结果：两组分别显效20例、18例，有效6例、5例，无效各2例。血清胃泌素含量、胃电参数和节律测定两组治疗前后自身及治疗后组间比较均有显著性差异（$P<0.01$）。[戎士玲等．中国中西医结合杂志．2004，24(11)：976～978]

10. **胜红丸治疗糖尿病性胃轻瘫临床研究**　治疗组34例，用胜红丸加减：半夏、枳壳、陈皮、青皮各6g，莱菔子、莪术各6～10g，黄连3g。舌苔黄，加龙胆草；胃中烧灼，加葛根；上腹隐痛，加木香、香附；皮肤刺痛，加元胡；麻木，加白芥子；腹泻甚，去莪术，加茯苓；便秘，加槟榔；神疲乏力或心悸，加白术、黄芪、太子参;阳痿,加淫羊藿。日 1 剂,水煎分 3 次餐前服。禁生冷、燥烈及厚腻之品。对照组 36 例,用西沙必利 10mg,每日 3 次,口服。两组均控制血糖;酌情用抗神经损害药。停用其他影响胃动力药。2 周为 1 个疗程。结果:症状及胃蠕动两组分别显效 18 例、11 例,16 例、10 例;有效各 14 例、13 例;无效 2 例、12 例,4 例、13 例,总有效率 94.1%、66.7%($P<0.05$),91.2%、63.9%($P<0.05$)。[衡先培等．安徽中医学院学报．2001,20(2):13～15]

11. 益气通降方治疗糖尿病胃轻瘫的临床研究 治疗组 23 例,用益气通降方(含党参、炙黄芪、炒白术、苏梗、香附、木香、枳实、焦三仙、芦荟、赭石等),日 1 剂,水煎服。对照组 20 例,用西沙必利 10mg,每日 3 次,餐前服。两组均用原降糖药。控制饮食。4 周为 1 个疗程。结果:两组分别临床痊愈 5 例、7 例,显效 8 例、3 例,有效 7 例、9 例,无效 3 例、1 例。胃电图 4 项指标两组治疗前后自身及症状(饱胀、腹胀及厌食)治疗后组间比较均有显著性差异($P<0.01$～0.05)。[宋秀江等．中医药学刊．2003,21(2):273～275]

12. 辨证治疗糖尿病性胃轻瘫 93 例 湿热中阻型:黄芩、滑石、草寇、厚朴、芸香草、猪苓各 10g,法半夏、茯苓各 15g。脾胃气虚型:太子参 20g,白术、茯苓、葛根各 15g,木香、藿香、陈皮、法半夏、砂仁各 10g。胃阴亏虚型:麦冬、太子参、莲子、葛根、怀山药各 15g,百合、木香、法半夏各 10g,炒麦芽 20g,大枣 3 枚。随症加减,日 1 剂,水煎分 3 次服。控制血糖、饮食。结果:显效(症状消失;胃蠕动及胃排空复常)55 例,有效 28 例,无效 10 例,总有效率 89.2%。[徐涟等．中国中西医结合消化杂志．2002,10(4):236～237]

13. 柴胡疏肝散加减方治疗糖尿病胃轻瘫 24 例 治疗组用柴胡疏肝散加减:柴胡、香附、枳实、赤芍、川芎各 10g,陈皮 6g,黄芪 20g。日 1 剂,水煎服。对照组 20 例,用西沙必利

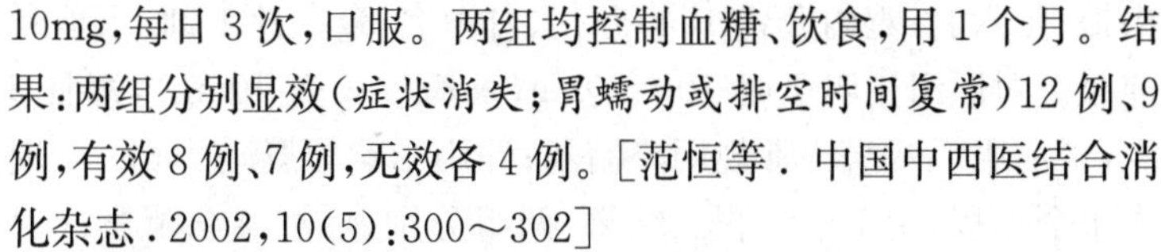

10mg，每日 3 次，口服。两组均控制血糖、饮食，用 1 个月。结果：两组分别显效（症状消失；胃蠕动或排空时间复常）12 例、9 例，有效 8 例、7 例，无效各 4 例。［范恒等．中国中西医结合消化杂志．2002，10（5）：300～302］

14．**中药配合针刺治疗糖尿病性胃轻瘫 85 例**　药用天花粉、麦冬、黄芪、党参各 20g，生地 15g，石斛、蔻仁、茯苓、白术各 12g，陈皮 8g，姜半夏、竹茹各 10g，甘草 6g。腹胀甚，加厚朴；血瘀，加丹参；便秘，加油当归、生首乌；食滞，加焦三仙。日 1 剂，水煎服。并取主穴：中脘、胃俞、足三里、内关。配穴：脾俞、章门。针刺，平补平泻法，留针 20 分钟，日 1 次。并用降糖西药。控制饮食。10 日为 1 个疗程，用 3 个疗程。结果：治愈 56 例，有效 27 例，无效 2 例，总有效率 97.7％。［肖跃红等．时珍国医国药．2002，13（2）：104］

15．**中西医结合治疗糖尿病胃轻瘫 40 例**　药用柴胡 6g，枳壳、半夏、厚朴、苏叶、陈皮、茯苓各 10g，炒白芍 12g，焦三仙各 20g，鸡内金、旋覆花（包）、赭石各 15g。日 1 剂，水煎服；并用西沙必利 10mg，每日 3 次，口服。降糖药口服，胰岛素皮下注射；运动疗法，控制饮食，1 个月为 1 个疗程。结果：显效（症状消失；胃潴留消失。＜1 年，无复发）28 例，有效 9 例，无效 3 例，总有效率 92.5％。［刘惠芬．山西中医．2002，18（1）：24～25］

16．**辨证分型治疗糖尿病性胃轻瘫 42 例（附西药治疗 40 例对照）**　治疗组肝胃不和型，用柴胡、枳壳、苏叶、木香、青皮、佛手、茯苓、白芍各 10g，焦三仙各 15g，砂仁、甘草各 3g；痰浊中阻型，用苍术、白术、厚朴、陈皮、半夏、藿香、佩兰、茯苓、竹茹各 10g，莱菔子 15g，砂仁 3g；胃中积热型，用黄连 5g，大黄、枳实、槟榔、石膏、知母、玄参各 10g，生地、鸡内金各 15g；胃阴不足型，用北沙参、麦冬、生地、山药各 15g，天花粉、石斛、葛根、鸡内金、山楂、白芍、佛手各 10g，绿萼梅、甘草各 5g；脾胃气虚型，用党参、茯苓、白术、山药、黄芪、木香、陈皮、佛手各 10g，焦麦芽、焦山楂、焦六曲、鸡内金各15g，砂仁、甘草各3g。日1剂，水煎餐前服。对照组用吗丁啉10～20mg(或西沙必利10mg)，每日3次，餐前服。两组均常规用降糖药；停用影响胃肠动力药。4周为1个疗程，用1个疗程。结果：两组分别显效(症状消失；<4小时胃排空)22例、16例，有效18例、16例，无效2例、8例，总有效率95.24%、80%($P<0.01$)。[黄福斌等．浙江中医杂志．2001，36(4)：145～146]

17. 旋覆代赭汤加味治疗糖尿病胃轻瘫36例　用旋覆代赭汤加味：旋覆花、半夏各10g，赭石、黄芪各30g，人参、炙甘草各6g，茯苓、白术各12g，生姜9g，大枣12枚。便秘，加生大黄；舌黯有瘀斑，加当归、鬼箭羽；体重肢痛，加薏苡仁、苍术。日1剂，水煎分3次服；控制血糖；糖尿病饮食。1周为1个疗程，用1～5个疗程。结果：治愈19例，好转12例，无效5例，总有效率86.1%。[孙志升等．山东中医杂志．2002，21(6)：343～344]

18. 枳实消痞丸加减治疗糖尿病胃轻瘫32例疗效观察　治疗组用枳实消痞丸加减：枳实、厚朴各20g，党参、白术、茯苓各12g，半夏、竹茹、枇杷叶、黄连各9g，干姜6g，炒麦芽30g，葛根15g，甘草3g。日1剂，水煎餐后服。对照组32例，用多潘立酮片10mg，每天3次，餐前服。两组均继用降糖药，糖尿病饮食，禁用影响胃动力药。1个月为1个疗程。结果：两组分别显效(症状消失)19例、7例，有效11例、18例，无效2例、7例，总有效率93.75%、78.12%($P<0.01$)。[董文玲．时珍国医国药．2009，20(2)：476～477]

19. 疏肝健脾汤治疗糖尿病胃轻瘫31例　治疗组用疏肝健脾汤：柴胡、枳壳各12g，白芍、茯苓、白术、党参各15g，炙甘草6g，素馨花、合欢花各10g。日1剂，水煎服。对照组31例，用吗丁啉10mg，每天3次，餐前服。两组均降糖，注意饮食。用4周。结果：两组分别治愈5例、0例，显效17例、12例，有效8

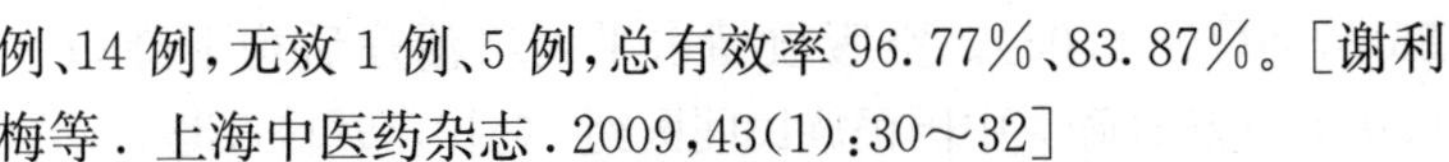

例、14例，无效1例、5例，总有效率96.77%、83.87%。[谢利梅等．上海中医药杂志．2009,43(1):30～32]

20. 中西医结合治疗糖尿病胃轻瘫的研究　治疗组35例，用半夏泻心汤：制半夏、黄芩各15g，干姜、黄连、甘草各10g，太子参20g，大枣5枚。口干舌红，加麦冬、天花粉；厌食，加神曲、麦芽。日1剂，水煎服。取穴：上脘、中脘、气海。施隔姜灸。与对照组33例均用胰岛素强化治疗；用吗丁啉10mg，每天3次，口服；红霉素0.5g，静脉滴注，每天1次。用2周，结果：两组分别显效27例、16例，有效5例、9例，无效3例、8例，总有效率91%、76%。[苏灏．现代中西医结合杂志．2008,17(30):4679～4680]

21. 分型辨治糖尿病性胃轻瘫66例临床研究　两组各33例。治疗组气虚型，用党参、炒白术各15g，茯苓、白芍、乌药、枳壳、丹参、地龙各10g，白蔻仁5g，甘草3g；阴虚型，用太子参、百合各20g，天花粉、苏梗各15g，山茱萸、山药、刀豆子、牡丹皮、丹参、地龙各10g。日1剂，水煎，餐前服。对照组用加斯清片(枸橼酸莫沙必利)5mg，每天3次，餐前服。用2周。结果：两组分别显效(消化系统症状消失；超声胃功能评判60分钟，胃排空率>90%)10例、8例，有效15例、16例，无效8例、9例，总有效率75.8%、72.7%。[刘旭．河南中医．2008,28(10):37～38]

22. 中西医结合治疗糖尿病胃轻瘫33例　治疗组用六君子汤合麦门冬汤加减：太子参、白术、茯苓、陈皮、焦三仙各15g，麦门冬30g，甘草10g，半夏12g。舌红苔薄黄，加北沙参、生地黄、知母；腹胀满，加枳壳、木香；呕吐恶心，加竹茹；肢冷畏寒，加干姜。日1剂，水煎服。与对照组30例均用吗丁啉10mg，每天3次，餐前30分钟；罗红霉素150mg，每天2次，餐前1小时；口服。控制血糖。2周为1个疗程，用2个疗程。结果：两组分别显效(症状消失；X线钡餐示胃蠕动或胃排空时间<4小时)18例、14例，有效14例、12例，无效1例、4例，总有效率96.97%、

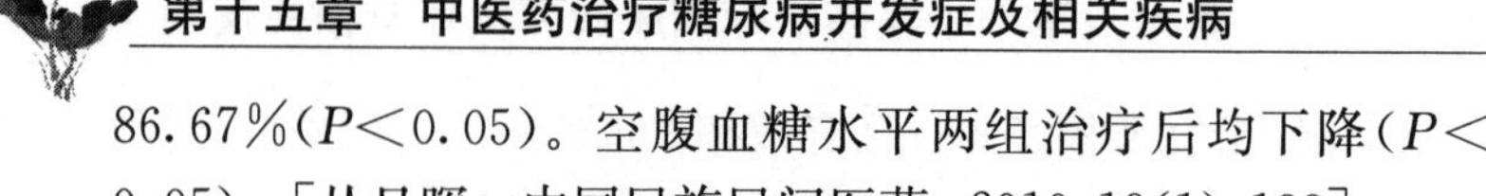

86.67%($P<0.05$)。空腹血糖水平两组治疗后均下降($P<0.05$)。[丛日晖．中国民族民间医药．2010,19(1):133]

23. 雷氏芳香化浊方加味治疗糖尿病胃轻瘫 50 例 治疗组用雷氏芳香化浊方(清代雷丰《时病论》方):藿香、佩兰、黄芩、鬼箭羽各 15g,陈皮、半夏、厚朴、大腹皮、荷叶各 10g,丹参 30g。随症加减,日 1 剂,水煎空腹服。对照组 50 例,用吗丁啉 10mg,每天 3 次,餐前服。两组均控制血糖。糖尿病饮食,适度运动,6 周为 1 个疗程。结果:两组分别显效(疗效指数>76%)31 例、20 例,有效 8 例、6 例,好转 7 例、5 例,无效 4 例、19 例,总有效率 92%、62%($P<0.01$)。餐后 2 小时血糖治疗组治疗后明显降低($P<0.01$)。[刘金刚等．山西中医．2009,25(6):22～23]

24. 升阳益胃汤对 2 型糖尿病胃轻瘫患者生长抑素的影响 两组各 30 例。治疗组用升阳益胃汤:生黄芪 30g,党参、茯苓各 15g,白术、陈皮、半夏、泽泻各 10g,白芍 18g,川黄连 6g,柴胡、独活、防风各 9g,生姜 3 片,甘草 3g。日 1 剂,水煎服。对照组用莫沙比利 5mg,每天 3 次,餐前服。两组中 5 例、4 例并用弥可保 500μg,每天 1 次肌内注射。均西医常规治疗。受试前 1 周停用其他影响消化道运动功能药。用 4 周。结果:空腹血浆生长抑素水平、症状(腹胀、早饱、厌食)改善治疗后两组比较,糖化血红蛋白治疗组治疗前后比较,差异均有统计学意义($P<0.01$ 或 0.05)。[刘鹏程等．现代中西医结合杂志．2008,17(9):1297～1298]

25. 药物联合治疗糖尿病胃轻瘫 84 例观察 治疗组 36 例,用安胃汤:黄连、干姜、甘草各 5g,制半夏、丹参、海螵蛸各 15g,百合 20g,乌药、木香各 7g,白芍、黄芩、柴胡各 10g。日 1 剂,水煎服。与对照组 48 例均用吗丁啉 10mg,每天 3 次,餐前 30 分钟服。控制血糖,4 周为 1 个疗程。结果:两组分别治愈 21 例、8 例,显效 11 例、6 例,有效 3 例、13 例,无效 1 例、21 例,总有效率 97.2%、56.3%($P<0.05$)。停药 1 个月,两组痊愈者

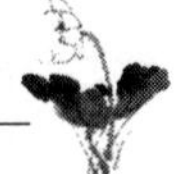

复发各4例。[杨淑萍．天津中医药．2008,25(6):453]

26. 旋覆代赭汤加减治疗糖尿病性胃轻瘫30例临床观察　治疗组用降逆除胀胶囊(旋覆代赭汤加减：枳壳、陈皮、青皮、木香、鸡内金、白术、甘草、旋覆花、代赭石等)6粒，每天3次，口服。对照组30例，用吗丁啉10mg，每天3次，餐前服。两组均用原控制血糖方案及糖尿病饮食。用2周。结果：两组分别显效16例、15例，有效5例、6例，好转6例、5例，无效3例、4例，总有效率90%、86.67%。[邱李华等．新中医．2008,40(12):21～22]

27. 补脾益胃理气法治疗糖尿病胃轻瘫99例临床观察　治疗组用党参15g，茯苓、炒白术、甘草、白豆蔻、石斛、佛手、香附、鸡内金、陈皮各10g，怀山药、天花粉、黄芪各30g。随症加减，日1剂，水煎服。对照组96例，用枸橼酸莫沙必利10mg，每天3次，口服。两组均用胰岛素和(或)降糖药口服。均控制饮食，运动疗法，用1个月。结果：两组分别显效(症状消失，胃排空率复常或提高>20%)59例、29例，有效30例、43例，无效10例、24例，总有效率89.9%、75.0%。[杨怀新．甘肃中医．2008,21(7):15～16]

28. 枳术丸合丹参逍遥散治疗糖尿病胃轻瘫65例　治疗组用枳术丸合丹参逍遥散：枳实15～30g，白术30～60g，柴胡、牡丹皮、黄芩各10g，白芍、当归、茯苓、栀子、焦三仙各12g，炙甘草6g，玄参、葛根各15g。随症加减，日1剂，水煎服。对照组60例，用吗丁啉20mg；复方消化酶胶囊2粒，餐后；每日3次，口服。两组均用胰岛素(或降糖药，口服)。控制饮食。2周为1个疗程，用3个疗程。结果：两组分别显效45例、28例，有效17例、21例，无效3例、11例，总有效率95%、82%($P<0.05$)。[郭鑫．中国民间疗法．2007,15(6):27～28]

29. 胃通合剂治疗2型糖尿病性胃轻瘫的疗效观察　治疗组64例，用胃通合剂：柴胡、枳实各9g，白芍、党参各12g，乌贼

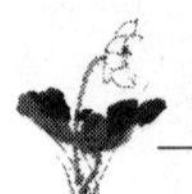

骨、茯苓各30g，厚朴10g，姜半夏、炒莱菔子、生甘草各6g，神曲15g，白术45g。日1剂，水煎服。对照组72例，用氯波必利片0.68mg，首剂减半，每天3次，餐前服。两组均降糖治疗，1个月为1个疗程。结果：两组分别显效42例、38例，有效20例、23例，无效2例、11例，总有效率96.9%、84.7%。见副反应分别0例、4例。［吕文增．中国中西医结合杂志．2007，27(5)：475～476］

30. 运脾救瘫汤治疗2型糖尿病胃轻瘫40例观察　治疗组用运脾救瘫汤：炒白术、枳实、太子参、丹参、半夏、全栝楼各15g，厚朴、木香、三棱、天花粉、僵蚕各10g，柴胡、砂仁各6g。随症加减，日1剂，水煎服。对照组40例，用多潘立酮片10mg。每天3次餐前服。两组均西医控制血糖。糖尿病饮食。1个月为1个疗程。用1个疗程，随访3个月。结果：两组分别显效(症状消失；X线、钡餐、胃电图检查均明显改善)22例、12例，有效16例、17例，无效2例、11例，总有效率95%、72.5%。［潘成平等．实用中医药杂志．2007，23(5)：288～289］

31. 中西医结合治疗糖尿病胃轻瘫38例临床观察　治疗组用建中益气汤：黄芪、山药、薏苡仁、丹参各30g，白术、石斛各15g，大枣5枚，陈皮9g，鸡内金12g。日1剂，水煎服。与对照组36例均用枸橼酸莫沙必利片5mg，每天3次，餐前30分钟口服。4周为1个疗程。结果：两组分别显效29例、17例，有效6例、8例，无效3例、11例，总有效率92.11%、69.44%。［杨方才．江苏中医药．2009，41(4)：39～40］

32. 糖胃方治疗糖尿病胃轻瘫30例　治疗组用糖胃方(含枳实、陈皮各15g，姜制半夏、人参、白术、白蔻仁、鸡内金各10g，黄连、干姜各6g。每剂3袋，每袋150ml)1袋；2周后，改用糖胃方水丸9g；每天3次，口服。对照组30例，用吗丁啉10mg，每天3次，餐前服。两组均控制血糖。8周为1个疗程。结果：两组分别显效24例、19例，有效5例、7例，无效1例、4例，总有

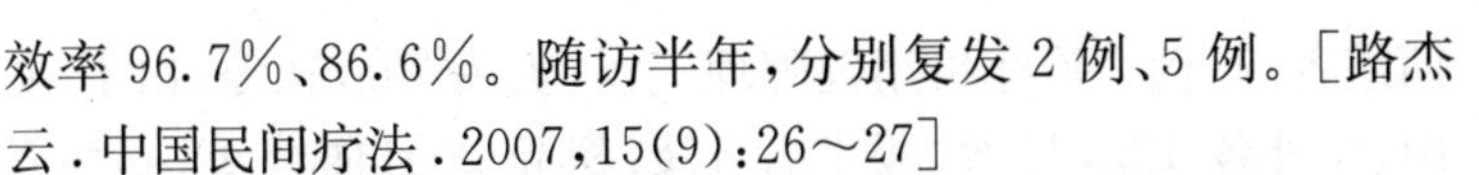

效率96.7%、86.6%。随访半年，分别复发2例、5例。[路杰云．中国民间疗法．2007,15(9):26～27]

33. 养阴健脾方治疗糖尿病胃轻瘫32例临床观察　治疗组用养阴健脾方：太子参、沙参、玉竹、石斛、怀山药、白芍、云苓、谷芽各15g，白术、枳壳、法半夏各10g，砂仁6g。随症加减，日1剂，水煎服。对照组32例，用吗丁啉10mg，每天3次，口服。两组均用降糖药，口服；和(或)胰岛素，注射。糖尿病饮食。结果：两组分别痊愈4例、1例，显效10例、3例，有效14例、18例，无效4例、10例，总有效率87.5%、68.75%。见副反应分别0例、4例。[邓伟明等．江苏中医药．2007,39(6):34～35]

34. 中西医结合治疗2型糖尿病性胃轻瘫40例　治疗组用党参、黄芪、天花粉各15g，石斛、柴胡、木香、枳壳、陈皮各10g，厚朴20g。气滞，加郁金；血瘀，加丹参；痰湿，加半夏；食滞，加鸡内金。日1剂，水煎服。并取穴：足三里(双)。用维生素B_1 100mg，穴位注射，隔天1次。与对照组25例均用西沙必利10mg，每天3次，餐后服。常规控制血糖。2周为1个疗程，用3个疗程。结果：两组分别显效(症状消失；X线钡餐造影示胃蠕动复常)14例、6例，有效23例、10例，无效3例、9例。[陈婕等．天津中医药．2007,24(3):205～206]

35. 综合治疗糖尿病性胃轻瘫35例临床观察　治疗组用黄芪20g，党参、半夏、当归各15g，陈皮、白术、茯苓、地龙、五灵脂、鸡内金各12g，穿山甲9g，香附18g，丹参30g。日1剂，水煎服。并取穴：足三里、三阴交、太溪(均双)，中脘。针刺。对照组21例，用吗丁啉20mg，每天3次，口服。两组均用胰岛素(或口服降糖药)。均1个月为1个疗程。结果：两组分别显效(症状基本消失；血糖控制，无反复)24例、10例，有效8例、7例，无效3例、4例。疗效治疗组优于对照组($P<0.01$)。[冯仙荣．江苏中医药．2007,39(4):26～27]

36. 健脾理气汤与多潘立酮治疗糖尿病胃轻瘫的对照研究

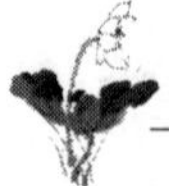

两组各 50 例。治疗组用健脾理气汤：黄芪 30g，茯苓、白术、香附、厚朴各 12g，丹参、莪术各 15g，枳壳 20g，蒲公英、石斛各 10g。随症加减，日 1 剂，水煎服。对照组用多潘立酮 20mg，每日 3 次，餐前服。两组均用 2 周。结果：上腹饱胀、恶心呕吐、嗳气、厌食、上腹痛症状积分两组治疗前后自身及治疗后组间比较均有显著性差异（$P<0.01$ 或 0.05）。见副反应分别 0 例、17 例（$P<0.01$）。[秦鹏明等．黑龙江中医药．2006(1)：13～14]

37. 补中益气汤加味治疗糖尿病胃轻瘫 30 例 治疗组用补中益气汤加味：黄芪 25g，当归、白术、佛手、甘草各 10g，党参、升麻、香橼各 15g。随症加减，日 1 剂，水煎分 3 次服；用 2 周。对照组 30 例，用多潘立酮 10mg/d，餐前服。两组均控制血糖，停用其他治疗本病药。15 日为 1 个疗程。结果：两组分别治愈 19 例、7 例，好转 6 例、14 例，无效 5 例、9 例，总有效率 83.3%、70%（$P<0.05$）。[王雪等．吉林中医药．2006，26(2)：23]

38. 动力康治疗糖尿病胃轻瘫 60 例临床疗效观察 治疗组用动力康：白术 10g，巴戟天、丹参、赤芍、枳实各 12g，黄芪 8g。日 1 剂，水煎餐前服。对照组 50 例，用吗丁啉 10mg，每日 3 次，餐前服。两组均控制血糖。8 周为 1 个疗程，用 1 个疗程。结果：两组分别显效 32 例、21 例，有效 23 例、12 例，无效 5 例、17 例，总有效率 92.25%、65.74%。胃排空率两组治疗前后自身比较均有显著性差异（$P<0.05$）。[刘静娟．天津中医药．2006，23(4)：331]

39. 中西医结合治疗 2 型糖尿病胃轻瘫 80 例 治疗组用越婢丸加减：香附、葛根、白术各 15g，川芎、栀子、鸡内金各 10g，苍术 12g，黄芪 30g。日 1 剂，水煎服；与对照组 76 例均用维生素 B_1 100mg，维生素 B_{12} 500μg，日 1 次，肌内注射；多潘立酮 10mg，每餐前顿服。继用降糖药。糖尿病饮食。2 周为 1 个疗程，用 3 个疗程。结果：两组分别治愈 49 例、30 例，有效 29 例、30 例，无效 2 例、16 例，总有效率 97.5%、78.9%（$P<0.05$）。

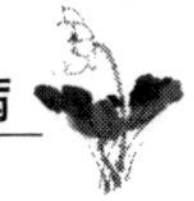

[武翠凡等．现代中医药．2006,26(3):14～15]

40. 疏肝和胃法治疗糖尿病胃轻瘫临床观察　治疗组 73 例，用四逆散加减：柴胡、法半夏、枳壳、白芍各 10g。脾胃虚寒，加炮姜、附子、吴茱萸；瘀血阻络，加蒲黄、降香、元胡；胃阴不足，加麦门冬、石斛。日 1 剂，水煎服。对照组 71 例，用吗丁啉 10mg，每日 3 次，口服。两组均西医常规治疗糖尿病。1 个月为 1 个疗程。结果：两组分别显效（症状消失；胃排空率复常或提高>20%）33 例、24 例，有效 35 例、31 例，无效 5 例、16 例，总有效率 89.2%、77.46%（$P<0.01$）。[蔡锦莲等．中医药学刊．2006,24(5):847～848]

41. 柴胡疏肝汤治疗糖尿病性胃轻瘫临床观察　治疗组 45 例，用柴胡疏肝汤：柴胡 15g，陈皮、香附、枳壳、赤芍、川芎各 10g，黄芪 20g。血瘀，加桃仁、红花；泛酸，加乌贼骨、白及。日 1 剂，水煎餐前服。对照组 40 例，用吗丁啉片 10mg，每天 3 次，餐前服。两组均常规糖尿病治疗。2 周为 1 个疗程，用 2 个疗程。结果：两组分别显效（症状消失；钡透示胃潴留消失。随访>半年，无复发）28 例、22 例，有效 12 例、9 例，无效 5 例、9 例，总有效率 88.9%、77.5%（$P<0.05$）。[张颖等．吉林中医药．2007,27(2):23]

42. 糖胃康治疗糖尿病性胃轻瘫的临床研究　3 组各 30 例。治疗组用糖胃康：党参、白术、葛根、山药各 15g，茯苓、枳实、当归各 12g，柴胡、木香、半夏各 10g，砂仁、炙甘草各 3g。日 1 剂，水煎服。对照 1 组用吗丁啉 10mg，每天 3 次，餐前服。两组与对照 2 组均西医常规降糖。4 周为 1 个疗程。结果：3 组分别治愈 19 例、8 例、3 例，显效 4 例、6 例、2 例，有效各 5 例，无效 2 例、11 例、20 例，总有效率 93.33%、63.33%、33.33%。餐后 2 小时血糖、果糖胺及胃排空率 3 组治疗前后自身及前 2 项治疗后治疗组与两对照组比较均有显著性差异（$P<0.01$）。[姜荣钦等．中国中西医结合杂志．2007,27(2):114～116]

43. 中药治疗糖尿病合并顽固腹泻 本病为脾肾阳虚，运化失司，魄门失守所致。治疗应该根据脾肾阳虚的程度，或温补脾肾，益气健脾，或阴阳双补，方选金匮肾气丸、四神丸、补中益气汤、参苓白术散化裁为佳，适当配以涩肠剂。附验案 3 例。[陈定锭等．山东中医学院学报．1987，11(2)：45～46]

44. 固肾健脾汤治疗糖尿病顽固性腹泻 固肾健脾汤含肉桂、山药、炙甘草、巴戟天各 10g，附子 10～25g，山萸肉、白术、金樱子、芡实各 15g，太子参、黄芪各 20g，云苓 15～30g。泻下清水、五更腹痛，加补骨脂；久泻伴腹刺痛、舌瘀黯、脉涩者，加蒲黄、丹参；浮肿者，加车前子、泽泻。每日 1 剂，水煎 2 次，每次加水 600ml，煎 40 分钟，两煎混合分 2 次温服，7 日为 1 个疗程。结果：治疗 28 例中，临床控制 20 例，好转 6 例，无效 2 例。获效者服药 2～20 剂。[李波等．中医杂志．1991，32(6)：34～35]

45. 中药治疗糖尿病神经性腹泻 40 例临床观察 气滞血瘀型：防风、陈皮、白芍、白术、丹参各 10g，鬼箭羽 45g，红花、柴胡各 6g。气虚血瘀型：人参 5g，茯苓、白术、山药、扁豆、莲子肉、薏苡仁、砂仁、桔梗各 10g，鬼箭羽 45g，丹参 15g，红花 6g。阳虚血瘀型：肉蔻、补骨脂、吴茱萸、荔枝核、仙茅、淫羊藿各 10g，鬼箭羽 45g，丹参 15g，肉桂、附子、红花各 6g。日 1 剂，水煎服。控制血糖。4 日为 1 个疗程。结果：临床治愈 8 例，显效 16 例，有效 14 例，无效 2 例。[杨群等．中西医结合心脑血管病杂志．2005，3(4)：314]

46. 菝葜山药白术汤治疗糖尿病腹泻 32 例 治疗组用菝葜山药白术汤：菝葜 30g，山药、焦白术、葛根各 20g，茯苓 15g，藿香、苍术、木香、防风各 10g，甘草 6g。形寒肢冷，加补骨脂、干姜；腹痛，加元胡、白芍；泄泻，加芡实、五味子。日 1 剂，水煎服。停用他药。对照组 32 例，用黄连素 0.3g，氟哌酸胶囊 0.2g，日 3 次，口服。两组均用胰岛素。结果：两组分别显效(每日大便 1～2 次且成形)24 例、7 例，有效 7 例、8 例，无效 1 例、17 例，总

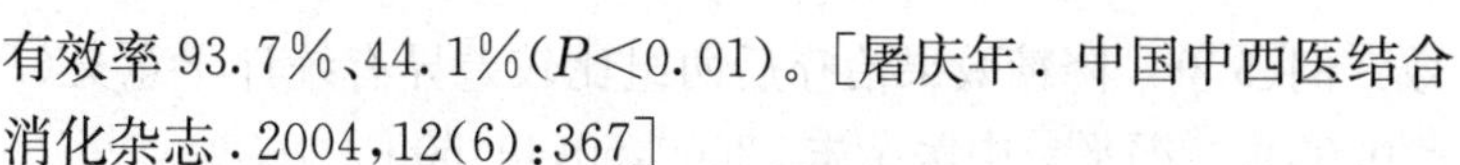

有效率93.7%、44.1%($P<0.01$)。[屠庆年.中国中西医结合消化杂志.2004,12(6):367]

47. 健脾温肾化湿固涩止泻法治疗糖尿病性腹泻26例 治疗组用参苓白术散合四神丸加减：党参、白术、茯苓、怀山药、补骨脂、菟丝子各15g，木香10g，薏苡仁30g，甘草5g，砂仁、五味子、肉豆蔻各6g。随症加减，日1剂，水煎服。对照组24例，用盐酸黄连素0.2g，复方苯乙哌啶2片，日3次，口服。两组空腹血糖均控制在7～8mmol/L。2周为1个疗程，用2～3个疗程。结果：两组分别显效（症状、体征显著缓解；大便1～2次/日。随访半年，未复发）16例、8例，有效8例、9例，无效2例、7例。疗效治疗组优于对照组($P<0.05$)。[芮以融.实用中医内科杂志.2002,16(4):207]

48. 止泻汤治疗糖尿病腹泻40例临床观察 治疗组用止泻汤：淫羊藿、补骨脂、肉豆蔻、砂仁各15g，薏苡仁、党参、白术、诃子各20g，黄芪50g，乌梅10g。日1剂，水煎服。对照组40例，用易蒙停（洛哌丁胺）2mg，每天3次，口服；此后根据排便次数及大便性状调整剂量，每天总量≤12mg；症状控制后，每天2～6mg。两组均调整原降糖药剂量，停用抗生素。1个月为1个疗程。结果：两组分别治愈6例、4例，显效18例、8例，有效11例、16例，无效5例、12例，总有效率87.5%、70%($P<0.05$)。[王雪等.吉林中医药.2009,29(1):35～36]

49. 双歧三联活菌片联合中药治疗糖尿病性腹泻30例 治疗组用党参、炒白术、炒山药、补骨脂各15g，益智仁12g，薏苡仁30g，炒黄芩6g，马齿苋18g，木香9g。随症加减，日1剂，水煎服。用双歧三联活菌片1g，每天3次，口服。用10天。对照组20例，用易蒙停4mg，每天3次，口服；用5天。用丽珠肠乐2粒，每天2次，口服；用10天。严重脂肪泻，用左氧氟沙星0.2g，每天3次，口服；用5天。两组均控制血糖，控制饮食，运动疗法。结果：两组分别治愈16例、5例，好转11例、10例，无

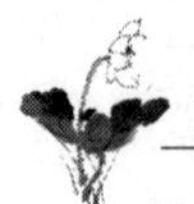

效3例、5例。降糖效果治疗后两组比较差异有统计学意义($P<0.05$)。[冯平．中医杂志．2009,50(1):50]

50. 健脾益阴升清汤治疗糖尿病腹泻30例疗效观察　治疗组用健脾益阴升清汤：黄芪、菝葜、金樱子、番石榴、鬼箭羽各20g,苍术、葛根、乌梅、石斛各10g,怀山药15g。随症加减,日1剂,水煎服。对照组30例,用黄连素0.3g,诺氟沙星0.2g,每天3次,口服。两组均用30R人胰岛素(诺和灵),餐前30分钟皮下注射,使空腹、餐后2小时血糖分别6.0～7.0mmol/L、8.0～10.0mmol/L。均2周为1个疗程。结果：两组分别显效(大便次数、量及性状复常,伴随症状消失。随访半年,无复发)18例、9例,有效10例、8例,无效2例、13例,总有效率93.33%、55.67%($P<0.01$)。[陆敏．实用中医内科杂志．2007,21(6):65]

51. 中西医结合治疗糖尿病性腹泻110例　脾胃虚弱型：香砂六君子汤合参苓白术散加减：人参、升麻、砂仁、柴胡各10g,茯苓、车前子、大腹皮各15g,白术20g,山药、薏苡仁、黄芪各30g。脾胃阳虚型：四神丸合理中汤加减：补骨脂、石榴皮、诃子各15g,山药、黄芪、茯苓各30g,吴茱萸5g,五味子、肉豆蔻、人参、干姜、甘草各10g,白术20g。日1剂,水煎服。并用优降糖、降糖灵,口服;症甚,用胰岛素,皮下注射。糖尿病饮食,2周为1个疗程。结果：临床治愈61例,显效40例,无效9例。[冯秀英．吉林中医药．2004,24(6):25]

52. 健脾固肠汤治疗糖尿病合并腹泻的临床观察　治疗组84例,用健脾固肠汤：炙黄芪20g,党参15g,苍术、白术、茯苓、白扁豆、陈皮、莲子肉、山药、薏苡仁、升麻、莪术、苏梗、炙甘草各10g,砂仁、藿香各6g。随症加减,日1剂,水煎服。对照组30例。用培菲康2粒,每天3次,口服。两组均治疗原发病;对症处理。25天为1个疗程,疗程间隔5天,用3个疗程。结果：两组分别显效14例、2例,有效58例、21例,无效12例、7例,总

有效率84.4%、76.7%。[马玉棋等．北京中医．2007,26(4):224～225]

53. 自拟舒痞汤加减治疗2型糖尿病合并消化不良104例 治疗组用自拟舒痞汤：法半夏、柴胡、川楝子、党参、炒白术各10g，茯苓、苏梗、枳壳各15g，砂仁5g。便秘，加熟大黄；呃逆，加竹茹、代赭石、旋覆花；腹泻，去川楝子，加炒薏苡仁等。日1剂，水煎服。对照组96例，用多潘立酮10mg，每天3次，口服。禁用其他相关中西药。均10天为1个疗程。结果：两组分别显效（食欲不振、早饱等症状明显改善）32例、25例，有效67例、50例，无效5例、21例，总有效率95.20%、78.13%（$P<0.05$）。[蔡雪映．中国民间疗法．2009,17(12):21～22]

54. 诃梅三仁五味汤治疗糖尿病肠病32例 诃梅三仁五味汤：诃子、肉豆蔻、人参、当归、黄连、罂粟壳各9g，乌梅、山药、茯苓、炒白术各15g，五味子、白芍、补骨脂各12g，薏苡仁、黄芪、葛根各30g，砂仁6g，肉桂5g。便秘，去罂粟壳、诃子，加肉苁蓉；腹胀，加大腹皮。日1剂，水煎服。10日为1个疗程。结果：治愈18例，有效12例，无效2例。[乔玉秋．山东中医杂志．2002,21(5):285～286]

55. 中西医结合治疗糖尿病肠功能紊乱85例小结 治疗组燥热津伤型：生地、丹参各30g，玄参、知母、麦冬各15g，桃仁10g，大黄5g；气阴两虚型：黄芪50g，沙参、麦冬、生首乌、当归各15g，生地20g，桃仁10g，丹参30g；脾虚湿困型：黄芪50g，党参20g，云苓、炒前仁、芡实各15g，苍术、泽兰各10g，三七粉5g（分冲）；脾肾阳虚型：补骨脂10g，吴茱萸、肉豆蔻、血竭粉（分冲）各3g，五味子6g，黄芪50g，当归20g，川芎15g。水煎服。与对照组67例均控制血糖、饮食。均15日为1个疗程。用≤3个疗程，结果：两组分别显效（症状消失；大便1～2日1次）45例、10例，有效26例、16例，无效12例、41例，放弃治疗2例、0例，总有效率83.5%、38.8%（$P<0.05$）。[秦勇．湖南中医药导报．

2003,9(5):29,33]

56. 中西医结合治疗糖尿病结肠功能紊乱1694例的回顾性总结报告　治疗组均为糖尿病后，以便秘为主症，用枸杞子、黄芪各30g，黄精、太子参各20g，枣皮、肉苁蓉各15g，水蛭、桃仁各10g，大黄3～9g。随症加减，日1剂，用60℃水浸泡30分钟，水煎分次服。症状基本控制后，制成糖复康浓缩丸，6～9g，每日3次，饭前服。空腹血糖>16.7mmol/L、8.33mmol/L，分别每日用优降糖2～6例、1～4片，或加糖降灵2～4片、1～2片；每日用肠溶阿司匹林50～80mg，复合维生素B 60mg；均口服。疗程1.5～2个月。结果：便秘治愈1288例占76%，显效7例占0.4%，有效399例占23.6%。[衡先培等．吉林中医药．1996(6):23～25]

57. 联合莱菔承气汤和普瑞博思治疗糖尿病合并不完全性粪块肠梗阻疗效观察　治疗组50例，用莱菔承气汤：莱菔子40g，大黄、枳实各12g，芒硝9g，厚朴、桃仁各15g，黄芪、当归、肉苁蓉各20g，升麻10g。日1剂，水煎至500ml，顿服；用1～3日。与对照组38例，均用普瑞博思(西沙必利)10mg(或排粪后减5mg)，每日3次，口服，用7～10日。维持糖尿病及其他病治疗，控制血糖在6.4～7.0mmol/L。结果：两组分别治愈28例、17例，有效20例、15例，无效2例、6例，总有效率96%、84.2%($P<0.01$)。[胡亚力等．中西医结合实用临床急救．1998,5(6):258～259]

58. 麻仁润肠汤治疗糖尿病便秘30例临床观察　治疗组用麻仁润肠汤：麻子仁15g，白芍、枳壳、杏仁、陈皮、广木香各10g，大黄、厚朴各6g。日1剂，水煎服。对照组30例，用果导片0.1g，每天2次，口服。两组均用达美康片80mg，每天2次；盐酸二甲双胍片0.25g，每天3次；口服。禁辛辣干涩酒酪肥甘等刺激之品。4周为1个疗程。结果：两组分别治愈25例、15例，有效各3例，无效2例、12例，总有效率93.3%、60%。治疗

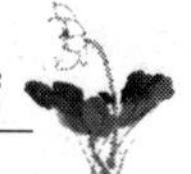

组有效者20例随访半年，稳定18例，无效2例。[丁自娟．中国中医药科技．2006，13(5)：357～358]

59. 增液活血汤加减治疗糖尿病便秘40例　增液活血汤：玄参、麦冬、生地各20，桃仁12g，丹参、女贞子各15g。实秘型，加大黄、麻仁、枳实各12g，厚朴10g；气虚型，加黄芪12g、党参15g；阳虚型，加肉苁蓉、当归各12g，黑附子6g。日1剂，水煎服。继用原降糖药。6日为1个疗程。结果：治愈21例，显效10例，有效8例，无效1例，总有效率97.5%。[王相增．中原医刊．2001，28(8)：45]

60. 补通结合治疗糖尿病便秘113例　用太子参、栝楼、玄参、肉苁蓉、火麻仁各15g，黄芪、当归各20g，桃仁、厚朴各10g。随症加减，日1剂，水煎服。并西医控制血糖，停用其他通便药。7日为1个疗程。结果：痊愈68例，显效34例，有效11例。[胡冬梅．黑龙江中医药．2006(2)：9]

61. 中西医结合治疗2型糖尿病肛瘘术后创面修复27例　治疗组用生地、熟地、山药、茯苓、龙骨、益母草各15g，丹皮、泽泻、天花粉、川芎、泽兰、炒栀子各10g，赤芍、麦冬各12g，五味子7g，黄连5g。日1剂，水煎分3次服；并用中药(含黄连、乳香、没药、紫草)纱条；对照组27例，用凡士林纱条；均外敷创面，每天常规换药。两组均用口服降糖药，控制血糖<9mmol/L；抗生素用3～5日。控制饮食。10日为1个疗程，用1～3个疗程。结果：两组分别显效20例、13例，有效6例、5例，无效1例、9例。疗效治疗组优于对照组($P<0.01$)。[熊亚星等．中国中西医结合杂志．2004，24(2)：159～160]

九、肝胆病变

1. 中西医结合治疗糖尿病合并慢性肝病23例　用六味地黄汤合一贯煎加减：生地30g、山茱萸、枸杞子各12g，山药、天花粉、生黄芪各15g，当归、白芍、泽泻、丹皮、川楝子、郁金各10g。腹胀纳呆，加陈皮、砂仁；胸闷不适，加枳壳、丹参；便秘，加生首乌、火麻仁；烦渴多饮，加生石膏、知母；腰膝酸软，加杜仲、寄生；心烦失寐，加炒枣仁、远志。日1剂，水煎服。均用胰岛素、复合维生素B_1、维生素C，肥胖者来自热量摄入。结果：显效（临床症状改善，有关检查复常，停用中药，胰岛素后30天内无复发）17例，好转6例。[李曙远．山东中医杂志．1997，16(5)：216～217]

2. 化痰益肝汤治疗糖尿病药物性肝病72例临床观察　治疗组用化痰益肝汤：青皮25g，前胡、旋覆花各12g，茯苓、香附、白芍各15g，柴胡20g，熟大黄、党参各10g，五味子8g。乏力甚，加炙黄芪；腹胀甚，加大腹皮、木香；纳差甚，加佩兰、炒麦芽、白术；恶心甚，加半夏、竹茹；口干苦甚，加石斛、天花粉；发热甚，加白花蛇舌草、败酱草；黄疸甚，加茵陈、黄连、栀子；便溏甚，加苍术、厚朴。日1剂，水煎餐后服。对照组57例，用维生素C、维生素E各0.1g，复合维生素B_1片，肝泰乐（葡醛内酯）0.2g，日3次，口服。两组仍用原降糖药。均10日为1个疗程，用3个疗程。结果：两组分别基本痊愈40例、21例（$P<0.01$），显效28例、27例，无效4例、9例，总有效率94.45%、84.2%（$P<0.05$）。肝功能及BUN两组治疗前后自身及治疗后组间比较均有显著性差异（$P<0.01$或0.05）。[呼永河等．中医杂志．2001，42(12)：724～726]

3. 自拟清热益气滋阴汤配合西药治疗糖尿病合并细菌性肝脓肿　自拟清热益气滋阴汤：金银花、黄芪、石膏各30g，地丁、蒲公英、黄柏、连翘各20g，熟地黄、麦冬、玄参各15g。水煎服，用至抗生素停用后2～3周。并用胰岛素控制血糖在9～11mmol/L，广谱抗生素及抗厌氧菌抗生素，支持疗法。结果：治疗组42例中，治愈16例，好转24例，无效2例，总有效率94.8%。[王文鸽等．陕西中医．2008，29(1)：15～16]

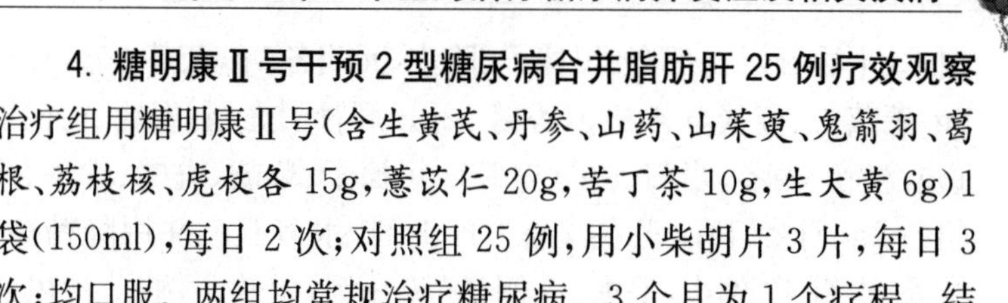

4. 糖明康Ⅱ号干预2型糖尿病合并脂肪肝25例疗效观察　治疗组用糖明康Ⅱ号(含生黄芪、丹参、山药、山茱萸、鬼箭羽、葛根、荔枝核、虎杖各15g,薏苡仁20g,苦丁茶10g,生大黄6g)1袋(150ml),每日2次;对照组25例,用小柴胡片3片,每日3次;均口服。两组均常规治疗糖尿病。3个月为1个疗程。结果:两组分别显效2例、8例,有效19例、7例,无效4例、10例。疗效治疗组优于对照组($P<0.05$)。空腹及餐后2小时血糖、胰岛素抵抗指数、胰岛分泌功能指数、血清丙氨酸转氨酶、天门冬氨酸转氨酶、甘油三酯、极低及高密度脂蛋白治疗组治疗前后及治疗后组间比较均有显著性差异($P<0.01$或0.05)。[陈晓雯等.中国中医药科技.2006,13(3):182~184]

5. 补肝肾法治疗2型糖尿病非酒精性脂肪肝50例　治疗组用延寿丹加减(《世补斋医书》延寿丹加减):制何首乌、决明子各30g,女贞子、墨旱莲、怀牛膝、桑椹、忍冬藤、炒山楂、泽泻、丹参各15g,炒杜仲、菟丝子、桑枝各10g。随症加减,日1剂,水煎服。对照组53例,用复方多烯磷脂酸胆碱2片,每天3次,口服。均控制血压、血糖。糖尿病饮食,低脂饮食,禁烟酒,适当运动。两组均3个月为1个疗程。结果:两组分别显效(B超示脂肪肝声像图消失,如伴肝酶变化者,实验室各项指标复常)25例、10例,有效20例、25例,无效5例、14例,总有效率90.0%、71.4%($P<0.05$)。对照组退出4例。[张卫星等.浙江中医杂志.2009,44(4):269]

6. 糖尿病并发胆囊炎辨证施治　肝胆湿热型:龙胆草、大黄(后下)各6g,柴胡、郁金、陈皮各9g,吴茱萸1.5g,茵陈、赤芍、猪苓各15g,茯苓20g,蒲公英、金钱草各30g,生地12g。气滞血瘀型:柴胡、枳实、郁金、木香、黄连、黄芩各9g,白芍、川楝子各10g,当归18g,元胡、川芎、麦冬各12g,甘草6g。肝胆火炽型:柴胡10g,龙胆草、甘草各6g,牡蛎30g,枳实、当归、木瓜、川芎各9g,白芍12g,吴茱萸2g,桂枝4g。脾虚肝郁型:党参15g,

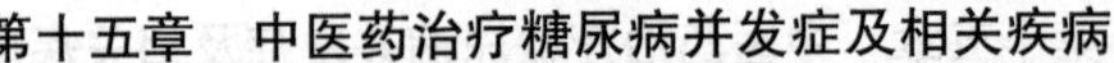

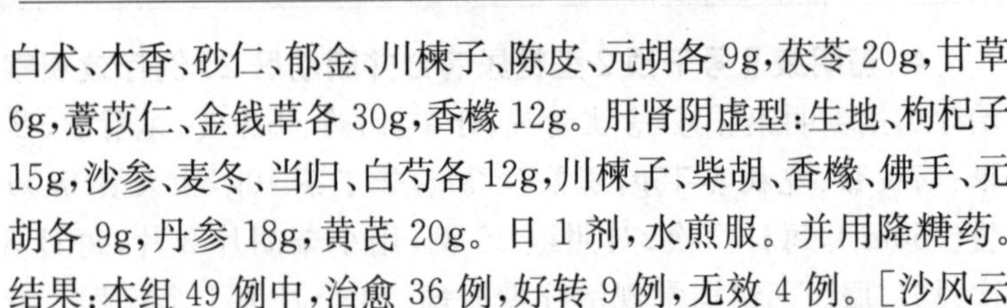

白术、木香、砂仁、郁金、川楝子、陈皮、元胡各 9g，茯苓 20g，甘草 6g，薏苡仁、金钱草各 30g，香橼 12g。肝肾阴虚型：生地、枸杞子 15g，沙参、麦冬、当归、白芍各 12g，川楝子、柴胡、香橼、佛手、元胡各 9g，丹参 18g，黄芪 20g。日 1 剂，水煎服。并用降糖药。结果：本组 49 例中，治愈 36 例，好转 9 例，无效 4 例。[沙风云等．黑龙江中医药．2003(4)：30～31]

7. 益气养阴活血汤加减治疗糖尿病合并胆囊炎 30 例 用益气养阴活血汤加减：黄芪 25g，熟地、山药各 20g，丹参、赤芍各 15g。肝气不疏，加柴胡、香附、青皮；肝胆湿热，加茵陈蒿、大黄、黄芩；热毒，加金银花、连翘、板蓝根；脾虚、胃气上逆，加白术、莱菔子、水红花子、清半夏、生姜；胆石，加金钱草、海金沙、鸡内金。日 1 剂，水煎服。并西医控制血糖，维持水、电解质及酸碱平衡。用 2 周。结果：治愈 18 例，有效 10 例，无效 2 例，总有效率 93.3%。[刘万权等．长春中医药大学学报．2007，23(1)：40]

十、泌尿系病变

1. 糖尿病合并尿路感染的中医辨证论治 湿热蕴结型，用八正散加减；燥屎内结大肠型，用小承气汤加味；阴虚燥热型，用知柏地黄汤加味；气阴两亏、热结下焦型，治以益气养阴、清热利水通淋。治疗组 28 例。结果：显效（临床症状消失，尿常规正常，尿培养转阴）14 例，有效 10 例，无效 4 例。[严婉英等．贵阳中医学院院报．1995，17(4)：15～16]

2. 通淋汤治疗糖尿病泌尿系感染 60 例临床观察 治疗组用通淋汤：忍冬藤、滑石各 20g，淡竹叶 10g，木通、泽泻各 12g，牛膝、车前草、萹蓄、瞿麦各 15g，熟大黄 8g。尿道痛，淡竹叶、木通增量，加甘草梢、蒲黄；腰酸痛，加寄生、杜仲炭；尿血甚，加仙鹤草、侧柏炭；少腹胀痛，加川楝子、郁金；便秘，熟大黄易生品，加木香。日 1 剂，水煎餐前服。对照组 30 例，用淋清片 0.5g，每日顿服。两组均继用原降糖方案。1周为1个疗程，用2个疗程。结果：两组分别显效38例、8例，有效18例、12例，无效4例、10例，总有效率93.33%、66.67%（$P<0.01$）。［周静等．天津中医．2002，19(4)：66］

3. **通淋祛瘀汤治疗糖尿病合并泌尿系感染68例**　治疗组用通淋祛瘀汤：丹参、山药、天花粉各15g，益母草、半枝莲各20g，丹皮、黄柏各9g，当归、赤芍、白芍、小蓟、生地各12g，公英30g，石韦10g。随症加减，日1剂，水煎服。对照组36例，用达美康80～160mg，每晨1次（或分2次餐前），三金片6片，每日3次，口服。两组糖尿病饮食。2周为1个疗程，用2个疗程。结果：两组分别治愈49例、16例，有效13例、11例，无效6例、9例，总有效率91.17%、75%。［辛兆珍等．山东中医杂志．2005，24(6)：347］

4. **加味六味地黄汤治疗糖尿病合并慢性尿路感染32例**　加味六味地黄汤：熟地黄、山药、山茱萸、泽泻、败酱草各15g，牡丹皮、白花蛇舌草、土茯苓、车前子、金钱草各20g，茯苓18g。全身乏力、腰酸，加黄芪、枸杞子；蛋白尿，加黄芪、益母草；血尿，熟地黄易生地黄，加白茅根、生蒲黄；小腹胀痛，加枳壳、台乌药；小便频急、刺痛，熟地黄易生地黄，加黄柏、栀子；面足浮肿，加丹参、桂枝。日1剂，水煎分3次服。控制血糖，控制饮食，尿路感染急性发作用抗生素。10天为1个疗程。结果：痊愈23例，好转9例。［韩毅敏．实用中医药杂志．2007，23(12)：770］

5. **中西医结合治疗糖尿病尿路感染55例临床观察**　治疗组膀胱湿热型，用八正散加减：滑石、车前草、白茅根、蒲公英、白花蛇舌草各30g，瞿麦、山药、黄柏各2g，栀子15g，石韦20g，木通、甘草各9g，大黄6g（后下）；肝胆湿热型，用柴芩八正汤加味：柴胡、黄芩、栀子各12g，木通6g，黄柏10g，滑石、生地黄、蒲公英、白茅根各30g，知母9g；肾阴亏虚型，用六味地黄丸加减：白茅根、石韦、黄精、生黄芪、天花粉、山药各30g，党参、茯苓、枸杞子、女贞子、墨旱莲、车前子、五味子、葛根各15g，牡丹皮10g，甘草6g；脾肾阳虚型，用栝楼瞿麦丸加味：瓜蒌根、黄芪各20g，茯苓、山药各30g，党参、瞿麦各15g，生芡实18g，制附子、升麻各6g。随症加减，日1剂，水煎服。与对照组25例均用降糖药，口服(或胰岛素，皮下注射)；用敏感抗生素；支持疗法及对症处理。多饮水，勤排尿。用1个月。结果：两组分别显效(症状消失；清洁中段尿培养转阴，尿白细胞转阴)20例、8例，有效32例、15例，无效3例、2例。随访<6周，分别复发各2例，再感染1例、3例。[王夏叶等．浙江中医杂志．2009，44(2)：131～132]

6. 中西医结合治疗糖尿病神经源性膀胱30例　用黄芪30～45g，党参、白术、山药、益母草、丹参各30g，茯苓、生地、玄参各10g，泽兰、川芎、红花、桂枝(或肉桂)各9g。日1剂，水煎服。并降糖，控制饮食。30日为1个疗程，用2个疗程。结果：平均残余尿量由(60.5±48.5)ml降至(28.5±20.5)ml。[付慧鲁等．山东中医药大学学报．2000，24(2)：127]

7. 中药治疗糖尿病性神经源性膀胱疗效分析　治疗组27例，用金匮肾气丸加味：黄芪40g，熟地、茯苓、泽泻、丹皮、猪苓、车前子各15g，肉桂10g，炮附子5g，山茱萸、益母草20g。日1剂，水煎服。与对照组22例均用弥可保500μg，隔日1次，肌内注射；并常规控制血糖；排尿训练及酌情导尿。2周为1个疗程。结果：每日排尿次数、膀胱残余尿量、每次排尿量及每日排尿总量治疗组均优于对照组(P<0.05)。[徐艳玲等．辽宁中医杂志．1999，26(12)：552]

8. 桂芪汤治疗糖尿病性神经源性膀胱40例　桂芪汤：肉桂15g，黄芪50g，炒白术、山药、芡实、益母草、仙茅、淫羊藿、石韦、牛膝各30g，太子参、地龙、茯苓、水红花子各12g。日1剂，水煎服。并用降糖西药；控制饮食。30日为1个疗程，用2个疗程。结果：显效(症状、体征消失，膀胱残余尿量<25ml)10例，好转24例，无效6例，总有效率85%。[张明．四川中医．

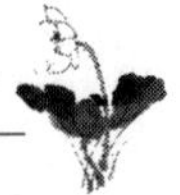

2001,19(1):31]

9. 中药治疗糖尿病神经源性膀胱 32 例　用熟地、山萸肉、菟丝子、芡实各 10g,生黄芪 50g,桑寄生、益智仁、天花粉、茯苓、丹皮、丹参、川牛膝各 15g,天冬、麦冬各 12g。尿路感染,加萹蓄、瞿麦;便秘,去芡实,加火麻仁。日 1 剂,水煎服。配合西药降糖、抗感染等。结果:显效(尿异常消失,残余尿量<50ml,膀胱排尿压>150mmH_2O)12 例,有效 16 例,无效 4 例,总有效率 87.5%。[王永标．中国中医药信息杂志．1999,6(8):70]

10. 清肺饮治疗糖尿病神经源性膀胱 37 例疗效观察　清肺饮:麦冬、茯苓、车前子各 15g,沙参 20g,黄芩、桔梗、柴胡、栀子、冬葵子各 10g,通草 6g,猪苓、桑白皮 12g。便秘,加大黄、苦杏仁;心肾阴虚,加生地、山茱萸;下焦湿热,加白茅根、金钱草、萹蓄;气滞血瘀,加香附、当归、王不留行。日 1 剂,水煎服。10 日为 1 个疗程,用 1～3 个疗程。结果:临床治愈 4 例,显效 18 例,有效 13 例,无效 2 例,总有效率 94.59%。[夏世澄．新中医．2005,37(6):41～42]

11. 中西医结合治疗糖尿病神经源性膀胱 36 例　两组各 18 例。治疗组用黄芪、熟地、天花粉各 30g,生地、制首乌、葛根各 15g,牛膝、川芎各 10g,细辛 5g。舌淡胖有齿痕,加桂枝、制附子;苔白腻,加砂仁、陈皮。日 1 剂,水煎服。对照组用维生素 B_6 20mg,维生素 B_1 10mg,日 3 次,口服;维生素 B_{12} 0.5mg,每日 2 次,肌内注射。两组均糖尿病饮食,用达美康、二甲双胍(及/或拜糖平)口服,空腹及餐后 2 小时血糖分别控制在 8～9mmol/L、12～13mmol/L;膀胱训练。用 12 周。结果:每日平均排尿次数、膀胱残余尿量减少及平均尿量增加治疗组均优于对照组($P<0.05$)。[李社莉等．中医杂志．1999,40(2):93～94]

12. 益气通癃汤治疗糖尿病神经源性膀胱 30 例临床体会
治疗组用益气通癃汤:附片、升麻各 6g,党参、白术、当归、陈皮、柴胡、肉桂各 10g，川芎、桃仁、车前子各 15g，黄芪、丹参 30g。阴虚或阴阳两虚，加山萸肉、麦冬、黄精；腑气不通，加大黄、枳实；感染，加黄连、败酱草等。日 1 剂，水煎服。对照组 20 例，用大剂量 B 族维生素口服，肌醇 2.4g/d。两组均常规治疗糖尿病及并发症，治疗 4 周。结果：两组分别治愈 22(77.7%)例、6(30%)例，好转 8 例、9 例，无效 0 例、5 例。[张福生等．天津中医．1995，2(5)：23]

13. 乾坤丹 1 号治疗糖尿病神经源性膀胱　治疗组用乾坤丹 1 号(含附子、肉桂、熟地黄、山药、山茱萸、茯苓、泽泻、牡丹皮、牛膝、车前子、石韦、水红花子)9g，每天 3 次，口服。对照组 20 例，用维生素 B_6 20mg，维生素 B_1 10mg，每天 3 次，口服；维生素 B_{12} 0.5mg，每天 2 次，肌内注射。两组均白天 3～4 小时排尿 1 次。控制血糖、饮食，用 12 周。结果：两组分别显效(自主排尿，尿潴留或尿失禁症状消失；B 超示膀胱内残余尿量减少＞80%)18 例、6 例，有效 11 例、9 例，无效 1 例、5 例。疗效治疗组优于对照组($P<0.05$)。[马国海．国医论坛．2008，23(2)：21]

14. 糖络安胶囊治疗糖尿病性膀胱 21 例临床观察　A 组用糖络安胶囊(含黄芪 15g，生地黄、枸杞子、川芎、佩兰各 10g，全蝎 3g，黄连 6g。每粒 0.3g)3 粒；B 组 24 例，用甲钴胺片 500μg；C 组 18 例，用安慰剂(赋形剂)3 粒；均每天 3 次，口服，用 2 个月。结果：3 组分别痊愈 2 例、0 例、0 例，显效 4 例、3 例、0 例，有效 10 例、13 例、6 例，无效 5 例、8 例、12 例。疗效 A 组、B 组之间比较差异无统计学意义。[赵伟等．江苏中医药．2008，40(9)：34～35]

15. 中西医结合治疗糖尿病神经源性膀胱 42 例临床观察　治疗组用附子、桂枝、水蛭各 10g，熟地、山茱萸、怀山药、泽泻、牡丹皮、茯苓、地龙、川芎各 15g，三七粉 5g(分吞)。热甚，去附子、桂枝，加黄连、知母；气虚甚，加白人参、生黄芪；阳虚甚，加仙茅、淫羊藿。日 1 剂，水煎服。与对照组 35 例均用前列腺素 E

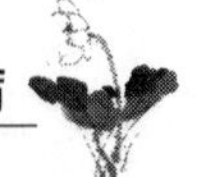

1100μg，加生理盐水250ml，静脉滴注，每天1次。用胰岛素，控制感染，留置导尿管，糖尿病饮食。4周为1个疗程。结果：两组分别治愈30例、16例，好转9例、8例，无效3例、11例，总有效率92.7%、68.8%。[谭显芳等．中医药导报．2007，13(3)：19～20]

16. 通泉汤结合灸按治疗糖尿病神经性膀胱32例　通泉汤：山药15g，熟地、枸杞子、菟丝子、覆盆子、车前子、猪苓、茯苓、怀牛膝、泽泻、当归、丹参各10g，白通草4g，肉桂3g，熟附子5g，川芎6g。气虚，加参、芪；阳虚，附子、肉桂增量。日1剂，水煎服。取穴：会阴，艾灸15～20分钟；取膀胱、中极，按摩各200次；日1次。行膀胱训练；继用原降糖药；控制饮食。结果：显效(排尿畅快，下腹部无坠胀感，B超示无尿潴留)11例，好转19例，无效2例，总有效率93.8%。[徐生生．四川中医．1998，16(11)：23]

17. 菟丝子丸治疗糖尿病并发症20例　菟丝子丸：菟丝子、山药各20g，桑螵蛸、益智仁、牡蛎、金樱子、芡实、茯神、远志各15g。腰酸痛甚，加杜仲、枸杞子；小腹凉，加乌药；心烦失眠甚，加炒酸枣仁、夜交藤。日1剂，水煎分3次服。10天为1个疗程。结果：显效(夜尿<2次)8例，有效11例，无效1例。[冷英等．实用中医内科杂志．2008，22(1)：10]

十一、性功能病变

1. 雄起壮阳栓治疗糖尿病性阳痿60例观察　两组各30例。治疗组用雄起壮阳栓(含淫羊藿、丹参各12g，罂粟壳、黑蚂蚁各9g，九香虫、制蜈蚣各6g。前3味药提取醇提液；药渣与后3味药水煎，取液；合并两液，制成栓剂1粒)；对照组用安慰剂；均1粒，每晚睡前纳入直肠。两组均继续用降糖药；控制饮食，禁烟酒及性刺激。3个月为1个疗程。结果：两组分别治愈8

例、2例，有效15例、7例，无效7例、21例，总有效率76.67%、30%($P<0.01$)。[王健等．中医药学刊．2001,19(1):62～63]

2. 中西医结合治疗糖尿病阳痿28例　治疗组用熟地、杜仲、黄芪各30g，山萸肉、山药各20g，淫羊藿、枸杞子、太子参、仙茅根各15g。随症加减，日1剂，水煎服。与对照组28例均用二甲双胍0.25g(据血糖调整剂量)，育享宾5.4mg，日3次，口服。均控制饮食，1个月为1个疗程。结果：两组分别显效8例、4例，有效18例、16例，无效2例、8例。疗效治疗组优于对照组($P<0.05$)。[易永贤．湖南中医药导报．2002,8(5):257]

3. 补肾活血理气法治疗糖尿病勃起功能障碍32例　用熟地20g，枸杞子、菟丝子、丹参各15g，山茱萸、怀牛膝各12g，龟板胶、当归、柴胡、香附各10g，陈皮6g。阴虚火旺，加知母、黄柏；阳虚，加仙茅、鹿角胶、淫羊藿；气虚，加人参、北黄芪；瘀血甚，加桃仁、川芎；肝郁化火，加丹皮、栀子。日1剂，水煎服。30日为1个疗程。继用原降糖药；控制饮食。用2个疗程。结果：显效12例，有效14例，无效6例，总有效率81.2%。[劳国平．四川中医．2005,23(2):59]

4. 疏肝解郁、化瘀通窍法治疗糖尿病男性功能障碍32例　用柴胡、川牛膝、炒枳壳各9g，川芎、白芍各15g，红花10g。水煎送服水蛭粉、蜈蚣粉等；控制血糖、血压。7日为1个疗程，用1～3个疗程。结果：显效8例，有效18例，无效6例。[杨建军等．新疆中医．2004,22(6):26]

5. 糖尿病并勃起功能障碍的中西医结合治疗　治疗组64例，用六味地黄汤：熟地黄24g，山茱萸、怀山药各12g，泽泻、牡丹皮、茯苓各10g。盗汗，加生龙骨、生牡蛎；性功能减退，加巴戟天、菟丝子；心悸健忘、五心烦热甚，酌加牡蛎、龟板、茯神、远志；早泄甚，加金樱子、芡实等。日1剂，水煎服。与对照组56例均用万艾可50mg，房事前0.5～1小时口服。糖尿病正规治疗。3个月为1个疗程，用1个疗程。结果：睾酮、国际勃起功

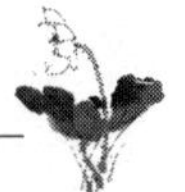

能指数评分(IIEF)两组治疗前后自身及治疗后组间比较差异均有统计学意义($P<0.05$)。[王玺坤．中国中西医结合外科杂志．2009,15(2):123～124]

6. 益气养阴活血中药治疗2型糖尿病性勃起功能障碍临床观察　治疗组40例,用黄芪、党参各30g,麦门冬、知母、生地黄、何首乌、益母草、当归各10g,淫羊藿15g,五味子6g,肉桂、生麻黄各3g,蜈蚣3条。日1剂,水煎服。与对照组23例均用西药控制血糖;心理疏导,糖尿病饮食,停用他药。4周为1个疗程,用3个疗程。结果:两组分别显效(IIED-5评分正常)13例、3例,有效17例、8例,无效10例、12例。ED参考勃起功能国际问卷-5(IIEF-5)评分改善治疗组优于对照组($P<0.01$)。[曹彦等．北京中医药．2009,28(10):793～794]

7. 益气化瘀补肾中药治疗糖尿病性阳痿35例　治疗组用黄芪20g,黄精、菟丝子各30g,地龙10g,当归、川芎、桃仁、赤芍、牛膝、淫羊藿、巴戟天、肉苁蓉各15g。随症加减,日1剂,水煎服。对照组用右归丸3g,每天2次,口服。均糖尿病常规治疗,用3个月。结果:两组分别治愈9例、3例,显效13例、7例,有效5例、6例,无效8例、18例,总有效率77.1%、47.0%($P<0.05$)。[周永泉．南京中医药大学学报．2009,25(4):315]

8. 玉母桃汤治疗糖尿病性阳痿40例　治疗组用玉母桃汤:白术15g,熟地黄、枸杞子、何首乌、巴戟天各10g,蜈蚣、黑蚂蚁各3g。加6倍水,高压煎煮30分钟,无菌灌装,每袋200ml。用1袋,每天2次,口服。与对照组40例均用育亨宾5.4mg,每天3次,口服;胰岛素皮下注射,控制空腹、餐后2小时血糖分别<6.01mmol/L、10.0mmol/L。均10周为1个疗程。10周末停育亨宾及中药,单用胰岛素治疗,用12周。结果:两组分别治愈10例、3例,显效17例、5例,有效7例、6例,无效6例、26例,总有效率85%、35%($P<0.05$)。两组10周末总有效率分别90%、83%。[王健．现代中西医结合杂志．2009,18(6):

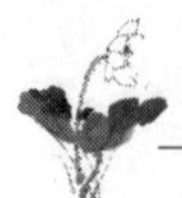

634～635]

9. **六味地黄汤加味治疗糖尿病性阳痿体会**　用六味地黄汤加味：生地、山药、黄芪各30g，山茱萸、太子参、苍术、玄参、石斛、鸡内金各15g，茯苓、丹皮、知母、丹参各12g，桑螵蛸10g。水煎服。结果：治疗组13例中，显效（性功能复常）9例，无效4例。[王廷彬．中国民族民间医药杂志．2004(2)：87～88]

十二、皮肤病变及泌汗异常

1. **中西医结合治疗糖尿病肢端皮肤溃疡疗效观察**　湿热瘀阻型，用四妙勇安汤加味：金银花、玄参、鸡血藤、川芎、牛膝、丹参各30g，黄柏、黄芩、栀子、连翘、苍术、紫草、防己各15g，红花10g，当归、赤芍各20g；感染甚，加蒲公英、地丁；瘀滞甚，加地龙、地鳖虫。气虚血瘀型，用顾步汤加减：黄芪、党参、川芎、牛膝、丹参各30g，当归、赤芍、鸡血藤、地鳖虫各20g，熟地黄、熟附子、白术、茯苓、泽泻各10g。日1剂，水煎服。清创，用聚维酮碘，外擦；保持创面不干燥。用芒硝40g，金银花、蒲公英、龙胆草、苦楝子各30g，日1剂，水煎熏洗创面；20分钟后，再用聚维酮碘外擦。15天为1个疗程。结果：治疗28例中，治愈21例，好转6例，无效1例。[张锦霞等．实用中医药杂志．2008，24(9)：587]

2. **中西医结合治疗糖尿病合并皮肤溃疡36例**　用四妙勇安汤合黄芪桂枝五物汤：生黄芪30～60g，当归、赤芍、玄参各10g，金银花10～30g，桂枝、天花粉各10～20g，赤小豆20～30g，山药30g。随症加减，日1剂，水煎服。并用达美康80mg，每天2次，二甲双胍250～500mg，每天3次；口服。头孢曲松2g，用10～14天；金钠多70mg，用14天；静脉滴注，每天1次。发病初期脓性分泌物较多，用浸有胰岛素及庆大霉素注射液的无菌纱布湿敷，配合蚕食法；后期溃疡面洁净，用湿润烧伤膏（或

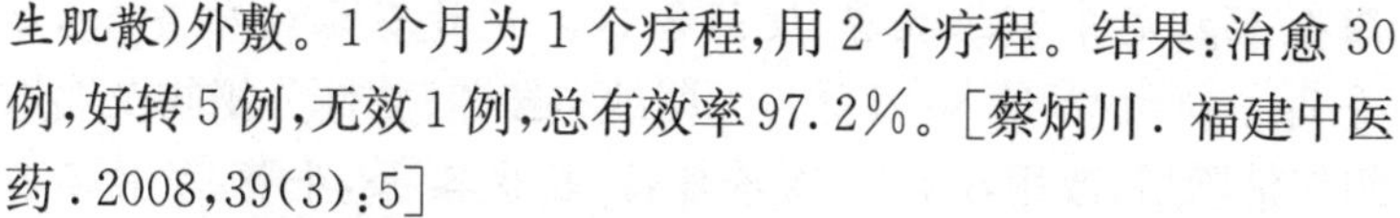

生肌散)外敷。1个月为1个疗程,用2个疗程。结果:治愈30例,好转5例,无效1例,总有效率97.2%。[蔡炳川.福建中医药.2008,39(3):5]

3. 中西医结合治疗糖尿病并坏死性筋膜炎(附34例病例报告) 感染坏死性急性期用五味消毒饮合四妙勇安汤加减:金银花、玄参30～60g,当归20g,连翘、公英、地丁、苍术各30g,甘草10g。感染控制后,用四君子汤合桃红四物汤加减:黄芪、生地、赤芍、山药各30g,党参、茯苓、当归各20g,白术、川芎各15g,桃仁、红花各10g,甘草6g。日1剂,水煎服。及时切开引流,清除坏死组织;感染控制后,用祛腐生肌中药外敷,用点状植皮法。并降糖、抗感染及改善肢体血液循环治疗。结果:创面愈合21例,创面缩小、截肢各3例,死亡7例。[何立纲.中国中西医结合外科杂志.2000,6(6):402～403]

4. 五味消毒饮加味治疗2型糖尿病合并体表感染的疗效分析 两组各30例,均为合并头面及胸背部痈疽、下肢及足背深度溃疡。治疗组用五味消毒饮加味:金银花30g,野菊花、地丁、紫背天葵各12g。局部红肿甚、口苦舌红,加连翘、黄连;深部溃疡(或皮下硬结),加丹参、赤芍、牡丹皮。日1剂,水煎服。下肢溃疡,用五味消毒饮,水煎取液,加冰片10g,清洗创口。脓尽后消毒创面,凡士林纱布敷盖,日1次。对照组用青霉素钠盐400万U,加生理盐水250ml,静脉滴注,日1次。两组均用清热润燥方为基础方治疗糖尿病。结果:7日、14日、21日两组分别治愈18例、7例,9例、13例,3例、10例。愈合时间、空腹血糖两组治疗后比较均有显著性差异($P<0.05$)。[文铁山.湖南中医学院学报.2006,26(3):43～44]

5. 中药外敷治疗糖尿病并发局部感染 患者俯卧位,清创,用藤黄液涂溃疡面外圈,干后涂黄连膏(含黄连、姜黄各50g,黄柏5g,当归尾80g,生地160g等,加黄蜡、麻油适量。文火煮糊状,调膏剂),创面中心涂拔毒生肌散(含轻粉、红粉、赤石

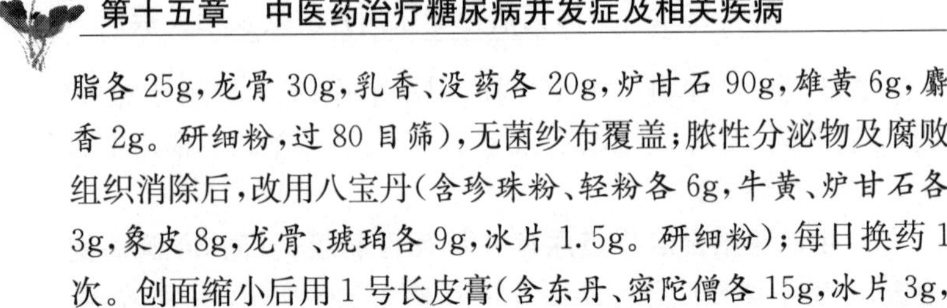
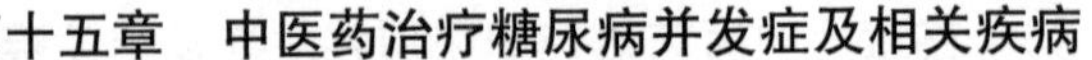

脂各25g，龙骨30g，乳香、没药各20g，炉甘石90g，雄黄6g，麝香2g。研细粉，过80目筛），无菌纱布覆盖；脓性分泌物及腐败组织消除后，改用八宝丹（含珍珠粉、轻粉各6g，牛黄、炉甘石各3g，象皮8g，龙骨、琥珀各9g，冰片1.5g。研细粉）；每日换药1次。创面缩小后用1号长皮膏（含东丹、密陀僧各15g，冰片3g，熟石膏、硼砂各70g，象皮26g，凡士林452g），隔日换药1次。结果：本组26例中，显效（创面愈合）22例，有效4例。[施平等．湖北中医杂志．2006，28(7)：43]

6．糖尿病皮肤化脓性感染30例综合治疗　感染初期，用金银花、连翘、野菊花、公英、花粉各30g，栀子、黄连、当归、白芷、赤芍、紫花地丁各15g，生地20g。溃疡期，用人参、白术、茯苓、当归、川芎、陈皮各15g，甘草10g，白芍、生地、金银花、连翘各20g，石斛25g，黄芪50g。水煎服。清创后，用正规胰岛素涂创面，用庆大霉素浸泡敷料湿敷，30分钟后局部干燥暴露。1～2日1次。用降糖药，重症用胰岛素；感染中静脉滴注抗生素，控制热量及蛋白质摄入。用7～21日。结果：临床治愈26例，好转4例。[戚克勤等．中医药学报．1999，27(1)：25]

7．糖尿病并发疖肿临床观察　药用丹皮、黄连、连翘、银花、苍术各15g，蒲公英20g，玄参、山药各25g，生黄芪50g，丹参、生地、花粉各30g。日1剂，水煎，每隔4小时服1次，连服3次，同时局部外用红霉素软膏。并酌情应用30%鱼石脂软膏外敷，扑尔敏、维生素C、钙剂口服等。结果：本组20例中，显效[自觉症状消失，疖肿全部消退，血糖130mg%以下，尿糖(－)～(±)]13例，有效[自觉症状好转，疖肿基本消退，血糖7.95～9.36mmol/L，尿糖(－)～(±)]5例，无效2例。[董巧玲等．辽宁中医杂志．1992，19(3)：26]

8．内外合治2型糖尿病并皮肤瘙痒症38例总结　治疗组用养血祛风汤：何首乌20g，白蒺藜、乌梢蛇各15g，苍术、地肤子、白芷各10g。随症加减，日1剂，水煎服。药渣加蛇床子、地

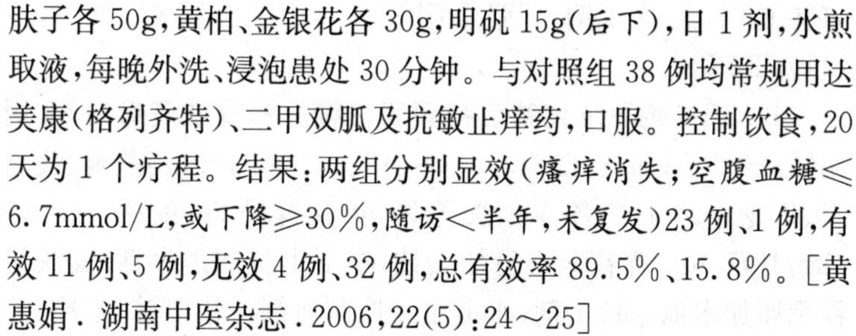

肤子各 50g，黄柏、金银花各 30g，明矾 15g（后下），日 1 剂，水煎取液，每晚外洗、浸泡患处 30 分钟。与对照组 38 例均常规用达美康（格列齐特）、二甲双胍及抗敏止痒药，口服。控制饮食，20 天为 1 个疗程。结果：两组分别显效（瘙痒消失；空腹血糖≤6.7mmol/L，或下降≥30%，随访＜半年，未复发）23 例、1 例，有效 11 例、5 例，无效 4 例、32 例，总有效率 89.5%、15.8%。[黄惠娟．湖南中医杂志．2006，22(5)：24～25]

9. 润燥活血汤治疗糖尿病性皮肤瘙痒症观察　治疗组 36 例，用玄参 20g，生地、女贞子、枸杞子、白芍各 15g，旱莲草、地肤子、僵蚕、地龙各 10g，白蒺藜 12g，甘草 6g。阴虚内热，加丹皮、紫草；气阴两虚，加太子参、黄芪；湿热，加苦参、白鲜皮、黄柏。日 1 剂，水煎服。与对照组 22 例均控制饮食及血糖。2 周为 1 个疗程，用 2 个疗程。结果：两组分别痊愈 18 例、3 例，有效 15 例、10 例，无效 3 例、9 例，总有效率 91.67%、59.09%（$P>0.01$）。[唐爱华等．实用中医药杂志．2000，16(9)：7]

10. 养血祛风汤治疗糖尿病性瘙痒症 35 例　治疗组用养血祛风汤：熟地、枸杞子、白蒺藜、首乌各 15g，白芍、川芎、当归、荆芥、防风各 10g，黄芪 30g，太子参 20g，蝉蜕 6g。阴虚甚，加生地、麦冬、知母；血瘀，加桃仁、红花、全蝎、乌梢蛇；舌苔黄腻、脉滑数，加黄柏、土茯苓。日 1 剂，水煎服。对照组 30 例，用息斯敏（阿司咪唑）9mg，每日顿服，均 4 周为 1 个疗程。结果：两组分别治愈 20 例、10 例，有效 13 例、15 例，无效 2 例、5 例，总有效率 97.14%、83.33%。[莫艳芳．山东中医药大学学报．2003，27(6)：437，447]

11. 消风润燥汤治疗糖尿病性皮肤瘙痒症 20 例　消风润燥汤：生地、当归、枸杞子、麦冬、丹参、白蒺藜、白鲜皮各 10g。蝉蜕 6g。痒在上半身加羌活、白芥子、杭菊花，下半身加炒杜仲、桑寄生、独活、川牛膝。随症加减，水煎服。用川黄柏、苦参、丹参、石菖蒲各 30g。水煎，去渣，外洗患处。结果：痊愈 12 例，

好转 6 例，无效 2 例。[张金明等．时珍国医国药．2006，17(11)：2277]

12. 镇肝熄风汤化裁治疗顽固性糖尿病皮肤瘙痒症 53 例 用镇肝熄风汤加减：白芍、天门冬、龟板、当归 15g，刺蒺藜、代赭石、生龙骨、生牡蛎各 30g，茵陈蒿 9g，川楝子 6g，蛇蜕、玄参各 12g，甘草 3g。痒在上半身加桑枝，在下半身加川牛膝；皮肤粗糙肥厚加木瓜。日 1 剂，水煎服。控制血糖。禁辛辣、生冷、油腻及刺激性强之品。15 日为 1 个疗程。结果：治愈 33 例，显效 16 例，无效 4 例，总有效率 92.5%。[张希洲等．浙江中医杂志．2006，41(6)：338]

13. 自拟止痒汤治疗糖尿病诱发皮肤瘙痒症 82 例 自拟止痒汤：地骨皮、黄精各 15g，太子参、生地、枸杞子各 30g，玉竹、天花粉、山药、僵蚕、赤芍各 12g，丹参 20g，桃仁、丹皮各 10g，甘草 6g。湿热甚，加炒知母、炒黄柏、龙胆草等；耳鸣腰痛，加熟地；津亏便秘，加火麻仁、郁李仁；心悸、舌黯，加红花、桂枝。日 1 剂，水煎服。30 日为 1 个疗程，用 1 个疗程。结果：痊愈 43 例，显效 28 例，好转 10 例，无效 1 例。[孙学东．北京中医．2009，19(3)：22]

14. 益气养阴法治疗糖尿病汗出异常 72 例 用生黄芪、生牡蛎(先煎)、浮小麦各 30g，枸杞子、五味子各 10g，生地、熟地各 15g，当归、炒黄柏、麻黄根、炒黄芩各 9g，黄连 6g。盗汗甚，五味子增量，加白芍、丹皮；瘀血，加川芎、丹参。日 1 剂，水煎服；并用降糖药(或胰岛素)，对症处理。10 日为 1 个疗程。结果：痊愈 42 例，有效 27 例，无效 3 例。[何章朵．实用中医药杂志．2003，19(1)：20～21]

15. 益气固表健脾敛阴法治疗 2 型糖尿病多汗症 60 例疗效观察 治疗组用黄芪 30g，党参、浮小麦各 20g，防风、白术、麦冬、山药、茯苓、糯稻根、大枣、白芍、五味子各 15g。日 1 剂，水煎服。对照组 60 例，用维生素 B_1、谷维素各 20mg，弥可保

500μg，日 3 次，口服。两组均用达美康 80mg，每日 2 次，口服。4 周为 1 个疗程，用 3 个疗程。结果：两组分别显效（症状、体征明显改善；空腹、餐后 2 小时血糖分别<7mmol/L、7.8mmol/L）38 例、24 例，有效 18 例、23 例，无效 4 例、13 例，总有效率 93.3%、78.3%（$P<0.01$）。[黄淑玲．新中医．2004，36（12）：28～29]

16. 中西医结合治疗糖尿病泌汗异常　两组各 30 例。治疗组用黄芪、太子参、荞麦、糯稻根各 30g，黄连 5g，五味子、麦冬、怀山药、葛根、茯苓各 15g。燥热津伤，加银花、白芍；气阴两虚，加党参、沙参；肾虚血瘀，加丹皮、赤芍、山茱萸。日 1 剂，水煎服。对照组用维生素 B_1 100mg，弥可保 500μg，日 1 次，肌内注射。两组均用悦安欣注射液 30ml，加生理盐水（或木糖醇注射液）250ml，静脉滴注，日 1 次。10 日为 1 个疗程。结果：两组分别治愈 5 例、1 例，好转 23 例、20 例，未愈 2 例、9 例。疗效治疗组优于对照组（$P<0.05$）。[于克娇．黑龙江中医药．2005（2）：23～24]

（八至十二：王宝）

十三、糖尿病合并肺结核

1. 中西医结合治疗糖尿病并发肺结核 46 例　用百合固金汤加味：百合、生地、熟地各 20g，麦冬、玄参、沙参、石斛、当归、贝母各 15g，天花粉 50g，桔梗 8g，西洋参、白芍各 12g，甘草 6g。咳血甚，去桔梗，加仙鹤草、白及；气逆喘息，加冬虫夏草、五味子；痰黄稠，加瓜蒌、桑白皮；潮热甚，加银柴胡、地骨皮；烦渴甚，加石膏、知母；骨蒸潮热，加鳖甲、牡蛎。日 1 剂，水煎服。并常规短程化疗；用维生素 B_1、维生素 B_6、维生素 E、维生素 C，降糖药，口服。1 个月为 1 个疗程，用 3 个疗程。结果：治愈 24 例，有效 20 例，无效 2 例，总有效率 95.7%。[刘洪波等．湖南中医

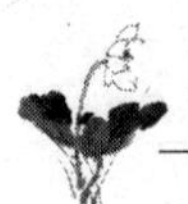

药导报. 2001,7(10):507]

2. **加味生脉散联合化疗降糖治疗糖尿病合并肺结核68例疗效观察**　治疗组用加味生脉散:太子参20g,麦冬、川贝母各12g,五味子12g,百部10g。肺胃阴虚,加生地、百合、熟地、天花粉;燥热,加黄连、栀子;烦热,加石膏、知母;气虚,加西洋参、白术、茯苓;血虚,加当归、芍药;咯血,加白及、仙鹤草;潮热骨蒸,加地骨皮、银柴胡。日1剂,水煎服。与对照组64例均用胰岛素;用2HRZE/4HR方案化疗。10日为1个疗程,疗程间隔5日,用半年。结果:两组分别治愈42例、22例,有效20例、24例,无效6例、8例,总有效率91.17%、87.5%($P<0.05$)。[张旋等. 中医药导报. 2005,11(4):17~18]

3. **利肺片配合抗结核药物治疗糖尿病合并肺结核46例**　治疗组用利肺片(含冬虫夏草、蛤蚧粉、百部、百合、五味子、枇杷叶、白及、牡蛎、甘草)0.5g,每天3次,餐后服。1个月为1个疗程,用3个疗程。与对照组38例均用HRE早餐顿服3SHRZE/9HR方案:H(异烟肼)0.3g,R(利福平)0.45g,E(乙胺丁醇)0.75g,每天1次;Z(吡嗪酰胺)0.5g,每天3次;口服。S(链霉素)0.75g,每天肌内注射1次。1年为1个疗程。均用胰岛素控制血糖<7.8mmol/L,结果:两组分别有效(症状、体征明显好转;痰涂片3次阴性,血沉接近症状,胸片示病灶部分吸收,空洞缩小>1/3)41例、26例,无效5例、12例,有效率89.1%、68.4%。[苏锦瑞等. 天津中医药. 2008,25(4):321]

十四、糖尿病伴耳聋

1. **中医辨证论治对糖尿病伴耳聋好转听力及血液流变学的影响**　治疗组19例25只耳,用葛根、丹参、川芎各30g,熟地、山药、泽泻各20g,茯苓、山茱萸各15g,丹皮10g。气阴两虚,加黄芪、沙参、麦冬、天花粉;肺胃燥热,加石膏、知母、黄连、

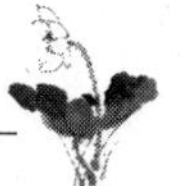

玄参；阴阳两虚，加淫羊藿、熟附子、肉桂、枸杞子、巴戟天；肾虚血瘀，加酒大黄、三七。对照组16例23只耳，酌情用优降糖，餐前半小时；564-2 10mg，每日2次；维生素B_1 20mg，复方丹参片3片，日3次；口服。用40日。结果：两组分别痊愈4只耳、0只耳，显效6只耳、2只耳，进步3只耳、4只耳，无效12只耳、17只耳。治疗组优于对照组（$P<0.05$）。血液流变学（全血黏度、血浆黏度、红细胞压积、纤维蛋白原）指标治疗组均明显降低（$P<0.01$或0.05）；血糖分别下降3.8mmol/L、2.1mmol/L（$P<0.05$）。[李瑞玉等．中医杂志．1998，39(6)：347～348]

2. 中药配方颗粒辨证治疗糖尿病耳聋32例临床研究　治疗组49只耳，用生地、熟地、磁石各24g，山茱萸、黄芪各12g，丹参18g，川芎10g，枳壳、甘草各9g。阴虚燥热，去熟地，加百合、知母；气阴两虚，加党参、沙参；阳虚血瘀，加桃仁、红花、赤芍。制成颗粒，日1剂，分2次冲服。与对照组31例48只耳均用盐酸二甲双胍250～500mg，每日2～3次，口服；血压高，降压；用三磷酸腺苷，辅酶A，维生素B_1、维生素B_2，静脉滴注。停用他药，1个月为1个疗程。结果：疗效、听力两组分别显效6例、2例，12只耳、3只耳；有效7例、6例，各8只耳；无效19例、23例，29只耳、37只耳；总有效率40.63%、25.81%（$P<0.05$），40.82%、22.92%（$P<0.05$）。[郭宏等．中医杂志．2004，45(8)：602～604]

十五、糖尿病伴骨病变

1. 泄浊化瘀汤治疗糖尿病骨质疏松症　治疗组46例，用泄浊化瘀汤：藿香、佩兰、川芎、牛膝、厚朴、黄芪各10g，茯苓、泽泻、山楂各15g，葛根30g，水蛭3g，大黄5g。日1剂，水煎服。对照组30例，用钙尔奇D 1片（600mg），2片/日，口服。两组均治疗原发病，用10周。结果：两组分别显效（骨酸痛、乏力消失；

骨密度改善>正常均值的1标准差)18例、8例,好转23例、12例,无效5例、10例,总有效率89.1%、66.7%($P<0.05$)。骨密度、尿钙、全血黏度治疗后两组比较均有显著性差异($P<0.01$)。[曾庆明等.中国临床医生.2002,30(3):42～43]

2. 滋水荣木汤治疗糖尿病并发骨密度降低86例　治疗组用滋水荣木汤:熟地、牛膝各15g,首乌、当归、白芍、地骨皮、寄生、知母、黄柏各10g,续断、珍珠母、生龙骨、生牡蛎各30g。日1剂,水煎服。对照组67例,用盖天力50mg,每日3次,口服。两组均仍用降糖药不增量;停用补钙剂。20日为1个疗程,用2个疗程。结果:桡骨的骨矿线密度线、面骨矿物含量两组治疗前后自身及治疗后组间比较均有显著性差异($P<0.01$、0.05)。血糖(空腹及餐后2小时)、尿糖治疗组治疗前后及智能化组间比较均有显著性差异($P<0.01$、0.05)。[杨大勇等.山东中医药大学学报.1998,22(1):32～34]

3. 降糖补肾方对2型糖尿病性骨质疏松症患者骨密度、血清C-反应蛋白影响的研究　两组各30例。治疗组用降糖补肾方:黄芪30g,赤芍、丹参、天花粉、玄参、生地黄各20g,桑白皮10g,枸杞子、菟丝子、骨碎补各15g。随症加减,日1剂,水煎服。对照组用钙尔奇D 600mg,每天顿服。均用降糖药(或胰岛素)控制血糖,用12周。结果:腰椎骨密度两组治疗前后自身比较,血清C-反应蛋白治疗组治疗前后及治疗后两组比较,差异均有统计学意义($P<0.01$或0.05)。[黄连河.福建中医药.2009,40(6):15～16]

4. 中药熏洗治疗糖尿病骨关节病82例　治疗组用大黄、附子、鸡血藤、透骨草、伸筋草、虎杖各30g。病变在上肢加桂枝、桑枝,下肢加牛膝;关节僵直加五加皮、羌活、独活。水煎取液,熏洗患处,每次40～60分钟,日1次。配合功能锻炼。与对照组36例均用补阳还五汤加党参、葛根、山药、牛膝、川断、寄生、杜仲等。水煎服。控制血糖,10日为1个疗程。结果:两组

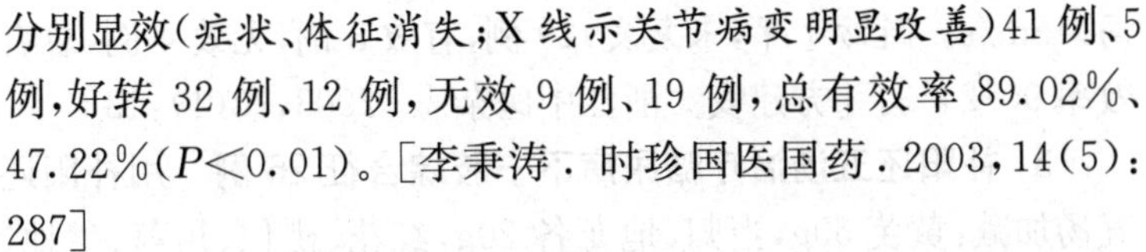

分别显效(症状、体征消失;X线示关节病变明显改善)41例、5例,好转32例、12例,无效9例、19例,总有效率89.02%、47.22%($P<0.01$)。[李秉涛.时珍国医国药.2003,14(5):287]

5. 中老年女性糖尿病肾虚证及骨代谢紊乱的防治研究　A组28例,用黄芪、当归各20g,赤芍、川芎、淫羊藿、杜仲、菟丝子各15g。日1剂,水煎服。与B组24例,均用优降糖(每片2.5mg)2～3片,每日2次,维生素C 0.1g,维生素B_2 20mg,日3次;口服。控制饮食。结果:尿β_2-微球蛋白、血清碱性磷酸酶(AKP)、尿磷A组,血β_2-微球蛋白、糖化血红蛋白、空腹血糖及尿钙两组治疗前后自身比较均有显著性差异($P<0.01$或0.05);尿钙A组,血AKP、尿磷两组治疗后与正常组比较均无显著性差异($P>0.05$)。[朱立群等.中国中西医结合杂志.1999,19(4):215～217]

十六、糖尿病伴不宁肢综合征

1. 三仁汤加减治疗糖尿病不宁肢综合征36例　三仁汤加减:杏仁、白蔻仁、竹叶、厚朴、通草、木瓜、秦艽各10g,薏苡仁、忍冬藤、桑枝各30g,滑石、川牛膝各15g。湿热甚,加苍术、黄柏;小腿挛急,加伸筋草、钩藤;瘀血,加丹参、赤芍。日1剂,水煎,睡前2小时顿服。并用降糖西药;控制饮食;停用其他药。10日为1个疗程,用2个疗程,结果:痊愈28例,有效5例,无效3例,总有效率91.67%。[何刚.江苏中医.1999,20(5):17]

2. 益气活血汤治疗糖尿病不宁肢综合征41例　益气活血汤:生黄芪、丹参各30g,元胡、当归、玄参各15g,红花、丹皮、干地龙、川牛膝、桃仁各10g,三七5g,桂枝6g。日1剂,水煎服。痛甚,并用水蛭粉3g,装胶囊,口服。20日为1个疗程。用2～3个疗程。结果:显效(症状消失或明显好转;神经传导速度提

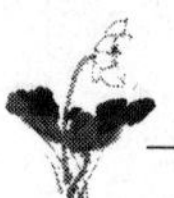

高>5m/s。随访1年，未复发)29例，有效8例，无效4例，总有效率90.24%。[方建安．浙江中医杂志．2003，38(1)：13]

3. 补阳还五汤治疗糖尿病不宁肢综合征26例　用补阳还五汤加减：黄芪60g，当归、地龙各20g，红花、桃仁、川芎、生地、山茱萸、茯苓各10g，赤芍、牛膝、僵蚕、山药、丹参各15g，柴胡、枸杞子各6g。日1剂，水煎服。常规用维生素B_1、三磷酸腺苷、辅酶A、地巴唑，口服。7日为1个疗程，用3个疗程。结果：痊愈10例，有效14例，无效2例。[方秀梅．湖北中医杂志．2002，24(2)：42]

十七、糖尿病合并血脂异常

1. 海蛤糖脂宁治疗糖尿病合并高脂血症75例　治疗组气阴两虚、痰瘀阻滞证用海蛤糖脂宁：海蛤粉3g(冲服)，黄精、首乌各30g，地骨皮15g，淡海藻、葛根各10g等。阴虚热盛、郁热困脾证，酌加枸杞子、黄柏、茵陈；阴阳两虚、脾虚肝郁证，酌加金樱子、女贞子、鸡内金、合欢皮。水煎取液80～150ml，日3次，口服。治疗组49例，与对照组60例均用优降糖2.5～10mg/d，≥5mg，每日分2次；两组中26例、19例，用达美康160～240mg，每日分2～3次；治疗组12例加用降糖灵(苯乙双胍)；均口服，常规控制饮食，3个月为1个疗程。结果：两组分别基本治愈3例、1例，显效43例、21例，有效23例、22例，无效6例、16例，总有效率92.0%、73.3%($P<0.05$)。[张传儒等．中医杂志．1996，37(12)：735]

2. 中西医结合治疗糖尿病伴高脂血症30例　均饮食控制2周后，治疗组30例，用黄芪、山药、黄精各30g，苍术、山萸肉、淫羊藿、桃仁、大黄各10g，元参、草决明各20g，三七粉3g(冲)，泽泻15g；与对照组30例均用优降糖2.5～5mg，每日2～3次，口服。2个月为1个疗程。结果：两组分别显效(TC下降≥

20%或 TG 下降≥40%)10 例、5 例,有效 17 例、11 例,无效 3 例、14 例,总有效率 90.0%、53.4%。两组血糖及治疗组血脂治疗前后自身比较均有显著性差异($P<0.01$)。[乔艾.山西中医.1998,14(1):18～19]

3. 康渴平脂胶囊治疗 2 型糖尿病合并高脂血症疗效观察 治疗组 71 例,用康渴平脂胶囊(含白术、熟地、黄芪、昆布各 60g,玉竹、薏苡仁、泽泻、女贞子、红花、赤芍、川芎各 20g。每粒 0.5g,含生药 4.18g)5 粒,每日 3 次;与对照组 69 例均用诺衡(吉非贝齐)120mg,每日 2 次,餐前;均口服;8 周为 1 个疗程。结果:两组分别显效(TC 下降≥20%,或 TG 下降≥40%,或 HDL 上升≥0.25mmol/L)52 例、34 例,有效 16 例、21 例,无效 3 例、14 例,总有效率 95.77%、79.71%($P<0.05$)。[张众.湖北中医杂志.2005,27(6):40]

4. 清化消瘀方对 2 型糖尿病合并高脂血症患者糖氧化修饰过程的影响 两组各 36 例。治疗组用清化消瘀方:黄芪 20g,党参、马齿苋、生首乌各 15g,山楂、黄芩、虎杖、泽泻、青蒿、白术各 10g,酒制大黄 5g,丹参 9g。日 1 剂,水煎服。与对照组均用降糖药(磺脲类、双胍类、葡萄糖苷酶抑制剂中的 1 种)、降血脂药(他汀类、苯氧丁酯类,根据 TC、TG 值,选其中 1 种)。4 周为 1 个疗程。结果:Gly-LDL、Ox-LDL、Gly-Ox-LDL 治疗组治疗前后及治疗后两组比较均有显著性差异($P<0.05$)。[张伟宁等.中国中医药科技.2004,11(6):325～326]

5. 降糖活血调脂汤治疗糖尿病合并高脂血症 52 例 治疗组用降糖活血调脂汤:西洋参 6g,白术 12g,黄精、泽泻、银杏叶各 15g,首乌 30g,山楂 20g,水蛭粉 3g(分冲)。日 1 剂,水煎服。对照组 20 例,用烟酸肌醇脂 0.4g,每日 3 次,口服。两组均常规用磺脲类及双胍类药口服,控制饮食。1 个月为 1 个疗程,用 2 个疗程。结果:两组分别显效(糖尿病症状、体征消失;空腹血糖<7.2mmol/L,或下降>30%,TC、TG 分别下降>20%、>

30%)27例、6例,有效21例、8例,无效4例、6例,总有效率92.31%、70%。[郭宝荣.山东中医药大学学报.2001,25(6):449~450]

6. 芪丹通脉片对2型糖尿病患者血糖和血脂的影响　治疗组66例,用芪丹通脉片(含黄芪120g,当归、水蛭、川芎、大黄各20g,桂枝、山楂各100g,红花15g,丹参、首乌各60g。每片含生药0.98g);对照组62例,用淀粉制剂;均4片,每日3次,口服。两组均用原降糖药。用2个月。结果:两组分别显效(空腹、餐后2小时血糖分别<7.2mmol/L、9.3mmol/L,24小时尿糖<10g;或均下降>30%)1例、7例,有效30例、12例,无效17例、43例。疗效治疗组优于对照组($P<0.01$)。HDL-C、TC、TG治疗后治疗组均明显改善($P<0.01$或0.05)。[章梅等.中国中西医结合杂志.2001,21(1):825~827]

7. 自拟九味降脂汤治疗糖尿病伴高脂血症76例　两组各38例。治疗组用自拟九味降脂汤:制首乌、葛根、泽泻各30g,女贞子、枸杞子、海藻各15g,茵陈、桃仁各12g,水蛭9g(研粉,吞)。头晕头痛,加天麻、钩藤;胸闷心悸,加丹参、郁金;视物模糊,加密蒙花、谷精草。日1剂,水煎,餐前半小时服。对照组用多烯康6粒(每粒0.45g),每日2次,口服。均3个月为1个疗程。结果:两组分别显效(TC、TG分别下降≥20%、≥40%,或HDL上升>0.26mmol/L)10例、3例,有效52例、20例,无效14例、15例,总有效率81.58%、60.53%($P<0.05$)。[徐竺婷.上海中医药杂志.1999(12):30~31]

8. 降脂汤治疗2型糖尿病伴高脂血症疗效观察　治疗组32例,用降脂汤:柴胡9g,桃仁、当归、川芎、牛膝、苍术、党参、黄芪、蒲黄、丹皮各10g,红花7g,赤芍、丹参、生地、山楂各15g。日1剂,水煎服。对照组20例,用脂必妥3粒(每粒0.35g),每日3次,口服。两组均用达美康;控制饮食。用2周。结果:两组分别临床控制6例、2例,显效9例、3例,有效14例、8例,无

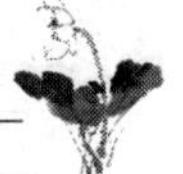

效3例、7例，总有效率90.6%、65%。($P<0.05$)。血糖、血脂各项指标两组治疗前后自身及血脂治疗后组间比较均有显著性差异($P<0.01$或0.05)。[朱永苹等．广西中医药．2001，24(3)：8～9]

9. 补肝益肾豁痰化瘀法治疗糖尿病继发高甘油三酯血症的临床研究　本组37例，用决明子50g，制首乌20g，黄精、虎杖、山楂、昆布、泽泻各15g，银杏叶、石菖蒲、当归各10g，酒大黄9g(后下)，三七粉3g(冲)。眩晕，加杭菊花、白蒺藜、钩藤；胸闷心悸、舌紫黯，加郁金、丹参、瓜蒌皮、桂枝；痰多、苔厚腻，加法半夏、陈胆星、陈皮；食少便溏，加太子参、苍术、白术、薏苡仁；尿少色黄夹湿热，加茵陈、车前草；脾肾阳虚，加杜仲、淫羊藿、菟丝子。日1剂，水煎服。用胰岛素皮下注射或口服降糖药，糖尿病饮食，停用其他影响血脂药。1个月为1个疗程，用2个疗程。结果：显效(甘油三酯复常或下降>40%)23例，有效11例，无效3例，总有效率99.89%。[陈晓．浙江中医杂志．2000，35(1)：34～35]

10. 达源降糖颗粒对糖尿病患者血脂、血流变的治疗作用270例观察分析　治疗组144例，用达源降糖颗粒(含红参、黄芪、水蛭、地龙、地鳖虫、丹参、赤芍、三七、苍术、牛蒡子、葛根、生地黄等。每袋10g)1袋，每天3次，口服。与对照组126例均用降糖药(或胰岛素)。用3个月。结果：血脂(高及低密度脂蛋白、总胆固醇、甘油三酯)，血流变(高及低切全血黏度、血浆黏度、红细胞压积、红细胞聚积指数)指标，治疗组治疗前后比较差异均有统计学意义($P<0.01$或0.05)。[任世劳等．光明中医．2008，23(3)：340～341]

11. 四妙颗粒对2型糖尿病湿热困脾型患者血糖和血脂的影响　两组各30例。治疗组用四妙颗粒(含黄连、薏苡仁各3g，苍术、黄柏各1g。制成冲药颗粒剂)1袋，每天3次冲服。对照组用二甲双胍0.25g，日3次，口服。控制饮食，定量运动。

用8周。结果：空腹血糖、餐后2小时血糖、糖化血红蛋白，两组治疗前后自身及总胆固醇治疗组治疗前后比较差异均有统计意义（$P<0.01$或0.05）。［高婴等．江苏中医药．2009，41(12)：20～21］

12. 消渴降脂胶囊治疗糖尿病血脂异常的临床疗效分析　治疗组103例，用消渴降脂胶囊（含黄芪、何首乌、黄精、白术、枸杞子、茵陈蒿、车前子、泽泻、萆薢、山楂、当归、红花、丹参、没药、金钱草、姜黄等）6粒；对照组35例，用脂必妥2粒；均每天3次，口服。控制饮食，适当运动。4周为1个疗程，用2个疗程。结果：两组分别显效39例、4例，有效51例、14例，无效13例、17例，总有效率87.4%、91.4%（$P<0.05$）。TG、TC、HDL-C、血小板聚集率，治疗组治疗前后及治疗后两组比较差异均有统计学意义（$P<0.05$）。［李天虹等．中国民族民间医药．2009，18(5)：67～68］

13. 三消康复丹对90例2型糖尿病伴血脂异常患者血糖及血脂水平影响的研究　治疗组用三消康复丹（含熟地黄、枸杞子、麦冬、五味子、白术、焦山楂各15g，山茱萸、红花、川芎各12g，淫羊藿9g，僵蚕10g，黄连8g等），大、中、小剂量组各30例，分别用3g、5g、7g，口服。中度患者用磺脲类降糖药、二甲双胍，按常规剂量减半，口服。对照组30例，常规用磺脲类降糖药、二甲双胍。限制饮食。结果：治疗组3种剂量及对照组的降糖总有效率分别为63.3%、86.7%、83.3%、10.0%；治疗组降糖、降脂分别显效46例、16例，好转24例、44例，无效20例、30例，总有效77.8%、66.7%。［冯红岩等．中医研究．2008，21(9)：27～30］

14. 中西医结合治疗2型糖尿病合并高脂血症、脂肪肝的临床观察　两组各34例。治疗组用降糖清脂饮：党参、黄芪、苍术、天花粉各20g，玄参、麦冬、石斛、枸杞子、菟丝子、五味子、红花、肉桂、熟地黄、山茱萸、虎杖各10g，黄芩、黄连、生地黄、郁金各 15g。日 1 剂，水煎服。与对照组均用二甲双胍片 0.25g，每天 3 次，口服（或诺和灵 30R 18～26U，早晚各 1 次皮下注射）。低糖、低脂饮食，结合锻炼。2 个月为 1 个疗程。结果：两组分别显效（症状、体征基本消失；血清总胆固醇下降≥20%，或血清甘油三酯下降≥40%，或高密度脂蛋白胆固醇上升≥0.26mmol/L，B 超示脂肪肝消失）10 例、5 例，有效 18 例、16 例，无效 6 例、13 例，总有效率 82.4%、61.8%。[张文龙等．中医药导报．2009，15(1)：21～22]

15. 糖脂双降胶囊治疗糖尿病 32 例 ≤标准体重者用糖脂双降胶囊Ⅰ号（含灵芝、北黄芪、生地、北五味子、西洋参、黄连、丹参、山楂、葛根、山药、玄参、枸杞子等，浓缩制成胶囊）；>标准体重用Ⅱ号（Ⅰ号每粒加优降糖 0.5mg）；均 5 粒，后者并加降糖灵 25mg，均日 3 次，口服。恢复期均用Ⅱ号。控制饮食，适当调整糖脂双降胶囊用量。1 个月为 1 个疗程，用 3～7 个疗程。结果：显效（症状基本消失，尿糖转阴，空腹血糖、血脂均复常）22 例，有效 8 例，无效 2 例，总有效率 94.8%。[方振中等．河南中医药学刊．1997，12(6)：33～34]

十八、糖尿病合并甲亢

滋水清肝饮加味治疗糖尿病甲亢并病 32 例 用滋水清肝饮加味：生地、山茱萸、山药、党参、黄芪、天花粉各 20g，茯苓、泽泻、丹皮、白芍、当归、栀子、川芎、石膏、知母各 12g，柴胡 18g，炙甘草 6g。甲状腺肿甚，突眼，加黄药子。日 1 剂，水煎服。并用优降糖 5mg（甲亢症状缓解后，酌情调整剂量），每日 2 次，甲亢平片 10mg，每日 3 次，口服。1 个月为 1 个疗程，用 3 个疗程。结果：治愈 13 例，有效 18 例，无效 1 例，总有效率 96.9%。[肖跃红等．吉林中医药．2002，22(1)：15]

十九、糖尿病合并高尿酸血症

1. 健脾化浊消瘀方治疗2型糖尿病高尿酸血症35例　均降糖治疗2周，空腹、餐后2小时血糖分别7.8～13.9mmol/L、≥11.1mmol/L。治疗组用健脾化浊消瘀方：黄芪、苍术、生薏苡仁、萆薢、山慈菇、泽兰、泽泻、丹参、生蒲黄各10g，土茯苓、车前子各15g，大黄3g。制成免煎颗粒，日1剂，水冲服。对照组17例，用别嘌呤醇0.1g，每天3次，口服。低嘌呤饮食。均2周为1个疗程，用2个疗程。结果：两组分别痊愈8例、2例，显效9例、5例，有效12例、7例，无效6例、3例。[承琴等．山东中医杂志．2007,26(2):94～96]

2. 补肾健脾利湿泄浊法治疗2型糖尿病合并高尿酸血症34例临床观察　治疗组用熟地黄、山茱萸、党参各15g，黄芪、生薏苡仁各30g，白术、山药、泽泻、茯苓、萆薢、桃仁、丹参、熟大黄各10g。随症加减，日1剂，水煎服。对照组28例，用奥迈必利(别嘌醇缓释胶囊)250mg，每天顿服。两组均用胰岛素或口服降糖药控制血压。禁高嘌呤饮食，适当运动，用4周。结果：两组分别痊愈12例、8例，显效13例、6例，有效4例、9例，无效各5例。[唐咸玉等．新中医．2009,41(2):34～35]

3. 加味四物汤治疗2型糖尿病合并无症状性高尿酸血症38例临床观察　治疗组用加味四物汤：当归、川芎各12g，熟地15g，白芍、陈皮、白茯苓、黄柏、萆薢、川牛膝、威灵仙各10g，人参、桃仁各6g，知母4g。日1剂，水煎服。对照组38例，用科素亚1片，每天顿服。两组均用胰岛素强化降糖治疗，免嘌呤饮食，用1个月。结果：两组分别显效14例、9例，有效17例、14例，无效7例、15例，总有效率81.58%、60.53%。[呼永河等．中医杂志．2007,48(6):515～517]

4. 补肾健脾、祛瘀泄浊法治疗2型糖尿病合并高尿酸血症

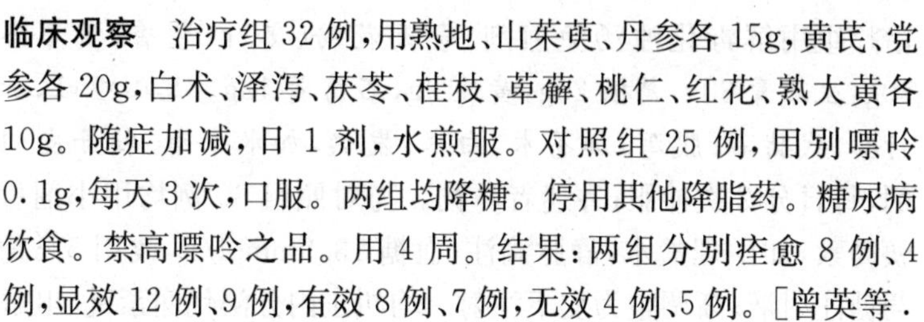

临床观察　治疗组32例，用熟地、山茱萸、丹参各15g，黄芪、党参各20g，白术、泽泻、茯苓、桂枝、萆薢、桃仁、红花、熟大黄各10g。随症加减，日1剂，水煎服。对照组25例，用别嘌呤0.1g，每天3次，口服。两组均降糖。停用其他降脂药。糖尿病饮食。禁高嘌呤之品。用4周。结果：两组分别痊愈8例、4例，显效12例、9例，有效8例、7例，无效4例、5例。［曾英等．山东中医药大学学报．2007，31(3)：207～208］

二十、糖尿病酮症

1. **黄连温胆汤治疗糖尿病酮症40例**　黄连温胆汤：黄连、半夏、陈皮各9g，竹茹、枳实各12g，熟大黄3～12g，黄芪30g，生姜3片，甘草3g。乏力甚，加西洋参或太子参、白术；头晕头痛，加钩藤、白菊花、天麻、夏枯草；烦渴多饮，加天花粉、生地、麦冬；视物模糊，加枸杞子、决明子；尿频，加桑螵蛸、金樱子、肉桂；疮疡肿毒，加公英、地丁、金银花。日1剂，水煎空腹服，7～15日为1个疗程。结果：显效(症状消失，血酮体、空腹血糖正常，尿糖及酮体阴性)69%，有效21%，无效10%，总有效率90%。［张娟等．山东中医学院学报．1995，19(4)：245～246］

2. **中西医结合治疗2型糖尿病酮症240例**　阴虚燥热型：黄连6g，生地黄、玄参、牛膝、黄芩、苍术各10g，天花粉、葛根、麦冬、地骨皮各20g；气阴两虚燥热内盛型：太子参、山药、丹参、葛根、黄精、地骨皮各20g，麦冬、五味子、苍术、杜仲各10g，黄芪24g，玄参12g。日1剂，水煎服。降糖用磺脲类或(和)双胍类药，口服；感染甚用抗生素，糖尿病饮食。用2周。结果：显效(尿酮体消失，血糖下降≥2mmol/L)186例，有效49例，无效5例，总有效率97.9%。［李春英．山东中医杂志．2007，26(9)：626～627］

3. **解毒化浊汤辅助治疗糖尿病酮症酸中毒87例临床观察**

治疗组用解毒化浊汤免煎剂(含天花粉、苏叶、藿香、黄芩各10g,生石膏30g,葛根20g,黄连9g,石菖蒲12g。恶心呕吐,加竹茹、代赭石;腹泻,加苍术、白术;发热,加水牛角、牡丹皮)1剂,每日分2次冲服;昏迷者鼻饲。与对照组30例均用小剂量胰岛素,加生理盐水,静脉滴注;血糖13.9mmol/L,改用5%葡萄糖注射液;渐调整为皮下注射。均纠正内分泌代谢紊乱、电解质失衡及酸中毒,防治并发症。用3日。结果:两组分别治愈62例、8例,好转22例、14例,未愈3例、8例,总有效率96.6%、73.3%。[胡冬梅.江苏中医药.2006,27(4):34]

4. 仲景急下存阴法在治疗糖尿病酮症酸中毒中的应用 用大黄(后下,煎5分钟)、芒硝(冲)各10~30g,玄参、生地、麦冬各10~50g,佩兰10~15g,枳实10g。水煎取液分次口服或鼻饲。药后2~4小时无大便者,继服或灌肠,配用开塞露。并用胰岛素、补液、维持电解质平衡,慎用碱疗法。结果:<24小时便通、症状缓解13例,死亡3例。[王尧等.中西医结合实用临床急救.1996,10(3):436~438]

5. 降酮汤治糖尿病酮症33例临床观察 降酮汤:生黄芪40g,生地、怀山药各30g,玄参35g,黄芩、黄连、川芎、黄柏、赤芍各15g,苍术、山栀子、云茯苓、当归各20g,生牡蛎50g。头晕头痛,加夏枯草、钩藤、生龙骨、菊花;视物模糊,加青葙子、枸杞子、草决明、茺蔚子;渴饮无度,加生石膏、知母、天花粉、海蛤粉;恶心呕吐,加陈皮、半夏、竹茹、佩兰;小便频数,加桑螵蛸、覆盆子、菟丝子、五味子;尿中有蛋白,加川续断、白花蛇舌草,重用黄芪;嗜睡不醒似昏,加郁金、石菖蒲、远志。结果:显效(尿中酮体转阴性,症状消失)22例,有效[尿中酮体(+++)以上减为(++),或从(++)减为(+);口渴、多尿明显减轻;嗜睡消失]6例,无效5例。治疗后空腹血糖为108~720mg%(其中1例血糖未测),平均血糖277mg%。[李育才.新中医.1989,21(2):20~22]

6. 消酮汤治疗糖尿病酮症 15 例　本组患者中胰岛素依赖型 3 例,非胰岛素依赖型 12 例。其中合并肾病、肝病、视网膜病变者各 1 例,高血压、冠心病者 3 例。消酮汤:黄连 6～10g,黄芩、山栀子、牡丹皮、佩兰、泽泻各 9～12g,生地黄 15～30g,玄参、天花粉各 20～30g,苍术 10～15g,赤芍 12～15g,茯苓、山药各 15g,大黄 6～9g,生黄芪 30g。随症加减,日 1 剂,水煎服。结果:显效(尿酮体转阴性,酮中毒症状消失)11 例,有效[尿酮体减少(+)～(++),但未转阴性,症状明显减轻]3 例,无效 1 例。治疗前空腹血糖为 10.2～23.3mmol/L(平均 14.6mmol/L),治疗后降至 5.1～20.2mmol/L(平均 11.8mmol/L)。消酮汤对酮症症状较轻而尿酮阳性的早期患者疗效显著,一般服药 3 剂左右即可解除症状、消除尿酮。[冯建华.山东中医杂志.1990,9(6):14～15]

7. 清热和血法治疗糖尿病酮症 22 例　本组患者中,非胰岛素依赖型 17 例,胰岛素依赖型 5 例;合并高血压、冠心病 2 例,合并肺结核 1 例,合并肾病 1 例。均予生芪 40g,山药、生地各 30g,玄参 35g,黄芩、黄连、黄柏、赤芍、川芎、茯苓、泽泻各 15g,栀子、当归、苍术各 20g。随症加减。日 1 剂,水煎服。结果:显效(尿酮转阴性)16 例,有效 5 例,无效 1 例。[李育才等.辽宁中医杂志.1987,11(4):26,19]

8. 糖尿病酮症的治疗与体会　本病系由燥热入血、气阴两虚、血滞留浊三者为患,互为因果,恶性循环所致。治宜清热和血,益气养阴,降逆化浊。药用黄芩、黄连、黄柏、栀子、赤芍、川芎各 25g,当归、苍术、茯苓各 20g,生地、山药、玄参各 30g,生黄芪 40g,生牡蛎 50g。头晕头痛,加夏枯草、钩藤、生牡蛎、菊花;视物模糊,加枸杞子、青葙子、决明子、茺蔚子;胸闷刺痛,加枳壳、红花、丹参、山楂;渴饮无度,加生石膏、知母、天花粉、海蛤粉;恶心呕吐,加陈皮、竹茹、佩兰;小便频多,加桑螵蛸、覆盆子、菟丝子、五味子;尿中有蛋白,重用黄芪,加白花蛇舌草、川断;疮

疡疖肿，加蒲公英、金银花、马齿苋、紫花地丁。附验案1例。[李育才等．中国医药学报．1989,4(2):44～46]

9. 中医药治疗糖尿病（消渴病）酮症60例小结　基本方：太子参、玉竹、黄精、花粉各30g，葛根10g，生地、地骨皮各20g，连翘、荷叶各15g，生草3g。脾肾亏虚，湿热内蕴型，去生地，加黄芩10g、黄连5g；溺浊甚，加萆薢10g；腰痛甚，加桑寄生20g。肺脾肾虚型，去荷叶，加炙黄芪、金樱子各30g，山萸肉10g。脾虚胃热型，去生地、地骨皮，加生石膏25g、知母7g；苔黄糙、便秘，加熟大黄5g；便溏，加山药12g。均日1剂，水煎服。2日为1个疗程。结果：尿酮体消失者56例占93.3%，无效4例占6.6%。[周志成等．北京中医．1992(5)23～24]

10. 解毒化瘀祛浊法治疗消渴酮症30例临床观察　用生地25g，知母、玉竹、陈皮各20g，人参、榛花、黄连各10g，丹参、枸杞子、地骨皮30g，甘草5g。恶心呕吐，加藿香、竹茹、半夏、生姜；倦怠乏力，加黄芪、青蒿；体倦肢重，加苍术、黄柏、车前子；胸闷、心悸，加瓜蒌、薤白、黑芝麻；肢端麻木，加豨莶草、地龙；腰酸浮肿，加土茯苓、全蝎、杜仲；厌食腹胀，加木香、香附、鸡内金、焦三仙；胃纳冷痛，加肉桂、小茴香。日1剂，水煎分3次服。1例尿酮(＋＋＋＋)，用重曹片3片，每日3次，口服。继用原降糖药。控制饮食，多饮水。6日为1个疗程。结果：显效（症状完全缓解；血糖较治疗前下降20%～30%；尿糖、尿酮转阴）13例，有效12例，无效5例。[李春颖．长春中医学院学报．2002,18(4):12～13]

二十一、口服降糖药失效

1. 中药糖复康抗磺脲类降糖药继发失效的临床研究　用糖复康（含黄芪、制黄精、制首乌、川黄连、卫茅、桃仁、丹参、僵蚕、泽泻等）20ml，每日2次，口服；达美康80mg，每日3次，饭前

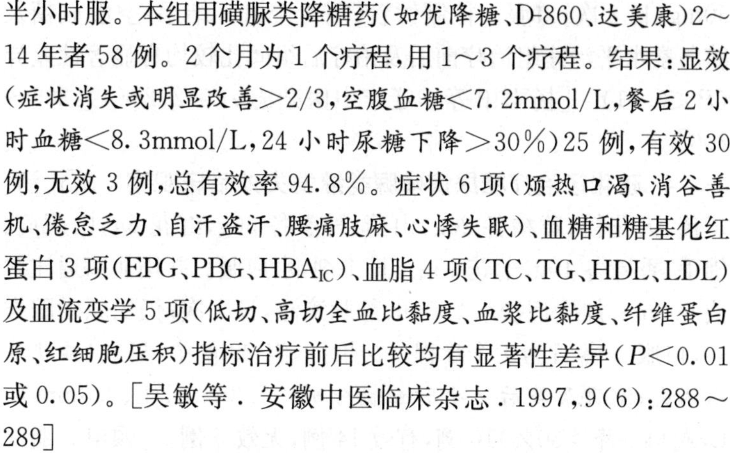

半小时服。本组用磺脲类降糖药(如优降糖、D-860、达美康)2～14年者58例。2个月为1个疗程,用1～3个疗程。结果:显效(症状消失或明显改善>2/3,空腹血糖<7.2mmol/L,餐后2小时血糖<8.3mmol/L,24小时尿糖下降>30%)25例,有效30例,无效3例,总有效率94.8%。症状6项(烦热口渴、消谷善机、倦怠乏力、自汗盗汗、腰痛肢麻、心悸失眠)、血糖和糖基化红蛋白3项(EPG、PBG、HBA_{IC})、血脂4项(TC、TG、HDL、LDL)及血流变学5项(低切、高切全血比黏度、血浆比黏度、纤维蛋白原、红细胞压积)指标治疗前后比较均有显著性差异($P<0.01$或0.05)。[吴敏等. 安徽中医临床杂志. 1997,9(6):288～289]

2. 糖宁片治疗磺脲类药物继发性失效糖尿病31例　均用优降糖15mg/d,>2个月者,控制饮食>2周,维持原降糖药及对症治疗。用糖宁片(含黄芪、山药、枸杞子、沙苑子、山茱萸、麦冬、天花粉、地骨皮、蚕茧、茯苓、玉米须、丹参、益母草、大黄等)8片,每日3次,口服。用2个月。结果:显效(症状消失,空腹血糖FBG<7.2mmol/L,餐后2小时血糖PBG<8.3mmol/L,糖化血红蛋白HbA1c<6.9%;或均下降>30%)7例,有效19例,无效5例,总有效率83.9%。FBG、PBG、HbA1c、胰岛素、血脂、血液流变学4项及甲皱微循环指标均显著下降($P<0.05$或0.01)。[李淇等. 中国中医药科技. 1998,5(1):46～47]

3. 中药治疗2型糖尿病口服磺脲类降糖药继发性失效　治疗组77例,燥热型:黄连、黄芩、知母各9g,生大黄10g,生石膏、葛根、天花粉各15g,生地、丹参各12g等;阴虚型:天花粉、北沙参、太子参、葛根各15g,玄参、生地、丹参各12g,石斛、玉竹各9g;气虚型:黄芪15g,人参3g,山药12g,葛根、白术、茯苓各9g;阳虚型:制附子、熟地、山萸肉、山药、茯苓、泽泻各9g,肉桂、人参各3g,黄芪15g。随症加减,日1剂,水煎服。与对照组30例均用达美康160mg,每日2次;二甲双胍片0.5g,拜唐苹片

50mg，日3次；口服。控制饮食，用1个月。结果：空腹血糖及胰岛素水平治疗组治疗前后及治疗后组间比较均有显著性差异（$P<0.01$）。［杨雨田等．辽宁中医杂志．2002，29（4）：205～206］

4. 疏化汤治疗糖尿病磺脲类继发失效临床观察　疏化汤：黄芪、天花粉、黄精各20g，山药、丹参各30g，红花6g，山茱萸、佛手、香橼各10g，菊花15g。日1剂，水煎服。并用血塞通注射液500mg，加生理盐水250ml，静脉滴注，日1次；仍用原磺脲类药，口服。15日为1个疗程。结果：本组29例中，显效（症状基本消失；空腹及餐后2小时血糖分别<7.2mmol/L、8.3mmol/L，或均下降>30%）10例，有效14例，无效5例。［顾申．浙江中西医结合杂志．2004，14（1）：29］

5. 益气养阴法治疗糖尿病磺脲类药物继发性失效35例　用炙黄芪、太子参、山药、生地各15g，麦冬、葛根、山茱萸、枸杞子、丹参、赤芍各10g，五味子5g。制成片剂，每片含生药0.7g。用6片，每日3次，口服。继用最大剂量原磺脲类降糖药；控制饮食。1个月为1个疗程，用2个疗程。结果：显效（症状基本消失；空腹及餐后2小时血糖下降>30%）18例，有效13例，无效4例，总有效率88.57%。［陈忠伟．江苏中医药．2002，23（2）：29］

6. 益气养阴活血通腑法对继发性磺脲类失效2型糖尿病患者外周胰岛素抵抗的影响　治疗组41例，用大黄、桂枝、元参各6～12g，桃仁9～12g，玄明粉、甘草各3～6g，生（或熟）地12～15g，麦冬12g，黄芪30～45g。便秘甚，大黄、玄明粉后下，正常（或次数多）大黄同煎，去玄明粉；气虚甚，黄芪增量；阴虚甚，生（或熟）地增量；虚热，去桂枝，加知母、地骨皮；脾虚，加苍术、山药；尿多，加山茱萸、金樱子；四肢麻痹，加鸡血藤、威灵仙；皮肤痒，加白鲜皮、地肤子。日1剂，水煎服。对照组37例，用美迪康250mg（1周后增至500mg），每日3次，餐后服。两组均维持原用药，控制饮食。1个月为1个疗程，用2个疗程。结果：两组分别优等（空腹血糖<7.2mmol/L）各8例，良好10例、11例，中等12例、9例，无效11例、9例，总有效率73.2%、75.7%。对外周胰岛素抵抗分别显效（逆转）各10例，有效21例、19例，无效10例、8例，总有效率75.6%、78.3%。空腹血糖及胰岛素、血糖面积、IAI、SI、IRG两组治疗前后自身及治疗后组间比较均有显著性差异（$P<0.01$ 或 0.05）。[朱章志等．中国中医药信息杂志．2002，9(1)：25～27]

7. 自拟三消饮抗磺脲类药物继发失效50例分析　本组糖尿病用自拟三消饮（太子参、制黄精、制首乌、川黄连、卫茅、桃仁、丹参、僵蚕、荔枝核、泽泻等），日1剂，水煎分2次饭前半小时服。达美康80mg，每日2次，口服。结果：空腹血糖、餐后2小时血糖、总胆固醇、载脂蛋白、A-I、载脂蛋白B、血液流变学5项、过氧化脂质、红细胞超氧阴离子均明显改善（$P<0.01$ 或 0.05）。[吴敏等．江苏中医．1995，16(7)：7～8]

二十二、糖尿病黎明现象

1. 中医治疗糖尿病伴有黎明现象20例　症见5：00—9：00空腹血糖明显增高（或胰岛素需要量明显增加）。燥热伤肺型：天花粉30g，黄连、山萸肉各6g，生地、葛根、怀山药、麦冬、地骨皮各15g，五味子10g。胃燥津伤型：生石膏30g（先煎），知母、生地、麦冬、葛根、怀山药、玄参、地骨皮各15g，黄连、山萸肉、生大黄（后下）各6g，炒栀子10g。肾阴亏虚型：山萸肉、黄柏各6g，怀山药、生地、麦冬、玄参、天花粉、地骨皮、知母各15g，五味子10g。随症加减，日1剂，水煎服。继用原治疗，用10日。结果：显效（症状消失或明显缓解；相同时间空腹血糖下降>30%，或接近无本症时空腹血糖）8例，有效10例，无效2例。[张彩萍．中国中医基础医学杂志．2002，8(3)：54，63]

2. 人参石膏汤治疗糖尿病黎明现象 50 例 治疗组 30 例，方用人参石膏汤：人参 9g，石膏、生地、黄精、怀山药各 20g，知母、山茱萸各 10g，石斛 8g，甘草 6g。气阴两虚，加黄芪；阴阳两虚，去石膏，加肉桂、附子；周围神经病变在下肢加木瓜、地龙，在上肢加片姜黄、桂枝。日 1 剂，水煎服。与对照组 20 例均用诺和灵 30R，早、晚餐前 30 分钟分别 24U、20U，皮下注射；第 3 日两组分别增加 5%、15%。用 10 日。结果：两组分别显效（空腹、非空腹血糖分别为 4～6.1mmol/L、4～8mmol/L）19 例、9 例，有效 8 例、6 例，无效 10 例、5 例，见低血糖分别 0 例、5 例。［李春光．内蒙古中医药．2005，24(3)：3～4］

3. 糖尿病黎明现象及其中医防治的观察 本证是清晨 6—9 时空腹血糖明显升高或胰岛素需要量增加的一种临床现象。治疗在原方案不变的基础上，并用天花粉、生地各 30g，沙参、玄参各 15g，石膏 20g，知母 10g，黄连、甘草各 6g。日 1 剂，水煎服，于每晚睡前及次日晨 5—6 时服，连用 1 周。治疗 17 例。结果：有效（治疗后同一时间的空腹血糖较发生本现象时下降＞30%或接近未发生本现象时）14 例，无效 3 例。发生本现象前后平均空腹血糖分别为 11.28mmol/L、16.63mmol/L（$P<0.01$），治疗后平均空腹血糖为 11.52mmol/L，治疗前后比较有显著性差异（$P<0.05$）。［肖万泽等．中医杂志．1996，37(1)：30～31］

二十三、糖耐量异常及代谢综合征

1. 辨证分型治疗葡萄糖耐量低减 60 例 本病介于糖尿病和正常血糖之间的一种特殊代谢状态，特点餐后高血糖。痰蕴脾胃型：党参、茯苓各 15g，白术、苍术、厚朴、山楂各 10g，陈皮 6g；肝脾不和型：柴胡、白术、当归各 6g，白芍、苍术、桑白皮、郁金各 10g，黄芪 20g；肺热津伤型：黄连 5g，天花粉、生地、桑白皮、太子参各15g，天冬、麦冬、黄芩各10g。日1剂，水煎服。1个月为1个疗程。结果：治愈16例，有效28例，无效16例，总有效率73.3%。［连健儿．浙江中医杂志．2004，39(12)：521］

2. 生地黄连汤干预糖耐量异常疗效观察　两组血糖高，但未达糖尿病各36例。治疗组用生地黄连汤：天花粉、生地各12g，黄连6g，金银花、麦冬、丹参、牛膝各10g，葛根、黄芪各15g。便秘，加大黄；倦怠乏力、渴而汗出，加党参、五味子。日1剂，水煎服。与对照组均控制饮食；运动锻炼，以次日无不适感为度。1个月为1个疗程。结果：两组分别显效（症状基本消失；空腹及餐后2小时血糖复常）24例、3例，有效8例、6例，无效4例、27例，总有效率88.9%、25%（$P<0.01$）。TC、TG治疗组治疗前后及治疗后组间比较均有显著性差异（$P<0.01$）。［四川医药．2001，24(6)：13～15］

3. 加味玉液汤对糖耐量损害干预的临床观察　两组各50例。治疗组用加味玉液汤：黄芪、决明子、生龙骨、生牡蛎各30g，天花粉、葛根、山药、玄参、丹参各15g，五味子、鸡内金、知母各10g。日1剂，水煎服。与对照组均糖尿病饮食，适量运动。3周为1个疗程，用3个疗程。结果：两组分别显效22例、12例，有效24例、27例，无效4例、11例，总有效率92%、78%。［童琦燕．湖北中医杂志．2008，30(12)：36］

4. 消瘅汤逆转糖耐量低减的临床研究　两组各45例。治疗组用消瘅汤：桃仁、丹皮、丹参、玄参各15g，大黄、郁金、川贝母、莱菔子各10g。日1剂，水煎服。对照组用二甲双胍0.25g，每日3次，口服。均4周为1个疗程。结果：两组分别显效24例、17例，有效16例、21例，无效5例、7例，总有效率88.89%、84.44%。［黄淑玲．中国中医药科技．2005，12(2)：73～74］

5. 乌梅芍药汤治疗葡萄糖耐量减低20例体会　本病为糖尿病发展的必然阶段。用乌梅芍药汤：乌梅30g，芍药、金樱子各20g，山茱萸、党参、白术、山药各15g。上消，乌梅、金樱子增量,加葛根、生地等;中消,加知母、麦冬等;下消,山茱萸、金樱子、山药增量,加五味子、黄柏等。日1剂,水煎服。2周为1个疗程,用2~3个疗程。结果:显效(空腹血糖<5.6mmol/L,葡萄糖耐量试验2小时血糖<7.8mmol/L)14例,好转4例,无效2例。[邝开安.中医药学报.2001,29(5):11]

6. **糖Ⅰ号治疗糖耐量减低68例临床观察** 治疗组用糖Ⅰ号(含人参、茯苓、白术、黄芩、黄连、大黄、绞股蓝、生黄芪、山药、苍术、枳实、山楂、葛根、川芎等。每袋10g)2袋,每天2次,餐后服。与对照组64例均糖耐量减低(IGT)知识宣教。治疗半年。结果:两组分别恢复正常糖耐量13例、2例,IGT 55例、58例,糖尿病0例、4例。空腹及餐后2小时血糖、空腹血浆胰岛素、糖化血红蛋白、胰岛素抵抗指数及TG治疗组治疗前后及治疗后两组比较差异均有统计学意义($P<0.05$)。[魏燕等.中国中医药科技.2009,16(3):225~226]

7. **稳糖颗粒治疗糖耐量减低48例临床观察** 3组均接受糖耐量减低知识教育,进行饮食及运动等教育。治疗组用稳糖颗粒胶囊(含芍药5份,栀子、滑石各3.5份,黄连、连翘各4份,薄荷、甘草、藿香、荷叶各2份,葛根、佩兰各2.5份。每粒0.25g,相当于生药3g)3粒,每天3次,餐前服。对照组47例,用阿卡波糖50mg,每天3次,餐中服。教育组47例,每半年进行饮食控制与运动锻炼指导。均1周为1个疗程,用2个疗程。结果:3组分别显效(转为正常糖耐量)27例、20例、9例,无效17例、23例、29例,恶化4例、4例、9例。见副反应分别5例、0例、0例。[呼永河.中医杂志.2009,50(7):609~612]

8. **六味地黄丸合黄连素治疗糖耐量异常24例临床观察** 治疗组用六味地黄丸(含熟地黄、山茱萸、牡丹皮、山药、茯苓、泽泻)8粒,黄连素片5~8粒,每天3次,口服。与对照组22例均饮食治疗(按每日总热量限制饮食摄入)及运动治疗(运动强度小于运动心率即170减去年龄,或运动后稍出汗,无喘息,次日

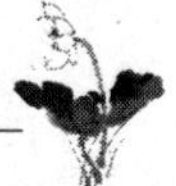

清晨睡醒无肢体疲乏之感为度)。均1个月为1个疗程。结果:两组分别显效9例、3例,有效10例、5例,无效5例、14例。[陈蓉飞.江苏中医药.2007,39(12):31～32]

9. 消渴康胶囊对糖调节受损患者预后转归影响的临床研究 治疗组43例,用消渴康胶囊(含生黄芪、葛根、决明子、丹参、生薏苡仁等。每粒0.5g,含生药3.2g);对照组41例,用安慰剂胶囊;均4粒,每天3次,口服;0.5周为1个疗程。结果:两组分别正常糖代谢27例、14例,葡萄糖调节受损16例、26例,2型糖尿病0例、1例。空腹血糖、总胆固醇、高及低密度脂蛋白治疗组治疗前后比较均有显著性差异($P<0.01$或0.05)。[杨洪志等.南京中医药大学学报.2006,22(6):354～356]

10. 玉液汤加减治疗糖耐量低减的临床观察 治疗组48例,用玉液汤加减:怀山药、生黄芪、天花粉各30g,知母、葛根、黄芩各10g,鸡内金、五味子各6g。日1剂,水煎服。对照组38例,用盐酸二甲双胍肠溶片0.25g,每日3次餐后服。控制饮食。用8周,随访3个月。结果:两组分别有效(空腹及餐后2小时血糖分别<6.6mmol/L、7.8mmol/L)36例、18例($P<0.01$),无效12例、20例。[陈济民等.湖北中医学院学报.2006,8(2):55]

11. 滋阴清心汤治疗代谢综合征63例观察 本病主要的病理生理是胰岛素抵抗。用滋阴清心汤:生黄芪、丹参、郁金各20g,麦冬、女贞子、玉竹、茯苓、黄连、丹皮、泽泻、赤芍、白芍各15g。日1剂,水煎服。控制饮食。结果:甘油三酯、高密度脂蛋白胆固醇、空腹及餐后2小时血糖、糖化血红蛋白、腰围、血压、胰岛素敏感指数本组治疗前后比较均有显著性差异($P<0.01$或0.05)。[卢立广等.浙江中医杂志.2005,40(5):200]

12. 自拟温阳消浊饮加二甲双胍治疗脾肾阳虚型代谢综合征临床观察 两组各40例。治疗组用温阳消浊饮:生黄芪、茯苓、丹参、熟地黄各20g,焦白术、人参、黄连、葛根、桂枝各10g,

泽泻、怀牛膝、山茱萸各15g。日1剂，水煎服。与对照组均用二甲双胍0.25g，每天3次，口服。用8周，结果：两组分别临床缓解9例、8例，显效各20例，有效各6例，无效5例、6例，总有效率87.5%、85%。胰岛素敏感指数、TG、空腹血糖、空腹胰岛素、TC、HDL-C及LDL-C治疗组治疗前后及前2项治疗后两组比较差异均有统计学意义（$P<0.01$或0.05）。［赵志英．北京中医药．2008，27(8)：620～622］

13. **从肝郁脾虚论治代谢综合征51例临床观察**　本病又称胰岛素抵抗综合征。治疗组用柴胡、白术各15g，黄芪30g，白芍、当归各10g，茯苓、生地黄、泽泻、薏苡仁、牡丹皮、山药、甘草各20g。日1剂，水煎服。与对照组42例均用控制饮食、适当运动等基础疗法。用3个月。结果：两组分别痊愈23例、12例，有效26例、21例，无效2例、9例，总有效率96.08%、78.57%。［熊莉华等．广州中医药大学学报．2008，25(1)：23～26］

14. **大承气汤加味对皮质醇增多症糖代谢紊乱的治疗观察**　本组6例均为女性，病程4个月～7年。均治以大承气汤加味：大黄、厚朴、枳实各6g，生何首乌、龙胆草、黄精各15g。日1剂，水煎300～400ml，分3次空腹温服，每次以药汁冲服芒硝2g。结果：服药20～80剂皆得到恢复。［薛芳．辽宁中医杂志．1985，9(3)：8～9］

15. **血府逐瘀汤加减对代谢综合征胰岛素抵抗的影响**　两组各20例。治疗组用血府逐瘀汤：当归、赤芍、生地黄、枳壳各12g，桃仁、红花、川芎、桔梗、柴胡各9g，川牛膝15g。随症加减，日1剂，水煎服。与对照组均根据患者血糖、血压、血脂情况用相应西药。保持规律的饮食及运动。用3个月。结果：空腹血糖（FBG）、HbA1c、空腹胰岛素（Fins）、BMI、胰岛素敏感指数（IsI）治疗组治疗前后及治疗后两组比较差异均有统计学意义（$P<0.05$）。［王亚丽．浙江中西医结合杂志．2009，19(8)：

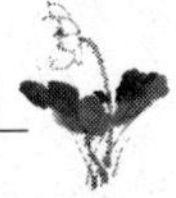

491～492]

16. **综合治疗胰岛素抵抗综合征 56 例**　用柴胡、白芍、郁金、丹参、生山楂各 15g，党参、白术、茯苓、山药各 12g，苍术、佩兰、草决明、泽泻各 10g。胆热证，加黄芩、龙胆草；肝阳上亢，加生龙骨、生牡蛎、栀子。日 1 剂，水煎服。并取穴：肝俞、脾俞、足三里。平补平泻法，留针 15 分钟，日 1 次。停用降糖、降血脂药。1 个月为 1 个疗程。结果：均症状消失（或减轻）。空腹血糖、空腹胰岛素、胰岛素敏感指数、甘油三酯、血压治疗前后比较均有显著性差异（$P<0.05$ 或 0.01）。[董卫．山西中医．2004，20(6)：17]

17. **中西医结合治疗 X 综合征 30 例**　本征以胰岛素抵抗为基础，伴高血压、糖耐量异常及脂代谢紊乱。治疗组用调平方加减：川牛膝、女贞子、制首乌、钩藤、丹参各 30g，党参、茯苓、泽泻、葛根、山楂各 15g，草决明 12g，陈皮 9g。日 1 剂，水煎服。与对照组 20 例均用巯甲丙脯酸 12.5mg，每日 3 次，口服。停用相关药。用 1～4 周。结果：空腹血糖及胰岛素、胰岛素敏感指数、胆固醇、甘油三酯治疗组治疗前后及治疗后组间，血压两组治疗前后自身比较均有显著性差异（$P<0.01$ 或 0.05）。[徐云生等．山东中医杂志．1998，17(5)：224～225]

（十三至二十三：方传明）

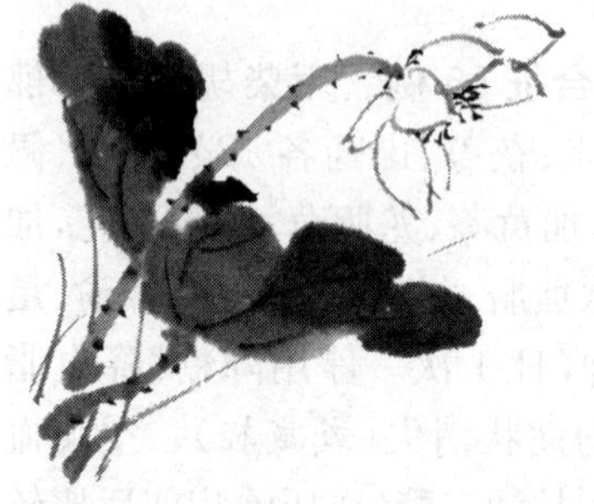

跋

编纂组方家，刀圭之暇，手不舍卷，慧眼于远稽古籍，近索众论，裒辑《消渴病古今证治荟萃》，内容翔实，可谓甚备，实乃医者防治消渴病"勤求古训，博采众方"竭力精思则医者竟也。故而此书采撫于历代医家先贤和当今中医以及中西医结合医者，对消渴病防治资料的发掘颇有广度和深度，读者可随编纂者的指引，按分类一路读去，俨如进入古今研治消渴病百花园之文库。凡消渴病病因病机、辨证立法、选方遣药等无不涉猎而且中肯。根据读者之所需，有的放矢地进行专题披阅，随便翻翻，定能开卷有益，为登高必自架之阶梯，则临证之际庶几免其疑难乎。书中摘引的证治、经方、后世方、经验方、单味药等，每每中的而高瞻，确有实用性，文摘短则寥寥数语，长则数百字，阅读时心情愉悦，心态放松，领悟其内蕴应用于临证，发挥实效，不仅能扩展消渴病临证治疗、教学和科学研究，增广见闻，而且对撰写中医药文献与医史，都是一部有价值的参考书使然。

农历癸巳年中伏火热天

教授　王山而　谨志

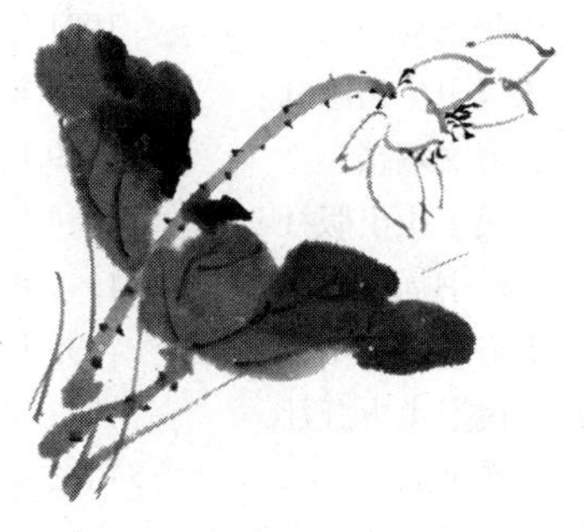

参考文献

1. 黄帝内经素问	人民卫生出版社	1963 年
2. 灵枢经	人民卫生出版社	1964 年
3. 神农本草经	科学技术文献出版社	2007 年
4. 华佗・中藏经	科学技术出版社	2007 年
5. 汉・张仲景．金匮要略方论	人民卫生出版社	1955 年
6. 晋・陈延之．小品方	天津科学技术出版社	1983 年
7. 晋・皇甫谧．针灸甲乙经	商务印书馆	1955 年
8. 晋・王叔和．脉经	商务印书馆	1955 年
9. 晋・王叔和．脉诀	人民卫生出版社	1984 年
10. 南北朝・葛洪．肘后备急方．陶弘景增修	商务印书馆	1955 年
11. 隋・巢元方．诸病源候论	人民卫生出版社	1955 年
12. 隋唐・甄立言．古今录验方．谢盘根辑校	中国医药科技出版社	1996 年
13. 隋・谢南郡．疗消渴众方一卷(已佚)可见于《隋书・经籍志》	中华书局	1937 年
14. 唐・孙思邈．备急千金要方	人民卫生出版社影印	1955 年
15. 唐・孙思邈．千金月令	人民卫生出版社影印	1955 年
16. 唐・孙思邈．海上仙方	苏州国医书社	1931 年
17. 唐・王焘．外台秘要	人民卫生出版社	1955 年
18. 唐・王冰．元和纪用经	中国中医药出版社	2006 年
19. 唐・昝殷．食医心鉴	北京东方学会	1924 年
20. 宋・朱肱．类证活人书	商务印书馆	1955 年

21. 宋·王兖．博济方　中华书局　1931年
22. 宋·沈括，苏轼．苏沈良方　人民卫生出版社　1965年
23. 宋·政和中奉敕．圣济总录　上海文瑞楼　1919年
24. 宋·唐慎微．证类本草　人民卫生出版社　1956年
25. 宋·王贶．全生指迷方　上海书局　1930年
26. 宋·许叔微．普济本事方　上海科学技术出版社　1959年
27. 宋·陈诗文等．太平惠民和剂局方　人民卫生出版社　1959年
28. 宋·夏德．卫生千金方　上海书局　1930年
29. 宋·张杲．医说十卷　上海科学技术出版社　1958年
30. 宋·太医局程文九卷　上海医学书局　1911年
31. 宋·陈言．三因极一病证方论　人民卫生出版社　1957年
32. 宋·严用和．济生方　人民卫生出版社影印　1956年
33. 宋·杨士瀛．仁斋直指方　中国中医药出版社　2006年
34. 宋·李迅．集验背疽方　上海国医书局　1931年
35. 宋·朱端章．卫生家宝　人民卫生出版社　1956年
36. 宋·苏东坡．苏东坡文集　上海千顷堂书局　1925年
37. 宋·王怀隐．太平圣惠方　人民卫生出版社　1958年
38. 宋·刘元宾．神巧万全方　抄本　1911年
39. 宋·王硕．易简方　孙治让刻本　1898年
40. 宋·黎民寿．简易方论　中国医籍考　1956年
41. 宋·陈自明．新编备急管见大全良方　中国中医药出版社　2005年
42. 宋·温革．琐碎录　抄本　1855年
43. 宋·朱佐(君辅)．类编朱氏集验医方　商务印书馆影印　1955年
44. 宋·陈直．寿亲养老新书　上海朝记书庄　1919年
45. 宋·蒲处贯．保生要录　抄本　1276年
46. 宋·王璆．是斋百一选方　抄本　1197年
47. 宋·成无己．伤寒明理论　商务印书馆　1955年
48. 金元四大家全书医学　天津科学技术出版社　1999年
49. 金·刘完素(守真)．黄帝素问宣明论方　上海千顷堂书局　1909年

50. 金·刘完素(守真). 三消论	上海大东书局	1898年
51. 金·刘完素. 河间六书	上海千顷堂书局	1909年
52. 金·张从正(子和). 儒门事亲	上海科学技术出版社	1958年
53. 金·张元素(洁古). 病机气宜保命集	上海千顷堂书局	1909年
54. 金·张洁古. 活法机要	上海千顷堂书局	1909年
55. 金·邵柏崖. 治病百法	上海大东书局	1899年
56. 金·李杲. 兰室秘藏	人民卫生出版社	2005年
57. 金·李杲原撰. 罗天益辑. 东垣试效方	上海科学技术出版社	1984年
58. 金·李杲原撰. 罗天益编. 东垣十书	文化书局	1881年
59. 元·罗天益. 卫生宝鉴	商务印书馆	1959年
60. 元·危亦林. 世医得效方	上海科学技术出版社	1964年
61. 元·杜思敬. 济生拔萃	上海涵芬楼影印元刻本	1938年
62. 元·朱震亨. 丹溪心法	上海科学技术出版社	1959年
63. 元·朱震亨. 金匮钩玄	人民卫生出版社	1980年
64. 元·僧人继洪. 澹寮方	日本蓝川慎手抄本	1283年
65. 元·孙允贤. 医方集成	日本宗文堂刻本	1713年
66. 元·孙允贤. 医方大成	日本林甚石卫门刻本	1647年
67. 元·李仲南,李永贤. 永类钤方	人民卫生出版社	1956年
68. 元·作者不详. 医林方	抄本	1289年
69. 元·作者不详. 澹轩方	抄本	1290年
70. 明·徐春甫. 古今医统	古吴陈长卿刻本	1557年
71. 明·朱棣. 普济方	人民卫生出版社	1960年
72. 明·戴思恭(元礼). 秘传证治要诀	上海商务印书馆	1955年
73. 明·徐用诚. 玉机微义	上海东善堂刻本	1703年
74. 明·李恒. 袖珍方	熊氏秘德堂刻本	1539年
75. 明·薛己. 薛氏医案	书业堂刊本	1535年
76. 明·汪机(省之). 推求师意	中国中医药出版社	1999年
77. 明·陈桷. 石山医案	中国中医药出版社	1999年
78. 明·韩懋. 韩氏医通	於然堂刊本	1532年

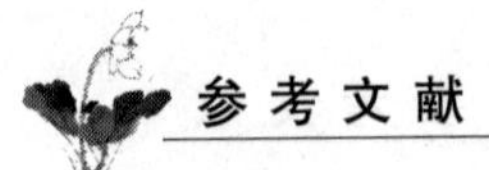

79. 明・江瓘．名医类案　人民卫生出版社　1986年
80. 明・孙一奎．赤水玄珠　人民卫生出版社　1986年
81. 明・孙一奎．孙文垣医案　人民卫生出版社　1986年
82. 明・王肯堂(宇泰)．医统正脉全书　杭州三三医社　1924年
83. 明・王肯堂．证治准绳　上海科学技术出版社　1964年
84. 明・王肯堂．疡医准绳　中国中医药出版社　1999年
85. 明・李时珍．本草纲目　人民卫生出版社　1977年
86. 明・缪希雍．先醒斋广笔记　上海集古阁石印本　1919年
87. 明・张介宾．景岳全书　上海校经上房石刻本　1917年
88. 明・李梴．医学入门　重庆商务印书馆　1931年
89. 明・赵献可．赵氏医贯　上海中医书局　1932年
90. 明・皇甫中．明医指掌图　上海广益医书局　1922年
91. 明・熊宗立．名方类证医书大全　熊氏种德堂刻本　1467年
92. 明・虞抟．医学正传　人民卫生出版社　1965年
93. 明・刘纯．医经小学　慈溪耕余楼所藏　万历年间刊本　1936年
94. 明・程玠(松玠)．松崖医径　上海世界书局　1936年
95. 明・龚廷贤．万病回春　上海广益书局　1952年
96. 明・方古．医林绳墨大全　商务印书馆　1957年
97. 明・楼英(全善)．医学纲目　上海世界书局　1937年
98. 朝鲜・许浚．东医宝鉴　上海广益书局　1917年
99. 明・李中梓．医宗必读　上海马启新书局　1924年
100. 明・李中梓．病机沙篆　上海广益书局　1916年
101. 明・唐椿．原病集　崇祯六年癸酉刻本　1633年
102. 明・胡濙(源洁)．卫生易简方　留芝堂刻本　1781年
103. 清・陈梦雷、蒋廷锡等．古今图书集成医部全录　上海会文堂新论铅印本　1937年
104. 清・喻昌(嘉言)．医门法律　上海锦章书局　1926年
105. 清・喻昌(嘉言)．喻选古方试验　汉上梅春华家刻本　1838年
106. 清・陈士铎．石室秘录　上海千顷堂石刻本　1937年
107. 清・陈士铎．辨证冰鉴　北京龙文阁石刻本　1909年
108. 清・吴谦等．医宗金鉴　上海鸿文书局　1943年

109. 清·王子接，叶桂校．绛雪园古方选（十三科古方选注） 日本浪华书铺石原茂兵卫等刻本 1771年
110. 清·魏之琇．读名医类案 上海著易堂刻本 1886年
111. 清·徐大椿（灵胎）．医学全书 上海广益书局 1948年
112. 清·龚廷贤（子才）．寿世保元 上海校经上房刻本 1908年
113. 清·张璐．张氏医通 上海锦章书局 1925年
114. 清·叶桂．医效秘传 上洋海左书局 1907年
115. 清·叶桂．临证指南医案 上海科学技术出版社 1959年
116. 清·沈金鳌．沈氏尊生书 湖北崇文书局 1874年
117. 清·陶东亭．惠直堂经验方 步云阁刻本 1784年
118. 清·陶东亭．医书集成 步云阁刻本 1784年
119. 清·冯延年．古方准绳 手抄本 1854年
120. 清·费伯雄．医醇賸义 上海书局 1901年
121. 清·怀抱奇．古今医彻 上海卫生出版社 1957年
122. 清·汪蕴谷．杂症会心录 率川自余堂刻本 1755年
123. 清·陈岐德．医学传灯 上海世界书局 1936年
124. 清·汪启贤．济世全书（包括医学碎金、脏腑论辨等） 抄本 现存中国中医研究院图书馆
125. 清·蔡宗玉．医书汇参集成 崇让堂刻本 1839年
126. 清·秦皇士．症因脉治 上海储梧冈刻本 1922年
127. 清·汪昂．医方集解 上海科学技术出版社 1959年
128. 清·赵濂．内外验方 上海务本书药社 1930年
129. 清·陈懋修．世补斋医书 上海中医书局 1931年
130. 清·孙志宏．简明医彀 治文堂刻本 1748年
131. 清·孙德润．医学汇海 扬州董秋甫刻本 1879年
132. 清·程永培．六醴斋医书十种 上海千顷堂书局 1925年
133. 清·吴德汉．医理辑要 敬义斋刻本 1762年
134. 清·丁泽周．丁氏医案 上海华丰印刷铸字所 1927年
135. 清·罗越峰．疑难急症简方 上海世界书局 1936年
136. 清·莫枚士．中国医书大成 大东书局 1936年

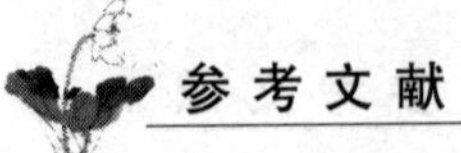

137. 清・蒋介繁．本草择要纲目　上海世界书局　1936年
138. 清・沈廷页．病机汇论　观成堂刻本　1713年
139. 清・唐宗海．中西汇通医学集成　上海广益书局　1947年
140. 清・云阁氏．医学摘萃　上海著易堂刻本　1897年
141. 清・张锡纯．医学衷中参西录　河北人民出版社　1957年
142. 清・吴其濬．植物名实图考　商务印书馆　1919年
143. 清・恬素氏．拔萃方　翔商印书馆　1925年
144. 清・沈翔亭．经验良方　宏道堂刻本　1892年
145. 清・鲍翔璈．验方新编　上海宏宝斋书局　1924年
146. 清・许国祯．御药院方　中国古籍出版社　1983年
147. 中医研究院．清代抄本．伤寒方论　中国古籍出版社　1964年
148. 清・作者不详．经验秘方　清道光浙江杭州刻本　1809年
149. 清・作者不详．急救仙方　嘉兴冯圣昌刻本　1908年
150. 年代作者不详．必用全书　手抄本
151. 年代作者不详．大全本草　手抄本
152. 年代作者不详．备预百要方　手抄本
153. 年代作者不详．助道方　手抄本
154. 蒋国彦．糖尿病知识发展的现状及中国历代对于糖尿病的记载和贡献．内科学报，1952(10)：695.
155. 蒋国彦．中国古代对糖尿病的记载及治疗糖尿病的重要药品．中华医学杂志，1953(12)：898.
156. 蒋国彦．中国历代对于糖尿病的记载和贡献．见：蒋国彦，赵夷年，张蕙芬，等编译．糖尿病・附录一．上海：上海卫生出版社，1958.
157. JIANG GUO-YAN(蒋国彦). Diabetes mellitus in China, past and present. (An abstract)Clinico-genestic genesis of diabetes mellitus international congress series. EXCEPRTA MEDICA(日本神户：糖尿病国际学术会议专集)，1982：27，597.
158. Dankmeijer HF. Diabetes Mellitus. Netherlands：1984.
159. 中医研究院．中医文摘・内分泌代谢疾病．1964年至2011年．
160. 李涛．中华医学杂志，1937(8)：1060.
161. 王致普．消渴(糖尿病)史述要．中华医史杂志，1980(10)：79.

162. 钟学礼．十年来有关糖尿病的研究成果．中华内科杂志，1960(6):512.

163. 胡昭衡，陈可冀，李春生，等．中华医史杂志．纪念孙思邈逝世1300周年专辑．1986.

164. 侯明邦，甘伟松(台)．中医中药与临床研究．台港及海外中文报刊资料专辑．1986:44-49,50-51.

165. 邝安堃，陈家伦，侯积寿．糖尿病在中国．长沙：湖南科学技术出版社，1989.

166. 中华中医药学会．糖尿病肾脏疾病中医诊疗标准．世界中西医结合杂志，2011,6(6):548-552.

167. 中华中医药学会．糖尿病视网膜病变中医诊疗标准．世界中西医结合杂志，2011,6(7):632-637.

168. 中华中医药学会．糖尿病周围神经病变中医防治指南．中国中医药现代远程教育，2011,9(22):119-121.

169. 中华中医药学会．糖尿病足中医诊疗标准．世界中西医结合杂志，2011,6(7):618-624.

170. 刘铜华，王芬．中医诊治糖尿病的研究概况．国际中医中药杂志，2006,28(1):57-60.

171. 中华中医药学会．糖尿病中医诊疗标准．世界中西医结合杂志，2011,6(6):540-547.

172. 游龙，王耕．影响血糖升降的65种中药．中国中医药信息杂志，2000,7(5):32-35.

173. 单俊杰，田庚元．白术糖复合物AMP2B的理化性质及降血糖活性的研究．药学学报，2003,38(6):438-441.

174. 高斌，白淑英，杜文斌，等．苍术降血糖作用的实验研究．中国中医药科技，1998,5(3):162-165.

175. 曹莉，茅彩萍，顾振纶．蟾衣粉降血糖作用的实验研究．中国血液流变学杂志，2002,12(4):290-292.

176. 黄焱，陈少强，陈瑞华，等．川芎嗪对糖尿病大鼠视网膜保护作用的机制．中药药理与临床，2002,18(5):18-20.

177. 黄焱，陈少强，张更，等．川芎嗪联合氨基胍对糖尿病大鼠肾脏血管内皮细胞生长因子表达的影响．中西医结合学报,2004,2(1):72-73.

178. 张杰,陈世伟,张焱,等．藏边大黄复合剂对糖尿病小鼠血糖的影响．现代预防医学,2006,33(8):1344-1345.

179. 艾智华,蔡红卫,张忠辉．大黄酸治疗大鼠糖尿病肾病的实验研究．第三军医大学学报,2004,26(4):304-306.

180. 龚伟,黎磊石,孙骅,等．大黄酸对糖尿病大鼠转化生长因子-β及其受体表达的影响．肾脏病与透析肾移植杂志,2006,15(2):101-111,143.

181. 张学亮,郭啸华,刘志红,等．大黄酸对低剂量链脲佐菌素肥胖糖尿病大鼠糖尿病肾病的影响．中华内分泌代谢杂志,2005,21(6):563-565.

182. 黄翠玲,李才．大黄对糖尿病大鼠肾皮质和尿前列腺素及血栓素水平的影响．中国中医药信息杂志,2003,10(12):23-24,27.

183. 吴忠杰．丹参对实验糖尿病大鼠黏附分子CD54、CD106、CD62p的影响．辽宁中医杂志,2006,33(6):758-759.

184. 王志刚,岳辉．丹参对实验性2型糖尿病大鼠肾损害的保护作用．牡丹江医学院学报,2005,26(1):20-21.

185. 王兰,李新荣,邓湘蕾,等．丹参酮ⅡA对糖尿病大鼠体内氧化应激的作用．临床和实验医学杂志,2007,6(7):8-10.

186. 史丽谨,朱晓云,刘喜明．丹参素对糖尿病脑梗塞大鼠t-PA、PAI-I含量及mRNA表达的影响．临床药物治疗杂志,2007,5(4):40-44.

187. 柳刚,关广聚,亓同钢,等．丹参对糖尿病大鼠肾脏的保护作用及其机制研究．中西医结合学报,2005,3(6):459-462.

188. 李成军,陈鹏．当归多糖对STZ诱导的糖尿病大鼠的降血糖作用及其机制．齐齐哈尔医学院学报,2007,28(10):1158-1161.

189. 李成军,张亚珍,孟文芳．当归多糖对2型糖尿病大鼠的降糖机制．齐齐哈尔医学院学报,2007,28(12):1422-1424.

190. 许莹,丁虹．当归多糖对四氧嘧啶糖尿病小鼠的降血糖作用．中国药师,2004,7(11):880-881.

191. 李康,毕开顺,司保国．地骨皮中不同组分对四氧嘧啶糖尿病小鼠的降血糖作用．中医药学刊,2005,23(7):1298-1299.

192. 高大威,刘志伟,刘智华,等. 地骨皮降血糖效果研究及成分分析. 燕山大学学报,2007,31(3):269-272.

193. 方志伟,刘非,付井成,等. 地骨皮降血糖作用的实验研究. 中医药学报,2004,32(4):47-48.

194. 周晶,孟林,黄建安,等. 地骨皮对四氧嘧啶糖尿病小鼠的降糖作用. 中成药,2001,23(6):424-425.

195. 卫琮玲,石渊渊,任艳彩,等. 地骨皮的降血糖机制研究. 中草药,2005,36(7):1050-1052.

196. 曾艳,贾正平,张汝学,等. 地黄寡糖在2型糖尿病大鼠模型上的降血糖作用及机制. 中国药理学通报,2006,22(4):411-415.

197. 王晓莉,李妍芹,苏志红,等. 地黄寡糖对妊娠期糖尿病大鼠血糖和胰岛素水平的影响. 西北国防医学杂志,2007,28(3):204-206.

198. 胡福良,玄红专,陈民利,等. 蜂胶对糖尿病SD大鼠的影响. 浙江大学学报(农业与生命科学版),2004,30(2):205-209.

199. 魏高文,冯务群,夏晓凯,等. 蜂胶软胶囊对小鼠糖尿病预防作用的实验研究. 实用预防医学,2007,14(2):530-531.

200. 孙卫,徐秋玲,郑学芝,等. 葛根素对2型糖尿病大鼠脂代谢的影响. 中国医疗前沿,2007,2(8):16-17.

201. 宋春宇,毕会民. 葛根素对大鼠胰岛素刺激下骨骼肌细胞膜GLUT4蛋白含量的影响. 中国中药杂志,2004,29(2):172-175.

202. 茅彩萍,顾振纶,许夕慧,等. 葛根素对糖尿病大鼠主动脉内皮形态功能的影响. 中草药,2005,36(3):402-405.

203. 陈健,李强翔,刘志旗,等. 葛根素对糖尿病大鼠主动脉硫酸乙酰肝素蛋白多糖影响的实验研究. 中国现代医学杂志,2007,17(4):410-413,417.

204. 李强翔,钟惠菊,肖扬,等. 葛根素对糖尿病大鼠主动脉纤维连接蛋白表达及血脂的影响. 中药药理与临床,2006,22(6):14-16.

205. 罗海燕,张卓,陈昌华,等. 葛根素对实验性糖尿病大鼠主动脉Ⅳ型胶原基因表达的抑制作用. 沈阳药科大学学报,2007,24(6):360-364.

206. 李强翔,钟惠菊,周敏,等. 葛根素对糖尿病大鼠血脂和主动脉细胞

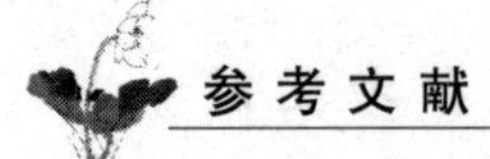

间粘附分子-1 表达的调控．中国行为医学科学，2006，15(11)：981-983.

207. 李强翔，王彩云，欧玉兰，等．葛根素对糖尿病大鼠血脂和主动脉基膜粘连蛋白 B1 mRNA 表达的影响．中国临床药理学与治疗学，2006，11(8)：883-887.

208. 李长天，陈雁飞．葛根素对糖尿病大鼠肾脏糖基化终产物和转化生长因子-β_1 表达的影响．中国中医药信息杂志，2006，13(3)：36-38.

209. 李强翔，贺金莲，王彩云，等．葛根素对糖尿病肾病大鼠 8-异前列腺素 F2α 的影响．中国老年学杂志，2007，27(2)：108-110.

210. 尚文斌，程海波，唐含艳，等．鬼箭羽对糖尿病小鼠血糖及全血粘度的影响．南京中医药大学学报(自然科学版)，2000，16(3)：166-167.

211. 吴燊荣，李友元，邓洪波，等．黄精多糖对老年糖尿病小鼠脑组织糖基化终产物受体 mRNA 表达的影响．中华老年医学杂志，2004，23(11)：817-819.

212. 吴燊荣，李友元，邓洪波，等．黄精多糖对糖尿病鼠的心和肾组织糖基化终产物受体 mRNA 表达的影响．中华急诊医学杂志，2004，13(4)：245-247.

213. 郭鹏，欧阳静萍，毛先晴，等．黄芪多糖对 2 型糖尿病 KKAy 小鼠早期肾脏病理改变的影响．武汉大学学报(医学版)，2007，28(1)：74-76，92.

214. 陈蔚，俞茂华，刘芳．黄芪多糖对 NOD 鼠胰岛细胞因子基因表达的影响．复旦学报(医学版)，2004，31(6)：607-610.

215. 陈蔚，俞茂华，李益明．黄芪多糖对非肥胖糖尿病鼠胰岛超微结构及氧化凋亡因子表达的影响．复旦学报(医学版)，2007，34(2)：269-272.

216. 周云枫，吴勇，欧阳静萍．黄芪多糖对 2 型糖尿病大鼠肾组织胰岛素信号转导的影响．武汉大学学报(医学版)，2005，26(2)：139-142.

217. 毛先晴，欧阳静萍，吴勇．中药黄芪多糖对糖尿病大鼠心肌 GLUT4 表达的影响．武汉大学学报(医学版)，2005，26(4)：457-459.

218. 张朝云，叶红英，俞茂华，等．黄芪多糖对糖尿病大鼠心肌超微结构的影响．复旦学报(医学科学版)，2001，28(6)：476-478.

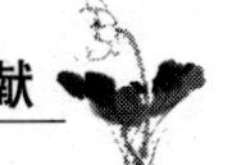

219. 吴朝妍,张莹雯. 黄芪多糖对肾阳虚型糖尿病大鼠肾组织 NF-κB、TGF-β_1 的影响. 武汉大学学报(医学版),2006,27(3):381-384,388.
220. 张莹雯,吴朝妍. 黄芪多糖对肾阳虚型糖尿病大鼠肾组织 NF-κB 及 IκB 的影响. 中国中西医结合消化杂志,2006,14(6):365-368.
221. 王念,毛先晴,王沈,等. 黄芪多糖减轻 2 型糖尿病大鼠内质网应激和增加胰岛素敏感性的实验研究. 公共卫生与预防医学,2007,18(4):13-16.
222. 冯毅,冯烈. 黄芪对糖尿病大鼠肾脏保护作用的机制. 实用医学杂志,2006,22(21):2457-2459.
223. 阮耀,岳兴如,李晓明,等. 黄芪对糖尿病大鼠心肌 MDA 及 SOD,GSH-PX,Na^+-K^+-ATP 酶活性的影响. 时珍国医国药,2007,18(3):593-594.
224. 牟娜,张庆怡,倪兆慧,等. 黄芪对高糖作用下肾间质成纤维细胞表达 HGF 的影响. 中国中西医结合肾病杂志,2002,3(1):7-9.
225. 李英,吴文清,张益民,等. 野黄芪甙原对糖尿病大鼠肾脏蛋白激酶 C 活性作用的研究. 中华肾脏病杂志,2001,16(2):89-92.
226. 吴文清,李英,赵金彩,等. 野黄芪甙元对实验性糖尿病大鼠肾脏的保护作用. 中国中西医结合肾病杂志,2001,2(8):444-446.
227. 胡蜀红,张木勋. 黄芩苷对 STZ 糖尿病大鼠肾脏的保护及其与 TGF-β_1 的关系. 中国医院药学杂志,2007,27(3):290-293.
228. 褚伟,祁友松,邢燕玲,等. 姜黄对实验性糖尿病大鼠血管内皮细胞功能的影响. 中国中医基础医学杂志,2007,13(4):275-276.
229. 包海花,郭新民,聂影,等. 绞股蓝总皂甙对 2 型糖尿病大鼠脑神经生长因子基因表达的影响. 中国康复医学杂志,2006,21(4):328-329.
230. 葛敏,刘彤,关宿东,等. 绞股蓝总苷对糖尿病心肌病大鼠心脏功能的影响. 沈阳药科大学学报,2007,24(6):355-359.
231. 郎志芳,董琦,韩继成. 绞股蓝皂甙对糖尿病大鼠肾脏氧化应激影响的研究. 牡丹江医学院学报,2005,26(4):5-8.
232. 郑杰,籍保平,何计国,等. 桔梗醇提物对链尿菌素致糖尿病 ICR 小鼠血糖影响研究. 食品科学,2006,27(7):236-239.

233. 楚生辉,刘敏. 苦瓜醇提物对糖尿病大鼠血糖、血脂的影响. 中成药,2006,28(6):889-890.

234. 张平平,刘金福,甄润英,等. 苦瓜皂甙纯品对糖尿病大鼠的降糖功效及急性毒性试验. 营养学报,2007,29(3):304-305.

235. 徐斌,董英,张慧慧,等. 苦瓜多糖对链脲佐菌素诱导糖尿病小鼠的降血糖效果. 营养学报,2006,28(5):401-403,408.

236. 唐彦萍,杨贵忠,张庆军. 苦瓜对糖尿病家兔血清 NO 和组织中 GSH-Px 活性的影响. 四川中医,2001,19(8):7-9.

237. 陈汉桂,郭厚基,覃艺,等. 荔枝核提取液对糖尿病小鼠模型血糖、血脂等相关指标的干预效应. 中国临床康复,2006,10(7):79-81.

238. 郭洁文,潘竞锵,邱光清,等. 荔枝核增强 2 型糖尿病-胰岛素抵抗大鼠胰岛素敏感性作用. 中国新药杂志,2003,12(7):526-529.

239. 陈卫辉,钱华,王慧中,等. 麦冬多糖对正常和实验性糖尿病小鼠血糖的影响. 中国现代应用药学杂志,1998,15(4):21-23.

240. 胡翠华,徐华丽,于晓风,等. 人参二醇组皂苷对实验性 2 型糖尿病大鼠血糖及血脂代谢的影响. 吉林大学学报(医学版),2006,32(6):1004-1008.

241. 陈冬梅,睢诚,曲绍春,等. 人参果皂苷注射液对实验性高血糖的影响. 吉林大学学报(医学版),2007,33(4):647-650.

242. 李才,李相军,苗春生,等. 人参糖肽对糖尿病大鼠尾腱胶原交联的改善作用. 中国中药杂志,2005,30(7):545-547.

243. 王蕾,关宿东,邓松华. 人参皂苷对糖尿病大鼠膈肌收缩特性的保护作用. 安徽医科大学学报,2006,41(1):35-37.

244. 徐洁,钟丽娟. 肉桂对 2 型糖尿病大鼠肝糖原、肌糖原的影响. 中国中医药科技,2007,14(3):171-172.

245. 胥新元,彭艳梅,彭源贵,等. 肉桂挥发油降血糖的实验研究. 中国中医药信息杂志,2001,8(2):26.

246. 钟国连,邱立明,高晓梅. 桑白皮水-醇提取物对糖尿病模型大鼠血糖和血脂的影响. 实验动物科学与管理,2003,20(2):24-25.

247. 马松涛. 桑白皮提取物对防治糖尿病大鼠神经病变实验研究. 中药药理与临床,2006,22(3-4):117-118.

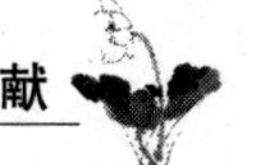

248. 李卫东,刘先华,周安. 桑叶提取液对糖尿病大鼠血糖及脂质过氧化作用的影响. 广东药学院学报,2005,21(1):42-43.
249. 薛长勇,滕俊英,邱继红,等. 桑叶多糖-肽复合物的降血糖血脂作用. 营养学报,2005,27(2):167-168.
250. 舒思洁,洪爱蓉,胡宗礼,等. 山药对糖尿病小鼠血糖、血脂、肝糖元和心肌糖元含量的影响. 咸宁医学院学报,1998,12(4):223-226.
251. 郜红利,肖本见,梁文梅. 山药多糖对糖尿病小鼠降血糖作用. 中国公共卫生,2006,22(7):804-805.
252. 胡宗礼,舒思洁,洪爱蓉,等. 山茱萸对糖尿病小鼠组织过氧化脂质含量的影响. 咸宁医学院学报,1999,13(1):9-11.
253. 李丽华,许惠琴,时艳. 山茱萸环烯醚萜总苷对糖尿病大鼠肾形态学及其 Na^{+}-K^{+}-ATP 酶活性的影响. 云南中医学院学报,2005,28(4):43-45.
254. 皮文霞,蔡宝昌,许惠琴,等. 山茱萸环烯醚萜总苷对糖尿病血管并发症模型大鼠血清 SOD 的影响. 中药新药与临床药理,2003,14(1):23-24.
255. 郝海平,许惠琴,朱荃,等. 山茱萸环烯醚萜总苷对由链脲佐菌素诱导的糖尿病血管并发症大鼠血清 sICAM-1、TNF-α 的影响. 中药药理与临床,2002,18(4):13-14.
256. 钱东生,朱毅芳,朱清. 山茱萸乙醇提取液对 NIDDM 大鼠骨骼肌 GLUT4 表达影响的实验研究. 中国中药杂志,2001,26(12):859-862.
257. 陈云龙,何国庆,张铭,等. 细茎石斛多糖的降血糖活性作用. 浙江大学学报(理学版),2003,30(6):693-696.
258. 仝小林,周水平,李爱国,等. 水蛭对糖尿病大鼠肾脏病变的防治作用及机理探讨. 中国中医药信息杂志,2002,9(6):21-23.
259. 周水平,仝小林,潘琳,等. 水蛭对糖尿病大鼠视网膜微血管形态的影响. 中国中医眼科杂志,2002,12(2):79-82.
260. 柴可夫,覃志成,王亚丽,等. 北五味子油对糖尿病小鼠抗氧化及葡萄糖转运蛋白 4mRNA 表达的影响. 中医药学刊,2006,24(7):1199-1201.

261. 袁海波,沈忠明,殷建伟,等．五味子中α-葡萄糖苷酶抑制剂对小鼠的降血糖作用．中国生化药物杂志,2002,23(3):112-114.

262. 范尚坦,李金兰,姚振华,等．仙鹤草降血糖的实验研究．医药导报,2004,23(10):710-711.

263. 王思功,李予蓉,王瑞宁,等．仙鹤草颗粒对小鼠血糖的影响．第四军医大学学报,1999,20(7):640-642.

264. 修姗姗,雍克岚,陈莉莉,等．血竭超临界提取物的降血糖作用及其机制研究．天然产物研究与开发,2005,17(16):766-768.

265. 张汝学,王金锐,吴春福,等．血竭对大鼠血糖、血浆胰岛素及血脂的影响．中药新药与临床药理,2002,13(1):23-25.

266. 冯晓帆,柳春、孙延娜,等．血竭乳剂对四氧嘧啶小鼠肝脏中糖原含量和糖原合成酶激酶活性的影响．辽宁中医药大学学报,2007,9(3):207-208.

267. 孙延娜,柳春,冯晓帆,等．血竭乳剂对四氧嘧啶造模糖尿病小鼠己糖激酶及苹果酸脱氢酶活性的影响．辽宁中医药大学学报,2007,9(3):89-90.

268. 冯晓帆,柳春,王艳杰,等．中药血竭乳剂对DM小鼠右后肢肌肉组织中GSK-3β表达的影响．辽宁中医杂志,2007,34(6):853-854.

269. 苗明三,苗艳,纪晓宁,等．玉米须总皂苷对链脲佐菌素致糖尿病大鼠肾脏、胰腺、胸腺组织细胞病变的影响．中国现代应用药学杂志,2007,24(3):171-173.

270. 苗明三,孙艳红,纪晓宁,等．玉米须总皂苷对四氧嘧啶加葡萄糖所致小鼠病因性糖尿病模型的影响．中华中医药杂志,2007,22(3):181-183.

271. 苗明三,孙艳红,史晶晶,等．玉米须总皂苷对糖尿病模型大鼠生化指标的影响．中药药理与临床,2006,22(3-4):80-81.

272. 丁登峰,向大雄,刘韶,等．玉竹多糖的提取及其对链脲佐菌素诱导糖尿病大鼠血糖的影响．中南药学,2005,3(4):222-224.

273. 季峰,魏贤勇,刘广龙,等．玉竹多糖降血糖作用的实验研究．江苏中医药,2006,27(9):70-71.

274. 金艳书,戴晋．玉竹提取物A对1型糖尿病小鼠的免疫干预作用．

中国临床康复,2006,10(7):73-75.

275. 金艳书,庄晓燕,吴学敏,等. 玉竹提取物A对1型糖尿病小鼠血糖及细胞因子的调控作用. 数理医药学杂志,2006,19(1):30-32.

276. 陈莹,潘兴瑜,吕雪荣,等. 玉竹提取物A对STZ诱导的Ⅰ型糖尿病小鼠血糖及死亡率的影响. 锦州医学院学报,2004,25(5):28-30,34.

277. 杨新波,黄正明,陈红艳,等. 泽泻不同溶剂提取物对糖尿病小鼠血糖及血液生化指标的影响. 解放军药学学报,2006,22(6):419-421.

278. 杨新波,黄正明,曹文斌,等. 泽泻提取物对正常及四氧嘧啶小鼠糖尿病模型的影响. 中国实验方剂学杂志,2002,8(3):24-26.

279. 李春梅,高永林,李敏,等. 知母皂苷对小鼠血糖的影响. 中药药理与临床,2005,21(4):22-23.

280. 黄彩云,谢世荣,黄胜英. 知母多糖对家兔血糖的影响. 大连大学学报,2004,25(4):98-99.

281. 黄芳,徐丽华,郭建明,等. 知母提取物的降血糖作用. 中国生化药物杂志,2005,26(6):332-335.

282. 黄洪林,杨怀瑾,刘立超,等. 栀子降血糖作用的实验研究. 中药新药与临床药理,2006,17(1):1-3.

283. 崔琳琳,赵晓华,李丽,等. 小檗碱对高脂膳食大鼠胰岛素抵抗的早期干预实验研究. 中西医结合心脑血管病杂志,2005,3(3):230-231.

284. 高从容,张家庆,黄庆玲. 黄连素增加胰岛素抵抗大鼠模型胰岛素敏感性的实验研究. 中国中西医结合杂志,1997,17(3):162-164.

285. 何家禄,易咏竹. 家蚕蛹粉对高血糖动物模型的降血糖作用及试食试验. 中国蚕业,2003,24(1):66-68.

286. 王自勇,毛水龙. 蚕茧降血糖作用的实验研究. 中国医药学报,2000,15(4):21-24.

287. 王自勇,毛水龙. 蚕茧降血糖作用的机理研究. 中国医药学报,2002,17(3):34-36.

288. 唐春萍,徐伟. 拟黑多刺蚁对实验动物血糖和血脂的影响. 中草药,1998,29(9):612-615.

289. 徐秀兰,李泰明. 文蛤水解液降糖及降脂作用的实验研究. 中国生化药物杂志,1999,20(6):298-300.

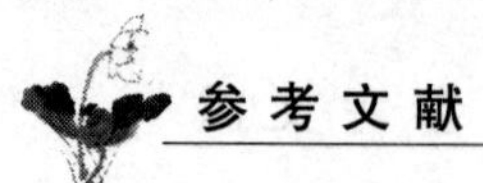

290. 钦传光,黄开勋．泥鳅多糖对实验性糖尿病小鼠血糖血脂的影响．中国药理学与毒理学杂志,2002,16(2):124-127.

291. 王琦,周玲仙,罗晓东,等．翻白草不同方法提取物对小鼠降血糖作用．中国公共卫生,2007,23(2):225.

292. 田中忍．银杏叶类黄酮对大鼠食后血糖升高的抑制作用．国外医学(中医中药分册),2005,27(5):305.

293. 蔡仲德,吴杰,朱惠荣．中医药治疗糖尿病研究概况．中国实验方剂学杂志,2002,8(6):56-59.

294. 李弘,宋宝珠．糖尿病治疗及实验研究中单味中药的作用机理．时珍国医国药,2004,15(8):535-536.